JN238501

THE PREGNANT BODY BOOK
THE COMPLETE ILLUSTRATED GUIDE FROM CONCEPTION TO BIRTH

みえる生命誕生
受胎・妊娠・出産

[監訳] 池ノ上克／前原澄子

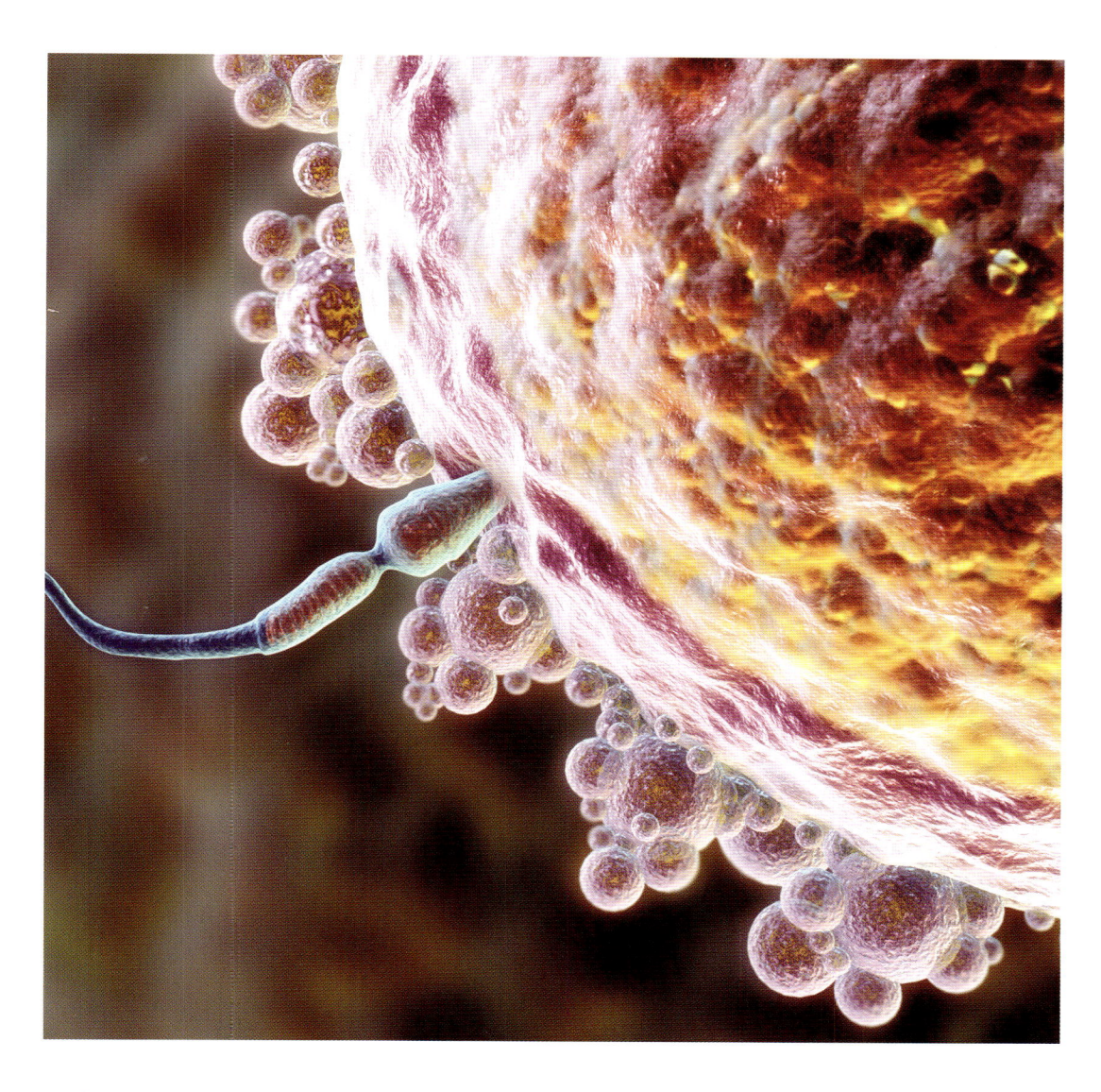

DR SARAH BREWER, SHAONI BHATTACHARYA, DR JUSTINE DAVIES,
DR SHEENA MEREDITH, DR PENNY PRESTON
Editorial consultant DR PAUL MORAN

南江堂

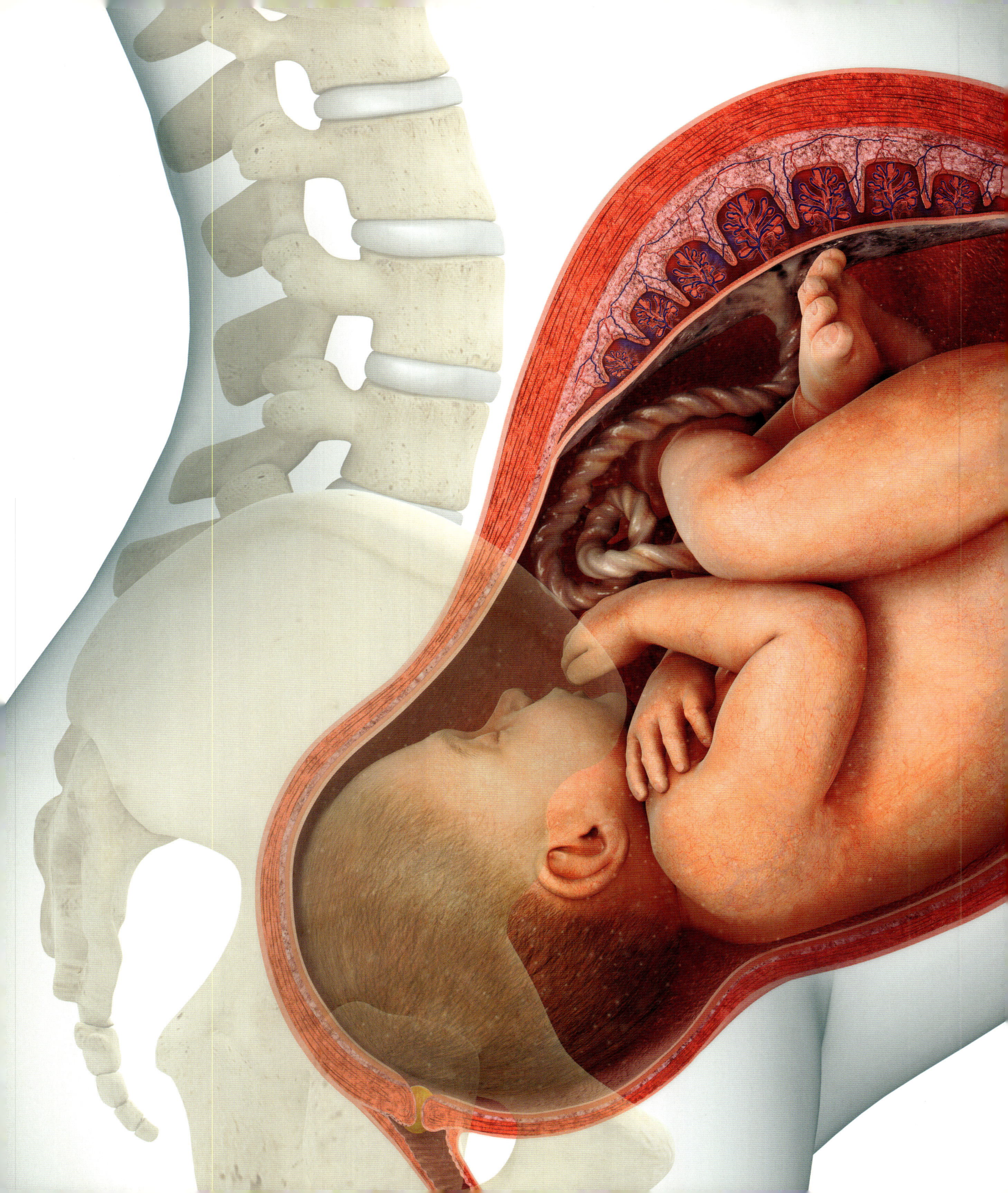

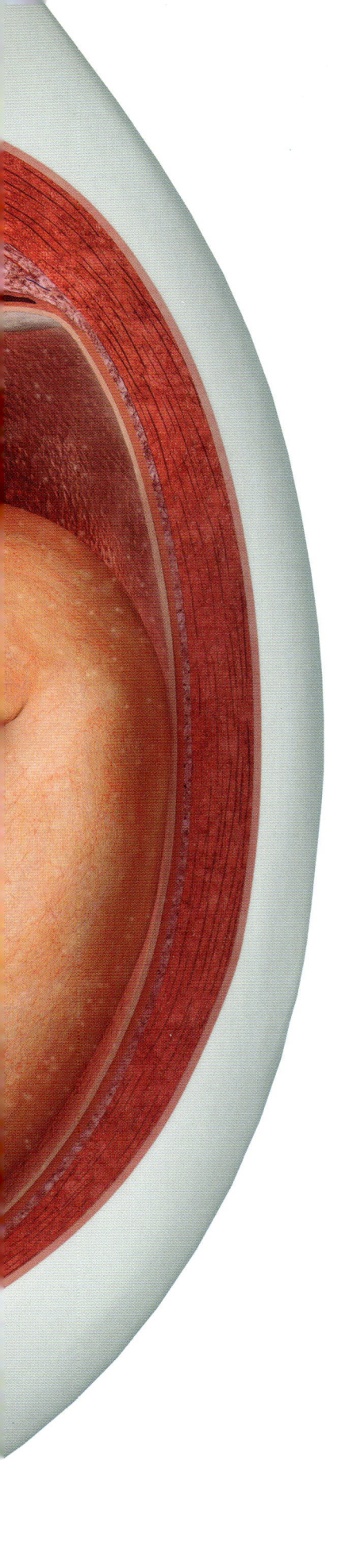

訳者一覧

監訳（50音順）

池ノ上 克	いけのうえ　つよむ	宮崎大学教授・医学部附属病院病院長
前原 澄子	まえはら　すみこ	京都橘大学名誉教授・看護教育研修センター所長

翻訳（項目順）

大月 恵理子	おおつき　えりこ	埼玉県立大学保健医療福祉学部准教授
金子 政時	かねこ　まさとき	宮崎大学医学部准教授
古川 誠志	ふるかわ　せいし	宮崎大学医学部准教授
山口 昌俊	やまぐち　まさとし	宮崎大学医学部講師
山本 英子	やまもと　えいこ	埼玉県立大学保健医療福祉学部助教
鈴木 幸子	すずき　さちこ	埼玉県立大学保健医療福祉学部教授
芝本 美紀	しばもと　みき	埼玉県立大学保健医療福祉学部助教
岩田 裕子	いわた　ひろこ	千葉大学大学院看護学研究科特任研究員
前原 邦江	まえはら　くにえ	千葉大学大学院看護学研究科特任准教授
髙橋 紀子	たかはし　のりこ	埼玉県立大学保健医療福祉学部助教
中村 康香	なかむら　やすか	東北大学大学院医学系研究科助教
平石 皆子	ひらいし　みなこ	山形県立保健医療大学保健医療学部准教授
児玉 由紀	こだま　ゆき	宮崎大学医学部准教授
古田 賢	ふるた　けん	宮崎大学医学部助教
菊地 圭子	きくち　けいこ	山形県立保健医療大学保健医療学部助教
望月 明見	もちづき　あけみ	前自治医科大学看護学部助教
成田 伸	なりた　しん	自治医科大学看護学部教授
鮫島 浩	さめしま　ひろし	宮崎大学医学部教授
齋藤 英子	さいとう　えいこ	日本赤十字看護大学看護学部講師
山内 憲之	やまうち　のりゆき	宮崎大学医学部講師
山下 理絵	やました　りえ	宮崎大学医学部助教
大橋 昌尚	おおはし　まさなお	宮崎大学医学部助教

まえがき

　生命誕生のプロセスは，非常に厚いベールに包まれたもので，その神秘性は科学では理解できないことも多々あります．しかし，保健医療に従事する専門職者は，できうる限りこの現象を正確にとらえ理解し，実践に活かしていかなければなりません．

　本書は体の奥深く みえない部分の現象を，みえる現象として鮮明な図や写真により，理解を助けてくれるでしょう．医学・看護学を学んでいる方，実践に携わっている研修医や助産師・看護師の方々の座右の書になればと願っています．

　日英間の学問上の取り決めの違いや文化の違いから，日本の現状とは少々異なる点もありますが，その点は，注釈を付しました．しかし，本書によってその違いを問題にすることではなく，意図しているところは，生命誕生のプロセスを正確に理解していただくことにあります．

　命にかかわるさまざまな問題が起こってきている昨今です．医療者のみでなく，一般の方々や子どもたちへの教育にも活用していただき，生命への畏敬の念を育む一助になればと訳者一同願っています．

　本書発行にあたり，南江堂の木村敦子氏に大きなお力を頂きましたこと，感謝しています．

2013年5月

監訳者

目次

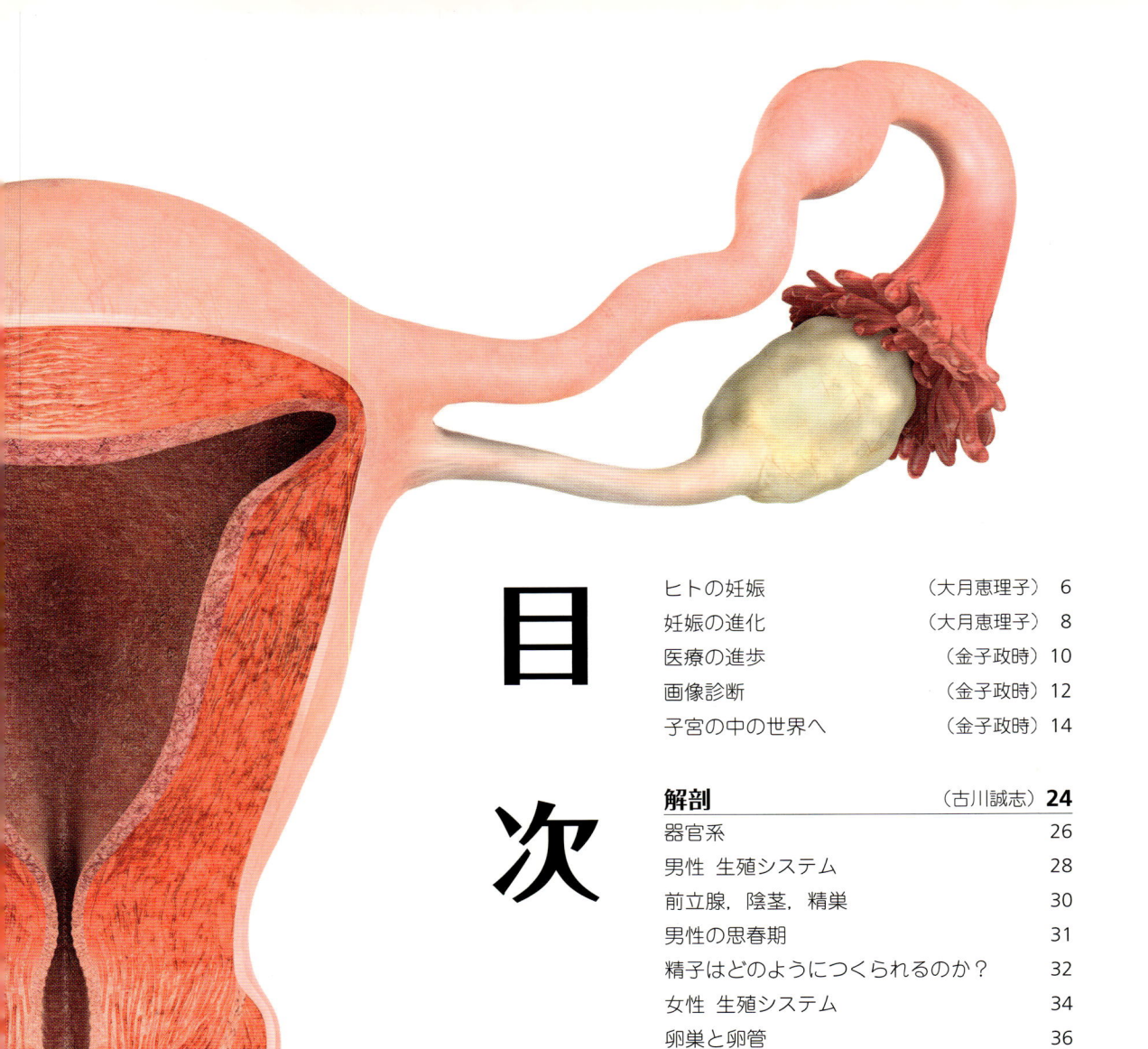

ヒトの妊娠 （大月恵理子）	6
妊娠の進化 （大月恵理子）	8
医療の進歩 （金子政時）	10
画像診断 （金子政時）	12
子宮の中の世界へ （金子政時）	14

解剖 （古川誠志） 24

器官系	26
男性 生殖システム	28
前立腺，陰茎，精巣	30
男性の思春期	31
精子はどのようにつくられるのか？	32
女性 生殖システム	34
卵巣と卵管	36
子宮，子宮頸部，腟	40
乳房	42
女性の思春期	43
女性の性周期	44

遺伝 （山口昌俊） 46

生命を形成する分子	48
DNAはどのようにはたらくのか？	50
遺伝様式	52
遺伝学的問題	54

セックスの科学 （山本英子，鈴木幸子） 56

セックスの進化	58
魅力	62
欲求と興奮	64
性行為	66
避妊法	68

受胎から誕生まで 70

妊娠1/3半期 （芝本美紀，大月恵理子） 72

month 1 74

0～3週 （岩田裕子）	74
母親と胎芽 （前原邦江）	76
母親 （髙橋紀子）	78
受精 （中村康香）	80
受精から着床へ （中村康香）	84
胎芽の発育 （中村康香）	86
妊娠中の安全 （中村康香）	88
食事と運動 （中村康香）	90

month 2 92

4～7週 （岩田裕子）	92
母親と胎芽 （前原邦江）	94
母親 （平石皆子）	96
胎芽 （児玉由紀）	98

妊娠期間の表現の対応表

本書では妊娠月数をmonth 1～9と数えており，month 1～4，7には4週，month 5，6，8，9には5週含められています．日本では妊娠月数を第1～10月と数えており，各月に4週ずつ含めています．このように妊娠月数の表現が本書と日本では異なるため，下記の対応表を適宜，参照ください．

本書の表現	（トライメスター）3／3半期	（妊娠）1/3半期			（妊娠）2/3半期			（妊娠）3/3半期		
	妊娠月数	month 1	month 2	month 3	month 4	month 5	month 6	month 7	month 8	month 9
日本の表現	妊娠月数	第1月	第2月	第3月	第4月	第5月	第6月	第7月	第8月	第9月 第10月
	妊娠週数	0週 1週 2週 3週	4週 5週 6週 7週	8週 9週 10週 11週	12週 13週 14週 15週	16週 17週 18週 19週	20週 21週 22週 23週	24週 25週 26週 27週	28週 29週 30週 31週	32週 33週 34週 35週 36週 37週 38週 39週 40週 41週 42週
	分娩週数の区分	流産					早産（早期）			正期産（正期） 過期産（過期）

month 3		**106**
8〜11週	（岩田裕子）	106
母親と胎児	（前原邦江）	108
母親	（髙橋紀子）	110
胎児	（児玉由紀）	114
骨格	（児玉由紀）	118
妊娠2/3半期	（芝本美紀，大月恵理子）	**124**
month 4		**126**
12〜15週	（岩田裕子）	126
母親と胎児	（前原邦江）	128
母親	（平石皆子）	130
胎児	（児玉由紀）	131
month 5		**134**
16〜20週	（岩田裕子）	134
母親と胎児	（前原邦江）	136
母親	（髙橋紀子）	138
胎児	（児玉由紀）	139
month 6		**144**
21〜25週	（岩田裕子）	144
母親と胎児	（前原邦江）	146
母親	（平石皆子）	148
胎児	（古田 賢）	149
呼吸器系の形成	（古田 賢）	152
妊娠3/3半期	（芝本美紀，大月恵理子）	**154**
month 7		**156**
26〜29週	（岩田裕子）	156
母親と胎児	（前原邦江）	158
母親	（髙橋紀子）	160
胎児	（古田 賢）	161

month 8		**164**
30〜34週	（岩田裕子）	164
母親と胎児	（前原邦江）	166
母親	（平石皆子）	168
胎児	（古田 賢）	169
month 9		**170**
35〜39週	（岩田裕子）	170
母親と胎児	（前原邦江）	172
母親	（髙橋紀子）	174
脳の形成	（古田 賢）	176
胎児	（古田 賢）	180
母親の体の変化	（平石皆子）	182
胎児の体の変化	（古田 賢）	184
出産と誕生		**186**
出産の準備	（菊地圭子，望月明見，成田 伸）	188
分娩第1期	（菊地圭子，望月明見，成田 伸）	190
出産	（菊地圭子，望月明見，成田 伸）	192
出産の選択肢	（菊地圭子，望月明見，成田 伸）	198
出産後	（菊地圭子，望月明見，成田 伸）	200
医療介助を要する分娩	（鮫島 浩）	202
出生後の成長と発達	（齋藤英子）	**204**
出産後の回復と授乳		206
新生児		208
早期の反応と発達		210

2歳まで		212
異常		**214**
受精の異常	（山内憲之）	216
女性の生殖障害	（山内憲之）	218
男性の生殖障害	（山内憲之）	222
性行為感染症	（山内憲之）	224
妊娠合併症	（金子政時）	226
陣痛・分娩の異常	（山下理絵，金子政時）	232
新生児の異常	（大橋昌尚，金子政時）	234
出産後の母親に起こりうる問題	（齋藤英子）	240
用語解説	（金子政時）	**244**
索引		**250**

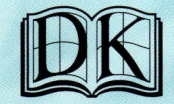

A DORLING KINDERSLEY BOOK
http://www.dk.com

Original Title: The Pregnant Body Book
Copyright© Dorling Kindersley Limited, 2011

Japanese Version
Copyright© Nankodo Co., Ltd., 2013

Japanese translation rights arranged with Dorling Kindersley Limited, London through Tuttle-Mori Agency, Inc., Tokyo

For sale in Japanese territory only.

Printed and Bound in China by Hung Hing

数値 凡例

- 心拍数
- 血圧
- 血液量
- 頭殿長
- 身長
- 体重

器官系 凡例

- 骨格系
- 筋系
- 神経系
- 内分泌系
- 心臓血管系
- 呼吸器系
- 皮膚，毛髪，爪，歯
- リンパ・免疫系
- 消化器系
- 泌尿器系
- 生殖器系

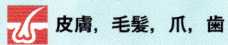

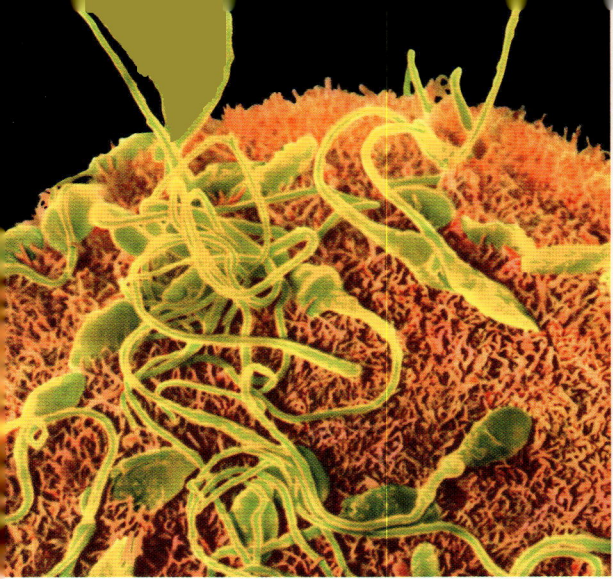

放出された100万ものヒトの精子のうち，たった1つだけが，卵子に侵入し，新しい生命を創造する．

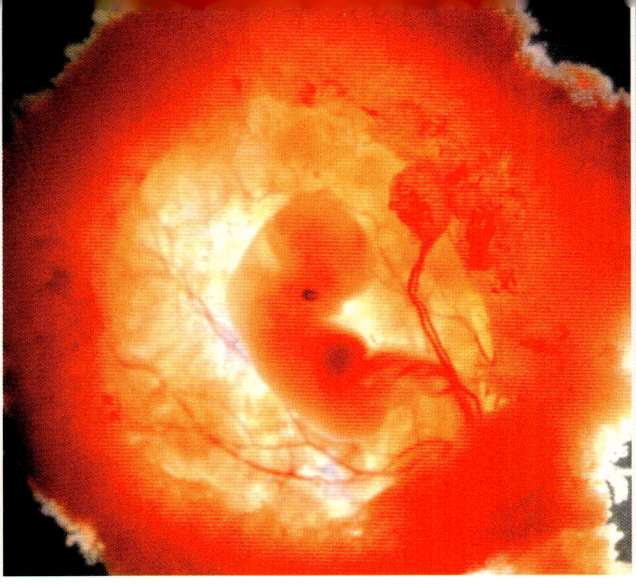

6週までに，ヒトの胎児において，ほとんどの構造・器官そして四肢がすでに発達する．

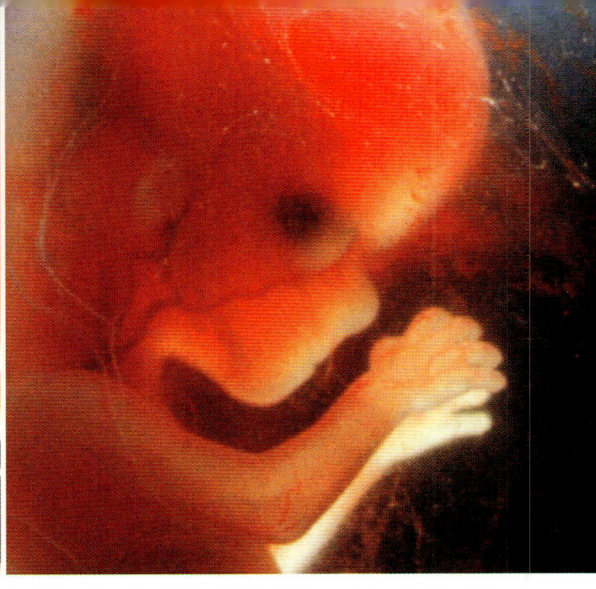

13週までに，胎児の顔の特徴が見られるが，その頭は不釣り合いに大きい．

ヒトの妊娠

女性の子宮内での9ヵ月間の妊娠期間における新しい生命の成長は，本当にすばらしく偉大な生命の営みである．生命の創造は，途方もなく複雑で，それぞれの妊娠は独自のもので，毎年，世界中で約1億3,000万人の女性がその喜びと危険を経験している．

ヒトの体は，多くの驚くべきことを成し遂げている．妊娠し，9ヵ月間継続し，何の助けもなしに驚くほど形作られた子どもを産むということは，きわめて入り組んでいて，複雑で，深みのあることである．新しい生命に期待を抱くだけではなく，妊娠はあまりにも多くの急進的な変化を含むので，わたしたちは赤ちゃんの誕生に驚き，大切にすることにほとんど何の疑問も抱かない．現代の豊かさについては懸念があるにもかかわらず，わたしたち人間は目を見張るほど多産である．このままのペースで子どもを産み続ければ，2050年までには，世界の人口は110億人に達するであろう．

妊娠中の女性の体は，体内で育つ新しい生命に多くの驚くような方法で適応し，胎児を成長させるために栄養を与える．女性は子宮が大きくなるだけの空間を作るために靭帯をゆるめ，伸展させ，出産のために恥骨結合はやわらかくなる．子宮は，小さな洋梨くらいの大きさから，妊娠の終わりごろにはスイカほどの大きさまで広がる．成長する胎児に絶え間なく酸素と栄養を供給し続けるために血液が十分に子宮に行き渡るよう，女性は約50%（1.5倍）増の血液を作り出す．そして妊娠3/3半期までには心拍数は20%，すなわち1分間に15回以上増える．胎児を「異物」として拒絶しないように，女性の免疫機構でさえも，抑制される．

子どもを残す

子どもをもつためにはいくつかの方法がある．そして，ヒトを含む，すべての生物は，2つの方法のうちの1つに従うことが明らかになっている．1つは，多くの子を得る方法で，「ビッグバン」とよばれる生殖である．これは，非常に多くの生物の生殖に用いられている方法である．大変大きなエネルギーを消費し，多くの子を得る．この方法では，サケや，ある種の蝶やクモのように，生物はたった1度子を産み，死ぬ．ほとんどの子が死んでしまうかもしれないが，膨大な数を生み出すことから，いくらかは生き残る．

次には，地味な方法であり，生涯でほんの少ししか子をもたないが，それぞれの子が生き残るように，それぞれの子により多くのものを注ぎこむ．ヒトがこの方法をとっている．親のケアによって養育されることで，ヒトは質の高い子をもつことができる．

オスの皇帝ペンギンは，卵が孵化するまで，断食しながら卵を温める．

フチゾリリクガメ（マルギナータリクガメ）は，年に4〜7個の卵を産み，多くて3個孵る．

生まれたばかりのレモンザメは，コバンザメが臍帯を裂き，食べているうちに，母体から出てくる．

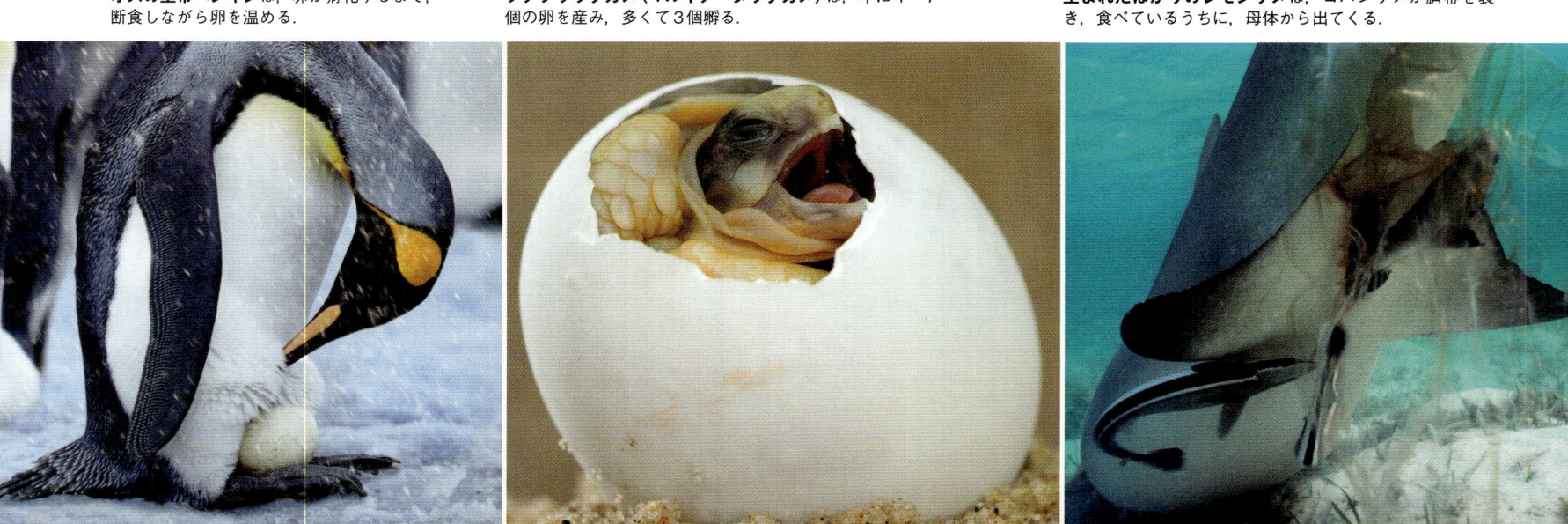

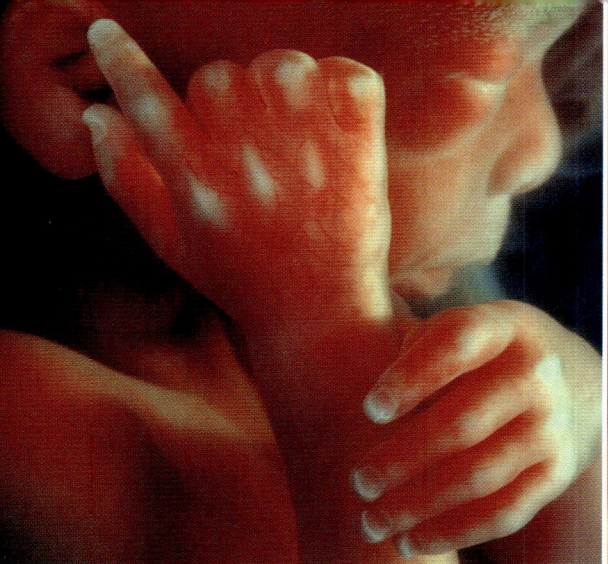

19週には，胎児は急速に成長する．眉毛，まつ毛，髪はこの段階までに生えている．

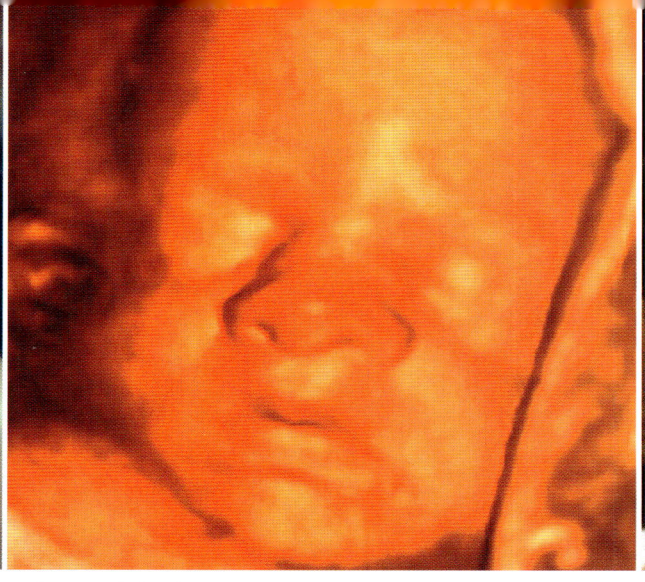

28週には，急速に成長し体重が増加していくため，胎児の顔は脂肪でふっくらし始める．

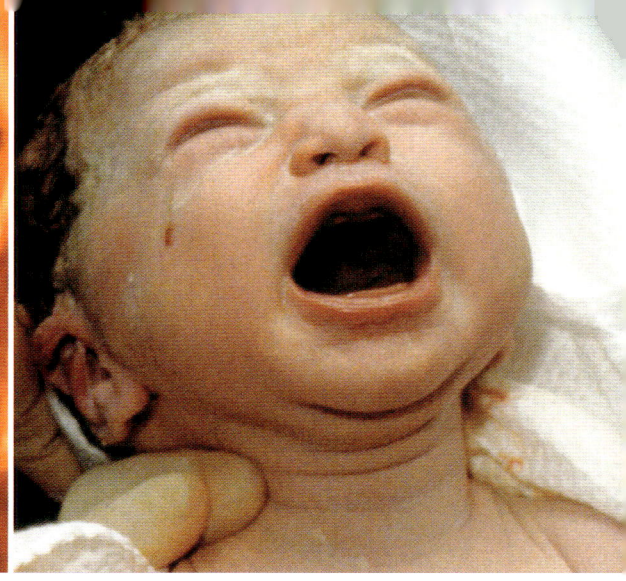

健康な女の子の赤ちゃんは出生後数分間泣いている．赤ちゃんの皮膚は，感染から守られるよう胎脂で覆われている．

ほかの動物たちはどのように生殖するか

私たちは，妊娠を当然のことと思うかもしれないが，次の世代を生み出すためには多くの超自然的で不思議なことがある．ある動物たちは，単純に卵を産み，ほかの動物たちは，孵化する準備ができるまで，ヒトのように長い間自分の体内に卵を保持し，妊娠期を過ごし，幼い動物を産む．鳥や，より進化度の低い種の動物が卵を産むと考えられているかもしれないが，わずかだが風変わりな哺乳類，たとえば，カモノハシのようなものは卵を産む．

卵を産む動物は，卵生動物とよばれる．卵生動物は，すべての鳥類，ほとんどの爬虫類，ほとんどの魚類である．産み落とされた卵は胎芽のためのすべての栄養を含む卵黄と胎芽を内部で安全に保つ保護的な殻と層でできている．卵生動物の親は，多くは，卵を温めて保護し続ける．ほとんどの種では孵化するまで卵を抱いている．

生殖において卵生動物の対極にあるのは，自分自身の体内に発育する胎芽を納め，保護し，温め，養うことである．ヒトと，ほとんどの哺乳類と，ごくわずかな爬虫類，魚類，両生類，サソリがこのような生殖を行う．この生殖方法は胎生として知られている．ヒトと多くのほかの哺乳類は，妊娠期に発達する特別の器官である胎盤によって子宮内で胎児を養育することができる．しかし，すべての胎生の動物が胎盤をもっているわけではなく，胎盤はヒトの進化の中軸であるかもしれない．

卵生とも胎生ともいえない動物がいるか？ それらの動物は，まるで妊娠のように，動物の体内に保持された卵の中で胎芽が発達する．孵化の準備ができたとき，動物は卵の一群を「産み出す」と，たちまち孵る．ある魚類と両生類，サメやアナコンダなどは，卵胎生という方法をとる．

親の義務

胎芽を妊娠したとたんに，母親と父親との間の労働の分担が始まる．ほとんどの種では，メスは卵を産み守る，あるいは妊娠し出産する，さらには子どもを育てることまでもの重荷を背負う．

しかし，オスも決定的な役割をもつことができる．オスが「妊婦」になる種がある．オスのタツノオトシゴとヨウジウオは，腹の袋（育児嚢）で受精卵を養育する．メスは，オスの袋に卵を産み落とし，そこで，オスの精子によって受精される．そして，オスは後に「出産」する．オスの皇帝ペンギンも，父親としてその身を捧げる．オスが苦労して，凍てつくような気温の中で9週間もオスの足の上で1つの卵を温めるので，パートナーは産卵の後，食事に行くことができる．彼らは多くの鳥類と同様，子どもを一緒に育て上げる．人間の子どもも，母親と父親の両方，または，ほかの家族的サポートネットワークの世話によって成長する．ヒトは長く濃厚な子育てが必要であるからである．カンガルーなどのような動物は，着床した子宮からおなかの袋に胎児を入れることによって，妊娠を中断させる．妊娠期間は数週間であるが，その後育児嚢の中で1年間続いているとも言える．カンガルーたちは，生き残るために子を養育する方法を発展させてきた．進化は，子どもたちに可能な限りの最高の可能性を与えるため妊娠に磨きをかけてきた．

日本にいるほとんどのオスのタツノオトシゴは，妊娠する．小さなタツノオトシゴは生まれてすぐ独立する．

フクロギツネは，ほとんどの哺乳類と異なり，胎盤によって養われるのではなく，ひたすら母乳によって育てられる．

この生後4日のニホンザルは，母親の乳首にぶら下がり，18ヵ月になるまで母乳を吸って育つ．

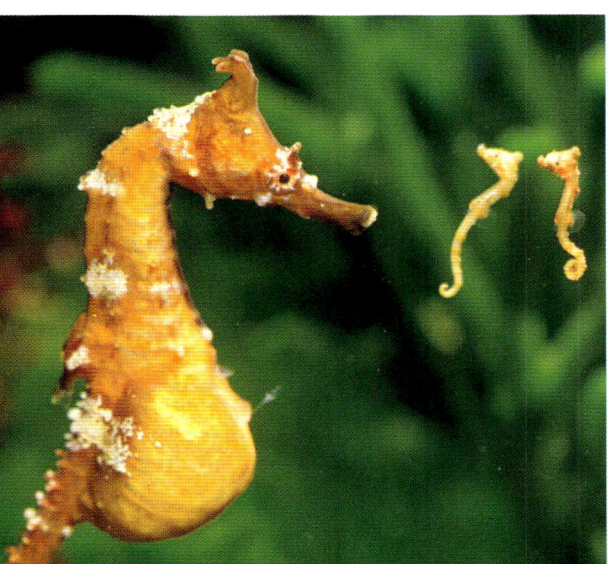

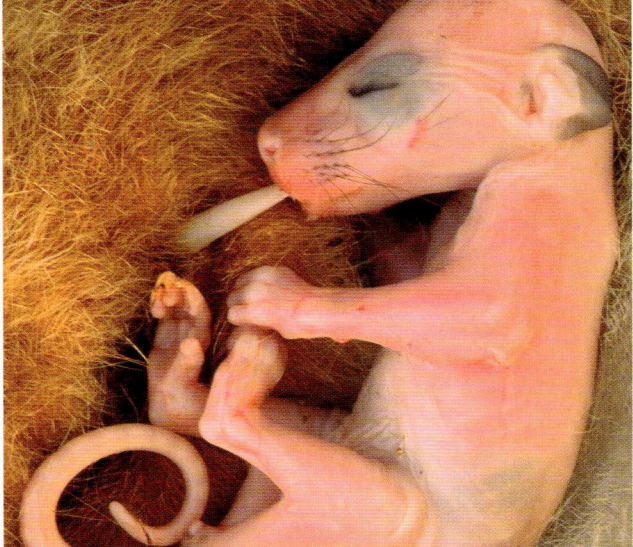

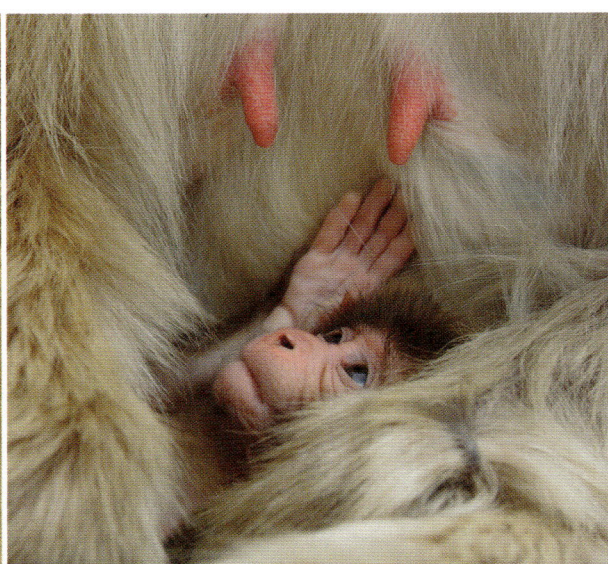

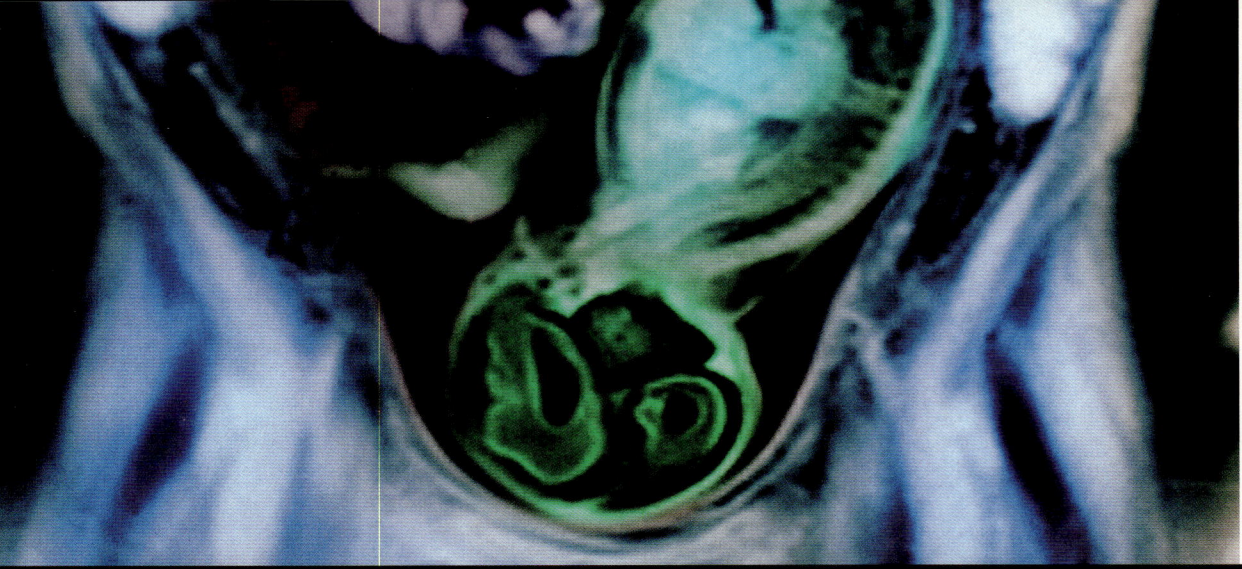

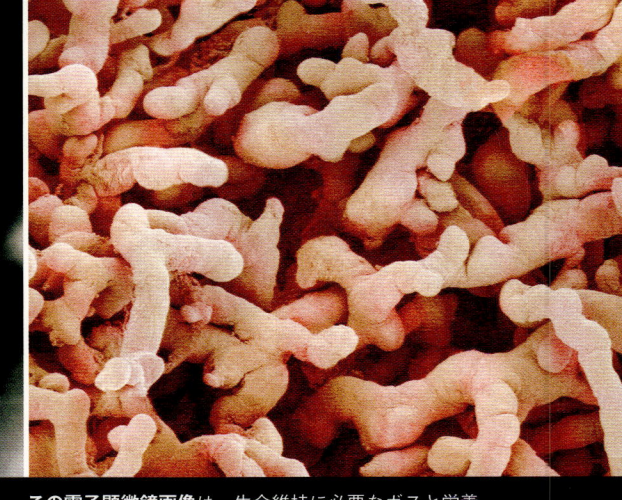

このMRI画像は，35週の胎児の脳（緑色で示されている）の大きさと解剖学的形態を表している．

この電子顕微鏡画像は，生命維持に必要なガスと栄養と老廃物の交換を行う胎盤に突き出る胎児組織（絨毛）を示している．

妊娠の進化

ヒトの妊娠は，成長する胎児に対して，継続的な世話ができるように進化しており，驚くほどに学習能力をもった大きな脳をもつ胎児を育てることを可能にしている．女性の体は，9ヵ月間胎児をおなかに宿すという挑戦に対処し，適応するよう進化してきた．

妊娠はすばらしい状態かもしれないが，危険を伴わないわけではない．もっと単純なほかの方法があるのに，なぜ，ヒトはこのように複雑で危険な方法で生殖するように進化したのか？　その答えは，きわめて単純である．そのような妊娠のメリットがデメリットを上回るからである．

子宮内で9ヵ月間胎児を保持することは，胎児の環境についてそれぞれの面を調整することを保証する．調整される環境とは，保温，安全性，栄養，酸素供給である．一握りの哺乳類のように，もしその代わりに，われわれが卵を産むように進化したとしたら，胎児に供給される栄養は，卵黄に含まれる栄養に限定されることになる．ヒトの妊娠は，養育の期間を延長し，栄養供給の水準を高めることが可能になる．そして，養育期間がより長く続くほど，胎児はより強くなる．胎盤は妊娠に必須なものではないが（有袋類はもっと単純で同等の組織をもっている），胎盤のおかげでヒトの赤ちゃんは有利にスタートをきることができる．

長い妊娠期間は，決定的に，ヒトが大きな脳をもつ児を産むことを可能にする．大きく複雑な脳は，直立歩行するための能力を付加し，ヒトを特別なものにしている．もっとも近い動物であるチンパンジーの

妊娠の実際

妊娠，出産，新生児は，動物間で非常に異なっている．ヒトの新生児はほかの哺乳類と比べて非常に脆弱である．たとえば，ヌーは出生後数時間以内に捕食者から走って逃げることができる．コウモリは出生後2～4週間以内に飛ぶことができる．有袋類は複雑な胎盤をもたないため妊娠期間が短いが，延長した母体養育として異なることを実施している．ヒトの児は親の養育を非常にたくさん必要とする．運動，化学，脳の発達について，ヒトの児は，霊長類の同胞たちが出生時に示すものと同様のレベルを，約9ヵ月で示す．

	ヒト	オグロヌー	ゾウ	アカカンガルー	マウス（ハツカネズミ）	コウモリ
妊娠期間	40週	8ヵ月	22ヵ月	32～34日	18～21日	40日～8ヵ月
子どもの数	1または2（非常にまれにそれ以上）	1	1（まれに双胎）	1	8～12	1または2（ある種類においては3か4）
平均体重	2.7～4.1 kg	22 kg	90～120 kg	0.75 g	0.5～1.5 g	母親の体重の0～30%
出生時の能力	無力である．自分の頭を保持できない．前方45 cmにのみ焦点を合わせることができる．大人になるまでに，とても長い期間，親の養育を要求する	15分以内に立つことができる 10日以内には草を食べることができる 9ヵ月で離乳する	長期間の母親の世話と学習 離乳まで4～5年	助けなしに，3分以内に母親の袋の中に登る．240日で袋から離れるが，さらにもう3～4ヵ月乳を飲む	無力：色素も毛もない．目も耳も閉じている．3週までには，成獣の毛が生え，目も耳も開き，歯も生え，離乳することができる	食物も防衛も母親に完全に依存しているが，成熟は早く，2～4週で飛ぶ．離乳はもう少し後となる
次の妊娠までの期間	数ヵ月以内に可能であるが，多くはより間隔をあける	1年	4～6年，メスの年齢による	出産後1日で妊娠可能であるが，袋の中の子どもが200日齢になるまで，妊娠は休止する	出産後数時間以内に妊娠が可能であるが，まだ授乳中の場合は着床を一時停止することで10日間まで妊娠を遅らせることができる	一般的に1年に1回子どもを産むが，妊娠を遅延させるさまざまな方法をもっている

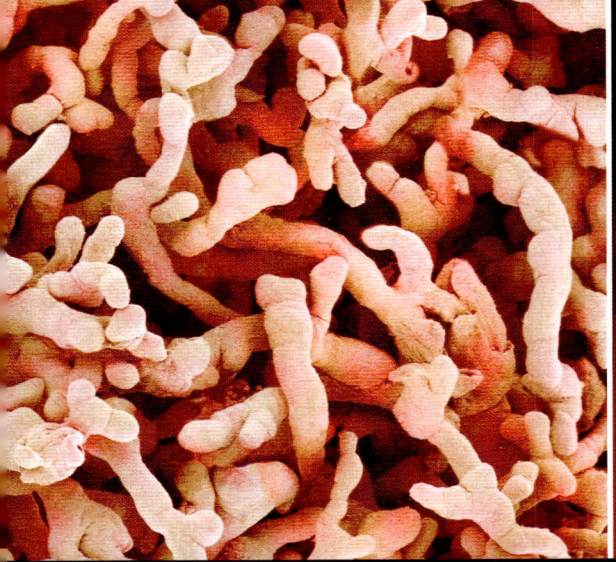

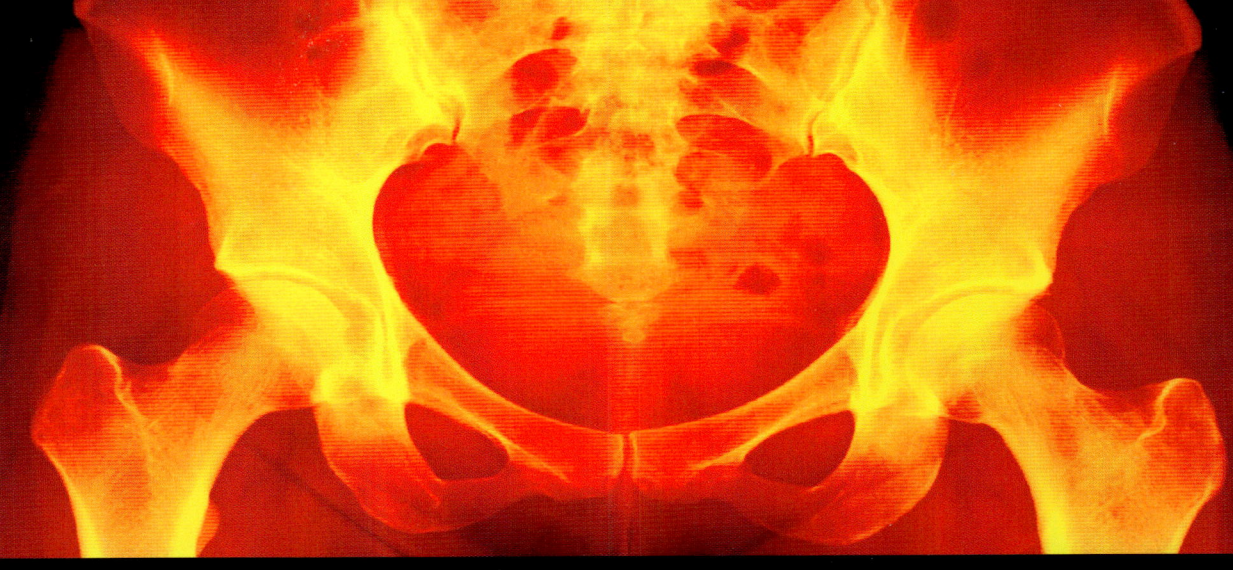

このX線画像は，女性の骨盤が短くかつ幅広く（出産に適応するために），また（直立歩行に適応するための）狭い出口部を示している．

脳の容量が300〜500 cm³であるのに対し，ヒトの脳の容量はとても大きく，1,100〜1,700 cm³ある．
ヒトの児も，体の割には巨大な頭をもっている．成人においては，脳は体重の約2％を占めるのみだが，新生児の脳は，すでに成人の4分の1の大きさをもち，体重の約10％を占めている．

生命維持組織

ヒトとほかの哺乳類は，胎盤という生命維持組織によって，その進化と生殖において成功した．多くの科学者たちが，胎盤なくしては大きな脳の子どもを発達させることができなかったと述べている．胎盤は，栄養と酸素を胎児に供給し，老廃物と二酸化炭素を胎児のシステムから母体のシステムに渡し，運び去ってもらうという，母体と胎児の血液との間の生物学的交換を可能にしている．胎盤は，障壁としても作用し，いくつかの抗体は母体から胎児へ受け渡すことが可能で，重要な免疫機能も有している．

ヒトにおいては，胎盤は子宮壁に深く食い込んでいる．そして最近の研究は，その深い食い込みによって栄養豊富な母体の血液によりよくアクセスできているようで，それゆえにヒトの赤ちゃんはより大きな脳をもつことができていると示している．多くの哺乳類が出産後でさえも，栄養豊富な組織として食べることによって，胎盤からの利益を受けている．人もある文化においては，「後産」（胎盤）を食べることで知られている．

女性が特別な理由

女性の体は赤ちゃんを産むために形作られてきたが，進化はこのために2つの対照的な挑戦を受け入れてきた．ヒトは，大きな複雑な脳と，直立歩行するための能力によって，特別な存在である．しかし，これら2つの大きな進化的な利点は，また，真向に対立している．
より短く，広がった骨盤は，ヒトに直立歩行を可能にした．しかし，この副作用として，産道はもはやまっすぐでも広くもなく，曲がっていて狭くなっている．産道はより短くなったが，出産の最終段階で，骨盤誘導線とよばれる背骨の部分を通過するために，母親は児の頭を下方だけでなく前方にも押さなければならない．この難問は，女性が，大きな脳の児が通過できる程度に広く，直立するライフスタイルが可能な程度に狭いという特別に進化した骨盤を発達させてきたことを意味する．
われわれの身体に必要とされる多くのものは，進化によってデリケートなバランスを有している．しかし，対立と妥協は，出産が今もなお危険をもたらすことを意味している．代々，人類は，子どもたちを世に生み出すためにもっともよい方法を求めてきたが，現代においては，自然に対して，医療が多くの援助方法を与えることができる．

胎盤
胎児に栄養と酸素を供給し，老廃物と二酸化炭素を除去し，免疫を供給する

骨盤
出口部は立位歩行が可能な程度に狭く，骨盤入口部は胎児の頭が通過できる程度に広い

大きな頭
大きな脳の容器である．出生時に骨盤入口部を通過しなければならない

恥骨結合
妊娠中に広がり，出産時に骨盤が可動する

合目的的な骨盤
女性は，胎児の頭が通過しやすいように，男性より，少し短く広い骨盤をもっている．ほかの霊長類とは異なり，ヒトの胎児はおおよそ産道と同じ大きさである．

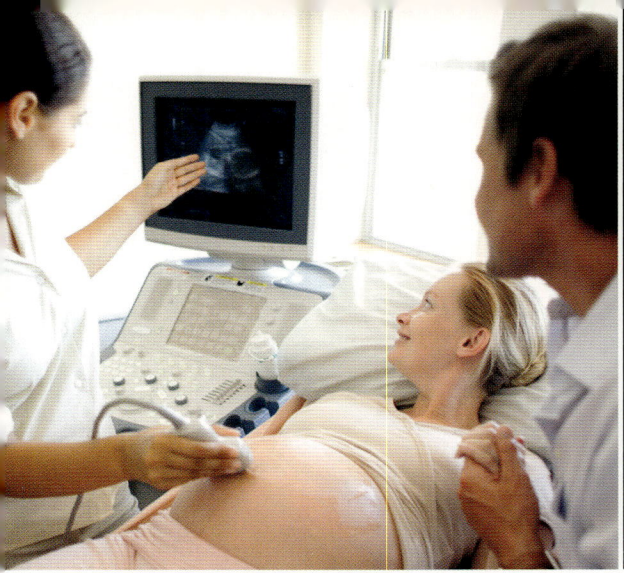

腹部超音波検査 夫婦に児の胎内での様子を示している．

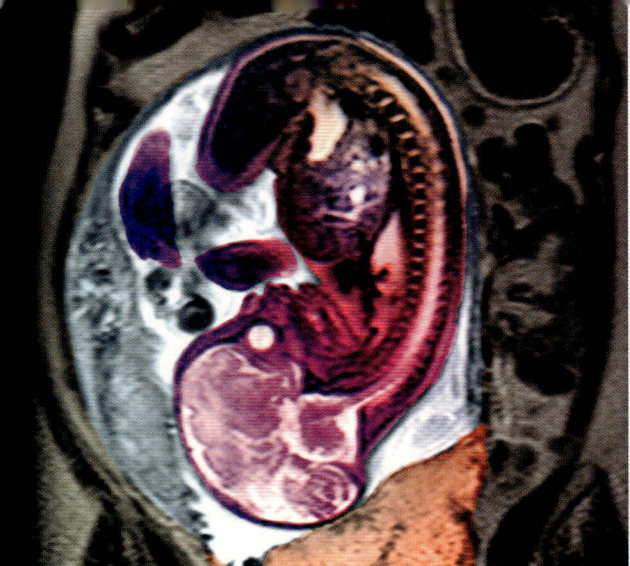

32週のMRI所見 胎盤が内子宮口を覆っている（前置胎盤）．

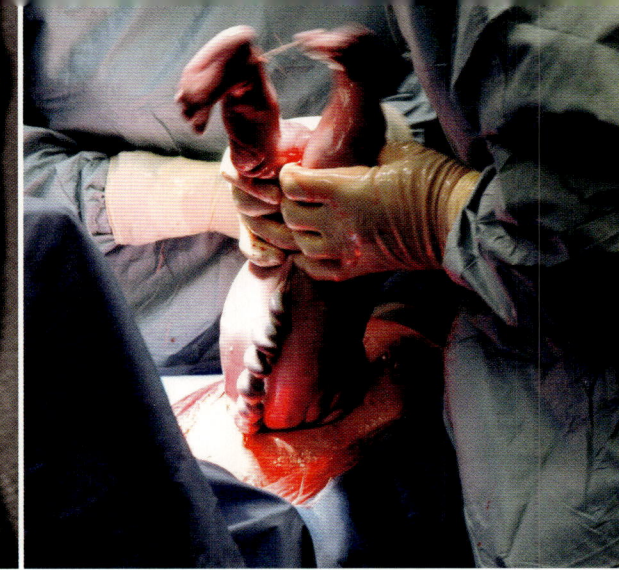

児の娩出 児が帝王切開にて，母親の胎内から術者によって娩出されている．

医療の進歩

現代医療の進歩に感謝する．かつて妊娠は危険と隣り合わせであった．医療の進歩のおかげで，ほとんどの先進国で周産期における母児のリスクが軽減し，その恩恵はしだいに全世界へ広がりつつある．

妊娠・分娩期間の妊産婦に対する医療技術は，知らず知らずに改善され，簡単に妊娠・分娩することを当然のことと思うようになり，かつては妊娠や分娩がどれほど危険であったかを忘れてしまっている．つい1世紀前でさえ，母体死亡はまれなことではなく，英国や米国のような国々においても，母体死亡率は10万人あたり500人であった．今日では，母体死亡率はかなり低くなり，先進国においては10万人あたり4〜17人である．

この目覚ましい変化は，とくに20世紀の後半に顕著であり，栄養状態や社会経済の改善とあいまって，医療の進歩と管理の質の向上によってもたらされたものである．それにもかかわらず，妊娠における安全性は，世界的にはまだ改善の余地がある．2008年に約36万人の女性が，妊娠もしくは分娩に関連した原因で亡くなっている．その大部分は発展途上国においてである．世界的に，幼児の健康および死亡率もかなり改善した．1歳未満の乳児死亡率は1960年の半分以下である．

妊娠前管理

われわれの医学的な理解の向上によって，今日の多くの女性は，できる限り健やかな赤ちゃんが生まれるように，妊娠前から体の準備（健康的な食事や適度の運動）をするようになった．現在，多くの女性は，胎児の脊椎破裂のような神経管欠損を防ぐために，妊娠前や妊娠初期に葉酸を摂取している．妊娠を計画する夫婦は，妊娠の機会を質のよいものとするために，生活習慣の改善が必要である．たとえば女性は，喫煙をやめ，アルコールやカフェインの摂取量を減らし，ストレスさえも減らすことであり，男性も精子の質がよくなるようにアルコールの量を減らし，タバコの本数を減らすことである．

社会・医療の進歩の結果，多くの女性の出産する年齢が高くなったこともあげられる．女性の年齢（若すぎる，もしくは年齢が高すぎる）やきょうだいの年齢の間隔（近すぎる，もしくは離れすぎる）が母子の健康に影響を及ぼすこともある．

年表

医療は，20世紀の後半に飛躍的に進歩した．それ以前の特記すべき進歩は帝王切開であり，古代からインド，ローマ，ギリシアで行われていた．17世紀から分娩補助のための鉗子が使用され，1895年には聴診器が発明された．1930年代から抗菌薬を使用するようになり，母体死亡率が大幅に減少した．

1952年 アプガースコア 新生児診察は生後5分以内に行われる．新生児の外観（Appearance），脈拍（Pulse），しかめつら（Grimace），活動性（Activity）や呼吸（Respiration），つまり皮膚色，心拍数，反射，筋緊張，呼吸から評価する．スコアは医療介入の必要性を示唆する．

1959年 胎児超音波検査 高周波の超音波は，まず胎児の大きさや成長を診るという発想から，児の頭を測定するために使用された．

1960年 経口避妊薬 経口避妊薬「ピル」によって，女性は妊孕性に対してコントロールできるようになり，望まない妊娠を減少する手助けとなった．

1962年 足底採血検査 新生児の血液検査であり，フェニルケトン尿症のようなまれな疾患をチェックし，早期診断や治療に役立つ．

1966年 リアルタイム超音波検査 この画期的な走査は，胎児の動きや状態を観察することを可能にした．

1968年 胎児心拍数モニタリング 現在，胎児心拍数は，胎児が陣痛の間に胎児機能不全の状態にないかを知るために電気的なモニターで監視される．

1973年 超音波像による計測 子宮内の胎児のある面の測定によって，胎齢，大きさ，体重がわかるようになった．

1975年 二分脊椎の画像診断 脊柱管欠損を超音波にて診断した最初の症例で，結果は妊娠中絶となった．

1975年 家庭妊娠反応検査の導入 店頭で購入でき，すぐに結果が得られるようになった．

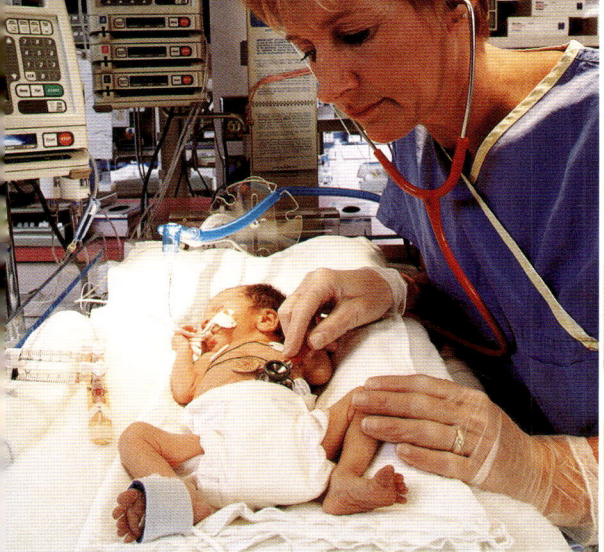

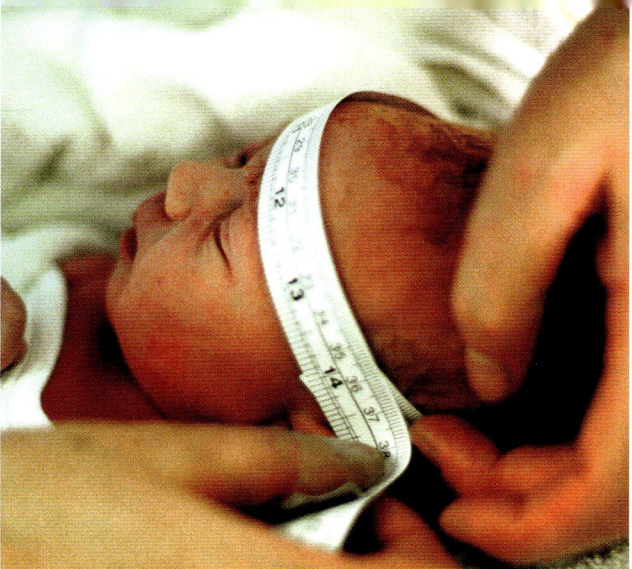

早産児 新生児集中治療室での管理によって、今では早産児の生存率はかなり改善した．

新生児の計測 頭囲などの計測にて、児が正常に発達しているかがわかる．

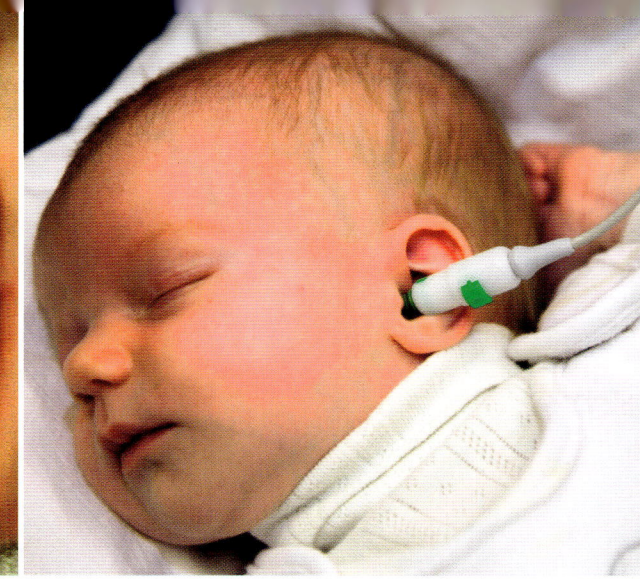

聴力検査 聴力の問題は、発語や言語獲得に影響を与えるので、新生児期の聴力検査で早期に聴覚の問題をとらえることが可能である．

出生前管理の進歩

妊娠中～出生前期間の管理は、現代では信じられないほどに進歩した．一般的な医療は、多くの国々に普及している．聴診器の発明や、最近では超音波の発明のような技術の進歩によって今では胎児を聴いたり見たりすることができるようになり、個々の妊娠において必要とされる管理を専門家が評価するのに役立っている．

母体の健康は、胎児に影響を与える可能性のある状態であるか否か日常的にモニターされる．たとえば尿は、早産を引き起こす可能性のある尿路感染症を診断するために定期的に検査される．また、性感染症が未治療のままだと、子宮内もしくは出生時に児へ感染し、有害な結果をもたらす可能性があるため、血液検査をして性感染症をスクリーニングする．また、血液検査によって、母体の貧血や妊娠糖尿病が診断され、治療される．血圧測定からは、子癇前症のような状態を予知できる．

異常は、超音波スキャンの画像スポットや羊水穿刺検査（胎児のまわりの羊水を採取し、染色体異常を診断する）によって見つかることがある．遺伝的異常が高リスクのある症例においては、遺伝子検査が行われることがある．新しい技術によって、遺伝的な問題を抱えた患者には、体外受精で用いる受精卵に、疾患のない胚芽を選択する機会を提供することも可能である．（訳注：出生前管理については各国のスタンスの違いがあり、日本でも議論されている）

周産期管理の進歩

周産期は、27週（訳注：日本では22週）から出生後約4週間の期間である．この期間は、母児の健康にとって重要である．抗菌薬の発見や衛生環境の整備が進み良好になったことによって20世紀の母体の死亡率は激減した．

現在、分娩や分娩直後は、産婦にとってきわめて安全になった．分娩それ自体も、分娩の誘導、鉗子分娩、帝王切開などによって補助されるようになった．いろいろなタイプの産痛の軽減法が、多くの国々で利用可能であり、同時に、胎児機能不全の兆候をとらえるための分娩時の持続モニタリングも利用可能である．

出生後管理の進歩

出生直後に、新生児は医療介入が必要か否かを評価するために身体検査を受ける．新生児の生存と健康は、薬やワクチンの利用によってかなり改善した．現代の技術によって、早産児は生存する可能性が以前と比べて大幅に向上した．

母親と児は、出生後6週の間は頻繁に観察される．医師や助産師は、身体的な健康状態（体重測定．授乳や予防接種の指導等）や精神的な健康状態（産後うつの徴候や母子関係のチェック．必要とあれば指導やサポートの提供）のチェックを行う．

1978年　世界初の試験管ベビーの誕生
ルイーズ・ブラウン（英国）が、体外受精後に誕生した最初の子どもであった．

1989年　遺伝的異常発見のための受精卵スクリーニング
初めて受精卵がスクリーニングされ、そして病的遺伝子のない受精卵が体外受精のために選択された．

1991年　顕微授精（ICSI）
精子を直接、卵子の中に注入する体外受精であり、男性不妊の患者に希望をもたらした．

1992年　ダウン症候群のスクリーニング
ダウン症候群では、胎児の後頸部の肥厚が超音波検査で観察されることが初めて報告された．これが、胎児後頸部浮腫検査の始まりである．

1990年代　胎児ドプラ検査
コンピュータ処理の進歩によって、胎児や胎盤の血流のような動きのあるものをドプラ効果を使いながら高い解像度の画質を得ることができるようになった．

1991年　股関節検査
新生児の股関節が、「クリッキー」な関節あるいは発達期の形成異常が検査される．初期の治療によって、その後の人生における不具合を避けることができる．

2004年　世界初の卵巣移植ベビーの誕生
がん治療の前に摘出されて、冷凍保存された卵巣組織によって女性は7年後に妊娠した．このような進歩によって、不妊症のリスクなしに妊娠の機会を将来に先延ばしできるようになった．

画像診断

子宮内の胎児を見たり，聴いたり，観察したりする技術が開発されたことは，20世紀におけるもっとも大きな医療の進歩の1つである．それは，胎児の健康状態や胎盤を調べたり，妊娠の進行を評価したりすることによって，出生前管理に革命をもたらした．

超音波の歴史

数十年前までは，妊婦の腹部触診が，胎児の成長や胎位を知る唯一の手段であった．1940年以降，科学者たちは，高い振動数の音波を利用して体内を観察する研究を行ってきた．おそらく第2次世界大戦が，高い振動数の音波を産科領域へ応用することのきっかけになったと考えられる．グラスゴー大学のイアン・ドナルドは英国空軍のときの経験から，ひらめいた．彼は，Uボートの発見に音波を用いたソナーの原理を引用し，産科医ジョン・マクビカーや技術士トム・ブラウンとともに，臨床に役立つ2Dイメージを作成するための超音波スキャナを世界で初めてつくった．1958年にこのチームは，100人の患者で，腹部腫瘍を見るために超音波をどのように用いたかについてまとめた研究を発表した．まもなく彼らは，子宮内の胎児を計測するための技術を発展させ，それは，日常の診療行為となった．

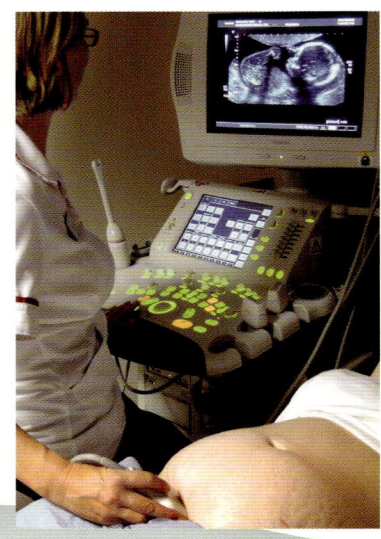

プローブの使用
ゲルを，女性の腹壁の上に塗りつけた後に，同部位にプローブをやさしく押し付けながら走査する．

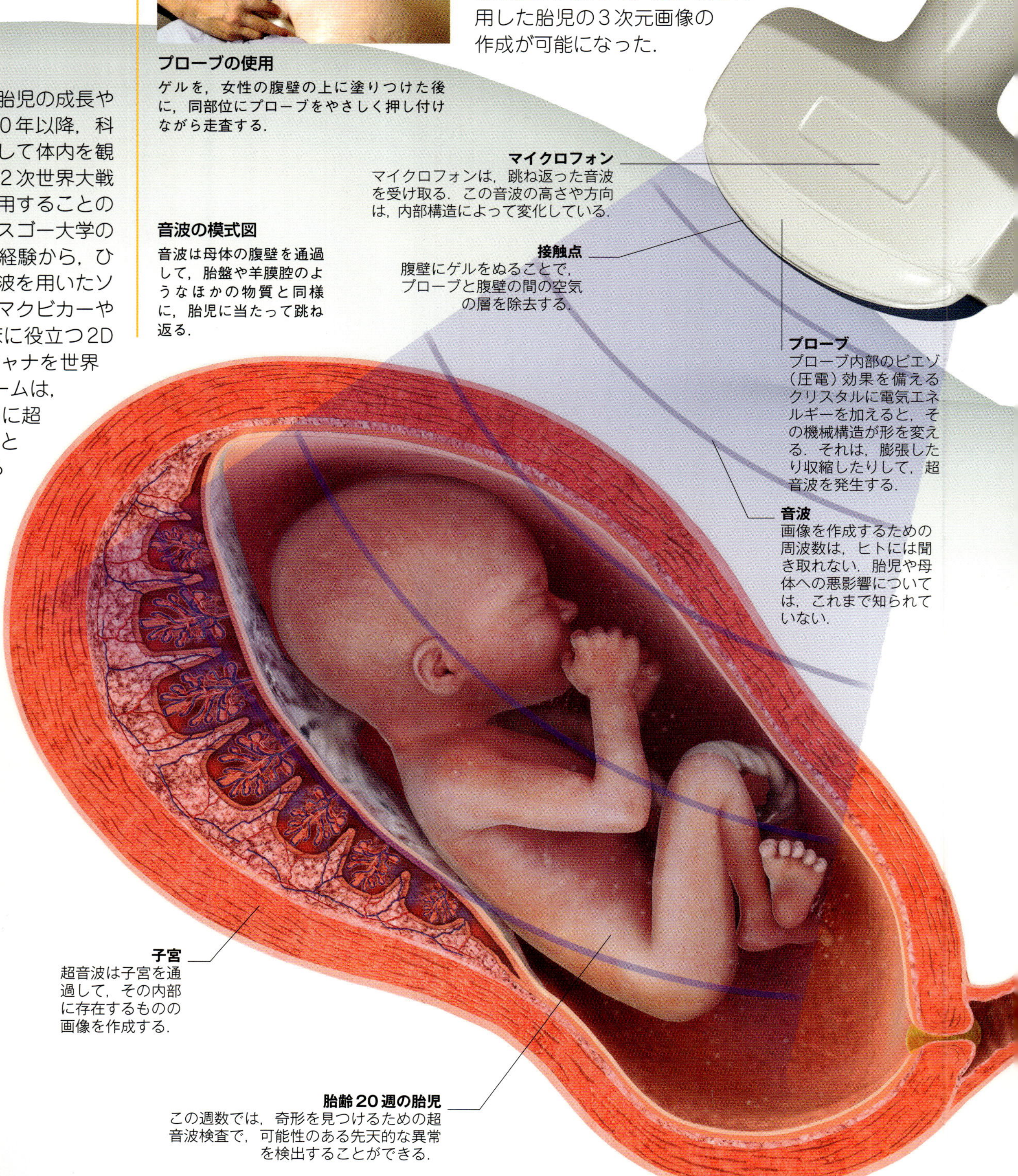

音波の模式図
音波は母体の腹壁を通過して，胎盤や羊膜腔のようなほかの物質と同様に，胎児に当たって跳ね返る．

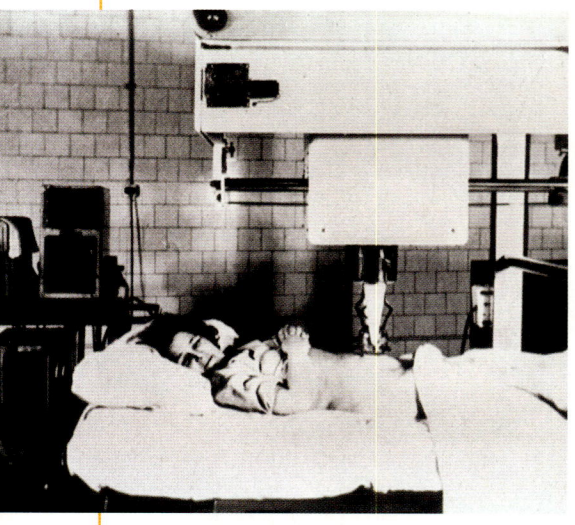

どのようにして超音波が機能するのか？

超音波は，2〜18メガヘルツの高い振動数をもつ音波である．音波を発生する音響レンズを備えたトランスデューサとよばれる把持型のプローブを皮膚に押し付ける．プローブには，音波が，臓器や骨のような固形物に当たって跳ね返ったときに発生するエコーを記録するマイクロフォンも装備されている．エコーは，コンピュータによって瞬時に2Dイメージを作り出すための処理が行なわれる．この安全で，痛みを伴わない手技は，出生前のチェックのために広く用いられている．ドプラ超音波走査とよばれる同様の技術は，胎児や胎盤の血流のような動くものを見るのに使われる．近年の技術の進歩によって，超音波を利用した胎児の3次元画像の作成が可能になった．

マイクロフォン
マイクロフォンは，跳ね返った音波を受け取る．この音波の高さや方向は，内部構造によって変化している．

接触点
腹壁にゲルをぬることで，プローブと腹壁の間の空気の層を除去する．

プローブ
プローブ内部のピエゾ（圧電）効果を備えるクリスタルに電気エネルギーを加えると，その機械構造が形を変える．それは，膨張したり収縮したりして，超音波を発生する．

音波
画像を作成するための周波数は，ヒトには聞き取れない．胎児や母体への悪影響については，これまで知られていない．

超音波診断装置
この写真は，最初に臨床応用された超音波装置の1つを示しており，1963年に開発されたものだ．患者は装置の下に横たわり，プローブが患者の上を縦横に動いた．

子宮
超音波は子宮を通過して，その内部に存在するものの画像を作成する．

胎齢20週の胎児
この週数では，奇形を見つけるための超音波検査で，可能性のある先天的な異常を検出することができる．

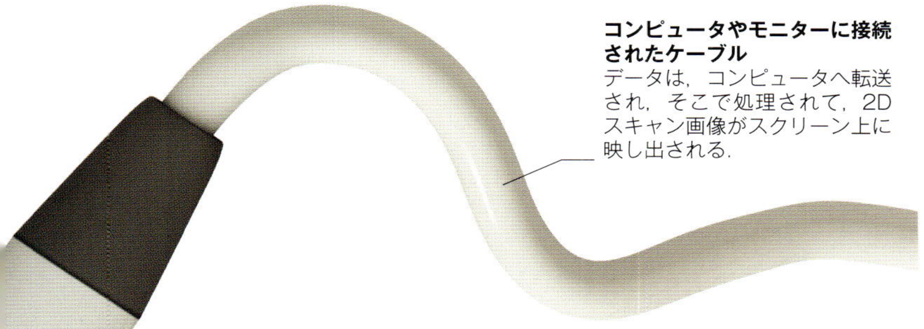

コンピュータやモニターに接続されたケーブル
データは，コンピュータへ転送され，そこで処理されて，2Dスキャン画像がスクリーン上に映し出される．

3次元画像

近年，胎児の詳細な深さの画像が，3次元走査によって描出できるようになった．3次元画像は，連続した2次元画像の一部もしくはスライス画像をもとに現代のコンピュータ技術を駆使することでつくられる．思い出の記録として商業的な3次元画像の写真を撮ってもらう親もいるが，多くの医療団体はそのような記念写真的画像走査に対しては反対である．それは，予期せぬ胎児の異常を示された場合，医療施設の場でないと両親は適切なサポートを受けることができないことが懸念されるからである．

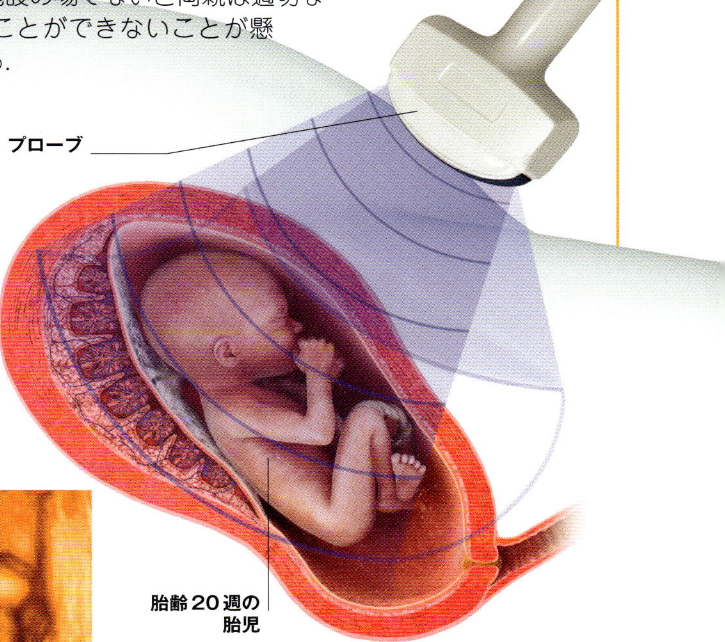

表示された走査画像
2D走査画像は，黒，白，灰色の色合いで映し出される．これらは，超音波が体を通過する際にぶち当たる構造物の種類や，構造物がどのような反響音を作り出すかしだいである．超音波が，骨や筋肉のような充実性の構造物に跳ね返ったときに，画像は，白もしくは明るい灰色となる．しかし，眼や心室腔のようなやわらかいか，もしくは内部が腔となったようなものでは，画像は黒くなる．

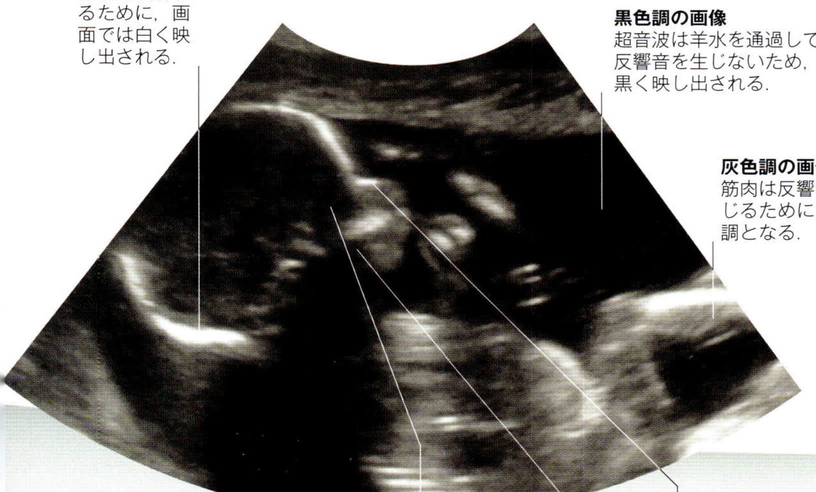

プローブ

マルチスキャンスライス
2次元で得られた一連のスライスもしくは画像はサーフェイス・レンダリングとよばれる方法で3次元に構築される．

白色調の画像
胎児の骨は超音波を反射するために，画面では白く映し出される．

黒色調の画像
超音波は羊水を通過してしまい反響音を生じないため，羊水は黒く映し出される．

灰色調の画像
筋肉は反響音を生じるために，灰色調となる．

鼻
鼻の軟部組織の部分は観察できないが，鼻の骨は白く映し出される．

顔の画像
胎児の顔は超音波走査画像で観察できる．2D走査でさえ，たとえば顔の輪郭など，顔のいくつかの構造を示すことで外観を知る手掛かりを与えてくれる．

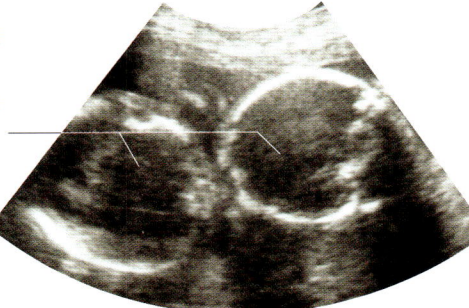

眼
眼の軟部組織は走査画像で黒く表れるが，眼窩の骨は白い輪郭で表れる．

口腔
黒く映し出される．

胎齢20週の胎児

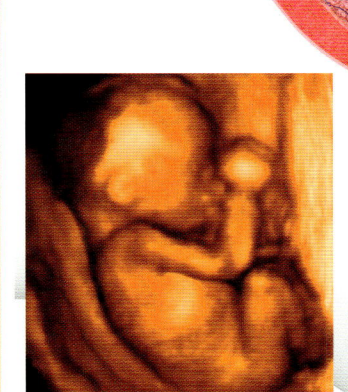

3次元画像の胎児
3次元画像で，胎児の形態がより詳細にわかるようになった．

体の内部の観察

ほかにも，妊娠前もしくは妊娠中の体の内部を観察できる技術がある．腹腔鏡は，医師が卵管，卵巣，子宮を観察する外科的手技であり，不妊症の検査に用いられる．胎児鏡は，胎児を観察したり，胎児組織を採取したり，胎児手術を行ったりする際に使用される．これを行うためにはファイバーを経頸管的や経腹的に挿入する．MRIは，1/3半期には勧められないが，疑われた問題の精査のために施行される．

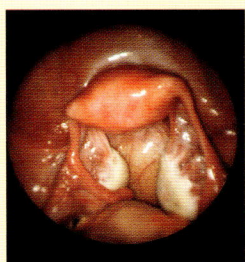

2つの頭
頭蓋の白い輪郭が2つあり，双胎児の2つの頭を示している．これでは一卵性か二卵性かはわからない．

走査画像は，何を教えてくれるのか？
走査画像は，胎児の性，大きさ，月齢，胎位，胎盤の位置，多胎妊娠などの妊娠についての基本情報を示してくれる．走査画像は，前置胎盤（胎児が娩出されるルートである子宮頸部を胎盤が覆う状態）や胎児や胎盤の発育の問題など起こりうる可能性を警告してくれる．奇形のスクリーニングもまた，超音波走査の重要な機能である．

超音波で見る
超音波技師は，有用な情報を得ることができる画像を撮影するために，プローブを走査しながら超音波を当てる．

腹腔鏡での観察
カメラと光源の付いたフレキシブルなチューブを腹壁の小切開創から体内へ挿入する．そして，内生殖器が，スクリーンに映し出される．

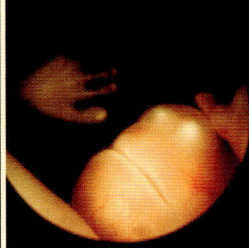

胎児鏡での観察
たとえば遺伝性疾患の診断のために，内視鏡が子宮内に挿入され，胎児が観察され，皮膚組織が採取される．

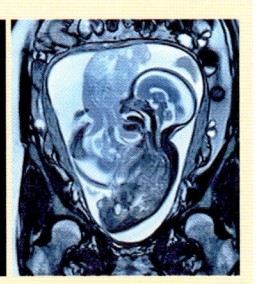

MRI画像
強い磁場やラジオ波が詳細な画像を構築する．妊婦においては，手技が必要な場合にのみ行われる．

子宮の中の世界へ

現代の技術，とくに新しい画像技術によって，どのように新しい生命が子宮内で発達していくのかを見ることができるようになった．今では，かつてないほど詳細な写真や，動画でさえも見ることが可能となった．

わずか50年前には，印象や妊婦の腹部の触診以外に胎児の発育を調べる方法がなかったとは信じ難い．実際に目をこすったり，舌を突き出したりする胎児を見ることができるようになるとは，想像もつかなかった．1950年代後半の産科超音波画像の進歩は，技術の可能性の範囲を広げる扉を開け，現在，多くの国で産科定期検査に超音波画像を提供するだけでなく，より詳細な走査も可能となった．通常の2次元超音波走査は，しばしば1/3半期に妊娠週数を決めるために行われる．そして，その後，20週ごろの走査は，脊椎破裂や口蓋裂のようなさまざまな先天的な問題をスクリーニングするのに使われるようになった．もっと詳細な画像も，3次元超音波（ここに示したほとんどの画像）やMRIを使って得ることができるし，胎盤の血流のような動きのあるものは，ドプラ超音波を使ってイメージできる．これらすべての技術を組み合わせることによって，妊娠中のモニタリングやスクリーニングが可能になる上に，両親は生まれる前の赤ちゃんを見ることができる．

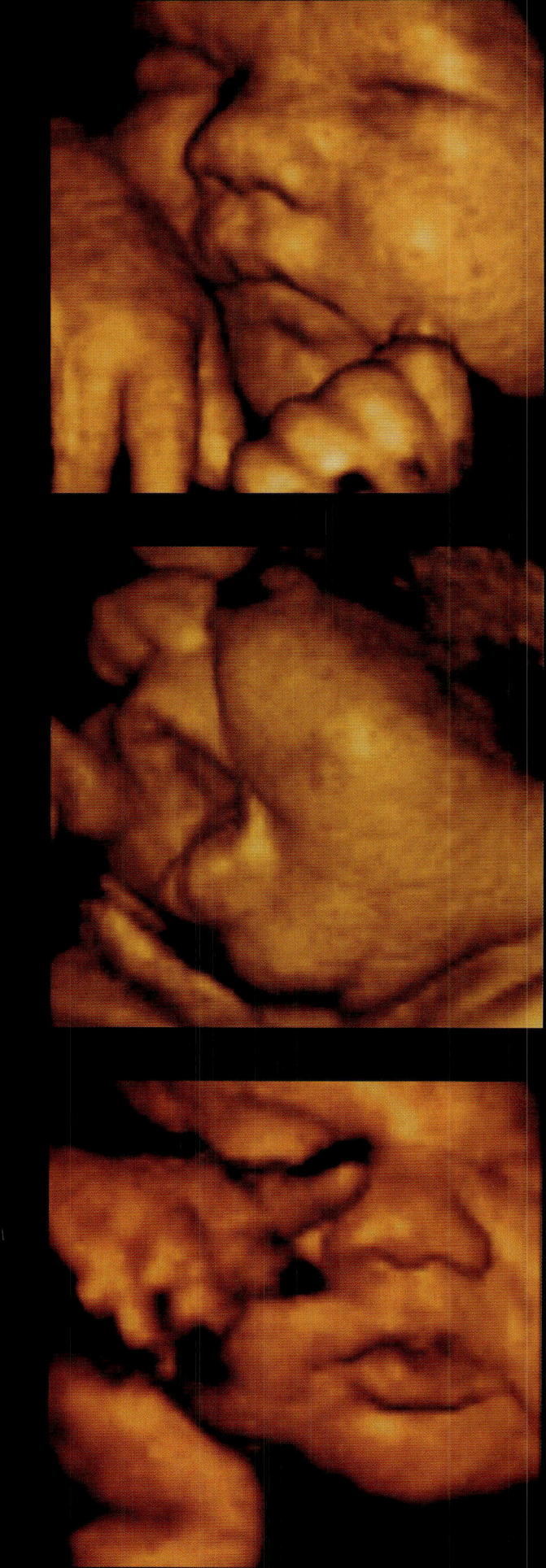

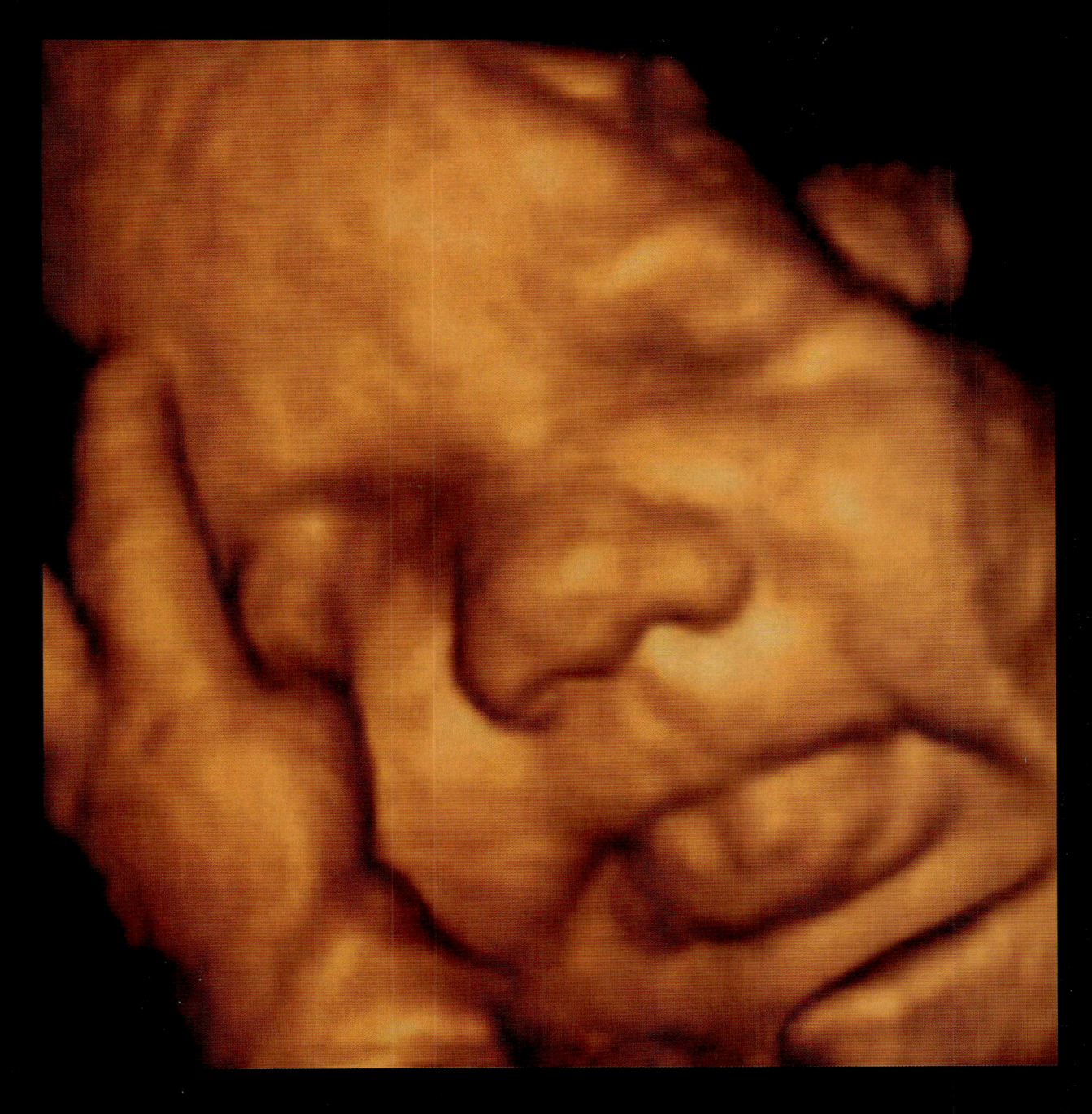

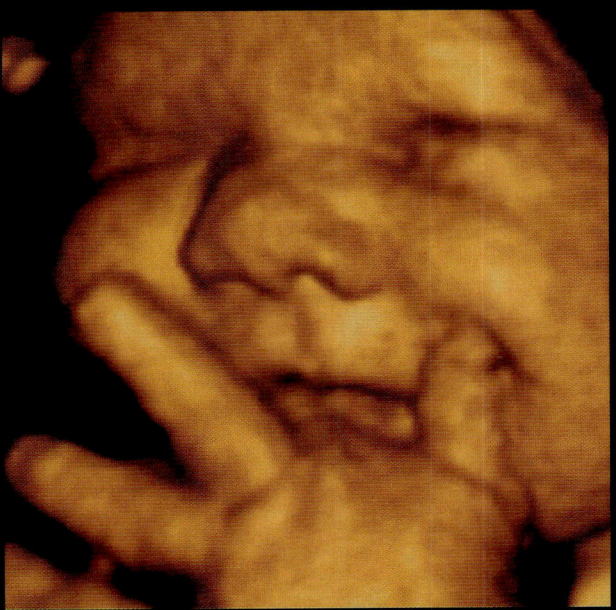

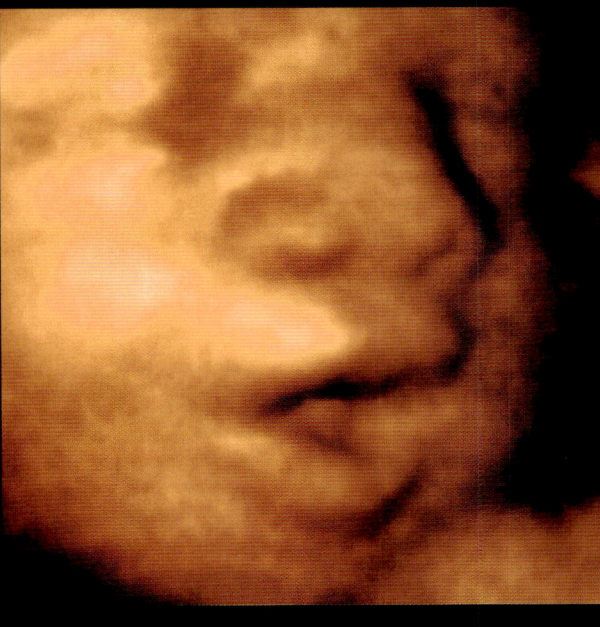

子宮の中の世界へ

表現

3次元画像では,目や顔をこすったり,口を開けたり,舌を突き出したりする胎齢38週の胎児のいろいろな顔の表情が示されている.このような画像は,コンピューター処理能力を驚くほど上げることによって可能となった.すなわち,これは平面の2次元画像をデジタル的に縫い合わせることで,指の爪や顔の表情のようなきわめて詳細な3次元画像を得られる.胎児の顔は妊娠の初期に急速に発達し,7週までに外鼻孔が見られ,形成された眼のレンズも見えるようになる.顔が人のように見えるようになるのは2/3半期からである.16週ごろまでに,眼は顔の前に移動し,耳は最終的な場所に位置するようになる.胎児の顔の筋肉も発達し,その結果,しかめたり笑ったりするような表情も見られるようになる.

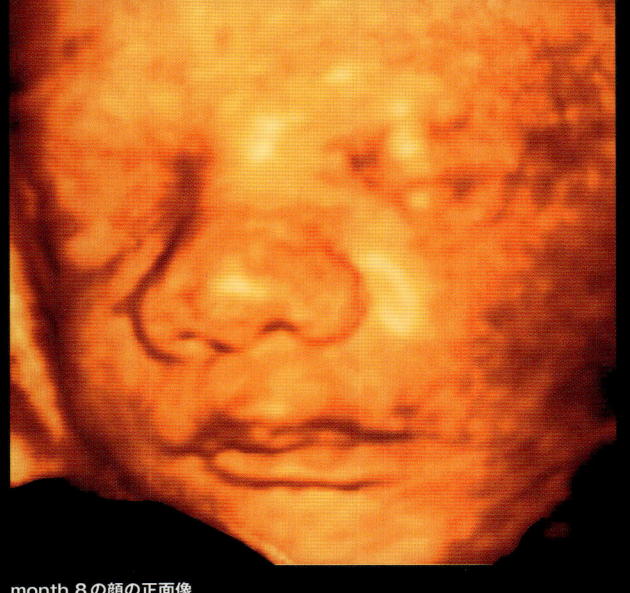

month 8 の顔の正面像

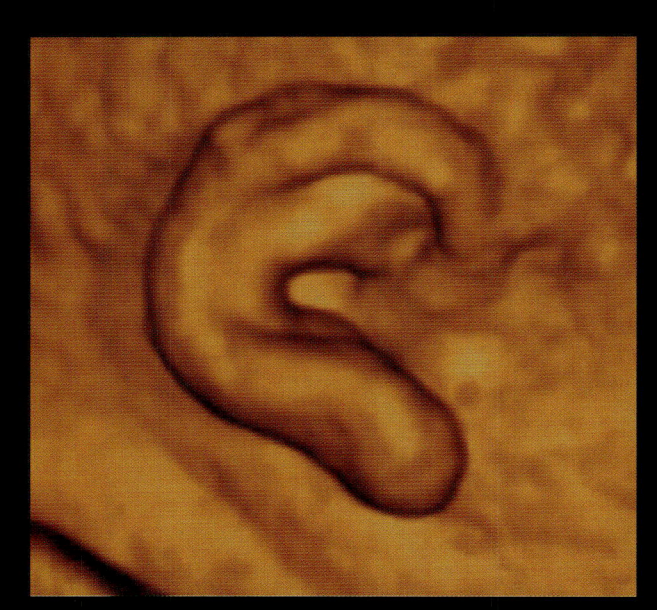

39 週ごろの耳

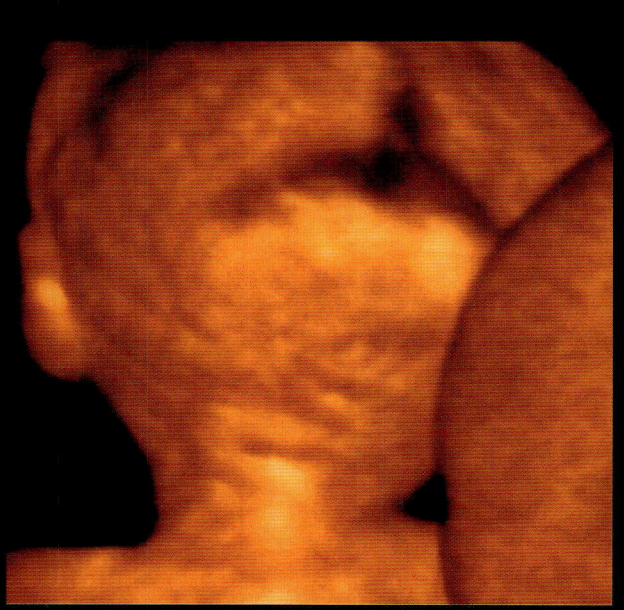

month 9 の側面像

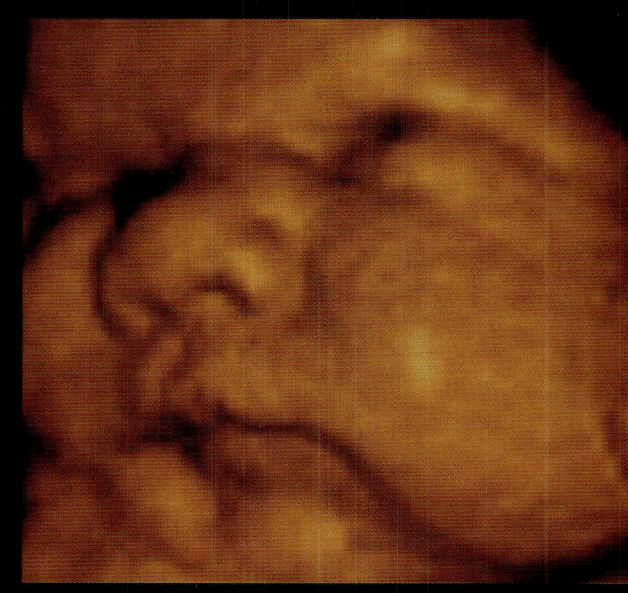

頭と顔

頭と顔の発育は妊娠初期に始まるが，比較的ゆっくりである．眼の原基や将来耳となるひだは，6週ごろには頭の側方で発達を始める．10週ごろまでには，頭の形は丸くなり，首が発達し始める．このような初期の段階では，胎児は頭でっかちである．たとえば，11週のとき頭は全長の半分を占める．2/3半期は，頭や顔が急速に発達する時期である．この時期に，眼は顔の正面に位置するように動くが，まぶたは眼を守るために閉じたままである．耳は最終的な場所に位置し，そして顔の筋肉が発達する．22週のころには，眉が判別できるようになり，26週には，まつ毛が生える．27週のころには，眼は開き，頭には毛髪が生える．出生の時期では，頭はいぜんとして体長の約1/4ではあるが，体との釣り合いがよりとれてくる．

小泉門

27 週ごろの顔の正面像

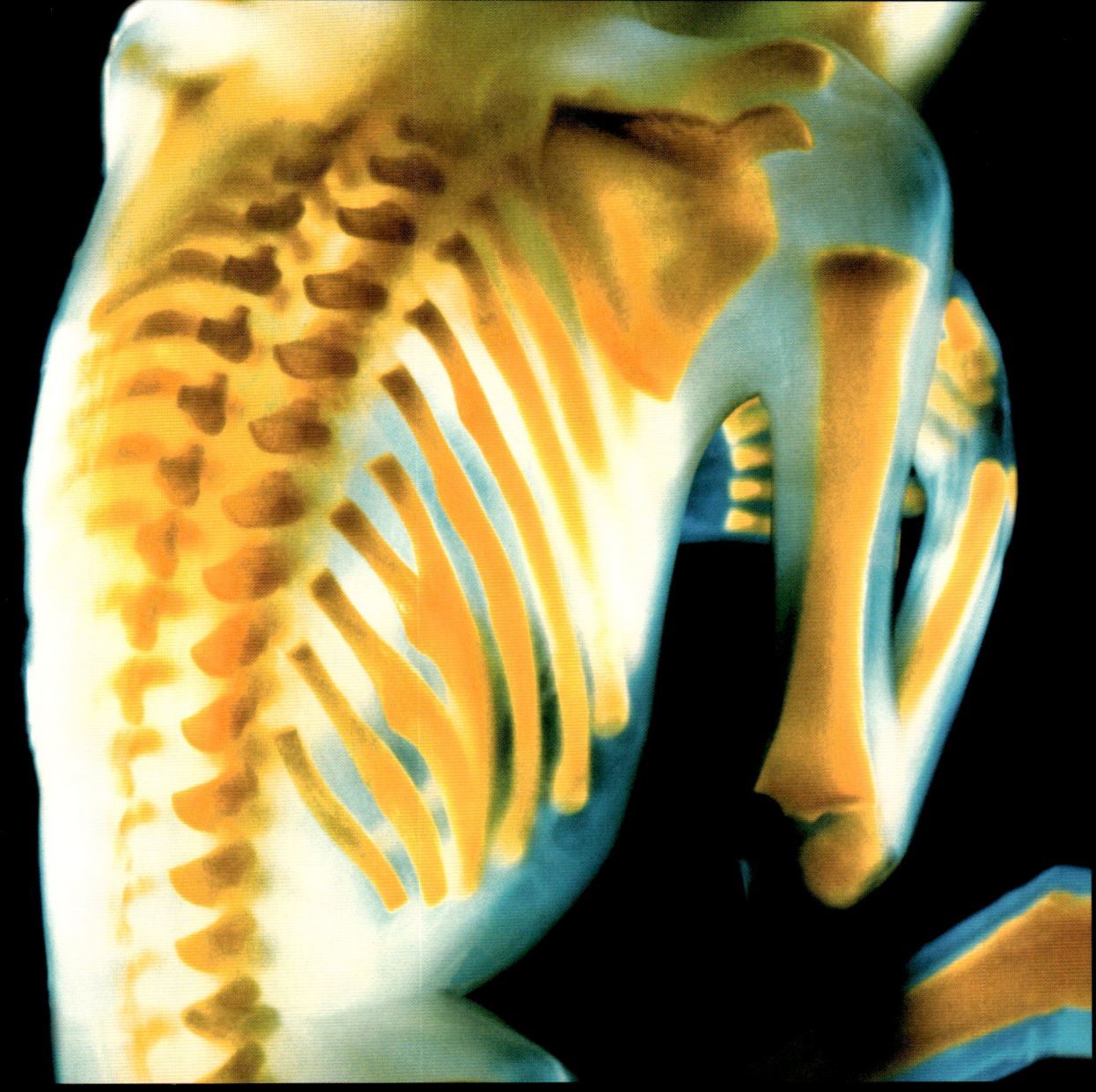

16週の骨格

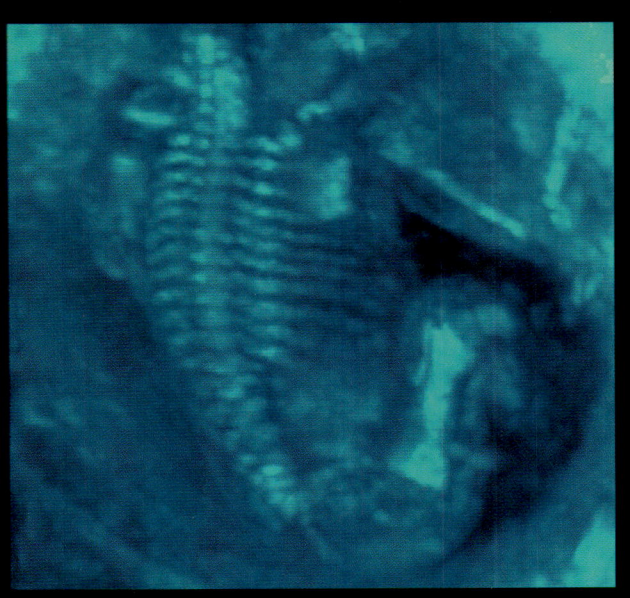

29週の骨格

12週の骨化

骨格

胎児骨格の発達は，1/3半期に始まるが，出生後長い期間を経て完成する．上段の画像は，16週の胎児を示す．それ以前は，後々骨になるべき組織は，しかるべき場所に位置している．たとえば，頭の周辺，腕，足，指の中の組織であり，これらが骨化して骨ができる．骨化の過程は，2通りある．1つは，頭部のように，骨のプレートを形成するための膜があり，その上に骨が形成されていく過程である．一方，四肢，肋骨，背骨のようなほかの場所では，軟骨がしだいに中央から外側へ向けて骨に変わっていく．下段右の写真は，12週の胎児の骨化を示している．部分的に骨化した頭蓋，腕，肋骨が赤く示されている．29週（下段左の写真）ごろ，骨はまだやわらかいが，十分発達している．

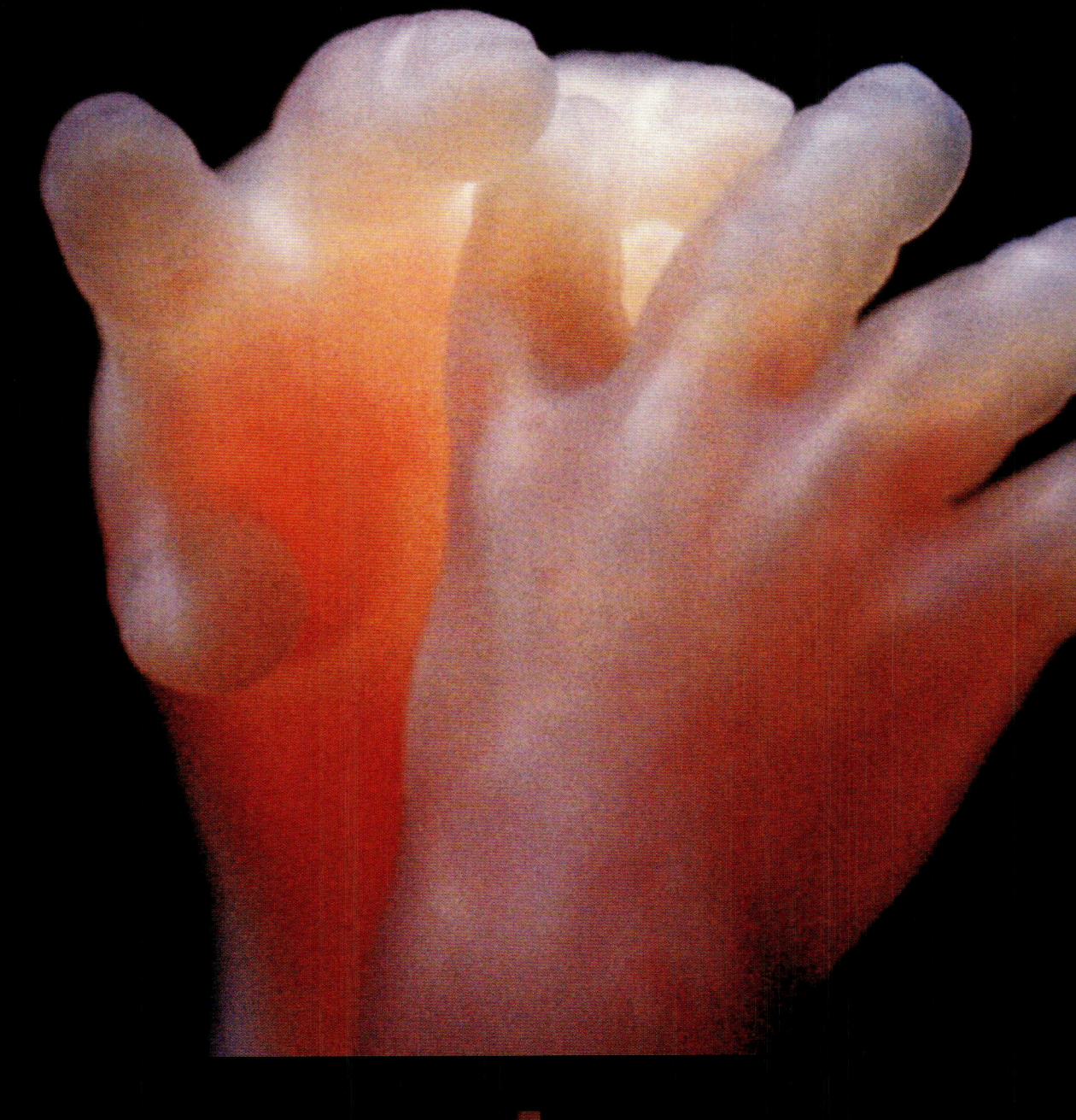

腕と足

腕と足は6週ごろに小さな四肢の原基から発育する．初めはパドルのような形で，しだいに長くなっていく．そして数週以内に手指の形成が始まる．足指は，9週ごろに形成される．下段右側の写真は，胎齢10週ごろの足指を示している．9週には腕内に，肘で曲げることが可能な骨が発達する．14週ごろまでには，腕は児が生まれたときと同様な形態をもつようになる．指紋や足紋のような繊細な部分は，23週ごろに形成され始める．25週ごろには，手は十分に発達して，胎児は子宮内を探るように手を使うかもしれない．指や足の爪は，2/3半期の後期から3/3半期初期に形成される．このページの中心の写真は，胎齢23週の胎児のよく発達した手を示している．妊娠が進むにつれて，四肢はさらに発達し，3/3半期には，叩いたり蹴ったりする感触を伝えてくるようになる．

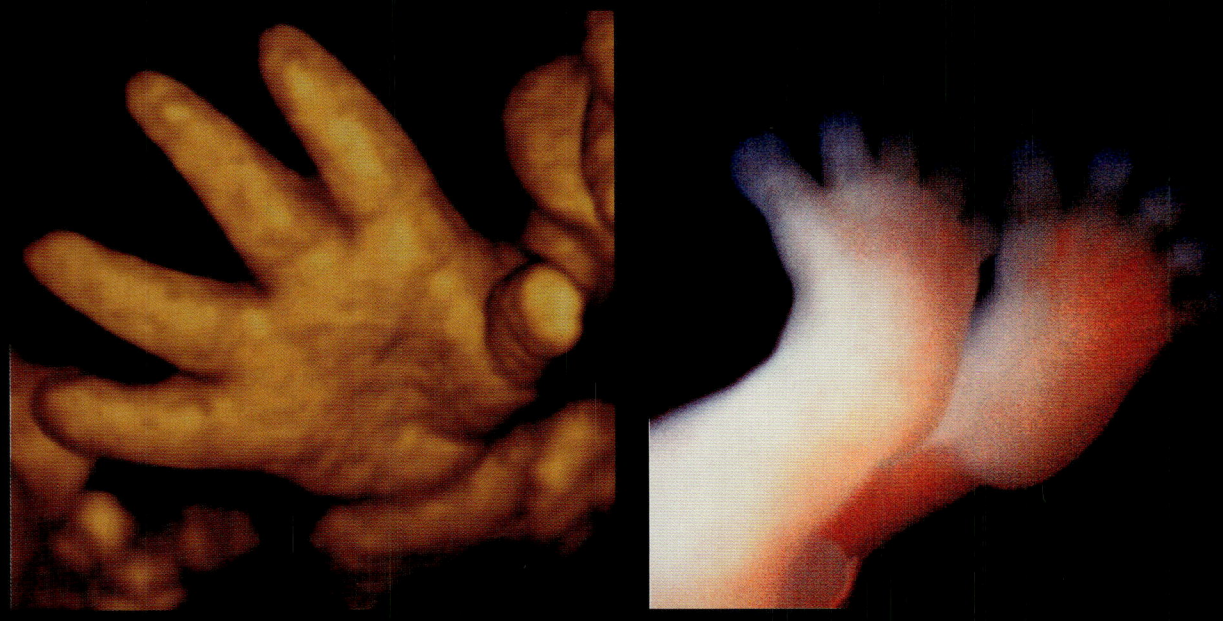

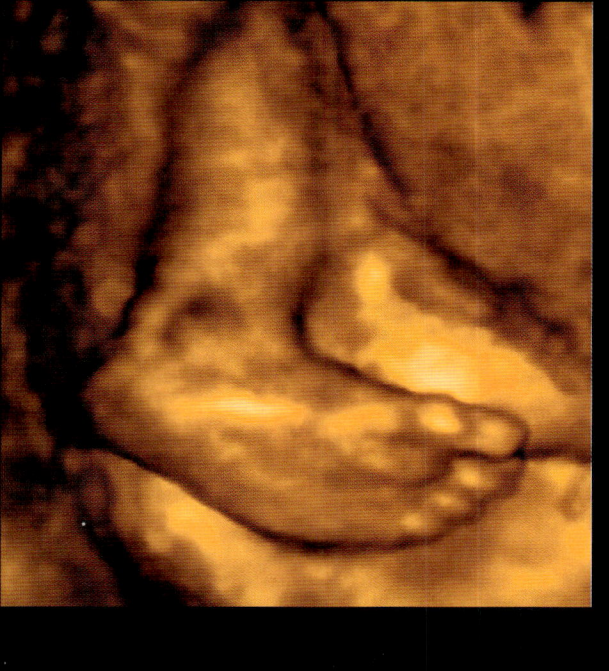

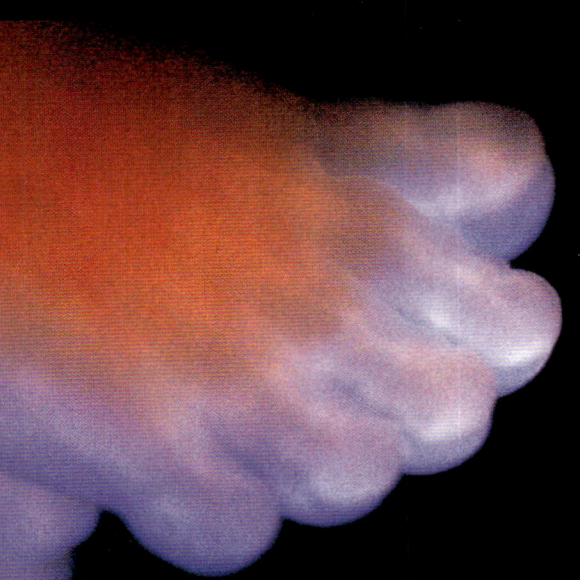

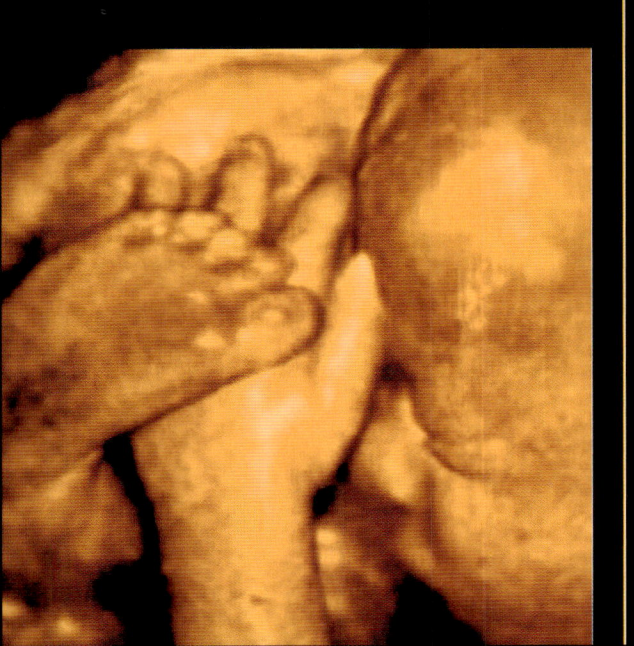

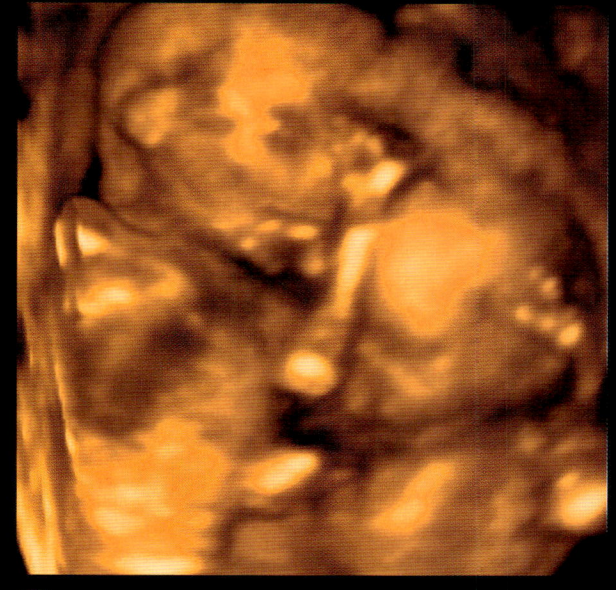

双胎

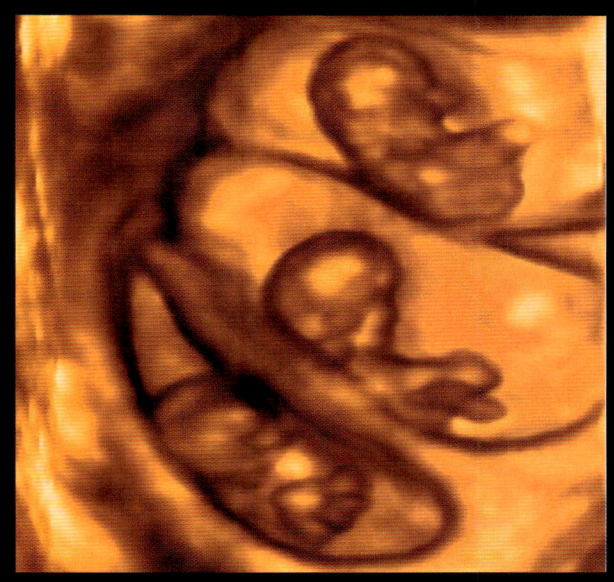

3胎

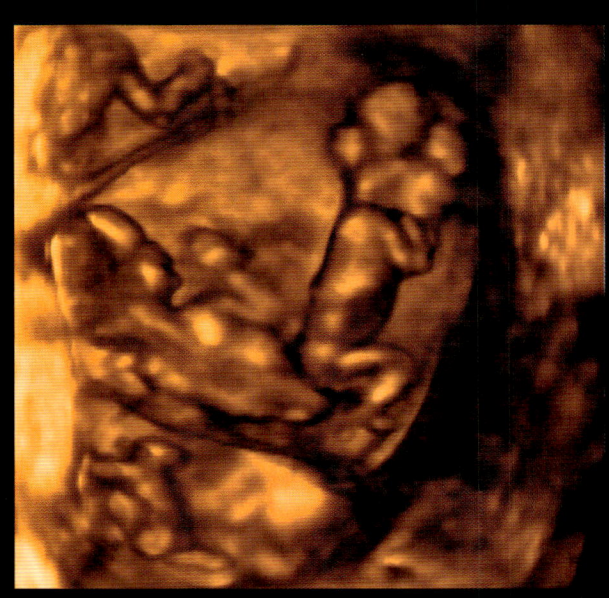

4胎

多胎

ここに示す3次元画像は，上段から下段にかけて順に双胎，3胎，4胎の胎児を示している．3胎の画像においては，それぞれの胎児の周囲に卵膜が明らかに観察される．それぞれの羊膜腔の間に，小さな胎盤がV型に形成されているのがわかる．これは，3胎児のそれぞれが，別々の胎盤を有することを示している．このような現代の画像技術を使った結果，医療の専門家たちは，女性が多胎妊娠であることを診断するばかりでなく，妊娠の状態について価値のある情報を得ることができるようになった．多胎妊娠は単胎妊娠よりリスクが高く，画像走査から，たとえば次のようなことがわかる．胎児が胎盤や羊膜腔を共有しているか，それぞれの胎児の成長度合い，いずれかの多胎児がとくにリスクの高い状態にある，などである．そのような情報は，早期に分娩に導く必要性があるか否かの決定をする際にも使用することが可能である．

細胞から胎児へ

胎芽から胎児，そして新生児といった過程は，まず，1/3半期に急速な発達で始まる．続いて，2/3半期の急激な成長と続き，3/3半期に出産の準備が始まる．受精後に受精卵は，丸い細胞に分割していく．そして第6日に子宮内膜に着床する．細胞は，3つの層に分化していく．そこから胎児の主要な身体のシステムが発生する．5週ごろまでに，脊髄が形成され，四肢の原基が発生する．そして種々の臓器が発達していく．10週（訳注：日本では8週）から，ぶどうの大きさほどの胎芽は，「胎児」とよばれるようになる．そして12週ごろまでに，胎児は十分に形作られる．2/3半期に，胎児の身体は急速に大きくなり，胎児の頭と体はより均整がとれてくる．14週までに，性別が明らかになってくる．脳は2/3半期の最後の数週間で急激に発達する．3/3半期の30週までには胎児はふくよかになっていく．出生への助走が始まると，さまざまな抗体が母体から胎児血へ移行してくる．胎児の眼は開き，内性器が成熟し，肺を開く練習も見られるようになる．

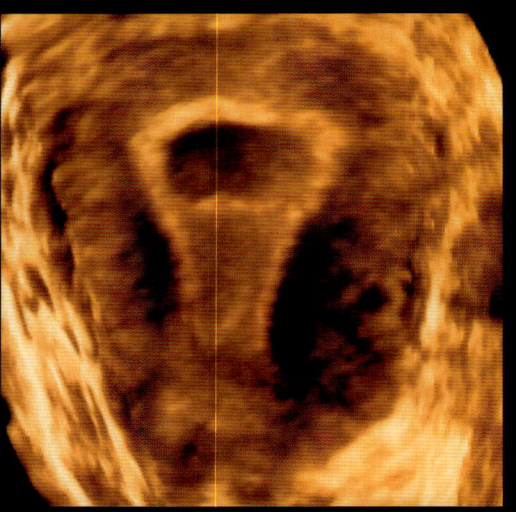

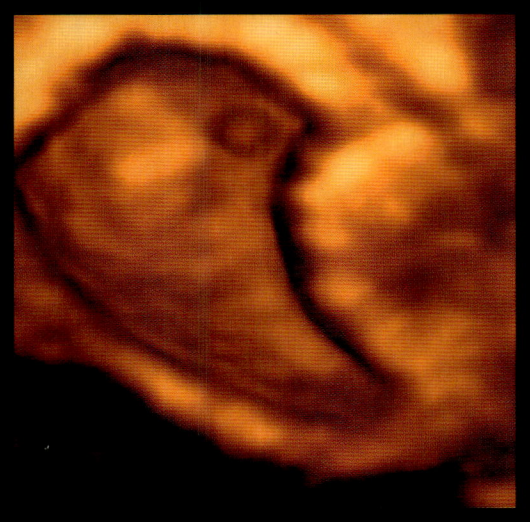

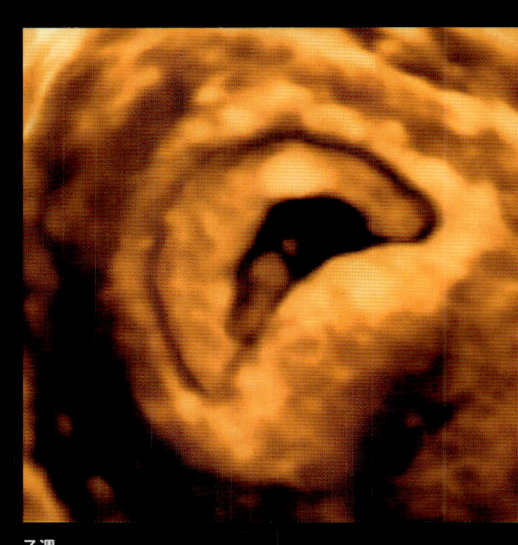

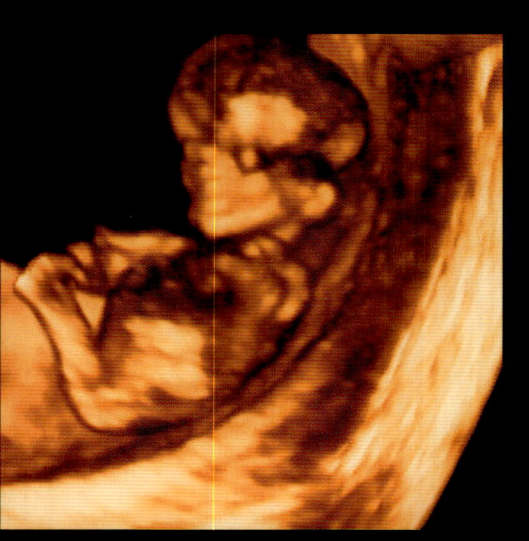

妊娠していない子宮 | 6週 | 7週

11週 | 12週 | 13週

8週　　　　　　　　　9週　　　　　　　　　10週

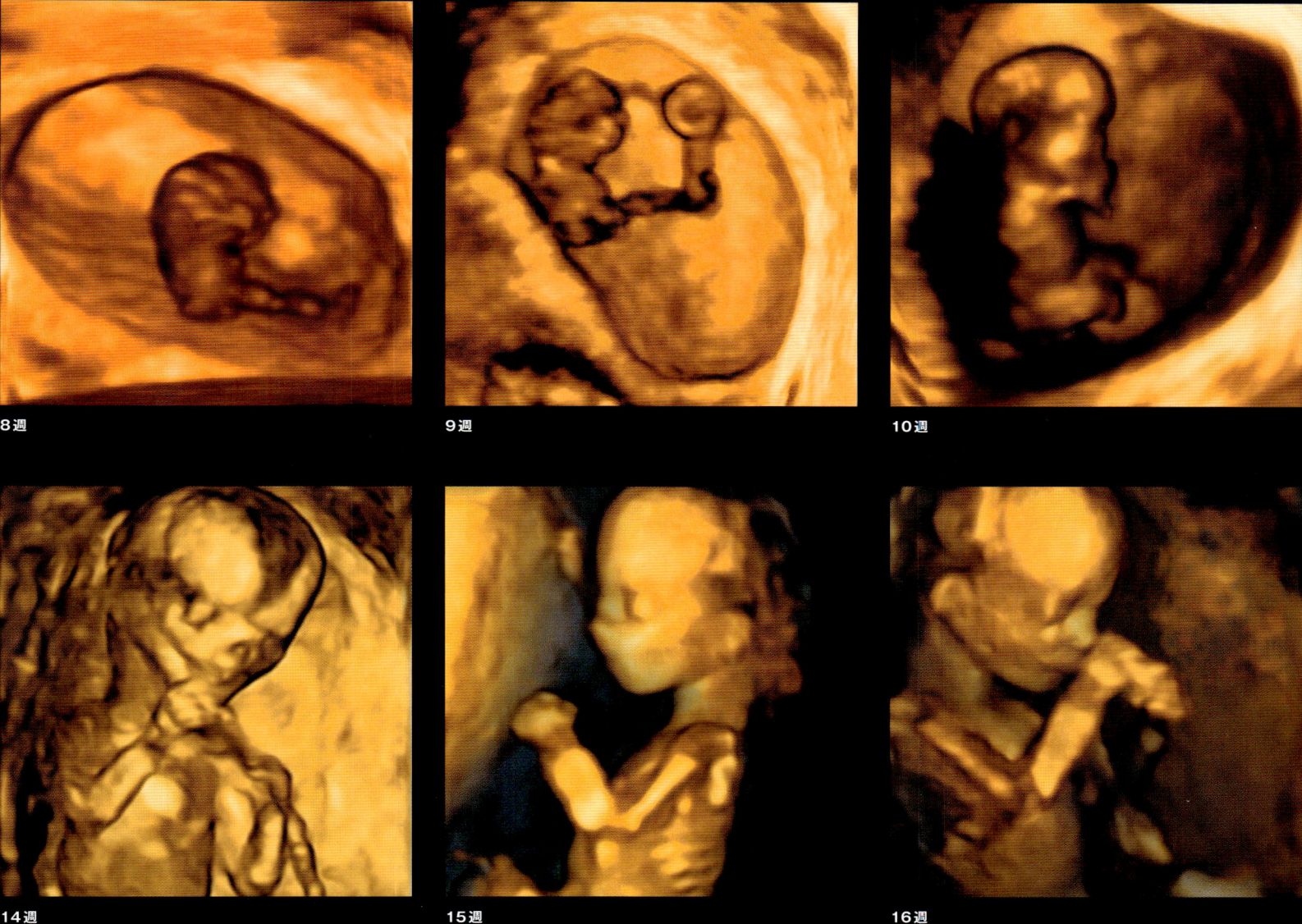

14週　　　　　　　　15週　　　　　　　　16週

17週　　　　　　　　　　18週　　　　　　　　　　19週

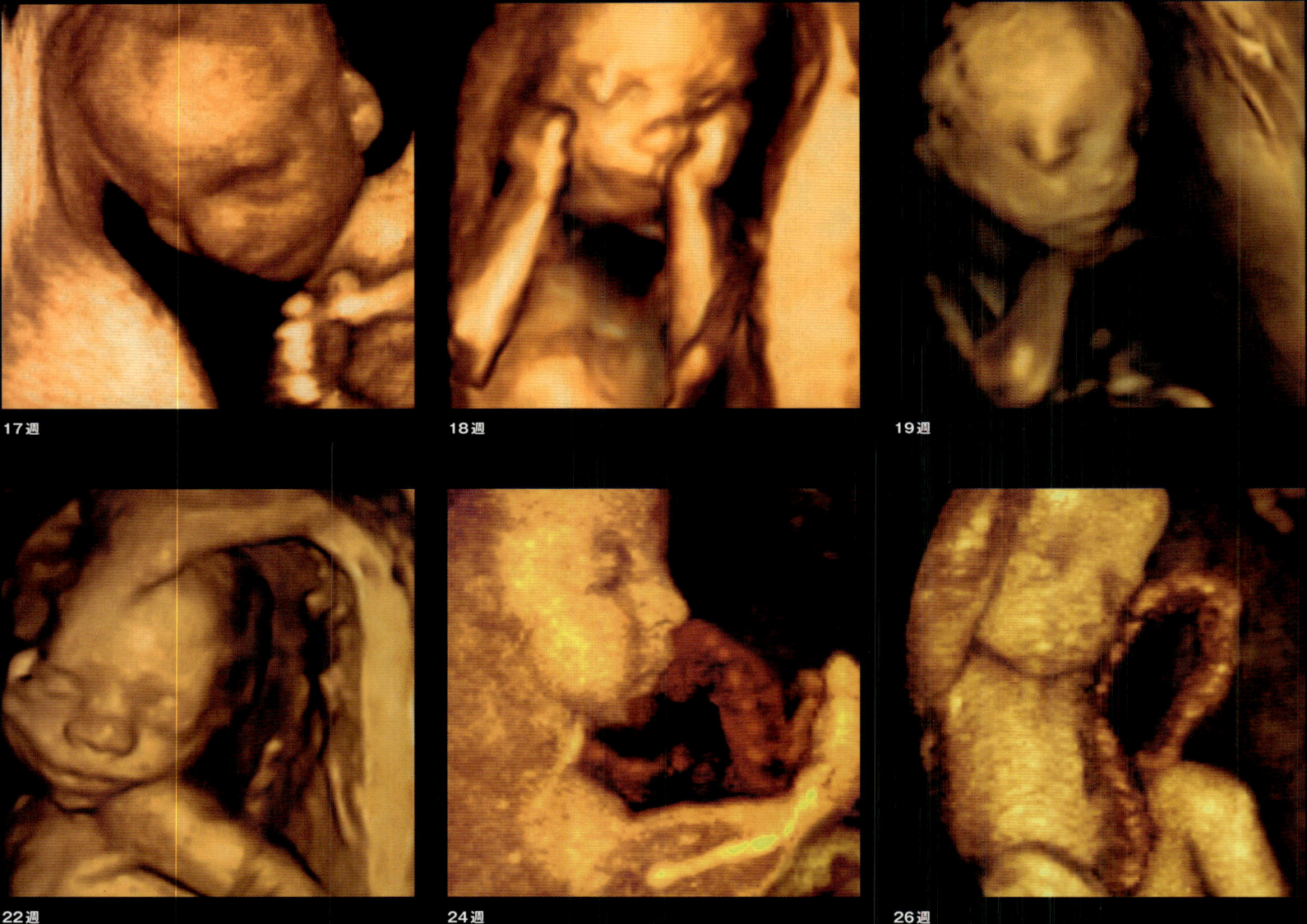

22週　　　　　　　　　　24週　　　　　　　　　　26週

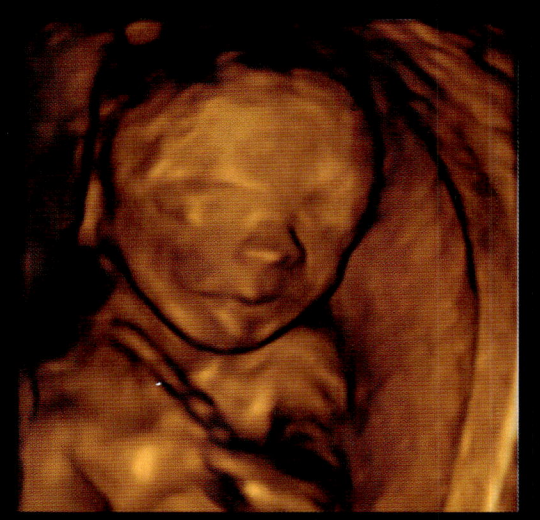

20週

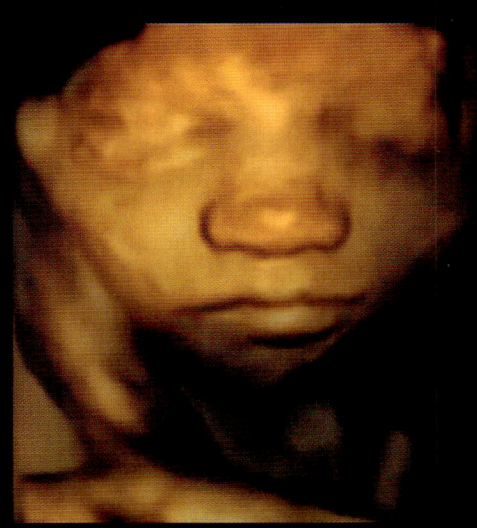

28週

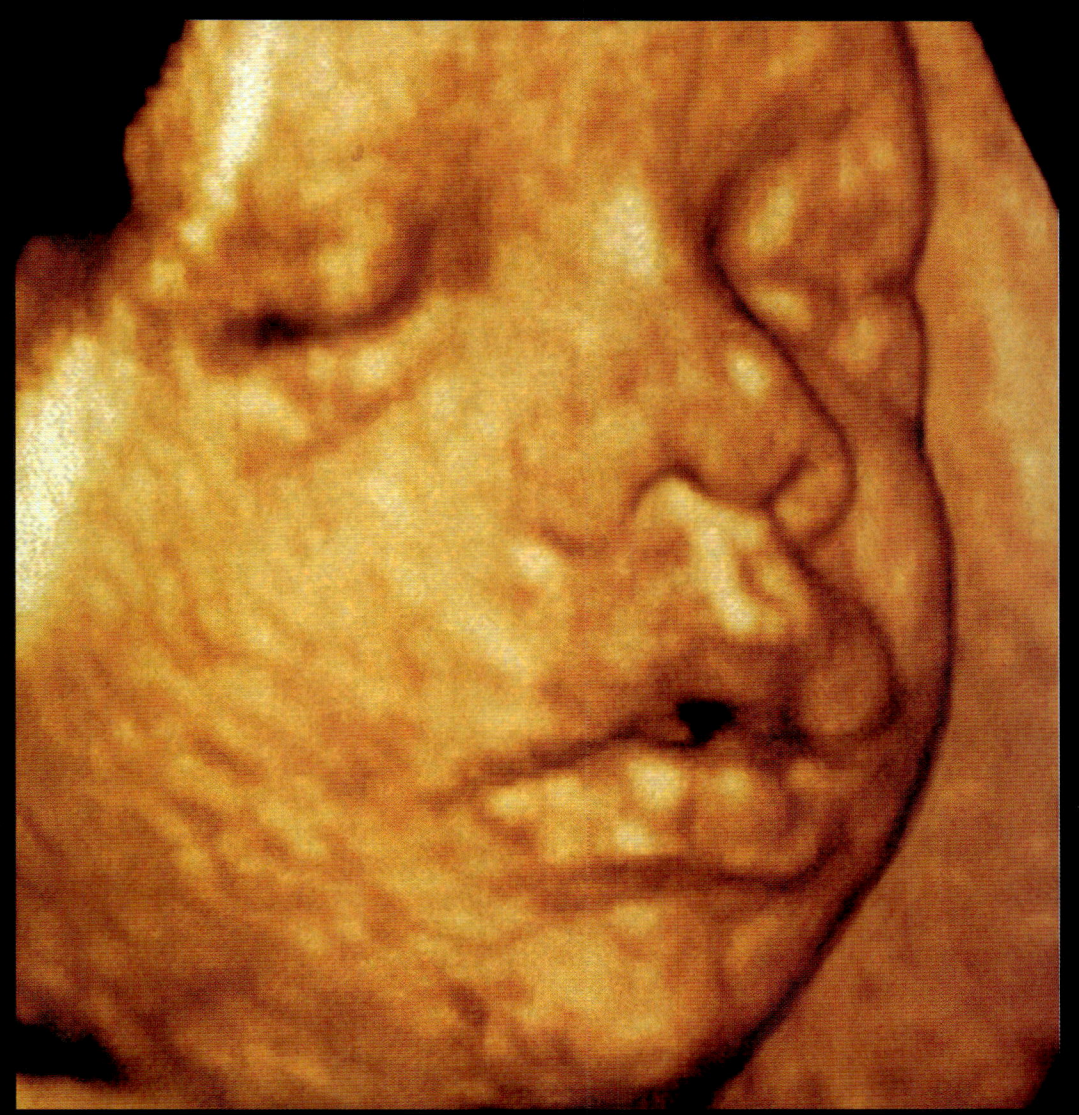

30週

細胞から胎児へ

23

「女性と男性の生殖器は卵子や精子を産生し，貯蔵し，その両者から新たな生命を生み出す．とくに女性生殖器はその一臓器である子宮内で，ヒトとしての新たな個体を，出産にいたるまでのおよそ9ヵ月の間育む．その後，母体は母乳で新生児に栄養を与えるようになる．これらの一連の過程は，ホルモンの複雑な関与の結果生じるものであ

解剖

器官系

人体にはいくつかの器官系がある．その器官系とは特定の機能あるいはいくつかの作用を協調して行う臓器や組織のグループをさす．妊娠中はこれらの器官の多くは胎児の需要に応えるべくそのサイズ構造，そしてその機能すら変える．いくつかの器官ではその変化は誰が見ても明らかで，たとえば子宮や乳房はその典型例である．そのほかの臓器については，循環血液量は著しく増加するが，外目では一見とらえられない．しかしながら，胎児の well-being と妊娠の維持には不可欠な変化である．

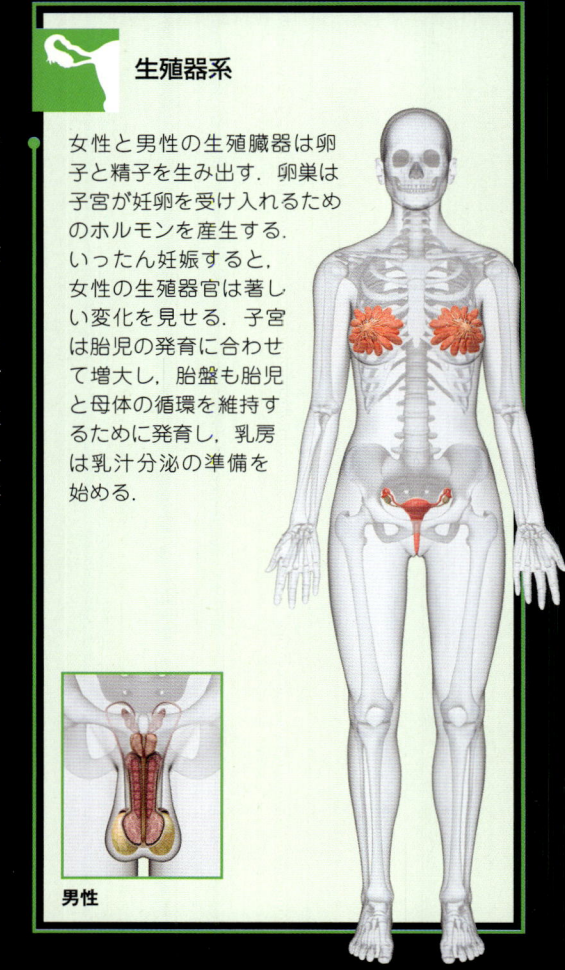

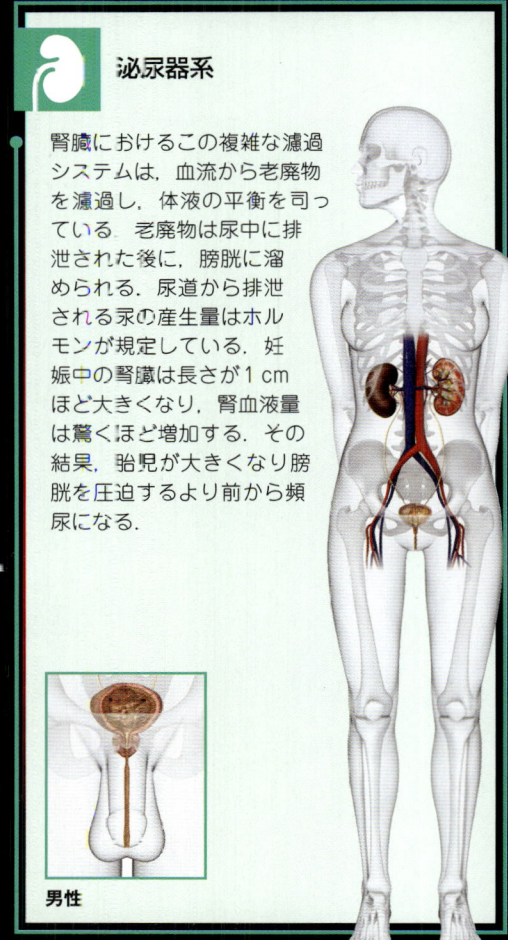

生殖器系

女性と男性の生殖臓器は卵子と精子を生み出す．卵巣は子宮が妊卵を受け入れるためのホルモンを産生する．いったん妊娠すると，女性の生殖器官は著しい変化を見せる．子宮は胎児の発育に合わせて増大し，胎盤も胎児と母体の循環を維持するために発育し，乳房は乳汁分泌の準備を始める．

男性

泌尿器系

腎臓におけるこの複雑な濾過システムは，血流から老廃物を濾過し，体液の平衡を司っている．老廃物は尿中に排泄された後に，膀胱に溜められる．尿道から排泄される尿の産生量はホルモンが規定している．妊娠中の腎臓は長さが1 cmほど大きくなり，腎血液量は驚くほど増加する．その結果，胎児が大きくなり膀胱を圧迫するより前から頻尿になる．

男性

呼吸器系

筋肉組織である横隔膜は収縮し，弛緩することで鼻から空気を気管に送り込む．肺では吸気中の酸素は拡散によって血流内に取り込まれる．二酸化炭素も拡散によって血液中から肺胞へと排出され，呼気となる．これらのガス交換は生体にとってとても重要である．酸素消費量は妊娠中はゆっくりと増加し，妊娠末期には20％増となる．通常12〜15回/分のところ，妊婦の呼吸数は約18回/分に増加する．分娩中酸素消費量は60％増となるが，これは分娩中の一連の身体運動による酸素需要の増加を反映している．

心臓血管系

心臓は複雑な血管系（動脈，細動脈，毛細血管，細静脈，静脈）を介しながら体のあらゆる臓器や組織に血液を送るために過酷なまでにはたらいている．妊娠中は，胎児のあらゆる需要に応えるように循環血液量は50％増となる．心臓にとっては過剰な血液を駆出する必要があり，より強く，より頻回に収縮する必要がある．心拍数も15回/分ほど増加する．

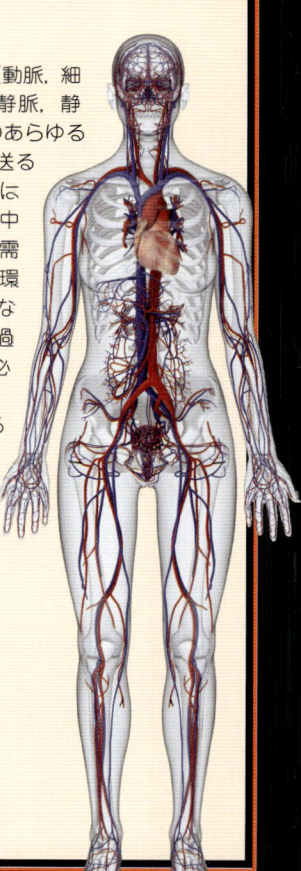

リンパ・免疫系

リンパ系は過剰な組織液を血液中へ迂回させるはたらきをする．増大した子宮は骨盤内血管を圧迫し，その結果，組織液のうっ滞（浮腫）が起こる．通常は下肢や足背に現れる．免疫系は感染や外敵からの侵入を防ぐ役目を担っている．妊婦は風邪や感染症になりやすいと考えられているが，これは粘膜組織の血流が増加することによるのかもしれない．

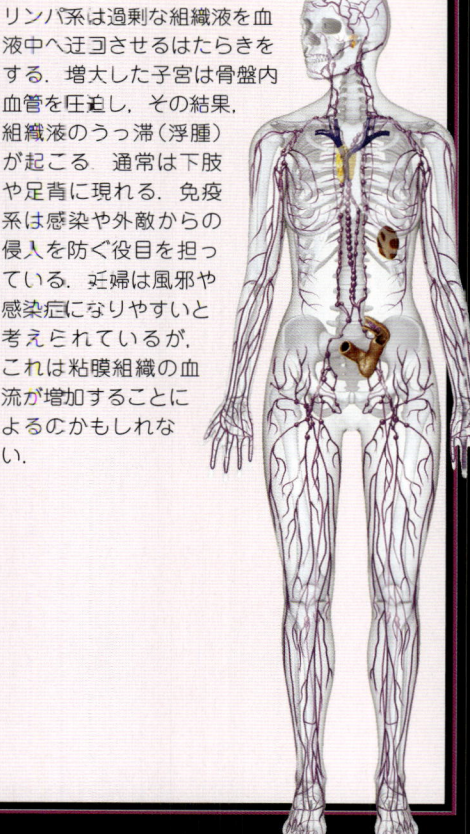

神経系

脳，脊髄，体中の神経網は体の動きを制御し，不測の事態に対処するようにはたらいている．妊娠中，女性ホルモンのプロゲステロンは直接大脳の呼吸中枢に作用し，二酸化炭素に対する感受性を高めさせることで呼吸数を増加させ，炭酸ガスを排出させやすくする．坐骨神経痛のようなある種の神経症状は妊娠中に起こりやすい．

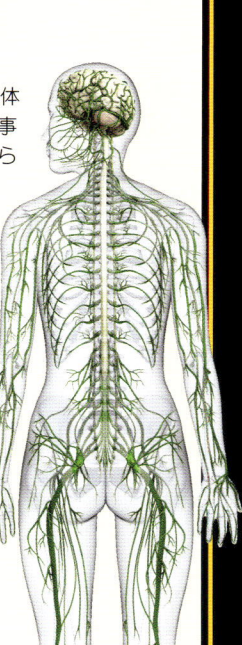

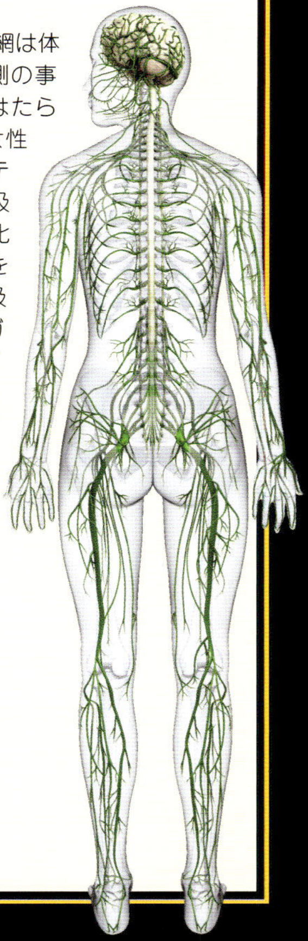

消化器系

本来，口から肛門までいたる1つの長い管（食道，胃，腸を含む）である消化器系は食物を分解し，栄養分として吸収しやすいようにし，残渣を排出する．肝臓，膵臓，胆囊などの付属臓器は生化学的な補助作用を担っている．妊娠中はホルモンの影響で食物を先進させ，残渣を排出させるための消化管の収縮が減少するために便秘が起こる．胃と食道の間のひだは弛緩気味になり，その結果，胸やけが起きる．

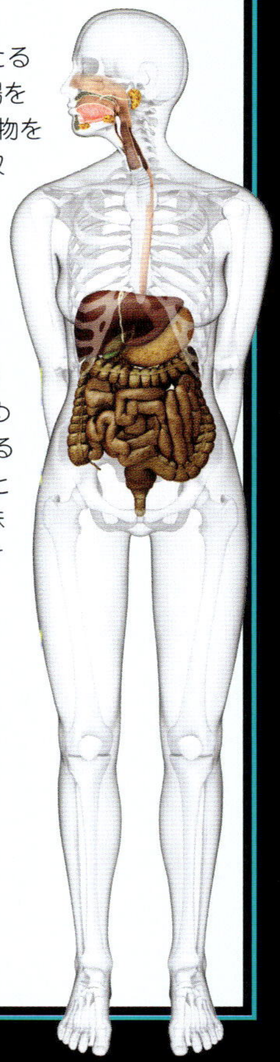

内分泌系

内分泌腺は無数のホルモンを産生し，体の平衡を保っている．数多くのホルモン分泌の変化が妊娠中のある特定の時期に起こっている．たとえば，下垂体の一部はオキシトシンを分泌するが，これは子宮収縮に必要なホルモンである．また下垂体の別の場所ではプロラクチンを分泌するが，これは乳汁産生に必要である．胎盤は胎児と母体の循環をつなぐだけでなく，内分泌器官としてもはたらく．エストロゲンやプロゲステロンを産生し，妊娠維持に寄与する．

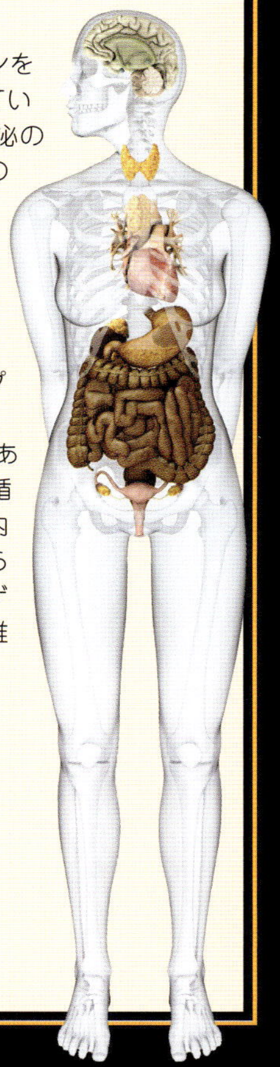

男性

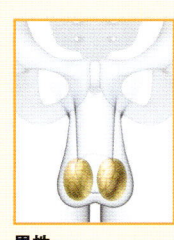

骨格系

骨は体の動きを支える構造物（骨組み）である．妊娠中にはプロゲステロンとリラキシンの作用で関節がゆるむが，これは比較的大きな胎児の頭が骨盤を通過しやすくするためである．胎児の骨をつくるため，妊娠中はカルシウムの消化管からの吸収が倍増する．出産後は新生児の需要に見合うように，母乳中のたくさんのカルシウムは短期的には母親の骨から動員される．

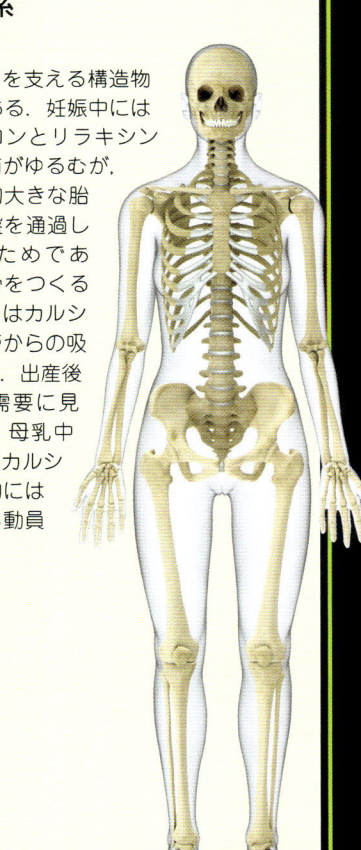

筋系

筋肉は骨格を動かす．靱帯と腱のはたらきと協調して，まっすぐに上体を支える．胎児の体重増加によって母体の姿勢は変化するが，これは筋肉や靱帯，そして腰や背骨の関節に過剰な負荷を招く．また多くの妊婦が腹壁の筋肉の離開に気付く．これは妊娠中の腹部の増大を容易にさせる．腹壁離開は分娩後数週間で妊娠前の状態に戻る．

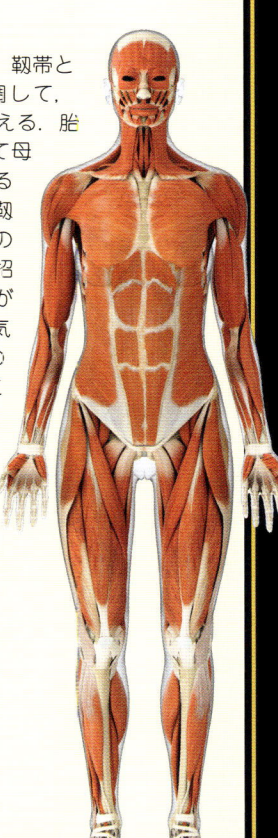

皮膚，毛髪，爪，歯

皮膚はもっとも大きな臓器で，およそ $2\,m^2$ ある．そして体温調節や防護壁の役割を担う．妊娠中の皮膚，毛髪，爪は健康的に見える．つまり脱毛が少なく，光沢のあるように見え，爪先はなめらかで割れが少ない．妊娠中には顔面のしみのような色素沈着や，下腹部の黒い垂線状の妊娠線が現れる．

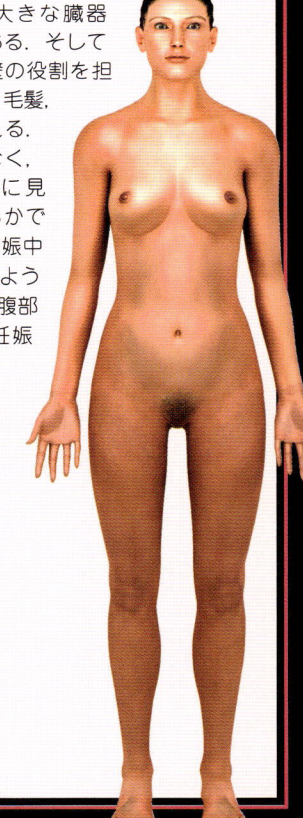

解剖／男性 生殖システム

視床下部
ホルモン産生の最上層に位置する脳内内分泌腺

下垂体
この小さな内分泌腺から産生されるホルモンは精巣を直接刺激する

陰茎
勃起すると射精時に精子を排出する

精巣
精巣の基本構造は精子を産生し、射精まで蓄えておく器官である

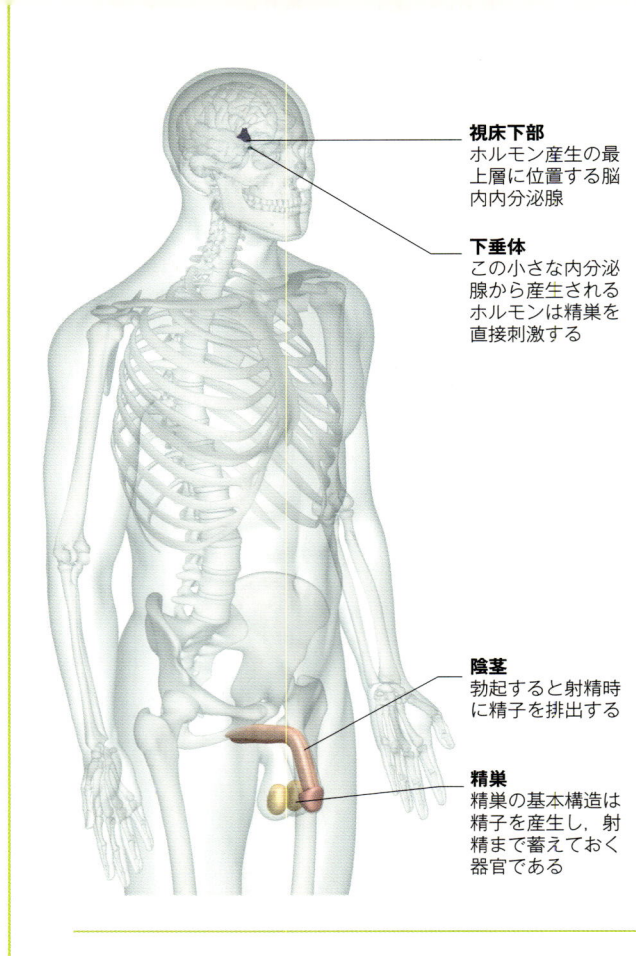

男性 生殖システム

男性生殖器のカギを握る部分である陰茎と精巣は分泌腺やそのほかの組織と協調しながら精子を生み出し、卵子と受精することで新たな生命を作り出す。この生殖機構は受精後わずか6週で活動を始める。

生殖器官

男性の生殖器官は陰茎、陰嚢内に納められた1組の精巣、いくつかの腺組織、そしてそれらを結ぶ管で構成されている。いったんそれぞれの精巣で産生された精子は精巣上体に移送され、そこで分化し、貯蔵される。精子はその後精管を通って移動し、射精管から陰茎内の尿道へ排出される。陰茎海綿体は豊富な血管網をもち、性的興奮に応じてその血管網に血液を貯留させる（p.64-65参照）。このように充血することで陰茎が勃起し、腟内の上部に射精できるようになる（p.66-67参照）。

男性の生殖臓器の場所
陰茎と精巣は体外に位置する。精巣内で起こる変化は視床下部の信号を受けた下垂体から分泌されるホルモンによって制御されている。

精子産生工場

精子は精巣内の精細管内でたくさん産生されるが、その過程を精子形成という（p.32-33参照）。形成過程の精子は、精細管の内部まで進入するセルトリ細胞によって保護され、また栄養の供給を受ける。精子は精巣を離れると、精巣上体へ移動し、そこで成熟し、4週間は貯蔵される。精液中の精子は、1mLあたり1億個ほどである。男性の性的興奮の頂点で勃起した陰茎の尿道口を通して3～5mLの精液が射精される。

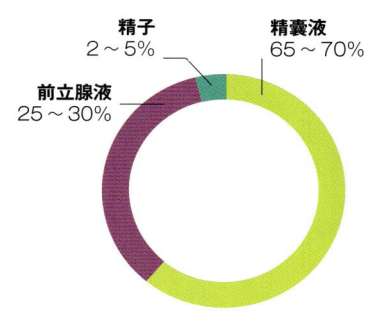

精子 2～5%
精囊液 65～70%
前立腺液 25～30%

精液の構成
精子の占める割合はほんの数%で、多くは乳白色の液体で構成されている。これは前立腺と精嚢でつくられた分泌液である。

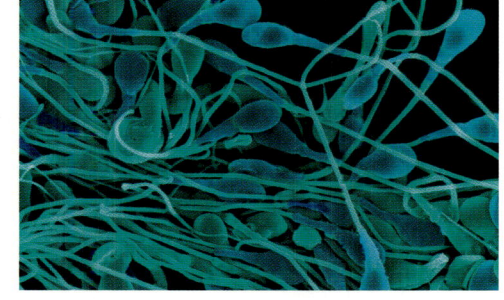

精子
精子の基本的な構造は顕微鏡で拡大して見るとはっきりする。それぞれの精子はヒトの遺伝情報の半分をつめた頭部と長く薄い尾部で構成されている。

テストステロン

男性の主要なホルモンであるテストステロンは生殖臓器の発達を助け、思春期に引き起こされる声変わりや成長の加速を促す（p.31参照）。精子産生のためにはテストステロンが必要である。女性におけるホルモン産生と卵子形成と同じように、男性におけるテストステロンによる精子形成は下垂体から分泌される卵胞刺激ホルモン（FSH）と黄体化ホルモン（LH）によって制御されるが、これらのホルモンも上位組織である視床下部の支配を受ける。テストステロンは精巣内の精細管の間にあるライディッヒ細胞でつくられる。

テストステロンの結晶
体外ではテストステロンは結晶化し、顕微鏡でそれが確認できる。テストステロンは男の胎児では出生前までに精巣を陰嚢内へ引き寄せるはたらきをする。生後から思春期の開始ごろまではテストステロンの血中濃度は低い。

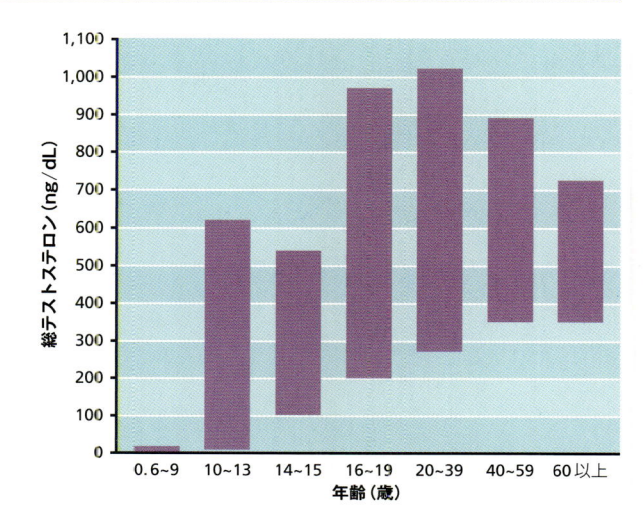

テストステロン産生の推移
男性はその生涯で、思春期から60歳を超えるころまで、たくさんのテストステロンを作り出す。いちばん分泌の盛んな時期は20～39歳である。

（縦軸：総テストステロン（ng/dL）、横軸：年齢（歳）0.6-9／10-13／14-15／16-19／20-39／40-59／60以上）

男性生殖器縦額断面図

男性の生殖器官は数多くの臓器と管で構成され，精子の産生，貯蔵および移送に携わっている．男性の外性器は陰茎（中央管と尿道）と2つの精巣を含む陰嚢で構成される．

仙骨

直腸

精嚢
精嚢液は射精管へ押し出され精子を輸送する

尿管
腎臓でつくられた尿を膀胱へ移送する（泌尿器系の一部分）

前立腺
精液を構成する液体を分泌する

膀胱

精管
精液を精巣上体から射精管へ移送する

恥骨結合

陰茎海綿体
尿道海綿体と協働し，陰茎を勃起させる

尿道
陰茎を通して精液と尿を輸送する

尿道海綿体
血液を充血させ，膨張させることで勃起させる

肛門

射精管
精子を精管から尿道へ移送する

精巣上体
精巣の上部に位置し，長く螺旋状の構造をし，精子を成熟させる

包皮
陰茎の先端を覆い保護する

陰茎亀頭
陰茎の球根状の末端

陰嚢
精巣がある嚢

精巣
1対の組織で精子とテストステロンを産生する

陰嚢の層状構造

陰嚢はいくつかの層で覆われている．外表皮，筋肉層，結合織層（莢膜（きょうまく）），もっとも内側の層である精巣鞘膜（しょうまく）である．精巣は動脈と静脈の循環と連結している．

蔓（つる）状静脈叢
精巣静脈へ流入する静脈群

精巣動脈

精管

莢膜
精巣を覆う結合織の層

精巣上体

精巣

精巣鞘膜

陰嚢の表皮

肉様筋
高温環境時は精巣を冷やすために弛緩し，体から精巣が離れるようにする．低温時は収縮し，精子が冷たくならないようにする

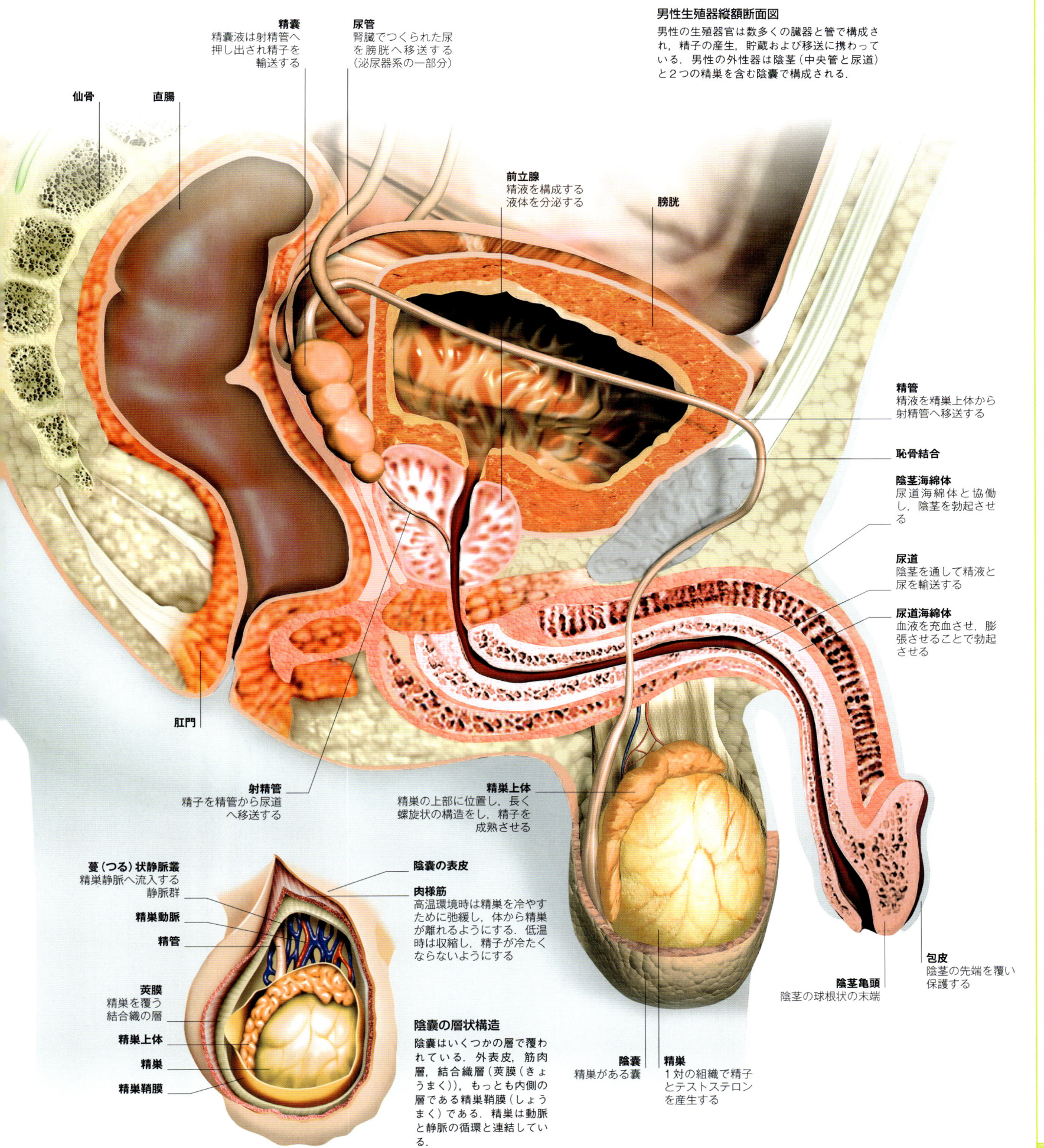

前立腺，陰茎，精巣

精子は前立腺，陰茎，精巣で発達し，輸送される．これらは骨盤部下方に位置するが，陰茎と精巣は体外にある．これらの臓器は長い管で結ばれている．

前立腺

直径が4cmのこの前立腺はあたかも膀胱から飛び出すように尿道を覆っている．前立腺は濃いミルク様のアルカリ性の液体を生み出すが，これは精液の20％を占め，別の液体の酸を中和するはたらきがある．前立腺はテストステロンの支配を受けるが，これと同様に神経の支配も受ける．いったん性的興奮が起こったら，前立腺，精嚢および精管を通じて液体を放出する．これらの液体が精子と混ざり，陰茎から射精の際に放出される．

陰茎

陰茎は先端が広がった構造（亀頭）のシャフト（柄）で構成されている．陰茎には精液を運ぶことと，尿を放出することという2つのはたらきがある．陰茎には3つの膨隆する支柱がある．2つの陰茎海綿体は並んで存在する．もう1つは尿道海綿体で，尿道周囲を取り囲んでいる．性的興奮が起こると，これらの海綿体の血管はうっ血し，陰茎を勃起させる（p.64-65参照）．陰茎の平均的な長さは9cmで，勃起時には19cmにも達する．射精は反射反応である．

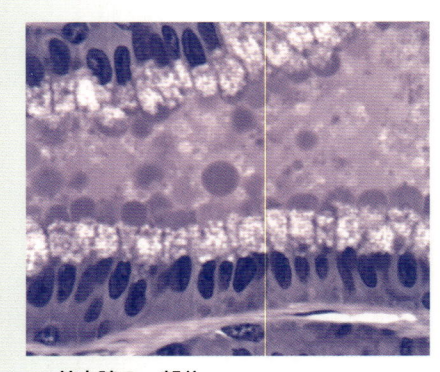

陰茎の断面
- 静脈
- 動脈
- 陰茎海綿体
- 尿道
- 尿道海綿体

男性の生殖臓器
男性の生殖臓器と輸送管は尿路系の臓器と緊密に結ばれており，陰茎などはその両者のはたらきをする．膀胱底にある後部尿道弁は射精のときは閉じるため，尿と精液が混じり合うことがない．

- 尿管
- 膀胱
- 精嚢：精液中に精子を浮遊させる黄色い液体を分泌する
- 前立腺
- 尿道球
- カウパー腺：性的興奮時に尿道へアルカリ性の液を分泌する
- 陰茎海綿体
- 精管：長さはおよそ45cmあり，1対で，それぞれ左右の精巣から発生する．
- 尿道海綿体
- 精巣
- 精細管：およそ12mの長さの螺旋状の管で，精子を絶え間なく成熟させる．
- 精巣上体：6mの管がこの領域に詰め込まれている．
- 精巣の小葉：精巣はいくつもの壁に仕切られ，250もの小構造に分けられる．
- 亀頭

前立腺の一部分
前立腺組織の顕微鏡像．たくさんの分泌腺をもち，アルカリ液を産生する．これには精液の酸度を中和するはたらきがあり，精子の運動性を改善する．

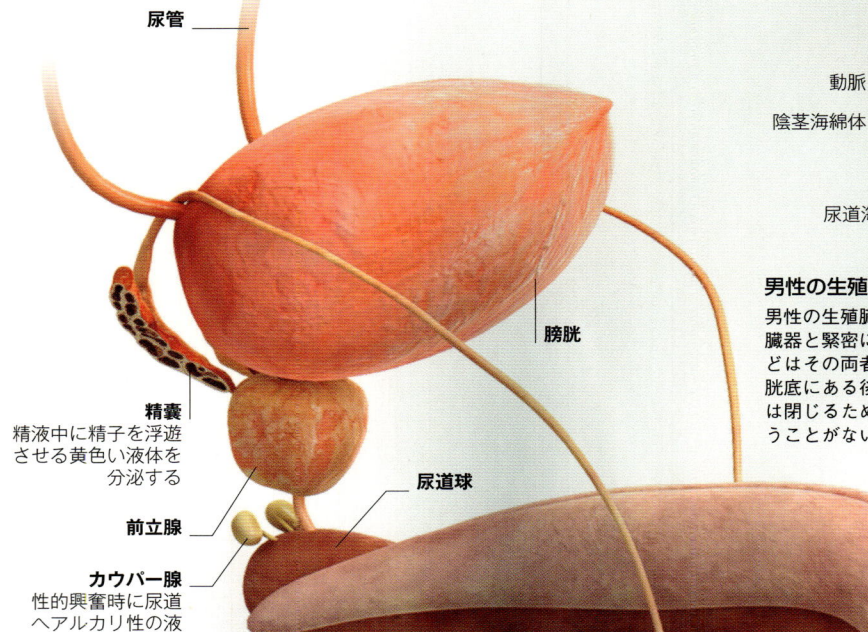

精巣

1対の精巣は男性の生殖器系の心臓部で，精子とテストステロンというホルモンを産生する．精巣の長さは4〜5cmで，たくさんの円錐状の小葉から構成されている．それぞれの小葉にはとても小さな螺旋状の管（精細管）があり，精子が産生される（p.32-33参照）．精巣は陰嚢内に吊るされているような状態になっている．陰嚢内の温度は体温より1〜2℃低いが，これはライディヒ細胞が精子を産生するのに適している．そのライディヒ細胞は精細管の間に密集し，テストステロンを産生する．

精細管の断面
この拡大像では精細管内にたくさんの未熟な精子が観察される．また，精細管と精細管の間隙にはセルトリ細胞，ライディヒ細胞（緑褐色で染色されている）が観察される．

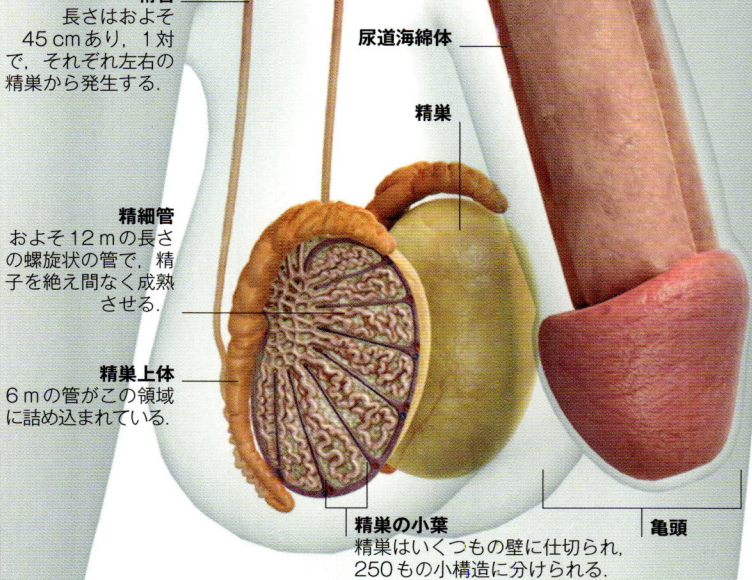

男性の思春期

思春期の発来はテストステロンによって引き起こされるが，この時期に身体的，情緒的な変化が訪れる．外見上は体つきや容姿が変化し，内部では精子産生に備えて生殖器官が成熟する．

身体的変化

少年の思春期は12〜15歳ごろに始まるが，少女の思春期開始時期より平均して2年ほど遅れる．身体的変化はとても顕著である．いくつかは生殖器と関連し，もっとも明瞭なのは外性器の増大で，それ以外は関連がないようにも見えるが，実はテストステロンの急激な増加の結果である．思春期は成長のラストスパートである．男性の思春期発来の遅れによって，男性は最終的な成人としての身長となる前に成長するための時間的猶予が与えられる．

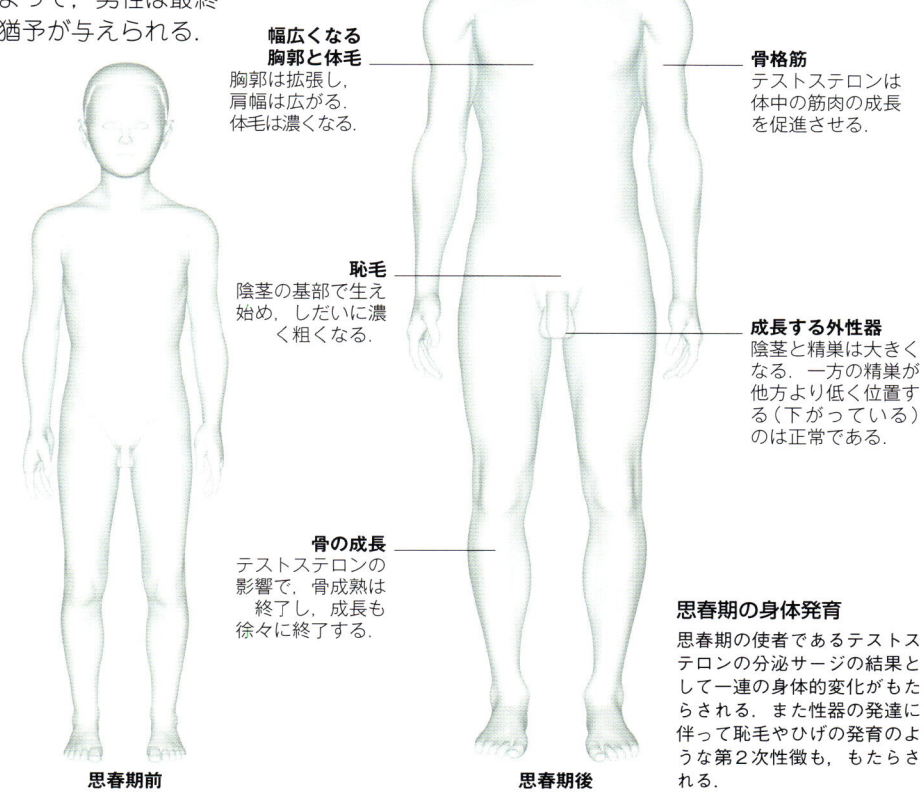

なぜ少年は声変わりするのか？

テストステロンは喉頭を構成する軟骨と声門に影響を及ぼす．声帯は60％も伸長し，厚くなる．それによって低音で震えるようになり，声に深みが生まれる．同時に喉頭は突出し始め，のどぼとけ（Adam's apple）ができる．

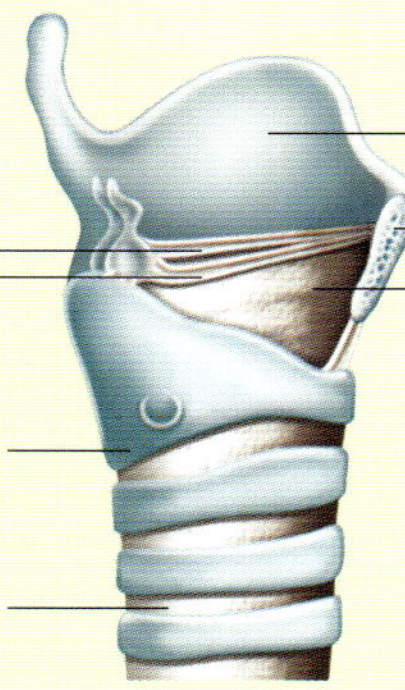

軟骨の変化
少年期の喉頭の軟骨はとてもテストステロンへの感受性が高い．思春期の間，この軟骨（青の部分）はより大きく厚みを帯び，成人のサイズにまで達する．

成人の喉頭
- 甲状軟骨
- 軟骨断端
- 声帯
- 靱帯
- 輪状軟骨
- 気管

身長
男性が女性より背が高いのは，思春期の発来が遅れるためである．

ひげ（顔毛）
思春期には口の上や頬，顎に毛が生えるようになり，毛を剃るようになる．

幅広くなる胸郭と体毛
胸郭は拡張し，肩幅は広がる．体毛は濃くなる．

骨格筋
テストステロンは体中の筋肉の成長を促進させる．

恥毛
陰茎の基部で生え始め，しだいに濃く粗くなる．

成長する外性器
陰茎と精巣は大きくなる．一方の精巣が他方より低く位置する（下がっている）のは正常である．

骨の成長
テストステロンの影響で，骨成熟は終了し，成長も徐々に終了する．

思春期の身体発育
思春期の使者であるテストステロンの分泌サージの結果として一連の身体的変化がもたらされる．また性器の発達に伴って恥毛やひげの発育のような第2次性徴も，もたらされる．

思春期前　　　思春期後

ホルモンの変化

およそ10歳から男性の視床下部はゴナドトロピン放出ホルモン（GnRH）というホルモンを分泌し始め，その刺激を受け下垂体では卵胞刺激ホルモン（FSH）や黄体化ホルモン（LH）を分泌する．これらは精巣機能を支配する．FSHが，そして多少はLHも精子形成を促す．しかし，LHはテストステロンの分泌も促す作用がある．高レベルのテストステロンによって成長や思春期特有の変化が加速する．思春期以降になるとテストステロン分泌はネガティブフィードバック機構により制御される．

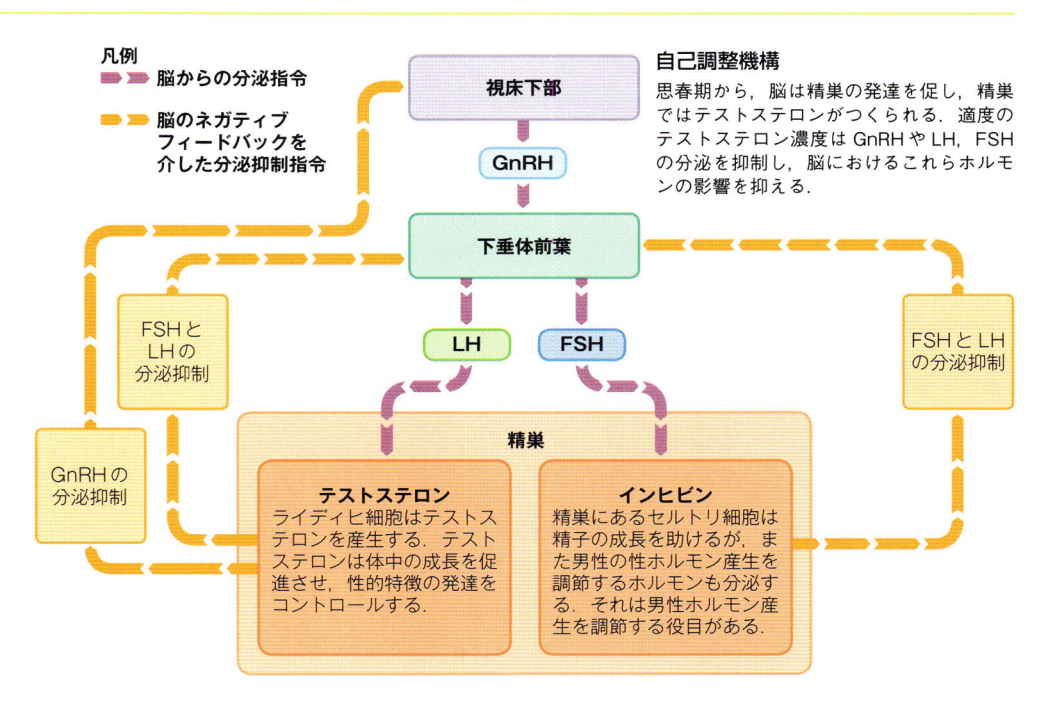

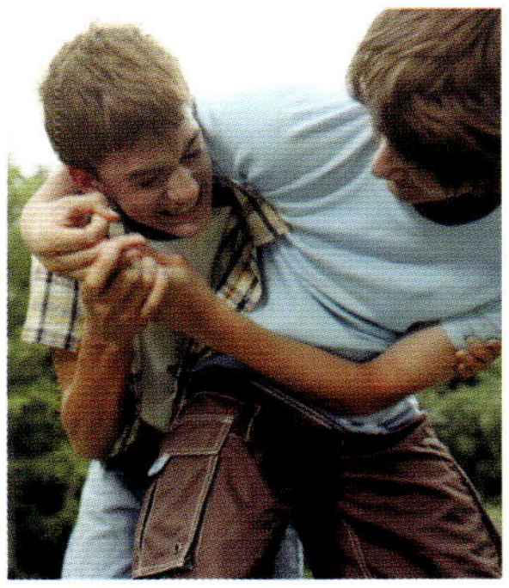

10代の男性と攻撃性

10代に起きるテストステロン値の急上昇は，攻撃性が高まることと関連すると言われている．

凡例
- 脳からの分泌指令
- 脳のネガティブフィードバックを介した分泌抑制指令

自己調整機構
思春期から，脳は精巣の発達を促し，精巣ではテストステロンがつくられる．適度のテストステロン濃度はGnRHやLH，FSHの分泌を抑制し，脳におけるこれらホルモンの影響を抑える．

視床下部 → GnRH → 下垂体前葉 → LH, FSH → 精巣

精巣

テストステロン
ライディヒ細胞はテストステロンを産生する．テストステロンは体中の成長を促進させ，性的特徴の発達をコントロールする．

インヒビン
精巣にあるセルトリ細胞は精子の成長を助けるが，また男性の性ホルモン産生を調節するホルモンも分泌する．それは男性ホルモン産生を調節する役目がある．

- FSHとLHの分泌抑制
- GnRHの分泌抑制
- FSHとLHの分泌抑制

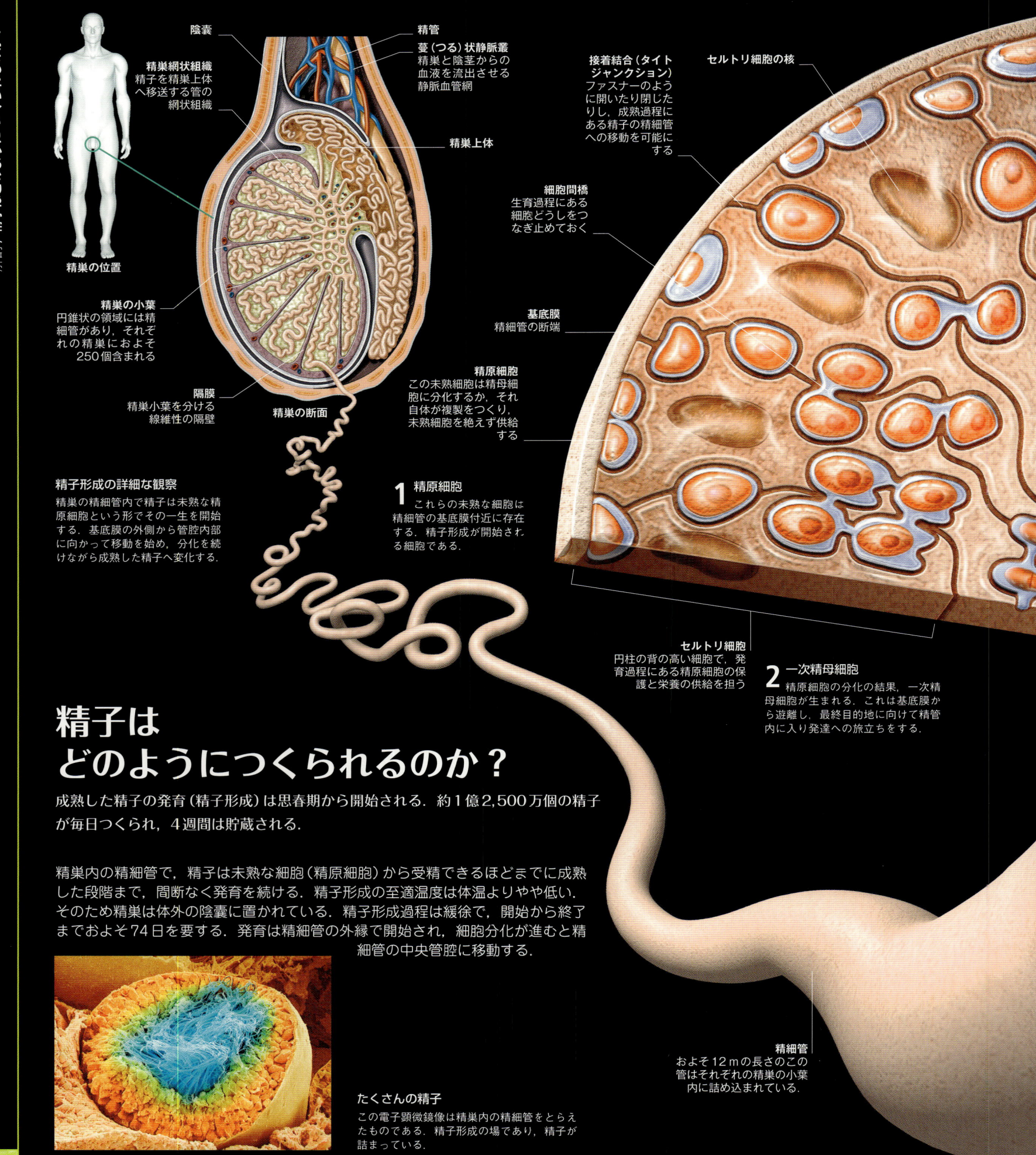

精子はどのようにつくられるのか？

成熟した精子の発育（精子形成）は思春期から開始される．約1億2,500万個の精子が毎日つくられ，4週間は貯蔵される．

精巣内の精細管で，精子は未熟な細胞（精原細胞）から受精できるほどまでに成熟した段階まで，間断なく発育を続ける．精子形成の至適温度は体温よりやや低い．そのため精巣は体外の陰嚢に置かれている．精子形成過程は緩徐で，開始から終了までおよそ74日を要する．発育は精細管の外縁で開始され，細胞分化が進むと精細管の中央管腔に移動する．

精巣の位置

精巣網状組織
精子を精巣上体へ移送する管の網状組織

陰嚢

精管

蔓（つる）状静脈叢
精巣と陰茎からの血液を流出させる静脈血管網

精巣上体

接着結合（タイトジャンクション）
ファスナーのように開いたり閉じたりし，成熟過程にある精子の精細管への移動を可能にする

セルトリ細胞の核

細胞間橋
生育過程にある細胞どうしをつなぎ止めておく

精巣の小葉
円錐状の領域には精細管があり，それぞれの精巣におよそ250個含まれる

隔膜
精巣小葉を分ける線維性の隔壁

精巣の断面

基底膜
精細管の断端

精原細胞
この未熟細胞は精母細胞に分化するか，それ自体が複製をつくり，未熟細胞を絶えず供給する

精子形成の詳細な観察
精巣の精細管内で精子は未熟な精原細胞という形でその一生を開始する．基底膜の外側から管腔内部に向かって移動を始め，分化を続けながら成熟した精子へ変化する．

1 精原細胞
これらの未熟な細胞は精細管の基底膜付近に存在する．精子形成が開始される細胞である．

セルトリ細胞
円柱の背の高い細胞で，発育過程にある精原細胞の保護と栄養の供給を担う

2 一次精母細胞
精原細胞の分化の結果，一次精母細胞が生まれる．これは基底膜から遊離し，最終目的地に向けて精管内に入り発達への旅立ちをする．

精細管
およそ12mの長さのこの管はそれぞれの精巣の小葉内に詰め込まれている．

たくさんの精子
この電子顕微鏡像は精巣内の精細管をとらえたものである．精子形成の場であり，精子が詰まっている．

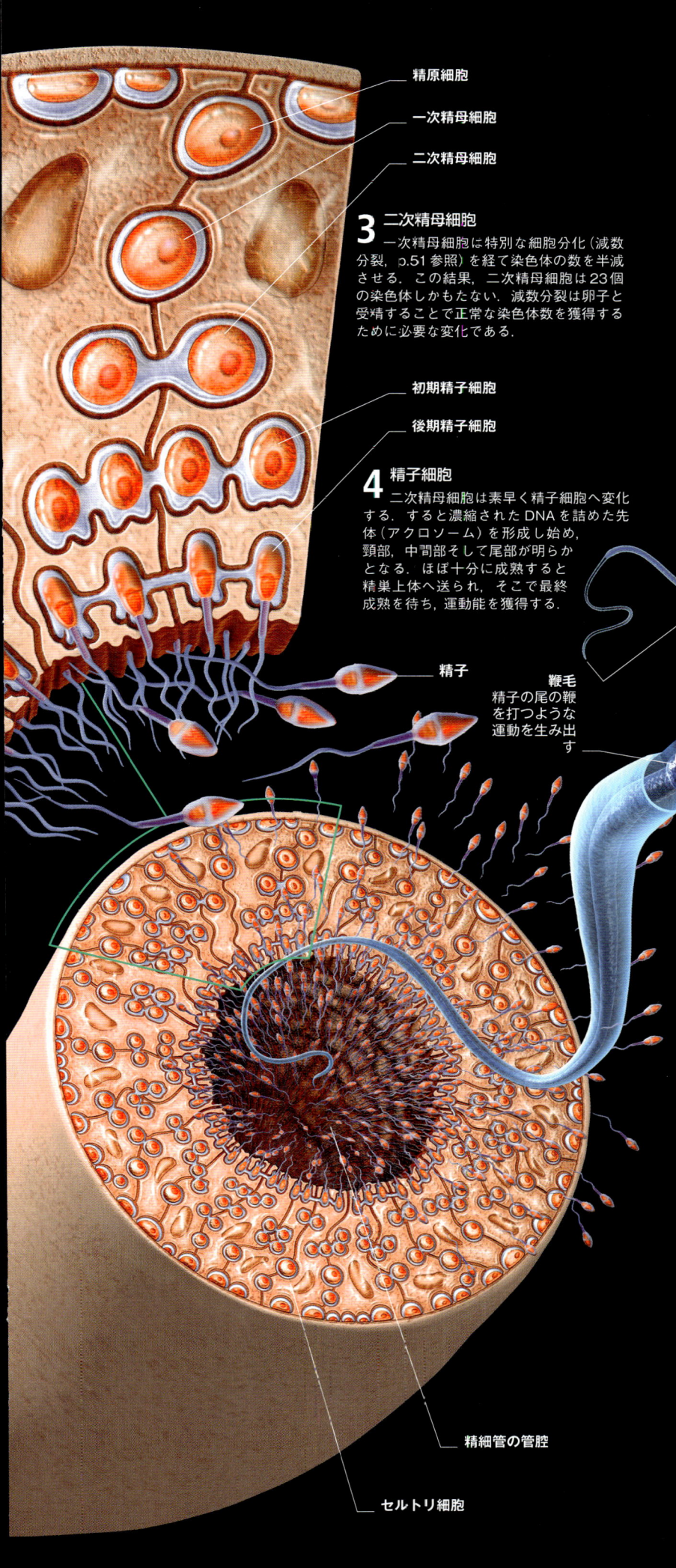

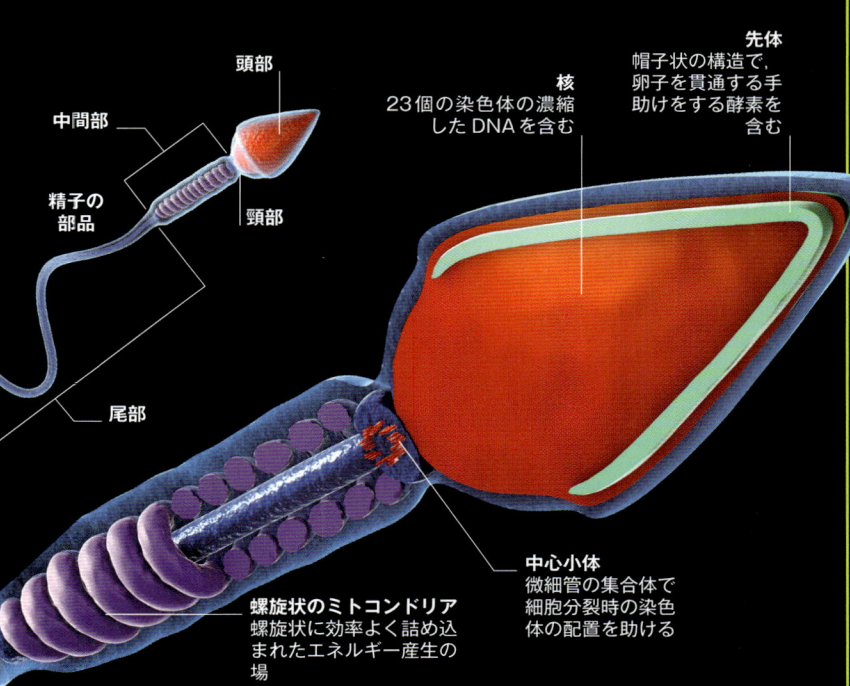

精子の解剖

精子はおそらく人体でも最小の部類に入る細胞であるが，自身を動かす能力に加えて新たな個体の形成に必要な遺伝情報の半分を有している．頭部は核を有し，また核を帽子のように覆うアクロソームとよばれる部分には卵子への侵入を助ける酵素を蓄える．中間部にはミトコンドリアがあり，移動に必要なエネルギーを産生する．最後に尾部には鞭毛があり，むちをしならせるような動きで精子を前進させる．

精原細胞

一次精母細胞

二次精母細胞

3 二次精母細胞
一次精母細胞は特別な細胞分化（減数分裂，p.51 参照）を経て染色体の数を半減させる．この結果，二次精母細胞は23個の染色体しかもたない．減数分裂は卵子と受精することで正常な染色体数を獲得するために必要な変化である．

初期精子細胞

後期精子細胞

4 精子細胞
二次精母細胞は素早く精子細胞へ変化する．すると濃縮されたDNAを詰めた先体（アクロソーム）を形成し始め，頭部，中間部そして尾部が明らかとなる．ほぼ十分に成熟すると精巣上体へ送られ，そこで最終成熟を待ち，運動能を獲得する．

精子

精子の部品
- 頭部
- 中間部
- 尾部

頭部

核 23個の染色体の濃縮したDNAを含む

先体 帽子状の構造で，卵子を貫通する手助けをする酵素を含む

鞭毛 精子の尾の鞭を打つような運動を生み出す

螺旋状のミトコンドリア 螺旋状に効率よく詰め込まれたエネルギー産生の場

中心小体 微細管の集合体で細胞分裂時の染色体の配置を助ける

精細管の管腔

セルトリ細胞

精液の分析

この試験は不妊の問題を抱える男女の重要な検査である．いくつかの要因がルーチン的に測定される．

項目	基準値
精子数	4,000万個/1射精 以上
精液量	2 mL/1射精 以上
精子の形態	正常な形と構造をした精子が全体の70%以上
精子運動性	正常な前方運動をする精子が全体の60%以上
精液のpH	pH 7.2〜8.0
白血球数	なし（もしあれば感染を意味する）

異常な精子

いろいろな精子の異常がある．たとえば頭部が2つ存在するもの，尾部が2つ存在するもの，また非常に短い尾部を有するものがある．異常な形をした精子は正常に運動できないし，卵子と受精できないかもしれない．ふつうの精液中にもいくらかは異常な精子を認める．しかし，その数が異常に多ければ妊孕性に影響する．

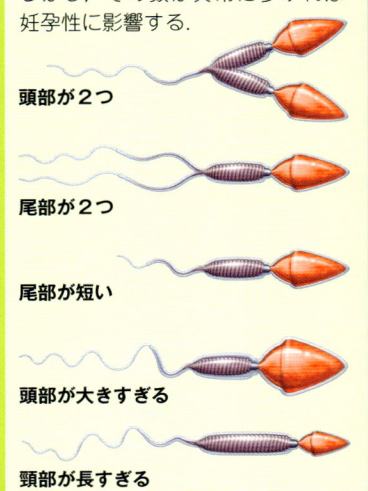

頭部が2つ

尾部が2つ

尾部が短い

頭部が大きすぎる

頭部が長すぎる

女性生殖システム

女性の生殖器系の臓器と管はお互いが結ばれ，妊娠し胎児を養育するために必要なすべてを備える．このシステムはいったん出産すると，母乳という究極の滋養物を生み出す．

生殖器官

子宮，腟，卵巣そして卵管は互いが協調して新たな生命を生み出す．子宮の入り口である子宮頸部にまで精子が届けられるように腟は勃起した陰茎を受け入れる．卵子は卵巣内で貯蔵され，発育する．ひと月に1つ（とてもまれだが2つのこともある）卵巣から卵子が放出され，卵子は一方の卵管（ファロピウス管）を通って最終目的地である子宮へ移動する．途中で卵子と精子が受精すると，胎芽（後に胎児とよばれる）となり子宮内で発育することになる．子宮は今後9ヵ月の間に元々の大きさの数倍にも大きくなる．卵巣は生殖器系を維持するのに必要なホルモンも産生する．

視床下部
脳内の「最上位腺」である視床下部はホルモンの分泌刺激と制御の役目を担う．

下垂体
この小さい構造物は卵巣を刺激するホルモンを分泌する．

乳房
いくつかの小葉で構成され，ホルモン変化に応じて乳汁を産生する．

卵巣
卵子が成長し，毎月排卵する．

卵管
この輸送管は成熟した卵子を卵巣から子宮内へ移送する．

子宮
毎月胎芽のために着床層を整えるが，受精が起きなかった場合には脱落する．

腟
この弾力のある管は児が生まれるときに伸縮する．

女性の生殖臓器の位置
主要な生殖臓器は骨盤内にある．骨盤内の生殖器官と乳房は，脳の視床下部と下垂体にコントロールされている．

生殖寿命

出生時の女児の卵巣には100〜200万個の未熟な卵子が含まれている．しかし年齢とともにしだいに減少し，思春期ごろには40万個を残すほどになる．通常はひと月に1個の卵子が放出される．女性にとって子どもをもうけることができる期間は限られているが，最近の生殖医療の発達によりその期間は延長できるようになった．一般的には生殖年齢は思春期に始まり，閉経となる50歳ごろまでである．一方で，男性はより高齢でも子どもの父親になれる．

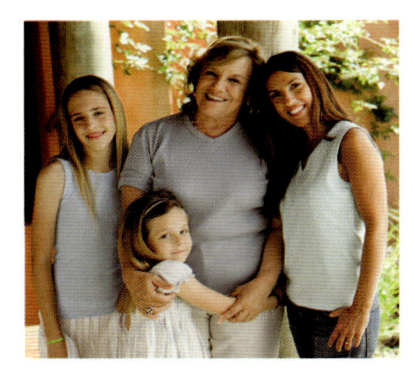

生殖の生涯過程
成熟した卵子は思春期から閉経ごろまで卵巣から排出される．女性の生殖能力は27歳ごろから下降し始め，35歳を超すとさらに低下する．

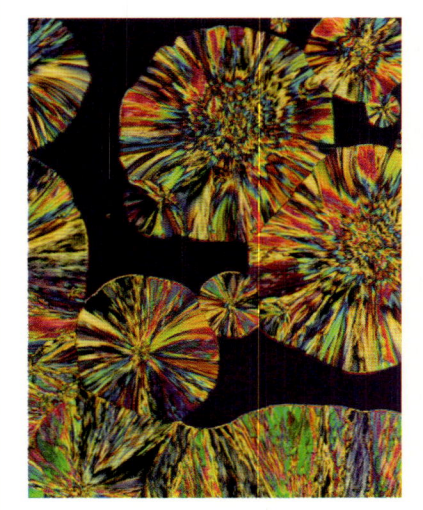

性ホルモン

主に卵巣が産生する性ホルモンであるエストロゲンやプロゲステロンは，思春期（p.43参照）に起こる性的発育と身体発育，毎月の月経（p.44-45参照）と生殖能力に大きく関与する．このホルモン産生は黄体化ホルモン（LH）と卵胞刺激ホルモン（FSH）のコントロールを受けるが，LH，FSHは下垂体（脳底部に位置する小さい内分泌腺）から分泌される．下垂体はその上位中枢である視床下部の支配を受けている．性ホルモンは情緒にも影響する．多くの女性は月経周期に関連して気分が変化することがあるが，これはホルモンの変動に一致する．さらに，男性ホルモンであるテストステロンも女性の体内で影響を与えるが，ホルモン値のレベルは低い．

プロゲステロンの結晶
この高倍率のカラー写真はプロゲステロンの結晶を撮影したものである．このホルモンは妊娠に備えて子宮内膜を厚くし，血流量を増加させるはたらきがある．

性ホルモンの女性の体への影響

女性ホルモンであるエストロゲンとプロゲステロンは月経周期に重要な役割を果たすが，同様に身体的にも影響を与える．男性ホルモンであるテストステロンは女性にも存在する．

ホルモン	はたらき
エストロゲン	エストロゲンは生殖器の成長を促進し，思春期に見られる身体的な変化，いわゆる第2次性徴を促す．卵巣では卵子の発達を促し，頸管で産生される粘液を薄くし，精子が貫通しやすいようにする．ちょうど排卵前にエストロゲン値はピークを迎える．エストロゲンは子宮内膜層の成長も刺激する．
プロゲステロン	プロゲステロンは毎月着床の場である子宮内膜を整え，妊娠した場合にはその維持を手伝う．妊娠しなければプロゲステロン値は下がり月経が始まる．プロゲステロンは乳房での乳汁産生の手助けも行う．
テストステロン	テストステロン値は比較的低レベルではあるものの，女性の身体に影響を及ぼす．テストステロンは思春期の成長を加速させ，少女期の成長の終わりを告げる成長端（骨端）の閉鎖を促す．

女性 生殖システム／解剖

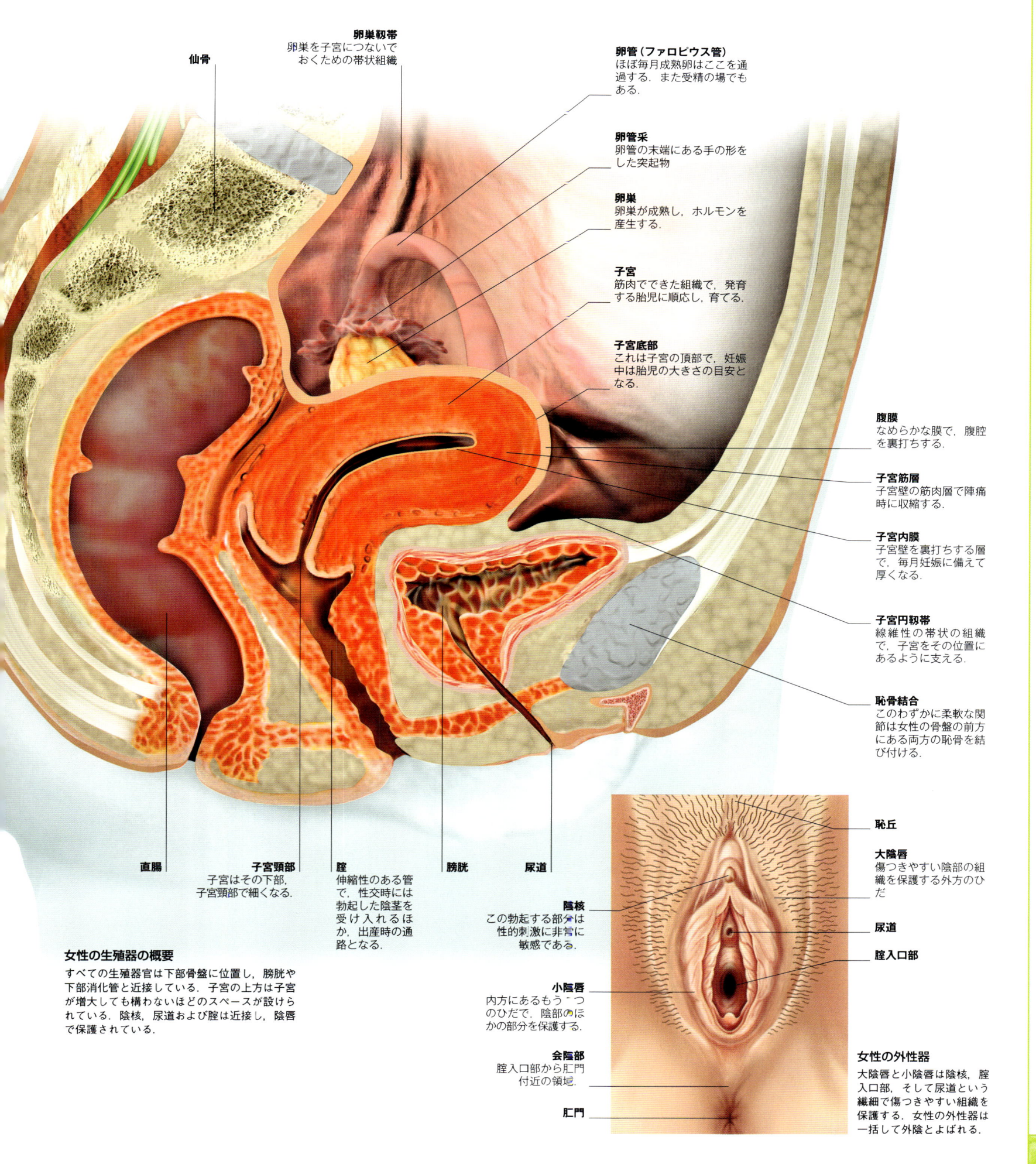

仙骨

卵巣靱帯
卵巣を子宮につないでおくための帯状組織

卵管（ファロピウス管）
ほぼ毎月成熟卵はここを通過する．また受精の場でもある．

卵管采
卵管の末端にある手の形をした突起物

卵巣
卵巣が成熟し，ホルモンを産生する．

子宮
筋肉でできた組織で，発育する胎児に順応し，育てる．

子宮底部
これは子宮の頂部で，妊娠中は胎児の大きさの目安となる．

腹膜
なめらかな膜で，腹腔を裏打ちする．

子宮筋層
子宮壁の筋肉層で陣痛時に収縮する．

子宮内膜
子宮壁を裏打ちする層で，毎月妊娠に備えて厚くなる．

子宮円靱帯
線維性の帯状の組織で，子宮をその位置にあるように支える．

恥骨結合
このわずかに柔軟な関節は女性の骨盤の前方にある両方の恥骨を結び付ける．

直腸

子宮頸部
子宮はその下部，子宮頸部で細くなる．

腟
伸縮性のある管で，性交時には勃起した陰茎を受け入れるほか，出産時の通路となる．

膀胱

尿道

女性の生殖器の概要
すべての生殖器官は下部骨盤に位置し，膀胱や下部消化管と近接している．子宮の上方は子宮が増大しても構わないほどのスペースが設けられている．陰核，尿道および腟は近接し，陰唇で保護されている．

恥丘

大陰唇
傷つきやすい陰部の組織を保護する外方のひだ

陰核
この勃起する部分は性的刺激に非常に敏感である．

尿道

腟入口部

小陰唇
内方にあるもう一つのひだで，陰部のほかの部分を保護する．

会陰部
腟入口部から肛門付近の領域．

肛門

女性の外性器
大陰唇と小陰唇は陰核，腟入口部，そして尿道という繊細で傷つきやすい組織を保護する．女性の外性器は一括して外陰とよばれる．

卵巣と卵管

卵子はその一生を卵巣からスタートさせる．卵巣では卵子は貯蔵され成熟し，排卵を待つ．成熟卵は卵管を通って子宮への旅を始めるが，道すがら受精すると子宮壁に定着し，妊娠が始まる．

卵巣

骨盤腔の両サイドにあり，成熟卵を供給し，精子と結合すれば新たな命を生み出す．卵巣はエストロゲンとプロゲステロンを産生し，これらのホルモンは性発達（p.43参照）を促し，月経周期をコントロールする（p.44-45参照）．卵巣はアーモンドくらいの大きさしかないが，100万個もの未熟な卵子を含んでいる．思春期から卵子とそれを含む卵胞は発達周期に入り，卵子を放出するようになる．放出された卵子は卵管内に入る．空になった卵胞は妊娠継続のためにホルモンを産生する．

X線写真
この画像は腟内に挿入されたカテーテルから造影剤を注入し，子宮，卵巣，卵管を目立たせたものである．

卵管膨大部
この長い部分は一般に受精が行われる場である．

卵巣髄質
卵巣の中心部分で血管や神経が含まれている．

原始卵胞
これはもっとも初期段階の卵胞で，出生時には存在する．

一次卵胞
卵胞が発達する過程で，最初の段階を一次卵胞とよぶ．

二次卵胞
一次卵胞は発達すると二次卵胞になる．

卵巣靱帯（卵巣固有靱帯）
この帯状の組織は卵巣と子宮を結びつける．

子宮
この筋肉性の組織は発達中の胎芽（後に胎児とよばれる）を宿す．

血管

卵巣皮質
さまざまな段階の卵胞がここで見られる．

黄体
空になった卵胞から形成され，エストロゲンとプロゲステロンを産生する．

排卵前の卵胞（主席卵胞）
排卵直前の成熟卵胞をさす．

エストロゲンの一生

女性の一生のさまざまなステージでエストロゲンの型も変化する．エストラジオールが生殖可能時期には優位を占める．

- 閉経後はエストロンを分泌する
- 脂肪細胞もしくは脂肪組織は少量のエストロゲンを産生する．
- 卵胞はエストラジオールを思春期から閉経期まで産生する．
- 胎盤は妊娠中にエストリオールを産生する．

凡例
- エストラジオール
- エストリオール
- エストロン

エストロゲン・ファミリー

エストロゲン群は似た化学物質で，その中でもエストラジオール，エストリオール，エストロンは多量に産生される．これらのホルモン基礎値は女性の一生のそれぞれのステージで違いがあるが，エストラジオールは初経から閉経までの生殖可能期間においてほかのホルモンを凌駕するほど産生される．エストロゲンは主に卵巣で産生され，腎臓の上にある副腎や脂肪組織でも少量産生される．過剰な体重増加はエストロゲン過剰状態を招き，卵巣の機能や生殖能力に影響する．

卵巣と卵管の内部

成熟卵は卵巣表面から放出される．骨盤内に放出された卵子は，卵管の末端の漏斗状の構造をしている卵管采とよばれる手のような突起物に吸い取られる．卵子はこうして卵管を通って12cm離れた子宮まで輸送される．

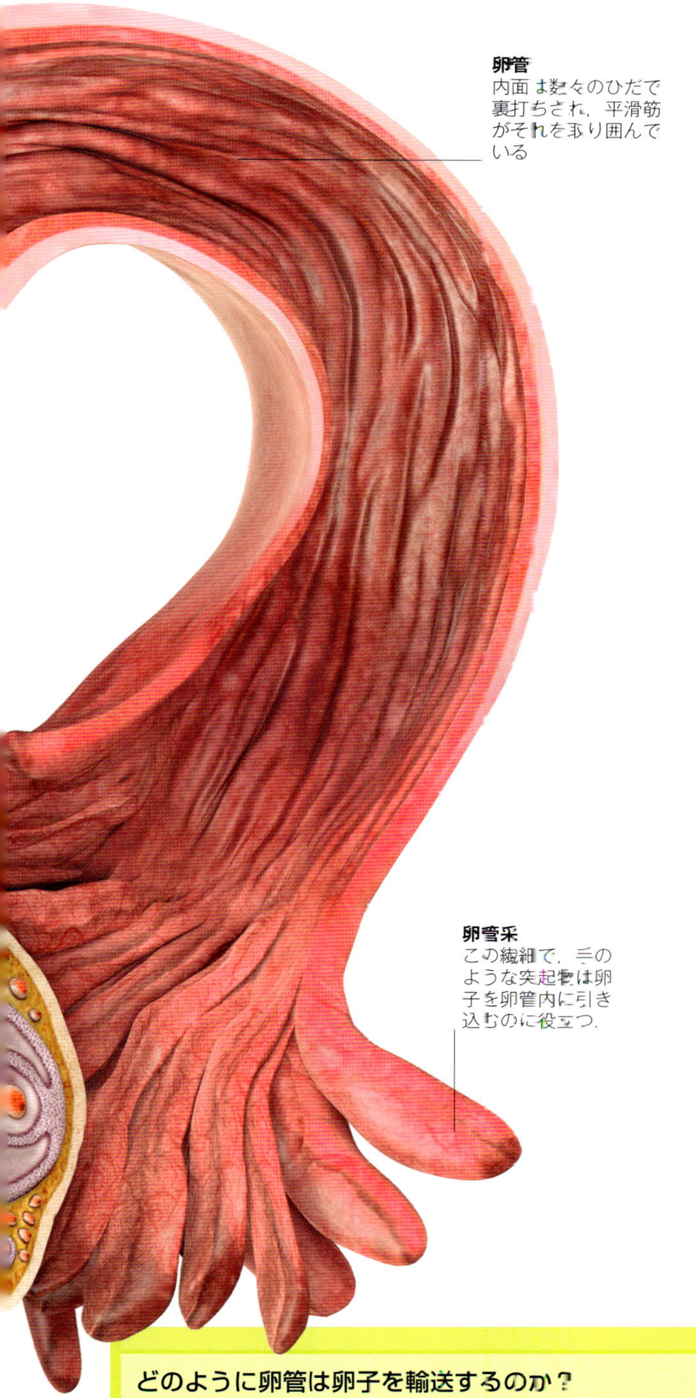

卵管（ファロピウス管）

子宮の両側に位置し，成熟卵子を卵巣から子宮へ移送する．卵管のもついろいろな特徴が，運動性のない卵子を目的地まで移動させるのを容易にする．まず卵管采が卵子を捕まえて，筋肉性の管と上皮の線毛細胞の運動が卵を進ませる．卵管は大きく3つのパートから構成され，最外側に漏斗部，膨大部（受精が行われる場）そして最内側部の峡部である．それぞれの部分は径も微細構造も異なる．たとえば峡部の筋肉層は特別に厚く，それは卵子を子宮内に押し出すのに役立つ．もし受精した場合，受精卵（接合体）は子宮内での着床に向けて，卵管内で分割しながら輸送される．

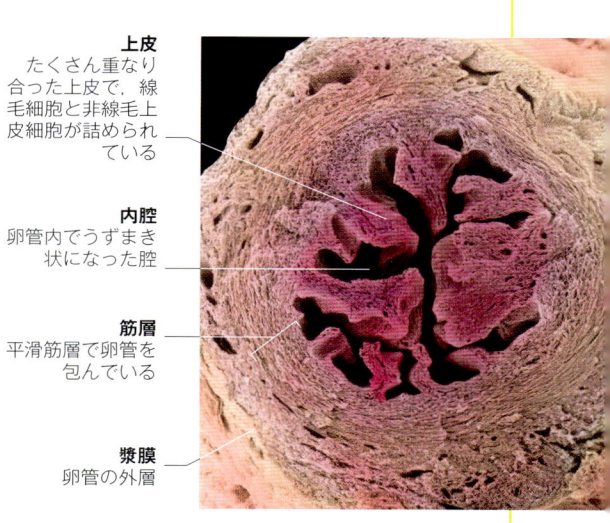

卵管
内面は襞々のひだで裏打ちされ，平滑筋がそれを取り囲んでいる

上皮
たくさん重なり合った上皮で，線毛細胞と非線毛上皮細胞が詰められている

内腔
卵管内でうずまき状になった腔

筋層
平滑筋層で卵管を包んでいる

漿膜
卵管の外層

卵管の微細構造
この顕微鏡像は膨大部領域の卵管の断面図である．卵管壁内の異なった層が観察できる．

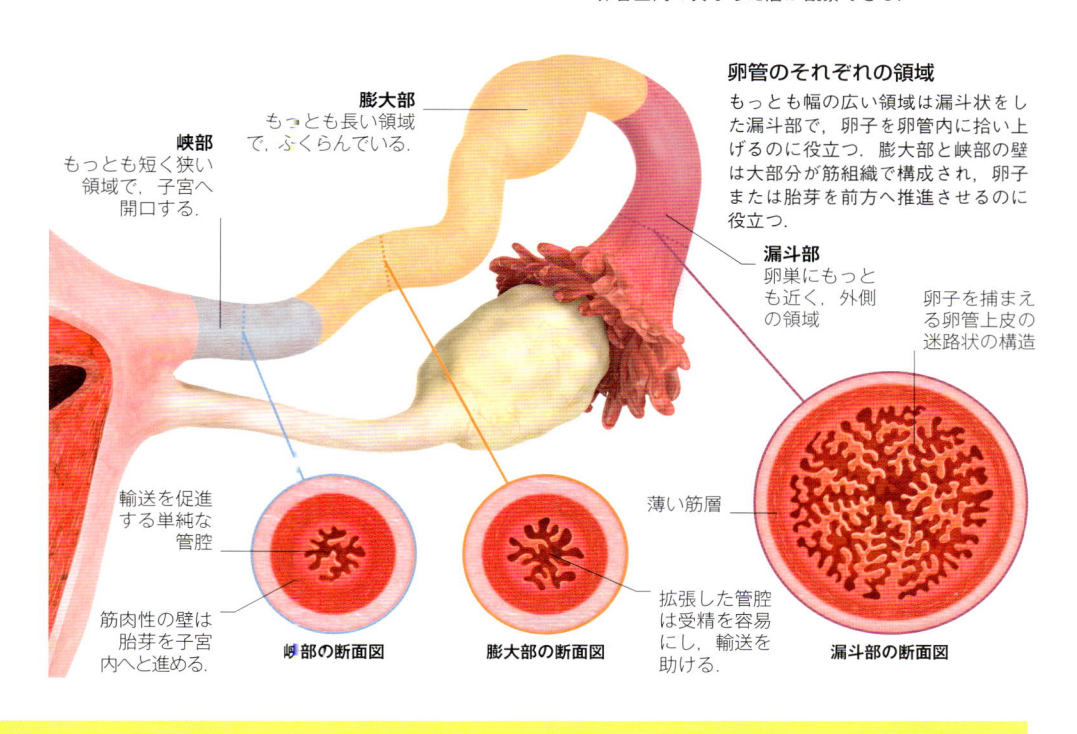

卵管采
この繊細で，舌のような突起物は卵子を卵管内に引き込むのに役立つ．

峡部
もっとも短く狭い領域で，子宮へ開口する．

膨大部
もっとも長い領域で，ふくらんでいる．

卵管のそれぞれの領域
もっとも幅の広い領域は漏斗状をした漏斗部で，卵子を卵管内に拾い上げるのに役立つ．膨大部と峡部の壁は大部分が筋組織で構成され，卵子または胎芽を前方へ推進させるのに役立つ．

漏斗部
卵巣にもっとも近く，外側の領域

卵子を捕まえる卵管上皮の迷路状の構造

輸送を促進する単純な管腔

筋肉性の壁は胎芽を子宮内へと進める．

薄い筋層

拡張した管腔は受精を容易にし，輸送を助ける．

峡部の断面図 **膨大部の断面図** **漏斗部の断面図**

どのように卵管は卵子を輸送するのか？

卵巣から卵子が放出された瞬間から，卵管は精子との受精に備えてまず卵子を卵管の中1/3の位置まで移送し，その後子宮へ移動させる．卵管の外側末端の卵管采は卵管上皮の線毛運動と協調しながら，卵子を卵管の開口部に誘うような流れ（のような運動）を生み出す．いったん管腔内へ入ると，筋収縮による卵管壁の波動と線毛の動きで卵子は子宮内へ移送される．

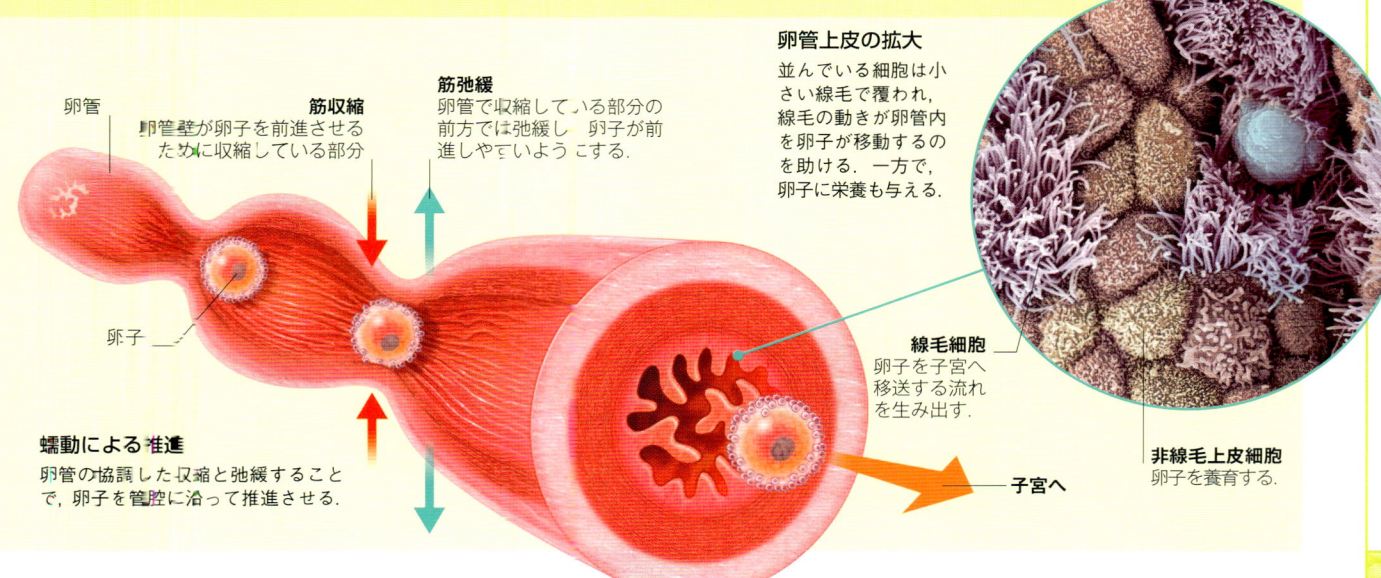

卵管

筋収縮
卵管壁が卵子を前進させるために収縮している部分

筋弛緩
卵管で収縮している部分の前方では弛緩し，卵子が前進しやすいようにする．

卵子

蠕動による推進
卵管の協調した収縮と弛緩することで，卵子を管腔に沿って推進させる．

卵管上皮の拡大
並んでいる細胞は小さい線毛で覆われ，線毛の動きが卵管内を卵子が移動するのを助ける．一方で，卵子に栄養も与える．

線毛細胞
卵子を子宮へ移送する流れを生み出す．

非線毛上皮細胞
卵子を養育する．

子宮へ

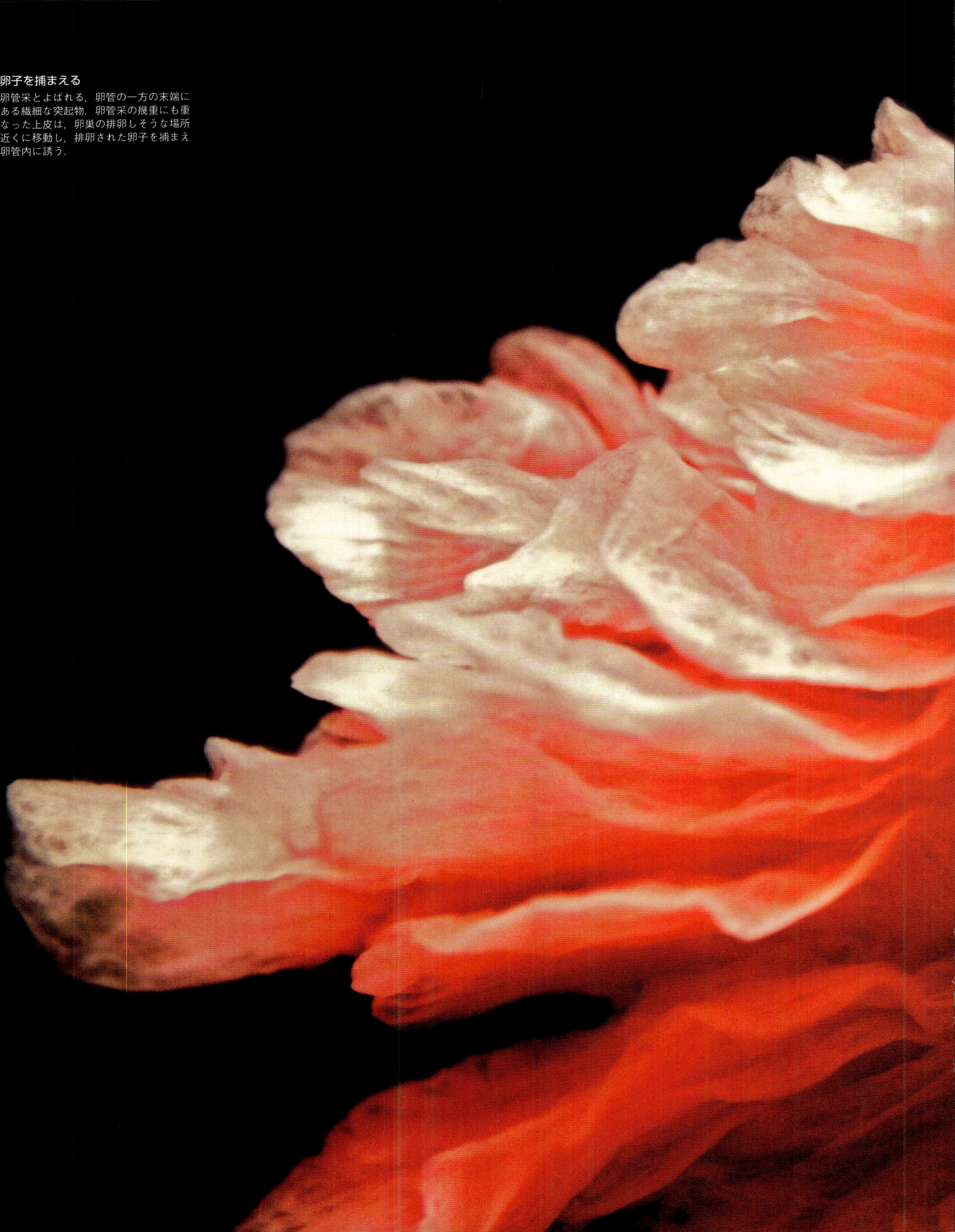

卵子を捕まえる

卵管采とよばれる，卵管の一方の末端にある繊細な突起物．卵管采の幾重にも重なった上皮は，卵巣の排卵しそうな場所近くに移動し，排卵された卵子を捕まえ卵管内に誘う．

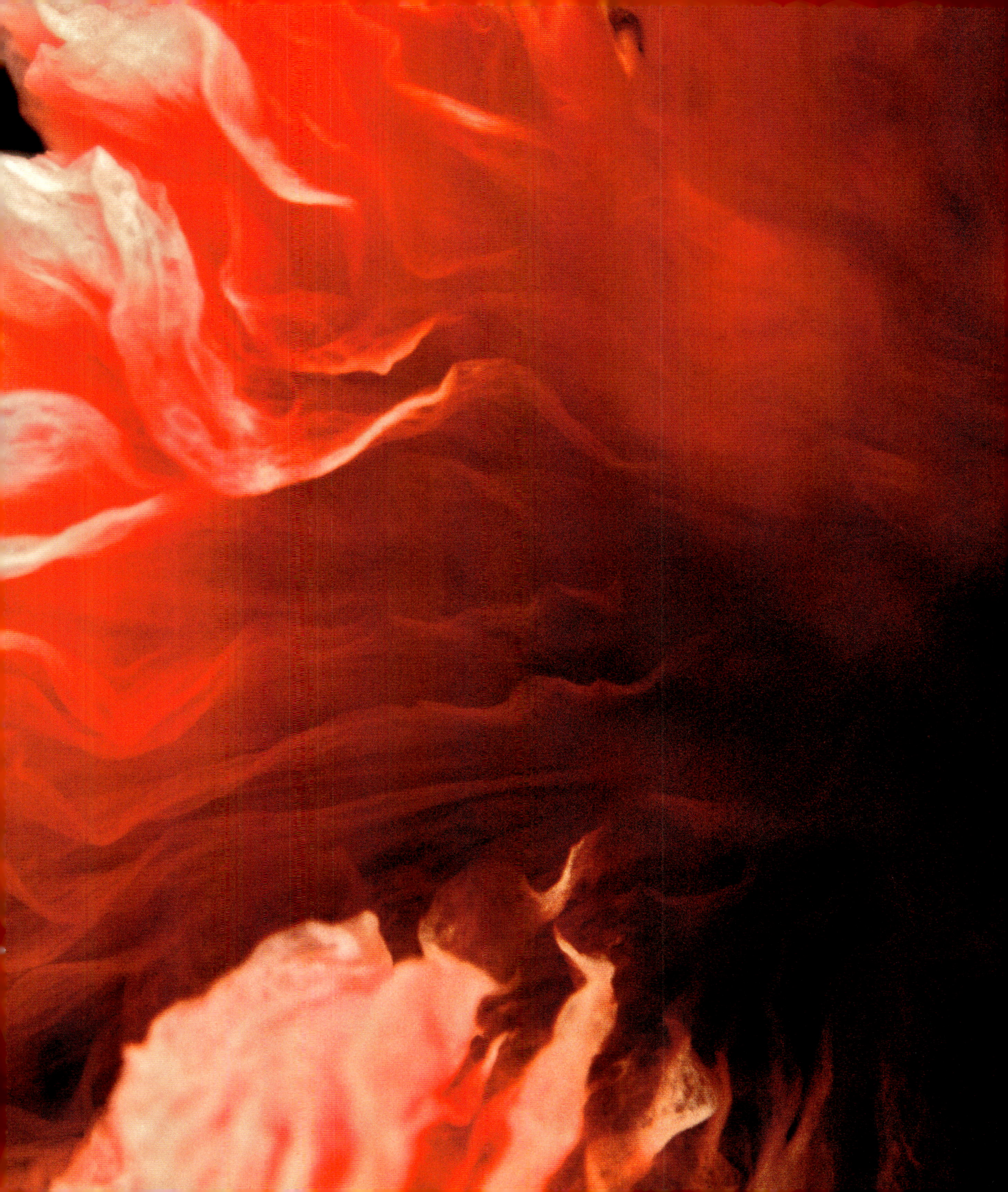

子宮，子宮頸部，腟

毎月子宮は受精卵の到着に備えて構造を変化させる．子宮は妊娠期間中には発育する胎児の家となり，腟と子宮頸部は外界への出口となる．

女性の生殖器官の内部
子宮は生殖器官の中心部分で，そのもっとも上外側では両側卵管と接合し，下方は子宮の出口となる頸部を形成して腟に接合する．

子宮

筋組織でできているこの器官は受精卵が着床する場所である．妊娠中は胎児の発育のサイズに対応するように子宮自体の大きさも何倍にもなる．子宮壁は3層構造で，外側の漿膜，中層は筋層，そして内側の内膜である．内膜は受精卵のために毎月作り替えられ，もし着床しなかったら剝がれ落ちる．子宮は構造上いくつかの部分に分けられる．上方の天井部分の子宮底部，体部，そして頸部である．

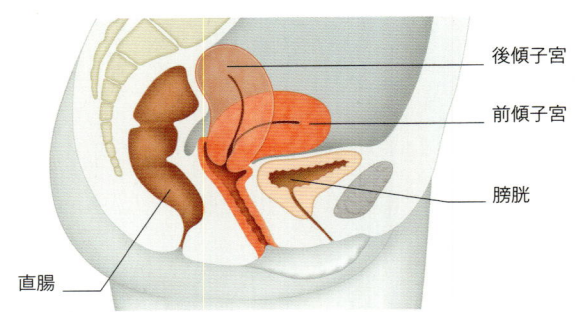

子宮の位置
子宮の傾き具合はさまざまだが，ほとんどの女性では前方に傾いている（前傾）．およそ20%の女性では後方に傾いている（後傾）．

- 後傾子宮
- 前傾子宮
- 膀胱
- 直腸

膨張した子宮

子宮壁は主に筋肉でできているが，胎児の発育に応じて驚くほどに大きくなる能力をもっている．子宮底長は胎児発育の目安となる（下図参照）．都合のよいことに，子宮底長はセンチメートルで測ると妊娠週数に一致する．

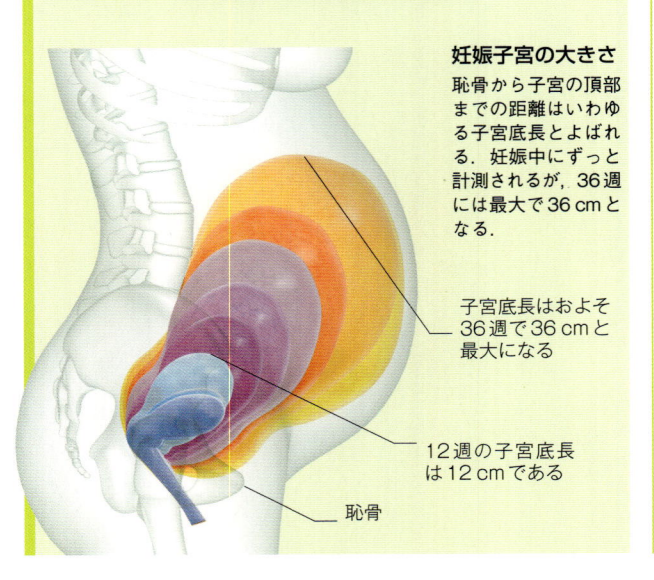

妊娠子宮の大きさ
恥骨から子宮の頂部までの距離はいわゆる子宮底長とよばれる．妊娠中にずっと計測されるが，36週には最大で36 cmとなる．

- 子宮底長はおよそ36週で36 cmと最大になる
- 12週の子宮底長は12 cmである
- 恥骨

子宮の内層

子宮の内層である子宮内膜は機能層と基底層から構成される．機能層は毎月ホルモン値が下がるまでは厚くなり，その後月経中に脱落する．基底層は残って，いったん月経が終了すると新たな機能層を作り出す．子宮内膜には特徴ある血液供給機構がある．基底層の直動脈と機能層の螺旋動脈である．体中のたいていの動脈は細静脈や静脈に接合する前に細動脈や毛細血管を分枝する．螺旋動脈もそうなのだが，直接静脈へ接続するルートももっている．ホルモン値が下がると子宮内膜は結果として萎縮し始め，螺旋動脈はうずまき状になり子宮への血液供給を制限するようになり，血が止まるまで血液を静脈へ迂回させる．血液供給が絶たれた機能層の細胞は細胞死にいたるように仕組まれ，毛細血管網と静脈系の貯蔵池（静脈洞）が破綻する．これが月経血となる．

- **子宮腔**
- **子宮内膜** 子宮のもっとも内側の層
- **子宮筋** 子宮の中層である筋肉層
- **漿膜** 子宮の最外層

- **機能層** 特殊化した血管をもち再生される層
- **基底層** 月経ごとに機能層の再生を手助けする脱落しない層
- **直動脈** 基底層のみに血液を供給する
- **動静脈吻合（シャント）** 螺旋動脈と静脈の貯蔵池（静脈洞）を接合するが，子宮内膜が萎縮するとこのシャントがはたらく
- **子宮内膜腺** 月経サイクルに合わせて粘液やほかの物質を分泌する
- **静脈洞** 血液は月経開始時に静脈洞の破綻が起こるまでここに貯留される
- **螺旋動脈** 周囲組織より成長が早いので，機能層が完成するまでにより強くうずまき状になる
- **毛細血管網** 細動脈と細静脈を結合する血管の網状組織で壁が1層の細胞で構築される

子宮内皮の構造
子宮内膜を裏打ちする薄い細胞層は，内皮とよばれる．その緻密な構造を見ると，毎月脱落と再生を繰り返す子宮内膜の機能を説明しやすい．特徴ある血管をもち，基底層には直動脈があり，機能層には螺旋動脈があり，螺旋動脈は機能層の成長に伴い，さらにうずまき状となる．

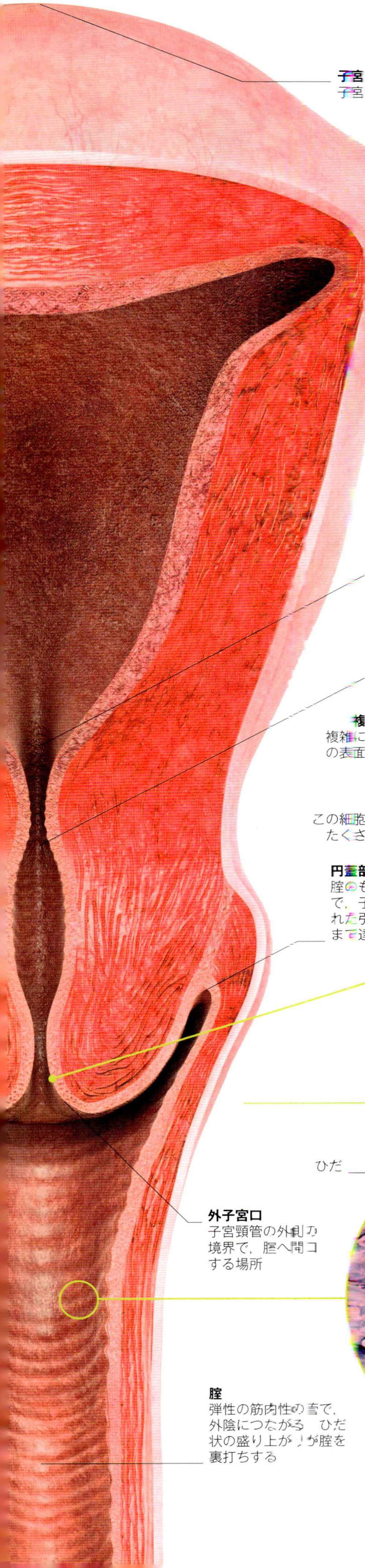

子宮頸部

子宮の首（頸）の部分，よく頸部とよばれる部位は，外子宮口で腟方向へ開口している．これで腟腔と子宮が連続する．高度に分化した上皮は入り組んだ子宮頸管を覆い，精子の前進の妨げとなる．上皮は粘液も産生するが，その性状と内容物は月経周期の中で変化する．月経周期中のほとんどの時期は粘性が高く精子にとっては進入に不都合な状態だが，排卵付近になると粘性が低下し精子にとって都合のよい状態になる（p.44-45参照）．もし精子に都合のよい粘液なら，精子に緩衝作用を発揮し，精子の寿命を24時間以上延長させる．妊娠中，頸管は粘液で塞がれ，外界からの異物の侵入を防いでいる．

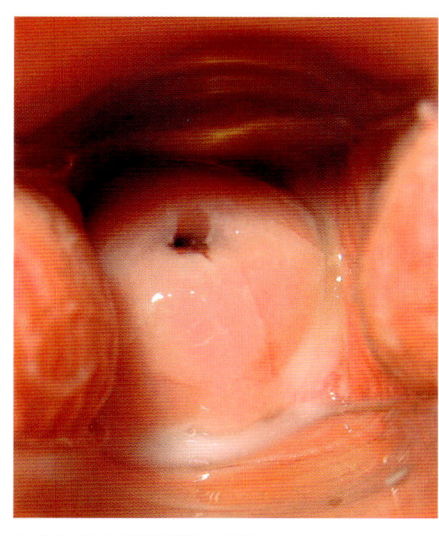

子宮底
子宮の頂き

卵管
排卵後に卵巣から子宮まで卵子を輸送するために特化された管

内子宮口
子宮頸管の内側の境界で体部につながる場所

子宮頸管
前後で垂直性に隆起し，そこからたくさんのひだが出る

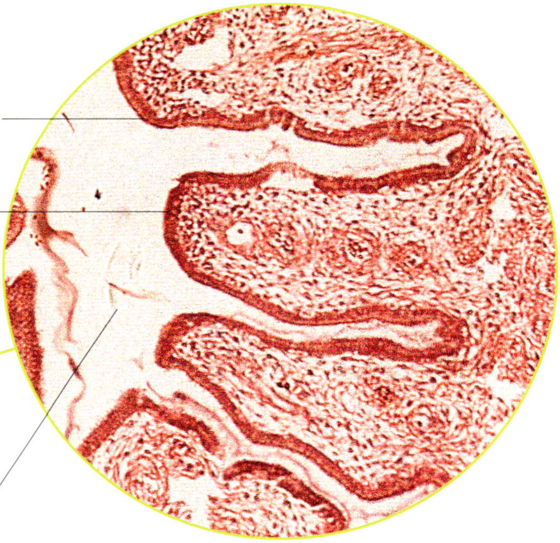

子宮頸部の分泌腺
子宮頸部の上皮は円柱細胞を有し，頸管粘液を産生する．粘液の分泌は月経周期のホルモン変化に影響される．

複雑に入り組んだ表面
複雑に入り組んだ子宮頸管の表面は実際の精子通過の障害となる

円柱上皮
この細胞は粘液以外にもたくさんの分泌物質を分泌する

円蓋部
腟のもっとも深い部分で，子宮頸部で形成された引っ込んだ部分にまで達する

頸管腔
頸管の間隙

外子宮口
子宮頸管の外側の境界で，腟へ開口する場所

腟
弾性の筋肉性の管で，外陰につながる．ひだ状の盛り上がりが腟を裏打ちする

下方からの子宮頸部の見え方

この視点では子宮頸部の外子宮口が見える．経腟分娩を経験していない女性では外子宮口は堅く閉じている．経腟分娩の経験があれば，外子宮口は多少開いている．ここの粘液は白色で水っぽい．

頸管粘液の性状

頸管粘液の量は月経周期中のホルモン値変動によって変化する．粘液性状はもっとも妊娠しやすい時期の指標になりうる（p.79参照）．

精子に優しい粘液	精子に優しくない粘液
量が多い	量が少ない
牽引性があり弾性もある	牽引性も弾性もない
水分を多く含み，そのため薄く希釈されている	水分含有が少なく，濃い粘液
よりアルカリ性となる（pHが高い）	酸度が高い（pHが低い）
糸のような構造	球状の構造
精子に対する抗体をもたない	精子に対する抗体をもっている

腟

この弾力のある筋肉性の管は子宮と外陰をつなぐ．性行為のときには陰茎を受け入れ，出産時には産道となるため拡張する．腟は月経中には経血と内膜組織の排出管としての役目もある．腟壁は，外層と筋肉性の中層および上皮をもつ内層から構成され，内層の上皮はひだを形成する．上皮それ自体は分泌物を産生しないが，頸管からの分泌物でなめらかになっている．腟には自然の常在菌が存在しているが，これらは腟内に酸性環境をもたらし病原菌に対して防御の役目を果たしている．

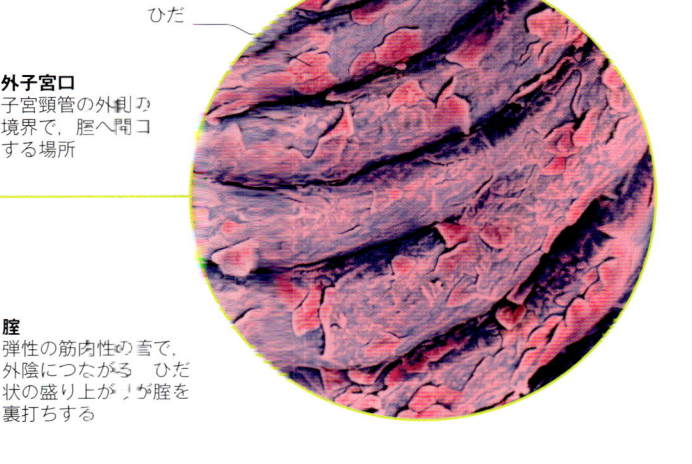

ひだ

腟粘膜ひだ

腟を走っている隆起した構造は粘膜ひだとして知られているが，弾性に富む腟を性交や出産時に拡張させるはたらきがある．

乳房

乳房の機能は生殖器官の機能と密接に関連している．乳房の発育は思春期に始まり，妊娠中そして出産後は新生児へ与える母乳産生に向けて適応するよう変化する．

乳房組織

乳房は腺組織，脂肪，乳房の形状を保つためのいくつかの支持組織で構成される．乳房にはいくつもの小葉が配列し，小葉内には腺房とよばれる腺細胞の塊がある．腺房からは微細な管が立ち上がり，集合して乳管を形成し乳首に開口する．妊娠中はエストロゲンとプロゲステロンの血中濃度が高いため，乳汁分泌の準備が促される（p.174-175参照）．乳房の形状，脂肪組織の量，筋肉の緊張状態は遺伝子で決定される．

乳輪
乳首周囲の着色した領域

乳首
乳輪の中央にある

乳管
乳首へ乳汁を運ぶ管

乳腺小葉
乳汁産生細胞を含む構造

脂肪組織

肺

血管

大胸筋

乳腺小葉

乳首
中央に小さい開口をもち，そこから乳汁が出る

乳管

肋骨

乳房断面
乳房組織では15～20個の小葉が花弁状に配列している．これらの小葉から乳管が直接乳汁を乳首へ導く．線維性の強い結合組織が，乳房をその下にある筋組織へ固定している．

小導管
乳管へ合流する

腺房
それぞれの乳腺小葉の終末にある腺房の1つ

乳腺上皮細胞
授乳期間に乳汁を産生し，分泌する．

脂肪細胞
脂肪組織を作り出す細胞の1つ

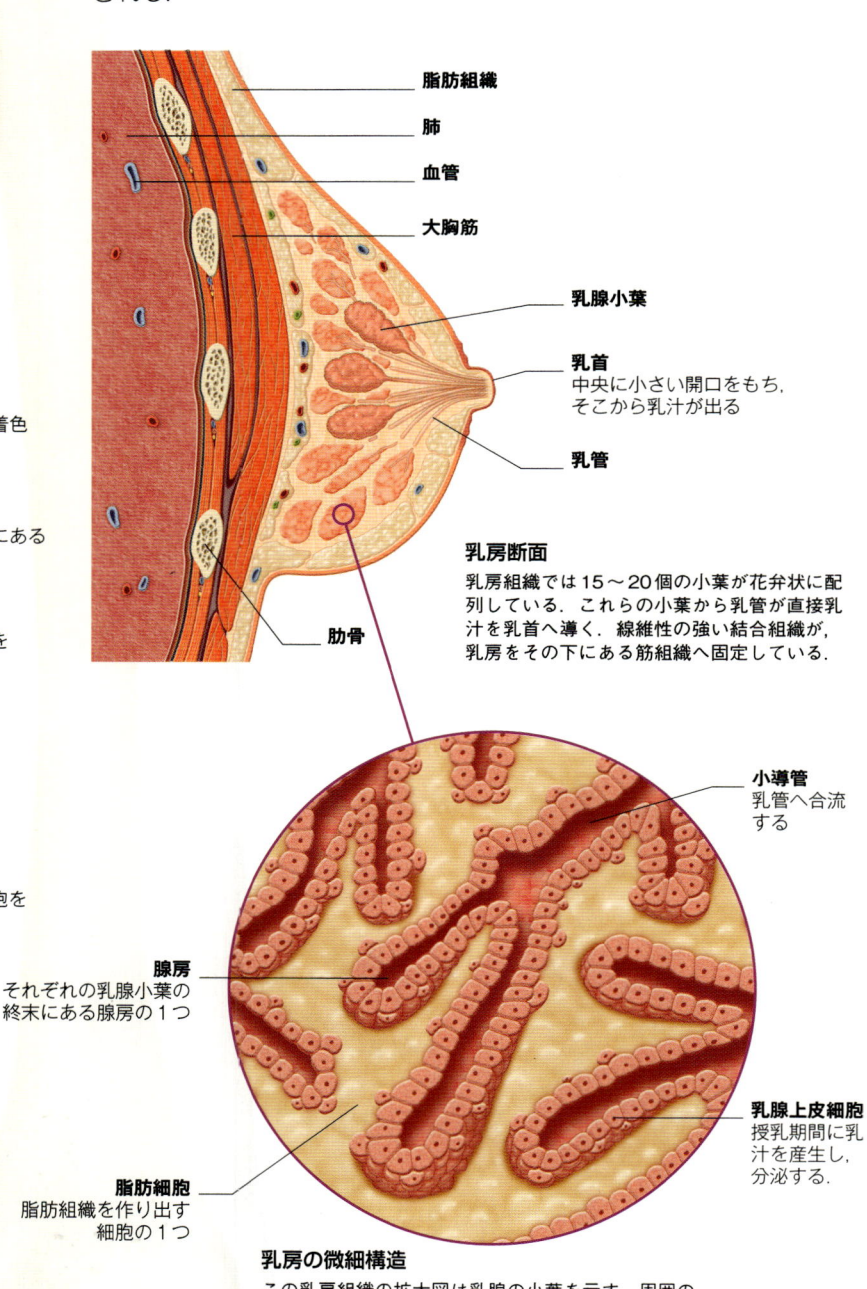

乳房の微細構造
この乳房組織の拡大図は乳腺の小葉を示す．周囲の脂肪組織に取り囲まれるように存在する小葉には，たくさんの乳汁産生細胞がある．小葉からは小さな排出管が出る．

乳房の特徴
乳房は高度な腺構造をもつ．人によって大きさと形はさまざまだが，ほとんど同量の乳汁産生組織が含まれる．乳輪で縁取られた乳首には筋肉組織が含まれ，刺激を受けると直立するようになる．乳腺の小葉から流れ出た乳汁は乳管を通じて乳首へ送られる．

女性の思春期

この大切な時期に生殖器は発達し著明な身体変化が起こる．10〜14歳に思春期は始まり，3〜4年は続く（訳注：日本の男子では8〜9歳ごろから17〜18歳ごろまで）．

思春期の身体的変化

思春期に起こる変化には特定の順序がある．乳房の発育開始は思春期に起こる最初の身体変化である．いわゆるつぼみ状のふくらみであるが，乳首とその周囲がわずかに胸部から突出する（右図参照）．続いて6ヵ月ほどで恥骨付近に陰毛が生え，まもなく脇毛も出てくる．徐々に乳房は大きくなり，陰毛と脇毛はさらに濃くなり陰部が発達する．子宮も大きくなり，初めて月経（初経）を迎える．このような変化が起こる間，背が伸び，腰幅が広がり，外見上の変化が起こる．男子では思春期の発来は女子より2年ほど遅い．

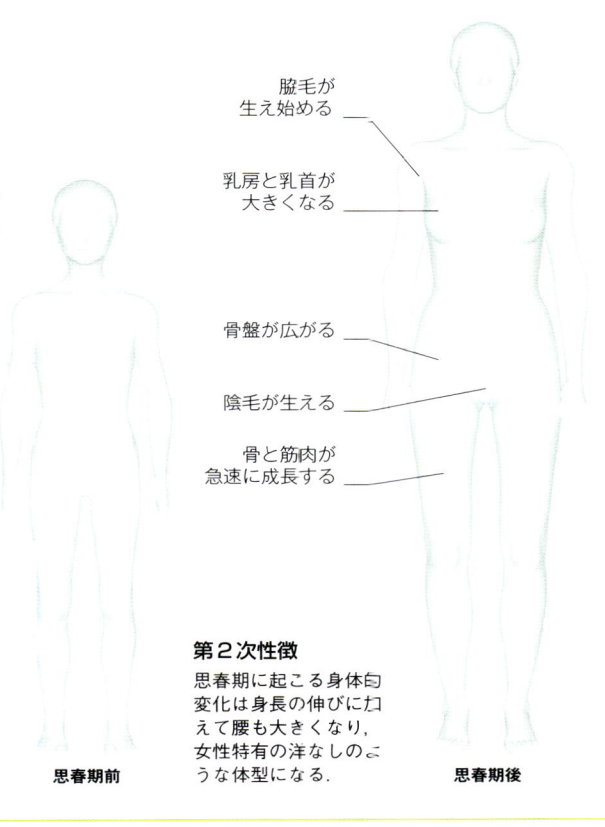

- 脇毛が生え始める
- 乳房と乳首が大きくなる
- 骨盤が広がる
- 陰毛が生える
- 骨と筋肉が急速に成長する

第2次性徴
思春期に起こる身体的変化は身長の伸びに加えて腰も大きくなり，女性特有の洋なしのような体型になる．

思春期前 / **思春期後**

乳房の発育

思春期の乳房の発育は5段階に分かれる．初期には（乳房の発育初期）乳首がまず高くなる．次に乳輪の背後にある乳腺組織が発育し，胸から乳首と乳房が張り出すようになる．次に乳輪が大きくなり，乳腺もさらに発育する．その後乳首と乳輪の変化はさらに増し，乳房全体からさらに突出する．最後になめらかな輪郭をした乳房が完成される．

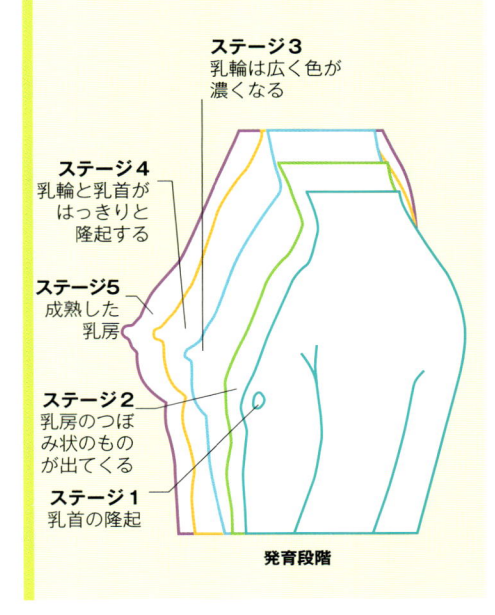

- **ステージ3** 乳輪は広く色が濃くなる
- **ステージ4** 乳輪と乳首がはっきりと隆起する
- **ステージ5** 成熟した乳房
- **ステージ2** 乳房のつぼみ状のものが出てくる
- **ステージ1** 乳首の隆起

発育段階

ホルモンコントロール

思春期発来は脳の視床下部から分泌されるゴナドトロピン放出ホルモン（GnRH）が引き金となる．このホルモンは下垂体から2つのホルモン分泌を促す．卵胞刺激ホルモン（FSH）と黄体化ホルモン（LH）である．FSHとLHは卵巣からエストロゲンとプロゲステロンという2つのホルモンの分泌を促し，この2つのホルモンは思春期における変化と，その後に続く月経周期の確立に重要な役目を果たす（p.44-45参照）．エストロゲンとプロゲステロンの分泌はネガティブフィードバック機構で調整される．つまり，卵巣から分泌されるホルモンが上昇すると，その高いホルモン値によってそれらの分泌を刺激するホルモンが抑制される．

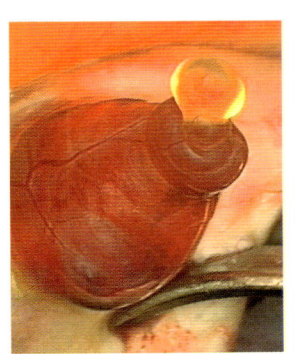

排卵のクローズアップ
脳の基部にある小さい下垂体がLHを分泌する．LHは卵巣内で成育した卵胞の破裂を誘導し，毎月，成熟卵を遊離する．

自己調節
下垂体と視床下部は刺激ホルモンを分泌する．刺激ホルモンによってただちに卵巣でエストロゲンとプロゲステロンが産生される．これらのエストロゲンとプロゲステロンによる脳へのフィードバック機構で脳の刺激ホルモン分泌が調整される．

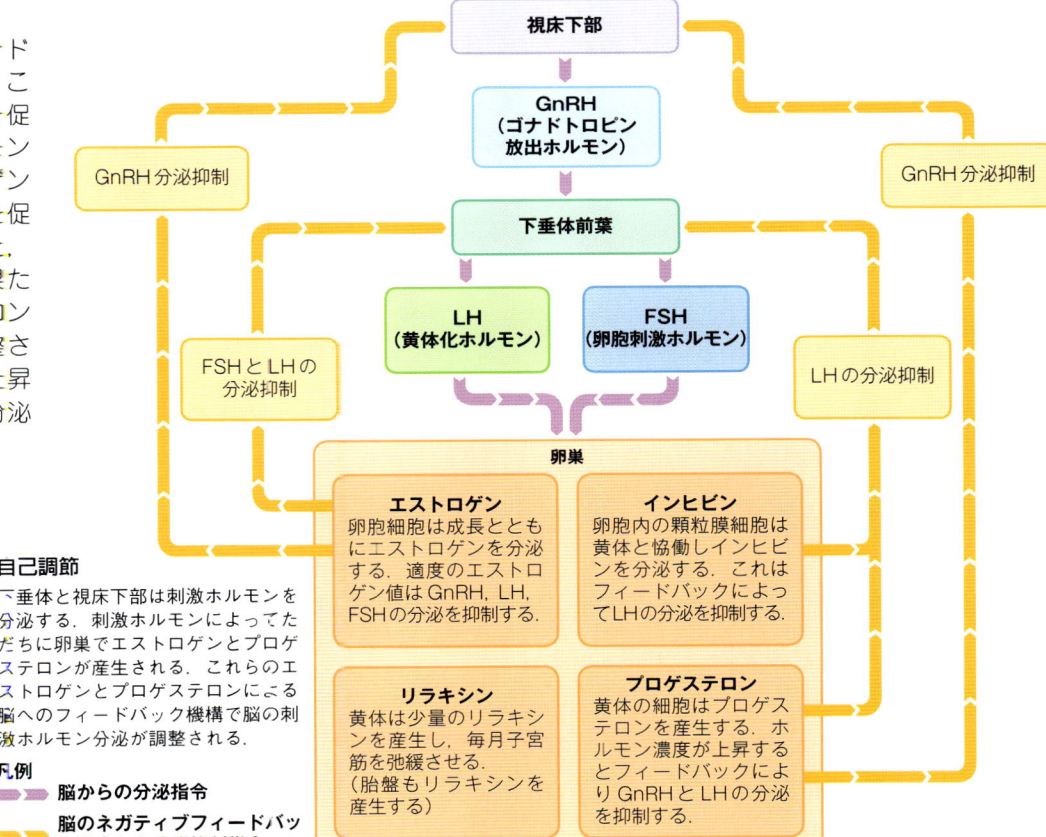

凡例
- 脳からの分泌指令
- 脳のネガティブフィードバックを介した分泌抑制指令

視床下部 → **GnRH（ゴナドトロピン放出ホルモン）** → **下垂体前葉** → **LH（黄体化ホルモン）** / **FSH（卵胞刺激ホルモン）** → **卵巣**

- **GnRH分泌抑制**
- **FSHとLHの分泌抑制**
- **LHの分泌抑制**

エストロゲン
卵胞細胞は成長とともにエストロゲンを分泌する．適度のエストロゲン値はGnRH，LH，FSHの分泌を抑制する．

インヒビン
卵胞内の顆粒膜細胞は黄体と協働しインヒビンを分泌する．これはフィードバックによってLHの分泌を抑制する．

リラキシン
黄体は少量のリラキシンを産生し，毎月子宮筋を弛緩させる．（胎盤もリラキシンを産生する）

プロゲステロン
黄体の細胞はプロゲステロンを産生する．ホルモン濃度が上昇するとフィードバックによりGnRHとLHの分泌を抑制する．

女性の性周期

卵子は絶えず発育するが，排卵にいたるのは毎月1つだけである．受精卵の着床に備えるため，一連のホルモンの変動と子宮内膜の変化が毎月起こっている．

卵巣の位置
卵巣

どのように卵胞は成熟し排卵するのか？

卵巣から卵子が放出されるまでに卵胞が成熟するにはおよそ28日かかる．未熟な卵子は出生後思春期にいたるまでそのままの状態で休止する．いったん性的に成熟すると，卵子を抱えた卵胞ははっきりと規定された段階を経ながら成熟していく．原始卵胞から一次，二次卵胞を経て三次卵胞へいたる．最後に成熟卵を放出すると（排卵），出血性黄体が残り，これが黄体へ変化する．女性の生殖年齢期間中，わずか400個程度しか排卵されず，多くは死んでいく．

莢膜層
間質細胞で構成された組織層

透明帯
一次卵母細胞と顆粒膜細胞の間の透明な層

内莢膜（細胞）
その中では血管が発達し，顆粒膜細胞がエストロゲンを分泌する

外莢膜（細胞）
間質細胞と線維で構成された卵胞の外膜

顆粒膜細胞
顆粒膜細胞はいくつかの層を形成し，卵母細胞を取り囲む

一次卵母細胞

十分に成長した一次卵母細胞

一次卵母細胞
発育停止状態

間質細胞
卵胞の外側の線維性結合織内に取り囲まれるように存在する

顆粒膜細胞
平坦な細胞で，一次卵母細胞から1枚隔てるようにあり，卵母細胞の成長と発達を助ける

卵胞腔
卵胞液に満たされた腔で，卵胞の発育とともに腔は大きくなる

① 原始卵胞
思春期以降（閉経まで）は毎月ゴナドトロピン（卵胞刺激ホルモンと黄体化ホルモン）が卵巣内にある原始卵胞の発育を刺激する．

② 一次卵胞
顆粒膜細胞は大きく増えて平坦な形から立方体に変化する．卵胞刺激ホルモンのホルモン値に応じて受容体もまた発育し，卵母細胞と卵胞は劇的な発育を見せる．

③ 二次卵胞
莢膜層はさらに分化し，2層に分かれる．顆粒膜細胞は卵胞液を分泌し始め，卵胞腔に分泌液を溜める．多くの卵胞が同時に発育を開始するが，すべてが順調に成長するわけではない．

| 週 | 1 | 2 | 3 | 4 | 5 | 6 | 7 | 8 | 9 | 10 | 11 | 12 | 13 | 14 |

月経開始からの日数

月経周期

28日間の月経周期のサイクルは，子宮内膜の脱落から始まる．この変化で腟へ出血し始める．これが月経として知られる変化で，数日間続く．出血終了後に子宮内膜は再び肥厚し始め，受精卵の着床のための準備を始める．受精卵の着床にもっとも適した時期は妊娠可能時期ともよばれ，排卵5日前からおよそ1週間続く．もし受精しなかったら，子宮内膜は脱落し始め出血が始まる．4つのホルモン（卵胞刺激ホルモン，黄体化ホルモン，エストロゲン，プロゲステロン）の変動から月経周期が規定される．月経周期の前半は卵胞期とよばれ，排卵後に引き続く後半期は黄体期とよばれる．

ホルモン
毎月の卵胞刺激ホルモンの上昇が卵子を成熟させ，黄体化ホルモンの急増が排卵を誘発する．エストロゲンのピークは排卵の直前にあり，その後プロゲステロンが上昇し，子宮内膜が厚くなる．

カギとなるホルモン変動
- 卵胞刺激ホルモン
- 黄体化ホルモン
- エストロゲン
- プロゲステロン

子宮内膜
エストロゲンとプロゲステロンが子宮内膜を肥厚させる（胎芽の着床には6mmの肥厚が必要）．もし受精しなかったら機能層は脱落し，次周期に再建される．

子宮内膜の機能層は月経中に脱落する

機能層は次の着床に向けて最良の状態になるように再建される

| 月経開始からの日数 | 1 | 2 | 3 | 4 | 5 | 6 | 7 | 8 |
| 月経相 | | | | | | 卵胞期 | | |

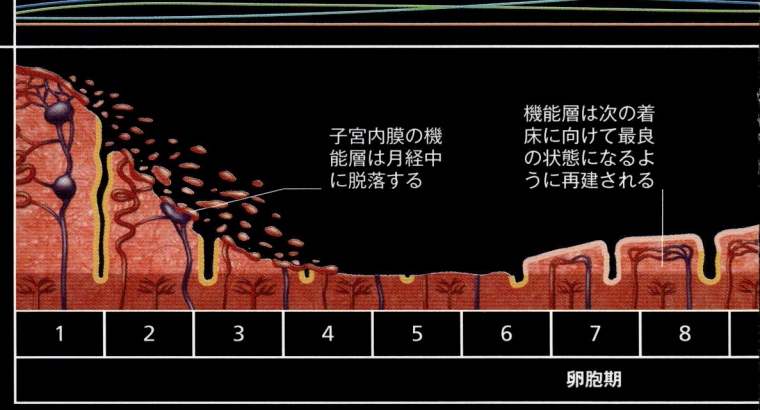

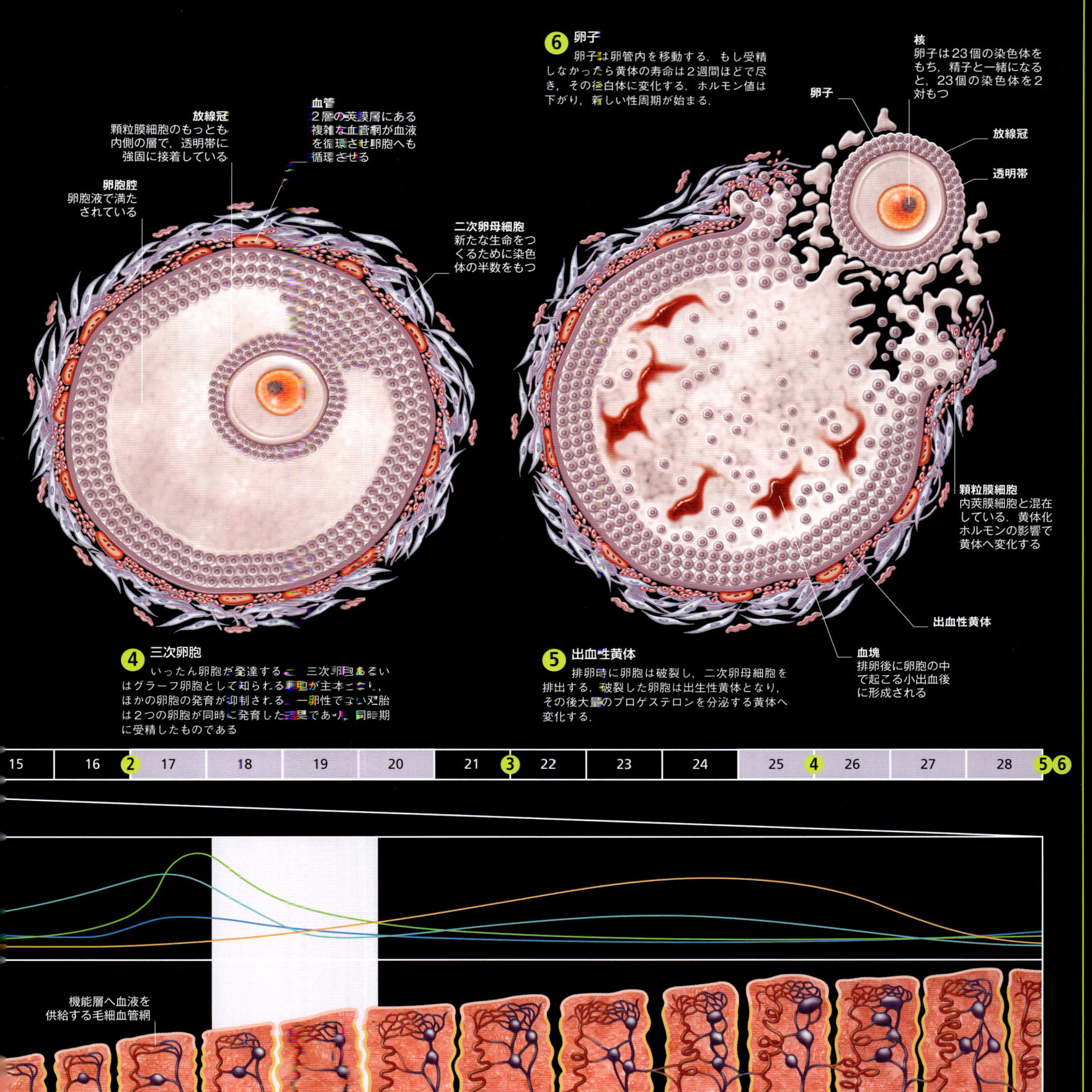

⑥ 卵子
卵子は卵管内を移動する．もし受精しなかったら黄体の寿命は2週間ほどで尽き，その後白体に変化する．ホルモン値は下がり，新しい性周期が始まる．

核
卵子は23個の染色体をもち，精子と一緒になると，23個の染色体を2対もつ

卵子

放線冠

透明帯

放線冠
顆粒膜細胞のもっとも内側の層で，透明帯に強固に接着している

卵胞腔
卵胞液で満たされている

血管
2層の莢膜層にある複雑な血管網が血液を循環させ卵胞へも循環させる

二次卵母細胞
新たな生命をつくるために染色体の半数をもつ

顆粒膜細胞
内莢膜細胞と混在している．黄体化ホルモンの影響で黄体へ変化する

出血性黄体

血塊
排卵後に卵胞の中で起こる小出血後に形成される

④ 三次卵胞
いったん卵胞が発達すると，三次卵胞あるいはグラーフ卵胞として知られる卵胞が主体となり，ほかの卵胞の発育が抑制される．一卵性でない双胎は2つの卵胞が同時に発育した結果であり，同時期に受精したものである

⑤ 出血性黄体
排卵時に卵胞は破裂し，二次卵母細胞を排出する．破裂した卵胞は出生性黄体となり，その後大量のプロゲステロンを分泌する黄体へ変化する．

| 15 | 16 | ② | 17 | 18 | 19 | 20 | 21 | ③ | 22 | 23 | 24 | 25 | ④ | 26 | 27 | 28 | ⑤ ⑥ |

機能層へ血液を供給する毛細血管網

| 10 | 11 | 12 | 13 | 14 | ⑤ | ⑥ | 17 | 18 | 19 | 20 | 21 | 22 | 23 | 24 | 25 | 26 | 27 | 28 |

排卵期 | 黄体期

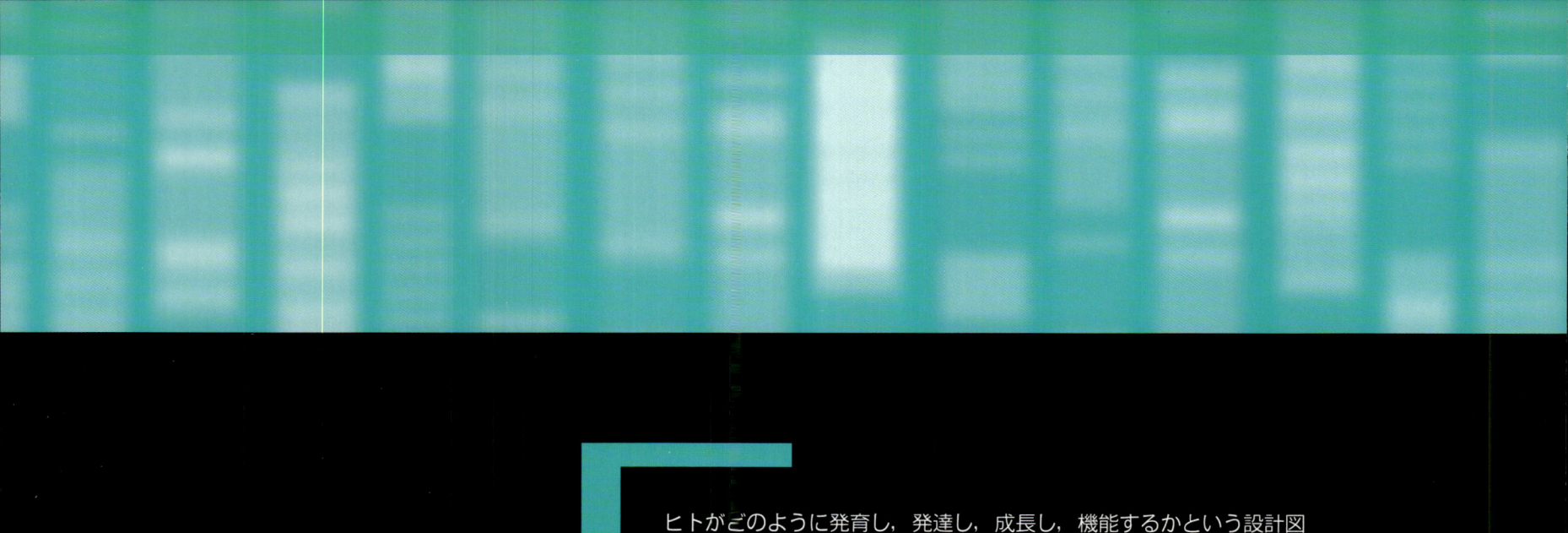

ヒトがどのように発育し，発達し，成長し，機能するかという設計図はすべての細胞の核の中に存在するDNAの塊の中にある．新しい生命が宿るとき，DNAの中に含まれている遺伝情報は，父親と母親から半分ずつ引き継がれる．DNAの構造は単純であるが，遺伝情報を読み取るプロセスは複雑で，うまくできている．しかし，その過程ではミスが起こることもある．遺伝情報がどのようにはたらくか理解し，解読できるようになると，なぜ子どもが親の特徴を引き継ぐのか，なぜある種の疾患が発生するのかを理解できるようになる．

遺伝

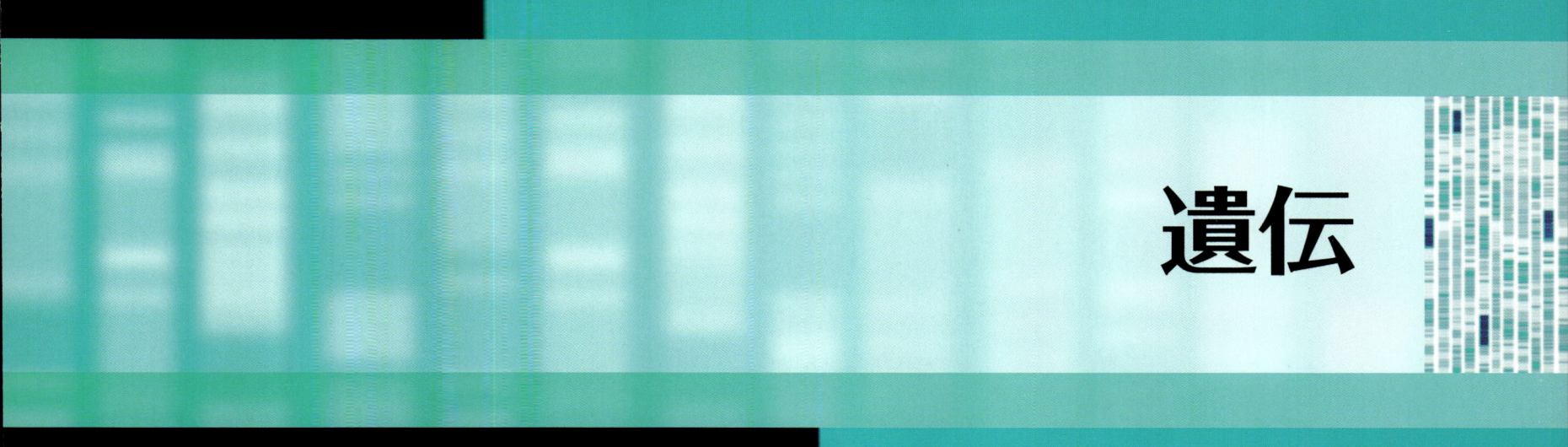

生命を形成する分子

ヒトを含めたすべての生物には，肉体をつくり，生命を維持し，新たな生命を育むために必要な，暗号化されたいくつかの化学構造物がある．

DNA，遺伝子と染色体

人体はいろいろな構造と機能をもつために，ある化学単位を含有している．デオキシリボ核酸（DNA）とよばれる物質である．DNA分子の中に組み込まれた機能が遺伝子であり，染色体の中に編み込まれている．DNAはヌクレオチドとよばれる，わずか4種類の基本単位で構成されている．アデニン（A），グアニン（G），シトシン（C）とチミン（T）の4種類で，おのおの遺伝子の暗号（genetic code）として用いられる．基本的には，遺伝子は特定のタンパク質をつくる暗号をもつDNAの配列である．もし，遺伝子を，「読み取る」必要がある細胞の設計図だとすると，タンパク質は細胞の機能を維持するための労働者であるといえる．タンパク質は，酵素をつくるためのレンガになり，形成された酵素はヒトの体で起こるすべての化学反応を触媒する．

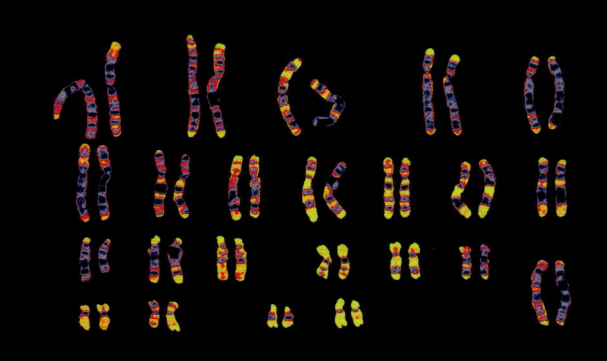

核型
高等生物のDNAは染色体の中に折りたたまれている．フルセットのDNAを核型という．この光学顕微鏡写真は，女性から分離された46本染色体，23組の染色体を示す（2本のX染色体を右下方に示す）．

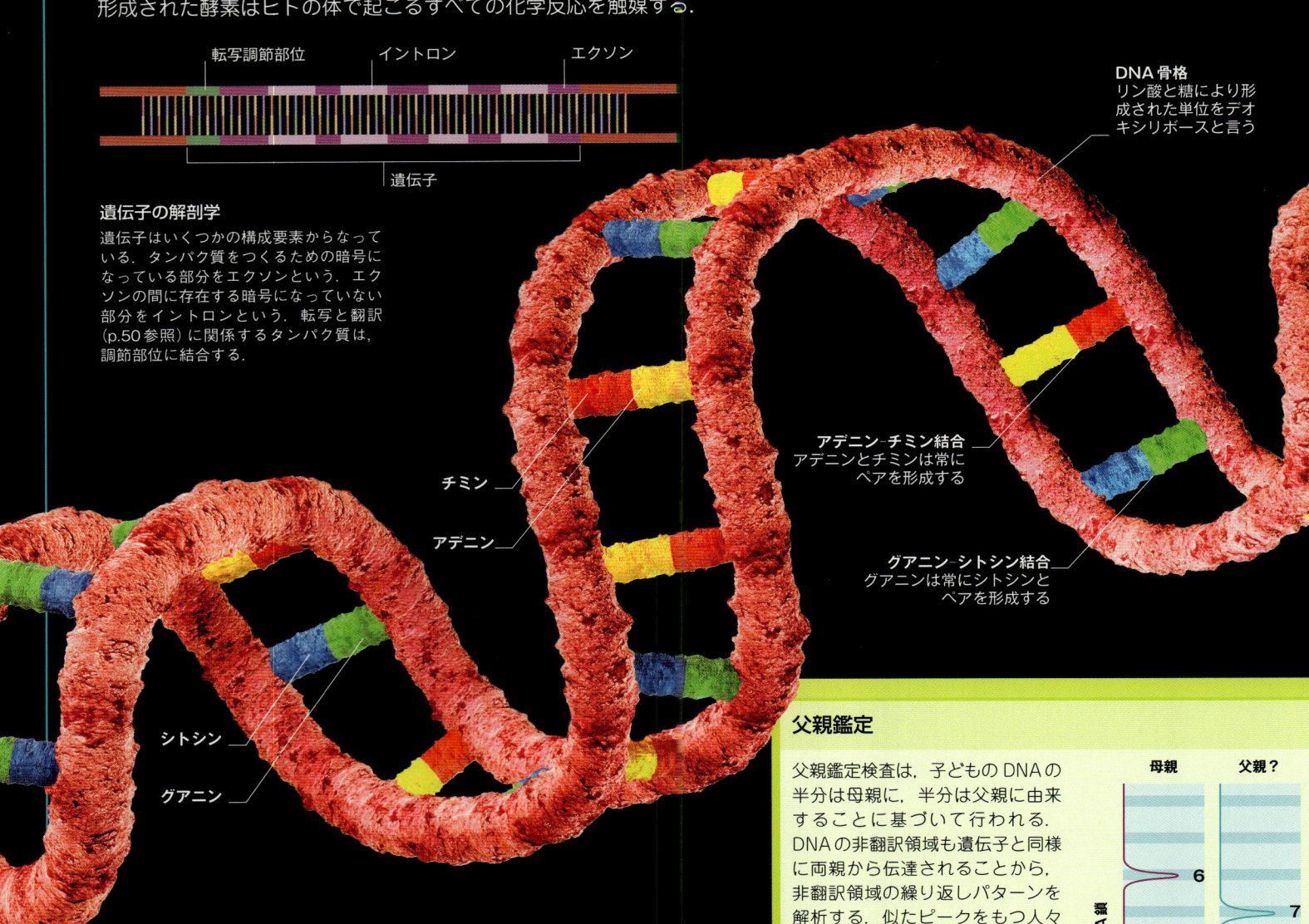

遺伝子の解剖学
遺伝子はいくつかの構成要素からなっている．タンパク質をつくるための暗号になっている部分をエクソンという．エクソンの間に存在する暗号になっていない部分をイントロンという．転写と翻訳（p.50参照）に関係するタンパク質は，調節部位に結合する．

転写調節部位　イントロン　エクソン　遺伝子

DNA骨格
リン酸と糖により形成された単位をデオキシリボースと言う

アデニン-チミン結合
アデニンとチミンは常にペアを形成する

グアニン-シトシン結合
グアニンは常にシトシンとペアを形成する

チミン
アデニン
シトシン
グアニン

2重螺旋
遺伝子（遺伝学的設計図）は2重螺旋構造をもった分子である．相補的な塩基対，これが暗号となっているが，暗号を読み取るときに容易に引き離すことができるような弱い結合をした2本のDNAの鎖になっている．1本鎖になるまで，DNAは核の中でクロマチンとよばれる分子に強固に巻き取られている．

父親鑑定
父親鑑定検査は，子どものDNAの半分は母親に，半分は父親に由来することに基づいて行われる．DNAの非翻訳領域も遺伝子と同様に両親から伝達されることから，非翻訳領域の繰り返しパターンを解析する．似たピークをもつ人々は血縁関係があると判断する．

分離特性
子どもに見られるピークのパターンは父親と母親のパターンを組み合わせたものとなる．不明なピークがあれば，父親が異なる可能性がある．

	母親	父親？	子ども
	6		6
		7	7
		9	
	9.3		

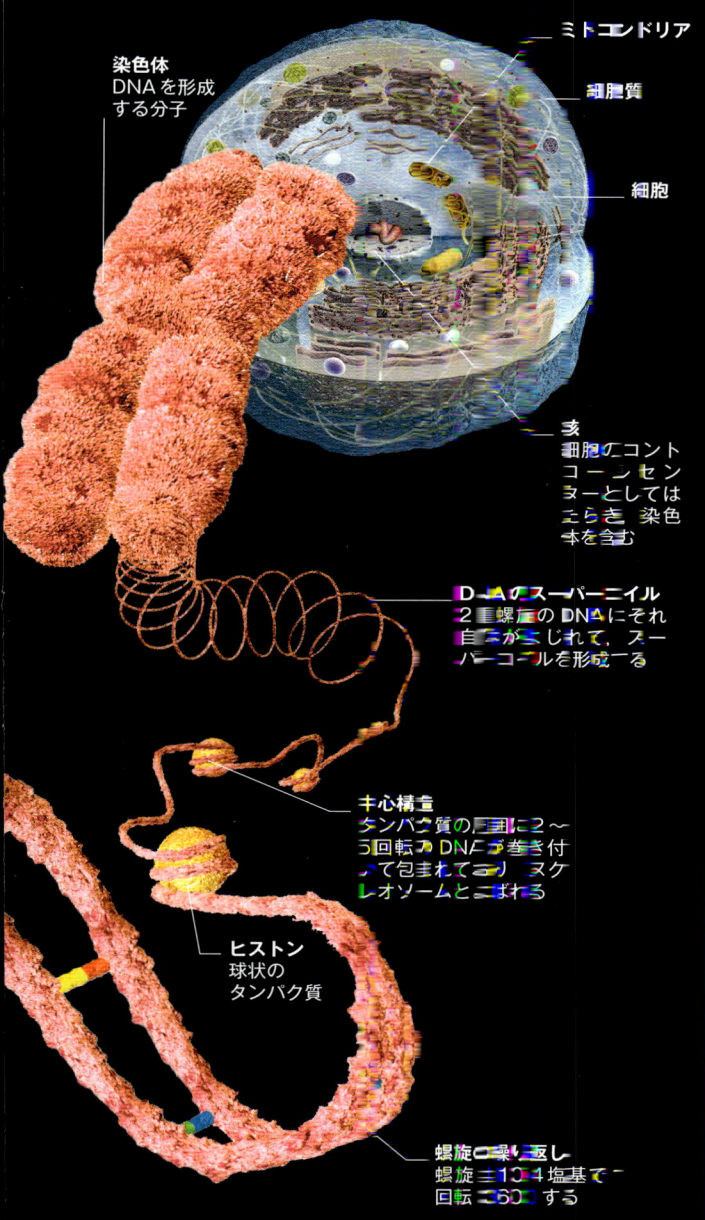

ヒトゲノム

ゲノムとは生物の遺伝情報の単位である．1990年より，複数の科学者のチームが30億塩基対のヒトゲノムの解析を競って開始した．それは，個人のDNAの情報を読むことで，ヒトの健康や疾患をよりよく理解することにつながるのではないかと期待できるからである．アルツハイマー病，がんや心疾患といった疾患ではいろいろな治療法が試みられてきたが，その人によって異なった薬剤を使用する「テーラーメイド医療」が現実味を帯びてきている．最初のヒトゲノムの図面の作成（何がヒトをつくっているかというレシピの解析）は2003年に公式に終了した．これまで，ヒト遺伝子は20,000～25,000であると言われているが，すべてが確定するにはまだ長い年月がかかるだろう．わかったことは，全ゲノムのおよそ5%程度にしか遺伝子が含まれていないということである．残りのDNAはタンパク合成には関与しない何かほかの機能をもった部分か，まったく意味のない「ジャンク（がらくた）」DNAであるということである．

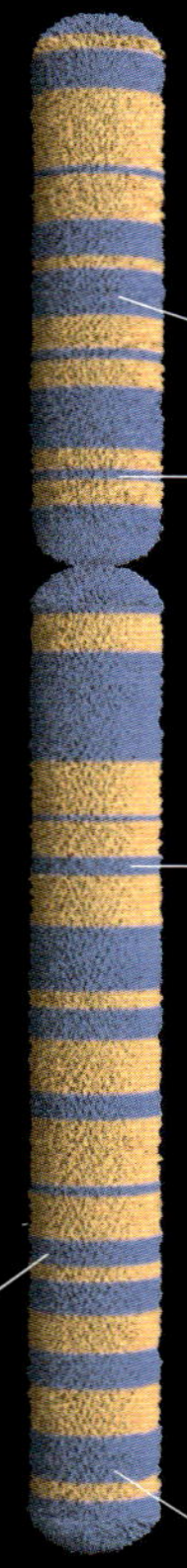

染色体
DNAを形成する分子

ミトコンドリア

細胞質

細胞

多細胞のコントロールセンターとしてはたらき，染色体を含む

DNAのスーパーコイル
2重螺旋のDNAにそれ自身がよじれて，スーパーコイルを形成する

中心構造
タンパク質の周囲に2～3回転DNAが巻き付いて包まれており，ヌクレオソームとよばれる

ヒストン
球状のタンパク質

螺旋の繰り返し
螺旋は13～14塩基で一回転（360°）する

DFNA5遺伝子
DFNA5遺伝子がコードしているタンパク質は内耳の蝸牛で重要な役割を果たしていると考えられており，正常な聴覚を形成するために必要である．

DDC遺伝子
DDC遺伝子は脳と神経系で，ドパミンとセロトニンという脳で重要な役割を果たす2つの神経伝達物質の合成に関係する酵素を産生する．

KRIT1遺伝子
明確な機能は解明されていないが，脳血液関門を含めた血管の形成と，血管機能に関連していると考えられている．

SHH遺伝子
胎児期に「ソニック・ヘッジホッグ」とよばれるタンパクを産生する．このタンパク質は脳，脊髄，四肢や眼の形成に関係する．

第7染色体
化学的染色を行うと，染色体はバンド状（しま模様）になる．それを遺伝子の位置を示す地図として使うことができる．ここに示す第7染色体にはヒトの全DNAの5%が含まれている．

OPN1SW遺伝子
網膜細胞で発現している遺伝子で色覚に関係する．青色から紫色側の視力に関係する．

性の決定

何が男の子を男の子に，女の子を女の子にしているのであろうか？ 性はXとYという特別な染色体により決定されている．X染色体はY染色体に比較すると非常に長く，より多くの遺伝子が乗っている．この2つの染色体はペアになり，しばしば23番染色体とよばれる．女性ではペアになる両方の染色体ともXで，XXの組み合わせになる．男性では1本のX染色体と1本のY染色体で，XYの組み合わせになる．これらの染色体上に位置する遺伝子は，その子が男の子になるか，女の子になるかを決定する機序のスイッチを入れたり切ったりする．たとえば，Y染色体上に存在するSRY遺伝子は，胎児が男性に分化する責任遺伝子であることが知られている．Y染色体上に存在するいくつかの遺伝子が男性不妊に関係することが知られている．女性は2本のX染色体をもっているので，1本のX染色体は胎芽期にランダムに不活化されることが知られている（その結果，男性と女性のX染色体にコードされている遺伝子の量は同じになる）．

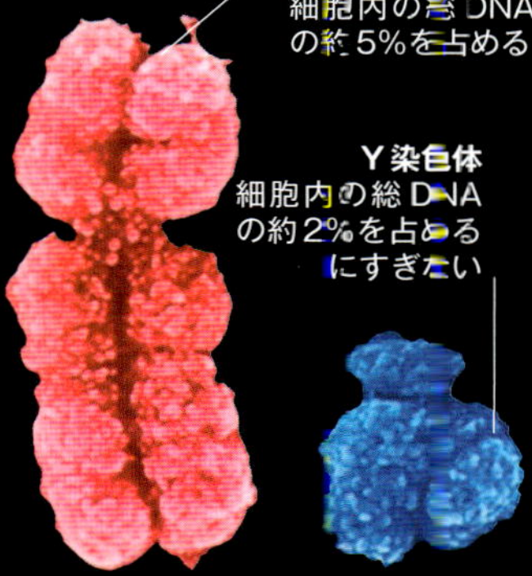

性の選別

男性が性別の最終決定権をもっている．それは精子はXもしくはY染色体のみをもっているからである．受精のときに性の決定が環境から影響されるかどうかは明らかになっていないが，受精のときの条件が影響するかもしれない．性は，精子を選別したり，体外受精の際に胎芽の性別判定することにより操作することが可能になっている．医学的な理由以外での性の選別はいくつかの国では非合法である．

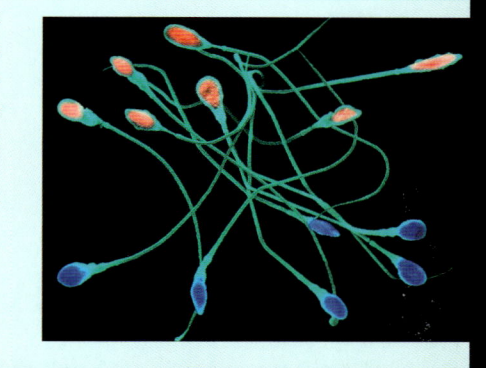

XかY染色体をもつ精子
この電子顕微鏡写真は，X染色体をもつ精子とY染色体をもつ精子を別の色に染色している．X染色体をもつ精子と，Y染色体をもつ精子がほぼ同数見られる．

X染色体
細胞内の総DNAの約5%を占める

Y染色体
細胞内の総DNAの約2%を占めるにすぎない

性染色体
23番目の染色体は，女性では2本のX染色体で，男性ではXとY染色体である．X染色体は1,500個程度の遺伝子を含むが，Y染色体には70～200個の遺伝子しか含まれていない．

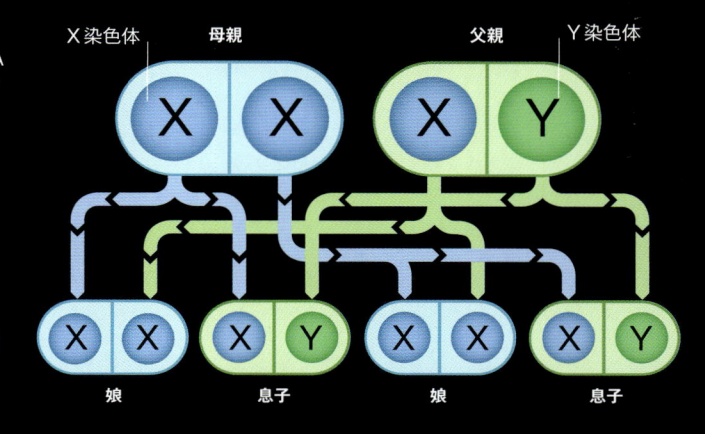

男の子？ それとも女の子？

子どもの性は父親の精子により決定される．もし卵子と受精する精子がY染色体をもっていれば，子どもは息子になるし，X染色体をもつ精子が受精すれば娘になる．母親は2つのX染色体のどちらか1つを子どもに提供する．

DNAはどのようにはたらくのか？

DNAは体中の細胞で起こるすべての現象を調節するマスター分子である．DNAの重要な機能の1つは，体をつくるための新しい体細胞や生殖細胞を複製することであり，DNAを永遠に継続させることになる．

転写と翻訳

DNAの設計図を読む前に，暗号情報を解読しなくてはならない．DNAの情報は，メッセンジャーRNA（mRNA）という中間形式にコピーされる．mRNAは核から移動し，リボソームというタンパク質合成単位と結合する．mRNAはタンパク質をつくる材料であるアミノ酸の鋳型となるが，このプロセスは翻訳とよばれる．アミノ酸をつくる場合は「コドン」とよばれる3つの塩基の単位で形成されたmRNAの順によって決まる．

1 分離
酵素が2つのDNA鎖を解離させる．分離した片方のDNA鎖がmRNAとよばれる，一時的な機能をもつ分子の鋳型となる．

2 転写
ヌクレオチドとよばれるmRNAの単位はDNAの暗号に相補的な文字（たとえば，アデニンはチミンと相補的になる）で転写される．

3 翻訳
遺伝情報は核外のリボソームでタンパク質に翻訳されるが，各コドンに対応した小分子のトランスファーRNA（tRNA）に結合したアミノ酸が関係する．

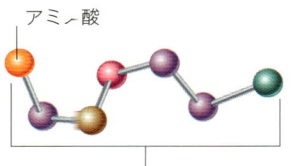

4 合成されつつあるタンパク質
アミノ酸が結合してタンパク質に合成される．タンパク質は特有の三次元構造をとるが，これはタンパク質の機能上，重要である．

新しい細胞の形成
細胞が分裂するたびにゲノムはコピーされ，正確に2つの細胞に分配されなければならない．細胞は，その寿命が尽きるまでに50回以上分裂する．

細胞膜 — 細胞分裂が開始すると2つに分かれる．

紡錘体 — おのおのの染色体の中心に結合する．

中心小体 — 中空のチューブの形成．細胞分裂の前に複製される．

細胞内小器官 — 細胞が分裂し分かれる前に細胞質の中に形成される特別な構造．

有糸分裂

人体はいろいろな理由で新しい細胞をつくり続けている．すり減ったり破れたりして失われた細胞や，寿命を果たした古い細胞を入れ替えるため，または感染症と闘うために免疫系の細胞をつくるため，新しい仕事のための細胞を増やすため，または，子どもが成長したり，筋肉をつけるために単純に筋組織を増やすなどのいろいろな理由がある．

このように新しい細胞をつくるためには，細胞は正確に自分を複製する必要がある．そのときDNAの設計図を確実に複製しなくてはならない．これは有糸分裂とよばれる過程で行われる．この過程は，成長するときに行うのと同じように，一時的にDNAを倍増した後で，まったく相同のもう1セットの染色体を作成する．増殖した染色体は紡錘糸で2つの新しい細胞に分けられるが，この2つに分かれた細胞がもつ設計図は親細胞とまったく同じ内容のコピーとなる．

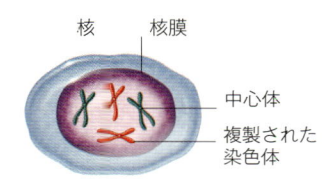

1 準備状態
有糸分裂の前に，親細胞は成長し，遺伝情報を複製し2価染色体を作成する．

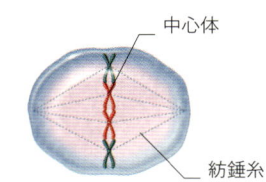

2 整列
細胞内の核は消失する．ペアの染色体（染色分体）は紡錘体とよばれる足場のような構造の上に整列する．

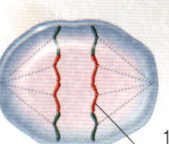

3 分離
紡錘糸の両極は染色分体を牽引し分離させ，親細胞の染色体の数を倍に増やす．

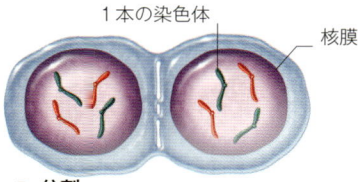

4 分割
新しい細胞に分割する．おのおのの娘細胞に等分に分配された染色体を含み，新しい細胞の核を形成する．

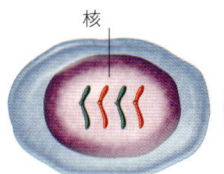

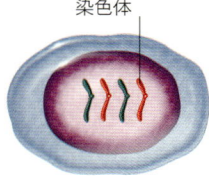

5 新しい細胞
産生された相同の娘細胞は46本の完全な染色体をもっている．細胞内の染色体は，次の細胞分裂が開始されるまで，「休止状態」のクロマチンとよばれるコイル状の状態に変化する．

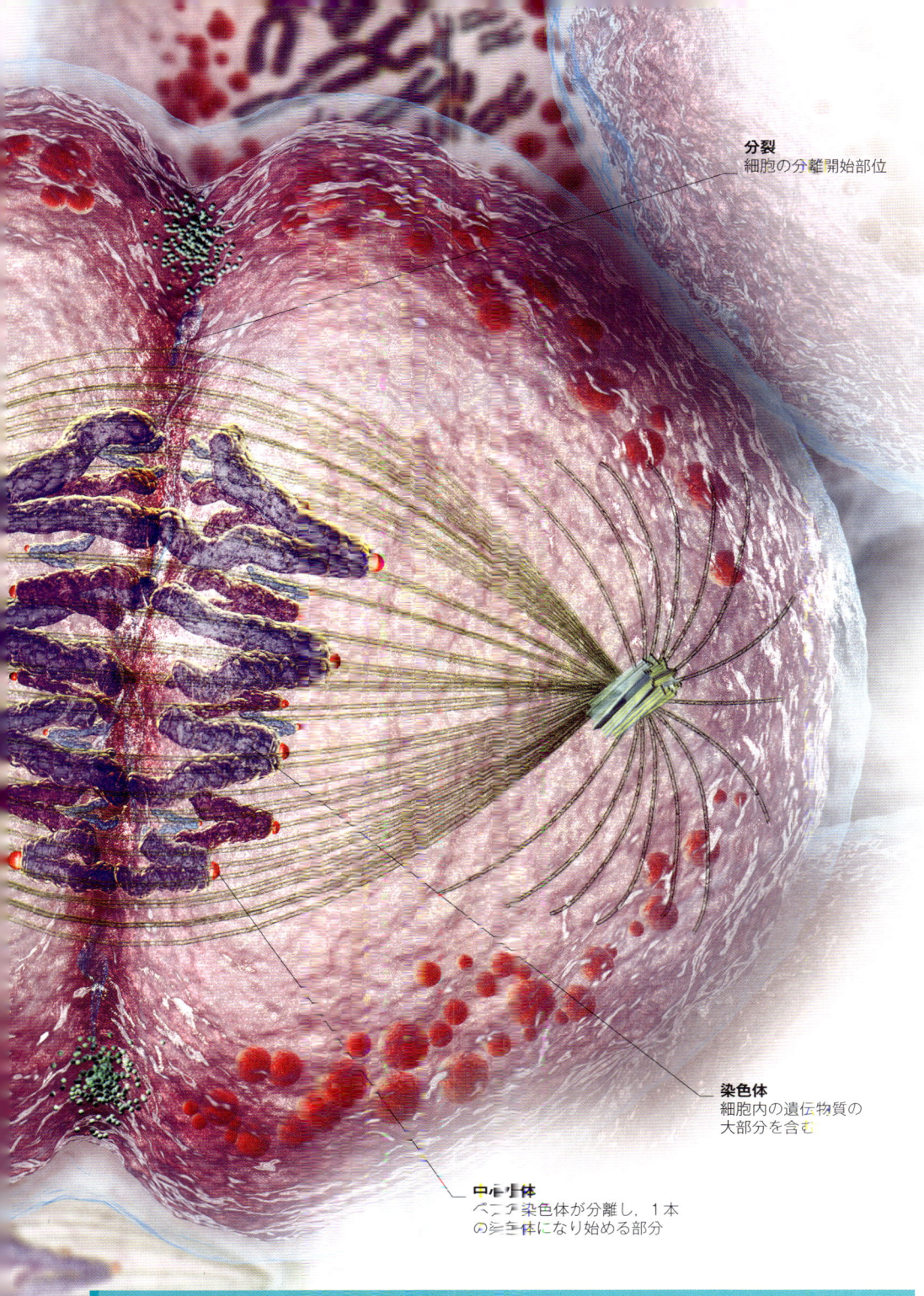

減数分裂

生殖細胞（卵子と精子）をつくるための特殊な細胞分裂がある．ヒトは片親からは半分のDNAしか引き継がない．そこで，生殖細胞は例外的にほかの細胞の半分のDNAしか含んでいないことになる．卵子と精子は23本の染色体をもっているのみだが，受精して胎芽になると46本の染色体になる．生殖細胞は遺伝子の組み換えとよばれるトランプをシャッフルするような現象が起こるため，各々の親から引き継いだ染色体とは程遠い染色体構成となる．

分裂
細胞の分離開始部位

染色体
細胞内の遺伝物質の大部分を含む

中心体
ベニア染色体が分離し，1本の染色体になり始める部分

遺伝子の組み換え

遺伝子は減数分裂に際し「第1分裂中期」にランダムに入れ替わる．これは組み換えとよばれる．万の細胞は各染色体について2つの染色体をもっているが，組み換えに際し相同染色体が「交差」という現象を起こす．絡み合った同染色体どうしがDNAの一部を入れ替える．

交差
染色体の入れ替えは2〜3つの遺伝子を入れ替える程度から，片腕全部を入れ替える場合まで存在する．遺伝子形成と混合は生殖細胞の中で行われる．

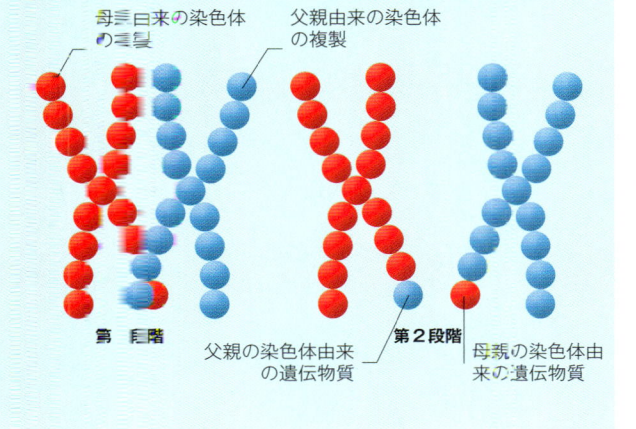

母親由来の染色体の複製　　父親由来の染色体の複製

第1段階　　第2段階
父親の染色体由来の遺伝物質　　母親の染色体由来の遺伝物質

1 準備状態
精巣と卵巣の中の親細胞は遺伝情報を増殖，複製を行い2価染色体を形成する．

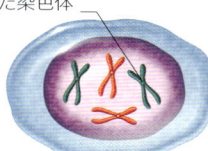

複製した染色体

2 対合
父親由来と母親由来の染色体は対合し，組み換えを起こし，遺伝子や染色体の一部を入れ替える．

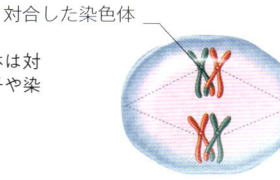

対合した染色体

3 第1減数分裂
対合した2価染色体（姉妹染色分体）は両極に牽引され，2個の娘細胞が分離する．

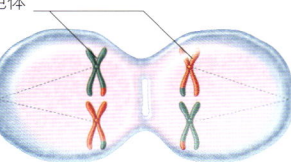

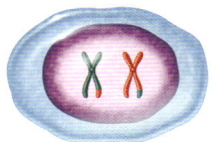

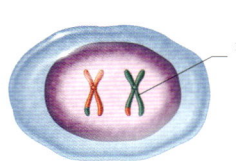

対合した染色体

複製した染色体

4 2個の娘細胞
娘細胞は親細胞とまったく同一ではないが，生殖細胞をつくるための46本の染色体が含まれている．

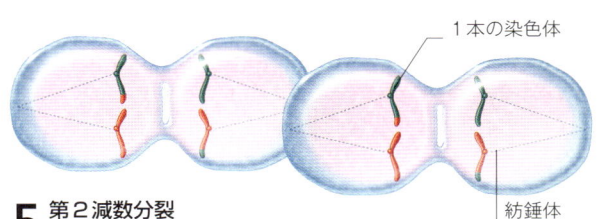

1本の染色体

紡錘体

5 第2減数分裂
細胞核が消失し，紡錘糸が再度出現する．姉妹染色分体を4つの娘細胞内に牽引する．この際，遺伝情報の複製は起こらない．

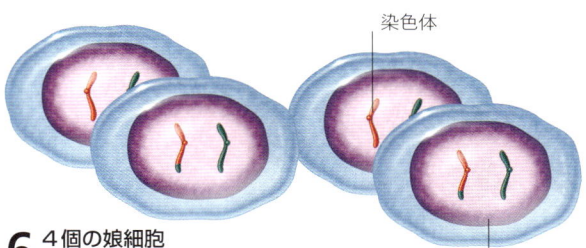

染色体

6 4個の娘細胞
23本の染色体を含有する4つの新しい細胞が形成される．これらの細胞は，元々の親細胞がもつ遺伝情報がランダムに混合された状態になっている（左図参照）．

核

DNAはどのようにはたらくのか？／遺伝

遺伝様式

なぜわたしたちは叔父さんの鼻の形に似たり，ユーモアのセンスがいとこに似たりするのだろうか．育つ環境の中で特徴が受け継がれる場合もあるが，遺伝子の遺伝様式を知ることで理解される．

家系図

DNAはある世代から次の世代に伝わるときにランダムにシャッフルされるが，遺伝的関連性は基本的で数学的な関係が存在する．わたしたちは両親から半分ずつのDNAを受け継ぐが，その両親もさらにその両親の遺伝子の半分ずつを受け継いでいる．つまり，わたしたちは両祖父母の1/4の遺伝子を共有している．兄弟は似ていなくても，およそ半分の遺伝子を共有している．もっとも遺伝学的に近いのは一卵性双生児で，2人の遺伝子は100％同一である．それに対して，いとこでは遺伝子の12.5％を共有している．

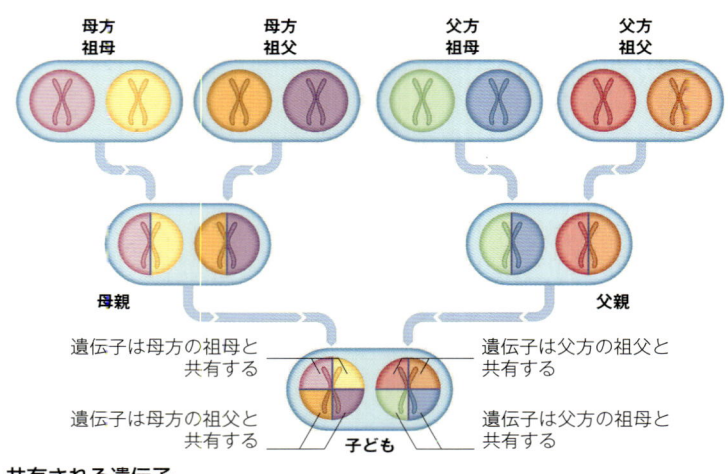

共有される遺伝子
半分の遺伝情報が世代を通じて共有される．すべての人は両親から遺伝子の半分ずつを引き継ぎ，半分をその子どもに伝える．

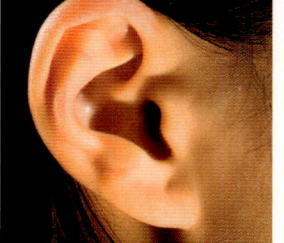

ヒトの多様性
ヒトには驚くほど多様性がある．これは遺伝因子と環境因子の両方の影響で発生する．

くっついた耳たぶか離れた耳たぶか？
耳たぶの下部が顔の側面から離れて下がっているかまたは顔の側面にくっついているかは，1種類の遺伝子で決まっていると考えられているが，もっと複雑な機序で決まっていると考える研究者もいる．

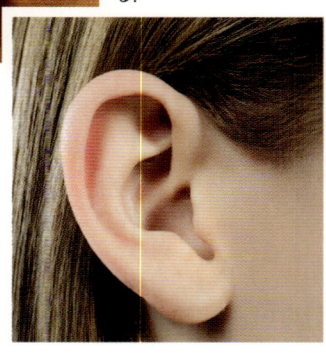

単因子遺伝と多因子遺伝

ある遺伝子では異なった複数の遺伝子型（アレル）が存在するが，おのおののアレルはそれぞれの親から遺伝する．子どもにおける遺伝子の発現形は，アレルどうしの関係により決まり，一方が強く表れるかまたは両方のアレルの相互作用により遺伝形質が決まる．もっとも単純な遺伝形式は，1つの遺伝子が1つの特性を表すもので，たとえばハンチントン病などある種の病気では1つの遺伝子が関係している．しかし典型的なのは，片方のアレルが優性もしくは劣性に作用するパターンである．もし，片方の親から由来したアレルが優性で，もう一方の親由来のアレルが劣性であれば，優性の形質が発現する．1コピーの優性のアレルのみ必要である．劣性遺伝は両親由来の2コピーともに劣性のアレルを引き継いでいるときのみ発現する．しかし，たいていの遺伝形質（たとえば眼の色）は多くの遺伝子が関係しており，遺伝自体は単純な規則によって作用しているが，結果としての発現形質の予測は困難である．

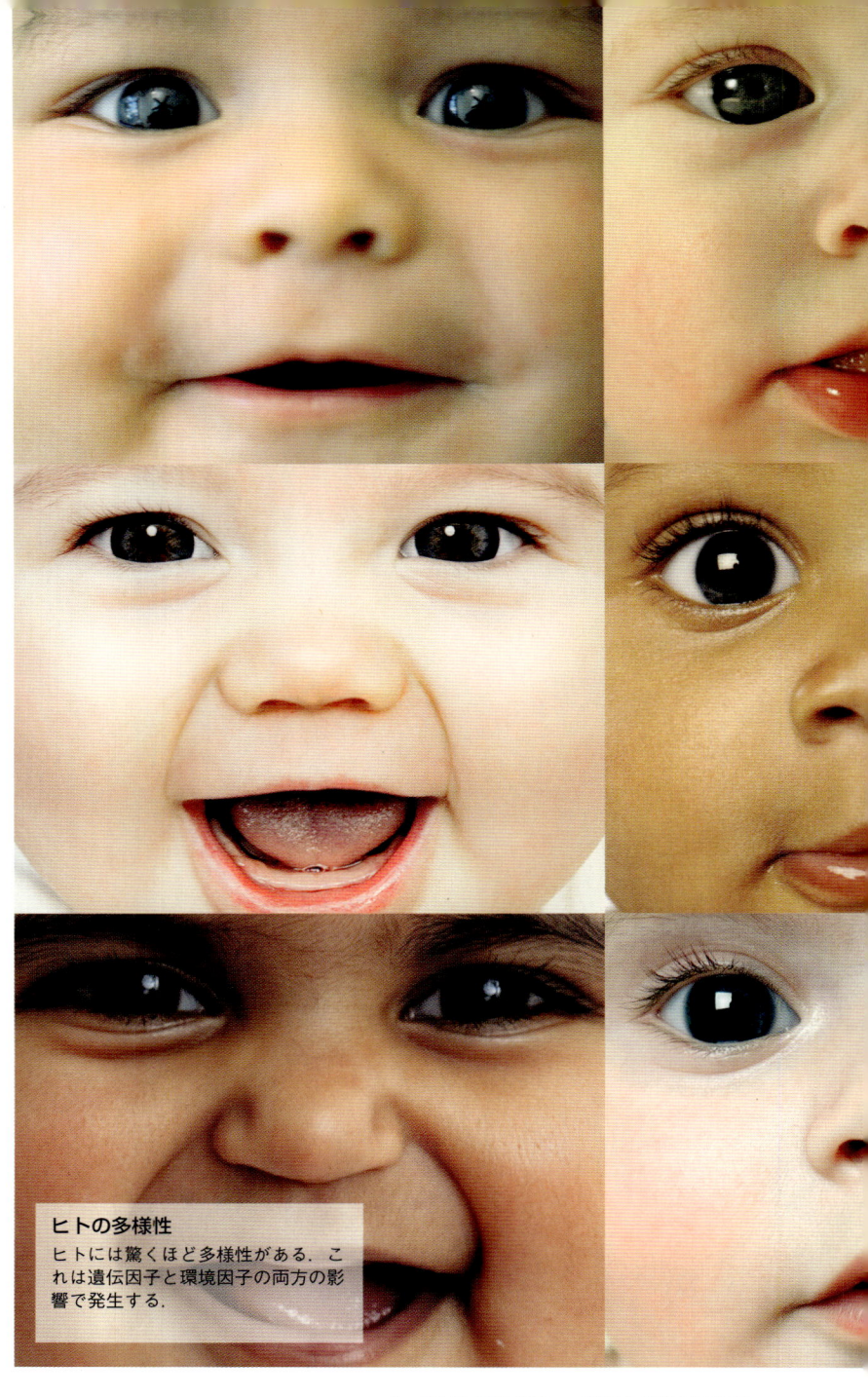

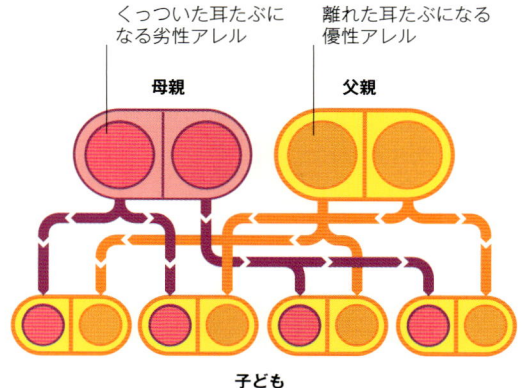

優性および劣性遺伝子
この図は耳たぶの形に関係する遺伝子の組み合わせの可能性を示している．劣性の形質を発現するには，この遺伝子に関して2つの劣性アレルをもっている必要がある．この例では，この子たちはすべて離れた耳たぶをしているが，劣性遺伝子ももっている．そのため，この子の子どもにはくっついた耳たぶの子どもが生まれる可能性がある．

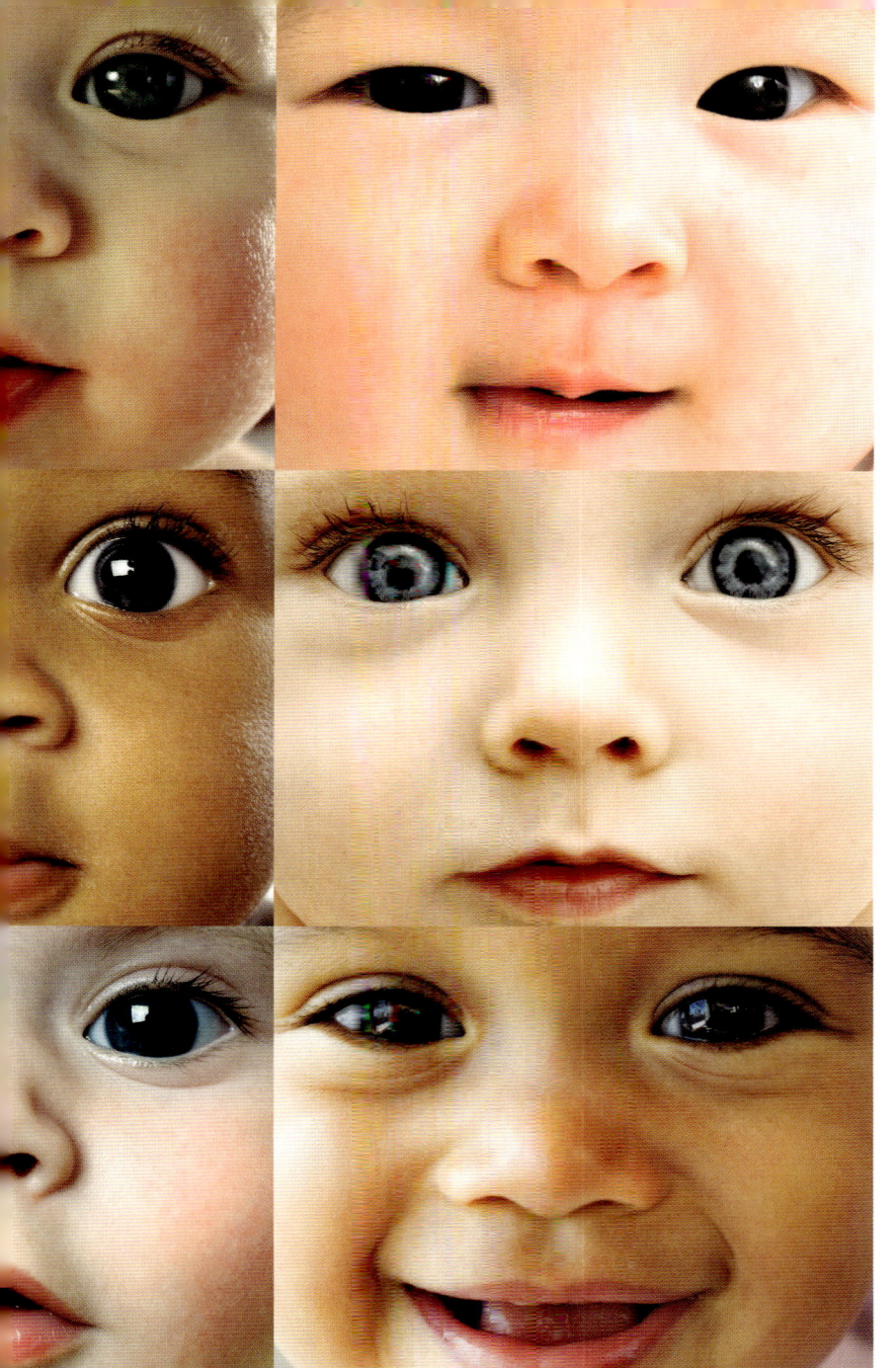

伴性遺伝

性機能と関係のない，いくつかの遺伝子がX染色体もしくはY染色体上に存在する．これらの遺伝子は，優性に作用するアレルなのか，劣性に作用するアレルであるのかはどちらの染色体上にあるかにより影響される．たとえば，男性はXYであるため，1コピーのX染色体しかもっていない．そのため，男性のX染色体上の遺伝子は，すべて運ばれて娘に伝達されるが，息子には伝達されない．娘は引き継いだ遺伝子が劣性の形質であれば「保因者」となり，優性の形質であれば，発現する．女性はすべての細胞に2本のX染色体をもっているが，そのうちの1本はランダムに不活化される．通常は正常なアレルが発現した細胞がバックアップするので，まれにしかX染色体劣性遺伝子する疾患は発症しない．

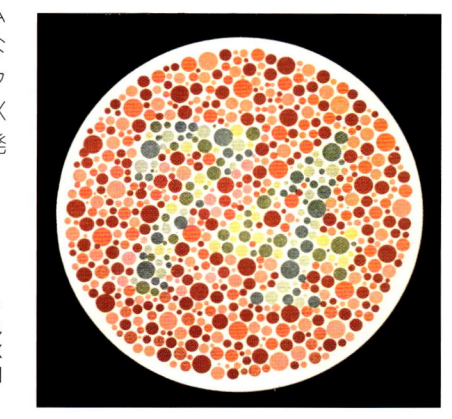

色盲

大部分が赤っぽい色で描かれた中にある緑色で74という数字を読む検査は，色盲の古典的な検査法である．色盲はX染色体劣性遺伝し，女性より男性に圧倒的に多い．

遺伝子と環境

多くの遺伝形質は，遺伝子と環境，「氏と育ち」のせめぎ合い，かかわり合いにより変化し，複雑なものになっている．性格，知能，身長といった形質は連続したものになっている．このような形質は遺伝的要素もあるが，しつけ・社会経済状態・栄養状態・生理学的環境や感情などの，両親の状態や外的環境に影響される．うつ病・心疾患・統合失調症・がんなどの多くの疾患が遺伝学的要素と環境要素に影響される．つまり遺伝学はいろいろな因子の影響を受けながら，陽性の方向と陰性の方向のバランスをとる．一卵生双生児の研究により，いろいろな形質がどの程度，遺伝子によって左右されているか知ることができる．

世代を超えた遺伝

最近の研究で，環境条件により遺伝子のスイッチがONになったりOFFになったりする「エピジェネティクス」というシステムが遺伝することがわかった．これは，祖父母が環境に対して反応した遺伝子発現様式が遺伝することを意味する．たとえば，関連する遺伝子に影響を及ぼし，続く世代で肥満症を引き起こすと考えられている．

遺伝子のスイッチをOFFにする

遺伝子は，塩基がメチル化することによりスイッチが切れる．高度にメチル化したDNAの領域が不活化することが示されている．この現象は遺伝する．

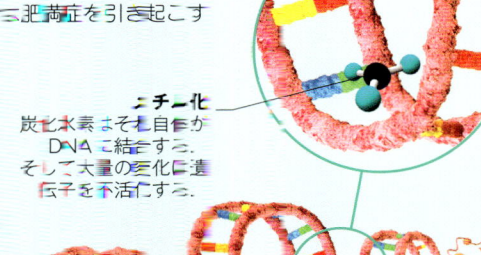

メチル化
炭化水素そのもの自身がDNAに結合する．そして大量のメチル化は遺伝子を不活化する．

知性は遺伝する？

IQのほぼ半分は遺伝により決まるのではないかと言われる．しかし，子どもの遺伝要素が育ちの環境により影響されるかどうかは明らかになっていない．よい環境においても，幸運であるかどうかで異なった結果を生じる．

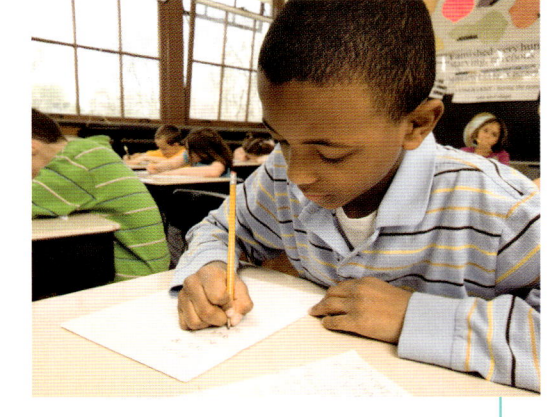

気質特色の由来

環境因子	両者	遺伝因子
・言語（完全に） ・宗教（完全に） ・文化（完全に） ・紫外線被曝のような環境からのストレスに対する感受性（ほぼ環境因子）	・身長 ・体重 ・知能 ・性格 ・心臓病のように，多要因の関係するいくつかの疾患	・血液型（完全に） ・眼の色（完全に） ・髪の色（完全に） ・ハンチントン病のようなある種の遺伝病（完全に） ・脱毛症（ほぼ遺伝因子）

遺伝学的問題

DNAの複製は一生を通じ何百万回も，信じられないくらい正確に行われるが，時に間違いを起こす．

遺伝学的問題が発生するのは…

DNAに変化が生じると（細胞内の正常な機能の中に生じる内部エラーによるものもあれば，突然変異誘発物質とよばれる外界からの攻撃によるものもある），主に3つのレベルで問題が生じる．最初のレベルはコードされたタンパク質の変化である．次のレベルは，染色体の数の変化である．3つ目のレベルは，いくつかの遺伝子と環境因子の引き金の両方に影響する変化である．4つ目のレベルとしてミトコンドリアDNAへの影響があるが，ほかの3つと比較してまれである．

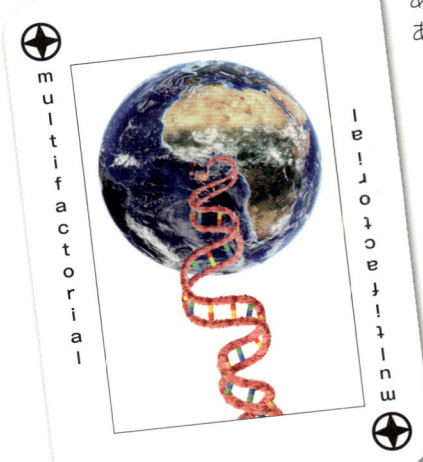

遺伝子レベル
親から不完全な遺伝子が遺伝したり，胎芽期に突然変異が起こる．または太陽からの紫外線，放射線やタバコなどに長時間曝露したために発生する．

染色体レベル
有糸分裂や減数分裂で染色体が分割する際にエラーが起こると，誤った数の染色体が子孫に伝わる（p.50-51参照）．

ミトコンドリアレベル
細胞内で細胞が活動するためのエネルギーを供給するために必要な，ミトコンドリアに含まれるDNAに突然変異が起こることがある．ミトコンドリアDNAはミトコンドリアが正確にはたらくために必要なタンパク質をコードする．

多因子要因
ある疾患は，複数の遺伝子と環境因子によって，感受性が影響を受ける．たとえば，アルツハイマー病や乳がんは多くの要因によって発生する．

突然変異

永久に引き継がれるDNA配列の変化を突然変異とよぶ．これには，遺伝子の1文字の変化が起こる小さなものから，染色体全体に影響を与える大きなものまである．染色体レベルの突然変異の影響はどのDNAのどの部分が失われたか，どのくらいの量の遺伝子が失われたか，どの部分の遺伝子に変化が生じたかにより異なる．遺伝子の突然変異は遺伝することもあるし，精子，卵子，胎芽が発育する時期に自然に発生することもある．しかし，体細胞がDNAを複製する複雑なシステムの中で突然変異が発生することもよくある．突然変異が正常な遺伝子のはたらきを妨げると，悪い影響を生体に与える．

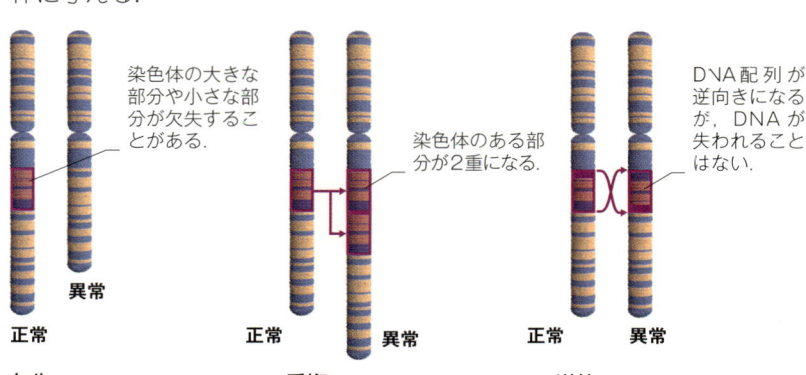

欠失
染色体の一部が壊れてなくなることを言う．欠失の影響はどのくらいの遺伝物質が失われ，どのくらいの機能が喪失したかにより決まる．

重複
染色体の一部が誤って余分にコピーされたもの．複数回重複することもある．

逆位
染色体の2ヵ所が切断され，「失われた」部分が逆向きで再挿入されるもの．通常，DNAが失われることはない．

いろいろな突然変異の種類

突然変異はいろいろなタイプのエラーによって発生する．どのように遺伝子の機能に影響を与えるかは，DNA暗号を翻訳する際に決まる．さらに遺伝子から合成されるタンパク質へ影響する．

突然変異のタイプ	正しいコード（暗号）	誤ったコード（暗号）
フレームシフト変異 DNAは3つの文字で1つのアミノ酸に変換するため，3つの「フレーム」で読み取られる．変異はこのフレームが変化移動して，アミノ酸配列を変化させる．	CAT CAT CAT CAT ↑ 3塩基のフレーム	ATC ATC ATC ATC ↑ 配列が右にシフトするためCATがATCに変化する
欠失変異 DNA塩基もしくは遺伝情報の小さな，もしくは大きな消失を欠失とよぶ．	CAT CAT CAT	CAT CTC ATC ↑ "A"が消失
挿入変異 余分なDNAの挿入は，1個のヌクレオチドであっても，大きな断片であっても，遺伝子の機能を阻害する可能性がある．	CAT CAT CAT CAT	CAT CAT **A**CA TCA ↑ "A"が挿入
リピートの増加 短いDNAのリピートの挿入により，遺伝子の機能異常が起こる．	TAG GCC CAG GTA	TAG GCC CAG **CAG** ↑ CAGが繰り返される
ミスセンス変異 暗号の1文字が変化して別の文字に変化すると，翻訳したアミノ酸が変化する．	CAT CAT CAT	CAT CAT CCT ↑ "A"の代わりに"C"が誤って挿入されている

遺伝相談

家系内に線維嚢胞症やある種のがんのように遺伝性の病気のある人は，自己自身のリスクや子どもたちに病気が遺伝することについての情報を得たり，アドバイスをもらうために遺伝カウンセラーを受診することがある．遺伝カウンセラーは，その疾患が環境要素により影響を受ける疾患であれば，どのように予防できるか，もし可能であれば家族の遺伝子診断の情報を与えたり，可能でかつ適切であれば治療上の選択肢を提供する．出生前診断の結果に問題がある妊婦も遺伝相談を受けることがある．子どもが遺伝性疾患のために，医学的な管理や学習障害で悩んでいる親も，遺伝カウンセリングを受けることができる．遺伝カウンセラーは，問題のある遺伝子をもっている可能性のある出生前の胎児に対する情報を提供することもある．遺伝カウンセラーは，妊娠中の遺伝学的な検査が母親にとってどのような意味をもつのか，その検査の結果からどのような意味やどのような治療上での選択肢があるかという情報を提供することもある．

医学的家系図
遺伝性疾患を発症するリスクを知るために，遺伝カウンセラーは患者とその家族の健康や医学的治療に関する家族歴を聴取し，ここに示すような家系図を作成する．

凡例
- ■ がんを発症した人
- □ がんを発症していない人

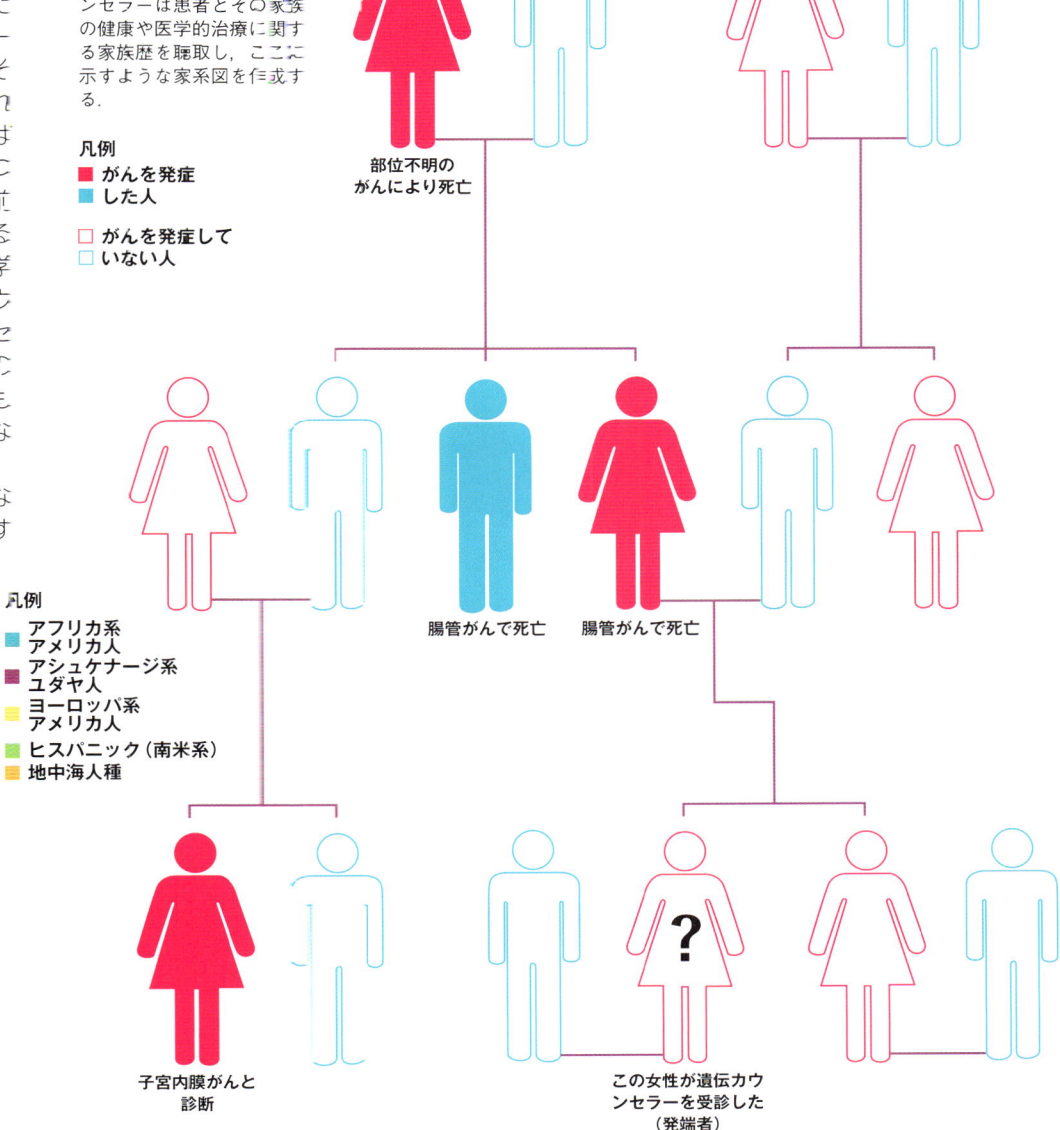

- 部位不明のがんにより死亡
- 腸管がんで死亡
- 腸管がんで死亡
- 子宮内膜がんと診断
- この女性が遺伝カウンセラーを受診した（発端者）

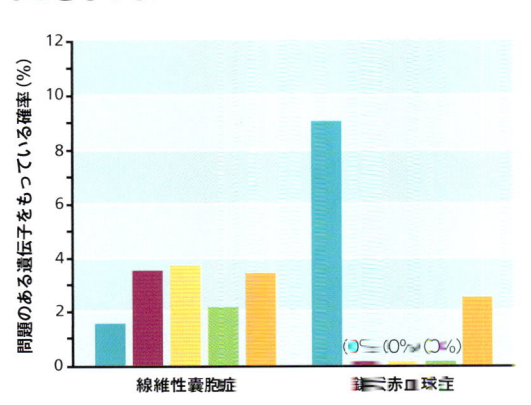

遺伝性疾患と民族
ある民族集団は，遺伝学的問題をもつ遺伝子をもっている確率が高いことが知られている．このグラフはアフリカ系アメリカ人が，それ以外の民族に比較して非常に高い確率（9％）で鎌状赤血球症の遺伝子をもつことを示している．

凡例
- アフリカ系アメリカ人
- アシュケナージ系ユダヤ人
- ヨーロッパ系アメリカ人
- ヒスパニック（南米系）
- 地中海人種

（縦軸：問題のある遺伝子をもっている確率（％））
線維性嚢胞症／鎌状赤血球症

遺伝学的検査とスクリーニング

遺伝子診断は妊娠初期もしくは新生児で治療を早急に開始する必要のある疾患（たとえばフェニルケトン尿症）を診断したり，発病する前にその後に疾患にかかりやすい遺伝子（たとえば乳がんに関係するBRCA1遺伝子）をスクリーニングするために行われる．

出生前診断は，胎児からはがれ落ちた細胞が浮遊する羊膜内の羊水を採取する羊水穿刺検査を含む．羊水からの細胞は，ダウン症などの染色体異常の有無を調べるために検査される．

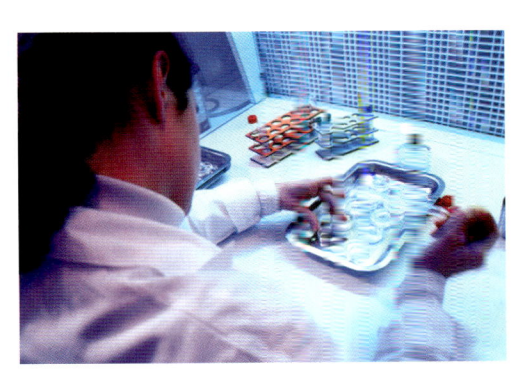

着床前診断
重篤な遺伝性疾患を発症するリスクが高いときには，一部の国では胚芽の段階で検査を行い，健康な胚芽のみを胚移植する着床前診断が行われている．

「救世主」きょうだい
時に，重篤な致死的疾患，たとえばダイアモンド・ブラックファン貧血のような疾患をもつすでに存在する子どもを救命するための，いわゆる「救世主」きょうだいを得るために胎芽の選択が行われることがある．着床前診断の技術を用い，疾患に罹患していない，将来，臓器移植可能な組織適合性のあるきょうだいを選択し胚移植する．弟妹が誕生したら，臍帯血中の幹細胞を分離し，疾患を発症している兄や姉に骨髄移植する．

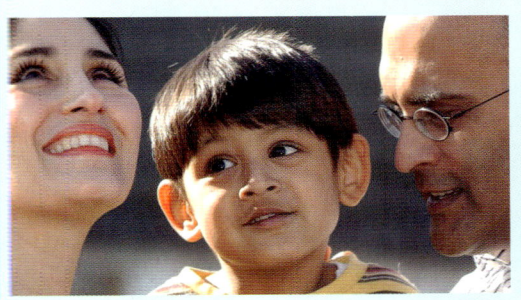

救命のための命
2003年にザイン・ハシュミ（写真）の両親は英国でβ-サラセミアのために衰弱したザインを救うため，組織型（HLA型）の一致した弟妹を得ることを認める裁判所の判例を勝ち取った．

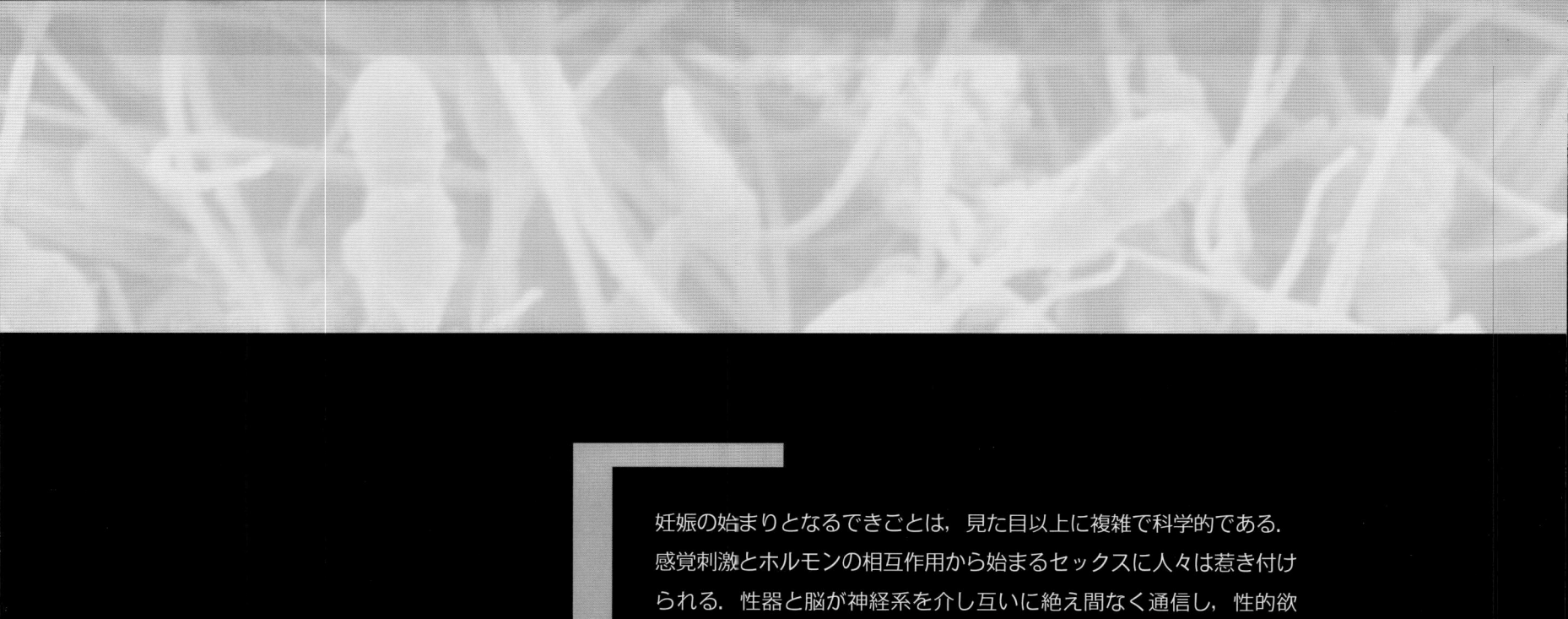

妊娠の始まりとなるできごとは，見た目以上に複雑で科学的である．感覚刺激とホルモンの相互作用から始まるセックスに人々は惹き付けられる．性器と脳が神経系を介し互いに絶え間なく通信し，性的欲求，性的興奮，オーガズムへと続く．人は，ただ生殖のためだけでなく，喜びのためにセックスをする点でほかの多くの動物とは異なって

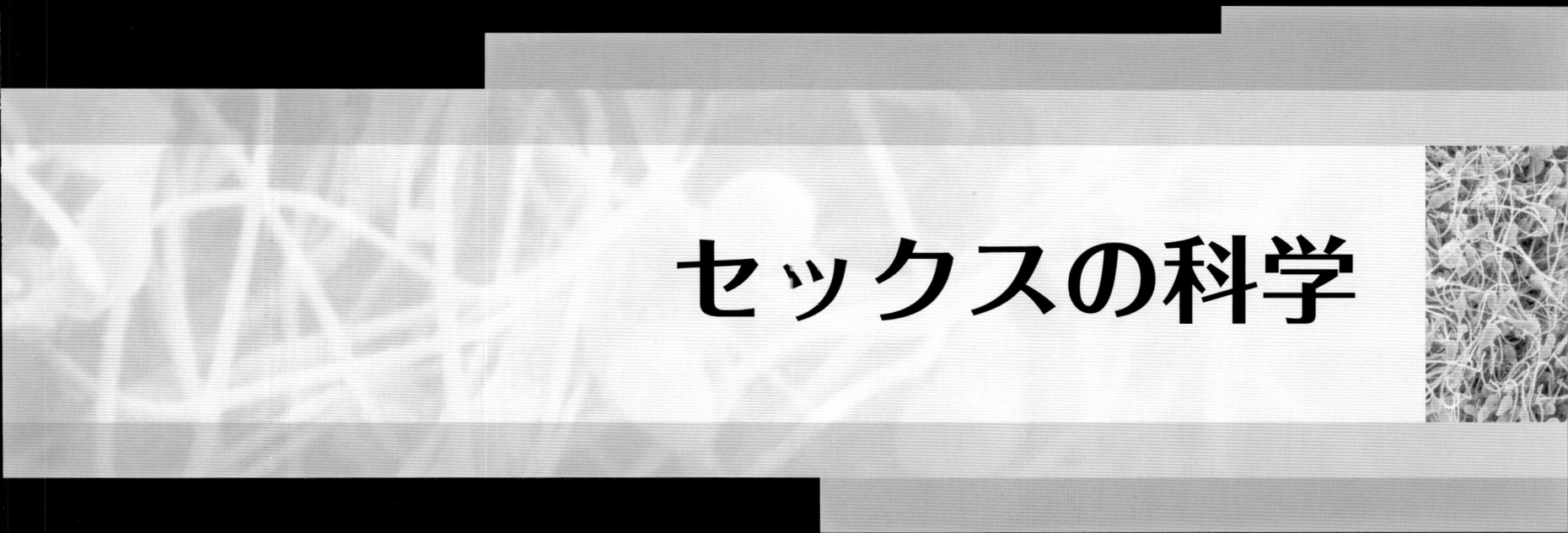

セックスの科学

セックスの進化

「セックス」という言葉は，男性と女性という「性別」と，「生殖のための行為」を意味している．進化はセックスのこの両方の定義に関係している．進化によって，種はその環境に適応して，最大限に拡がり，その結果遺伝子を残すことができる．

セックスとは？

人の性別は外性器から明らかだが，多くの生物では，性は性染色体か性細胞（配偶子）の大きさで判別することができるだけである．生物の進化の初期には同じサイズの性細胞だったが，女性は通常，もっとも大きな性細胞（卵子）をもち，男性の性細胞（精子）は小さい．精子のような配偶子はより小さく，より泳ぐスピードが速いほうが有利だとわかったので，そのように進化したと考えられる．そして，もう一方の卵子は同じ家系の子孫を残すために大きくならなければならなかった．

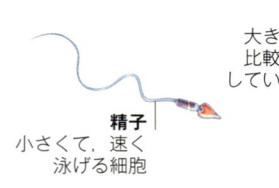

卵子
大きくて，比較的静止している細胞

精子
小さくて，速く泳げる細胞

性細胞の相対的なサイズ
ある種（たとえばイースト）では，いまだに同じ大きさの配偶子の結合によって繁殖する．しかし，進化した多くの生物では男性の性細胞に比べて，女性の性細胞は非常に大きい．

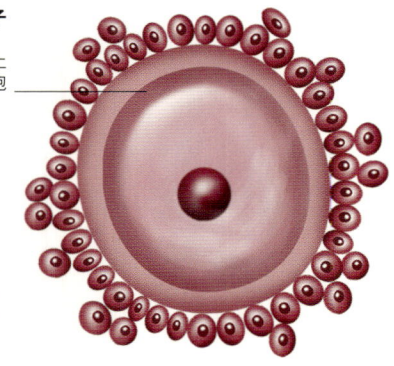

なぜセックスをするのか？

セックスをする主な理由は，私たち自身の新しい遺伝子的複製をつくることである．子どもをつくることは自分の遺伝子を残すただ1つの方法である．多くの動物は，繁殖期だけセックスをする．また，人間やイルカのような種では，楽しむためにセックスをする．この人間の本能は，太古の昔，赤ちゃんを1人で面倒を見るのが大変だったので，男性と女性を男女のカップル（つがい）として結び付けるために発達したのかもしれない．セックスは，下垂体からのオキシトシンの放出の引き金となる．このオキシトシンというホルモンは一対の男女のきずなにとって重要な役割を果たす．

遺伝子のコピー
子どもは親の遺伝子を存続させるただ1つの方法である．それでも，2人の両親はそれぞれ自分の遺伝子のわずか50パーセントしか与えることができない．

快楽のためのセックス
人間は，進化の歴史の中で快楽のためのセックスを行ってきた．芸術的描写は，この古代のギリシアの官能的な場面のように一般的である．

精子の競争

女性だけが，子どもが自分のものであると保証することができる．男性には，そのような保証はできない．男性が受精させるチャンスをものにするためには，自分の精子がほかのライバルより性能がよくなければならない．ある生物（ある種の蝶など）では，2種類の精子を生産する．受精する精子と，それが進むのを手伝う精子（アクセサリー精子）である．より多くの精子を生産することも，受精の成功を助けることになる．活発にセックスをする種ではより多くの精子を生産するので，より大きな精巣がある．ヒトはほかのいくつかの類人猿（たとえばゴリラ）より性行動が活発なので，ヒトの男性はオスのゴリラと比べて大きな精巣がある．

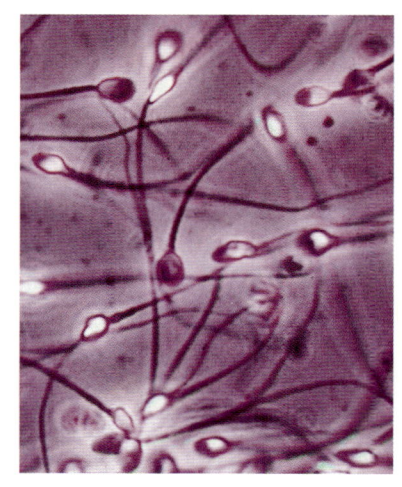

生存競争
通常，人の精液1 mLには1,500万以上の精子が含まれる．おのおのの精子は卵子を受精させるために競争し，そして，もっとも優れた精子だけが勝つ．

半陰陽

まれなホルモンの障害により，男性のようにも女性のようにも見える，男女の性器を併せ持つ人がいる．しかし，生殖のために性器の両方を使えるわけではない．真の半陰陽（両性具有）ではオスとメスの生殖器があり，お互いを受精させる．これはナメクジやカタツムリのように，単独で生活し他とめったに会わない生物では進化の賜物である．そしてそのような両性具有の生物どうしの1つの出会いは，生殖としては2倍のチャンスとなる．

無性生殖

ある生物は，自分自身のコピーをつくることによって，無性生殖で繁殖する．無性生殖にはさまざまな方法があるが（右図参照），各方法において受精は不要で，有性生殖よりもはるかに速く繁殖する．子孫は，両親と遺伝的に同一である．無性生殖で複製すると，環境の変化に打ち勝つための遺伝子の多様性はもたないが，それでも多くの生物にとってはよい戦略となる．ほとんど競争に直面しない，あるいはほとんど変化しない環境で生きる生物にとって，無性生殖は最適な方法である．

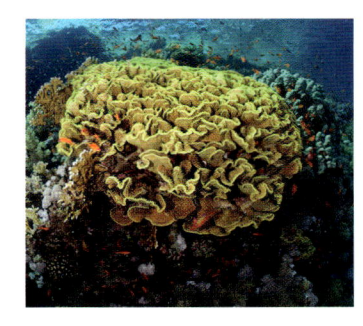

クローン
サンゴのような生物は，自分自身の正確な遺伝子的複製物（クローン）をつくることで繁殖できる．サンゴはまた，有性生殖もできる．

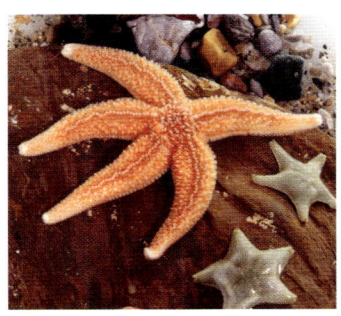

再生
これは，生物が親の断片から形成されることである．ヒトデはこの方法で再生するが，ヒトデの中心部が断片に含まれる場合だけこのように育つことができる．

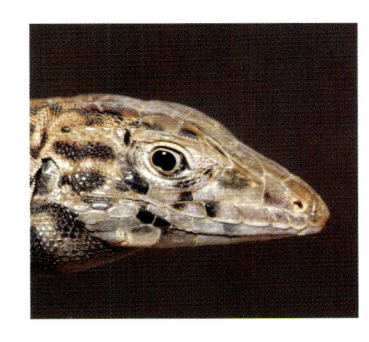

単為生殖
無性生殖の一形態．単為生殖では，オスの精子との受精をせずに，メスの卵から子どもが成長する．ウィップテイルトカゲは，この方法で繁殖する．

長所と短所

無性生殖は単細胞の生物（たとえばバクテリア）でもっとも一般的である．多くの植物と真菌がそうだが，ウィップテイルトカゲのような大きな生物でも用いられる方法である．

長所	・相手を探す必要がない ・エネルギーを新しい複製をつくることに集中できる ・速い繁殖の方法である ・元の遺伝子は，受精によって希釈されない
短所	・遺伝的変異をしない（悪い遺伝子も残留する） ・環境の変化に適合しない

有性生殖

オスとメスが受精を通して性細胞に含まれる遺伝子を結合させるとき，有性生殖が起こる．これは，性器を挿入するセックスを必ずしも含まない．ある魚類の性細胞は，メスの体の外の水中で結合する．すべての性細胞は半数体だが，それは染色体のちょうど半分をもつことを意味している．性細胞は，二倍体接合子をつくるためにその片割れと組み合わさる．有性生殖で子孫をつくることは，膨大な遺伝子の変化を伴い，そして自然淘汰が起こるのを可能にする．環境が変わると，新しい環境で役に立つ遺伝子をもつ個体は適応して生き残るが，そうでない個体は次々に死んでいく．これは，有性生殖をする生物のほうが，時間とともに進化することができることを意味する．

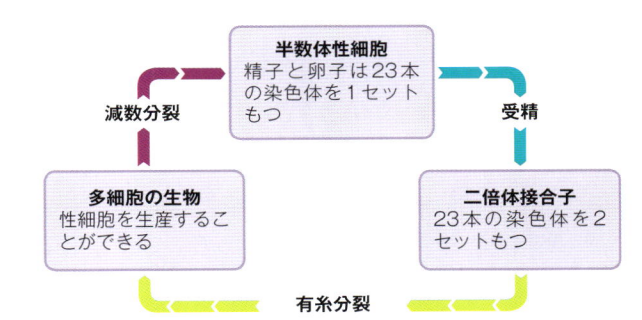

半数体性細胞
精子と卵子は23本の染色体を1セットもつ

多細胞の生物
性細胞を生産することができる

二倍体接合子
23本の染色体を2セットもつ

（減数分裂 → 受精 → 有糸分裂）

性細胞の結合
46本の染色体をもつ親の細胞は，減数分裂によって23本の染色体をもつ半数体性細胞に分かれる．それぞれの親からの1つの性細胞は結合し，二倍体の子どもの細胞をつくる．その細胞は有糸分裂によって分裂し，生物となる（p.50-51参照）．

乳糖耐性
人が乳製品を消費することは最近の歴史で始まったばかりである．原始の社会では一部の人々だけが，乳糖（乳に含まれる糖分）を消化できる遺伝子をもっていた．人が酪農動物を飼育し始めたとき，この遺伝子をもっている人々は繁栄し，乳糖が消化できる遺伝子が一般的になっていった．伝統的に酪農動物を飼育してこなかった社会では，一般的に乳糖不耐症がよく見られる．

長所と短所

有性生殖は，現在の生物の生殖の主な形態である．それは，生物の世界では主流だが，例外もある．

長所	・2人の両親は，遺伝的変異を引き起こす ・種は，簡単に彼らの環境の変化に適応する ・遺伝病のチャンスが少ない
短所	・相手を見つけるのに時間がかかる ・受精が成功しないこともある ・両親は，自分の遺伝子の50％しか伝えられない

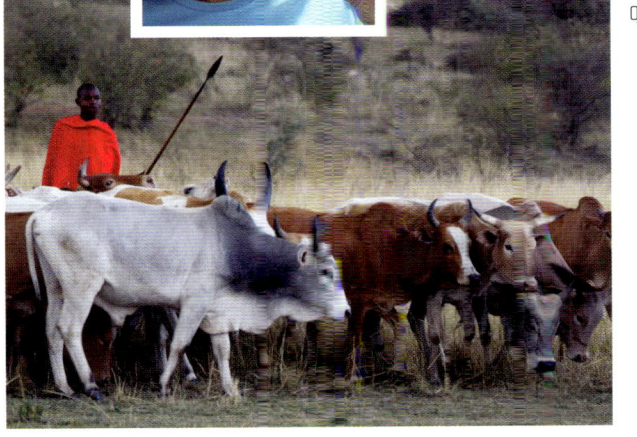

受精
この電子顕微鏡写真は，オタマジャクシのような精子が，非常に大きな卵子を囲んでいるところである．精子の頭が，卵子に進入しその核と融合するとき，卵管の中で受精が起こる．

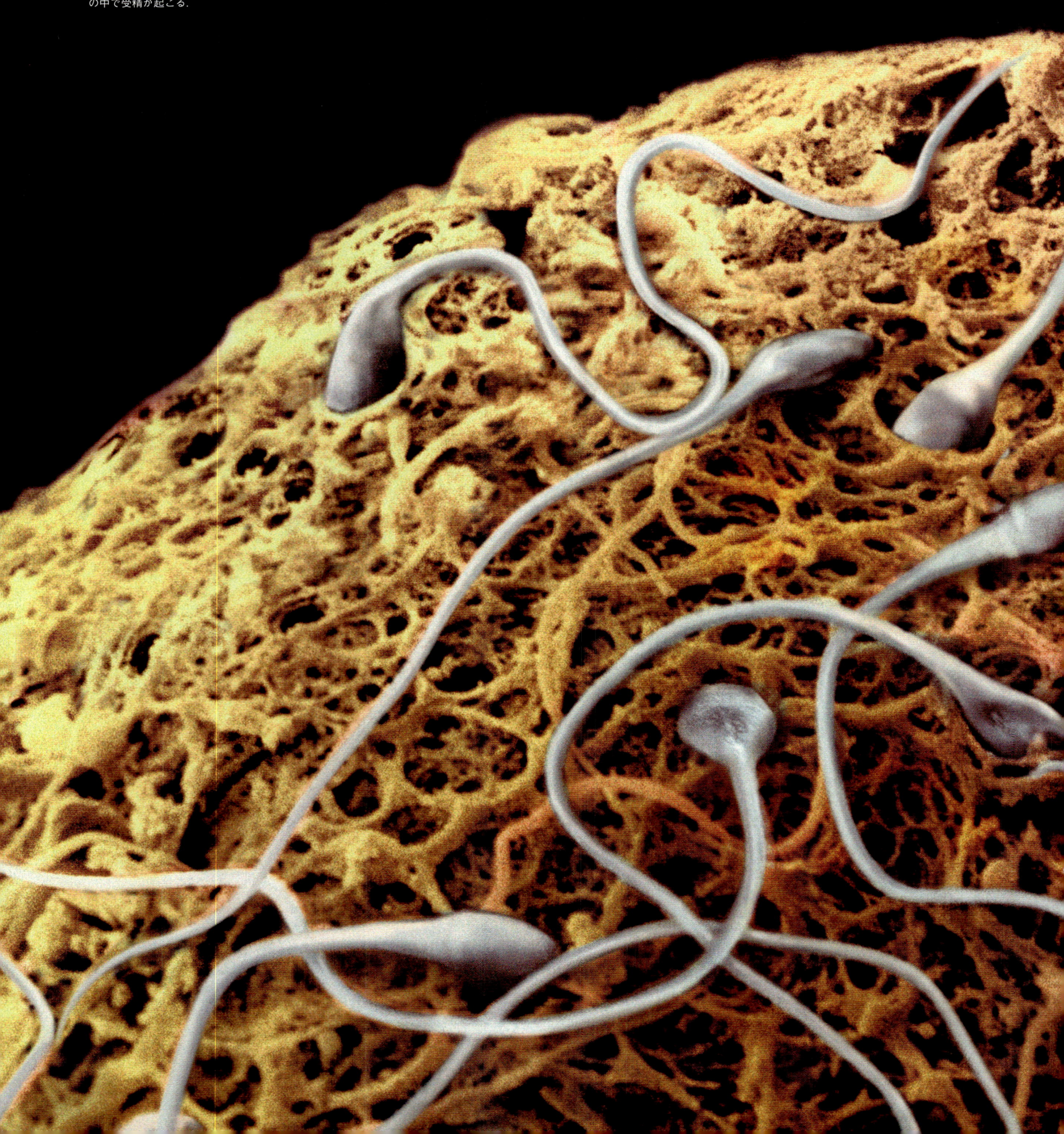

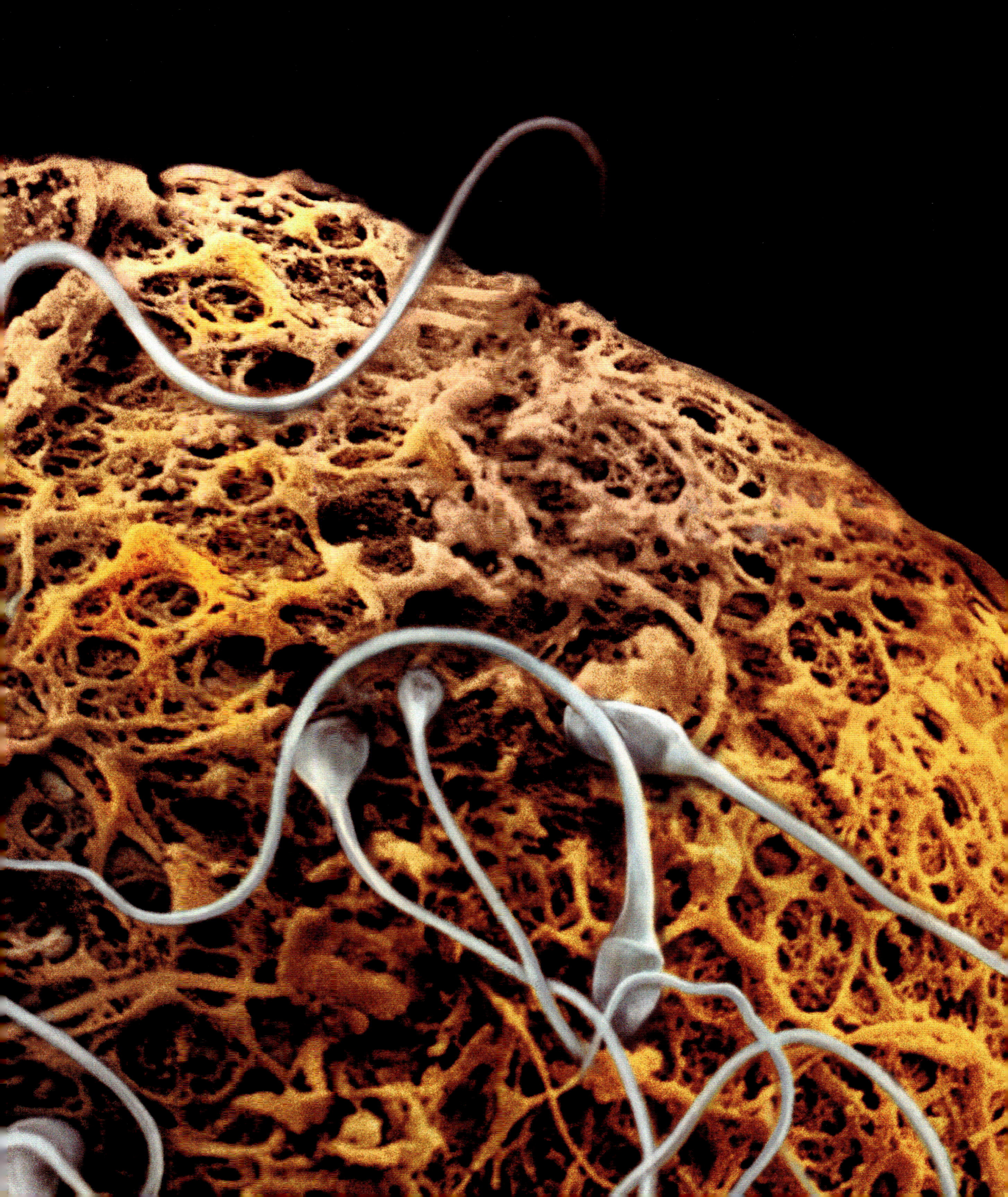

魅力

性的に惹かれることは，説明しがたい本能だと言われている．多くの要因の相互関係がこの一見不可解な化学の背後に存在している．化学的な合図（フェロモンと思われる）は，われわれがほかの人に惹き付けられるように仕向けるホルモンの影響や，視覚的な合図や，まだ解明されていないほかの要因を増強させる．

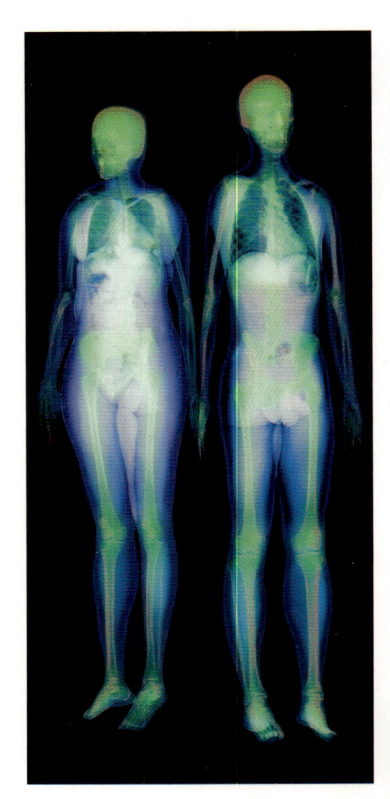

出会いのシステムは，どのように外見に影響を及ぼすか

生物が生きる環境は彼らの出会いのシステムに大きな影響を及ぼした．そしてそれは次に，外見にも強く影響した．多くの生物の環境では，多数のメスの群れが，1匹のオスによって守られている．これらのオスには，しばしばメスより大きくて，ほかのオスとメスを得るために戦う武器（たとえば大きな枝角）が備わるようになった．環境要因で大きな群れをつくらないとき，さらに戦いにメリットがないとき，ある種のオスは「好き」というサインと，目立つ身体的な特徴（たとえば色のついた羽）を見せてメスを惹き付ける．

体の大きさ
とくに相手を選ばないようなシステムや，人間のように，長期間同じ相手と添い遂げるシステムでは，男性と女性の外観は類似している．

気を惹くこと
孔雀の尾羽にライバルよりも多くの「目点」があれば，オスが遺伝的に適合して，よい遺伝子をもっていることをメスに合図していることになる．

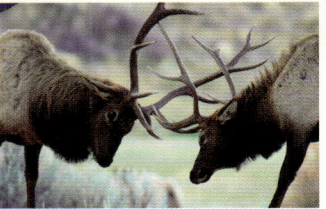

武器
オスの鹿はメスを得るために競争する．オスがライバルの出現によって逃げなければ，激戦が起こる．

表現的同類交配

表現的同類交配とは，類似した特質がある仲間を選ぶという生物の傾向である．人は潜在意識で，このようにパートナーを選び，外観と知的能力が類似している人々どうしがしばしばカップルをつくる傾向がある．それが長期の安定した関係を推進するので，人はこの本能をもつように進化したかもしれない．
両親そろって子どもの世話をすれば，子どもたちには生き残るチャンスが増えたので，このことは人の進化の歴史の始めから重要であった．

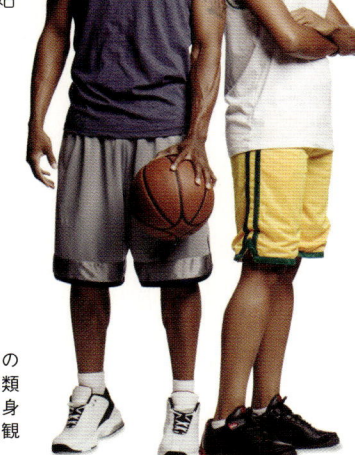

身体的な類似点
表現的同類交配は1組のパートナー間の身体的な類似点（たとえば人種や身長）を見つけることで，観察できる．

月経周期と相手の選択

月経周期の間のホルモン変動は，女性が男性の魅力を評価する方法に影響を及ぼす．もっとも受胎しやすい期間（排卵のあたり）には，女性は，自分とはまったく遺伝的に異なる非常に男性的な特徴をもつ男性に惹き付けられる傾向がある．そういった男性に惹き付けられるのは，無意識のうちにそのような男性となら遺伝子的にもっとも適合した「子ども」をつくれるからだと考えられる．しかし，月経周期のほかの時期では，女性は遺伝的に類似し，男性的でもなく，どんな子どもの世話でも一緒にやってくれそうな男性に惹き付けられる傾向がある．したがって女性は，遺伝子に適合した男性的な男性とセックスして，より愛情深い男性と長期の関係性をもつように進化したようだ．

排卵と惹き付ける力
この電子顕微鏡写真では卵子（ピンクで彩色されている）が放出される排卵の瞬間を示す．排卵の時期は，女性は潜在的にもっとも遺伝子の組み合わせのよい，子どもの父親としてふさわしい男性に惹き付けられる．

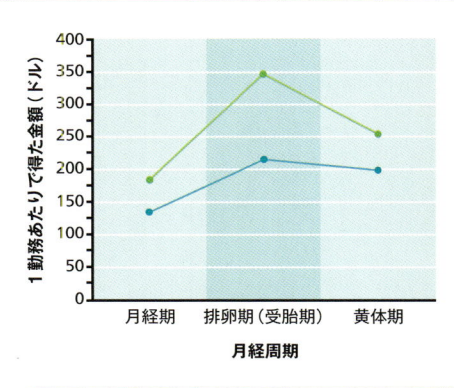

「隠された」排卵
この調査は，ラップ（訳注：男性の膝の上で踊るストリップダンス）のダンサーが，排卵期あたりではより高額のチップを得ていることを示している．男性は女性の排卵期あたりの微妙な行動の変化で，受胎期であるかどうか判断できることを示唆している．

凡例
― 経口避妊薬を服用していない女性
― 経口避妊薬を服用している女性

（グラフ：1勤務あたりで得た金額（ドル）／月経周期／月経期・排卵期（受胎期）・黄体期）

経口避妊薬の影響

経口避妊薬（ピル）は排卵を抑制する．このことは経口避妊薬が排卵の時期に，女性が遺伝的に似ていない男性的な男性に惹かれる微妙な合図が妨げられることを意味する．その長期的影響はまだわかっていないが，女性がより自分と遺伝的に類似している男性との子どもを産むようになるのかもしれない．仮定として子どもが遺伝的に適合していないという結果に結び付くかもしれない．そして，女性が経口避妊薬を飲むのを止めたら，今度は彼女がパートナーを違う目で見てしまうために，カップルの関係に影響が出るかもしれない．

フェロモン

フェロモンは，同種の生物がコミュニケーションするために出す化学物質である．ある動物は，自分の縄張りを特定するためにこれを利用する．アリはほかのアリに食物のありかや危険を知らせるためにフェロモンを出す．フェロモンは，交尾にも関係している．フェロモンはヒトを含む多くの種で，メスが交尾の準備ができている合図となる．ある調査によると，男性は，排卵している女性の衣服に惹きつけられることがわかっている．フェロモンによって，自分自身と遺伝的に異なる潜在的な相手に惹き付けられるのかもしれない．フェロモンにより，将来の子孫に最大の遺伝的多様性をもたらす可能性がある．

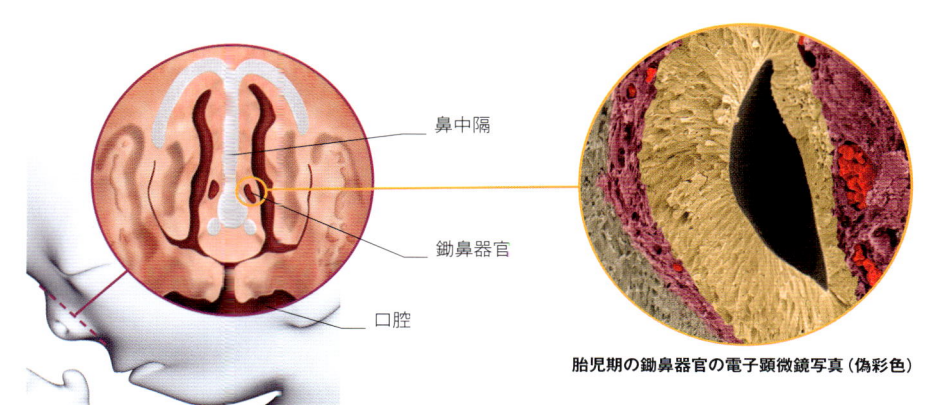

胎児の鼻腔の横断面

鼻中隔／鋤鼻器官／口腔

胎児期の鋤鼻器官の電子顕微鏡写真（偽彩色）

鋤鼻器官

多くの動物は，鼻の中の鋤鼻（じょび）器官を使ってフェロモンを感じる．人ではこの器官は胎児期だけ存在する．その後は発達につれて退化すると考えられる．

顔の対称性

顔の特徴は，男性はより男性的か，女性はより女性的であるかによって魅力的と評価される．潜在意識の中では，顔の対称性は，男らしさまたは女性らしさに影響を及ぼしている．顔がより対称性の高い人々と，性別に特有の顔の人々では，健康上の問題がより少ないと報告されており，顔の特徴は健康状態を示すシグナルとなる場合がある．「高品質（より多くの交合ができる）」な男性（女性）だけが，左右対称の顔で，より男性的（女性的）に見える特徴を備えている．

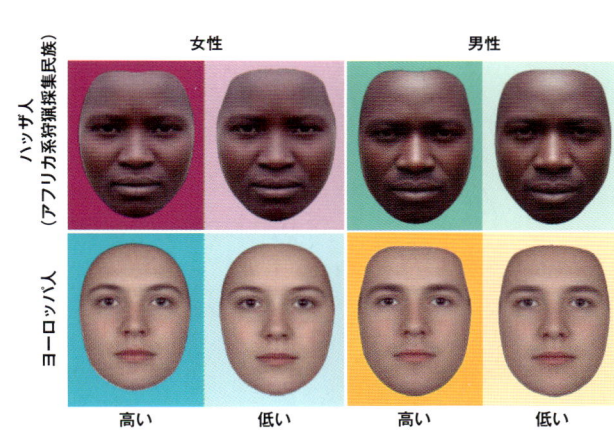

女性　男性
ハッザ人（アフリカ系狩猟採集民族）
ヨーロッパ人
高い　低い　高い　低い

顔の対称性の高低
これらの顔は，2つの民族で，左右対称性が高い顔と低い顔を合成写真で作成したものである．

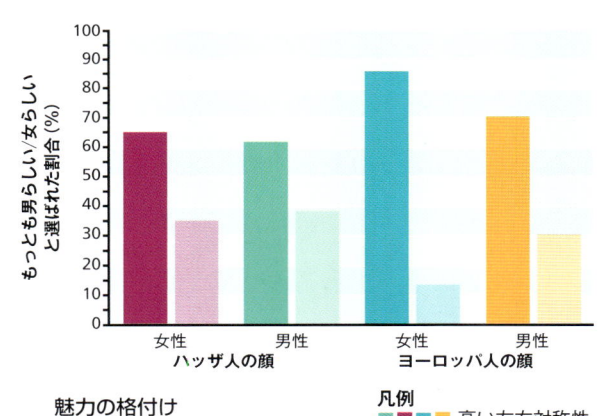

左右対称
顔が左右対称かどうかは，顔の中央線から目，顔の縁や唇の端までの距離で見る．

魅力の格付け
この研究では，左右対称性が高い顔は，低い顔よりも，より男らしい，女らしいと判定された．

凡例：高い左右対称性／低い左右対称性

ハッザ人の顔　ヨーロッパ人の顔

セックスの科学 / 欲求と興奮

欲求と興奮

性的な欲求と興奮は、セックスの意識的な前ぶれである。これらの基本的な人の本能を経験するには、脳、神経系とホルモンの複雑な相互作用を必要とする。そして、それは感覚的、身体的な刺激による体の反応を調整している。

何が欲求を誘発するか？

性的な欲求は、多くの感覚的なきっかけの複合的な作用によって高動される。普通、視覚、嗅覚、音、感触などすべてが（味覚でさえ）欲求を誘発するのを助けている。刺激は末梢神経系によってとらえられ、脳の体性感覚皮質に、神経インパルスが送られ、私たちがこれらの感覚を「感じる」。また、一般的に辺縁系としてそれもち知られている脳のいくつかの領域が関与し、「想像力」と「思考」は、性的欲求において重要な役割を演じる。ひとたび感覚と想像力が刺激されれば、脳の関連した領域からのインパルスは視床下部に達し、性的な欲求と興奮の感情をもたらす。

キス

キスは、欲求の非常に有効なきっかけとなる。唇および舌（重要な性感帯）を使い、体が近付き触れ合うこととなり、触覚、味覚、嗅覚を活性化する。

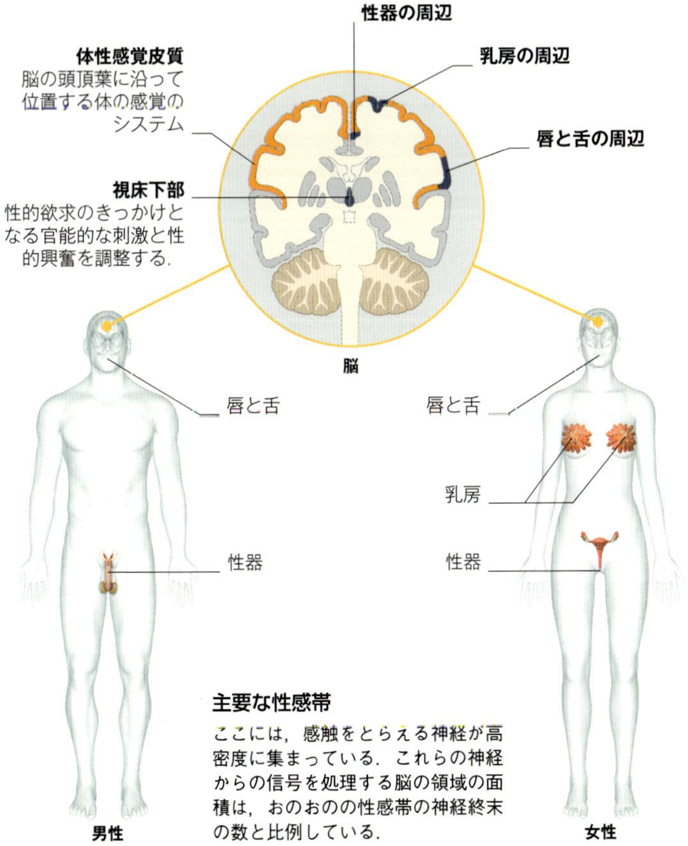

主要な性感帯

ここには、感触をとらえる神経が高密度に集まっている。これらの神経からの信号を処理する脳の領域の面積は、おのおのの性感帯の神経終末の数と比例している。

- 性器の周辺
- 乳房の周辺
- 唇と舌の周辺

体性感覚皮質 脳の頭頂葉に沿って位置する体の感覚のシステム

視床下部 性的欲求のきっかけとなる官能的な刺激と性的興奮を調整する。

性的欲求の変動

性的な欲求のレベルは、一生を通じて変動する。変動には、多くの原因（ホルモン的や精神的な要因を含む）がある。女性の場合、性的欲求のレベルは、月経周期のホルモンの周期的変化に伴って変動する。

テストステロンというホルモンも、男性と女性の両方にとって、性的な欲求と関連がある。性的な欲求の感情は、テストステロン濃度が最初に上がる思春期の後に急激に増加する。しかしながら、それらは年齢とともに下がる。男性のテストステロンの濃度は、30代の中ごろにピークに達し、その後ゆっくり減少する。女性においては、すべての性ホルモンの濃度は、閉経後に激減する。

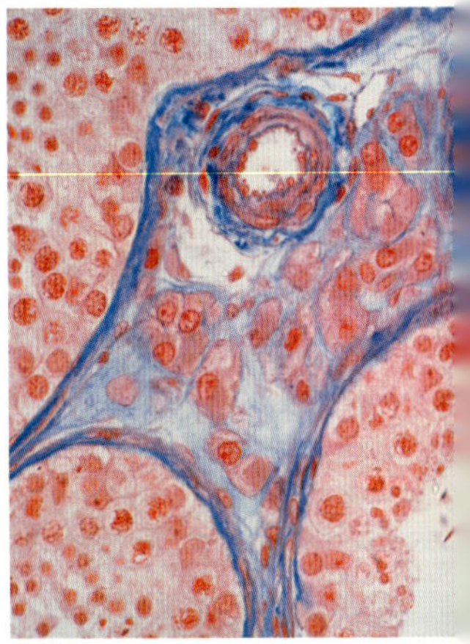

分泌

テストステロンは男性では精巣の細胞（この光学顕微鏡写真のピンク部分）から分泌され、女性では、卵巣から分泌される。

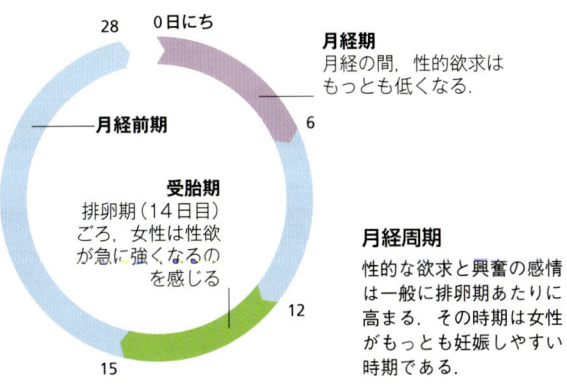

月経周期

- 月経期 0〜6日ごろ 月経の間、性的欲求はもっとも低くなる。
- 月経前期 6〜12日ごろ
- 排卵期 12〜15日ごろ 排卵期（14日目）ごろ、女性は性欲が急に強くなるのを感じる
- 受胎期 15〜28日 性的な欲求と興奮の感情は、一般に排卵あたりに高まる。その時期は女性がもっとも妊娠しやすい時期である。

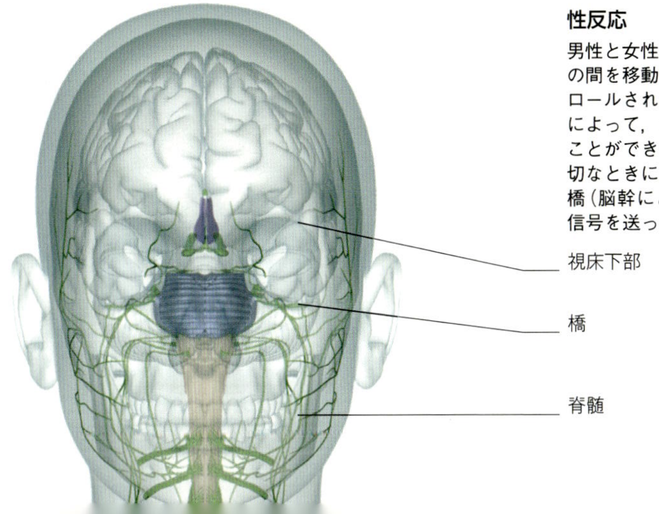

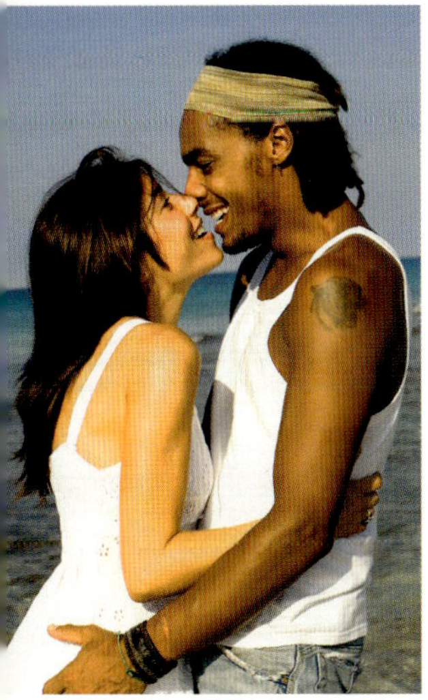

性的興奮を伝える経路

性的な興奮は感覚神経と、副交感神経および交感神経系（体の内部の機能の恒常性を保っている自律神経系の一部）によって、脳と性器の間を伝わる。信号は視床下部によって調整され、視床下部から脊髄をくだって副交感神経によって性器へ送られ、性器の興奮を引き起こす。性的興奮は性器から脊髄まで感覚神経を通り、性の快感のメッセージを伝える。また、脳幹（脳幹にある）は交感神経を通じて性的興奮を高め、さらに興奮を盛り上げる脳への信号を強めるために、副交感神経に直接作用する。交感神経が引き続き、オーガズムを引き起こす臨界点に到達するまで、この動きは続けられる。勃起組織の充血を強め、射精を引き起こす。

凡例
- 交感神経
- 副交感神経
- 陰部神経

性反応

男性と女性の両方とも性的興奮は脊髄と脳の間を移動するインパルスによってコントロールされる。神経信号の複雑な相互作用によって、オーガズムの最高地点に達することができる興奮にまで導く。また、不適切なときに性的興奮を起こさせないために、橋（脳幹にある）は交感神経を通じて抑制信号を送っている。

- 視床下部
- 橋
- 脊髄

1 脳の信号
視床下部からのインパルスは、性器の興奮を高めるために脊髄を下り、快感信号を脳で中継される抑制する信号を、橋に送る。

充血

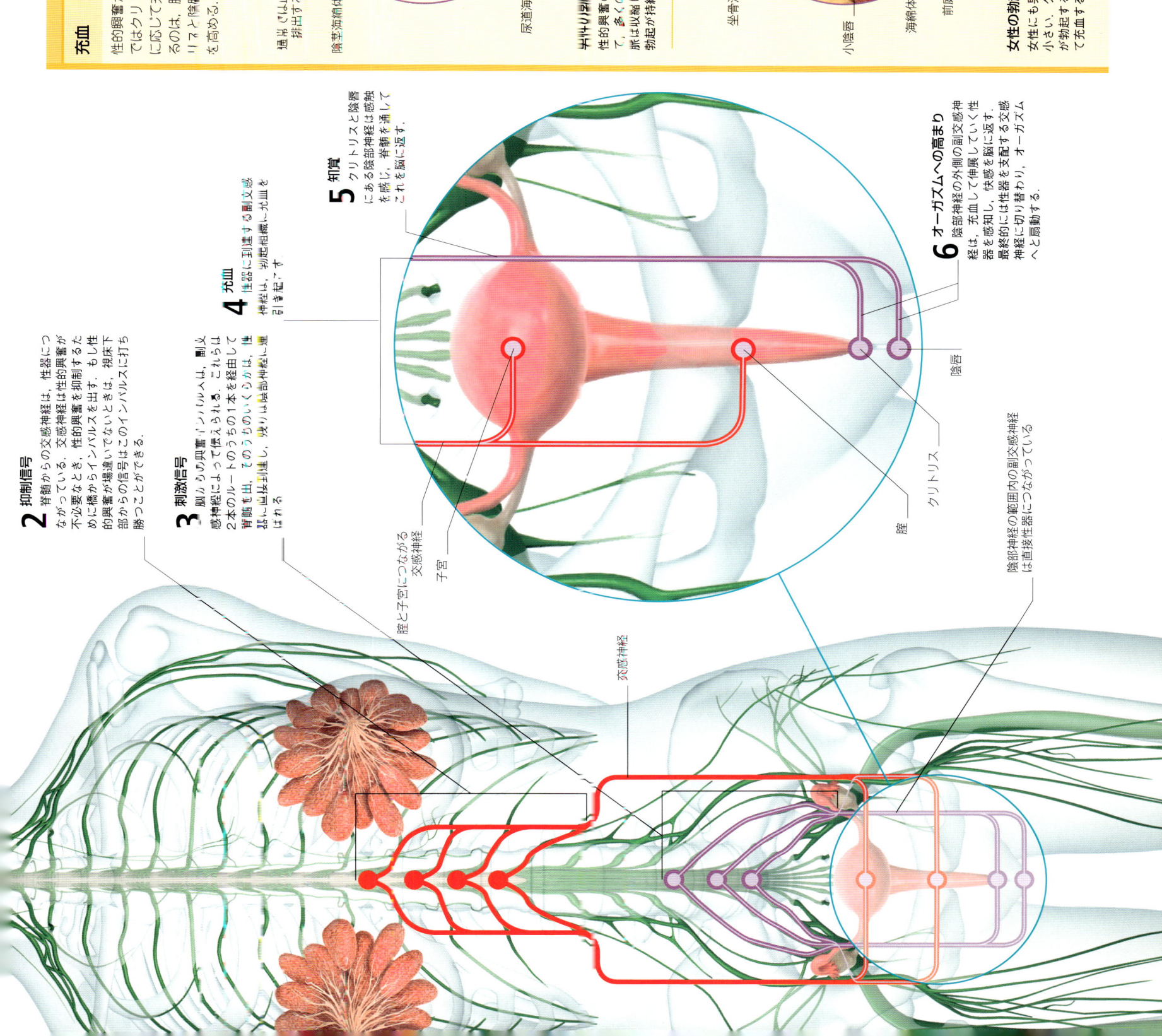

性的興奮が始まると、勃起組織（男性ではペニス、女性ではクリトリスと陰唇）は副交感神経から送られる信号に応じて充血し始める。ペニスが充血して硬くなるのは、膣へ挿入するために必要だからである。クリトリスと陰唇の充血は、女性がセックスからケアから経験する快感を高める。

半サイズ断面組織

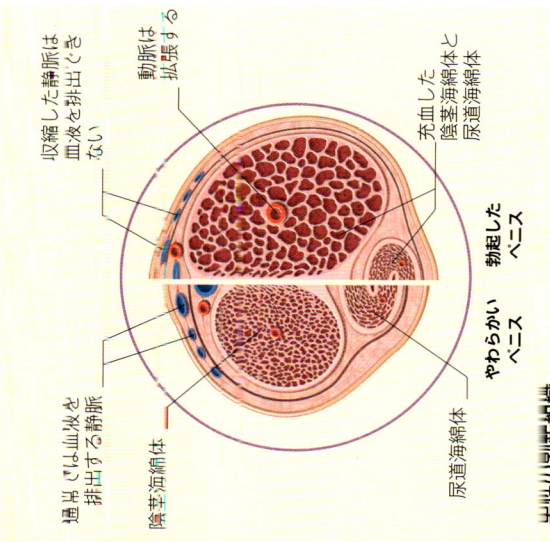

性的興奮の間、ペニスへ流れ込む動脈は拡張する。そして、多くの血液がスポンジ状の勃起組織を充血させる。静脈は収縮し、血液がペニスから戻らないようにすることで勃起が持続する。

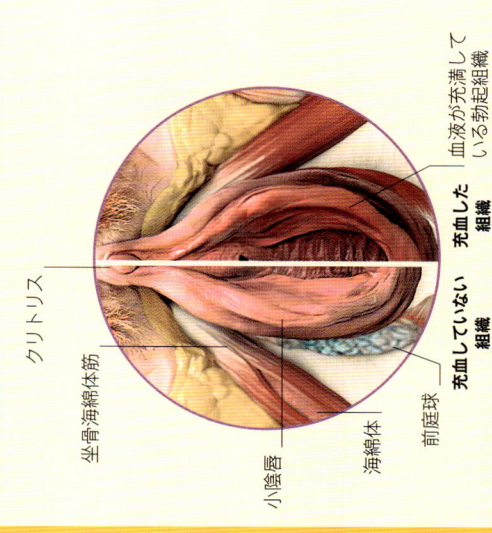

- 動脈は拡張する
- 収縮した静脈は血液を排出しない
- 充血した陰茎海綿体と尿道海綿体
- 勃起したペニス
- やわらかいペニス
- 過剰ではない血液を排出する静脈
- 陰茎海綿体
- 尿道海綿体

女性の勃起

女性にも男性と同様な勃起（充血）組織があるが、非常に小さい。クリトリスにある海綿体が充血するとクリトリスが勃起する。外性器全体（バルバ）もまた性的興奮によって充血する。

- クリトリス
- 坐骨海綿体筋
- 小陰唇
- 海綿体
- 前庭球
- 充血していない組織
- 血液が充満している勃起組織
- 充血した組織

---

2 抑制信号
脊髄からの交感神経は、性器につながっている。交感神経は性的興奮を抑制するため、不要なときインパルスを出す。もし性的興奮が橋から場違いでないときは、視床下部からの信号はこのインパルスに打ち勝つことができる。

3 刺激信号
脳からの興奮インパルスは、副交感神経によって伝えられる。これらは2本のルートのうちの1本を経由して脊髄も出し、そのうちのいくつかは、性器に到達する。残りは腸骨神経に連結し、勃起性組織に流血を引き起こす

4 充血
性的に到達する副交感神経は、充血して性的組織、勃起組織に流血を引き起こす

5 知覚
クリトリスと陰唇にある陰部神経の感触を感じ、脊髄を通しこれを脳に返す。

6 オーガズムへの高まり
陰部神経の外側の副交感神経は、充血して伸展していく性器を感知し、快感を脳に返す。最終的には性器を支配する交感神経に切り替わり、オーガズムへと扇動する。

- 膣と子宮につながる交感神経
- 子宮
- 交感神経
- 陰部神経の範囲内の副交感神経は直接性器につながっている
- クリトリス
- 膣
- 陰唇

性行為

人は，受精ならびに肉体的な快楽や情緒的な結び付きを深めるために性交を行う．ほかの多くの動物は，対照的に，純粋に生殖のためだけに性交を行う．

性交

性交は，通常ペニスを腟に挿入することを含む．ペニスが容易に痛みなく腟の中に入るためには，ペニスが勃起し，腟は十分に濡れている必要がある．腟の腺からの分泌物は挿入を円滑にし，ペニスにある，尿道球腺（カウパー腺）などの付属性腺の分泌は，尿道をなめらかにする．ペニスの先端部（陰茎亀頭）には，何百もの感覚神経終末があり，ペニスが腟へ出たり入ったりと動くことで刺激される．このペニスの動きは，さらにクリトリスと腟内の神経終末を刺激する．性的快感が高まると，通常オーガズムに達する．オーガズムには女性よりも男性のほうがより容易に達する．

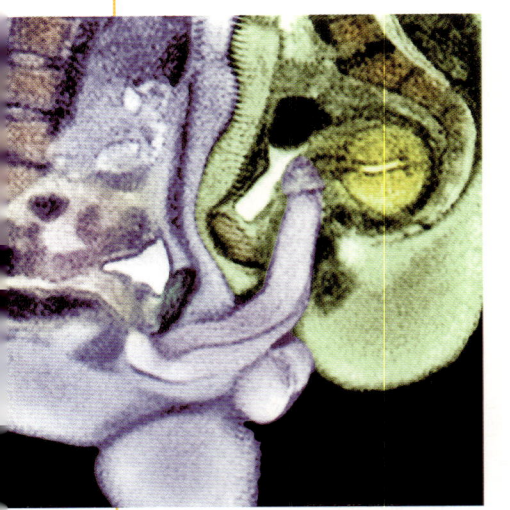

精管
精子を精巣から尿道に運ぶ

膀胱
オーガズム中，膀胱の出口は締まる

精嚢
精液の中に精子の活力源となる精嚢液を分泌する1対の腺

前立腺
精液の中に，乳白色で，わずかにアルカリ性の前立腺液を分泌する

尿道球腺
1対の腺から性的興奮時，尿道に潤滑液を分泌する

会陰筋
オーガズム時に肛門を締め，排便を防ぐ

尿道
排尿と射精の2つの役割がある導管．尿の通り道はオーガズム時は閉鎖されている．

性器の挿入
これはセックスの最中に撮影されたMRI画像である．ペニスのほとんどが腟の外にある．ペニスは挿入時にブーメラン形になることができる．

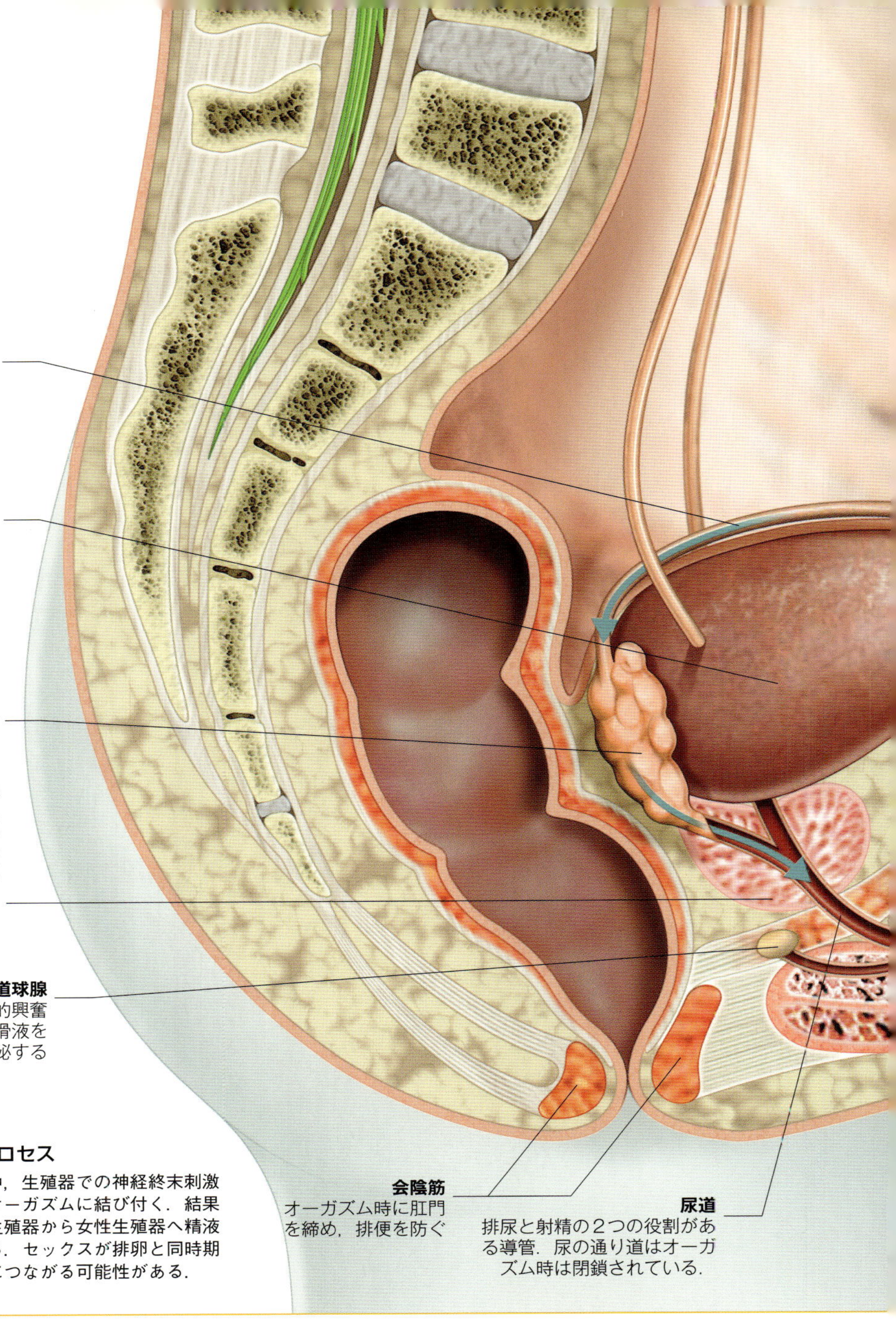

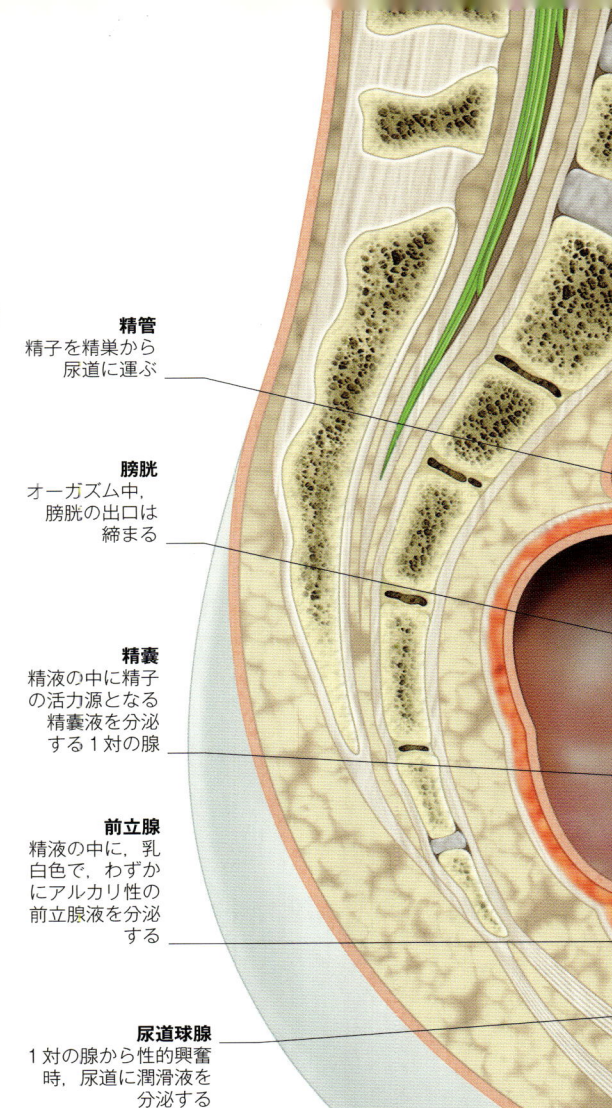

セックスのプロセス
セックスの最中，生殖器での神経終末刺激は，最終的にオーガズムに結び付く．結果として，男性生殖器から女性生殖器へ精液の譲渡が生じる．セックスが排卵と同時期であれば受精につながる可能性がある．

性反応周期

セックスには男性と女性の両方に4つの標準的な期がある．1番目は興奮期である．興奮期には，官能的な肉体的または精神的刺激が性的興奮を引き起こし，勃起組織の潤滑と膨脹が起こる．2番目は平坦期で，勃起組織が最大サイズに膨脹し，興奮が最高となる．これら2つの周期により，最終的に性反応周期の時間の長さが変わる．3番目は短く，オーガズム期である．オーガズムに到達した後は消退期で，勃起組織がやわらかくなり，男性はしばらくの間勃起することができない．

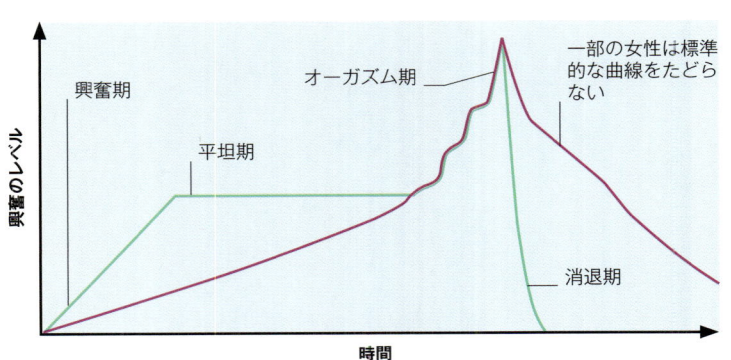

凡例
- 標準的な曲線
- 標準的な曲線からそれている女性

性的興奮
グラフは，セックスの標準的な4つの周期の曲線である（緑色）．ほとんどの人が同様に各周期を通過するが，一部の女性の性反応曲線（紫色）は，標準的な曲線から変動することがある．

ラブホルモン

オキシトシンは，下垂体から血流中に放出されるホルモンで，乳房や子宮などの臓器に運ばれる．ほかにも多くの作用があるが，オキシトシンは，性的行動，オーガズム，妊娠，陣痛，授乳，さらに人間関係にも影響を与える．カップルがセックス後に安定したつがいの絆を形成するのにオキシトシンが役立つと考えられている（p.58参照）．

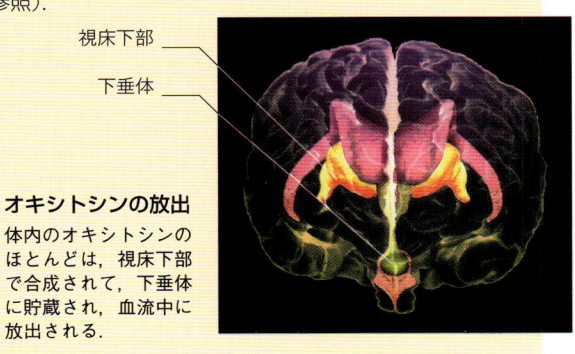

オキシトシンの放出
体内のオキシトシンのほとんどは，視床下部で合成されて，下垂体に貯蔵され，血流中に放出される．

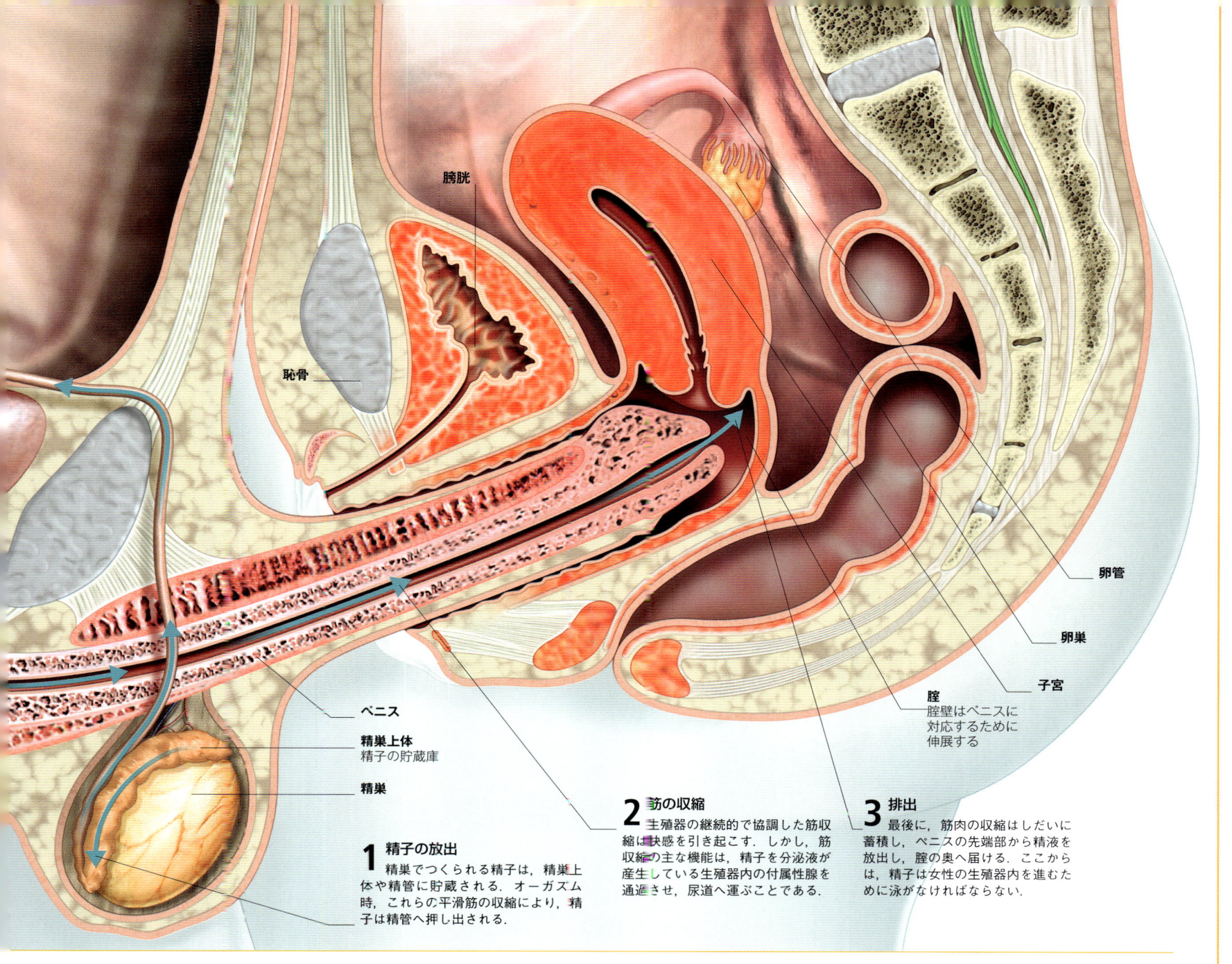

1 精子の放出
精巣でつくられる精子は，精巣上体や精管に貯蔵される．オーガズム時，これらの平滑筋の収縮により，精子は精管へ押し出される．

2 筋の収縮
生殖器の継続的で協調した筋収縮は快感を引き起こす．しかし，筋収縮の主な機能は，精子を分泌液が産生している生殖器内の付属性腺を通過させ，尿道へ運ぶことである．

3 排出
最後に，筋肉の収縮はしだいに蓄積し，ペニスの先端部から精液を放出し，腟の奥へ届ける．ここからは，精子は女性の生殖器内を進むために泳がなければならない．

オーガズム
オーガズムは，背部下方，脊髄の仙骨部にある交感神経系の活性化（p.64-65参照）によって引き起こされる性的快感が最高潮に達した状態である．これらの神経は，骨盤下部の筋肉群に作用し，筋肉をリズミカルに収縮させる．交感神経系はまた，膀胱の出口の筋肉を閉じる．その結果，オーガズム中，同時に排尿することはない．筋肉の収縮数が変動する場合もあるが，通常，オーガズムあたり筋肉の収縮数は合計10〜15回である．

女性のオーガズム時の精子
精液は後腟円蓋部で凝集し，そして精子は子宮頸部を通過し，継続して泳ぎ続けなければならない．オーガズム時の収縮は，子宮頸部を開き，卵管へ向かって精液が泳ぐのに役立つ．

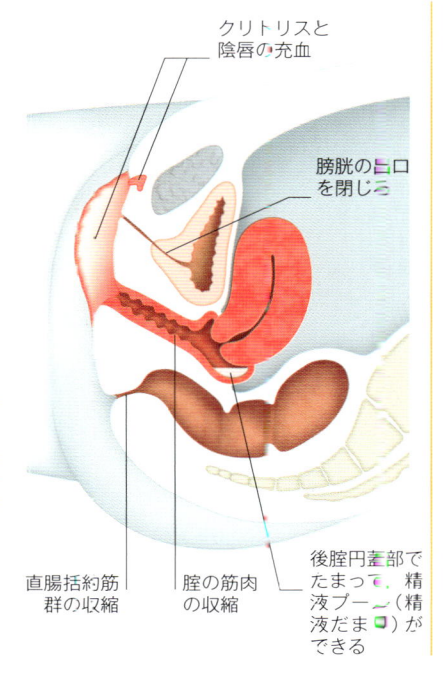

射精
男性では，ペニスの根元にある骨盤底筋群（球海綿体筋）のリズミカルな筋肉の収縮により，精液が生殖器内を前進する．精液は精子と精管の分泌液からなる．分泌液は精嚢，前立腺，尿道球腺を含む付属性腺からも分泌される．精液は，腟の酸性度を中和し，精子が泳げるようにアルカリ性である．精液はオーガズム時の第1〜7回目の収縮の間に腟上部へ排出される．精子はひとたび受精能獲得とよばれる過程で活性化されると，卵子と受精することが可能となる（p.80参照）．

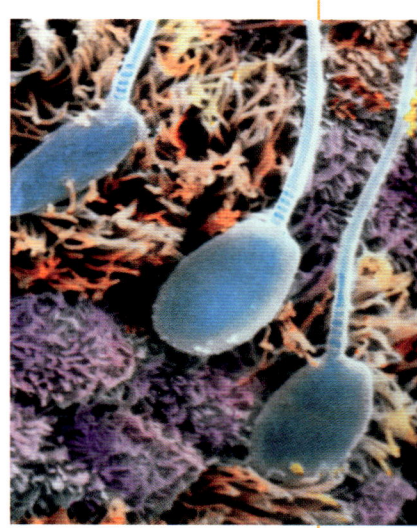

精子の旅
この偽色を付けた顕微鏡写真は，女性生殖器内の精子を示している．粘膜細胞（紫色）が，精子を包み保護するための分泌液を産生する．

避妊法

避妊法は望まない妊娠を避ける手段として，妊娠可能な世代で行われている．今日では，いろいろな方法があり，ほとんどの人々は自分に適した方法を見つけることができる．

避妊の重要性

多くの人々は避妊法のおかげで妊娠のおそれなくセックスすることができる．一方で，避妊法は世界中において女性をエンパワーする要因であり，性の健康を大きく改善した．開発途上国では，望まない妊娠を防ぐことは，女性自身が教育を受けて家庭の外で仕事を見つける機会を得ることにつながる．

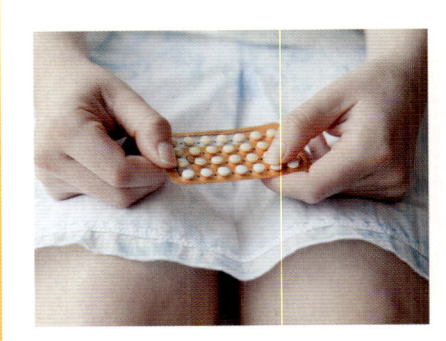

選択的妊娠
経口避妊薬やそのほかの避妊法によって，人々は快楽のためにセックスを行い，望むときに妊娠を計画することができる．

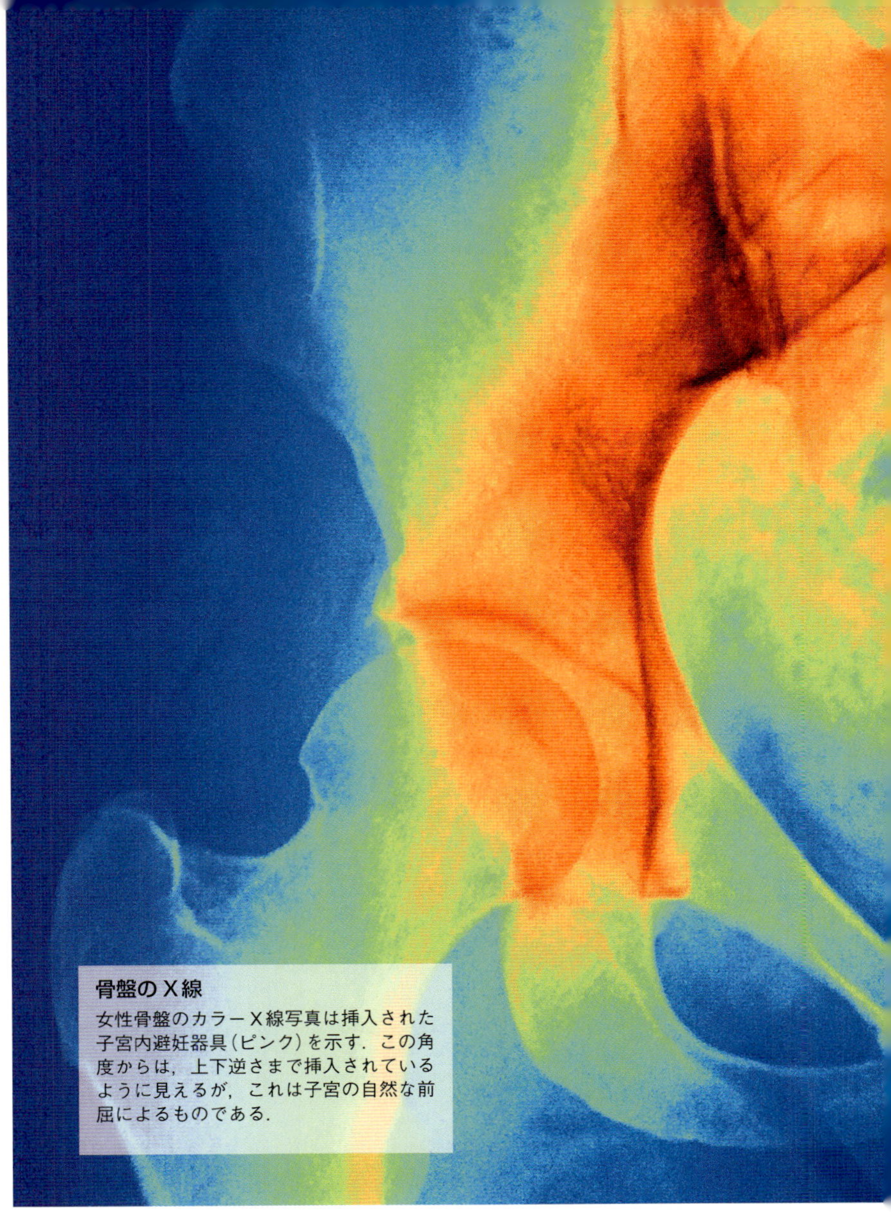

骨盤のX線
女性骨盤のカラーX線写真は挿入された子宮内避妊器具（ピンク）を示す．この角度からは，上下逆さまで挿入されているように見えるが，これは子宮の自然な前屈によるものである．

避妊の方法

腟外射精のような自然な方法や，いくつかのバリア法は何百年もの間使用されている．近代的避妊法は1960年代に広く利用できるようになり始めた．現在使用されている主な種類は，バリア法，経口避妊薬，および子宮内避妊器具（IUD）である．これらの方法はすべて，卵子と精子の受精を防ぐか，または子宮内に受精卵が着床するのを防ぐか，いずれかの避妊法である．

バリア法

精子と卵子の間に物理的な壁をつくる方法がバリア法として知られている．主な4種類は，男性用コンドーム，女性用コンドーム，子宮頸部キャップ，ペッサリー（ダイヤフラム）がある．コンドームは，通常は使い捨てだが，キャップとペッサリーは何度も使用することができる．すべてのバリア法は精子が子宮頸部を通って子宮内へ進入するのを阻止することで妊娠を防ぐ．さらにコンドームは性感染症を防ぐこともできる．バリア法は安価で簡単に使用できるため人気があるが，ほかの避妊法に比べ信頼性が低い．1年間，セックスのたびにコンドームを使った場合，100回のセックスのうち2回妊娠する機会がある．キャップとペッサリーはさらに信頼性が低い．しかし，バリア法の避妊効果は殺精子薬（精子を殺すジェル）との併用により向上する．

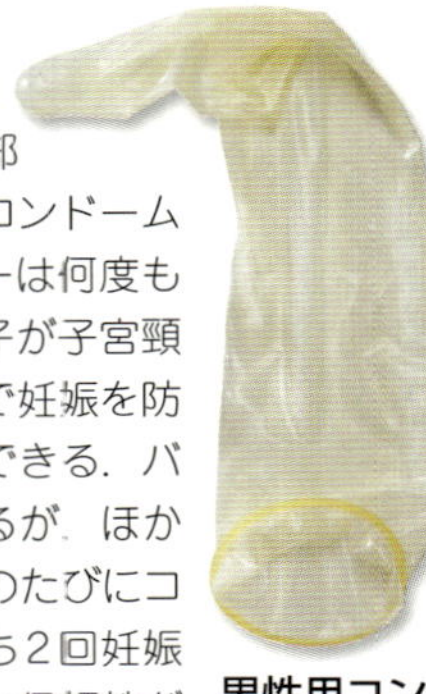

男性用コンドーム
通常男性用コンドームはラテックス製である．セックスの最中にペニスに装着して使用し，廃棄する．

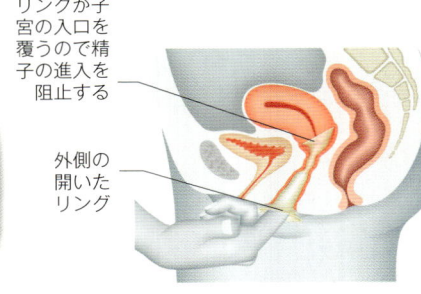

リングが子宮の入口を覆うので精子の進入を阻止する

外側の開いたリング

女性用コンドーム
薄いプラスチックまたはゴム製の袋で，2つの柔軟なリングを接続する．1つは，腟の内部深くまで挿入し，他方は外陰部の外側に出す．

子宮頸部　キャップ
子宮

キャップ

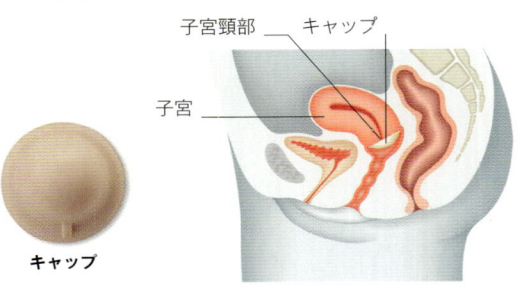

子宮頸部キャップ
ゴム製で小型の，柔軟なキャップは，腟の奥に装着する．キャップは，子宮頸部に密着し，子宮の入口で精子の進入を阻止する．

子宮　ペッサリー

腟壁

ペッサリー

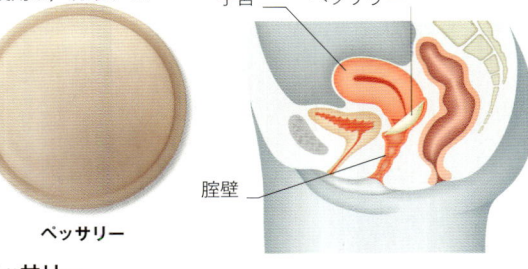

ペッサリー
ペッサリーはキャップより大きい．形はドーム型で，柔軟なリングに張られたドーム型のゴムで，腟壁に装着し，精子が子宮へ進入するのを防ぐ．

子宮内避妊器具（IUD）

IUDは，医師が挿入し，定期的に医師の診察を受ける必要がある．長期的な避妊を希望する場合，数年間挿入したままでもよい．主に銅付加IUDとプロゲステロン付加IUD（IUS）の2種類がある．どちらも，子宮からのプロスタグランジンの放出を刺激し，受精を阻止する．プロゲステロンを放出するIUDは，さらに子宮内膜を薄くし，子宮頸管粘液を増加させ，排卵を抑制する．IUDには主として受精を阻止するはたらきがあるが，着床も防ぐことができる．

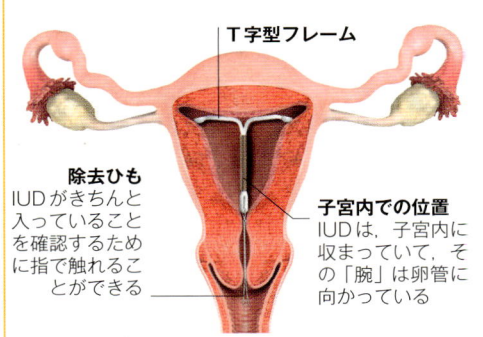

T字型フレーム

除去ひも
IUDがきちんと入っていることを確認するために指で触れることができる

子宮内での位置
IUDは，子宮内に収まっていて，その「腕」は卵管に向かっている

IUDの装着
IUDを装着する前に，子宮の大きさを小さな機器で測る．プロゲステロン付加IUDは大きい傾向にあり，出産経験がない女性への挿入がむずかしい場合がある．

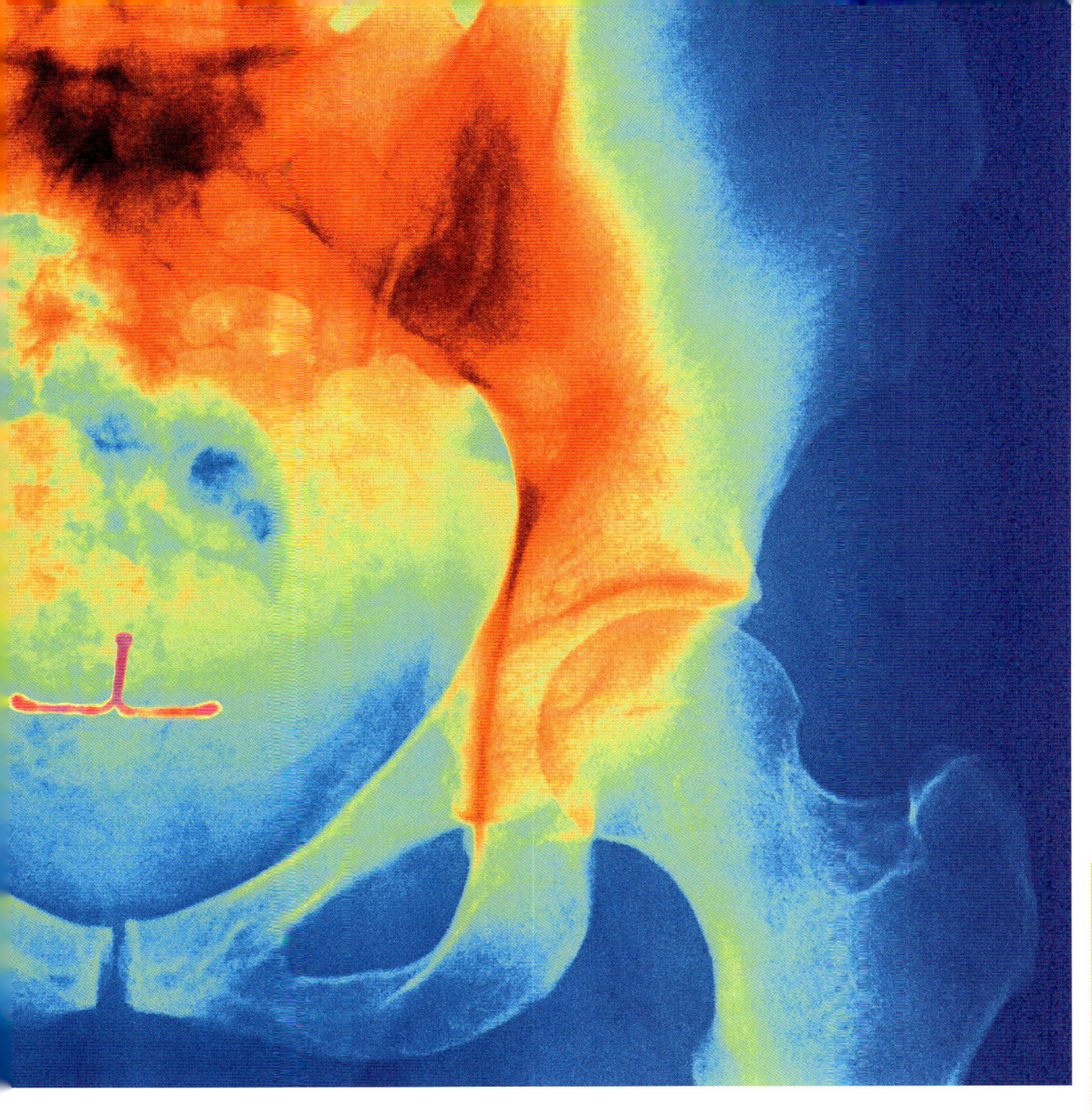

エストロゲンの役割

エストロゲンにはいくつか種類があり，すべてがFSHとLHの刺激に応じて，卵巣で産生される．これらのホルモンは，すべての脊椎動物の繁殖サイクルに関係する．エストロゲンはまた，モーニングアフターピルと同様に混合型経口避妊薬剤の重要な成分である．ふつう避妊薬に入っているエストロゲンは合成されたものであるが，人間に処方されているエストロゲンのいくつかは，妊娠している馬の尿から抽出される．

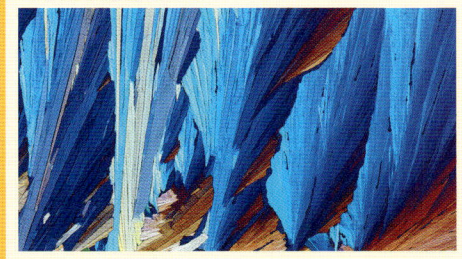

エストラジオール
この光顕微鏡写真は，エストラジオールの結晶である．エストラジオールは月経周期をコントロールするエストロゲンの1つである．

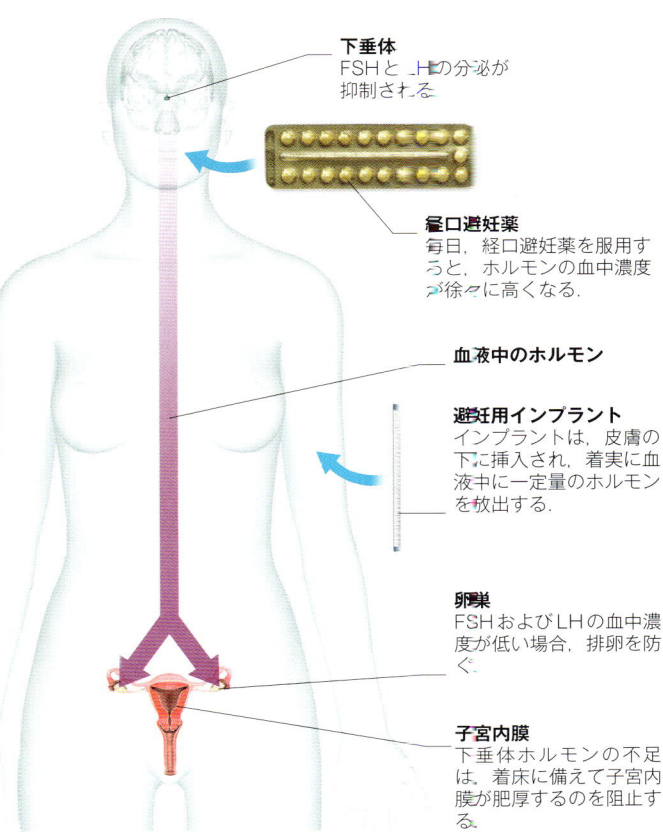

緊急避妊法

モーニングアフターピルは，無防備なセックス後に妊娠を防ぐために使用される．さまざまな異なる薬剤の総称である．プロゲステロンのようなホルモンを含む薬剤や，プロゲステロンとエストロゲンを組み合わせた薬剤もある．また，ミフェプリストン（訳注：国内未承認）のような薬剤は，プロゲステロンの作用を止める．配合によって異なるが，これらの薬剤はすべて2つの作用（排卵を遅らせる，あるいは精子が卵子に達することを困難にする）によって着床を防ぐ．しかし，主な作用は排卵を遅らせることである．すでに排卵している場合，モーニングアフターピルはほとんど効果がない．それほど効果は高くないが，IUDは受精卵の着床を防ぎ，緊急避妊法として使用することもできる．

排卵を止める
エストロゲン，プロゲステロン，または低用量のミフェプリストンは，LHの上昇を停止する．これは卵胞が成熟し，排卵するのを防ぐ．

受精を防ぐ
プロゲステロン製剤は，子宮内部をよりアルカリ性にし，頸管粘液を濃くするので，精子は泳げない．これにより，精子が卵子に到達し受精するのを防ぐ．

着床を防ぐ
IUDは，受精卵が子宮内に着床するのを防ぐことができる．高用量のミフェプリストンは着床を防ぐが，低用量では効果がない．

緊急避妊薬の作用

ホルモンによる避妊法

もっとも有名なホルモンによる避妊法は混合型経口避妊薬（ピル）によるものである．それは女性の身体のホルモン量に比べ，より高い濃度のエストロゲンおよびプロゲステロンを含む．毎月，プロゲステロンとエストロゲンの血中濃度が自然の状態で低下すると，下垂体は，排卵を引き起こすために卵胞刺激ホルモン（FSH）および黄体化ホルモン（LH）を生成する．経口避妊薬によってエストロゲンとプロゲステロンの血中濃度が高くなり，後に続く一連のできごとを防ぐことになるだろう．避妊用インプラントもまた，皮膚の下からホルモンを着実に放出し，排卵を抑制する．プロゲステロンのみの錠剤（ミニピル）は混合型経口避妊薬よりも避妊効果は低いが，排卵を防ぐことができる．その主な作用は，頸管粘液の粘度を高め，精子が卵管に達するのを防ぐ．

避妊のためのホルモン使用

避妊用のホルモンは，月経周期をさまざまな方法や範囲で中断したり，個々の好みに応じて調整することができる．

下垂体
FSHとLHの分泌が抑制される

経口避妊薬
毎日，経口避妊薬を服用すると，ホルモンの血中濃度が徐々に高くなる．

血液中のホルモン

避妊用インプラント
インプラントは，皮膚の下に挿入され，着実に血液中に一定量のホルモンを放出する．

卵巣
FSHおよびLHの血中濃度が低い場合，排卵を防ぐ．

子宮内膜
下垂体ホルモンの不足は，着床に備えて子宮内膜が肥厚するのを阻止する．

特別な場合の使用

緊急避妊法は，ほかの避妊法が失敗した場合，使用するために設定されている．一連の薬剤やIUDは妊娠を防ぐためにセックス後に使用することができる．

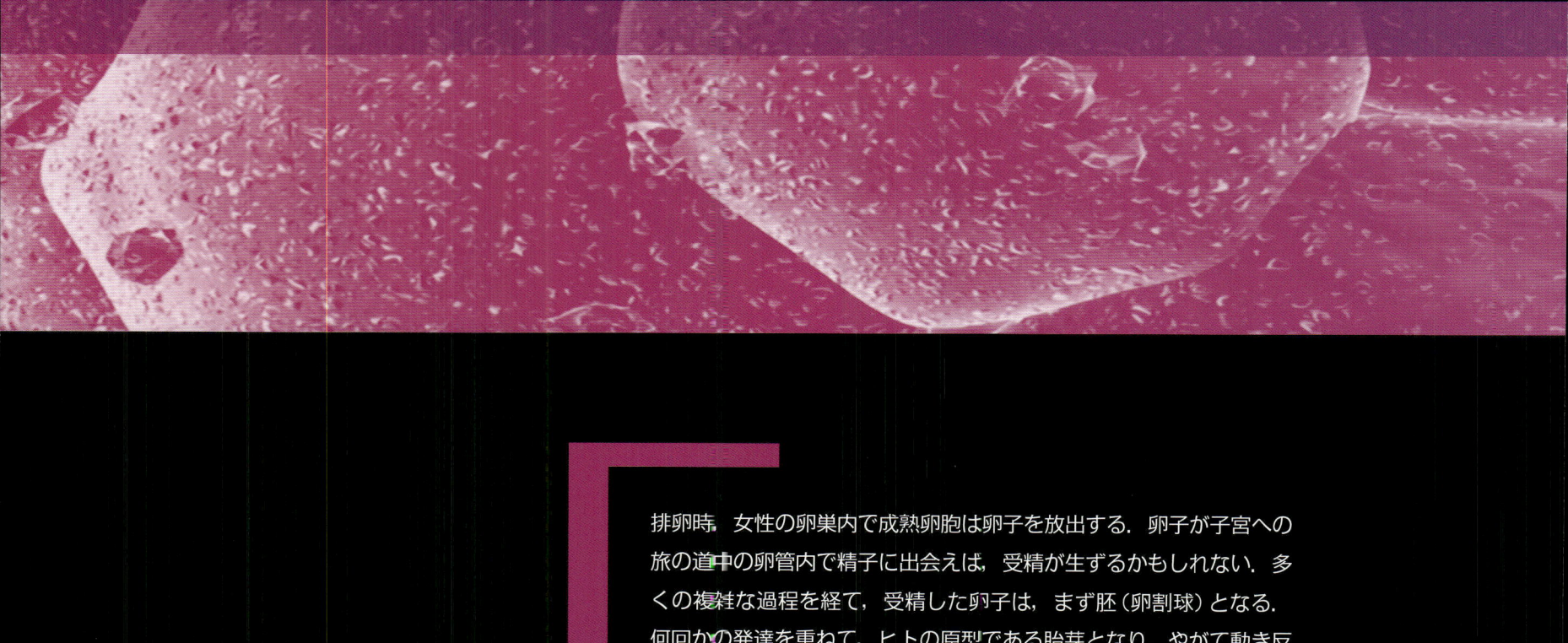

排卵時，女性の卵巣内で成熟卵胞は卵子を放出する．卵子が子宮への旅の道中の卵管内で精子に出会えば，受精が生ずるかもしれない．多くの複雑な過程を経て，受精した卵子は，まず胚（卵割球）となる．何回かの発達を重ねて，ヒトの原型である胎芽となり，やがて動き反応する胎児となり，そして最終的には母体外で生活する準備が整い完

受胎から誕生まで

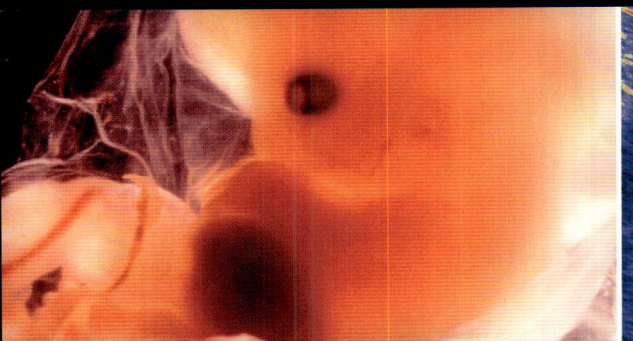

眼の原基および肝臓 眼の原型は，この7週の胎児で見ることができる．腹部の暗い部分は発達途中の肝臓である．

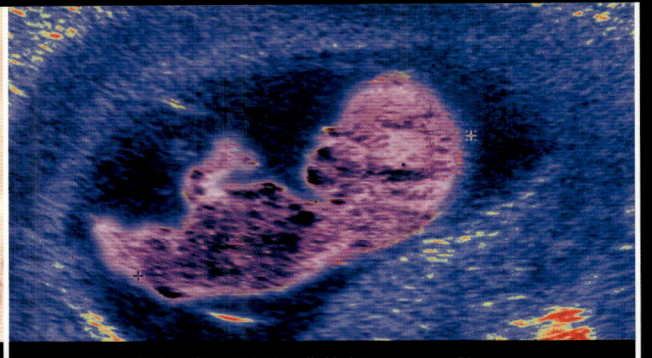

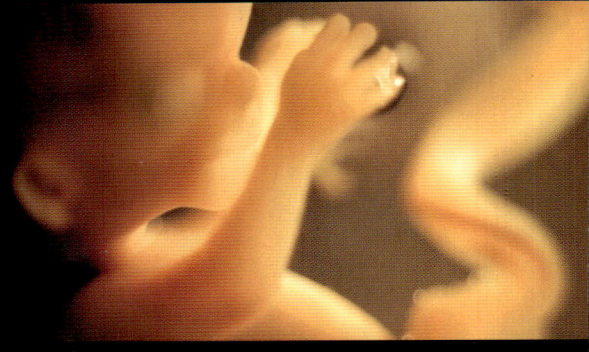

11週の超音波画像 超音波画像検査によって，胎児の発育測定ができ，妊娠日数を推定したり，発育の経過をたどることができる．

外耳と指 11週までに，小さな外耳が頭部の横に認識されるようになり，分かれた手足の指が形作られる．

妊娠1/3半期
months 1～3 | 0～11週

1/3半期に，単一細胞である受精卵は子宮に着床し，小さいながらも人らしく見えるようになり，体のすべての主要器官の系統を備えた胎芽へと成長する．

1/3半期は，成長著しい時期である．単一細胞の受精卵は，胎芽へ，そして胎児へと急速に分化する．この期の終わりまでに，多くの成長，成熟を遂げる．胎児は，顔の形，感覚器官，小さな手足の先端の指やつま先，そして，歯牙，指紋や爪までも備え，人として認識できる形状を備える．脳，神経系や筋肉はすべて機能しており，胎児は，活発な動き，嚥下，しゃっくり，あくびや排尿のような不随意反射も可能である．発育のこの最初の時期は，危険に満ちている．器官が形成されていると

き，胎芽は，薬剤，汚染物質および感染症を含む有害な影響に対してとくに感受性が高い．1/3半期は，先天異常がもっとも起こりやすく，胎児死亡がよく起こる時期である．しかし，この期の終了のころには，その脅威はずっと少なくなる．女性はmonth 3までは明らかに妊娠しているようには見えないかもしれないけれども，おなかまわりが太くなったり，悪心のような初期症状に気づくことがある．多くの女性が妊娠を公表するのは，この期の終わりである．

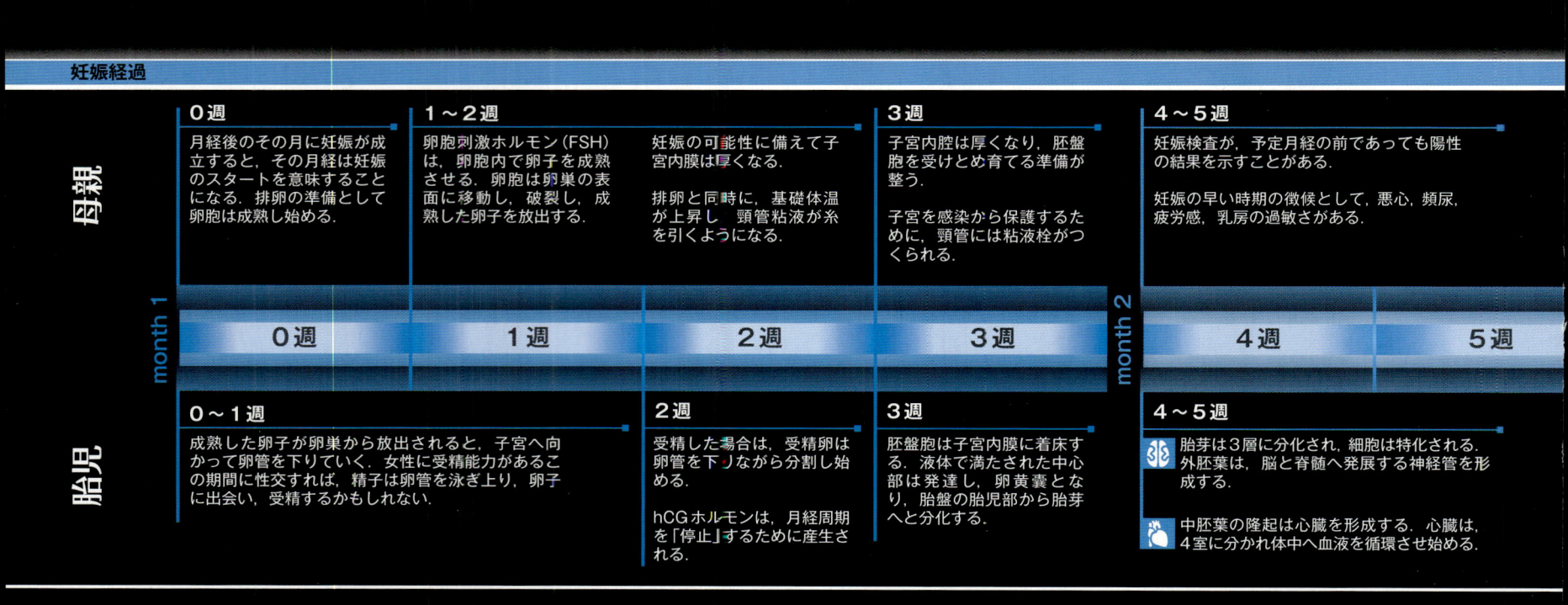

妊娠経過

母親

0週 月経後のその月に妊娠が成立すると，その月経は妊娠のスタートを意味することになる．排卵の準備として卵胞は成熟し始める．

1～2週 卵胞刺激ホルモン(FSH)は，卵胞内で卵子を成熟させる．卵胞は卵巣の表面に移動し，破裂し，成熟した卵子を放出する．

妊娠の可能性に備えて子宮内膜は厚くなる．

排卵と同時に，基礎体温が上昇し，頸管粘液が糸を引くようになる．

3週 子宮内腔は厚くなり，胚盤胞を受けとめ育てる準備が整う．

子宮を感染から保護するために，頸管には粘液栓がつくられる．

4～5週 妊娠検査が，予定月経の前であっても陽性の結果を示すことがある．

妊娠の早い時期の徴候として，悪心，頻尿，疲労感，乳房の過敏さがある．

胎児

0～1週 成熟した卵子が卵巣から放出されると，子宮へ向かって卵管を下りていく．女性に受精能力があるこの期間に性交すれば，精子は卵管を泳ぎ上り，卵子に出会い，受精するかもしれない．

2週 受精した場合は，受精卵は卵管を下りながら分割し始める．

hCGホルモンは，月経周期を「停止」するために産生される．

3週 胚盤胞は子宮内膜に着床する．液体で満たされた中心部は発達し，卵黄嚢となり，胎盤の胎児部から胎芽へと分化する．

4～5週 胎芽は3層に分化され，細胞は特化される．外胚葉は，脳と脊髄へ発展する神経管を形成する．

中胚葉の隆起は心臓を形成する．心臓は，4室に分かれ体中へ血液を循環させ始める．

month 1				month 2	
0週	1週	2週	3週	4週	5週

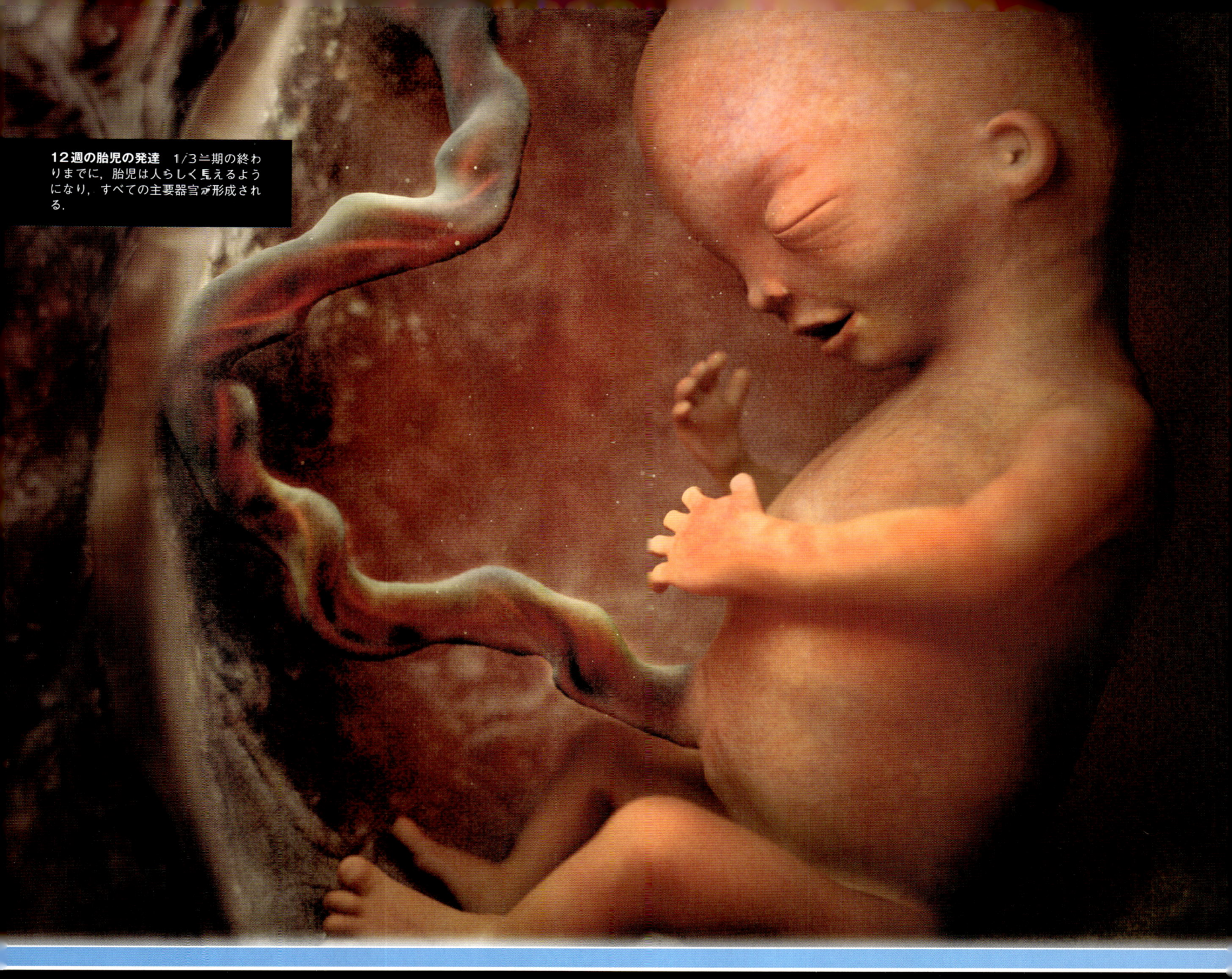

12週の胎児の発達 1/3半期の終わりまでに，胎児は人らしく見えるようになり，すべての主要器官が形成される．

6～7週		8～9週		10～11週	
代謝は亢進し，心臓と肺はより効率的に機能するようになる．そして，妊娠によって需要が増えるために血液量は増加する．		胸囲と腹囲は増大し，衣服がきついと感じるかもしれない．	女性の中には，血液循環量増加により不快な暑さを感じる人がいる．	子宮は骨盤の上まで大きくなり，今や恥骨上縁に触れることができる．おなかの「ふくらみ」はこのころから見られるかもしれない．	エネルギー代謝は増加し，尿意は減少する．静脈瘤や痔疾（痔）に悩まされることがある．
体重増加は顕著になる．		増大する子宮が下部脊椎を圧迫し，背中に痛みが生じることがある．	ホルモンの変化によって腟の分泌物が増加する．		乳頭，乳輪やそばかすは黒ずむ．顔にシミがさらに現れることがある．
女性の中には悪心を生じたり，味覚や嗅覚が高まったり，食欲が増す人もいる．					

6週	7週	8週	9週	10週	11週

month 3

6週	7週	8～9週		10～11週	
腸管が膨張し胃を形成する．	胎盤が発達するに従い，卵黄嚢は消失し始める．	鼻，口や唇は，ほぼ完全に形作られ，眼は顔の正面へ移動する．まぶたは癒合し，眼を覆って閉じている	膀胱の原形は，発達途上の腎臓と連結するよう上方へ成長する．	口は開いたり閉じたりでき，嚥下が可能で，小さな歯芽をもつ．	脳が2等分（半球体）に発達するとともに，脳細胞は急速に増加する．
手足の原型は，パドル状に発達する．	手足は伸び，肘や水かきのある指が発生する．原始的尾部は短縮する．		性腺は精巣か卵巣のいずれかへ発達し，卵巣は卵子を生産し始める．	心拍動が確認されるかもしれない．	胎児は反射神経をもち，腹部を押されると動くことがある．

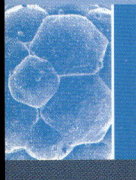

month 1 | 0〜3週

妊娠期間は，最終月経の初日を0として起算する．最初の2週間で，母体は受精の準備を行う．受精卵は急速な細胞分裂を経て子宮に着床し，その後胎芽の成長が始まる．

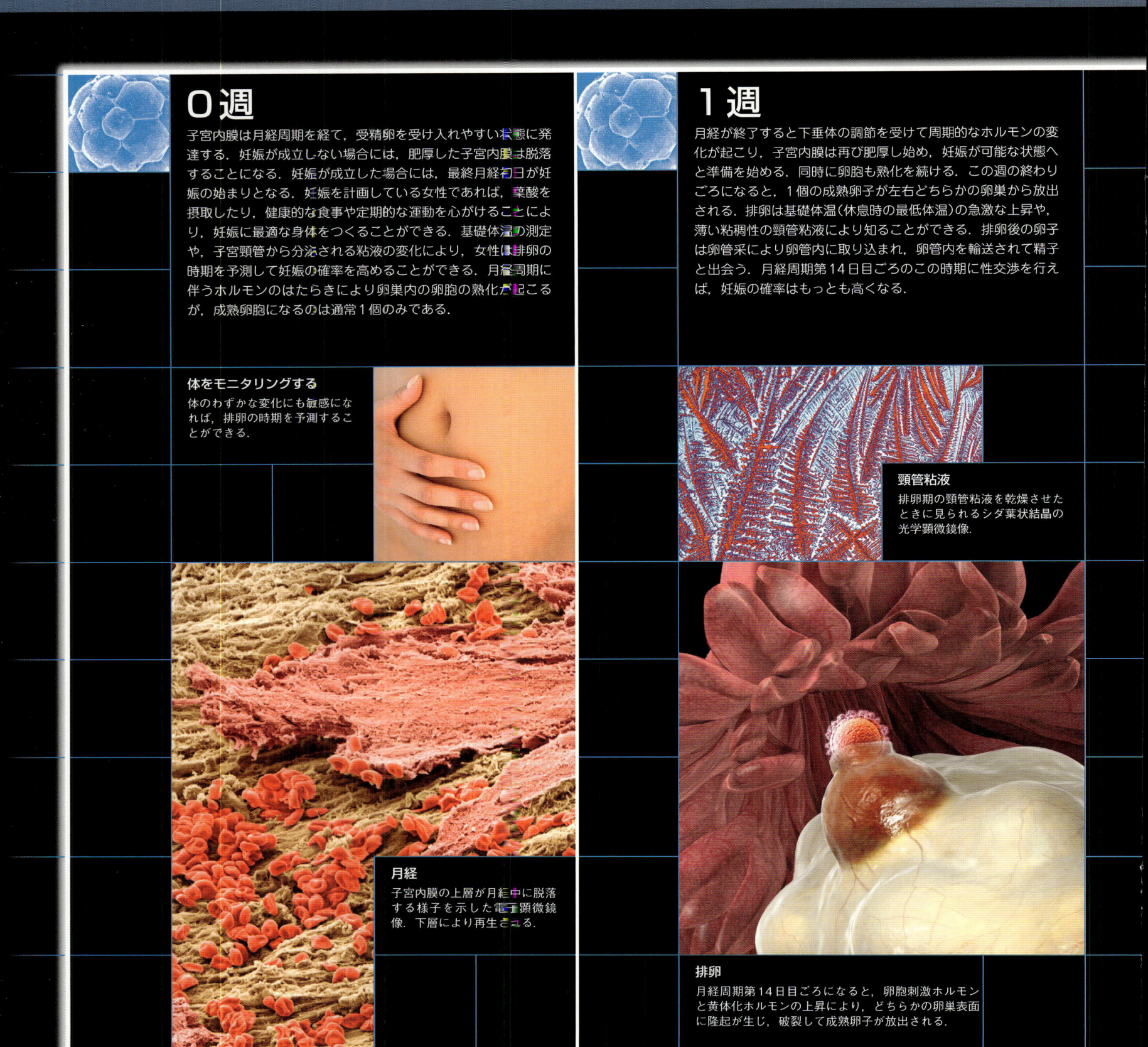

0週

子宮内膜は月経周期を経て，受精卵を受け入れやすい状態に発達する．妊娠が成立しない場合には，肥厚した子宮内膜は脱落することになる．妊娠が成立した場合には，最終月経初日が妊娠の始まりとなる．妊娠を計画している女性であれば，葉酸を摂取したり，健康的な食事や定期的な運動を心がけることにより，妊娠に最適な身体をつくることができる．基礎体温の測定や，子宮頸管から分泌される粘液の変化により，女性は排卵の時期を予測して妊娠の確率を高めることができる．月経周期に伴うホルモンのはたらきにより卵巣内の卵胞の熟化が起こるが，成熟卵胞になるのは通常1個のみである．

体をモニタリングする
体のわずかな変化にも敏感になれば，排卵の時期を予測することができる．

月経
子宮内膜の上層が月経中に脱落する様子を示した電子顕微鏡像．下層により再生される．

1週

月経が終了すると下垂体の調節を受けて周期的なホルモンの変化が起こり，子宮内膜は再び肥厚し始め，妊娠が可能な状態へと準備を始める．同時に卵胞も熟化を続ける．この週の終わりごろになると，1個の成熟卵子が左右どちらかの卵巣から放出される．排卵は基礎体温（休息時の最低体温）の急激な上昇や，薄い粘稠性の頸管粘液により知ることができる．排卵後の卵子は卵管采により卵管内に取り込まれ，卵管内を輸送されて精子と出会う．月経周期第14日目ごろのこの時期に性交渉を行えば，妊娠の確率はもっとも高くなる．

頸管粘液
排卵期の頸管粘液を乾燥させたときに見られるシダ葉状結晶の光学顕微鏡像．

排卵
月経周期第14日目ごろになると，卵胞刺激ホルモンと黄体化ホルモンの上昇により，どちらかの卵巣表面に隆起が生じ，破裂して成熟卵子が放出される．

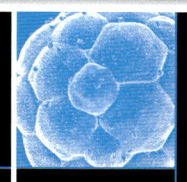

2週

1回の射精で放出される精子の数は3億5千万以上だが，そのうち子宮頸部を通って子宮内に到達するのは1,000分の1以下であり，卵子のある側の卵管に達する精子は200程度にすぎない．受精時にはたった1つの精子だけが卵子内に取り込まれ，ほかの精子の進入は妨げられる．受精卵はヒト絨毛性性腺刺激ホルモン（hCG）を産生し，これにより妊娠黄体からプロゲステロンの産生が続けられ，月経周期を休止状態にする．プロゲステロンのはたらきにより子宮内膜は維持される．受精卵は卵管内を移動しながら分裂して2細胞となり，さらに小細胞の塊からなる割球胞胚となる．そして子宮内に到達するころには，100以上の細胞からなる胞胚となる．

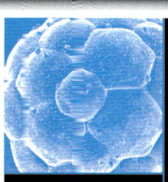

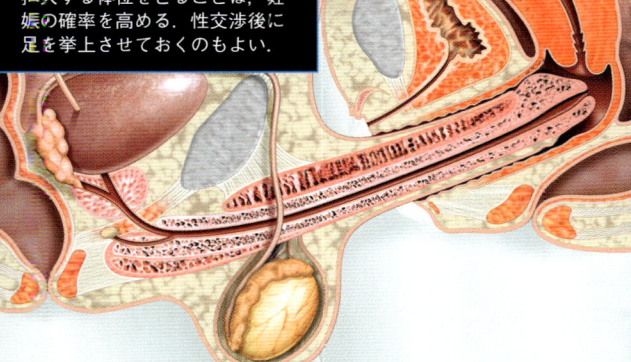

性交渉
性交渉時に陰茎を腟内の奥まで挿入する体位をとることは，妊娠の確率を高める．性交渉後に足を挙上させておくのもよい．

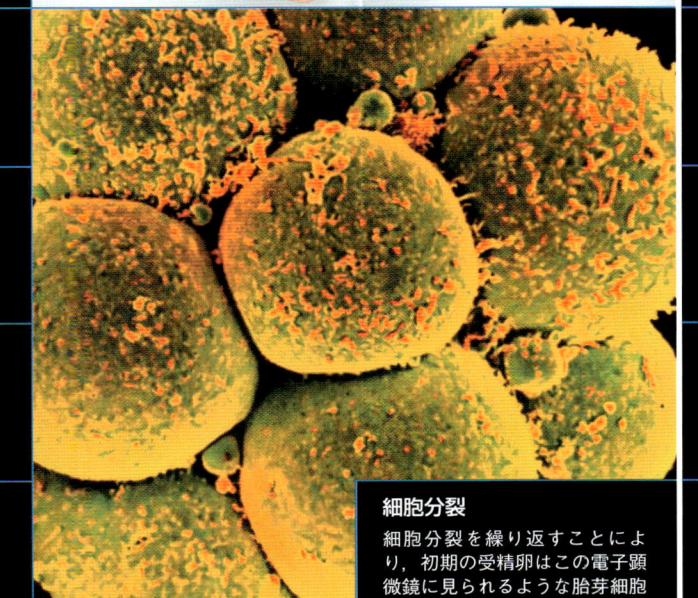

細胞分裂
細胞分裂を繰り返すことにより，初期の受精卵はこの電子顕微鏡に見られるような胎芽細胞の塊となる．

3週

胞胚は受精後6日目ごろに子宮に到達する．このころまでに子宮内膜は肥厚し，着床して胞胚を育てる準備を整えている．ホルモンのはたらきで粘稠度を増した頸管粘液は子宮頸部に栓をすることになり，これが妊娠中に腟内に侵入した細菌から子宮を保護している．胞胚は液体を貯留した腔を形成し，2つの細胞層からなるようになる．外側の細胞層（栄養膜）は子宮内膜に進入し，胎盤を形成する．内細胞塊は初期の胎芽へと分化し，さらに2つの細胞層からなる胚盤葉へと分化する．液体を貯留した腔は卵黄嚢へと分化し，胎盤が形成されるまでの間，初期の胎芽へ栄養を供給する．

バランスのとれた食事
妊娠が確定されていない場合でも，健康的な食事をとることは将来の胎児に栄養を供給するという意味で大切である．

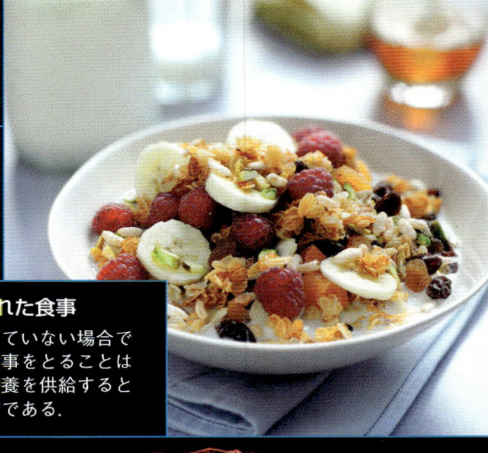

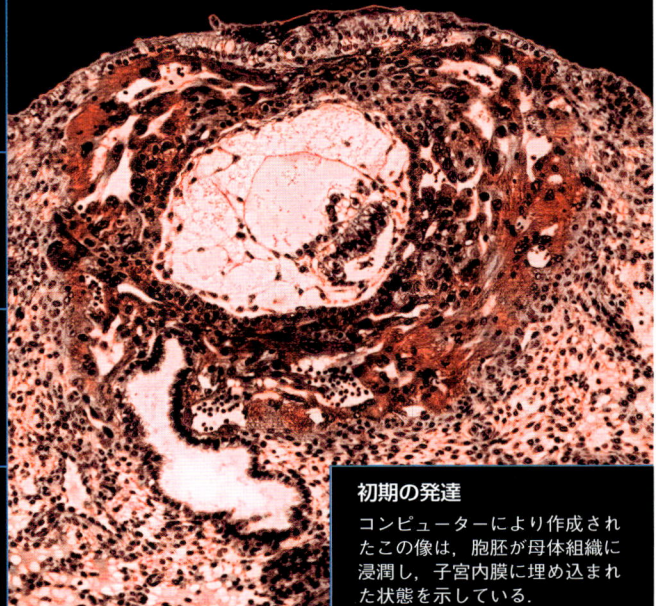

初期の発達
コンピューターにより作成されたこの像は，胞胚が母体組織に浸潤し，子宮内膜に埋め込まれた状態を示している．

受胎から誕生まで

month 1 | 0～3週
母親と胎芽

月経周期が始まると、母体は妊娠のための準備をする。最初の2週間は、排卵の徴候や妊娠のための子宮内膜の変化はないだろう。子宮内膜が脱落した後、新しい内膜が出現し、1～2週間を経て肥厚する。プロゲステロンとエストロゲンの作用により、内膜はねばねばして栄養分が豊富になり、受精した胚胞の着床を促進し助ける。各周期における受胎のチャンスは、およそ40％である。受胎が起こったという最初の合図として、わずかな着床時出血があるかもしれない。月経がないことは、通常、妊娠した最初の明確な徴候であるけれども、着床時出血はとても軽い月経と間違われる可能性がある。4週ごろに妊娠検査を行うと、妊娠が確定するだろう。

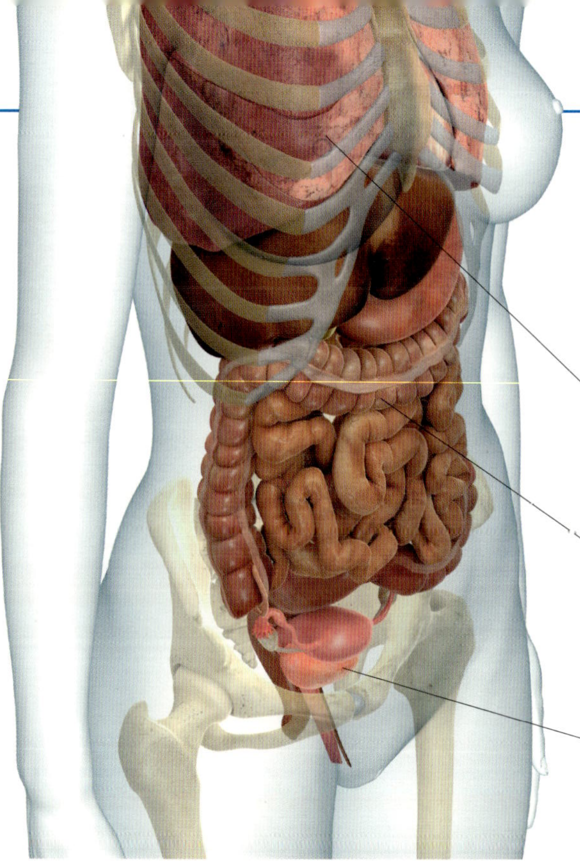

3週の母親
母親の主な臓器的な配置と大きさに肉眼的な変化はまだないので、ここには通常の女性の解剖が示されている。

肺　肺は、通常の位置である。妊娠中、横隔膜は押し上げられ、肺は新しい位置で適応する。

腸　胃の下での小腸上の横行結腸は、通常の位置にある。妊娠が進むにつれて子宮が骨盤の外にも大きくなるとともに、腸は位置が上にずれる。

子宮　子宮は、ほぼ洋梨の大きさであり、骨盤内に保護されている。

母親
- ♥ 65回/分
- 🩺 107/70 mmHg
- 💧 4.26 L

hCGホルモン（ヒト絨毛性ゴナドトロピン）は、胎芽が着床するときに放出される。**妊娠検査**により、母親の尿中に検出される。

20%
約20％の女性が、妊娠の最初の数週間、においに敏感になる。

卵子はいったん放出されると、もし受精しなければ生存可能期間は**24時間**である。

1週

胎芽
数値

胎芽の性別は、受精の時点で精子によって決定される。もし精子がY染色体をもっていたら胎芽は男性である。X染色体ならば女性の胎芽になる。

心臓は3週で、20～25回/分の比較的ゆっくりな拍動を開始する。これは、month 3に157回/分になるというように著しい割合で増加する。

1 mm
28日目までに胎芽は1日あたり1 mm成長するが、マッチの頭よりも小さい。

細胞分裂の結果、胚胞は着床のために子宮腔に入るときまでに100～150の細胞を含んでいる。その細胞は3胚葉に分化する。

受精　精子は、卵子の外壁を破り受精する。

非常に多くの精子が卵子に引き寄せられ、到達するとすぐに卵子に入ることを試みる。1つの精子が卵子の外壁（卵外膜）への進入に成功すると、壁は透明帯反応という変化をする。これによって、ほかの精子の進入や受精（多精子受精）を防ぐ。

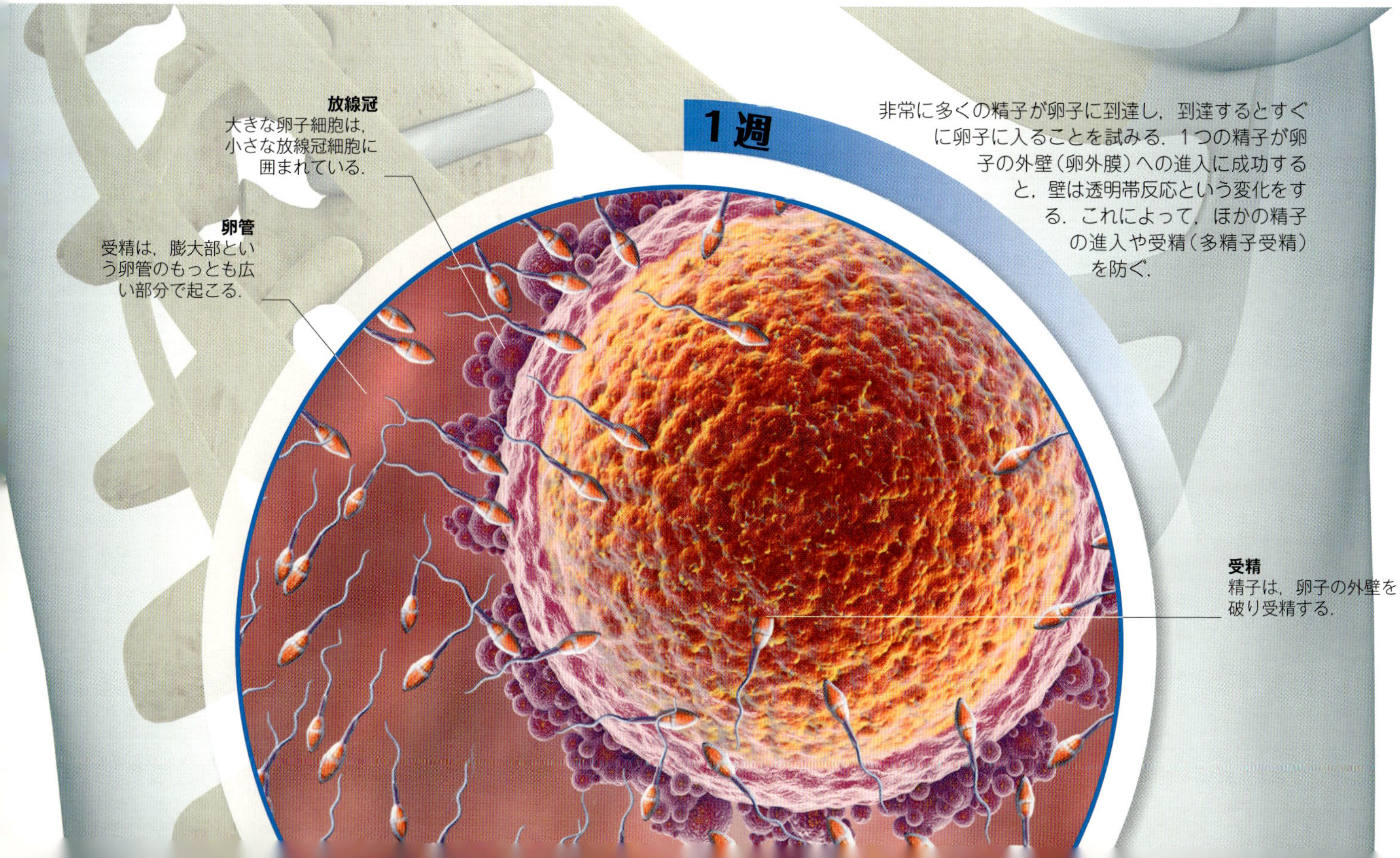

放線冠　大きな卵子細胞は、小さな放線冠細胞に囲まれている。

卵管　受精は、膨大部という卵管のもっとも広い部分で起こる。

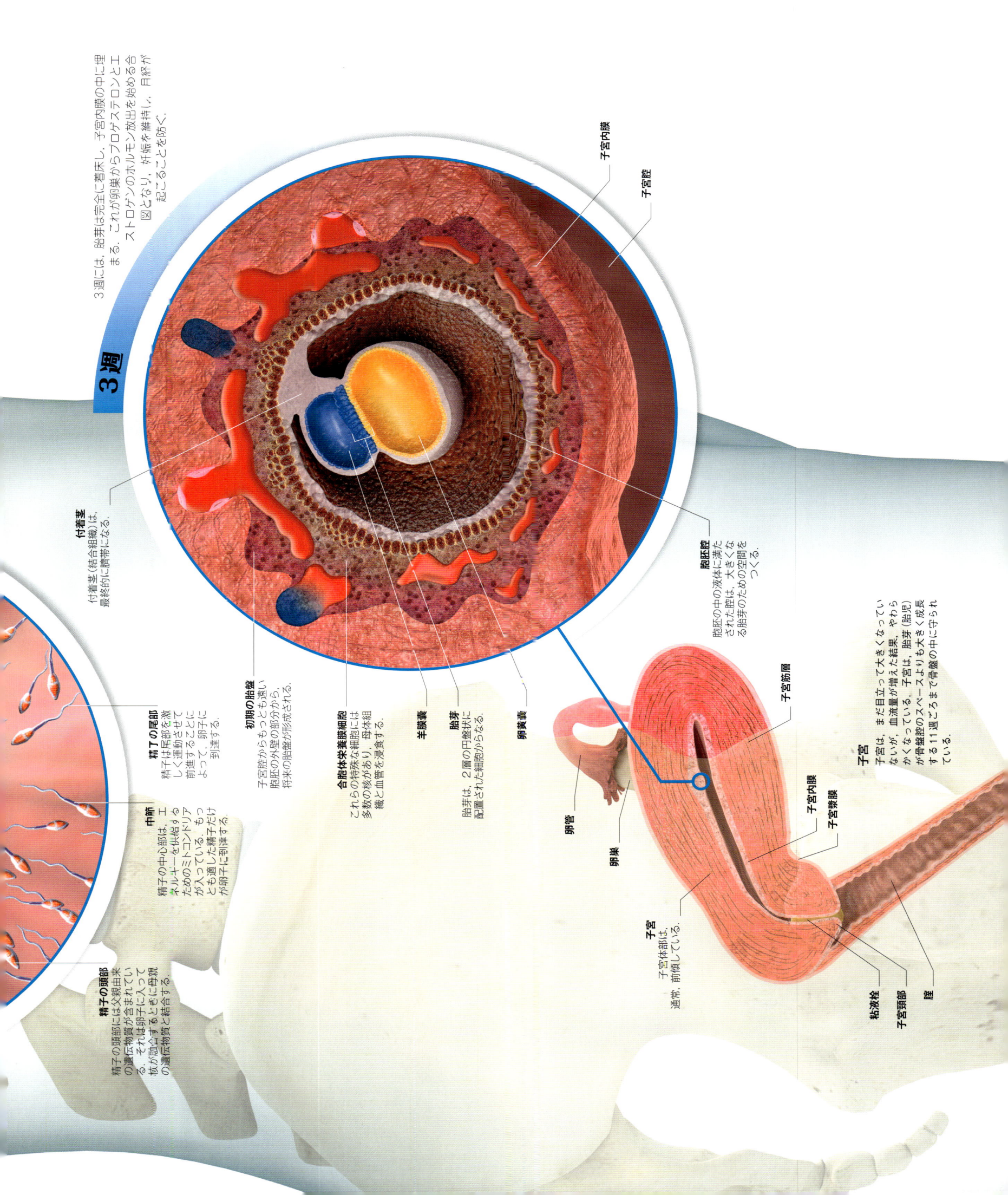

3週

3週には、胎芽は完全に着床し、子宮内膜の中に埋まる。これが卵巣からプロゲステロンとエストロゲンのホルモン放出を始める合図となり、妊娠を維持し、月経が起こることを防ぐ。

子宮内膜

子宮腔

胞胚腔
胞胚の中の液体に満たされた腔は、大きくなる胎芽のための空間をつくる。

子宮筋層

羊膜嚢

胎芽
胎芽は、2層の円盤状に配置された細胞からなる。

卵黄嚢

合胞体栄養膜細胞
これらの特殊な細胞には多数の核があり、母体組織と血管を浸食する。

初期の胎盤
子宮腔からもっとも遠い胞胚の外壁の部分から、将来の胎盤が形成される。

付着茎
付着茎（結合組織）は、最終的に臍帯になる。

精子の尾部
精子は尾部を激しく運動させて前進することによって、卵子に到達する。

中節
精子の中心部には、エネルギーを供給するためのミトコンドリアが入っている。もっとも適した精子だけが卵子に到達する。

精子の頭部
精子の頭部には父親由来の遺伝物質が含まれている。それは卵子に入って核が融合するときに母親の遺伝物質と結合する。

卵管

卵巣

子宮
子宮体部は、通常、前傾している。

子宮内膜

子宮漿膜

子宮頸部

粘液栓

腟

子宮
子宮は、まだ目立って大きくなっていないが、血流量が増えた結果、やわらかくなっている。子宮は、胎芽（胎児）が骨盤腔のスペースよりも大きく成長する11週ごろまで骨盤の中に守られている。

month 1 | 妊娠

母親

妊娠が成立するとき

母体は受胎した瞬間から，妊娠（着床）の受け入れや，発達する胎芽の将来の需要に適応するためにホルモンが変化し，子宮の準備を始める．妊娠に適応するために，子宮の体積は500倍に拡大し，また多数のホルモンおよび代謝の変化は，母親の必要と胎児の必要のバランスを保つために生じる．平均では，妊娠は排卵から266日（38週）継続する．計算を簡単にするために，妊娠週数は通常2週間早い最終月経の初日からカウントされるため，平均の妊娠期間は280日（40週）になる．

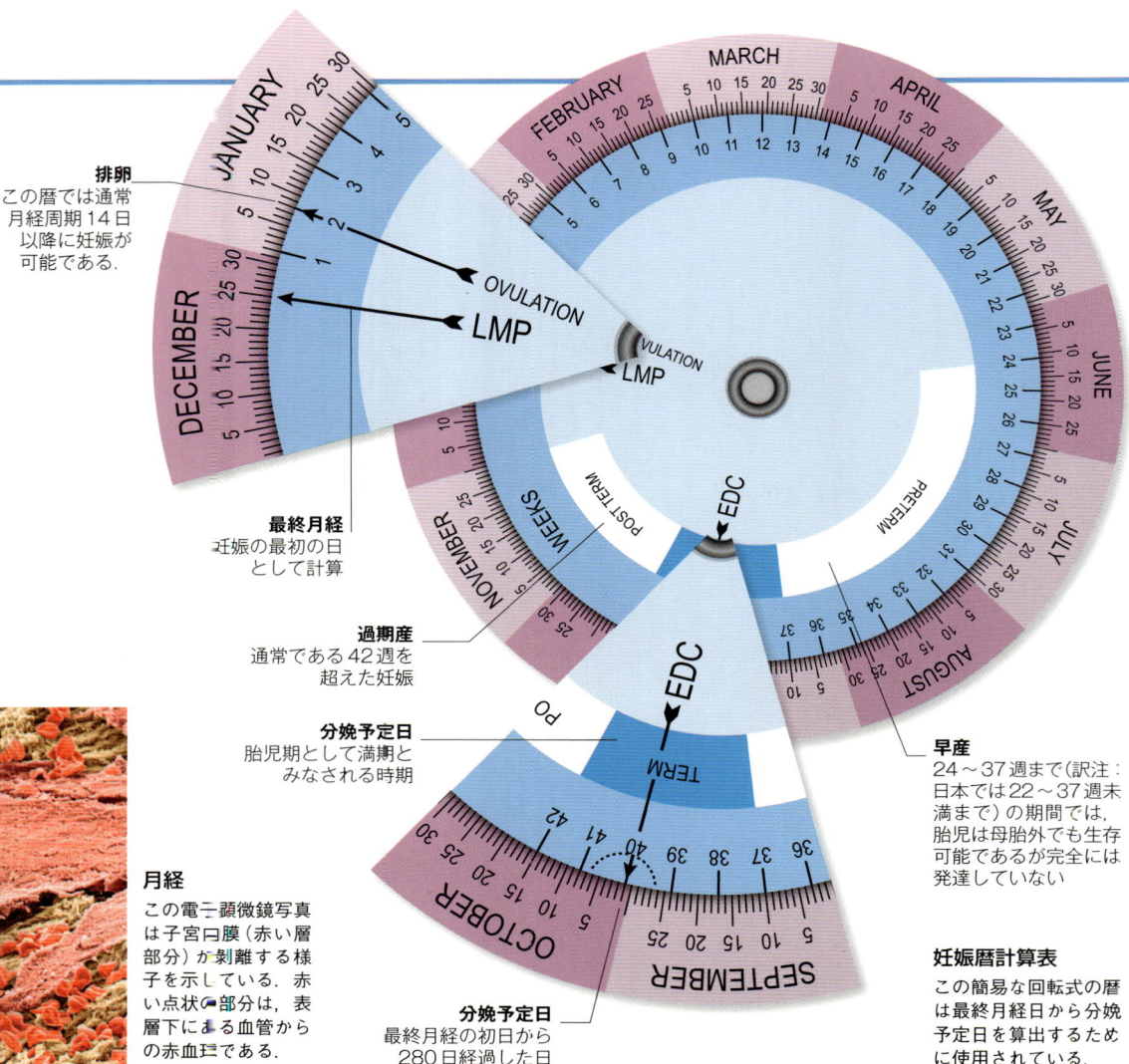

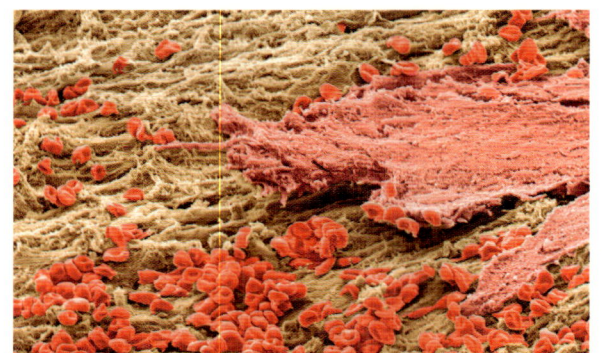

排卵
この暦では通常月経周期14日以降に妊娠が可能である．

最終月経
妊娠の最初の日として計算

過期産
通常である42週を超えた妊娠

分娩予定日
胎児期として満期とみなされる時期

月経
この電子顕微鏡写真は子宮内膜（赤い層部分）が剥離する様子を示している．赤い点状の部分は，表層下にある血管からの赤血球である．

分娩予定日
最終月経の初日から280日経過した日

早産
24～37週まで（訳注：日本では22～37週未満まで）の期間では，胎児は母胎外でも生存可能であるが完全には発達していない

妊娠暦計算表
この簡易な回転式の暦は最終月経日から分娩予定日を算出するために使用されている．

葉酸

葉酸はビタミンBであり，いくつかの果物や多くの緑黄色野菜に含まれている．それによって二分脊椎（脊髄や脊柱の形成不全）のリスクを75％低減する．しかしながら，健康的な食事をしていても十分な葉酸を摂取することが困難な場合もあるため，妊娠を計画しているすべての女性にサプリメントを推奨している．葉酸は妊娠が成立する3ヵ月前から摂取し，妊娠成立後の3ヵ月間は継続すべきである．

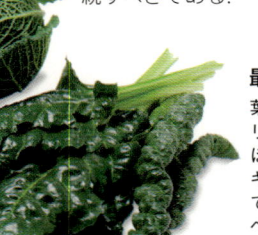

最適な野菜
葉酸はブロッコリー，キャベツ，ほうれん草，芽キャベツに含まれている．蒸して食べる方法が最良である．

子宮の変化

妊娠により，子宮はわずか6日間で胚盤胞を受け入れる準備をする．卵巣では排卵した空の卵胞（黄体）からエストロゲンとプロゲステロンを分泌し，月経周期が停止する．着床を「成し遂げる」ために 子宮の内面（子宮内膜）はより厚くなり，より受容性をもつ．分泌腺の活動が増加することによりエストロゲンとプロゲステロンのレベルが上昇し，血液の供給も増加する．受精卵は必ずしも子宮内に着床するのではなく，ごくまれに子宮以外に着床し異所性妊娠となることがある．子宮内膜が着床を実際に受け入れるのはわずか1～2日間だけである．

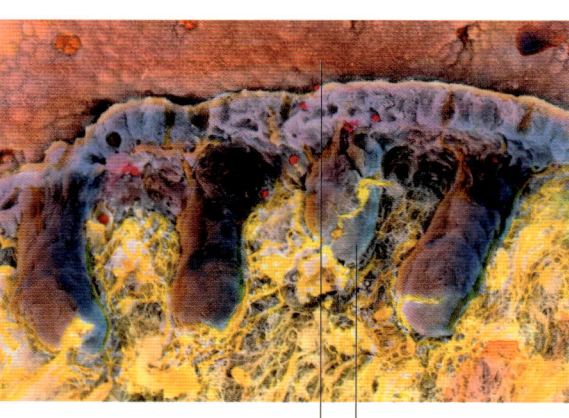

子宮内膜
月経後に再生成される

子宮内膜腺
着床の準備をするために，子宮内膜に分泌物を生成する

子宮内膜
子宮内膜（子宮の内側にある層）は，各月経周期の終了時に排出される．深い層の部分は，次の月経周期のために保持されている．

受精のタイミング

月経周期の長さによって排卵のタイミングは異なるが，妊娠しなければ，その14日後に月経がくる．非常に不規則な月経周期の女性にとっては，排卵のタイミングを予測することは困難であるために，基礎体温を測定し，頸管粘液の質を評価することで，受精のタイミングの手がかりを得ることができる．ひとたび卵子が放出されると，未受精卵の場合24時間生存する．精子の活動性があるのは80時間であり，卵管には48時間活動性のある状態で留まることができるため，受精可能な期間はこれより少し長くなる．

男性の生殖能力

男性に思春期早期から生涯を通じて生殖能力がある．生殖能力は，射精する量と強い関連はなく，全体の精子数，精子の形状，運動能力が関連している．研究所などで行われる精液分析は，カップルの生殖能力に関する調査には不可欠である．加齢に伴い精子数は減少するが，これは通常大幅に生殖能力を損なうことにない．排卵ごろの数日前に禁欲してから性交することで，受精する可能性は向上する．生殖能力を減少させるいくつかの条件があり（p.222-223参照），喫煙とアルコール摂取量を減らすというように生活習慣を変えることで生殖能力が改善する．

受精可能な期間

身体的変化

基礎体温
正確な体温計を用いることにより，排卵されたことを意味する基礎体温からのごくわずかな0.2～0.5℃の上昇を測定することができる．体温は毎日記録する必要があり，急激な体温の上昇が重要である．

月経周期
月経周期が規則的か知るためには，毎月詳細に記録することが必要である．平均的な周期は28日間だが，正常範囲は21～35日間（訳注：日本では25～38日間で，変動は6日以内）である．不規則な周期では，排卵の時期を推測することはむずかしい．

頸管粘液
排卵時は，エストロゲンの影響を受けて子宮頸管粘液の性状が変わり，精子の頸管通過が容易になる．粘液は，精子の運動性を促進するために，より伸縮性が増し，薄くなり，酸性になる．その後，プロゲステロンの影響を受けて，性状は逆に濃い粘液に変わり，精子の通過は制限される．

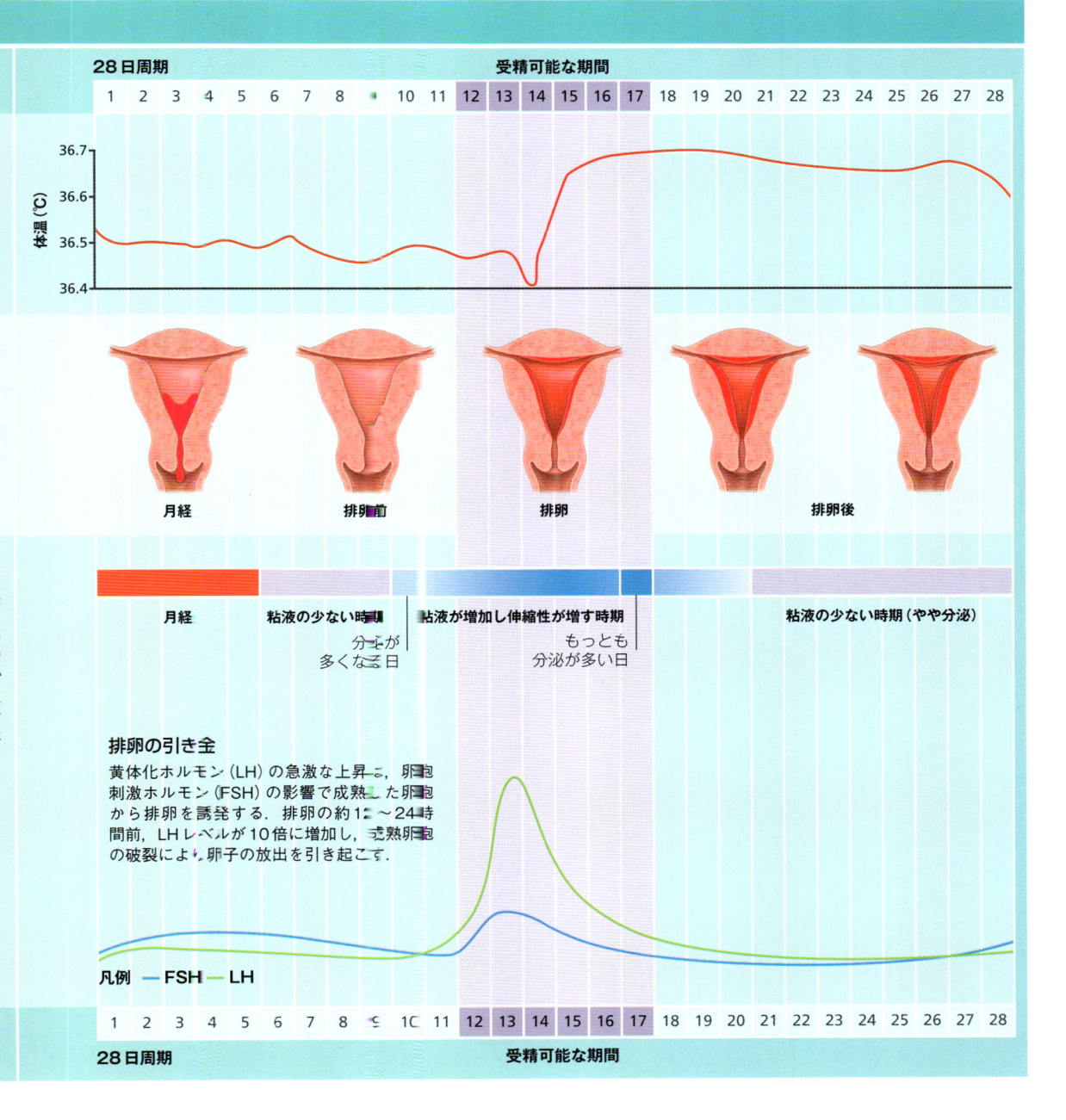

頸管粘液のテスト
親指と人差し指の間で頸管粘液を伸ばし，その質をテストする．水っぽく，薄く，少し伸縮性があり，糸状になるようであれば，排卵が行われている可能性がある．

28日周期 — 受精可能な期間：12, 13, 14, 15, 16, 17

月経 — 排卵前 — 排卵 — 排卵後

粘液の少ない時期 — 粘液が増加し伸縮性が増す時期（分泌が多くなる日／もっとも分泌が多い日） — 粘液の少ない時期（やや分泌）

排卵の引き金
黄体化ホルモン（LH）の急激な上昇と，卵胞刺激ホルモン（FSH）の影響で成熟した卵胞から排卵を誘発する．排卵の約12～24時間前，LHレベルが10倍に増加し，成熟卵胞の破裂により卵子の放出を引き起こす．

凡例 — FSH — LH

受精

受精のため，2〜3億のうちの1つの精子が卵子に入り込む．しかし精子は，まず子宮頸管を，そして子宮から卵管を通らなければならず，そしてゴールまで見事に辿り着ける精子はたった数個である．

卵子は卵巣から放出された後，葉状の卵管采により卵管内に取り込まれる．受精は通常，卵管の中ほどの，卵管膨大部とよばれる，やや広くなっている部分で行われる．2〜3億の精子が放たれるが，そのほとんどはこれほど遠くまで来ることはできない．このことは，もっとも優れた精子だけが卵子と受精するために重要なことである．

15日 卵子の道
卵子は，卵管の先端にある卵管采によって卵管に取り込まれ，卵管膨大部まで進む．通常，排卵1〜2日後に受精がこの場所で行われる．

卵管腔（訳注：卵子の通り道）

卵管膨大部 受精がふつう行われる場所

200〜300の精子が卵管に入る

卵巣

卵管采

10万の精子が子宮内腔に入る

6〜8千万の精子が子宮頸管を通過

2〜3億の精子が腟に入る

12〜14日
精子の競争 射精された2〜6 mLの精液には2〜3億の精子がある．精子はなかなか進めない状況であるが，頸管粘液と子宮環境によって1分間に2〜3 mmずつ前に進んでいく．

精子の受精能獲得

精子は腟の中では一時的に動くことは可能だが，その運動は子宮の弱酸性の好ましい環境に到達するまでは制限されている．精子は受精能獲得のプロセスを終えるまで，卵子と受精することはできない．受精能獲得のプロセスとは，精子の頭（先体）を覆っているタンパク質が取り除かれると，卵子と融合することが可能となる．受精能力がある状態は長くは続かず，それぞれの精子に一度だけ起こる．通常，もっとも強くもっとも成熟した精子だけが受精能獲得を完了させる．

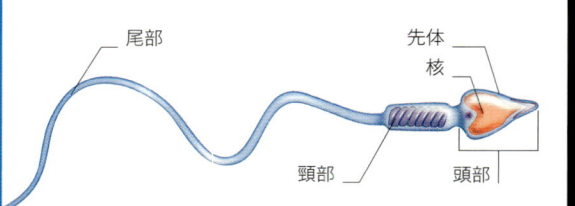

尾部　頸部　頭部　核　先体

14日 排卵
通常1つの優性の卵胞が排卵に合わせて成熟する．28日の月経周期の中で，排卵はだいたい14日目に起きる．それより短い周期であれば排卵は早くなり，長い周期であれば遅くなる．どのサイクルにおいても，受精が成功する確率は40％である．

16日 受精

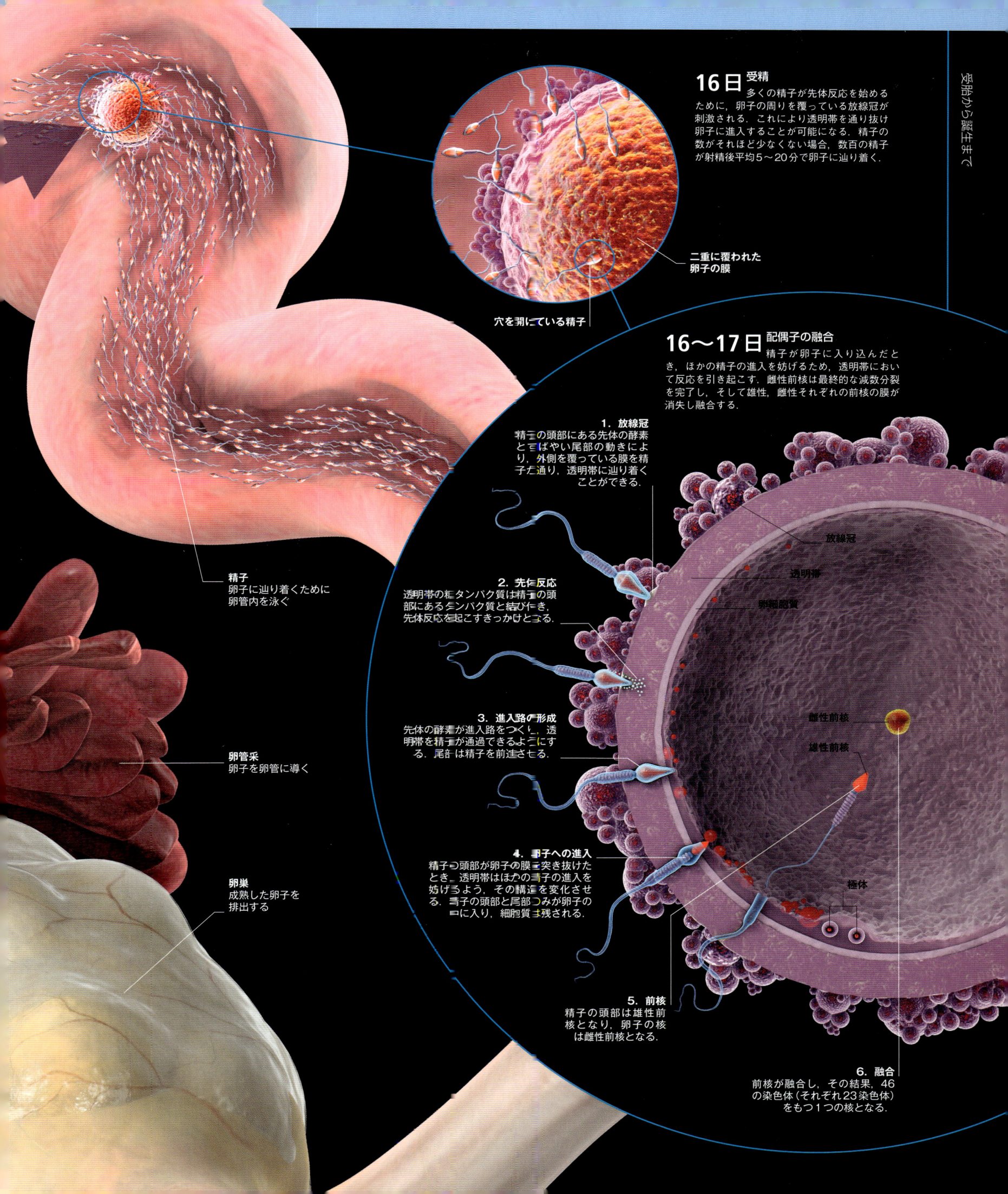

多くの精子が先体反応を始めるために，卵子の周りを覆っている放線冠が刺激される．これにより透明帯を通り抜け卵子に進入することが可能になる．精子の数がそれほど少なくない場合，数百の精子が射精後平均5〜20分で卵子に辿り着く．

二重に覆われた卵子の膜

穴を開けている精子

16〜17日 配偶子の融合

精子が卵子に入り込んだとき，ほかの精子の進入を妨げるため，透明帯において反応を引き起こす．雌性前核は最終的な減数分裂を完了し，そして雄性，雌性それぞれの前核の膜が消失し融合する．

1. 放線冠
精子の頭部にある先体の酵素とすばやい尾部の動きにより，外側を覆っている膜を精子が通り，透明帯に辿り着くことができる．

2. 先体反応
透明帯の糖タンパク質は精子の頭部にあるタンパク質と結びつき，先体反応を起こすきっかけとなる．

3. 進入路の形成
先体の酵素が進入路をつくり，透明帯を精子が通過できるようにする．尾部は精子を前進させる．

4. 卵子への進入
精子の頭部が卵子の膜を突き抜けたとき，透明帯はほかの精子の進入を妨げるよう，その構造を変化させる．精子の頭部と尾部のみが卵子の中に入り，細胞質は残される．

5. 前核
精子の頭部は雄性前核となり，卵子の核は雌性前核となる．

6. 融合
前核が融合し，その結果，46の染色体（それぞれ23染色体）をもつ1つの核となる．

精子
卵子に辿り着くために卵管内を泳ぐ

卵管采
卵子を卵管に導く

卵巣
成熟した卵子を排出する

放線冠
透明帯
卵細胞質
雌性前核
雄性前核
極体

受胎から誕生まで

卵管を通り抜ける

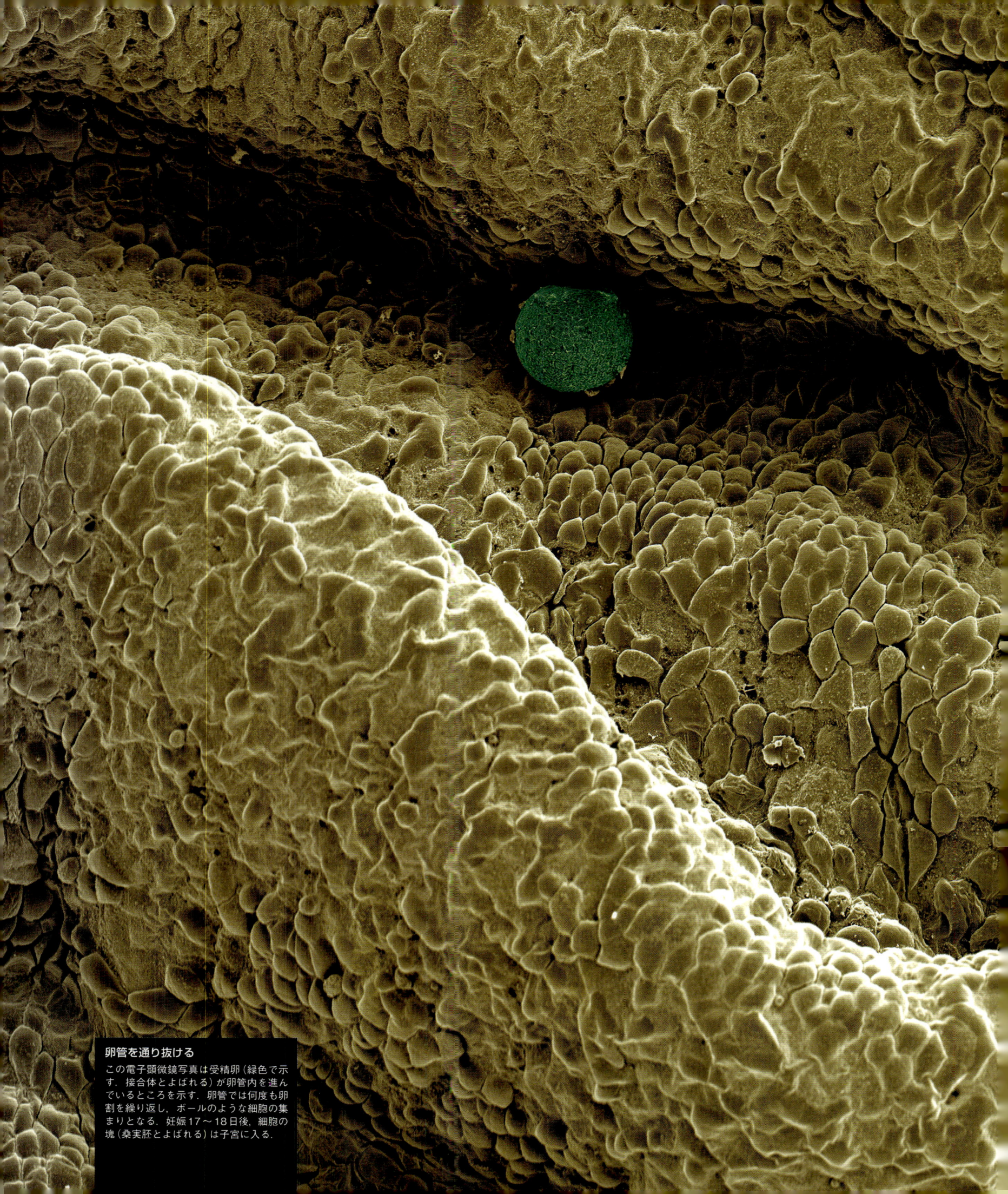

この電子顕微鏡写真は受精卵（緑色で示す．接合体とよばれる）が卵管内を進んでいるところを示す．卵管では何度も卵割を繰り返し，ボールのような細胞の集まりとなる．妊娠17〜18日後，細胞の塊（桑実胚とよばれる）は子宮に入る．

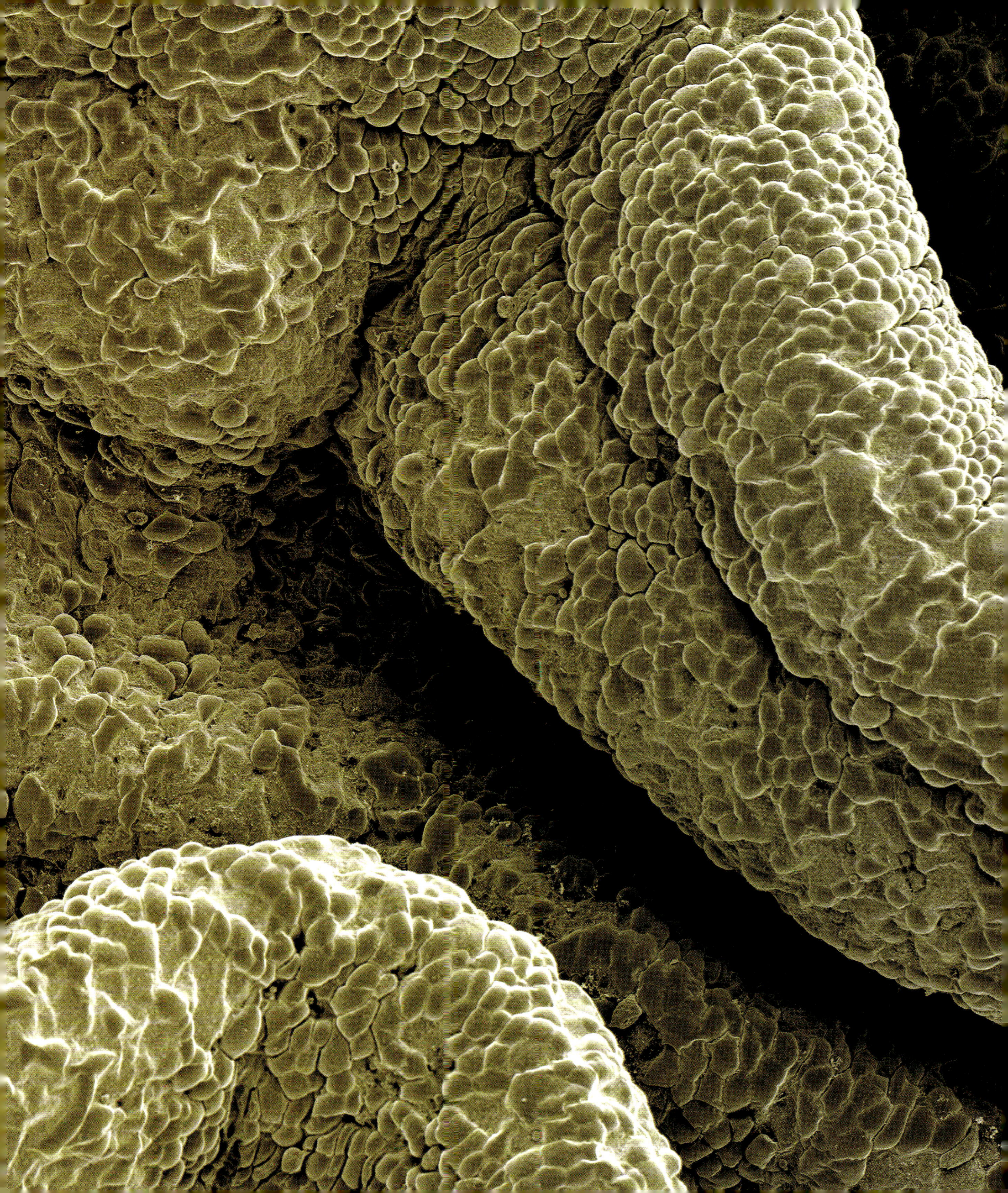

受胎から誕生まで

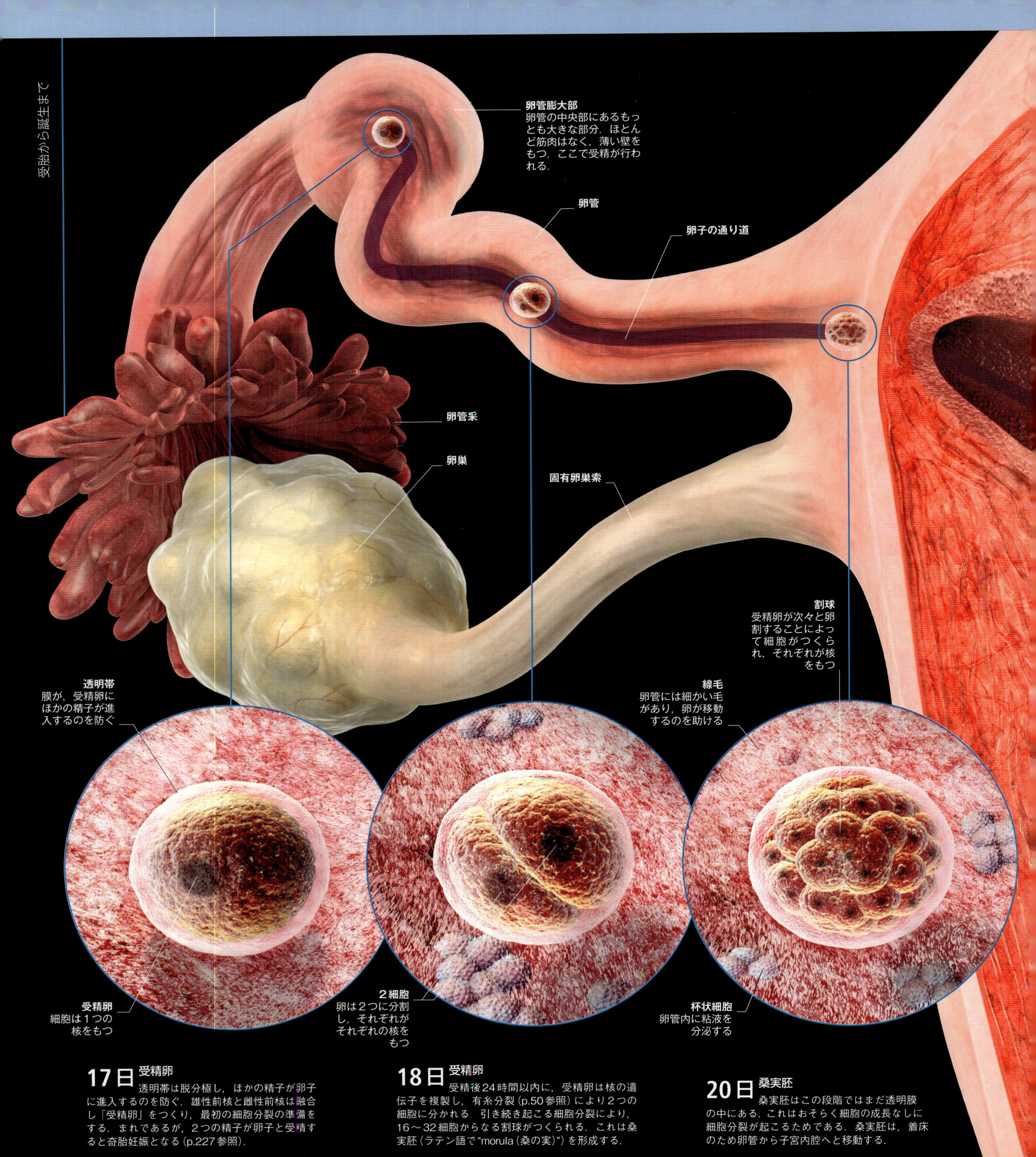

卵管膨大部
卵管の中央部にあるもっとも大きな部分．ほとんど筋肉はなく，薄い壁をもつ．ここで受精が行われる．

卵管

卵子の通り道

卵管采

卵巣

固有卵巣索

割球
受精卵が次々と卵割することによって細胞がつくられ，それぞれが核をもつ

線毛
卵管には細かい毛があり，卵が移動するのを助ける

透明帯
膜が，受精卵にほかの精子が進入するのを防ぐ

受精卵
細胞は1つの核をもつ

2細胞
卵は2つに分割し，それぞれがそれぞれの核をもつ

杯状細胞
卵管内に粘液を分泌する

17日 受精卵
透明帯は脱分極し，ほかの精子が卵子に進入するのを防ぐ．雄性前核と雌性前核は融合し「受精卵」をつくり，最初の細胞分裂の準備をする．まれであるが，2つの精子が卵子と受精すると奇胎妊娠となる（p.227参照）．

18日 受精卵
受精後24時間以内に，受精卵は核の遺伝子を複製し，有糸分裂（p.50参照）により2つの細胞に分かれる．引き続き起こる細胞分裂により，16〜32細胞からなる割球がつくられる．これは桑実胚（ラテン語で"morula（桑の実）"）を形成する．

20日 桑実胚
桑実胚はこの段階ではまだ透明膜の中にある．これはおそらく細胞の成長なしに細胞分裂が起こるためである．桑実胚は，着床のため卵管から子宮内腔へと移動する．

受精から着床へ

着床の前に，次々と分割が進むが，受精卵は同じ大きさのままで透明帯に保護されたままである．着床しさらに成長するために，胚盤胞が透明帯に穴を開けることで，子宮内膜にもぐりこむ．

すべての受精卵がうまく着床ができるわけではない．子宮内膜は，排卵に反応して卵巣でつくられたプロゲステロンに刺激されて着床の準備をはじめる．この反応により内膜は厚く，栄養に富んだものとなり，胚盤胞が着床しやすい状態になる．もし卵管が詰まっていると卵管に着床することがあり，それは異所性妊娠となる（p.227 参照）．hCG ホルモンは着床によって増加する．これは黄体ホルモンの産生を促し，妊娠の最初の 11〜12 週間をサポートする．

子宮内腔

胚盤胞腔
胚盤胞の中心に液体貯留がみられる

栄養膜細胞
細胞の外層は胎盤の内膜となる

合胞体栄養膜細胞
栄養膜細胞の外層は破れ，子宮内膜に進入し，細胞塊が着床する道をつくる

合胞体栄養膜細胞の核

子宮内膜

子宮内膜の血管

胚結節
内細胞塊は胎芽へと分化する

子宮内腔

増大した細胞塊

退化した透明帯
増大する細胞塊により透明膜は破れる

21日 胚盤胞
桑実胚が分裂し，胚盤胞となる．それは内細胞塊を外細胞塊が覆うものである．内細胞塊（胚結節）は将来，胎芽となり，外細胞塊（栄養膜細胞）は胎盤となる．胚盤胞が大きくなると透明膜は破れる．

23日 着床
プロゲステロンは子宮内膜を厚くして準備を整える．いったん触れると，胚盤胞の外側の細胞は子宮内壁に張り付く．これが hCG を放出するきっかけとなり，卵巣の黄体がエストロゲンとプロゲステロンをつくり，初期の妊娠を維持する．

双胎

双胎妊娠は，2つのメカニズムのうちのどちらかである．一卵性双胎は，1つの受精卵が2つの同じ性をもつ個体に分かれる（p.114 参照）．二卵性双胎は，2つの受精卵によるもので，同じもしくは違う性をもつ個体となる．

1つの受精卵が分かれる
一卵性双胎

2つの別々の卵子が受精する
二卵性双胎

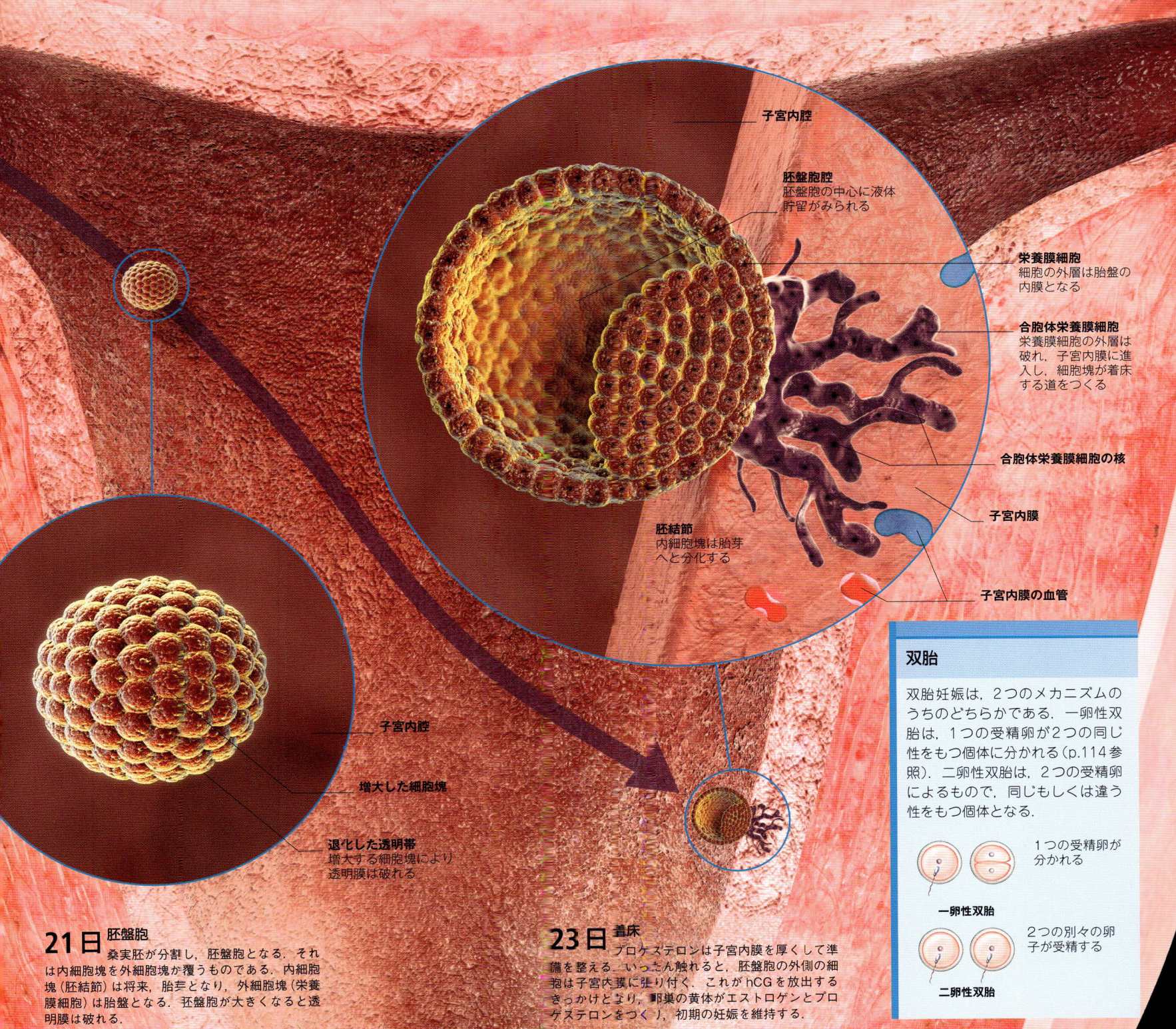

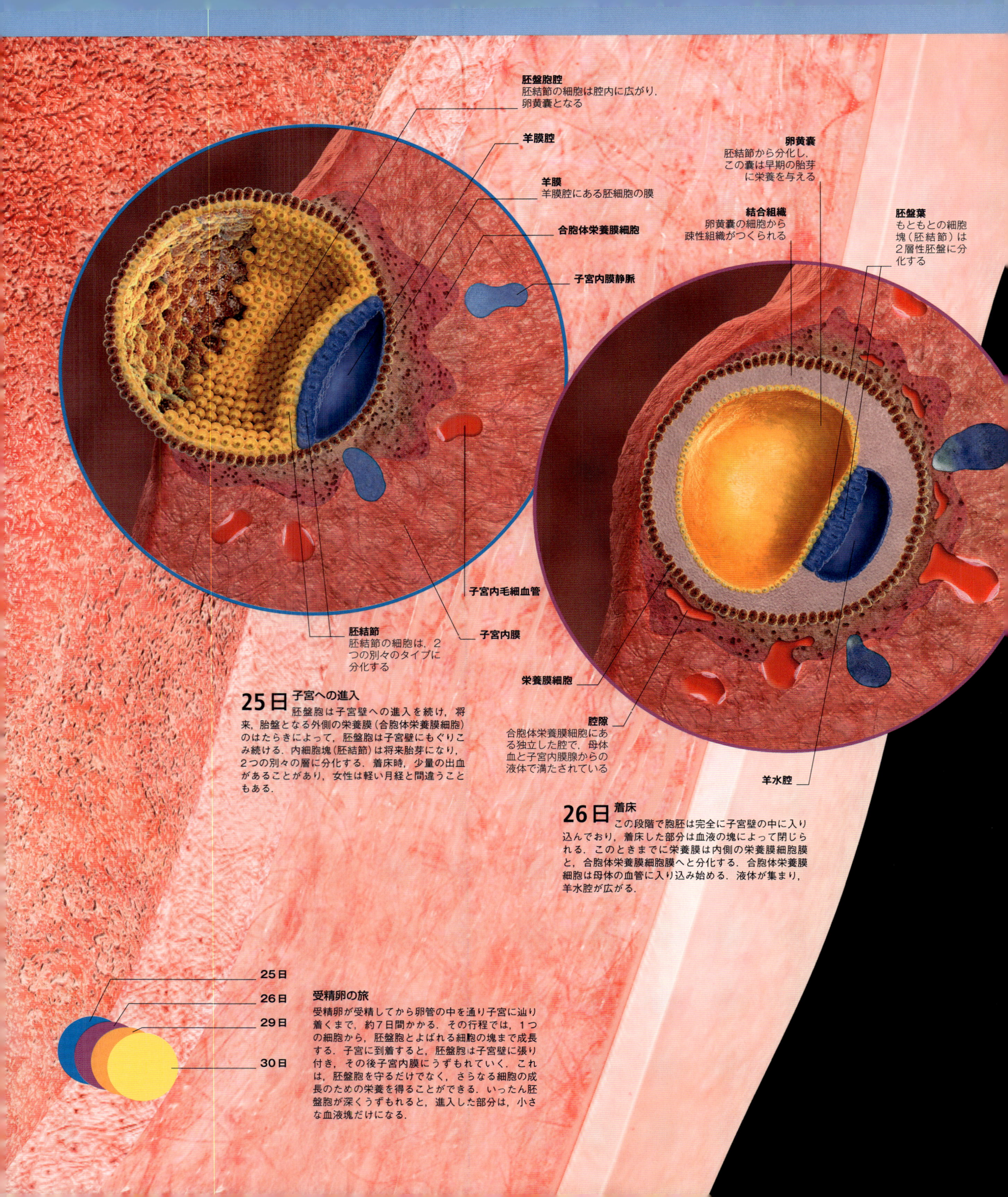

胚盤胞腔
胚結節の細胞は腔内に広がり，卵黄嚢となる

羊膜腔

羊膜
羊膜腔にある胚細胞の膜

合胞体栄養膜細胞

子宮内膜静脈

卵黄嚢
胚結節から分化し，この嚢は早期の胎芽に栄養を与える

結合組織
卵黄嚢の細胞から疎性組織がつくられる

胚盤葉
もともとの細胞塊（胚結節）は2層性胚盤に分化する

子宮内毛細血管

子宮内膜

胚結節
胚結節の細胞は，2つの別々のタイプに分化する

栄養膜細胞

腔隙
合胞体栄養膜細胞にある独立した腔で，母体血と子宮内膜腺からの液体で満たされている

羊水腔

25日 子宮への進入
胚盤胞は子宮壁への進入を続け，将来，胎盤となる外側の栄養膜（合胞体栄養膜細胞）のはたらきによって，胚盤胞は子宮壁にもぐりこみ続ける．内細胞塊（胚結節）は将来胎芽になり，2つの別々の層に分化する．着床時，少量の出血があることがあり，女性は軽い月経と間違うこともある．

26日 着床
この段階で胚胚は完全に子宮壁の中に入り込んでおり，着床した部分は血液の塊によって閉じられる．このときまでに栄養膜は内側の栄養膜細胞膜と，合胞体栄養膜細胞膜へと分化する．合胞体栄養膜細胞は母体の血管に入り込み始める．液体が集まり，羊水腔が広がる．

25日
26日
29日
30日

受精卵の旅
受精卵が受精してから卵管の中を通り子宮に辿り着くまで，約7日間かかる．その行程では，1つの細胞から，胚盤胞とよばれる細胞の塊まで成長する．子宮に到着すると，胚盤胞は子宮壁に張り付き，その後子宮内膜にうずもれていく．これは，胚盤胞を守るだけでなく，さらなる細胞の成長のための栄養を得ることができる．いったん胚盤胞が深くうずもれると，進入した部分は，小さな血液塊だけになる．

胎芽の発育

着床の成功は，胚盤胞が初期胎芽へ成長するために重要である．いったん胚盤胞が子宮に着床すると，内部組織の再編成が行われ，子宮内膜深くに，うずもれていく．

胚盤胞は，2つの内部細胞に分化する．胎児となる胚結節と，胎盤となる2つの栄養膜である．2つの膜をもつ栄養膜は，母体と胎児の血液を隔てる最終的な障壁を形成する細胞壁をもった内細胞膜（細胞性栄養膜細胞）をもつ．外細胞膜の細胞（合胞体栄養膜細胞）は細胞壁をもたず，相互連絡する細胞が，母体の組織を押し広げて積極的に進入させる．このことにより，胚盤胞は子宮内膜に深く入り込んでいくことが可能となる．

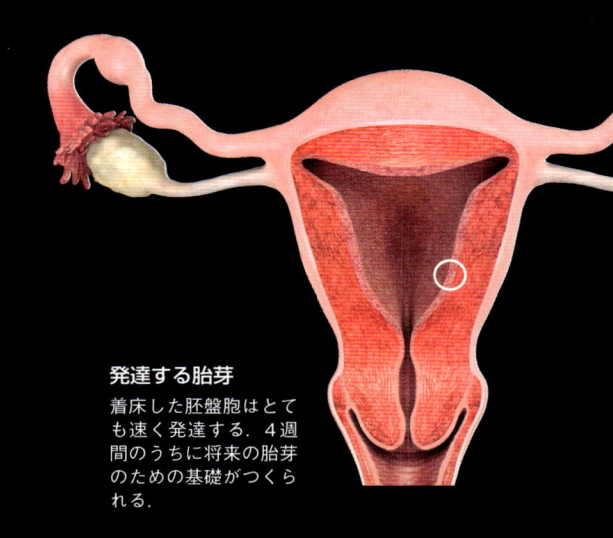

発達する胎芽
着床した胚盤胞はとても速く発達する．4週間のうちに将来の胎芽のための基礎がつくられる．

合胞体栄養膜細胞
多くの相互連絡する細胞でつくられている

腔
空間が結合組織内で形成され，これらが徐々に大きくなり融合し，結合組織から分離する

細胞性栄養膜細胞
この層のそれぞれの細胞は，そのまま細胞膜の中に包まれている

絨毛膜腔
融合した腔は徐々に絨毛膜腔を形成する（羊水と卵黄嚢を取り囲む大きな液体で満たされた空間）

付着茎
絨毛膜腔が形成された後に残る結合組織の部分であり，将来臍帯となる

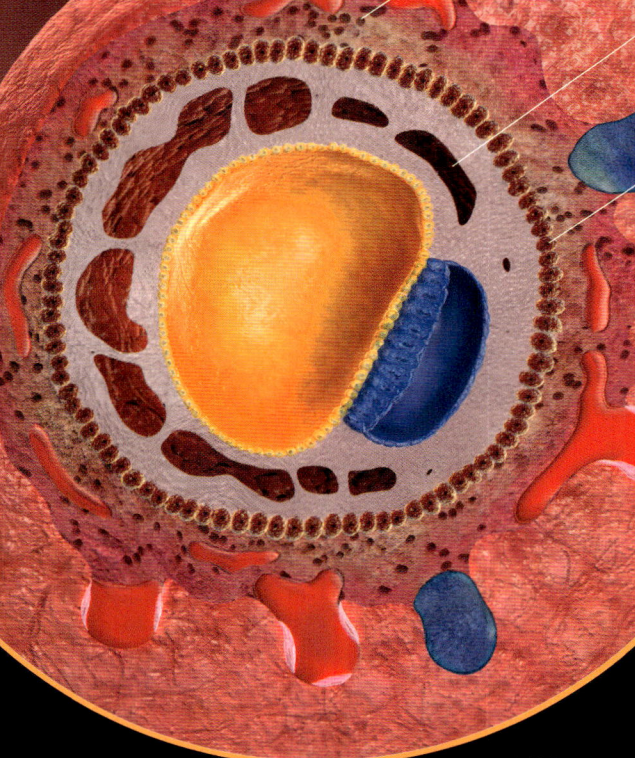

29日　腔の形成
細胞外壁から卵黄嚢がさらに分離する．合胞体栄養膜細胞膜は母体の血管に進入を続け，栄養豊富な血液のネットワークをつくる．腔は結合組織の中でつくられ，融合し始める．

血液ネットワーク
ネットワークは，毛細血管が浸食され融合することでつくられる

絨毛膜
栄養膜細胞の層と結合組織の残りで構成され，将来胎盤の主要部分を形成する

30日　絨毛膜腔
将来の胎芽が付着茎によってつながっている．卵黄嚢より小さいが，羊膜腔が week 8 までに大きくなり続け，胎芽を取り囲む．卵黄嚢は胎児に栄養を与え，赤血球産生のための最初の場所となる．

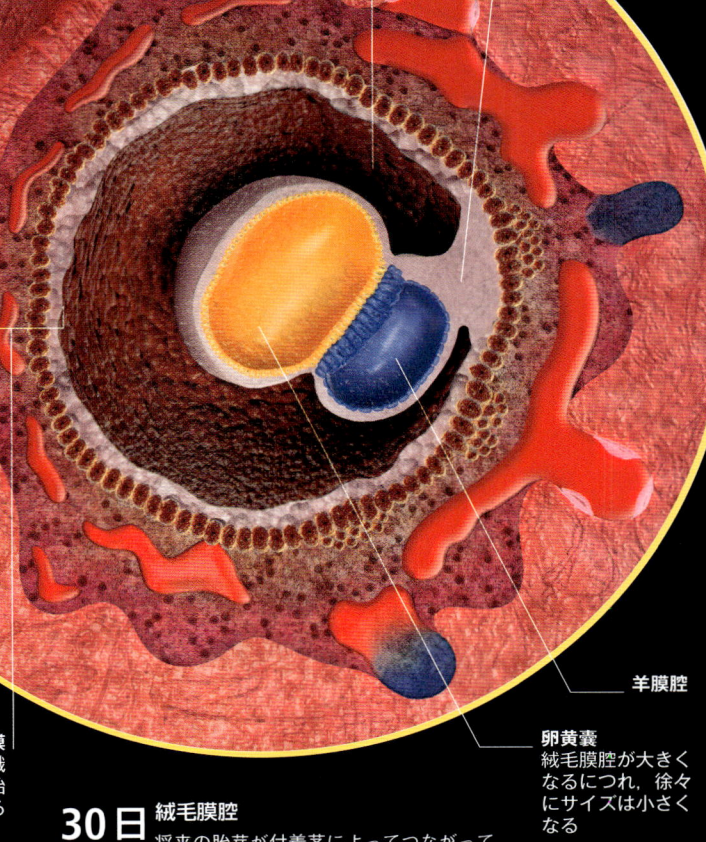

羊膜腔

卵黄嚢
絨毛膜腔が大きくなるにつれ，徐々にサイズは小さくなる

妊娠中の安全

妊娠中，世界は成長中の胎児を脅かすようなものに満たされた，とても危険な場所に思えるかもしれない．感染や薬物療法といったことから，動物や家庭内の化学物質，そして食べ物でさえもすべてが心配になる．幸いなことに，いくらかの注意を払うことで，危険を最小にし，健康な妊娠を確保することができる．

感染する危険

妊娠中は，女性の体が胎児を拒否することのないように免疫システムが抑制される．残念ながらこのことがより感染の影響を受けやすくなり，感染からの合併症を引き起こすこととなる．女性の健康への影響と同様に，いくつかの感染は胎盤を通り，成長している胎児に害を及ぼすかもしれない．とくに，汚染された食べ物や伝染性の病気（なかでも猫のような動物が媒介する病気）には危険がある．

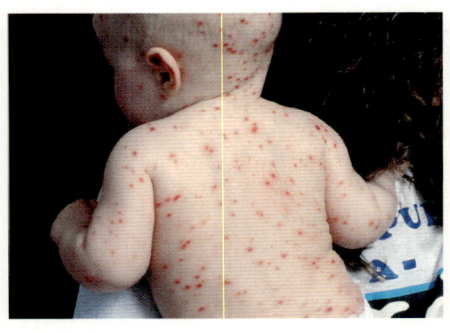

先天的感染症

風疹，水痘，はしか，サイトメガロウイルス（CMV）のような伝染性の疾患は，胎盤を通過し，胎児にさまざまな先天奇形をもたらす原因となりうる．まれではあるが，妊娠初期に感染すると先天奇形の可能性はとても高くなる．感染している人を避け，予防接種で万全にしておく必要がある．

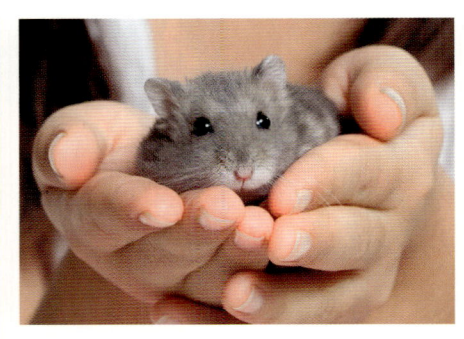

動物との接触

動物やその排泄物は胎児の発育に有害な病気を媒介する．妊婦は猫の砂や鳥かご，爬虫類，齧歯類の動物（ネズミやリスなど），出産期の羊を避ける．食事を用意したり食べる空間からは猫を遠ざけ，猫に接触した後は手を洗う．また素手での園芸は，猫の排泄物があるかもしれないので避ける．

風邪，インフルエンザ，予防接種

妊娠中は，免疫システムが抑制されるので，風邪やインフルエンザにかかりやすくなり，合併症がより重症化しやすくなる．風邪やインフルエンザ症状のある人に近づかないこと，できるかぎり人込みを避けること，水道栓や電話，ドアノブのような共用のものを触った後には手を洗うことで，感染のリスクを下げることができる．毎年インフルエンザ予防接種を受けることで，合併症を予防し，新生児の最初の6ヵ月間に感染する危険性が減少する．

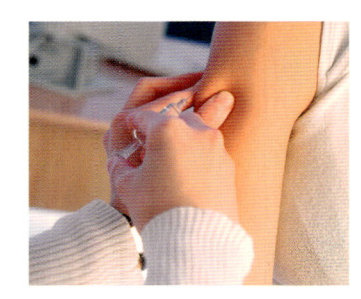

トキソプラズマ

まれな感染で，動物の排泄物や鳥の糞，火が十分に通っていない肉や魚，土，汚染された果物や野菜に寄生しているのが原因となる．とくに妊娠中期の感染は，眼や脳障害，先天奇形，流産，死産，早産，低出生体重の原因となる．もっとも一般的な感染源は，家庭内の猫や十分に火が通っていない肉であるため，食品の衛生を十分注意すべきである．

化学物質

化学物質の曝露を完全に避けることはほとんど不可能であるが，十分に注意を払うべきである．化学物質の使用は最小限に留め，十分に換気された場所で使用し，保護できる服を着て，パッケージに書かれたとおりの安全な使用を行う．

家の中で

多くの妊婦が衛生用品からのリスクを心配するが，実はほとんどリスクはない．しかし，漂白剤はほかの洗剤と混ぜてはいけないし，オーブンを掃除することはできることならやめたほうがいい．害虫駆除剤や殺虫剤は，たとえそれがオーガニックのものであっても，先天奇形や妊娠合併症，流産を起こしやすい．可能であれば，とくに妊娠初期はそれらすべてを避ける．ペンキの化学物質に長く曝露することもまた流産や先天奇形のリスクを高める．今のところ，染毛剤による胎児への害に関する確実なエビデンスはないが，このような化学物質の曝露は最小限にしたほうがよい．ハイライトを入れたり，一部だけを染める，ヘンナ染料のような植物が原料の染毛剤を使用するなどで代替するのがよい．

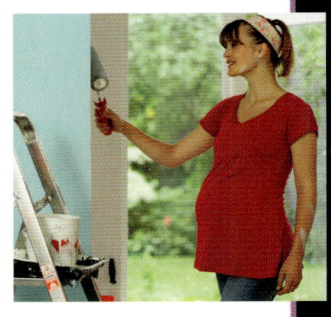

薬剤

すべての処方された薬剤や，市販薬，ハーブ治療，レクリエーションドラッグは妊娠中に服用すると，胎盤を通して胎児にも及ぶ．常に薬剤を避けることは不可能であるが，医師は妊娠中に安全なものをアドバイスすることができる．市販薬にはさまざまな原料が含まれているので，注意すべきである．

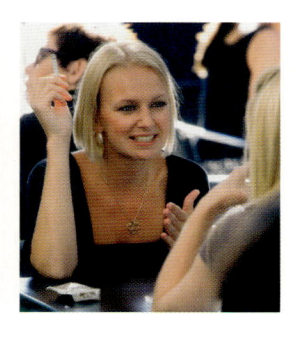

喫煙（タバコ）

妊娠中の喫煙は，母体と胎児の両方に悪い．流産，早産，低出生体重，乳幼児突然死，新生児の呼吸障害といった多くのリスクを増加させる．

身体的な危険

妊娠中は，一般的に妊婦の体は胎児にとって安全な環境を備えている．身体的な危険を避けるためにとくに注意を払うべきである．重心の変化と靱帯のゆるみにより捻挫や筋を違えたりしてけがをしやすくなることがある．妊娠中はとくに注意を払う必要がある．たとえばサポート機能のある服や，平らな靴を履き，体がぶつかるようなスポーツや危険な活動を避ける，運転中はシートベルトを締めるといった注意を払う．転倒や事故，そのほかのけがをしたら，すぐに医師の診察を受ける．

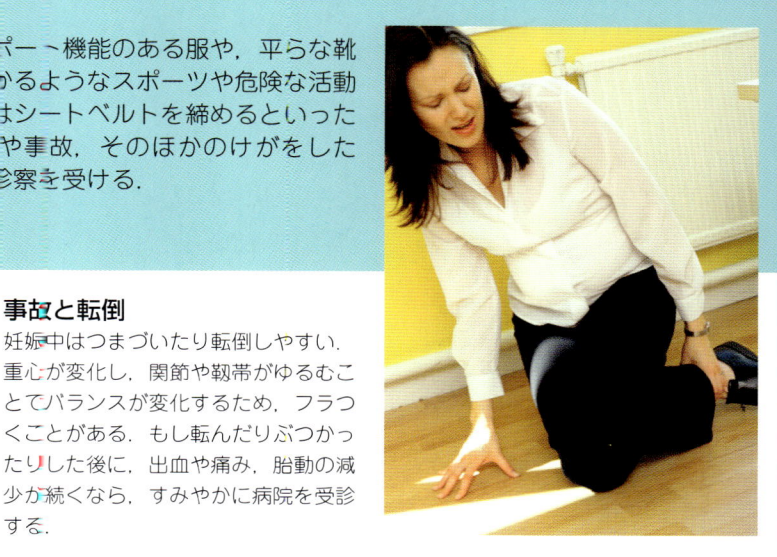

旅行
旅行には2つの大きなリスクがある．感染による病気と事故である．リスクを低下させるために，旅行先を慎重に選び，医師にマラリア予防や免疫について相談するとよい．水が安全か調べておき，安全な食べものだけを口にする．妊婦は，足に血栓ができる（VDT）リスクがあるので，飛行機で長時間じっと座っているのは避けるべきである．

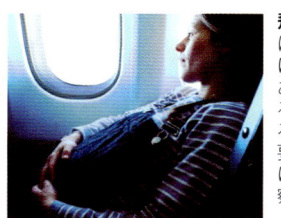

飛行機
ほとんどの航空会社は，35週末までであれば妊婦が搭乗することを許可している．医療的管理が必要な妊婦は，飛行機に乗る前に医師の診察を受けておく．

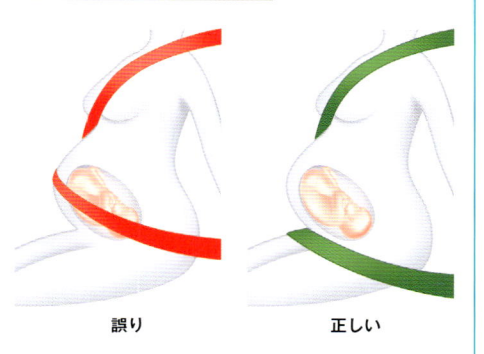

シートベルト
腰のシートベルトは，お腹のふくらみの下にくるようにし，腰骨の位置でとめる．斜めのベルトは，お腹のふくらみの側面にくるよう締めるとよい．

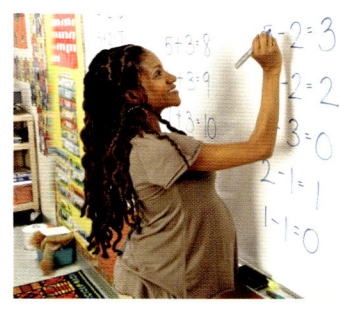

誤り　　正しい

事故と転倒
妊娠中はつまづいたり転倒しやすい．重心が変化し，関節や靱帯がゆるむことでバランスが変化するため，フラつくことがある．もし転んだりぶつかったりした後に，出血や痛み，胎動の減少が続くなら，すみやかに病院を受診する．

就労環境
多くの妊婦はほとんど調整することなく仕事をし続けるが，有害な物質への曝露や過度の身体的負荷がないようにすることは雇用者の義務である．妊娠しているスタッフに対しては就労時間を短縮したり，より多くの休憩をとらせたり，立っている時間を少なくしたり，座りやすい椅子を提供したりする．

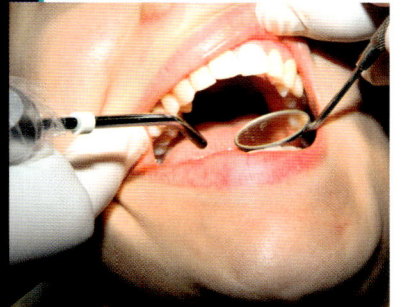

歯科衛生
妊娠中の歯科衛生はとくに大切である．ホルモンの変化により歯周病のリスクが増加し，それが早産のリスクとも関連している．妊娠していても多くの歯科治療は安全であるが，妊娠中は，X線検査やある種の抗菌薬など避けたほうがよい処置や治療があることを歯科医が知っているかは重要である．

ストレス
ストレスは，心拍数，血圧，ストレスホルモンを増加させる原因となる．とくに妊娠初期における強いストレスが早産，低出生体重，さらには流産や死産との関連があるという研究結果もある．リラックスすること，定期的な運動，健康的な食事，十分な睡眠を，日課とするとよい．

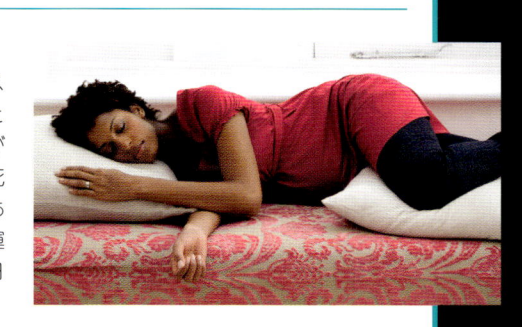

放射線
X線は胎児の発達に障害を及ぼすので，妊娠している可能性があれば，医師や歯科医にそのことを告げる必要がある．胸部もしくは腹部X線，CATスキャン，放射線テストや放射線治療が必要な場合は，メリットがデメリットを上回らなければならない．多くの科学者は，超音波，コンピューター，携帯電話，電波塔，送電線，空港のスクリーニング装置から放たれた電磁場にリスクが少しあると考えている．

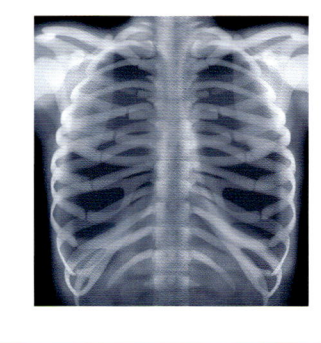

過熱
妊娠初期の体温の上昇は，胎児の脊髄奇形のリスクの増加と関連がある．サウナや熱いお風呂は避ける．たった10～20分でも，体温は危険なレベルまで上昇する．上半身を涼しい風に当て，お湯が徐々にぬるくなっていれば，入浴は必ずしも危険ではない．

就寝時間
妊婦は，なかなか快適に眠れる体位を見つけられない．とくに妊娠末期は仰向けに寝ると子宮が静脈をつぶしてしまうので，避ける．ベッドから起き上がることさえ大変な場合がある．めまいや腹筋を傷めたり腰痛を悪化させたりすることがないよう，ゆっくり起き上がるとよい．

食事と運動

食事と運動は妊娠中，健康に過ごすために重要である．よく食べ，定期的に運動することは，胎児の健康的な成長・発育と，母親の体が出産の準備を整えていくことにつながる．

体重の増加

多くの妊婦は妊娠中に10〜13kg増加する．それ以上の増加は，妊娠高血圧症候群や，糖尿病などの合併症のリスクとなる．逆に十分な体重増加がないことは，早産や低出生体重と関連している．また，妊娠する前の体重も重要である．もしなにか心配があれば，助産師や医師が適切な増加体重をアドバイスしてくれる．

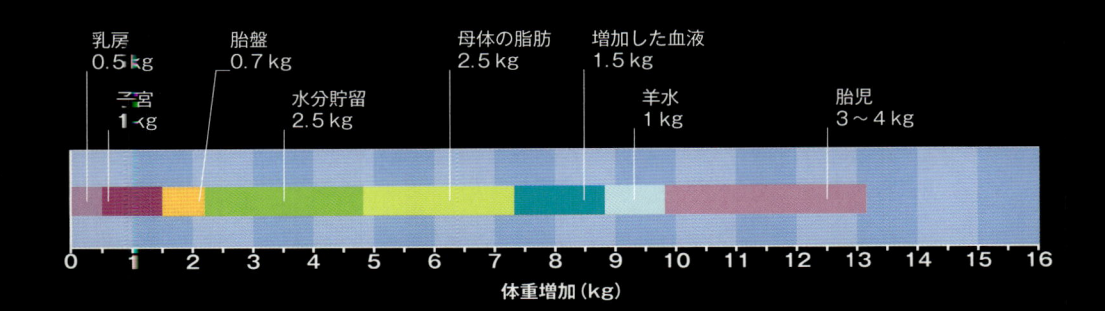

乳房 0.5kg／子宮 1kg／胎盤 0.7kg／水分貯留 2.5kg／母体の脂肪 2.5kg／増加した血液 1.5kg／羊水 1kg／胎児 3〜4kg

体重増加（kg）

控えるべき食品

ふだん健康的な食事として食べられているものの中に，妊娠中に危険を引き起こすものがある．それは食中毒を引き起こしやすかったり，胎児にとって有害な物質や毒素を含むおそれがある．理想的には，妊娠を望んだときから妊娠中の健康な食事のガイドラインに従うのがよい．しかし，もし妊娠が計画的でなければ，妊娠がわかったらすぐに健康的な食事をとるようにする．

チーズと乳製品
白カビチーズ，青カビチーズ，カマンベールチーズなどの，低温殺菌されていないとてもやわらかいブルーチーズから，リステリア症にかかるリスクがある．これは，流産，死産，新生児死亡の原因となりうる．固いチーズやカッテージチーズは安全で，カルシウム源としてもよい．

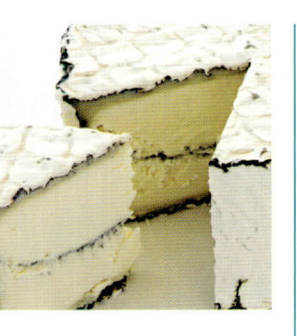

パテとレバー
すべての肉と野菜のパテは，リステリアを含んでいるかもしれないので，食べない．レバーやソーセージ，パテはビタミンA（レチノール）を多く含み，先天奇形の原因となりうる（高濃度のマルチビタミンや肝油も多くのビタミンAを含むので，避ける）．

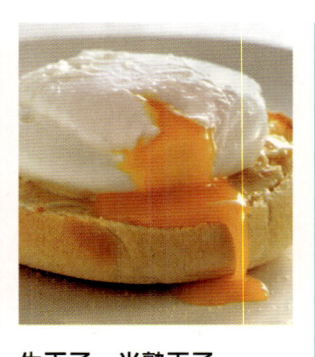

生玉子，半熟玉子
生玉子や半熟玉子は，食中毒の一要因であるサルモネラが潜んでいるかもしれない．玉子は黄身が固くなるまで調理する．自家製マヨネーズ，半熟玉子のような生玉子が含まれている食品は，避ける．

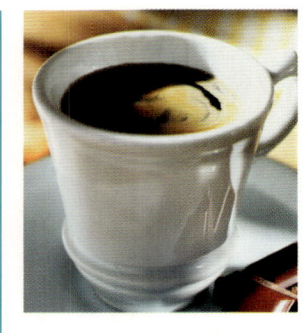

カフェインとアルコール
高濃度のカフェインは低出生体重や流産と関連があるので，カフェインを含むものは控える．安全なアルコールレベルについては不確かなので，完全に避けたほうがよい．

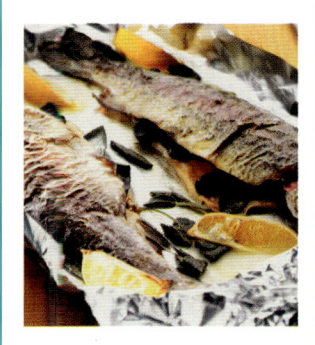

魚の油
イワシやサバといった青背の魚は健康的な食事であるので，食べるとよい．しかし，油は，汚染物質が凝縮されており，胎児にとって有害であるので，妊婦は週に2皿までとする．サメやマカジキ，メカジキは避ける．

食品衛生

食中毒は危険である．トキソプラズマ（p.88参照）などのいくつかの形態があり，それぞれのリスクがある．台所は清潔に保ち，トイレの後や食事を準備する前，生肉や鶏肉を扱った後，そして食べる前には手を洗う．

買い物，保存，準備
「賞味期限」は決して超えてはならない．生の食品は別に保管し，どんな生肉でも冷蔵庫の下部に置き，ほかの食品を汚染しないようにする．生肉とサラダ・果物は別のまな板を使用する．野菜は洗うか皮をむくとよい．

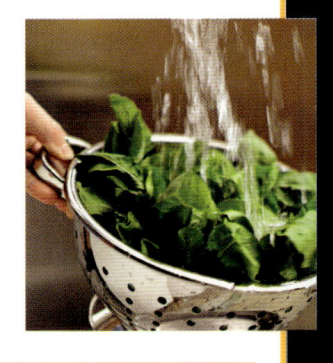

食品の再加熱
食品が温められてから冷えると，有害な虫がつきやすくなる．再加熱は熱く蒸されるまで少なくとも2分間は過熱する．盛りつける前にはよく沸騰させ，すぐに食べる．食品は1回以上再加熱してはならない．調理してある食品は，調理説明に従うことが重要である．

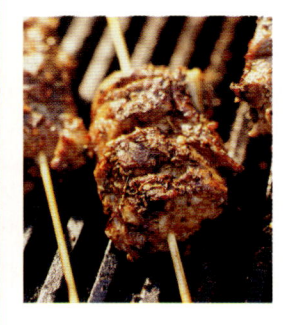

調理する
火のよく通っていない肉や魚には，食中毒やそのほかの病気を引き起こすバクテリア，ウイルス，寄生虫が含まれているかもしれない．冷凍食品は解凍し，食べる前には，正しい時間と温度でよく加熱して調理する．

健康的な食生活

妊娠前および妊娠中は健康的な食生活を送り，健康的な妊娠のために必要な栄養を体に取り込む．主な食品群からバランスよく食事をとることは，妊娠中の体重増加を健康的な範囲内におさめることにつながる．

栄養素

健康的なバランスのとれた食生活とは，精製されていない炭水化物（ジャガイモ，全粒パン，全粒穀物）や毎日の少なくとも5皿の果物と野菜，そして十分な肉や魚もしくはほかの高タンパク食品（玉子，ナッツ，豆類）をとることである．牛乳や乳製品等カルシウムが含まれているものは，とくに胎児の成長に重要である．

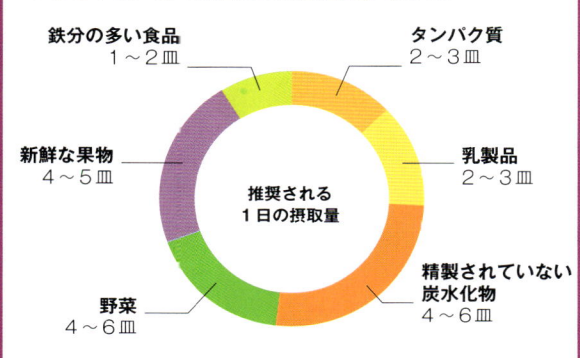

- 鉄分の多い食品 1～2皿
- タンパク質 2～3皿
- 新鮮な果物 4～5皿
- 乳製品 2～3皿
- 野菜 4～6皿
- 精製されていない炭水化物 4～6皿

推奨される1日の摂取量

サプリメント

妊娠を望む女性は毎日400 mgの葉酸を避妊をやめてから妊娠初期の終わりまで摂取するとよい．これは二分脊椎のような先天奇形を予防する．葉酸に加えてマルチビタミン，ビタミンD，アスピリン，オメガ3オイル，鉄などを追加することが勧められる女性もいる．

ハーブ

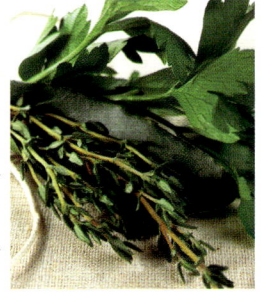

料理用の多くのハーブは安全である．しかし，バジル，セージ，オレガノ，ローズマリーが多く含まれているハーブティーは避ける．ペニーロイヤルミントとナツシロギクとアロエは流産を招く危険があるので，決して摂取しない．ラズベリーリーフティーを妊娠末期に飲むと，陣痛が和らぎ，お産が軽くなる．

活動と運動

医学的合併症もしくは妊娠合併症がなければ，妊娠前から行っていた運動のほとんどに継続しても安全である．ただし，損傷や衝撃力がかかるような運動は例外である．落下や衝撃，おなかへの打撃は切迫早産を引き起こす可能性があり，流産の既往がある妊婦は，激しい運動や活動を避けるようアドバイスされる．もし気がかりがあれば，助産師か医師に相談する．

健康的な妊娠のための運動

妊娠中の運動は，出産のための体づくりのためにも多くのメリットがある．健康を維持し，筋肉を強化し，循環を増加させ，静脈の拡張や，便秘，腰痛を予防する．しかし，ハードな運動は控えたほうがよい．疲労感や息切れの程度が適度な運動のよい指標であり，妊娠中に過酷なトレーニングを始める時期ではない．運動は痛みやめまいを感じたらすぐに中断する．

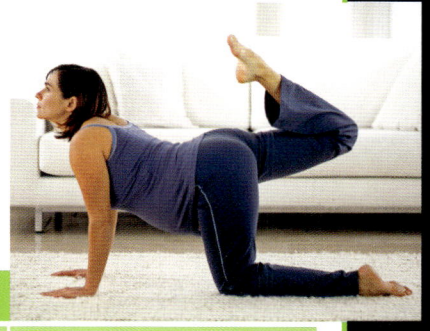

適切な運動

ハイリスク	継続に注意が必要	奨励
強度の衝撃や酸素の減少が伴う運動は，とくに12週以降は，事故の危険性が高いので避けたほうがよい． ・乗馬 ・スカイダイビング ・スキーやスケート ・ダイビング	妊娠経過が進むと，いくつかの運動は難しくなる．気分に注意し，なんらかの症状が現れたら中断する． ・テニス ・ランニング ・ジムでの運動 ・ダンス ・強度のエアロビクス	体重増加や重心の移動があるときは，体重負荷のかからない運動や，ゆっくりでリズミカルな動きが最良である． ・水泳 ・サイクリング ・ウォーキング ・ヨガ（仰臥位でない） ・太極拳

骨盤底筋体操

骨盤底筋の体操をすることで，子宮の重さから筋肉が弱るのを予防し，出産のときに使用する筋肉を強化する．また産後の尿失禁や子宮脱のリスクを減らす．骨盤底筋またはケーゲル体操は単純で，どこでも行える運動である．腹筋やおしりの筋肉を引き締めるのではなく，排尿を途中で止めるように引き締めることで関連の筋肉を特定する．引き締めて3つ数え，リラックスして3つ数え，これを10回繰り返す．1日3回から始め，徐々に10秒間引き締め，25回繰り返せるよう増やしていくべきである．

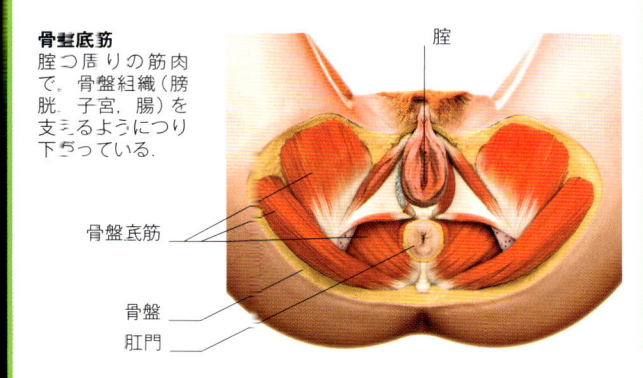

骨盤底筋
膣つ周りの筋肉で，骨盤組織（膀胱，子宮，腸）を支えるようにつり下がっている．

- 膣
- 骨盤底筋
- 骨盤
- 肛門

出産のための運動

出産は，エネルギーを要し，適切であればそれだけ出産がスムーズになる．少なくとも週3回30分の定期的な運動がその助けとなる．スクワットは太ももの筋肉を強化し，あぐらは骨盤の関節の柔軟性を向上させる．

性交

妊娠中の性交は通常は安全である．衝撃を避けた適切な体位がよく，胎児は，羊水のクッションの中で安全であり，子宮頸管粘液栓によって感染からも守られている．しかし医師は流産や早産，出血の既往，そのほかの合併症がある場合は性交を避けるようアドバイスするかもしれない．

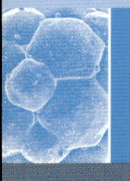

month 2 | 4〜7週

この時期になると胎芽はめざましく発達する．米粒大だった胎芽はラズベリー大になり，重要な器官も急速に形成される．子宮はグレープフルーツ大にまで大きくなり，腰まわりは大きくなり，乳房は増大する．

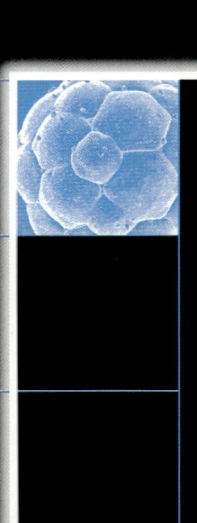

4週

2つの細胞層からなる胚盤葉は3胚葉に分化する．外胚葉は神経管を形成し，これが後の脳と脊髄に分化する．皮膚，体毛，爪，汗腺も外胚葉から形成される．中胚葉からは心臓や骨など多くの器官が形成される．内胚葉からは甲状腺，肺，気管，膵臓が形成される．絨毛膜絨毛とよばれる初期の胎盤は発達を続け，血管を形成するようになるが，まだこの段階では卵黄嚢からの栄養素補給に依存している．このころになると妊娠検査は陽性となるが，女性はまだ月経が遅れていることに気づいていないこともある．悪心，腹満感，頻尿，乳房の感覚が鋭敏になるなどの症状も出現する．

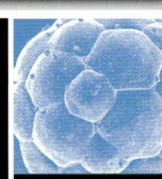

妊娠検査
市販の妊娠検査薬は，胎芽が着床しているときに産生されるヒト絨毛性性腺刺激ホルモンを検出する．

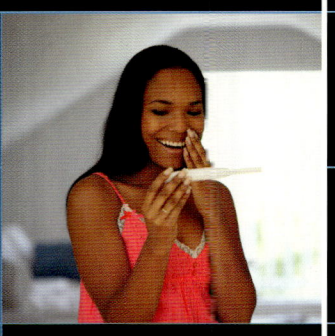

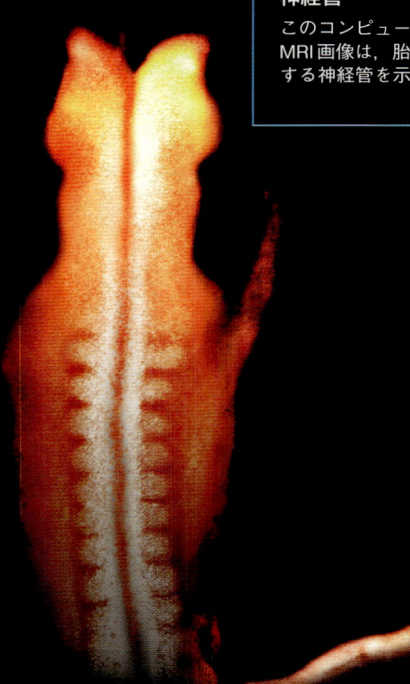

神経管
このコンピューター処理されたMRI画像は，胎芽の中心に位置する神経管を示している．

5週

胎芽は4 mmほどの大きさに達し，体はC字状に彎曲する．原始尾が認められ，体幹部には四肢が見られるようになる．顔部にみられる黒点は眼となり，頭部の両脇にある小さなくぼみは耳へと分化する．最初に発達する器官は心臓であるが，これは胎芽の成長に伴って必要となる栄養の増加を反映している．2本の管が結合したものから複数の室へと分化する．心臓は毎分100〜140回の速さで拍動し，体内へ血液を供給する．超音波検査で心拍動を見ることができる．胎芽の中枢神経系からは初期の筋肉への接合部が分化し，胎芽が動くようになるが，女性が胎動を感じるようになるのはもっと後になってからである．

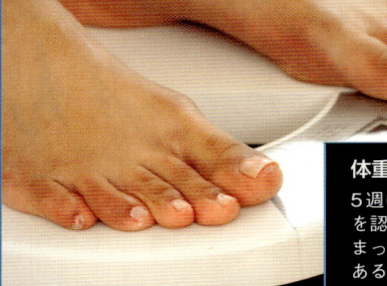

体重増加
5週になるとわずかな体重増加を認める場合もあるが，これはまったく正常で健康的な経過である．

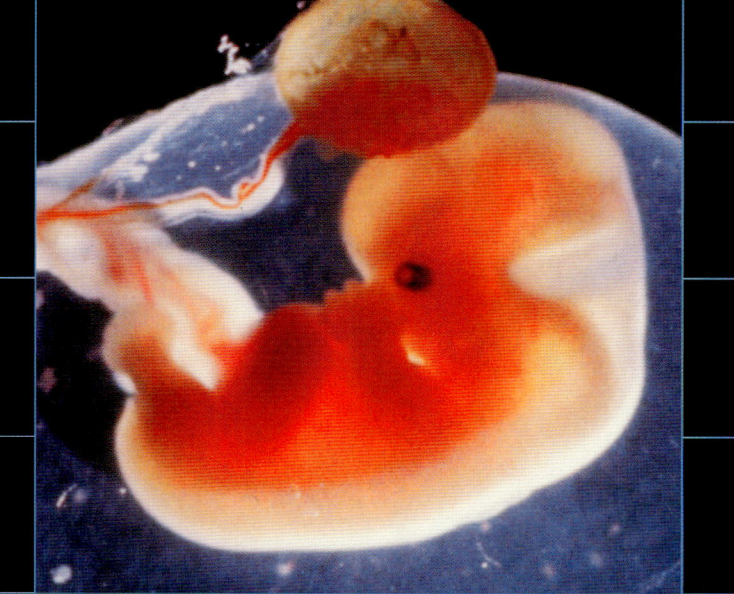

5週
液体に満たされた羊膜腔に浮かぶ5週の胎芽．四肢と眼がはっきり見える．

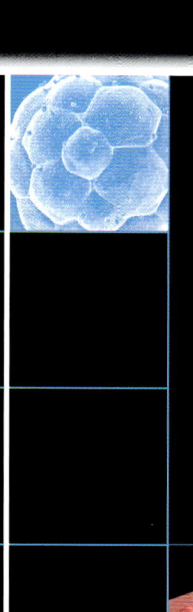

6週

胎芽は急速に成長し続け，8 mmほどのインゲン豆の大きさになる．四肢からはパドル状のものが形成され，手足の指に分化する．眼の原基からは水晶体と網膜が分化し，肝臓が形成されて赤血球の産生が始まる．血管は胎芽の皮膚を通して透けて見えるようになる．卵黄嚢は萎縮し始め，絨毛膜絨毛が母体血から酸素や栄養素を胎芽に供給するようになる．このころになると，女性は服装に関して腰まわりがきつくなったと感じるようになる．嗜好の変化もまれではなく，特定の食べ物に対する好き嫌いが逆になることもある．循環血液量の増加に伴い，頭痛を訴える妊婦もいる．

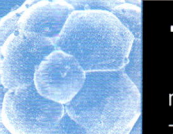

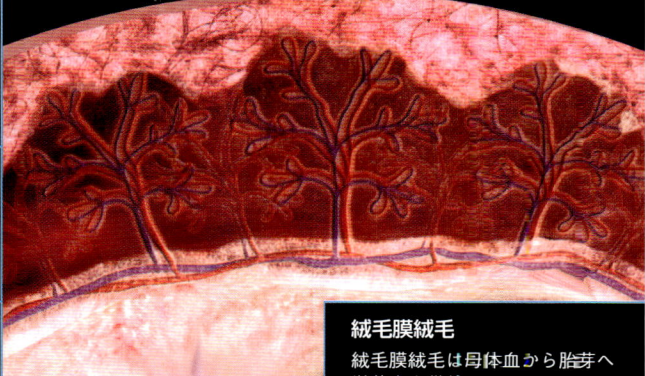

絨毛膜絨毛
絨毛膜絨毛は母体血から胎芽へ栄養素を供給している．

嗅覚と味覚
多くの妊婦が特定のにおいや味覚に対して敏感になり，逆の嗜好に変化することもある．

7週

month 2の終わりごろ，胎芽は1.4 cmくらいのラズベリーの大きさとなり，すべての主要器官が形成されるようになる．原始尾は消失し始め，四肢は長くなって手足の指に分化する．掌紋が形成されるのもこの時期である．肘が形成され，腕の曲げ伸ばし運動ができるようになる．脳はさらに発達し，心臓弁が形成されて右方への血液循環が未発達ながらも見られるようになる．肺も発達し続け，咽喉後部につながる気道が形成される．母親の子宮は小さなグレープフルーツ大となり，腰椎を圧迫することにより腰痛をもたらすこともある．母親の腰まわりは太くなり乳房は増大するが，外見上は明らかに妊婦とわかるほどではない．

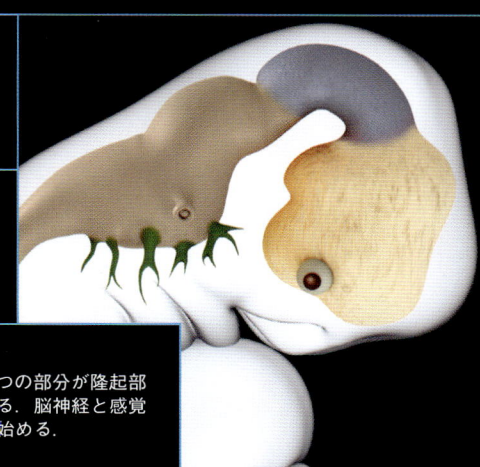

脳の発達
脳の主要な3つの部分が隆起部として見られる．脳神経と感覚神経が発達し始める．

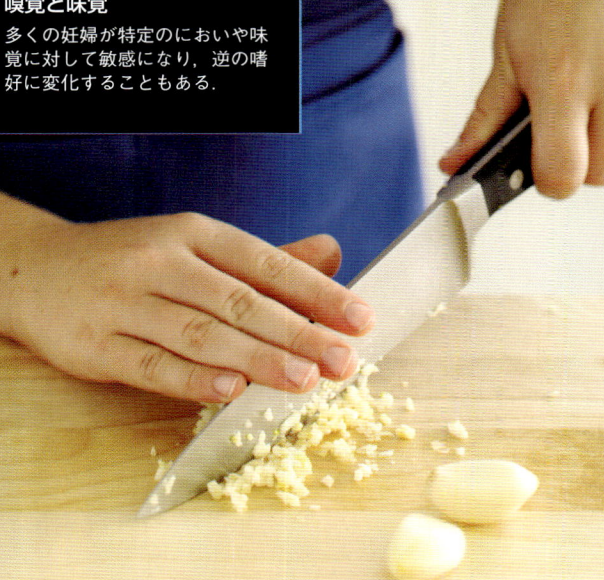

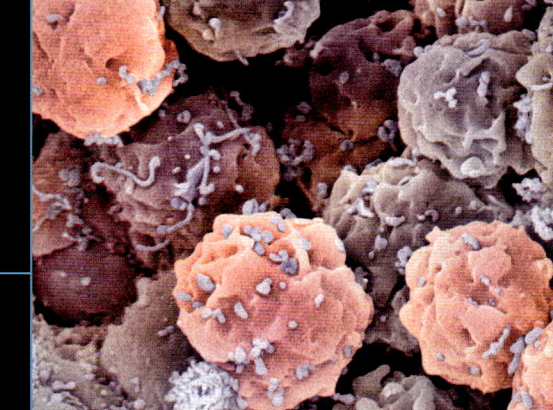

幹細胞
胎児の造血幹細胞の電子顕微鏡像．これらが分化して赤血球やあらゆるタイプの白血球となる．

受胎から誕生まで

month 2 | 4〜7週
母親と胎芽

妊娠中のこの時期には、多くの母親がつわり（"morning sickness"と言うが、しばしば朝だけではない）や疲れやすさ、頻尿があることに気づく。これらの妊娠初期によくある症状は11週を過ぎるまでに消えないかもしれないし、もっと長く続く場合もある。これらの症状の多くは、初期の胎芽の成長と発達を助けるために卵巣で産生されたホルモンによって起こる副作用である。次の2週間を越えると、胎芽は人間の形と認識できるようになる。とりわけ脳の成長は急速に進み、そのため頭部の大きさは身長の半分を占める。胎芽は、羊膜嚢の中に丸まって無重力で浮かんだまま成長を続ける。7週までに、すべての臓器の体系が形成される。全ての準備が整っているが、微小でありその機能は限定されていてわずかである。

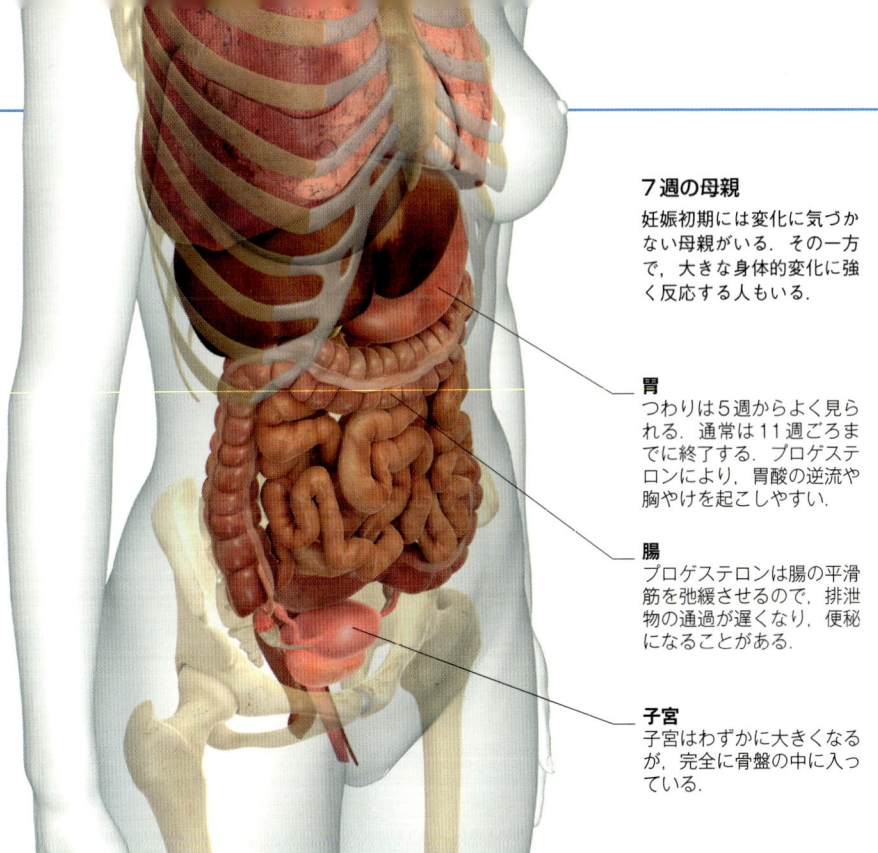

7週の母親
妊娠初期には変化に気づかない母親がいる。その一方で、大きな身体的変化に強く反応する人もいる。

胃
つわりは5週からよく見られる。通常は11週ごろまでに終了する。プロゲステロンにより、胃酸の逆流や胸やけを起こしやすい。

腸
プロゲステロンは腸の平滑筋を弛緩させるので、排泄物の通過が遅くなり、便秘になることがある。

子宮
子宮はわずかに大きくなるが、完全に骨盤の中に入っている。

母親
- ♥ 66回/分
- 血圧 106/69 mmHg
- 4.33 L

400 mg
妊娠は11週までに1日400 mgの葉酸を摂取するべきである。

体の形が最初に変化する部分は、乳房である。month 2までに、乳房が大きくなり、乳首の色が濃くなる。妊娠中に、平均して5 cmと1.4 kg大きくなる。

胎芽
- ♥ 144回/分
- 身長 1.6 cm
- 体重 1 g

1 cm
この時期に、胎児は急速に成長する。5〜7週のわずか2週間の間に、全身の長さが1 cmまで大きくなる。

7週までに、心臓の発達は最終的に完了する。4つの心房・心室のすべてが拍動する。

妊娠の最初の2カ月間は、薬物や毒物の影響に最も敏感な時期である。この時期に、ある種の薬物を母親が摂取すると、先天異常や胎児死亡さえ引き起こす可能性がある。

5週

卵黄嚢
初期の血球と毛細血管が卵黄嚢の壁にできる。

絨毛
絨毛が胎盤をつくる。この時期には、胎盤は胎芽よりも急速に成長する。

臍帯
臍帯は短く、まだねじれていない血管は明瞭に見える。

体節
体節が、脊椎、椎骨柱、体幹の骨格筋、皮膚に現れる。

鰓弓（さいきゅう）
下顎と首の構造の前段階がある。哺乳類では鰓弓とよぶ。

眼
胎芽は、人らしく見えるようになってくる。多くの内臓が見えるようになり、外表には耳、眼、肢芽（四肢の原基）が現れる。この時期は成長がとても急速で、胎芽は次の2週間で大きさが2倍になる。

胎芽
胎芽は羊水の中で浮遊している。

心臓
心臓は完璧に発達している。循環が確立し、心臓は拍動を始めている。

上肢芽
上肢芽は、最終的に腕になる。

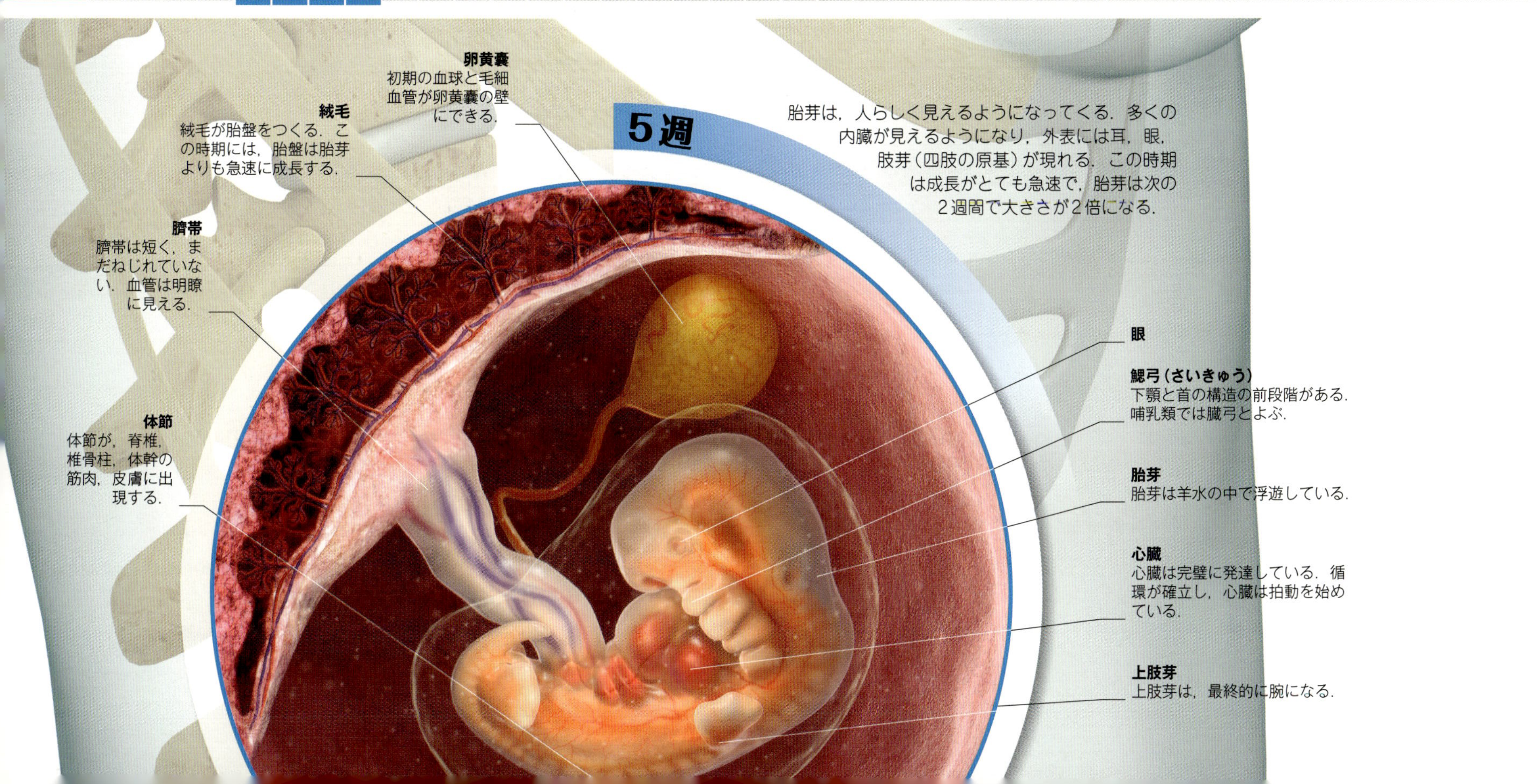

7週

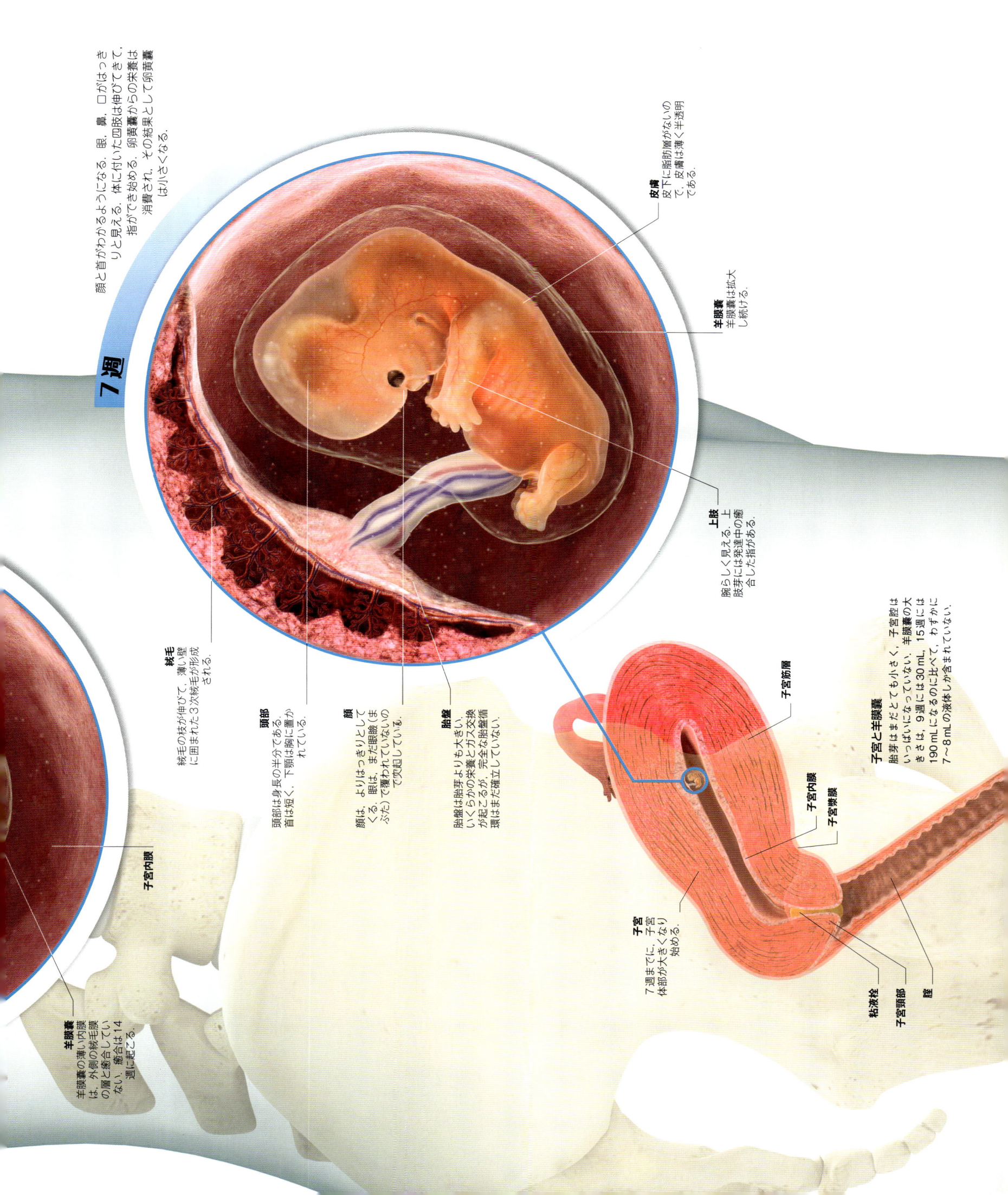

顔と首がわかるようになる。眼、鼻、口がはっきりと見える。体に付いた四肢は伸びてきて、指ができ始める。卵黄嚢からの栄養は消費され、その結果として卵黄嚢は小さくなる。

皮膚
皮下に脂肪層がないので、皮膚は薄く半透明である。

羊膜嚢
羊膜嚢は拡大し続ける。

上肢
腕らしく見える。上肢芽には発達中の癒合した指が指がある。

絨毛
絨毛の枝が伸びて、薄い壁に囲まれた3次絨毛が形成される。

頭部
頭部は身長の半分ぐらいである。首は短く、下顎は胸に置かれている。

顔
顔は、よりはっきりしてくる。眼は、まだ眼瞼で覆われていないので突起している。

胎盤
胎盤は胎芽よりも大きい。いくらかの栄養とガス交換が起こるが、完全な胎盤循環はまだ確立していない。

子宮筋層

子宮内膜

子宮漿膜

子宮と羊膜嚢
胎芽はまだとても小さく、子宮腔はいっぱいになっていない。羊膜嚢の大きさは、9週には30mL、15週には190mLになるのに比べて、わずかに7〜8mLの液体しか含まれていない。

子宮
7週までに、子宮体部が大きくなり始める。

粘液栓

子宮頸部

膣

羊膜嚢
羊膜嚢の薄い内膜は、外側の絨毛膜の層と癒合していない。癒合は14週に起こる。

子宮内膜

month 2 | 主要な発達

母親

妊娠判定検査

妊娠判定はヒト絨毛性ゴナドトロピン（hCG）の反応で行われる．このホルモンは，受胎後に産生され，2週間以内に尿中で検出される．αとβのタンパク分子（サブユニット）を含み，βサブユニットはhCGに特異的で，妊娠検査ではこの成分が測定される．現在，検査は非常に感度が高く，月経が来る予定の日の数日前でも妊娠を確認することができる．

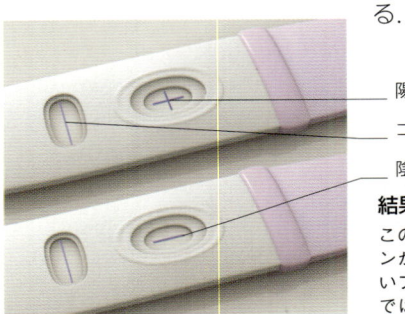

陽性
コントロールパネル
陰性

結果の判読
この検査では，コントロールパネルに青いラインが出て，陽性のときには，もう片方の窓に青いプラスのサインが現れる．ほかの検査キットでは，結果の表示方法が異なることもある．

頸管粘液栓

受精によって分泌されるホルモンの影響により，頸管粘液の粘稠度が変化する．4週ごろに，子宮頸管内では，薄い粘液が厚く強固な栓になり，子宮の入り口をふさぐ．これが腟から子宮への上行感染に対するバリアになる．

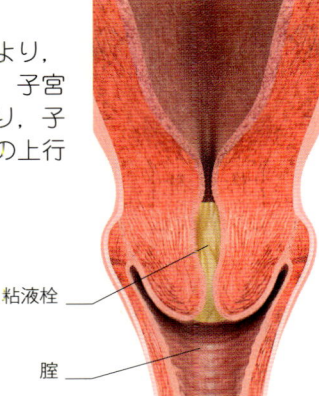

粘液栓
腟

バリア
頸管粘液栓は，妊娠期間中ずっと頸管内に留まる．頸管が短くなり開大し始めるにつれてそれが外れ，陣痛開始のサインの1つが起こる．

胎児に対する耐性

妊娠は精巧にバランスのとれた営みであり，流産の多くは最初の12週以内に起こる．母体の免疫システムは，今後起こりうる病原菌に対する防御反応を維持しつつ，胎芽を異物として検出して攻撃することもなく，胎芽の発育を受け入れる必要がある．母体の免疫から胎芽を守るメカニズムは十分わかっていないが，プロゲステロンの役割は不可欠である．一部の抗原を除去する抗体（免疫反応を引き起こす物質）は，胎芽によって放出される．それはまた，外部組織への白血球の攻撃能力を抑制する．

外部組織
子宮内膜の白血球の一部は，全身に循環している白血球に比較すると，もともと耐性が強い．このことが，発育する胎芽を守ることに役立つ．

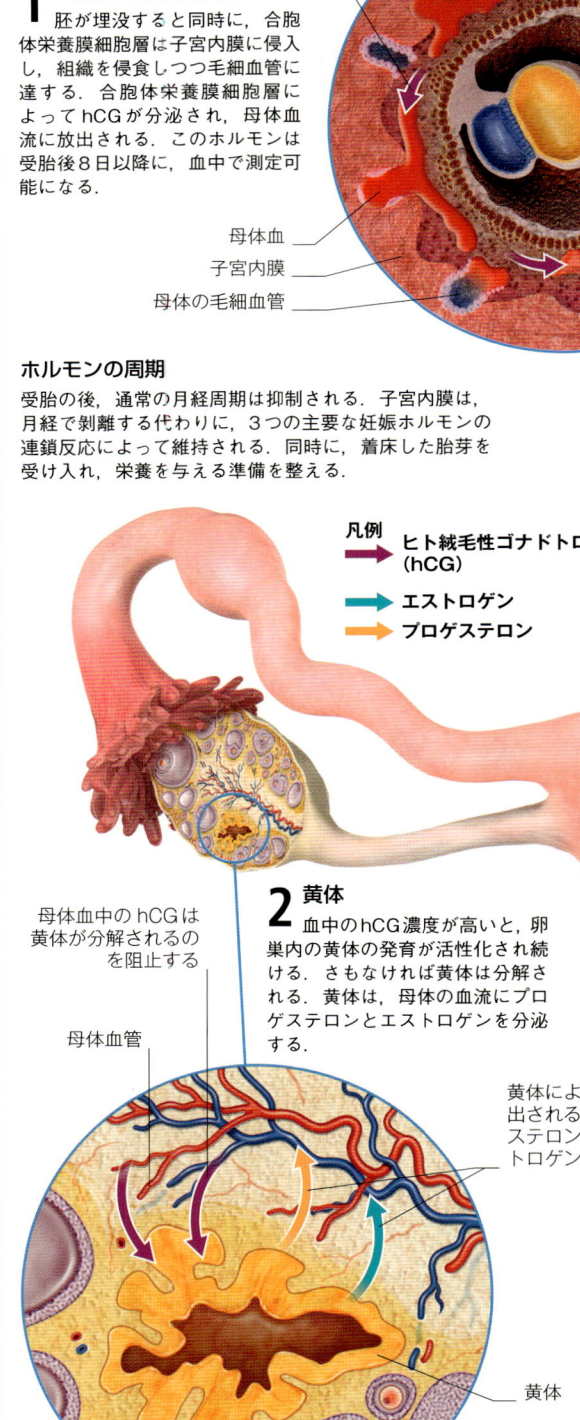

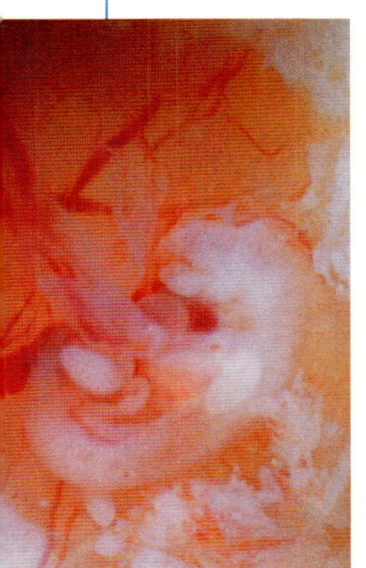

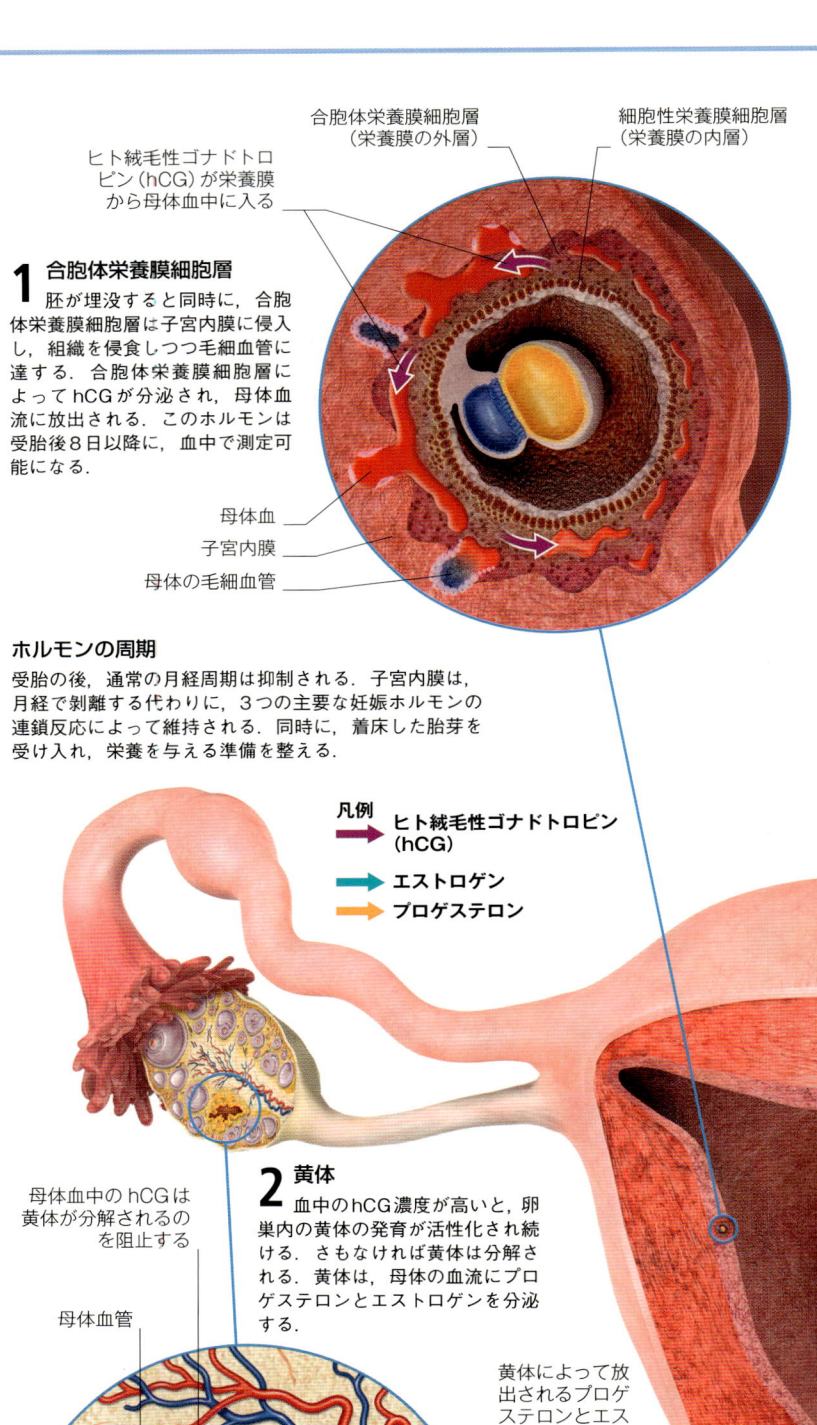

合胞体栄養膜細胞層（栄養膜の外層）
細胞性栄養膜細胞層（栄養膜の内層）
ヒト絨毛性ゴナドトロピン（hCG）が栄養膜から母体血中に入る

1 合胞体栄養膜細胞層
胚が埋没すると同時に，合胞体栄養膜細胞層は子宮内膜に侵入し，組織を侵食しつつ毛細血管に達する．合胞体栄養膜細胞層によってhCGが分泌され，母体血流に放出される．このホルモンは受胎後8日以降に，血中で測定可能になる．

母体血
子宮内膜
母体の毛細血管

ホルモンの周期

受胎の後，通常の月経周期は抑制される．子宮内膜は，月経で剝離する代わりに，3つの主要な妊娠ホルモンの連鎖反応によって維持される．同時に，着床した胎芽を受け入れ，栄養を与える準備を整える．

凡例
→ ヒト絨毛性ゴナドトロピン（hCG）
→ エストロゲン
→ プロゲステロン

母体血中のhCGは黄体が分解されるのを阻止する

2 黄体
血中のhCG濃度が高いと，卵巣内の黄体の発育が活性化され続ける．さもなければ黄体は分解される．黄体は，母体の血流にプロゲステロンとエストロゲンを分泌する．

母体血管

黄体によって放出されるプロゲステロンとエストロゲン

黄体

ホルモンの変化

妊娠の成立時に重要なホルモンの1つがhCGであり，hCGは胚が子宮内膜に埋没するときに放出される．このホルモンは，卵巣内に黄体を維持する役目がある．卵巣は，少量とはいえ非常に重要な量のエストロゲンとプロゲステロンを次々に産生する．hCGは12週以降減少するが，下のグラフは，低い値を維持していることを示しており，このことは，妊娠期間を通して妊娠反応が陽性を示し続けることを意味している．12週以降，エストロゲンとプロゲステロンの産生は胎盤に引き継がれるが，いずれのホルモンも相当量分泌される．プロゲステロン濃度は28週前後まで上昇し，その後エストロゲン濃度が上回る．

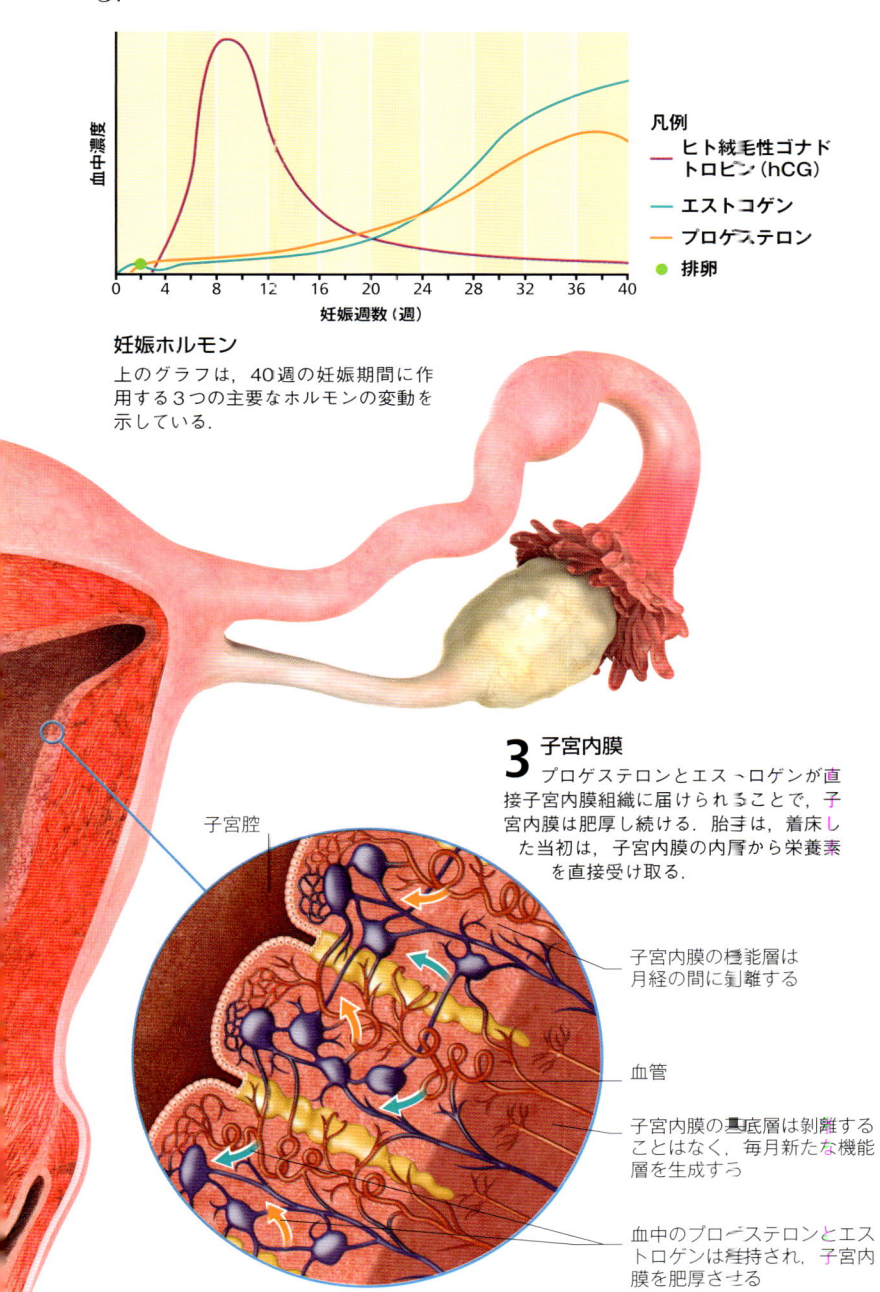

妊娠ホルモン
上のグラフは，40週の妊娠期間に作用する3つの主要なホルモンの変動を示している．

3 子宮内膜
プロゲステロンとエストロゲンが直接子宮内膜組織に届けられることで，子宮内膜は肥厚し続ける．胎芽は，着床した当初は，子宮内膜の内層から栄養素を直接受け取る．

- 子宮腔
- 子宮内膜の機能層は月経の間に剥離する
- 血管
- 子宮内膜の基底層は剥離することはなく，毎月新たな機能層を生成する
- 血中のプロゲステロンとエストロゲンは維持され，子宮内膜を肥厚させる

妊娠の初期症状

実に，妊娠の初期症状の多くは，妊娠成立に必要なホルモン変動の副作用である．症状の出現時期や強さは個人差が大きい．また，2度の妊娠が類似するということもなく，妊娠中にある症状に悩まされた女性が，次の妊娠で同じ経験をするとは限らない．症状の多くは時間の経過に伴って改善し，hCG濃度が12週以降自然に減少することと関連しているようだ．もっともよく見られる妊娠初期症状を，下の表に示した．

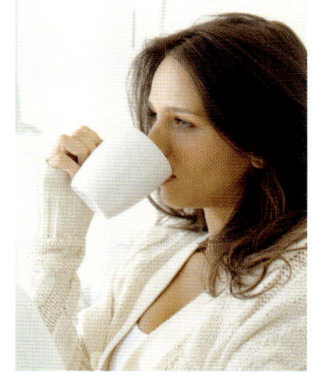

悪心の緩和
つわりはきわめてよく見られる症状であり，非常に支障を及ぼすことがある．定期的に食事をとることで悪心を緩和することもできるし，また，ミントティーやジンジャーティーのようなハーブティーで悪心を和らげることもできる．

初期症状	
無月経	受精が起こらなければ，排卵の2週間後に月経が開始される．排卵前後に性交があれば，受精の可能性が高い．無月経を自覚したころに妊娠判定検査を行っても，妊娠していることを判明できるほど，感度がよい．
乳房の痛みと肥大	乳房の変化は妊娠成立後すぐに見られ，乳房サイズ，敏感度，血管怒張の増加も変化の1つである．初期の妊娠ホルモンの作用により，乳管系が増殖する最初の段階にあり，妊娠のもっと後の時期には乳腺組織が増大する．1/3半期で乳房を触るときに痛みを感じることがあるが，妊娠の経過に伴い，和らぐ．
疲労	初期の疲労の原因について正確なことは知られていない．疲労はすべての女性に見られるものではなく，疲労を感じたとしても，通常，12週までに改善する．疲労は，初期のホルモン変化や，体が徐々に妊娠に適応していく過程と関連がある．
頻尿	妊娠初期には，腎臓への血流量の増加と濾過能力の増進が起こる．その結果として排尿が非常に頻繁に起こるが，過度の頻尿や排尿時痛は感染の徴候であり，治療を必要とする．
悪心と嘔吐	一般につわりとして知られているが，悪心と嘔吐は典型的な妊娠初期症状である．これらは，昼夜問わず存在することもあり，特定の食品やにおいによって悪化することもある．通常は軽度であるが，まれに，症状がひどく，妊娠悪阻にいたるケースも見られる．
味覚の変化	口腔内の金属味や特定の食品の嗜好など，味覚の変化を経験することがある．これらは，ふつう妊娠中に落ち着くが，そうでなくても妊娠終了後間もなくおさまる．
性器出血	少量の出血は着床のころに起こることがあるが，次の月経が起こるべき時期に重なると，軽い月経と混同することもある．また，子宮頸管が妊娠中にやわらかくなり，性交後に少量の出血を引き起こすこともある．
便秘	プロゲステロンは，分娩以前に子宮が収縮するのを防止する役目があるが，平滑筋の収縮を減退させることにもなる．このことが原因で消化が緩慢になり，便秘を引き起こす．

month 2 | 主要な発達

胎芽

原始細胞層（胚葉）の発達

着床後，内外2層の胚盤は3層性胚盤に急速に変化する．原始線条とよばれる1列の細胞が形成され，そこから第3層が発生する．この3つの初期の胚葉はそれぞれの細胞系が発生したところからつくられた塊である．外胚葉は上部層を，内胚葉は下部層を形成し，中胚葉は内外胚葉から挟まれるようにして最後に現れる．それらは，最初は単純な細胞の分化であるが，別々の発達過程を経ていくことになる．単一の胚葉からできるものもあるが，多くの構造はこれら3胚葉の組み合わせで構成されている．

1 原始線条の形成
5週に，原始線条である1列の細胞が胚盤の表面に沿うように形成されて伸びる．頭部の原始結節は後に胎芽の頭端に移動していく．

原始線条が伸展することで，胎芽の頭尾軸が確立する

2 中胚葉の発生
原始線条が伸びるにしたがって陥没（原始溝）が形成される．この陥没からの細胞は中胚葉となり，内胚葉と外胚葉との間に移動して，胚盤の第3層となる．

体の器官と胚葉

内胚葉	中胚葉	外胚葉
・消化器系 ・呼吸器系 ・泌尿器系 ・肝臓 ・甲状腺や膵臓などの腺組織 ・生殖器系	・皮膚（真皮） ・骨 ・筋肉 ・軟骨 ・結合組織 ・心臓 ・血球，血管 ・リンパ球，リンパ管 ・腎臓，尿管	・皮膚（表皮） ・毛髪 ・爪 ・歯のエナメル質 ・中枢神経系 ・乳腺 ・感覚器官のレセプター細胞 ・眼，耳，鼻腔

胎芽のひだ形成

5週の終わりまでに，2次元的な3層構造の胚盤は完成する．胎芽は，次に頭尾方向や左右方向に，複雑な3次元のひだを形成する．これにより，初期のヒト胎芽の形態がつくられる．胎芽のひだ形成によって，内側に原始腸管ができる．原始腸管は，胎芽の頭部にある前腸から中腸を通り，この段階で将来の卵黄嚢と結合し，尾端にある後腸で終了する．中腸と卵黄嚢の結合は，卵黄嚢が臍帯部で胎芽に入るまでの間に徐々に短縮していく．付着茎から初期胎盤への変化は，臍帯内で起こる．小さな管（尿膜）が後腸から発達し，付着茎内へ突出し，後々これが膀胱につながる．多くの種において，体の基本的な器官がゆっくりと現れる初期の発達は似通っている．

6週の胎芽のひだ形成
6週に，胎芽ははっきりとした形となる．頭部と肝臓が皮膚から透けて見える．心臓が中央に，肝臓はその右に接している．

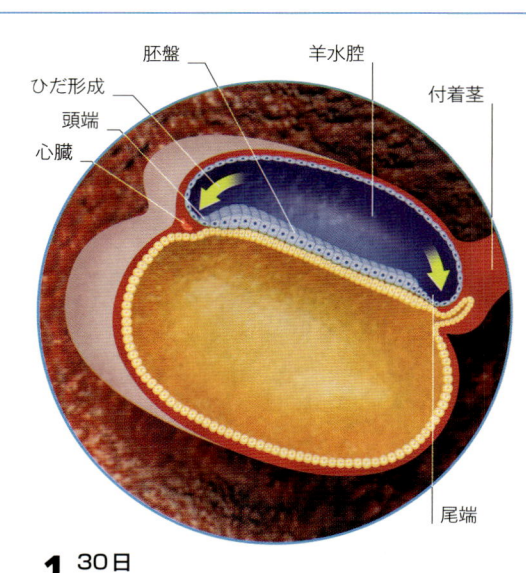

1 30日
胚盤の頭端と尾端の急速な成長の結果，胎芽にひだができ始める．原始心臓はもっとも早く発達する器官の1つであるが，初期に頭端の近くに小さな隆起を形成する．

幹細胞

ヒト幹細胞には，体のさまざまな細胞系に発展する潜在能力がある．皮膚細胞，神経細胞，筋線維などある特定の細胞になることが決まれば，この能力は失われる．臍帯血には胎児の幹細胞が豊富に含まれている．幹細胞は，その人に遺伝的に完全に一致しており，いろいろな細胞系へ培養できるため，将来の疾病治療への重要な鍵をもっている．

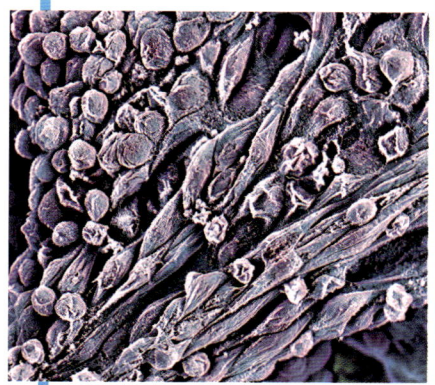

分化する細胞
この電子顕微鏡写真は，胎芽幹細胞を示している．その分化の可能性は科学研究の重要なテーマとなっている．

神経管形成

神経管は，脳と脊髄で構成される中枢神経系を形成する．その発達は，脊索の出現に始まり，胎芽の後方に沿って伸びる一列の細胞が固まる．脊索上の外胚葉細胞は，陥没してくぼみを形成し，その両端は融合し管になる．この管は中央に形成され，続いて胎芽の長軸に沿って外側方向に伸びる．最終的に，37日に胎芽の頂上で閉鎖し，その2日後に棘突起基部で閉鎖する．胎芽が屈曲するのに伴い，神経管はCの形になるが，その直径は一律ではなく，頭部端で大きくなっていて，脊髄とは別に，前脳，中脳，後脳が識別されるようになる．

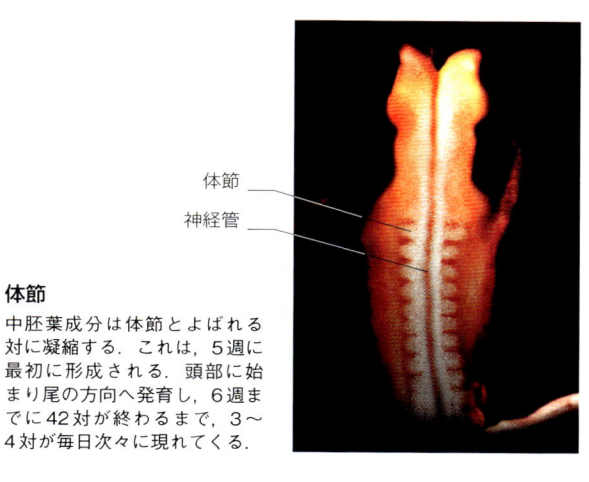

体節
中胚葉成分は体節とよばれる対に凝縮する．これは，5週に最初に形成される．頭部に始まり尾の方向へ発育し，6週までに42対が終わるまで，3〜4対が毎日次々に現れてくる．

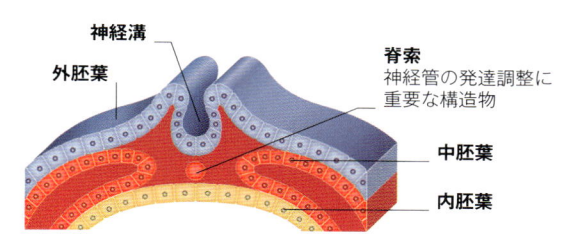

1 神経溝の形成
脊索は中胚葉層から発生する．そのすぐ上にある外胚葉細胞は陥没して神経溝を形成する．

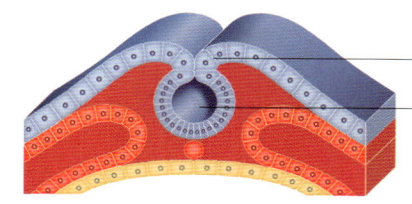

2 神経ひだの融合
神経溝が陥没するにつれて，その両端（神経ひだ）は徐々に接し，初期の神経管を形成する．

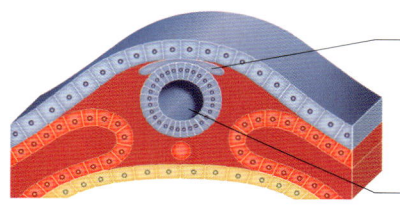

3 神経管の形成
神経ひだが接し癒合すると，最終的に外胚葉から分離する．この癒合不全が二分脊椎となる．

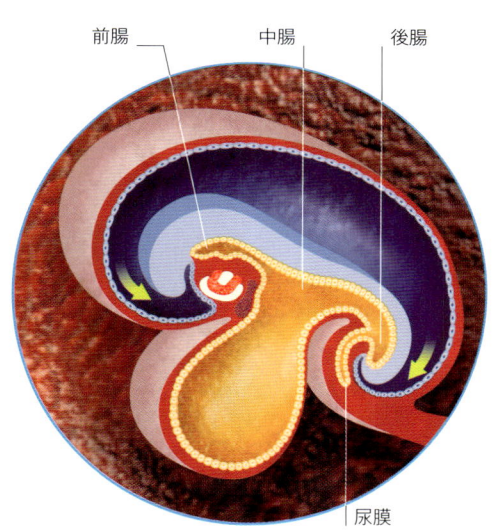

2 37日
胎芽が成長するにつれて頭部は急速に大きくなり，心臓の隆起周囲を囲むようになる．胎芽内では，神経堤細胞が眼，皮膚，神経や副腎組織を形成するために広がっていく．

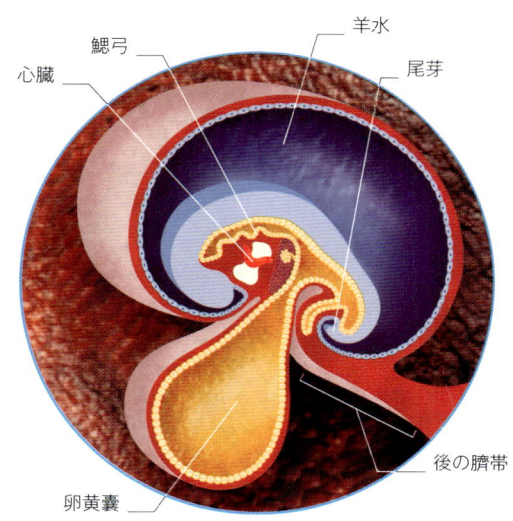

3 41日
羊膜腔は，ほぼ胎芽のまわりを取り囲んでいる．頭部が大きくなるにつれて尾芽はゆっくりと退化していく．そして鰓弓組織は将来の頸部と下顎部を形成し始める．

人尾

人尾は非常にまれなもので，その起源は十分に解明されていない．真の尾と異なり，中には骨がなく，ある程度の長さの皮膚で構成されているだけである．さまざまな量の神経組織を含んでいて，脊柱の下端から伸びている．脊髄を囲む下部脊椎棘突起の閉鎖不全を伴うことがある．

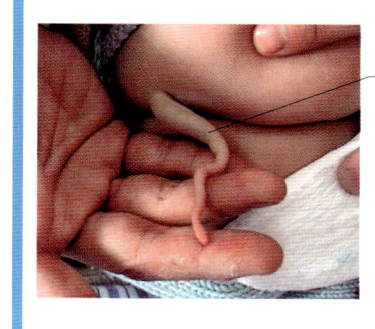

痕跡物
尾は通常とても短いが，この写真は比較的長いまれな例である．

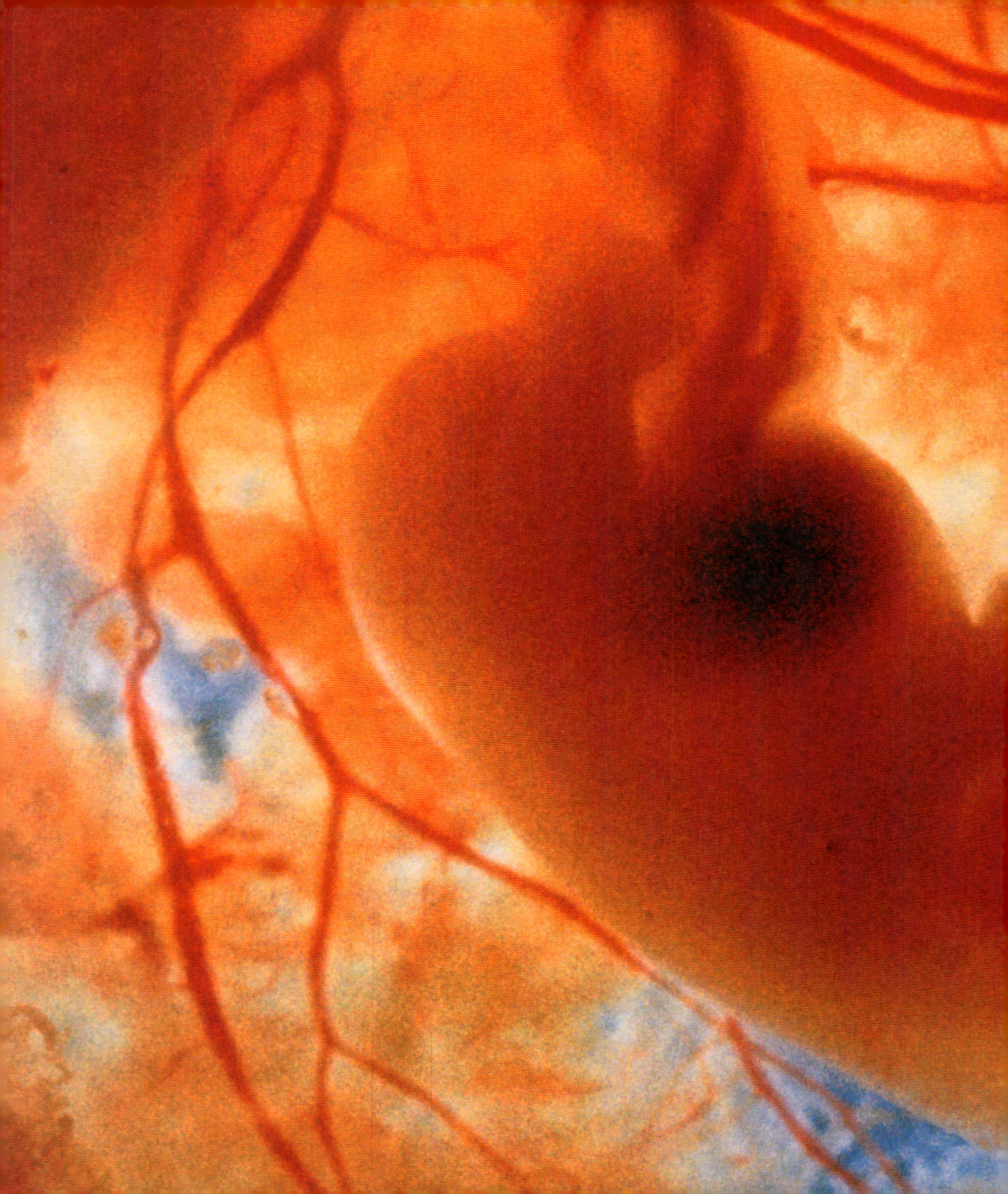

成長する胎芽

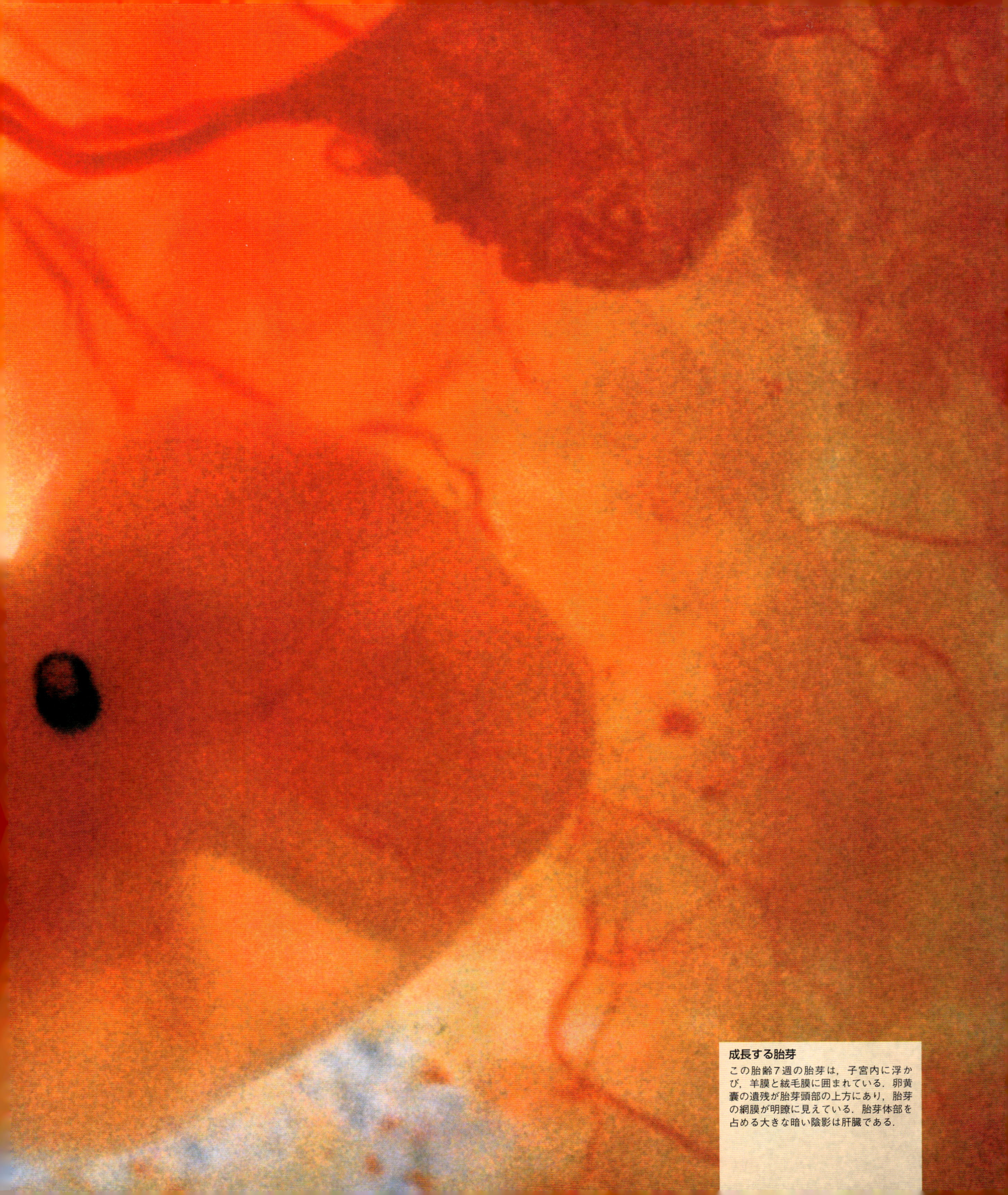

この胎齢7週の胎芽は，子宮内に浮かび，羊膜と絨毛膜に囲まれている．卵黄嚢の遺残が胎芽頭部の上方にあり，胎芽の網膜が明瞭に見えている．胎芽体部を占める大きな暗い陰影は肝臓である．

month 2 | 主要な発達

胎芽

胎芽の栄養

最初のうちは，胎芽は卵黄嚢から栄養を受け，単純拡散によって代謝物を排出する．これはすぐに不十分となり，母体胎児循環の胎盤界面が確立される．外側トロホブラスト（栄養膜細胞）層は子宮内膜層を貫通し，母体毛細血管を侵食し，未発達の胎盤内に血液の貯留をつくる．胎盤組織は，表面積を最大限にするために，絨毛とよばれる指のような突起を血液内へ露出する．3週までには，さらに多数となり，中に単純な胎芽毛細血管が含まれるようになる．1週間後，初期の胎盤は胎芽全体を取り囲んでいるが，成熟していき胎盤が臍帯の上に集中するにつれて，遠く離れた絨毛は消失していく．10週に正規の循環が発達し，第3次絨毛膜絨毛が胎児血に満たされるまでは，栄養交換はまだ制限されている．

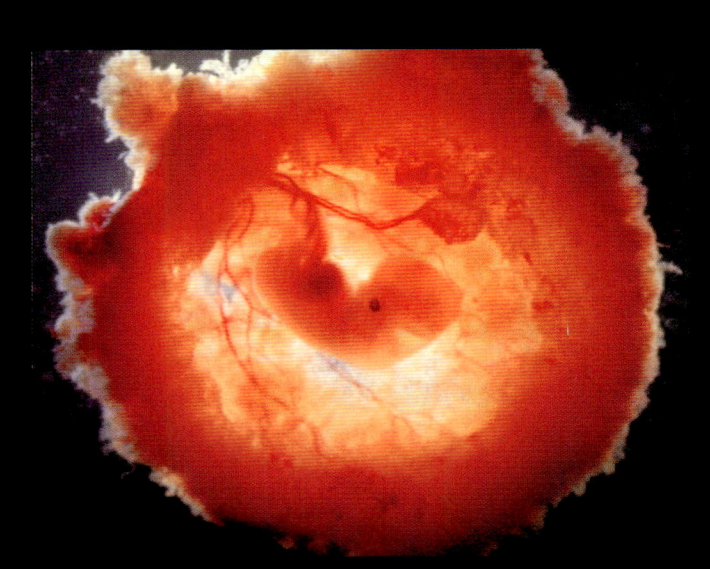

絨毛膜
胞胚の外層は絨毛膜とよばれる．8週までには，絨毛膜は羊膜と癒合し始める（15週までこの過程は続く）．つまり，胎児（胎芽）を包む膜は二重膜である．この膜は分娩の際，破水時に破れる．

卵黄嚢の機能

卵黄嚢は胎芽の外側にあり，未熟な胎児を育て維持することに寄与する．妊娠初期，胎盤の栄養運搬能がまだ不十分なときに，卵黄嚢が単純拡散によって栄養補給を担う．いろいろな意味で，肝臓と似た機能をもつ．最初の単純な毛細血管は卵黄嚢壁内で成長し，そこで未熟な酸素運搬血液細胞が形成される．胎盤が機能するにしたがって，卵黄嚢は小さくなり，妊娠終了までには消失する．

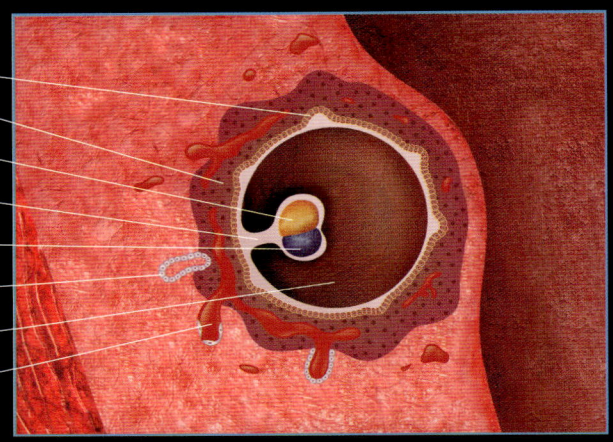

第1次絨毛膜絨毛
トロホブラスト内層上に突起が形成される

トロホブラスト外層
卵黄嚢
付着茎
羊膜嚢
内膜腺
絨毛膜嚢
浸潤
子宮内膜毛細血管からの母体血が内膜腺を満たす

1 第1次絨毛膜絨毛
25日までに，トロホブラスト外層は母体組織に浸潤するにつれて単純な葉状体を形成する．母体血液は内膜腺の中へ浸透していく．

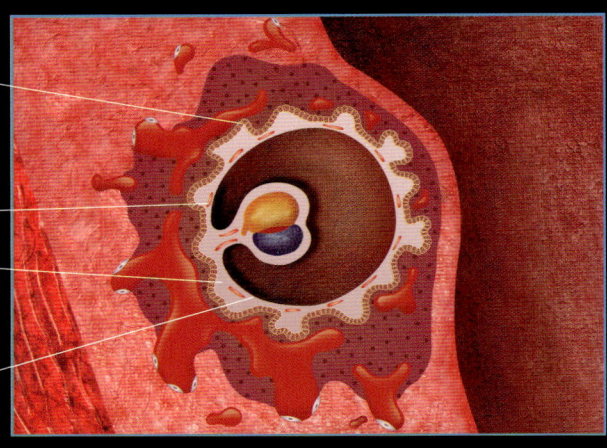

第2次絨毛膜絨毛
指のような突起を形成しながら大きくなる

血管形成
結合組織内に初期の血管が形成し始める

結合組織
第2次絨毛膜絨毛内に芯が形成される

絨毛膜嚢壁
2層のトロホブラストと結合組織によって形成される

2 第2次絨毛膜絨毛
27日までに，毛細血管壁が侵食されると，母体血の小腔隙が形成される．栄養交換に関する母体境界は破壊されたことになる．

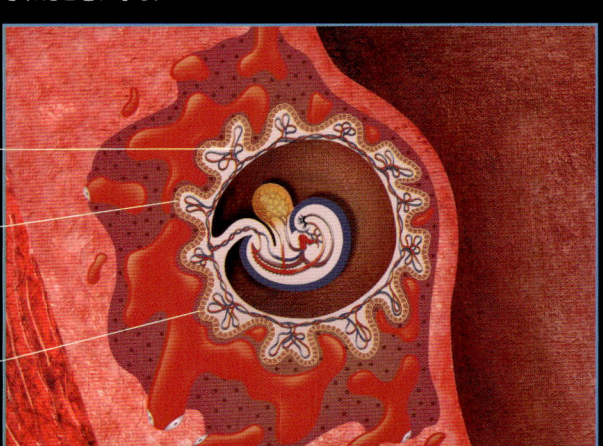

血管
ネットワークを絨毛膜の膜内に形成し，胎芽と茎をつなぐ

壁
トロホブラストの内層が母体血と胎児血との混合を防ぐ

拡散
絨毛が発達して表面積を大きくし，栄養や酸素の拡散をしやすくする

3 第3次絨毛膜絨毛
絨毛はさらに細かく枝分かれして，第3次絨毛を形成していく．これらは母体血の腔隙内へ貫通する．胎児の毛細血管は発育していないため，栄養運搬はまだ効率がわるい．

羊水

羊水は，外傷から胎児を保護し，胎児に成長と運動ができる空間を与える．また，肺の発育や，胎児を一定温度で維持するのを助ける．妊娠初期は，胎児循環内の血漿に類似しているが，胎児腎で尿が産生されるようになると，尿は羊水腔内へ排泄される．妊娠の終わりごろまでには，羊水はより濃縮され，尿に類似してくる．胎児の嚥下と腸管内での吸収は，羊水を減らす．妊娠が進むにつれて羊水量は着実に増加し，31週までに1,000 mL近くに達する．多くても2,000 mLまでである．妊娠終了ごろには，毎日500～1,000 mLの羊水は，胎児嚥下によって吸収されるが，尿で置換される．

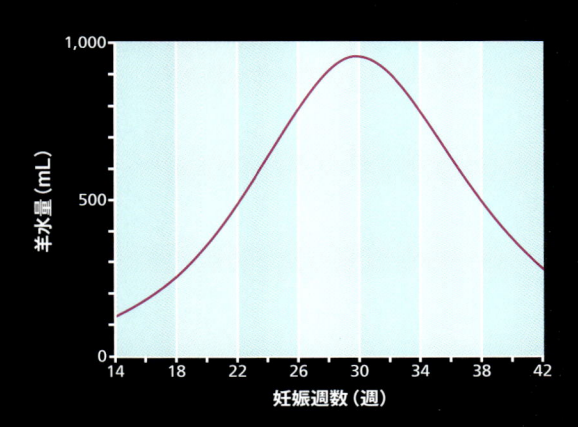

卵黄嚢

臍帯

羊膜嚢

羊水量の変化
妊娠が進むにつれて，胎児腎がより濃縮された少ない尿を産生するため，羊水量は減少する．

羊膜嚢
羊膜は完全に胎芽を取り囲む．初期にのみ存在する卵黄嚢は羊膜の外側に留まる．

血液の発達

30日から，原始赤血球が卵黄嚢の壁内に現れ，毛細血管を単純に取り囲んだ血島内で形成される．初期の原始赤血球は，胎芽ヘモグロビンを含み，成熟赤血球と異なり中心核を有している．73日までに胎児の肝臓が卵黄嚢に代わって，血球産生の場となる．原始赤血球とは異なって，肝臓で産生される血球は，さまざまな血球成分へ分化することができる．妊娠終了まで，血球産生は骨髄内でも行われる．

胎児血球
この電子顕微鏡写真は一種の幹細胞である胎児血球である．胎児の中で，赤血球やほかの白血球へと分化していく．

血球

肝臓での血球産生は36日に始まる．10週以降になるといくらかの造血は骨髄内でも起こるが，肝臓が出生後まで造血の主要な場所であり，赤血球産生が盛んである．個々の胎児赤血球寿命はわずか60日間であり，成人赤血球の半分である．胎芽は十分な赤血球産生のための鉄，葉酸，ビタミンB_{12}が必要である．

白血球
赤血球

血球の種類
胎児赤血球は成人赤血球に似ているが，ヘモグロビンの酸素結合はより強い．

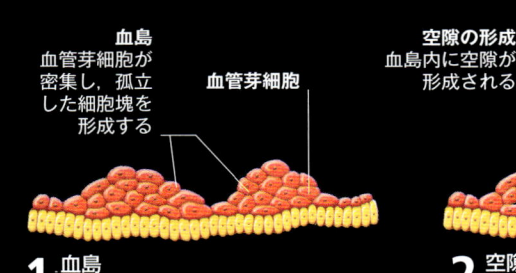

1 血島
卵黄嚢内と結合茎に，血島が凝集して現れる．内細胞は原始赤血球を，外細胞は毛細血管壁を形成する．

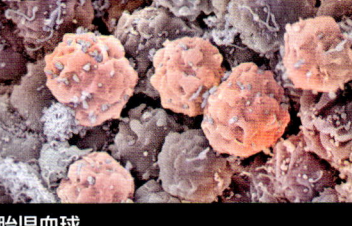

血島 — 血管芽細胞が密集し，孤立した細胞塊を形成する
血管芽細胞

2 空隙の発達
毛細血管壁と初期赤血球間の分化は，血島内の空隙出現によって始まる．

空隙の形成 — 血島内に空隙が形成される

3 血管壁形成
最初に産生される血球はほとんどすべて原始赤血球のみである．単純な毛細血管のネットワークが3週の終わりまでに完成する．

内腔 — 空隙は大きくなり，融合して血管内腔を形成する
血球 — 血管内腔の内側が血球になる

month 2 | 主要な発達

胎芽

器官形成
器官形成は，6～10週までに起こる．急速な胎芽発達の一過程であり，最後の時期にすべての主要な器官と外構造が現れる．異なった器官系が同時に発達していく．呼吸器系は前腸のポケットから現れて肺を形成し，消化器系は，腸，肝臓，胆囊，膵臓を形成する．もっとも早く完全に機能するのは循環器系であり，胎芽の成長に伴って連続的に再構築される心臓と，単純な循環からなる．

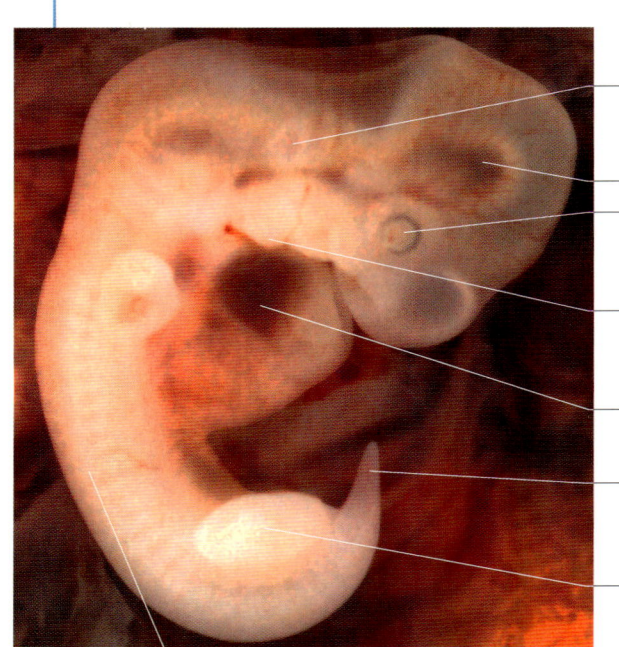

肺の発達
肺の発達は50日に始まり，乳幼児初期まで続く．気管の基となる管が2つに分岐し，さらに細かい管状構造へ再分されていく．初期の分岐パターンはすべての胎芽に共通であるが，最終の分岐は特有である．18週までに14回の分岐が起こり，気道を形成するが，細気管支壁はまだ大きく厚くてガス交換（呼吸）はできない．37週になって，ようやくガス交換に十分な薄い壁をもつ原始肺胞（p.152-153参照）が現れる．

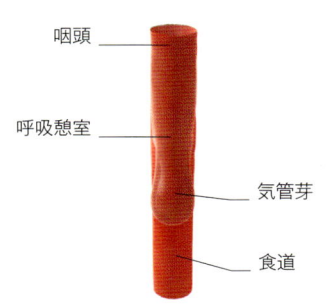

耳 浅いくぼみとして始まり，最終的に耳となる．

脳 脳内で起こる急速な成長によって，頭部が屈曲する．

眼 水晶体の前駆体が見られる．眼瞼は静止し，閉眼している．

鰓弓 5つの隆起は，胎児の多くの頭頸部の形となっていく．

心臓 暗い部分が心臓の位置である．

尾 真の意味ではこれは尾ではなく，脊髄を覆う皮膚の進展である．

肢芽 実際の足にはほとんど似ていないが，足の発達が始まる兆しがはっきりと見える．

体節 神経管の境界にある体節は，皮膚，筋肉，椎骨へ分化する．

初期の身体構造 7週の胎芽は器官形成のまっただ中にある．器官の発達は胎芽成長を反映している．

1 気管芽 気管発達の最初の徴候は，食道から外下方へ成長する囊として現れる．

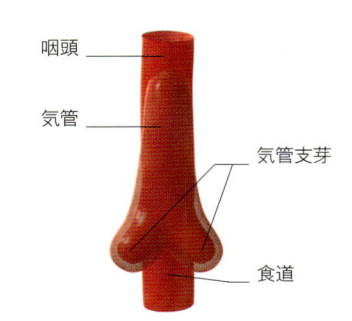

2 気管支芽 55日で，気管が十分延長した後に，2つの気管支芽に分かれ，後にそれぞれが肺を形成していく．

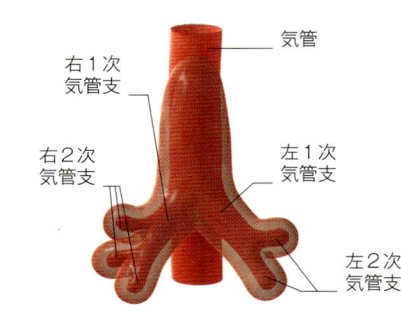

3 第2次気管支 気管支芽は独特な方法で分岐する．右気管支芽は3回，左気管支芽は2回分岐する．

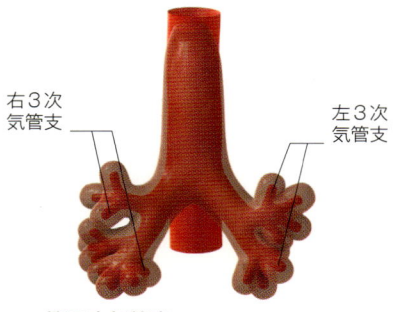

4 第3次気管支 70日までに第3段階の分岐が起こる．その結果，右側に10個，左側に8個の肺分節ができる．

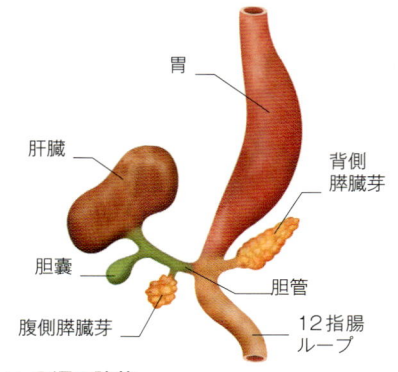

1 9週の胎芽 消化管は，独自の構造物として主管から分岐して発達する．初期の膵臓は別々に分かれた2つの芽から構成される．

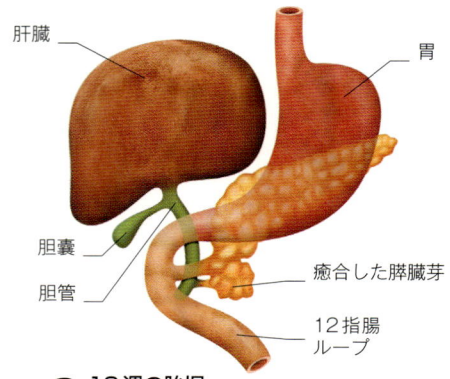

2 10週の胎児 2つの膵臓芽は癒合し，胆囊と十二指腸をつなぐ胆管が伸びる．

消化器系
消化器系は口と肛門をつなぐ単純な管として始まる．ゆっくりと分化して，6週に胃が最初に形成される．9週に腸が伸展して腹腔内に納まらなくなり，臍帯内へ突出する．12週の終わりに腹腔内へ戻る前に，ここで90°反時計回転する．小腸と大腸は14週までに最終的な位置に達する．17週には，胎児の規則的な嚥下運動によって，羊水が腸管内へ入る．妊娠中期までは腸管は動くことができないが，腸絨毛は液体を吸収することが可能である．

心臓の発達

心臓は早い段階で発達し，胎芽発育を補助するための栄養分配ができるようになる．心臓は十分に機能する最初の器官である．50日から拍動し，2，3日後に血液が循環し始める．心臓隆起は臍帯付着部の直上に現れ，ここで心臓は上から下へ融合して，2つの薄い壁の心管が形成される．胎芽の循環は，最終的な心臓の構造が現れ，引き続き行われる．ループ形成や再構築は10週の終わりにかけて急速に完成する．最終的に心臓は，心内膜とよばれる特殊な組織に裏打ちされる．規則的な内在リズムによる自然収縮能をもつという点において，心臓の筋組織（心筋）は唯一の存在である．

心臓腔の分離

心臓は，静脈からの血流を集める左右の上方の腔（心房）と，心臓から血液を送り出す下方の2つの腔（心室）を有する．心房と心室は，心臓中心部へ発育する隔壁（心内膜床）で境界されている．一方通行の弁は，それぞれの心房から心室への血流をコントロールする．心室は分離されているが，心房は卵円孔を介してつながり，酸素化された血液の通過を可能にしている．

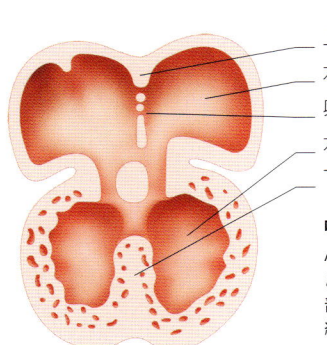

中隔形成 心室中隔もすべて筋肉であるが，上方のわずかな部分は心筋のようには収縮しない．

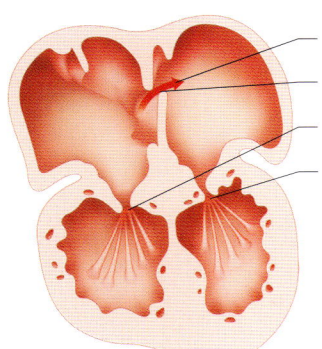

血流 右心房から三尖弁もしくは卵円孔を通って血液が流れる．左心房は左心室内へ血液を送る．

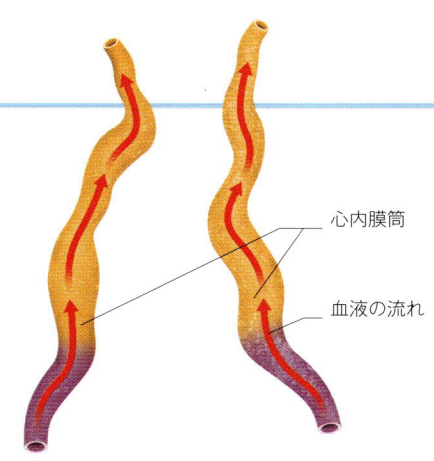

1 心内膜筒 発達の初期に，2つの別々の並行な管が胎芽の頭のほうへ血液を送る．

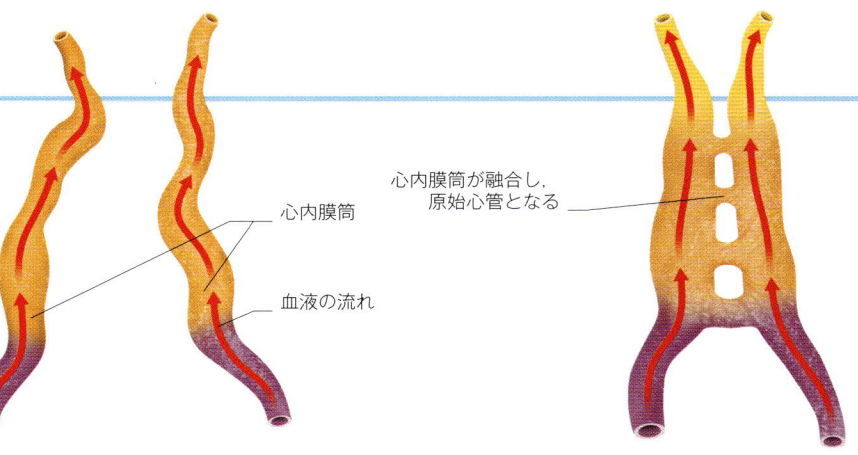

2 原始心管 心管は基流から上方へ向けて融合し，49日までに単純な原始心管を形成する．

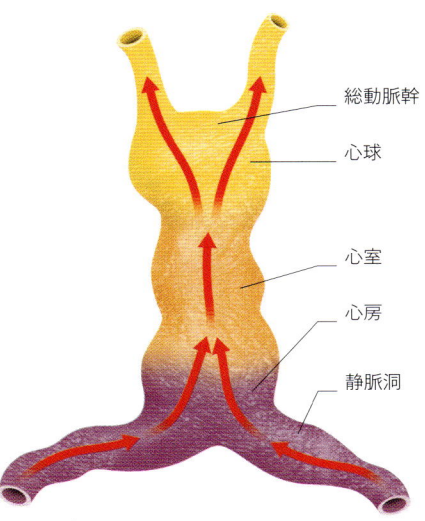

3 分離 微妙な収縮によって原始心管は個々の部位に区切られ，その一方でカーディアック・ゼリー（内膜と心筋層間のゲル状物質）と心筋層（拍動する心筋）に取り囲まれる．

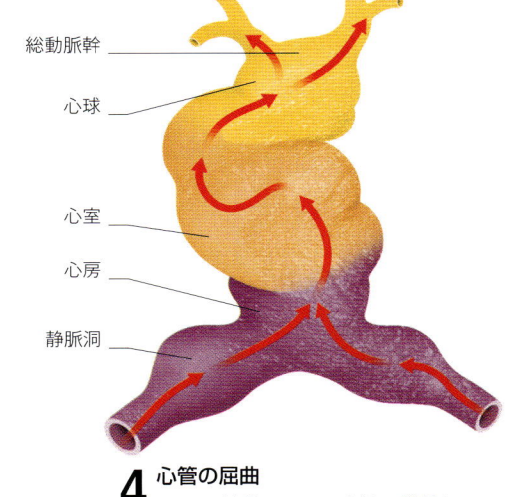

4 心管の屈曲 50日で拍動している心管は延長し，右側へ彎曲し，スパイラルを形成する．基本的な循環が確立される．

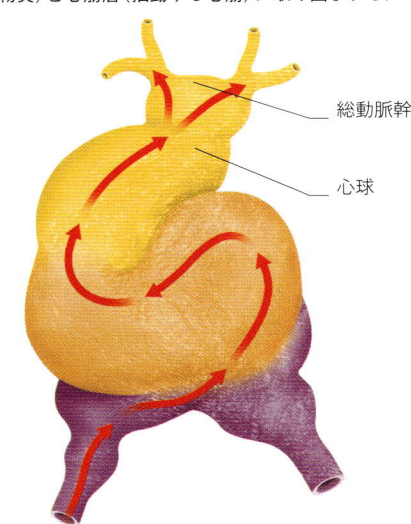

5 S状形成 52日までに，心管は彎曲してS字型になり，4つの腔が正しい空間的な方向へ形成される．

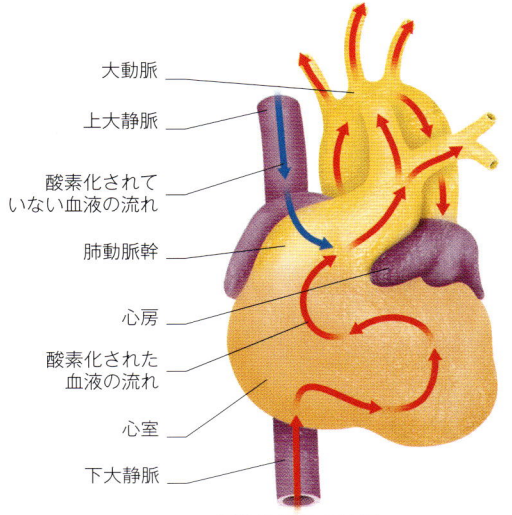

6 最終的な腔の位置 4つの腔は83日までに完成し，90日までには心臓弁ができる．

month 3 ｜ 8〜11週

month 3になると胎芽は胎児とよばれるようになる．胎児は人間らしい外見となり，活発に動くようになる．1/3半期が終わるころまでには妊娠は安定し，流産する確率もかなり低くなる．多くの女性が妊娠したことを公表するのもこの時期である．

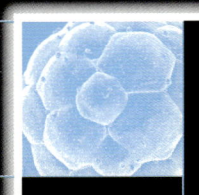

8週

胎芽は1.8 cm程度の大きなぶどう大となり，尾部は消失する．手足の指は識別でき，手首を曲げたり動かしたりするようになる．鼻が形作られ，口と唇はほぼ完全に形成される．眼瞼が眼を覆うようになるが，眼が開くのは25週ごろである．後に胸腔と腹腔を隔てることになる筋膜である横隔膜が形成され始め，膀胱と尿道は下部腸管から分離する．胎芽への栄養のほとんどは胎盤から供給され，卵黄嚢はさらに退縮する．母親の体重増加はさらに進むが，これは主に体液の停滞と循環血液量の増加によるものである．乳房の増大は明らかとなり，鋭敏となる．

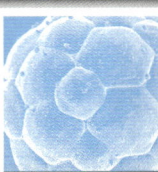

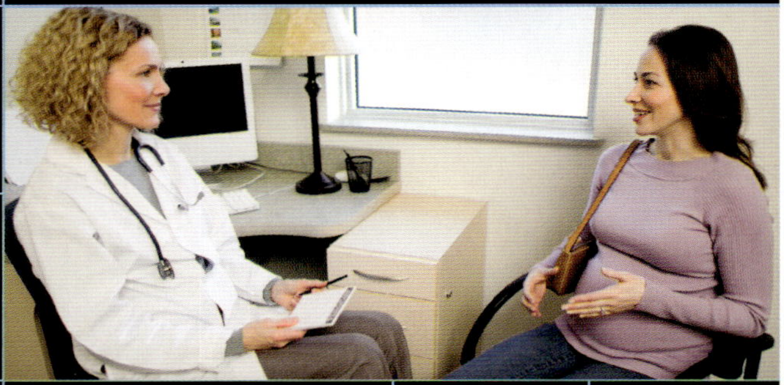

初診
初診の時期が8週ごろであることもある．助産師や医師が診察を行う．

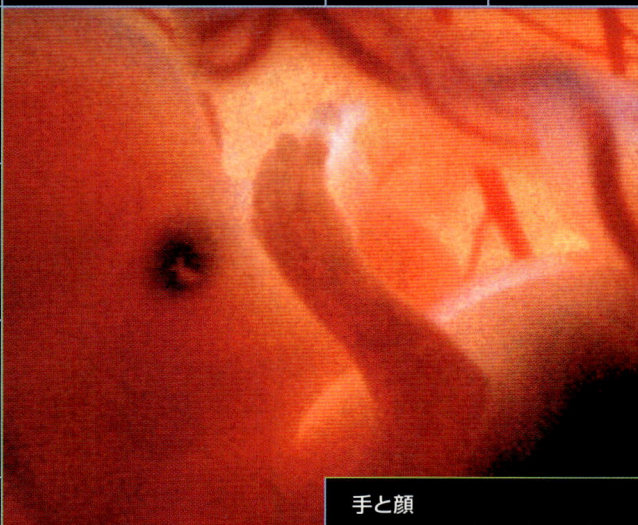

手と顔
8週になると胎芽の顔が発達し始める．手足の指は識別でき，手首を曲げたり動かしたりするようになる．

9週

9週になると胎芽は胎児とよばれるようになる（訳注：日本では10週から胎児と言う）．胎児は3 cm程度のプルーン大となり，活発に動くようになる．頭部が体長の半分を占め，顔貌と耳がわかるようになる．原始骨は硬度を増し（骨化），足指の爪が発生する．ホルモンのはたらきにより原始性腺は卵巣もしくは精巣に分化し始め，卵巣からは卵子が産出されるようになる．外性器は分化し始めるが，まだ性別を区別することはできない．膀胱から分化した芽状突起は上方に伸びて骨盤組織と結合し，後の腎臓となる．母親の呼吸器系は妊娠により増大した需要に適応するようになる．

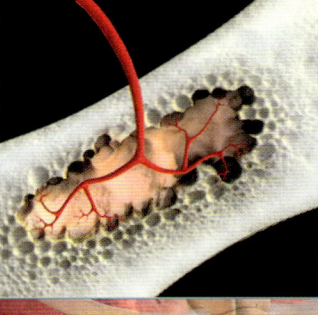

骨の成長
9週ごろになると血液により運ばれてきた細胞の助けをかりて，原始骨は硬度を増して骨化する．

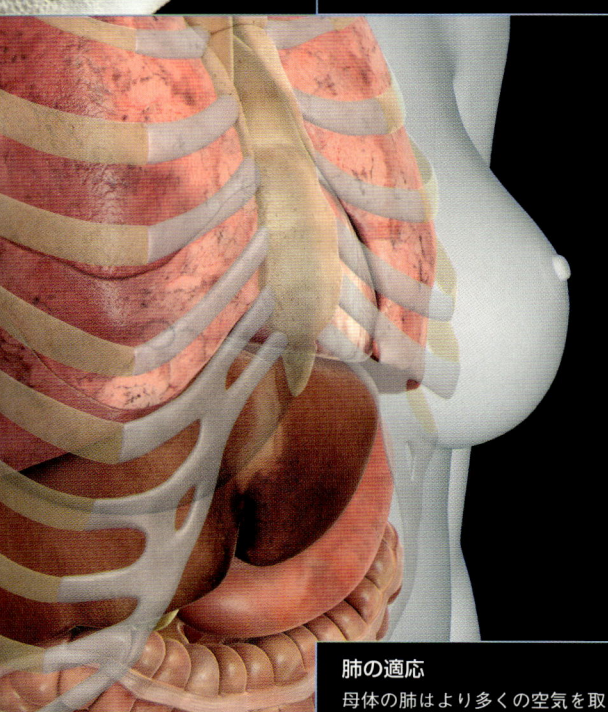

肺の適応
母体の肺はより多くの空気を取り込むことができるように適応する．妊娠により増大した酸素の需要を満たすためである．

10週

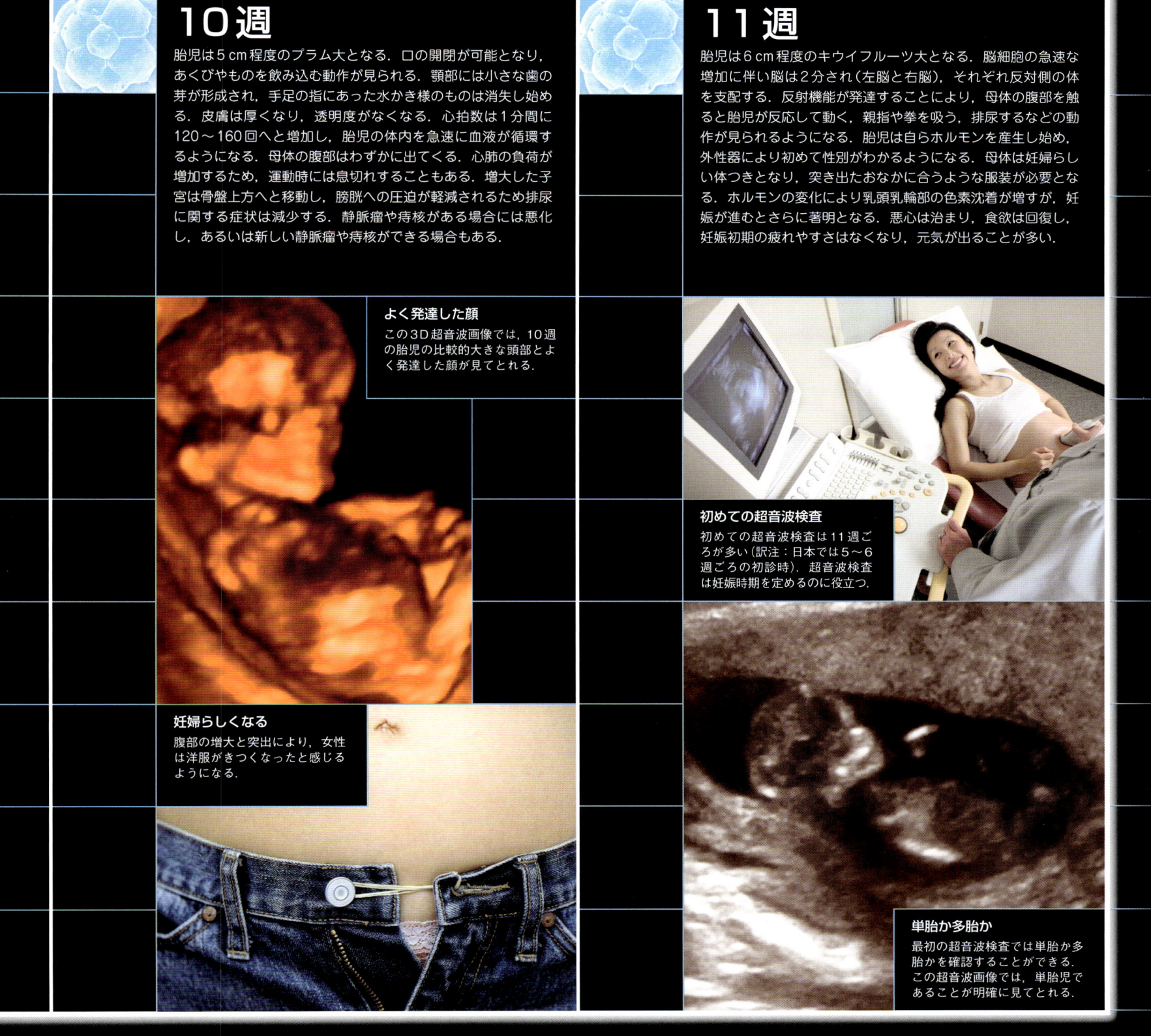

胎児は5cm程度のプラム大となる．口の開閉が可能となり，あくびやものを飲み込む動作が見られる．顎部には小さな歯の芽が形成され，手足の指にあった水かき様のものは消失し始める．皮膚は厚くなり，透明度がなくなる．心拍数は1分間に120～160回へと増加し，胎児の体内を急速に血液が循環するようになる．母体の腹部はわずかに出てくる．心肺の負荷が増加するため，運動時には息切れすることもある．増大した子宮は骨盤上方へと移動し，膀胱への圧迫が軽減されるため排尿に関する症状は減少する．静脈瘤や痔核がある場合には悪化し，あるいは新しい静脈瘤や痔核ができる場合もある．

よく発達した顔
この3D超音波画像では，10週の胎児の比較的大きな頭部とよく発達した顔が見てとれる．

妊婦らしくなる
腹部の増大と突出により，女性は洋服がきつくなったと感じるようになる．

11週

胎児は6cm程度のキウイフルーツ大となる．脳細胞の急速な増加に伴い脳は2分され（左脳と右脳），それぞれ反対側の体を支配する．反射機能が発達することにより，母体の腹部を触ると胎児が反応して動く，親指や拳を吸う，排尿するなどの動作が見られるようになる．胎児は自らホルモンを産生し始め，外性器により初めて性別がわかるようになる．母体は妊婦らしい体つきとなり，突き出たおなかに合うような服装が必要となる．ホルモンの変化により乳頭乳輪部の色素沈着が増すが，妊娠が進むとさらに著明となる．悪心は治まり，食欲は回復し，妊娠初期の疲れやすさはなくなり，元気が出ることが多い．

初めての超音波検査
初めての超音波検査は11週ごろが多い（訳注：日本では5～6週ごろの初診時）．超音波検査は妊娠時期を定めるのに役立つ．

単胎か多胎か
最初の超音波検査では単胎か多胎かを確認することができる．この超音波画像では，単胎児であることが明確に見てとれる．

受胎から誕生まで

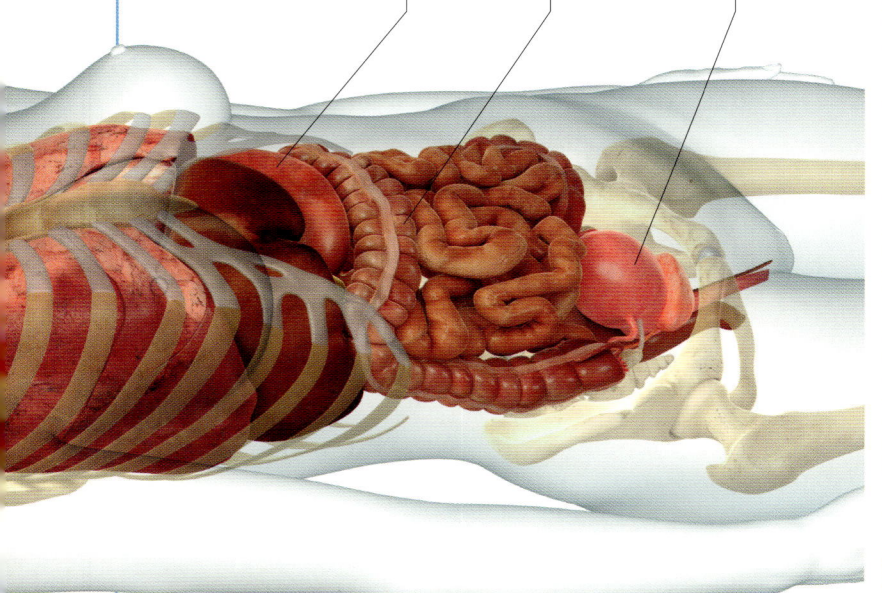

month 3 | 8〜11週
母親と胎児

hCGホルモンレベルが高くなることによって起こる疲労感やつわりのような妊娠初期の症状は、通常、この月がピークである。この月に、胎芽の時期が終わり、胎児期が始まる。卵黄嚢は縮小し、その役割を終えて胎盤へ交代する。胎児は胎盤よりもはるかに大きくなり、酸素と栄養素を必要に応じて供給し、老廃物と二酸化炭素を取り除く。この月には、基本的な臓器の構造を完成させるためにエネルギーは使われる。眼が形成され、顔らしくなり、耳が最終的な位置にくることにより、顔らしくなる。胎児は丸くなった姿勢である。脳は急速に発育するため、頭部は頭殿長（頭の先から殿部の長さ）の半分を占める。胎児は、ほんの3週間に2倍の身長になる。

11週の母親
母親は、今後の要求を見越して、これまでより深く呼吸し、効率よく栄養素を吸収し、多くの血液を胎盤に届ける。

胃
11週のとき、hCGホルモンレベルがピークに達し、そのため多くの母親が悪心と不調を感じる。

腸
プロゲステロンレベルの上昇は、腸の通過時間をゆっくりにし、便秘を起こすことがある。食物繊維を多く含む食事と十分な水分摂取により、症状を軽減することができる。

子宮
子宮は大きくなり始め、先端はやや前方にある。骨盤の縁の上方に触れるようになる。

数値

母親
- ♥ 66回/分
- ⌂ 105/68 mmHg
- ◯ 4.4 L

27 mL
11週のとき、羊水の量は約27 mLである。33週までに約946 mLのピークに達するだろう。

プロゲステロンの不快感はピークであるため、発疹やニキビができる場合がある。

妊娠初期の不快感は、その後3ヵ月の間に改善する。

胎児
- ♥ 175回/分
- ⌂ 5.4 cm
- ◯ 14 g

胎芽の時期は9週までに完了し、胎児が胎児になる。**胎児期**は、超音波計測によって、11週ごろ、妊娠期間の正確な日付が計算される。

頭殿長とよばれる胎児の大きさの超音波計測によって、11週ごろに発育する臓器の微候とともに始まる。

超音波検査では、**胎児心拍動**と**四肢**が基本的な体幹に見え、**四肢の動き**も、この時期に見ることができる。嚥下が始まり、胃と膀胱の中に液体が見える。

9週
9週のとき、急速に成長している胎児の要求に応えるために、胎盤の能率が向上する。臍帯の基底に通じて伸びている、胎児の腸は、臍帯が多大な発達を遂げる必要があり、その発達の度合いを反映している。10〜11週までに再び腹腔に入る（p.122参照）。

頭部
頭部は、胎児の身長の50%を占める。このことは、ほかの臓器や体の体系が成熟するに先立って脳が多大な発達を遂げる必要があり、その発達の度合いを反映している。

耳
耳は頭のラインのとても低い位置にあるが、次の2〜3週間で、最終的な位置に上がる。

首
首はまだ短く、胎児は頭を胸に押し付けて、丸くなった姿勢である。

絨毛膜絨毛
形成が進んだ第3次絨毛が、栄養素の輸送を助けるために胎盤の中に現れる。

臍
胎動によって、臍帯が巻かれやすくなる。

下肢
下肢は胸ほど発達していない。足の指はまだ完全に分かれていない。

11週

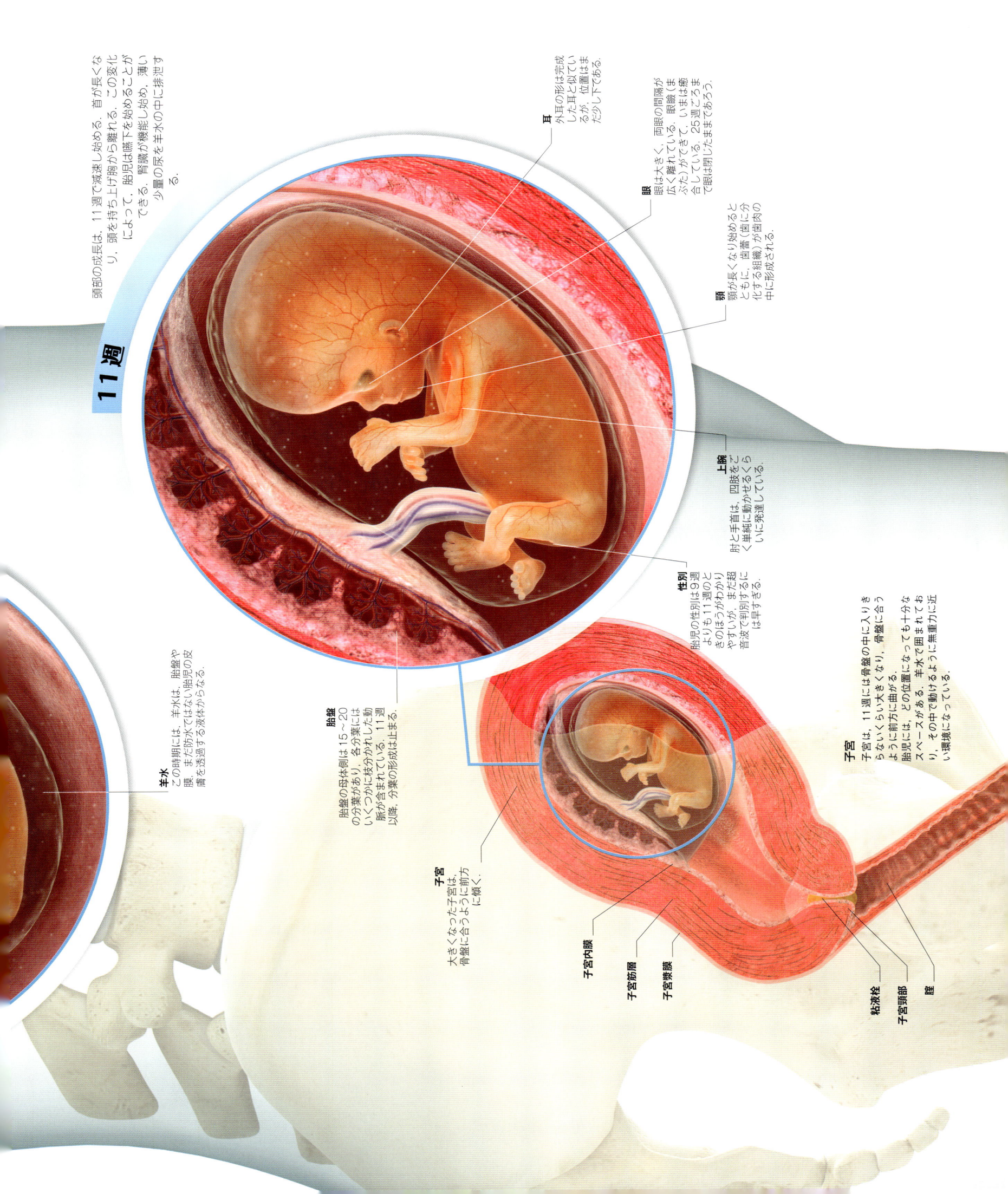

頭部の成長は、11週で減速し始める。首が長くなり、頭を持ち上げ胸から離れる。この変化によって、胎児は嚥下を始めることができる。腎臓が機能し始め、薄い少量の尿を羊水の中に排泄する。

耳
外耳の形は完成した耳と似ているが、位置はまだ少し下である。

眼
眼は大きく、両眼の間隔が広く離れている。眼瞼（まぶた）ができて、いまは癒合している。25週ごろまで眼は閉じたままであろう。

顎
顎が長くなり始めるとともに、歯芽（歯になる組織）が歯肉の中に形成される。

上腕
肘と手首は、四肢をごく単純に動かせるくらいに発達している。

性別
胎児の性別は9週のときよりも11週のときのほうがわかりやすいが、まだ超音波で判別するには早すぎる。

子宮
子宮は、11週には骨盤の中に入りきらないくらい大きくなり、骨盤に合うように前方に曲がる。胎児には、どの位置になっても十分なスペースがある。羊水で囲まれており、その中で動けるように無重力に近い環境になっている。

羊水
この時期には、羊水は、胎盤や膜を通って防水ではない胎児の皮膚を透過する液体からなる。

胎盤
胎盤の母体側は15〜20の分葉があり、各分葉にはいくつかに枝分かれした動脈が含まれている。11週以降、分葉の形成は止まる。

子宮
大きくなった子宮は、骨盤に合うように前方に傾く。

- 子宮内膜
- 子宮筋層
- 子宮漿膜
- 粘液栓
- 子宮頸部
- 腟

month 3 | 主要な発達

母親

妊娠早期のケア

初回の相談の場において，助産師は妊娠，ケアサービス，スクリーニング検査や食事の情報を含む，ライフスタイルで考慮すべきことに関する情報を提供する．スクリーニング検査を拒否する権利についても説明される．この時期はいくつかの質問を行い，それぞれが求めるケアについて話し合い，計画していく段階である．妊娠期のケアでは，病院であろうと地域（コミュニティー）主体であろうと，助産師との定期的な相談の場が含まれる．病院や医療チームが行った妊娠期ケアの内容は，母親の個人の記録に記載される．

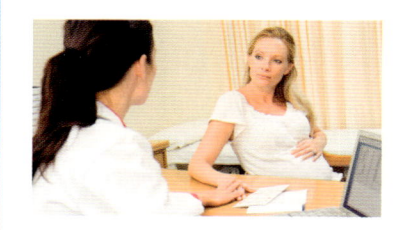

助産師との面談
これからの妊娠中に必要なことを十分に話し合うために，助産師との面談は12週前に行うとよい．

妊娠期の健康診査（1/3，2/3半期）

各妊娠期における健康診査での一定内容の確認や検査は，妊娠期の各段階を順調に進行していることを確認するため，そして追加の医療や医師の診察が必要かどうかを識別するために行われる．

時期	健康診査の内容
10〜13週	初めての超音波検査では妊娠日数を算定する．多くの病院ではこの段階において，ダウン症候群に関する検査を行うことを選択できる．
15週	最初の健康診査では血液検査が行われる．血圧を測定し，尿中にタンパク質がないか測定し，感染の徴候がないか確認する．
17〜19週	超音波画像診断は，胎盤と胎児の発育を評価するために行われる．胎盤が低い位置にある場合では（p.139参照）31週でさらに画像診断の機会を設ける．
19週	多くの場合，超音波検査の結果の検討などから，妊娠に関する計画の再評価を医療チームとともに行う．
23週	初めての妊娠であれば，この血圧測定や子宮の大きさの測定を含めた定期的なチェックは助産師とともに行われる．

妊娠中によくある心配ごと

一部の女性は赤ちゃんの動きを感じられず心配かもしれないが，これは個人差が大きい（p.138参照）．悪心やむかつきは正常であり，19週まで起こる可能性があり，胸やけは長びくことがある．いくつかの不快感は子宮の増大と靭帯や関節がゆるむことによるものが一般的だが，非常に苦痛になった場合には助産師に伝えたほうがよい．かゆみ，におい，出血を伴わない腟分泌物があることは正常である．尿意をもよおすことも頻繁になるかもしれないが，それは異常ではない．

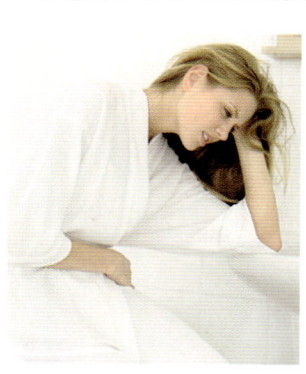

子宮に起こる不快感
ときおり起こる不快感は，この初期の段階では一般的だが，繰り返し起こる痛み，出血，または流れ出る感じがある場合は，いつでも検査をする必要がある．

肺の適応

妊娠により酸素の需要が増加することを予測して，肺は早い段階で妊娠に急速に適応する．最初に，母親は息切れをすると感じるかもしれないが，実際には肺はより効率的に活動している状態である．深い呼吸は酸素の吸収を高め，より多くの二酸化炭素を排出する．これは，肺の構造が変化したのではなく，肋骨の位置と横隔膜が上昇するという変化によって可能となっている．横隔膜が押し上げられることで，ガス交換に関与しない残量を減少させ，通常の呼吸で息を吸い込むことができる一回換気量を増加させる．

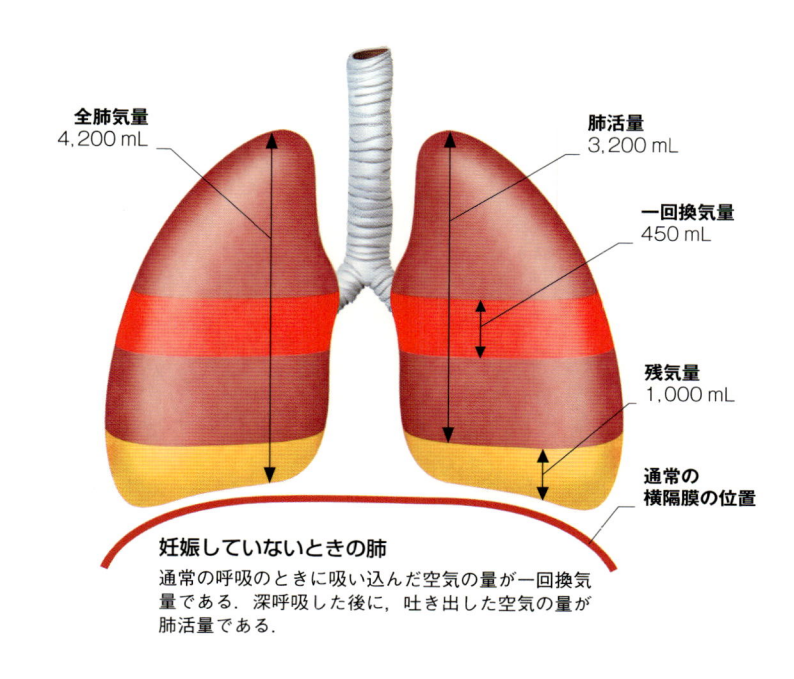

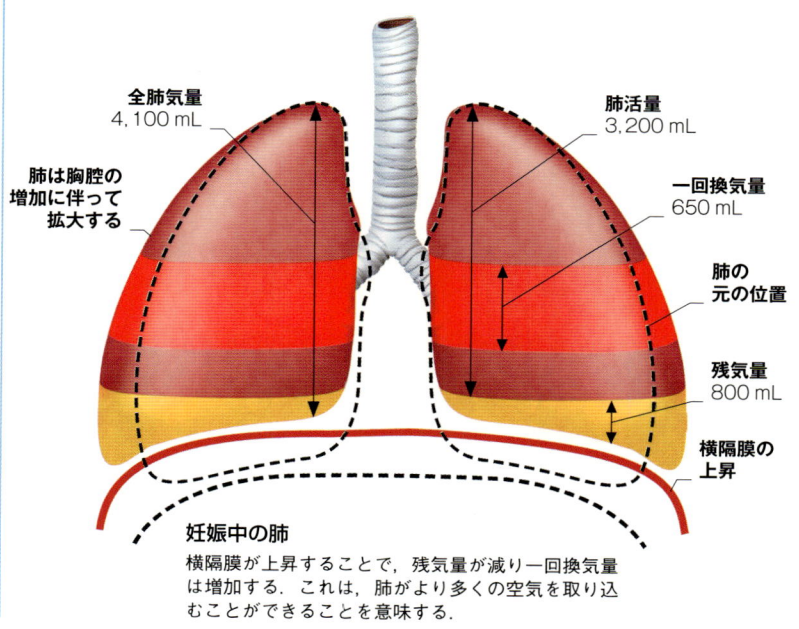

妊娠していないときの肺
- 全肺気量 4,200 mL
- 肺活量 3,200 mL
- 一回換気量 450 mL
- 残気量 1,000 mL
- 通常の横隔膜の位置

通常の呼吸のときに吸い込んだ空気の量が一回換気量である．深呼吸した後に，吐き出した空気の量が肺活量である．

妊娠中の肺
- 全肺気量 4,100 mL
- 肺活量 3,200 mL
- 一回換気量 650 mL
- 残気量 800 mL
- 肺は胸腔の増加に伴って拡大する
- 肺の元の位置
- 横隔膜の上昇

横隔膜が上昇することで，残気量が減り一回換気量は増加する．これは，肺がより多くの空気を取り込むことができることを意味する．

免疫の通過

胎児や生まれた児を守るものは，母親から胎盤を介して与えてもらう免疫である．妊娠中，母親の体内にある免疫は，多くの感染源となるウイルスと戦っている．妊娠中，母親から胎盤を介して胎児に与えられるG型の免疫グロブリン（IgG抗体）は，誕生後の児に免疫として備えられている．母乳から，A型の免疫グロブリン（IgA抗体）が児を守るための追加の免疫として与えられる．しかしながら，すべての抗体を児に渡すことはできない．ウイルス感染の初期段階で生成されるM型の免疫グロブリン（IgM抗体）は，大きすぎて胎盤を通過できない．

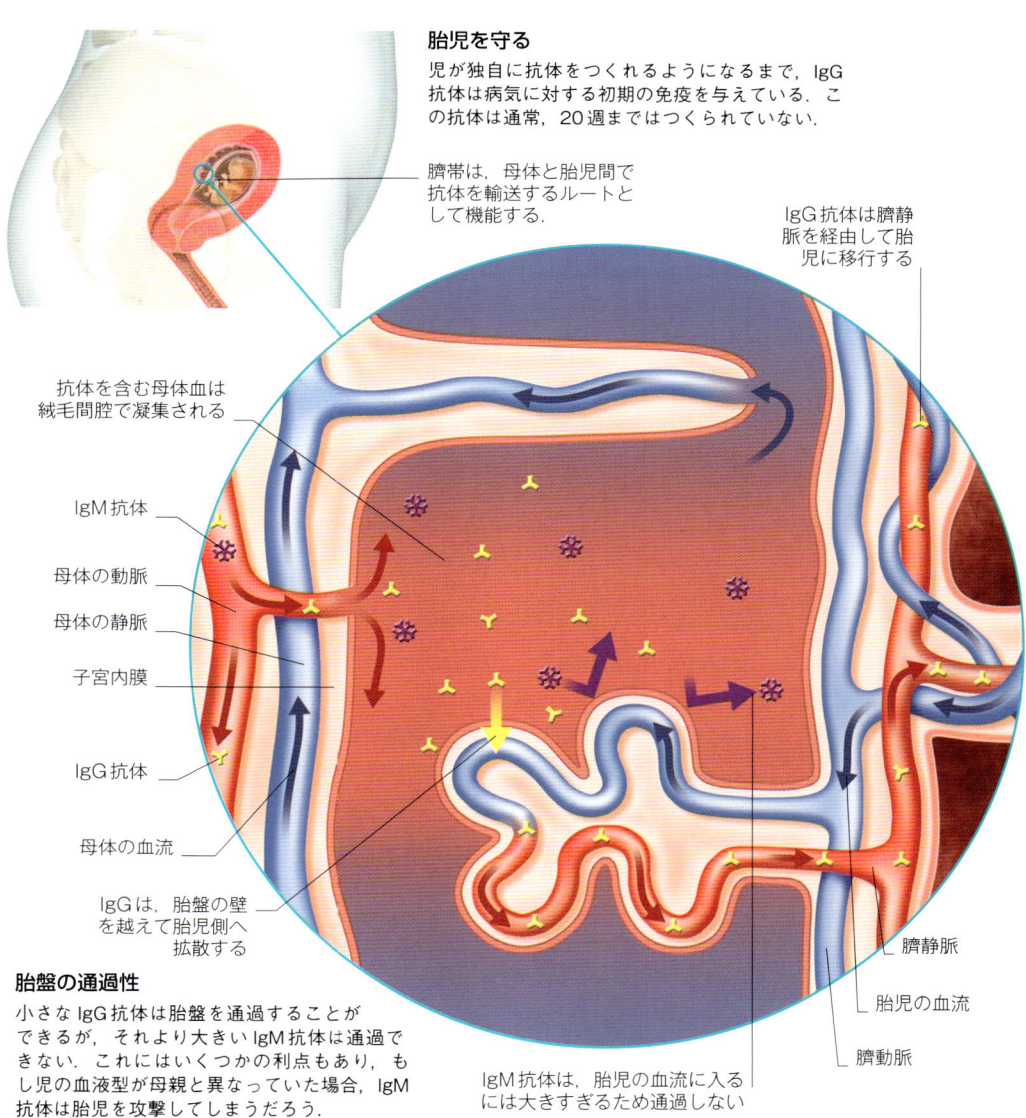

胎児を守る
児が独自に抗体をつくれるようになるまで，IgG抗体は病気に対する初期の免疫を与えている．この抗体は通常，20週まではつくられていない．

臍帯は，母体と胎児間で抗体を輸送するルートとして機能する．

IgG抗体は臍静脈を経由して胎児に移行する

抗体を含む母体血は絨毛間腔で凝集される

IgM抗体
母体の動脈
母体の静脈
子宮内膜

IgG抗体

母体の血流

IgGは，胎盤の壁を越えて胎児側へ拡散する

臍静脈
胎児の血流
臍動脈

IgM抗体は，胎児の血流に入るには大きすぎるため通過しない

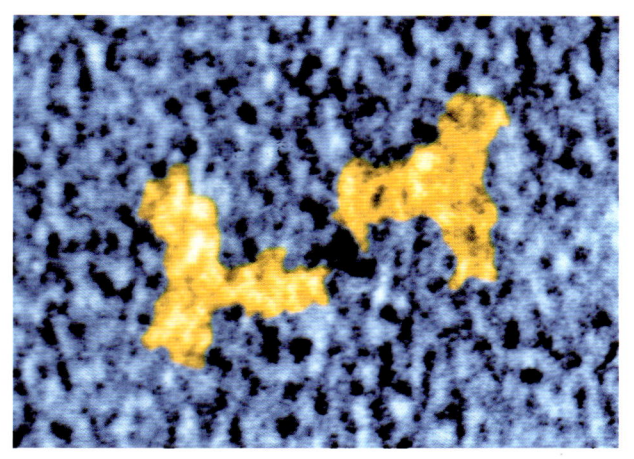

免疫グロブリンG（IgG抗体）
この電子顕微鏡写真の着色された部分は，Y字型の構造をしたIgG抗体を示している．これらは，もっとも豊富な抗体であり，すべての体液に存在している．またそれは，胎盤を通過できる唯一の抗体である．

胎盤の通過性
小さなIgG抗体は胎盤を通過することができるが，それより大きいIgM抗体は通過できない．これにはいくつかの利点もあり，もし児の血液型が母親と異なっていた場合，IgM抗体は胎児を攻撃してしまうだろう．

鼻づまり

妊娠中に鼻づまり（妊娠性鼻炎）の症状が起きることがあるが，それが発生する要因はまだ明確ではない．5人に1人その症状が出現し，しばしば花粉症と混同されるが，アレルギー反応ではない．鼻づまりは，妊娠中いつでも起こることがあるが，それは出産後1～2週間で落ち着く．世界的に確立された治療法は存在しないが，ベッドの頭側を高くすることや，運動，塩水で鼻腔を流すような単純な対策で症状を和らげることができる．医師は化学療法が必要な鼻腔炎から起こる鼻炎と妊娠性鼻炎とを鑑別することができる．

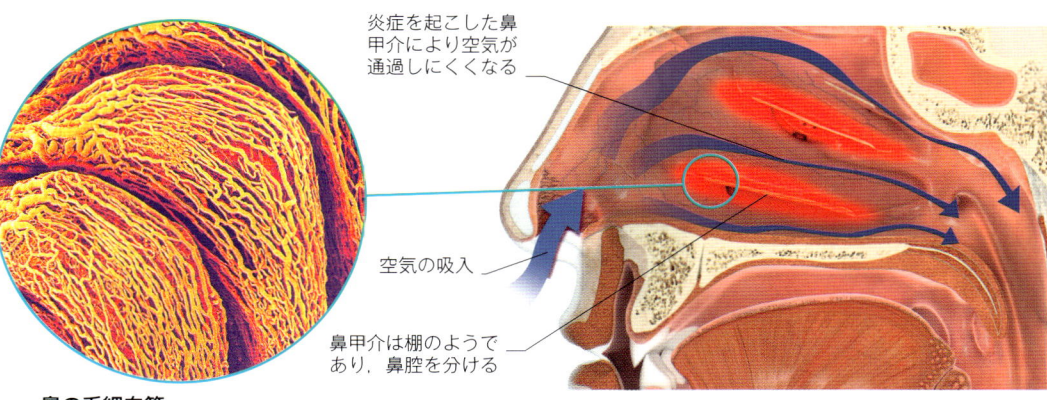

鼻の毛細血管
鼻の粘膜には多数の毛細血管があり，入ってくる空気を温める．粘膜の刺激は，毛細血管の充血を引き起こし，妊娠性鼻炎を悪化させる可能性がある．

炎症を起こした鼻甲介により空気が通過しにくくなる

空気の吸入

鼻甲介は棚のようであり，鼻腔を分ける

鼻呼吸の制限
鼻腔粘膜の炎症により鼻汁が多くなり，鼻での呼吸を阻害する一因となる．鼻呼吸をしやすくするために，塩水で鼻腔を流すことが必要になる場合がある．

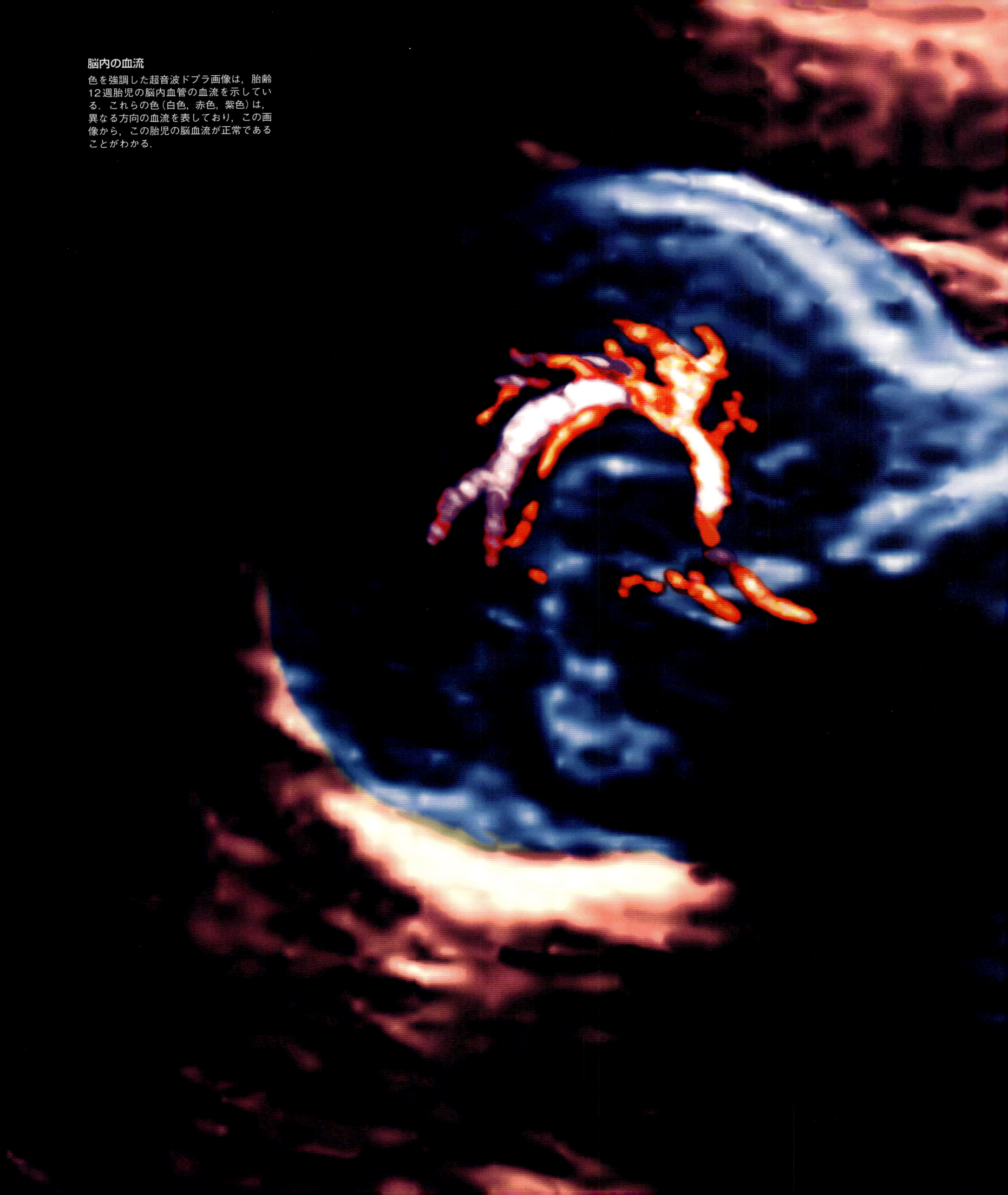

脳内の血流
色を強調した超音波ドプラ画像は，胎齢12週胎児の脳内血管の血流を示している．これらの色（白色，赤色，紫色）は，異なる方向の血流を表しており，この画像から，この胎児の脳血流が正常であることがわかる．

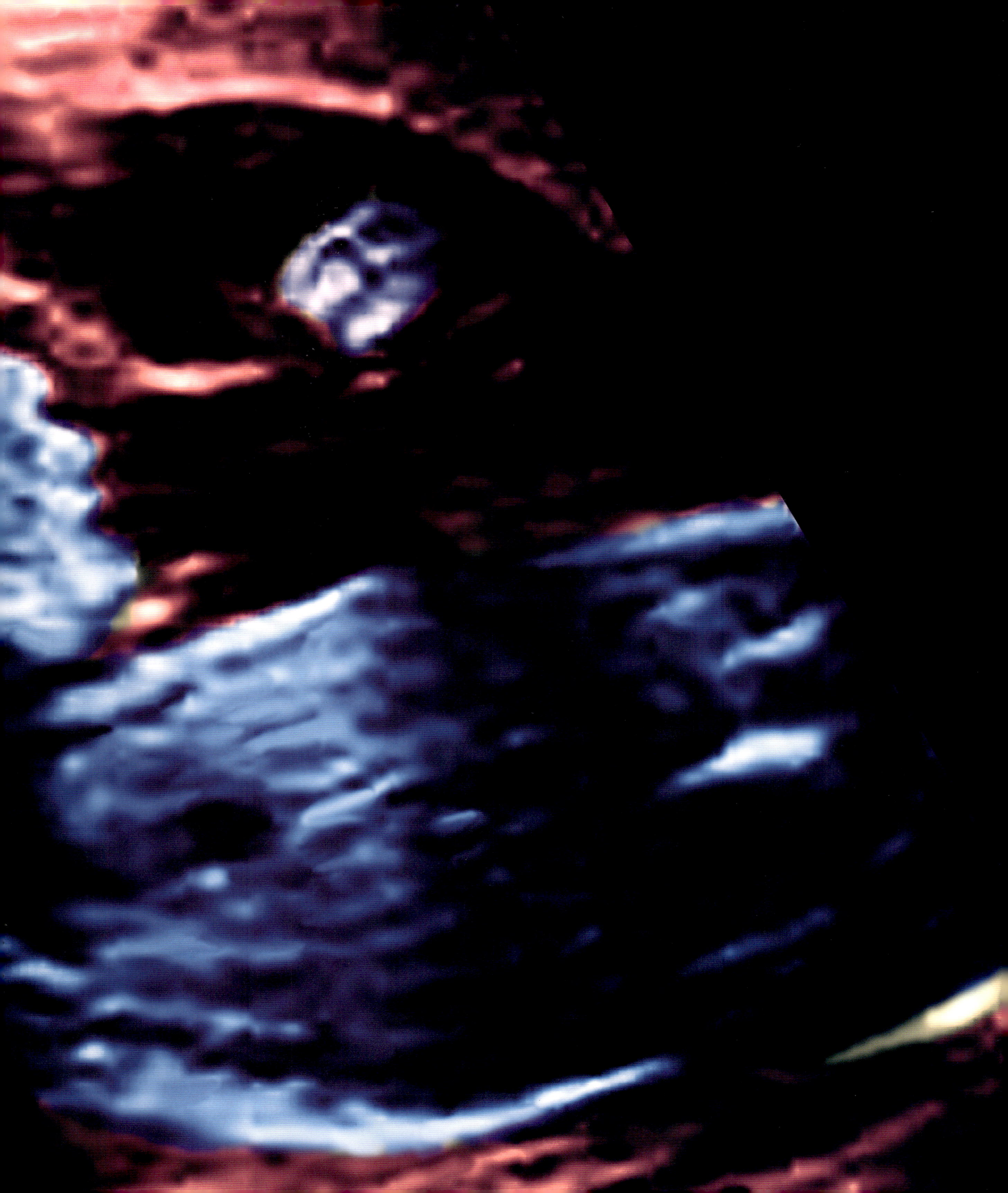

month 3 | 主要な発達

胎児

成長する胎盤

胎盤構築は，表面積が増大し，母児間循環のバリアが薄くなりながら進み続ける．母体側の動脈血管壁は，胎児細胞が浸潤することによって，脆弱となり，拡張して抵抗が下がり，絨毛間腔へ血液が流れ込む．胎児側では，絨毛が母体血のプールの中へ浮かぶ第3次絨毛へと分岐する．9週の間に絨毛は伸展し，16週までに最長に達する．成長する胎児の需要増大に見合うために，胎盤発育は妊娠後半期も続く．栄養やガス交換がさらにうまくいくよう，絨毛壁は細く突出し，繊細な樹枝状構造が24週以降に現れてくる．

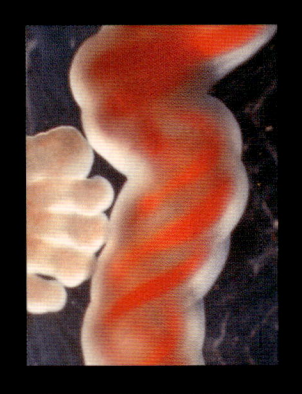

臍帯

臍帯は，（1本の太い静脈によって）胎児へ栄養と酸素を届け，胎児の血液は（2本の螺旋状の動脈によって）胎盤に戻すことができる．通常，動脈（静脈でない）とは酸素を運搬する血管である．しかしながら，臍帯血管の名称は，静脈が心臓へ血液を送り，動脈は心臓から出ることに由来している．また，同時に胎動が起こってくるため，臍帯は徐々に螺旋状となる．これは，臍帯がワルトン膠様質とよばれるゼリー状物質で満たされていることとともに，臍帯のねじれを防ぎ，保護する役割がある．

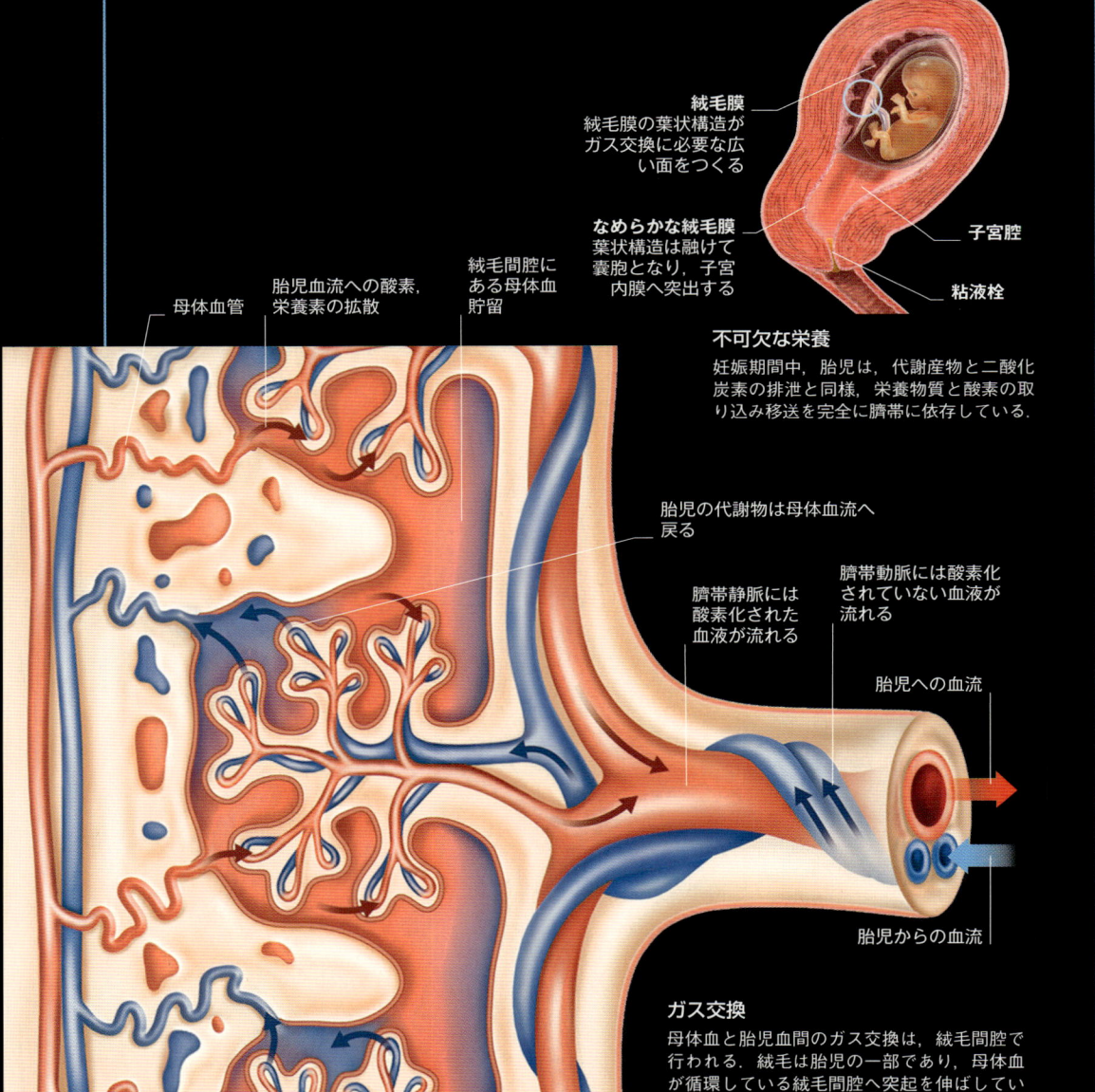

胎児のライフライン
この写真は子宮内で撮影したものであり，螺旋状の臍帯の中に血管が見える．

絨毛膜
絨毛膜の葉状構造がガス交換に必要な広い面をつくる

なめらかな絨毛膜
葉状構造は融けて嚢胞となり，子宮内膜へ突出する

子宮腔

粘液栓

不可欠な栄養
妊娠期間中，胎児は，代謝産物と二酸化炭素の排泄と同様，栄養物質と酸素の取り込み移送を完全に臍帯に依存している．

- 母体血管
- 胎児血流への酸素，栄養素の拡散
- 絨毛間腔にある母体血貯留
- 胎児の代謝物は母体血流へ戻る
- 臍帯静脈には酸素化された血液が流れる
- 臍帯動脈には酸素化されていない血液が流れる
- 胎児への血流
- 胎児からの血流

ガス交換
母体血と胎児血間のガス交換は，絨毛間腔で行われる．絨毛は胎児の一部であり，母体血が循環している絨毛間腔へ突起を伸ばしている．必要な酸素は母体血から絨毛内の血液へ浸透し，一方で不要な二酸化炭素は逆方向へ移動する．

双胎

（二卵性）双胎は，2個の別々の卵子から生じる．したがって，同性もあれば異性もある．このタイプは双胎全体の92％を占める．頻度はもっと少ないが，1個の受精卵が同性の2人の個体へ分かれる一卵性双胎もある．分離のタイミングによって，1つまたは2つの胎盤（絨毛性）か，1つまたは2つの羊膜（膜性）かが決まる．

1～3日後の分割
このように初期に1個の卵子が2人に分かれた場合，それぞれの双胎は他者とは分離されて存在する．同じ胎盤を共有しないため，循環も共有しない．両児が絡まるリスクもない．

- 分離した羊膜腔
- 分離した胎盤

4～8日後の分割
双胎児は別々の膜（2羊膜）の中にあり，絡まることはないが，循環は接合した胎盤（1絨毛膜）で混じり合う．もし，一方の児が供給される以上の血液をもう一方の児に送る場合，問題が生じてくる（下記参照）．

- 分離した羊膜腔
- 胎盤の共有

8～13日後の分割
両児を分けている薄い羊膜は欠如し（1羊膜），胎盤を共有する（1絨毛膜）．胎盤を共有する双胎児は，双胎間輸血症候群とよばれる循環の不均一となることもある．

- 羊膜腔の共有
- 胎盤の共有

13～15日後の分割
13～15日後の分割は，結合体をつくる．両児は頭部や，胸部，あるいは腹部で結合する．複雑な循環とさまざまなレベルでの臓器の共有が，分離する際に重大な問題となる．

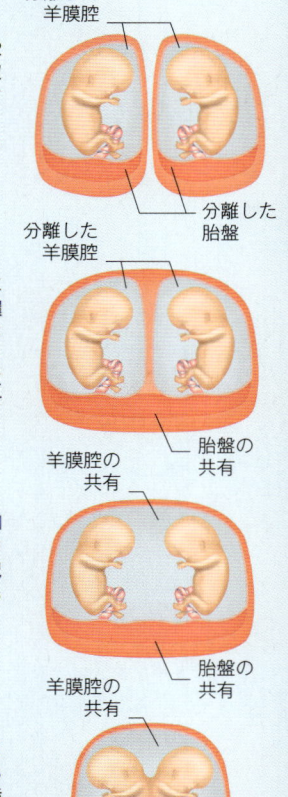

- 羊膜腔の共有
- 胎盤の共有

最初の超音波検査

最初の超音波検査は，通常11〜14週の間に行われる．これは，もっとも正確な妊娠週数，分娩予定日を決めるのによい時期である．妊娠週数は，頭殿長とよばれる胎児の頭から殿部までの計測により決められる．この計測値は11〜14週の胎児では誤差が少ない．胎児の大きさの違いは，妊娠後半期に明らかとなってくる．最初の超音波検査における胎児像では，手と足両方が見え，胃内と膀胱内の液体が観察でき，心拍動も確認される．2人以上の胎児が存在する場合，この時期が羊膜数と胎盤数がもっとも正確にわかるときである．

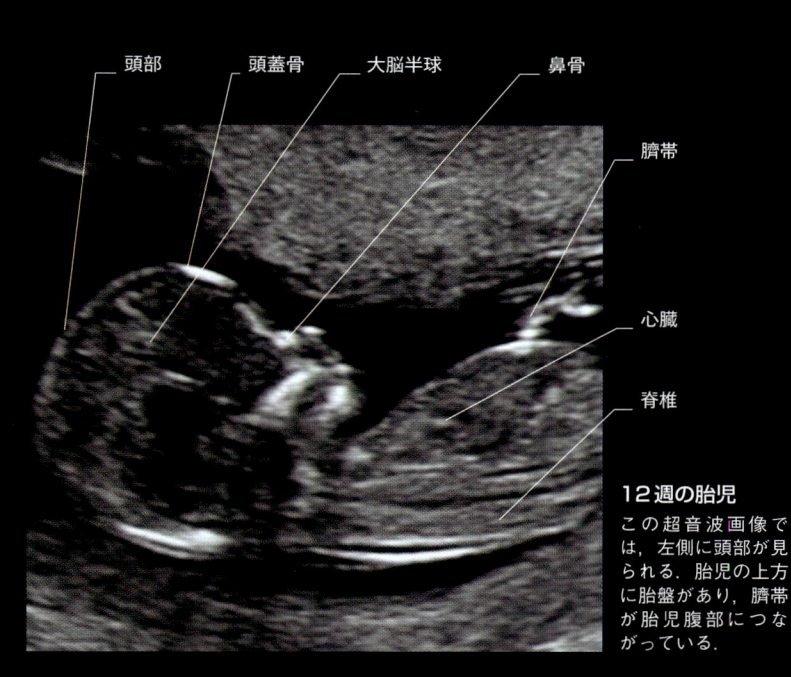

12週の胎児
この超音波画像では，左側に頭部が見られる．胎児の上方に胎盤があり，臍帯が胎児腹部につながっている．

胎児項部透亮像

胎児項部透亮像（NT）計測は11週〜13週6日までの間で行う．ダウン症候群のリスクを確認するための検査である．ダウン症候群の胎児では，項部（後頸部）の液体量が増える．これは，母親の年齢とともに，ダウン症候群のリスク評価となる．この超音波診断はダウン症候群10人中約7人に当てはまる．最近では，血中ホルモン値がより正確な評価として含められるようになってきた．統合型スクリーニングテストにおけるハイリスクの結果は，ダウン症候群10人中9人に当てはまる．

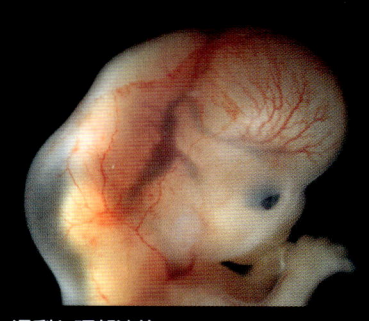

過剰な項部液体
子宮内で撮影されたこの胎児には，左末端で過剰な項部液体が見られる．胎児はある程度の項部液体があるものだが，明らかな原因がない場合もあるものの，遺伝子異常や構造異常と関連している場合に，その量は正常より多く見られる．

正常像
写真の胎児で，下方の羊膜が明確である．もっとも幅広いNT部分（白十字印の間の空間）が慎重に計測される．

正常の項部のひだ
ここに見られるように，正常の細いNTは通常1〜3mmである．

項部液体の増加
正常より多い計測値の項部液体が見られる場合には，ヘルスケアチームがその意味を両親と話し合う．

大きな項部のひだ
この胎児では，NTは3.5mmを超えている．

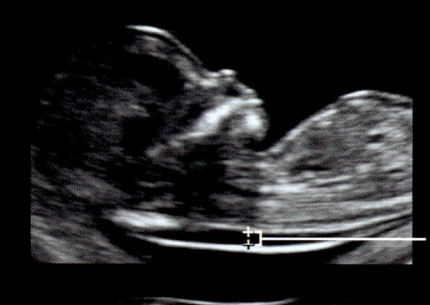

絨毛採取（CVS）

もし，胎児が遺伝子あるいは染色体異常のハイリスクがあれば，10週以降15週までの間（訳注：日本では通常10〜13週）に，絨毛採取（しばしば羊水穿刺のほうが選択される）によって胎児染色体を調べることができる．胎盤内の遺伝物は，胎児と同じである．超音波ガイド下に，先端に注射器をつけた細長い針を腹壁を通して胎盤内へ通過させ，きわめて小さな胎盤組織を採取し分析する．一般に，検体は臍帯付着領域から離して採取する．時に子宮頸管から弱い吸引器を用いて採取されることもある．羊水穿刺，絨毛採取ともに，100分の1の確率で流産を起こすリスクがある．

経腹的手技
腹壁を介して（経腹的に）針が挿入されている．細胞は臍帯付着部から離して採取される．超音波ガイド下では，安全で正確な位置に針を入れることができる．

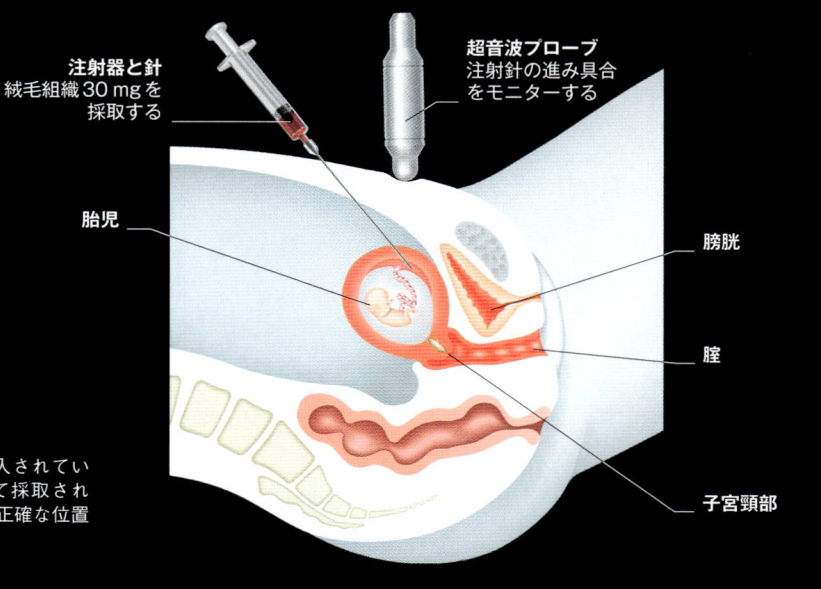

month 3 | 主要な発達

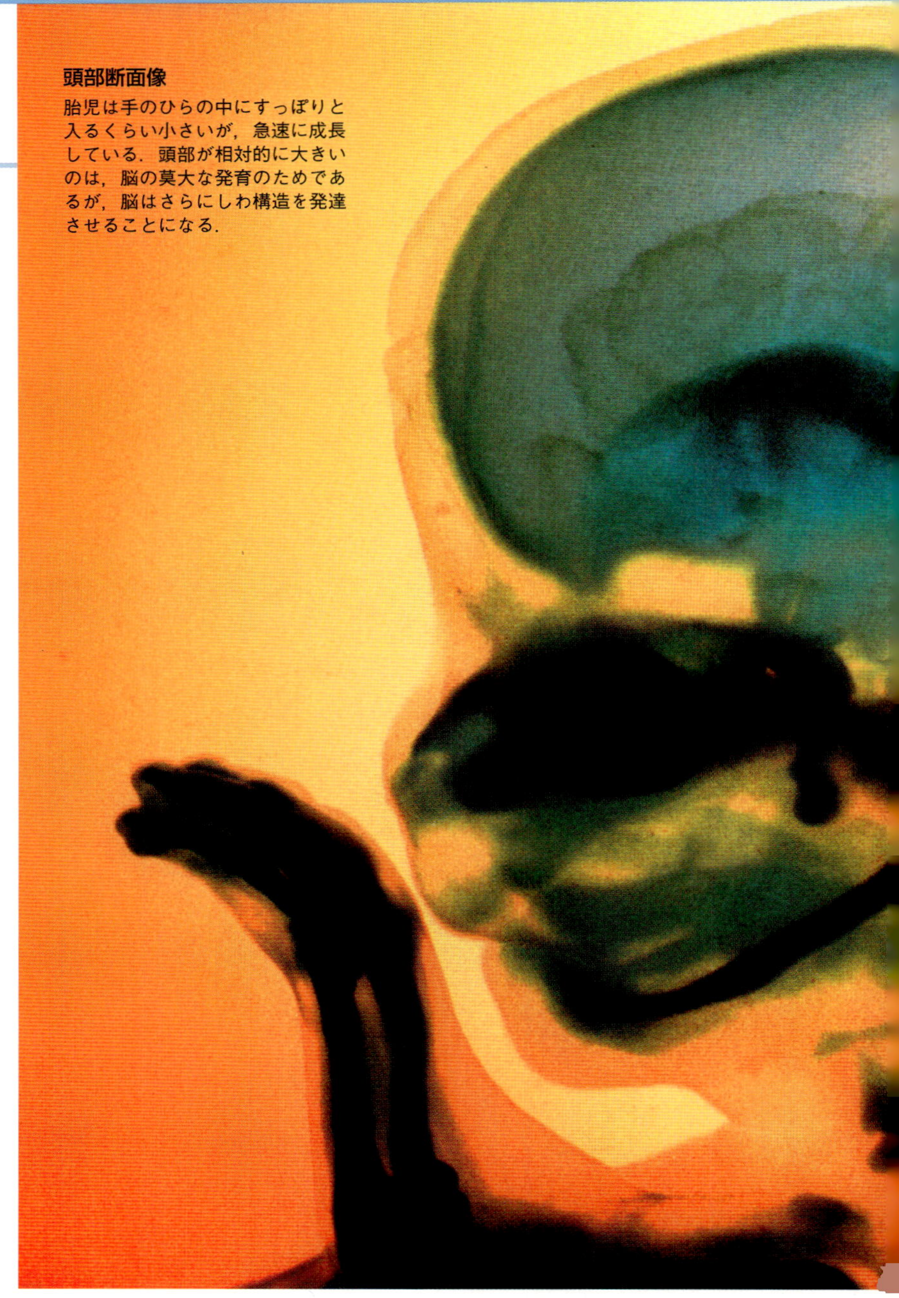

胎児

初期の脳発達

胎児脳は，妊娠期間を通して発達する．month 3 までに主要な変化はすでに起こっている．両側視床が脳のもっとも大きな要素を占め，大脳半球の中継地として機能している．両側視床の下には視床下部があり，心拍数など器官の機能を制御する．視床下部の下には第3脳室があり，側脳室内の脈絡叢から産生され循環する脳脊髄液で満たされている．大脳半球は急速に増大するが，この時期の脳の表面は平滑であり，通常見られるしわは妊娠後半期の終わりまで現れない．これは脳の発達のほんの始まりであり，ほかの胎芽器官系と異なって，脳には妊娠期間を通して主要な変化が起こり続ける．

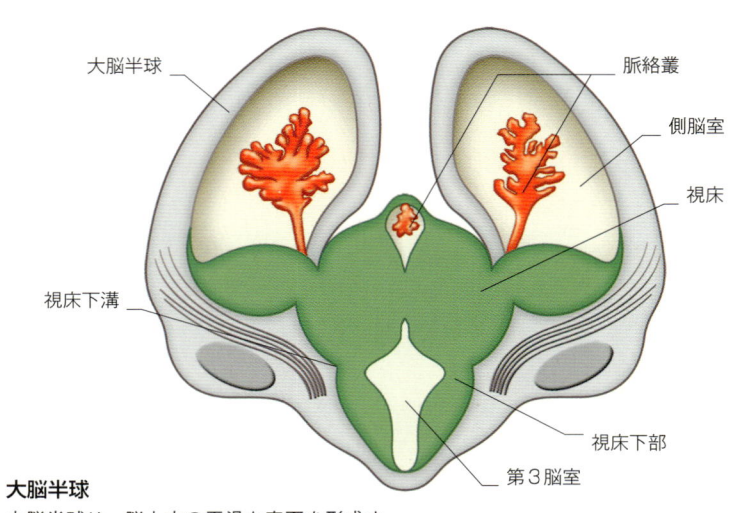

頭部断面像
胎児は手のひらの中にすっぽりと入るくらい小さいが，急速に成長している．頭部が相対的に大きいのは，脳の莫大な発育のためであるが，脳はさらにしわ構造を発達させることになる．

大脳半球
大脳半球は，脳上方の平滑な表面を形成する．海藻に似た葉状体の脈絡叢が含まれる．脳と脊髄を保護する脳脊髄液の産生源である．

（図中ラベル：大脳半球／脈絡叢／側脳室／視床／視床下溝／視床下部／第3脳室）

下垂体の形成

下垂体は，2つの部分から形成される．神経組織の下方のひだ（漏斗）と将来の口の天井に近い部分の上方の突起（ラトケ嚢）である．胎芽での異なる発生源のために，下垂体の前葉と後葉とではそれぞれ異なったホルモンを産生し，まったく独立して機能する．下垂体後葉は，下垂体茎によって視床下部と接し，そこから神経伝達物質を受ける．こうした構造は，オキシトシンと抗利尿ホルモンの放出を制御している．下垂体前葉は，フィードバック機構によって制御される7種類のホルモン（成長ホルモン，黄体化ホルモン，卵胞刺激ホルモン，プロラクチン，副腎皮質刺激ホルモン，甲状腺刺激ホルモン，メラノサイト刺激ホルモン）と神経伝達物質である β-エンドルフィンを分泌する．

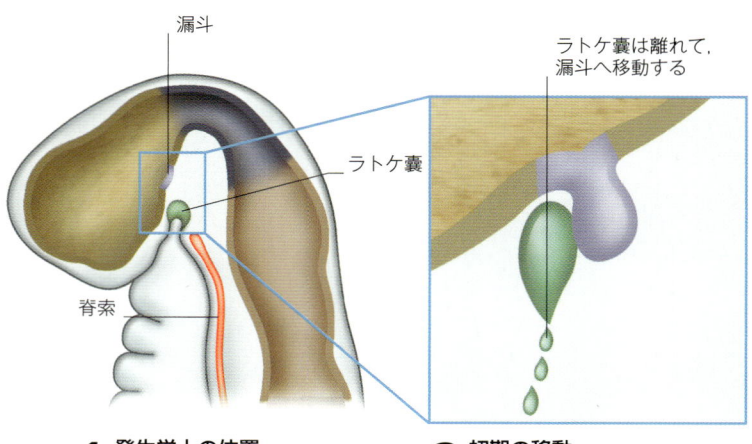

1 発生学上の位置
下垂体には2つの部分があり，それぞれ別々の領域であるラトケ嚢と漏斗から形成される．

2 初期の移動
ラトケ嚢は上方へ移動中，もともとの発生源（咽喉の背部）から離れてしまう．

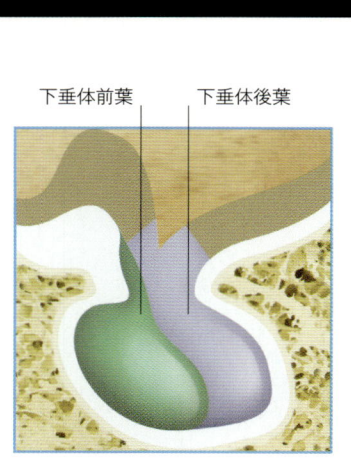

3 最終的な位置
下垂体は，2つの葉が接して視床下部に結合するとき，成人と同じ位置に達し，骨で支えられる．

（図中ラベル：漏斗／ラトケ嚢／脊索／ラトケ嚢は離れて，漏斗へ移動する／下垂体前葉／下垂体後葉）

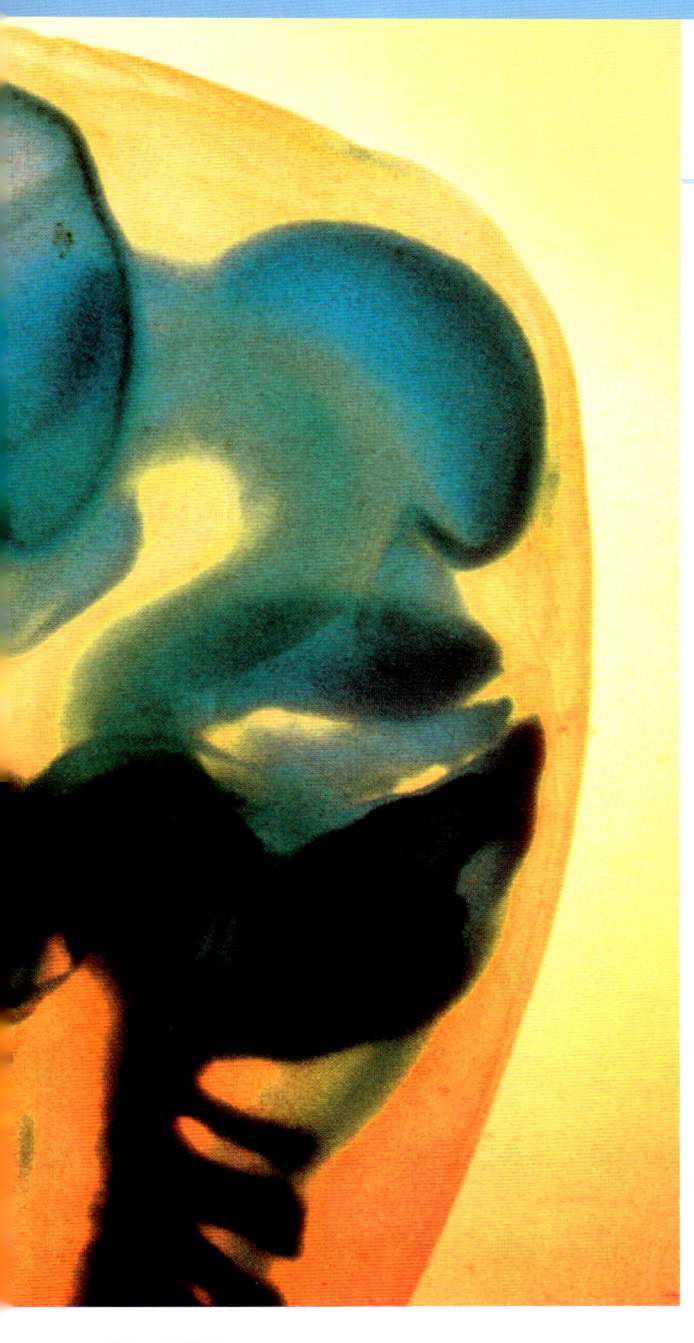

耳の発達

耳は3つの部分から構成される．内耳，中耳，外耳（外から見える部分）である．外耳は皮膚にある6つの小さな隆起から発達し（p.150参照），鼓膜を介して中耳へつながる．中耳にある3つの耳小骨が連なって，内耳へ音を20倍以上増幅する．この3つの耳小骨はその形を形容したラテン語の名前が付いていて，"malleus（つち骨），incus（きぬた骨），stapes（あぶみ骨）"と言う．内耳の毛細胞は音に反応して長さを変えることができる．その動きは神経インパルスへ変換され，脳へ伝えられる．

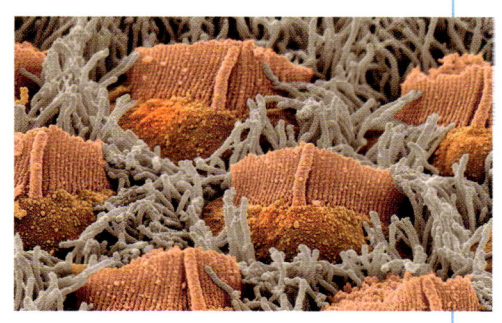

内耳の毛細胞
この電子顕微鏡写真はコルチ器内の毛細胞である（ピンク色）．胎児では微小絨毛（灰色）に縁取られているが，成人までに再吸収される．

1　5週
耳の3つの部分（内耳，中耳，外耳）は完全に別々の要素だが，しだいに接するようになる．

2　39週
内耳は蝸牛内へ音を伝えるのみならず，液体貯留した3つの半規管を介して頭の位置や動きを評価する．

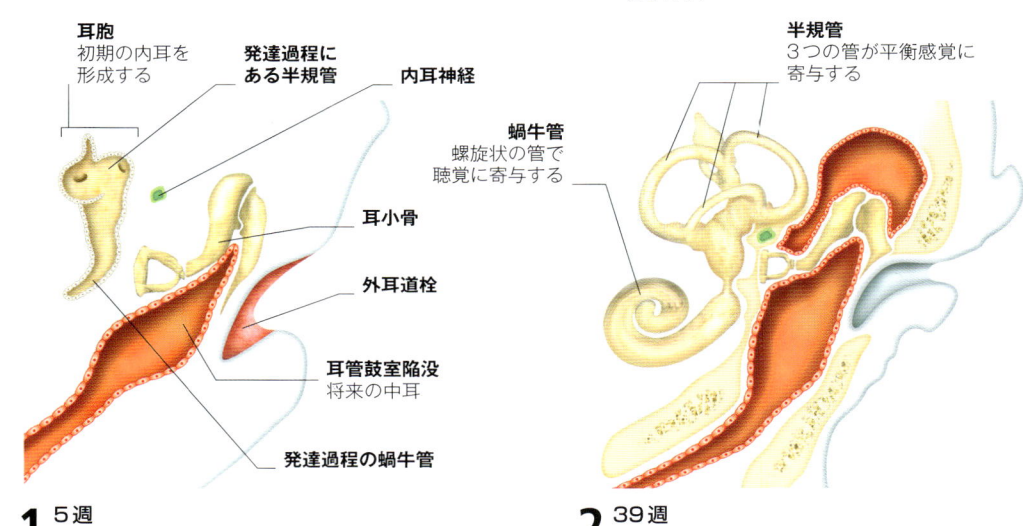

眼の発達

6週に浅い小窩が陥入し，空洞の水晶体を形成する．原始前脳の外ポケットである眼杯によって囲まれる．次の2週間を過ぎて，水晶体線維は増殖し，固まっていく．この急速な成長に適応するため，眼茎は水晶体に血液を供給する（出生後は血管はない）．この時期，眼は開いている．6週に眼瞼が現れ，8週までに癒合する．その後25～26週までは再開眼しない．涙は涙腺から分泌され眼の潤滑剤となるが，出生6週後までは十分機能しない．網膜色素上皮層はこの時期は単純であるが，出生までさまざまな層へ分化していく．眼茎は8週までに視神経となる．

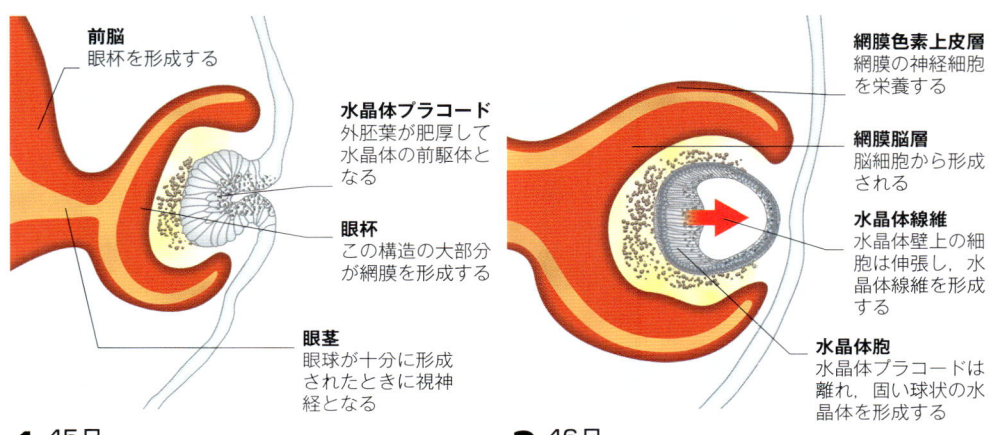

1　45日
構造が眼のようになり始める．皮膚表面から分離し，水晶体を形成するにつれ眼杯が現れ，水晶体プラコードを取り囲む．

2　46日
陥没した水晶体胞は水晶体線維の増殖に伴い閉鎖する．眼茎は中身のない構造であったが，視神経として神経線維を含むようになる．

骨格

骨格は，成長する胎児を保護し，支える．最初は軟骨成分でできているが，徐々にさまざまな割合で骨化し，胎児の急速な成長に合わせて骨が大きくなる．

発達する骨格

骨格は中胚葉細胞層から発生する．骨は2つの異なった方法で形成される．たいていは，やわらかい軟骨基質として最初に現れ，後に骨化の過程で硬い骨に置き換わる．頭部の扁平骨には軟骨期がなく，中胚葉の骨化に伴って骨が直接現れる．骨格の大部分は，軟骨細胞とよばれる細胞が軟骨基質を形成したものである．それぞれの骨の最終的な形態は，連続的な骨の形成過程の結果である．骨芽細胞とよばれる細胞によってカルシウム塩が沈着する．骨芽細胞による骨基質の再吸収を介した再構築が次に起こる．

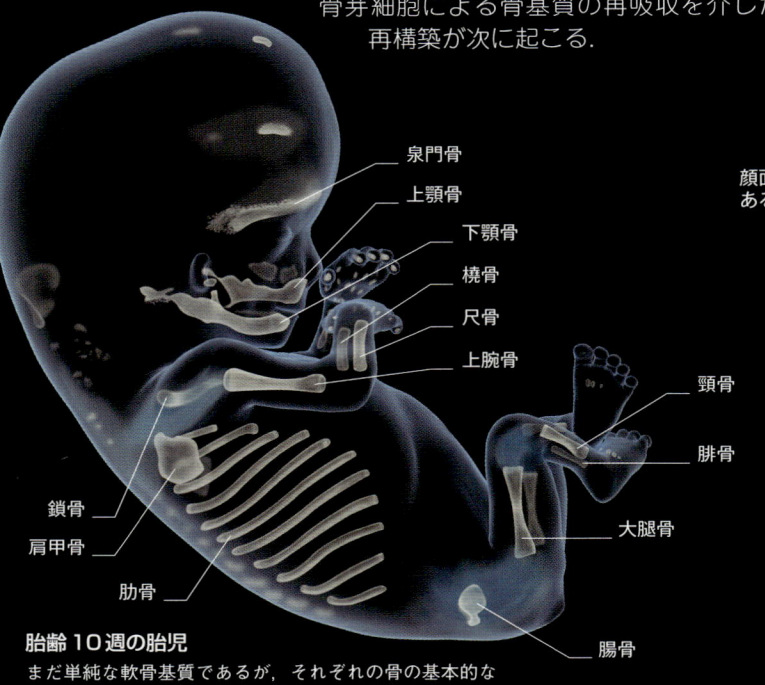

泉門骨 / 上顎骨 / 下顎骨 / 橈骨 / 尺骨 / 上腕骨 / 頸骨 / 腓骨 / 大腿骨 / 腸骨 / 肋骨 / 肩甲骨 / 鎖骨

胎齢10週の胎児
まだ単純な軟骨基質であるが，それぞれの骨の基本的な形はできている．骨は筋肉に固定され，単純な動きができるようになる．

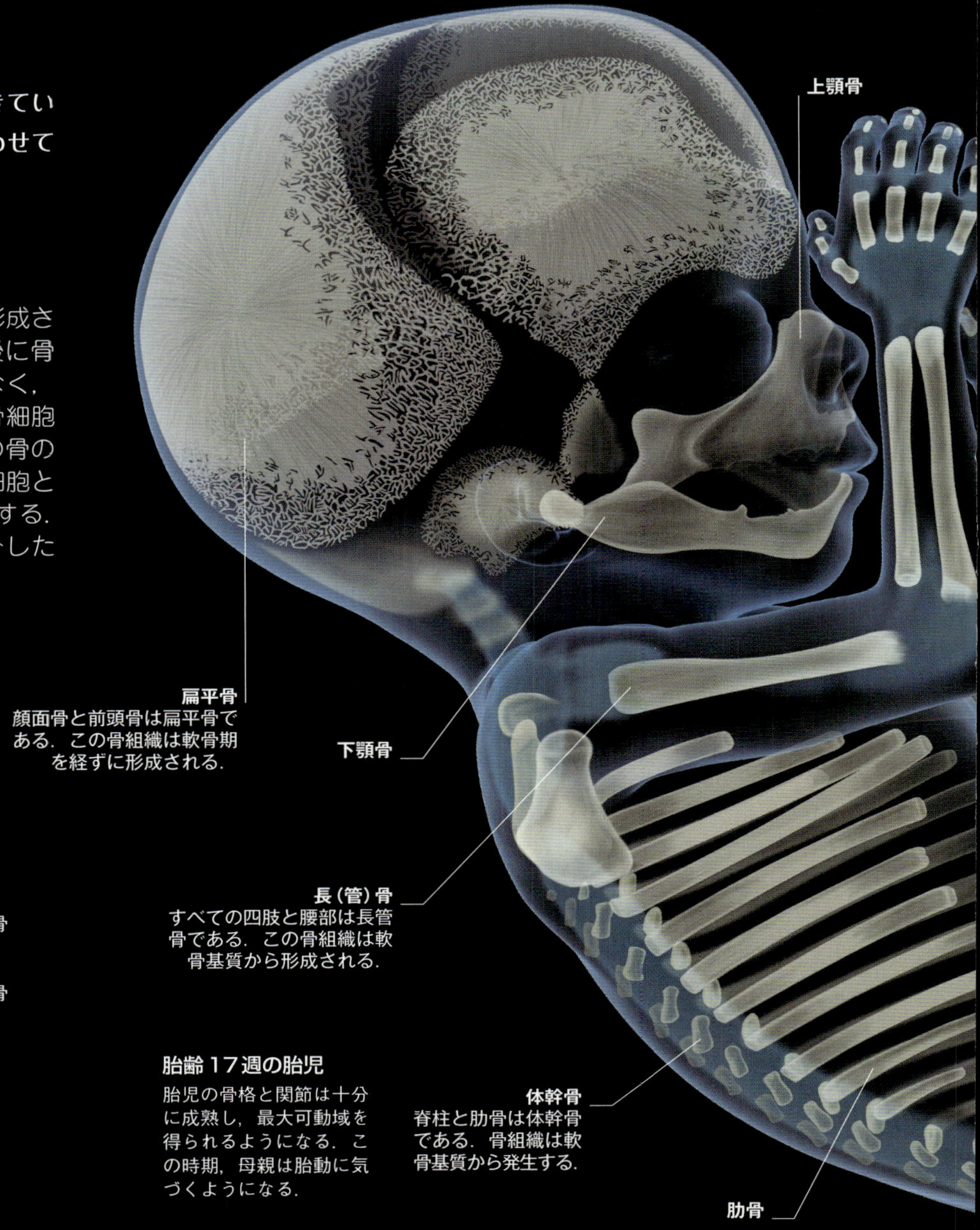

扁平骨
顔面骨と前頭骨は扁平骨である．この骨組織は軟骨期を経ずに形成される．

上顎骨 / 下顎骨

長(管)骨
すべての四肢と腰部は長管骨である．この骨組織は軟骨基質から形成される．

胎齢17週の胎児
胎児の骨格と関節は十分に成熟し，最大可動域を得られるようになる．この時期，母親は胎動に気づくようになる．

体幹骨
脊柱と肋骨は体幹骨である．骨組織は軟骨基質から発生する．

肋骨

長骨

鎖骨から離れた長骨はすべて同じように形成される．骨芽細胞によってカルシウム塩が沈殿する骨形成とよばれる過程を経る．この過程は，妊娠中さまざまな時期に個々の骨に起こり，たとえば胸骨のように出生後まで完全には骨化しないものもある．最初の骨化の際，骨幹のまわりに骨化の中心帯が形成される一方，軟骨は両端にとどまる．出生後，第2次骨化が起こっても，骨の先端は軟骨のままであり続ける．子どものときの成長を可能にするため，20歳になるまで長骨の骨化は完了しない．

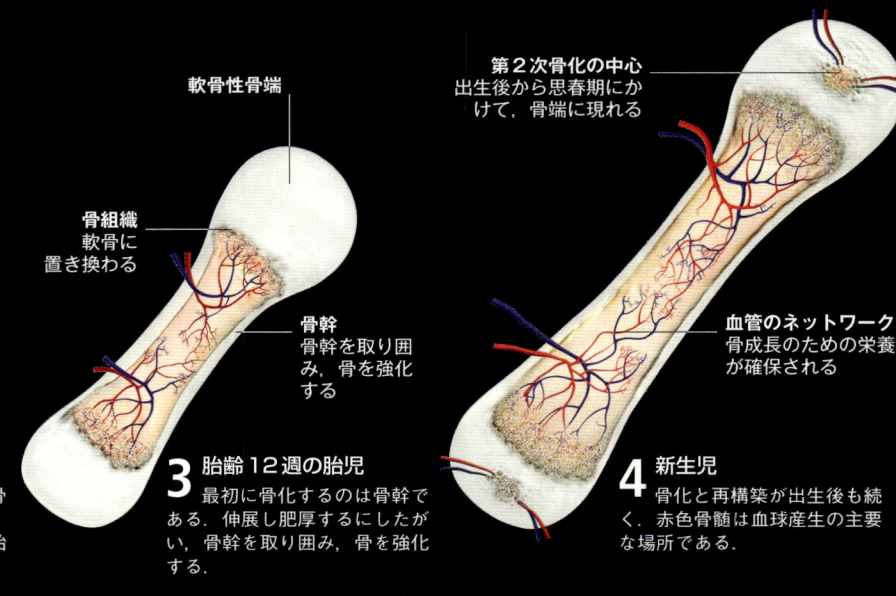

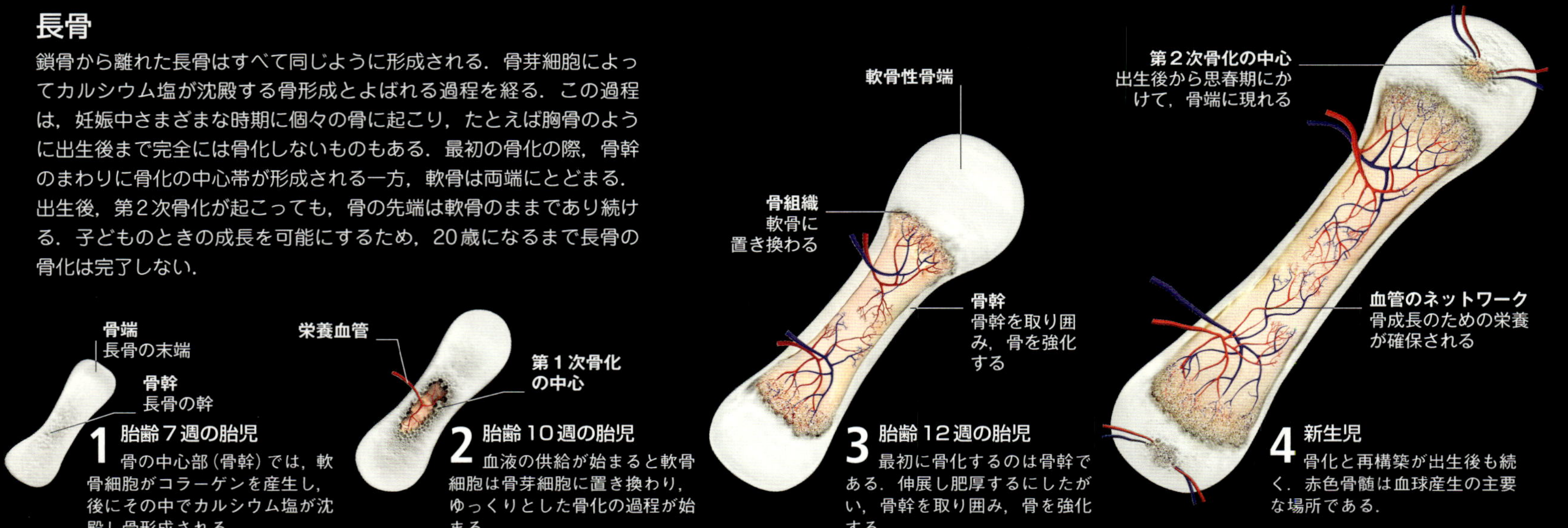

骨端 — 長骨の末端
骨幹 — 長骨の幹

1 胎齢7週の胎児
骨の中心部(骨幹)では，軟骨細胞がコラーゲンを産生し，後にその中でカルシウム塩が沈殿し骨形成される．

栄養血管 / 第1次骨化の中心

2 胎齢10週の胎児
血液の供給が始まると軟骨細胞は骨芽細胞に置き換わり，ゆっくりとした骨化の過程が始まる．

軟骨性骨端 / 骨組織 軟骨に置き換わる
骨幹 骨幹を取り囲み，骨を強化する

3 胎齢12週の胎児
最初に骨化するのは骨幹である．伸展し肥厚するにしたがい，骨幹を取り囲み，骨を強化する．

第2次骨化の中心 出生後から思春期にかけて，骨端に現れる
血管のネットワーク 骨成長のための栄養が確保される

4 新生児
骨化と再構築が出生後も続く．赤色骨髄は血球産生の主要な場所である．

扁平骨

顔面と頭部の扁平骨は，中胚葉細胞から骨芽細胞へ直接変化し，中間の軟骨期を経ない．これを，膜性骨化と言う．頭蓋骨間の隙間（泉門）は脳が発達し拡大することができるよう開大したままである．また，分娩時産道通過の際には，児頭下降にしたがって細くすることができる．

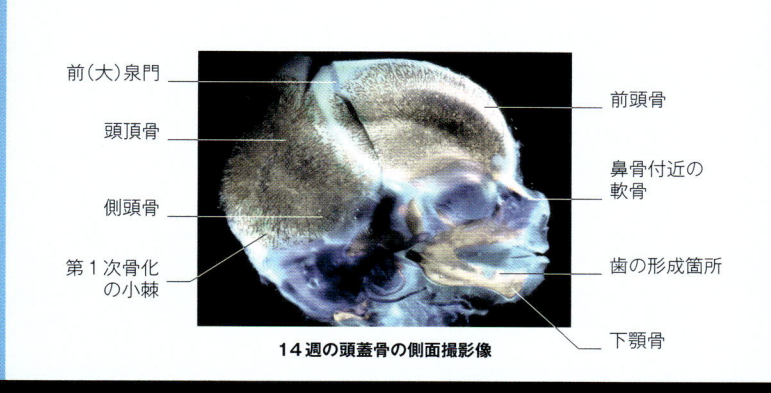

- 前（大）泉門
- 頭頂骨
- 側頭骨
- 第1次骨化の小棘
- 前頭骨
- 鼻骨付近の軟骨
- 歯の形成箇所
- 下顎骨

14週の頭蓋骨の側面撮影像

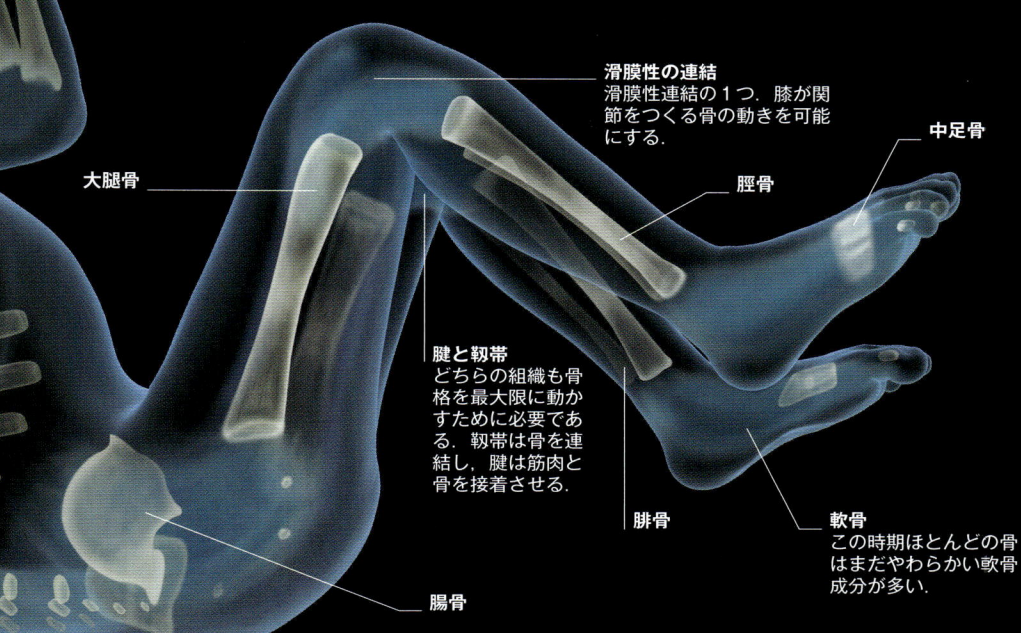

(骨格図ラベル)
- 指骨
- 尺骨
- 橈骨
- 大腿骨
- 腸骨
- 滑膜性の連結：滑膜性連結の1つ．膝が関節をつくる骨の動きを可能にする．
- 腱と靱帯：どちらの組織も骨格を最大限に動かすために必要である．靱帯は骨を連結し，腱は筋肉と骨を接着させる．
- 脛骨
- 腓骨
- 中足骨
- 軟骨：この時期ほとんどの骨はまだやわらかい軟骨成分が多い．

脊椎の発達

脊髄と椎骨の発達は密接に関連している．個々の体節（p.99参照）は，皮膚とその下の体幹の筋肉となる皮膚筋節と，脊柱管となる硬節を形成していく．

脊髄から脊髄神経が出られるように，硬節は再分割をする．その結果，2つに分割された中を通って脊髄神経が現れる．その後，近接する半分と再び癒合し椎骨へと発展する．

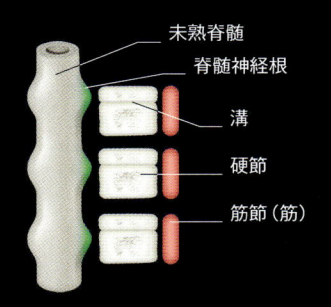

(図ラベル)
- 未熟脊髄
- 脊髄神経根
- 溝
- 硬節
- 筋節（筋）
- 硬節は2つに分かれる
- 溝を通って神経が広がる
- 椎骨
- 神経が筋につながる
- 筋節

1 硬節形成
神経根が未熟な脊髄から出てくると，個々の硬節は2つの部分に分かれ始める．分割部分に溝が現れる．

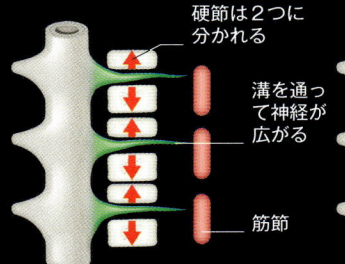

2 硬節の分割
溝は個々の硬節の中央で通路となり，そこを通って神経根が支配筋肉群（筋節）につながるように出てくる．

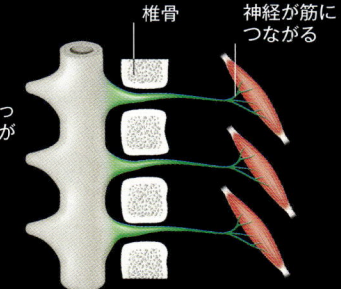

3 椎骨の癒合
近接した硬節の上方と下方部分は，成長癒合して椎骨となる．脊髄神経は支配筋肉に接合する．

滑膜性の連結

大部分の関節は滑膜性の連結である．滑膜性連結では，広域な運動が可能である．連結内は，骨端が軟骨によって保護され，液体の入った囊で分離されている．もし硬い骨が接すると表面が侵食されることになるが，互いに摩擦しない状態で運動できる．15週までにすべての滑膜性連結は，胎児が関節を最大限に動かすことができるよう十分に形成される．

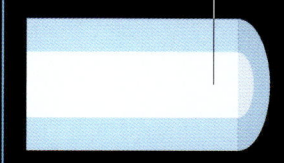

1 未分化期
初期の発達は，やわらかい軟骨性の骨基質が線維芽細胞を含んだ結合組織に分化することである．
- 線維芽細胞を含んだ結合組織

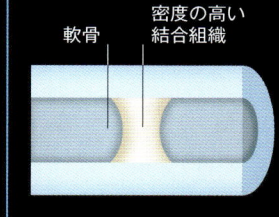

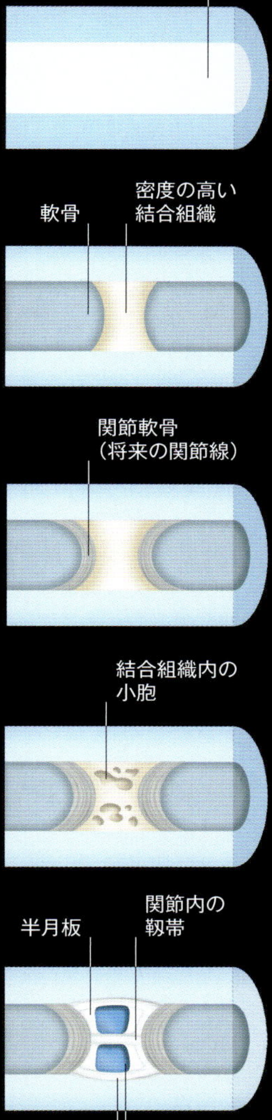

2 組織の分化
線維芽細胞が密度の高い結合組織層を形成する．それは関節となり，両側の軟骨形成をさらに促進する．
- 軟骨
- 密度の高い結合組織

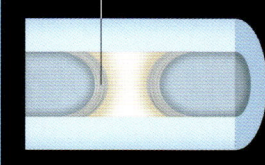

3 さらなる分化
関節軟骨は形成されるが，密度の高い結合組織が滑液で満たされた滑膜性連結に変化するまでは，関節の動きは起こらない．
- 関節軟骨（将来の関節線）

4 滑液囊形成
密度の高い結合組織内で小胞が形成され，滑液で満たされた滑液囊を形成し接合する．骨を連結する靱帯も現れ始める．
- 結合組織内の小胞

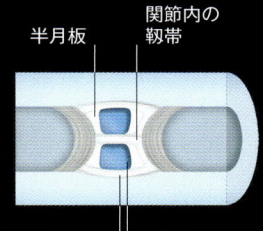

5 関節の完成
関節は，保護的な靱帯のある包みに包まれる．これで関節が最大限に動かすことができるようになる．
- 半月板
- 関節内の靱帯
- 関節包
- 滑液囊

筋肉の発達

体には3種類の筋肉がある．心筋，骨格筋（随意筋），腸管の筋肉のような平滑筋（不随意筋）である．体幹，四肢，横隔膜，舌などの平滑筋は，脊柱管の骨と類似した形で，体節から発達する．個々の体節には筋節部があり，そこから筋肉が出現する．筋節には，筋肉を随意的に制御できる脊髄神経がある．この過程は7週に始まる．筋群は，将来の脊髄の側方から徐々に出現し始め，体幹周囲に伸展し，肢芽へ下降する．

頭蓋骨

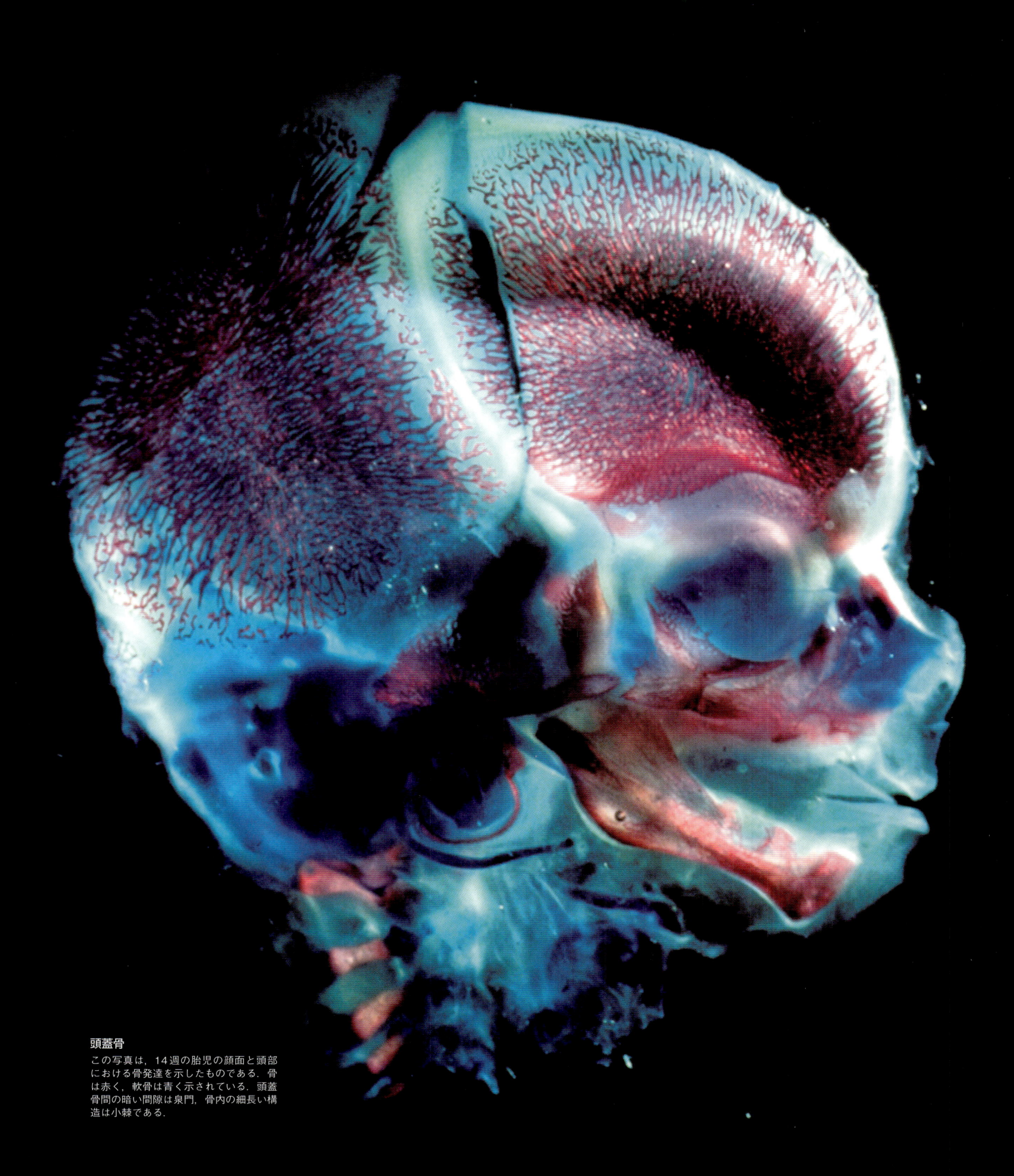

この写真は，14週の胎児の顔面と頭部における骨発達を示したものである．骨は赤く，軟骨は青く示されている．頭蓋骨間の暗い間隙は泉門，骨内の細長い構造は小棘である．

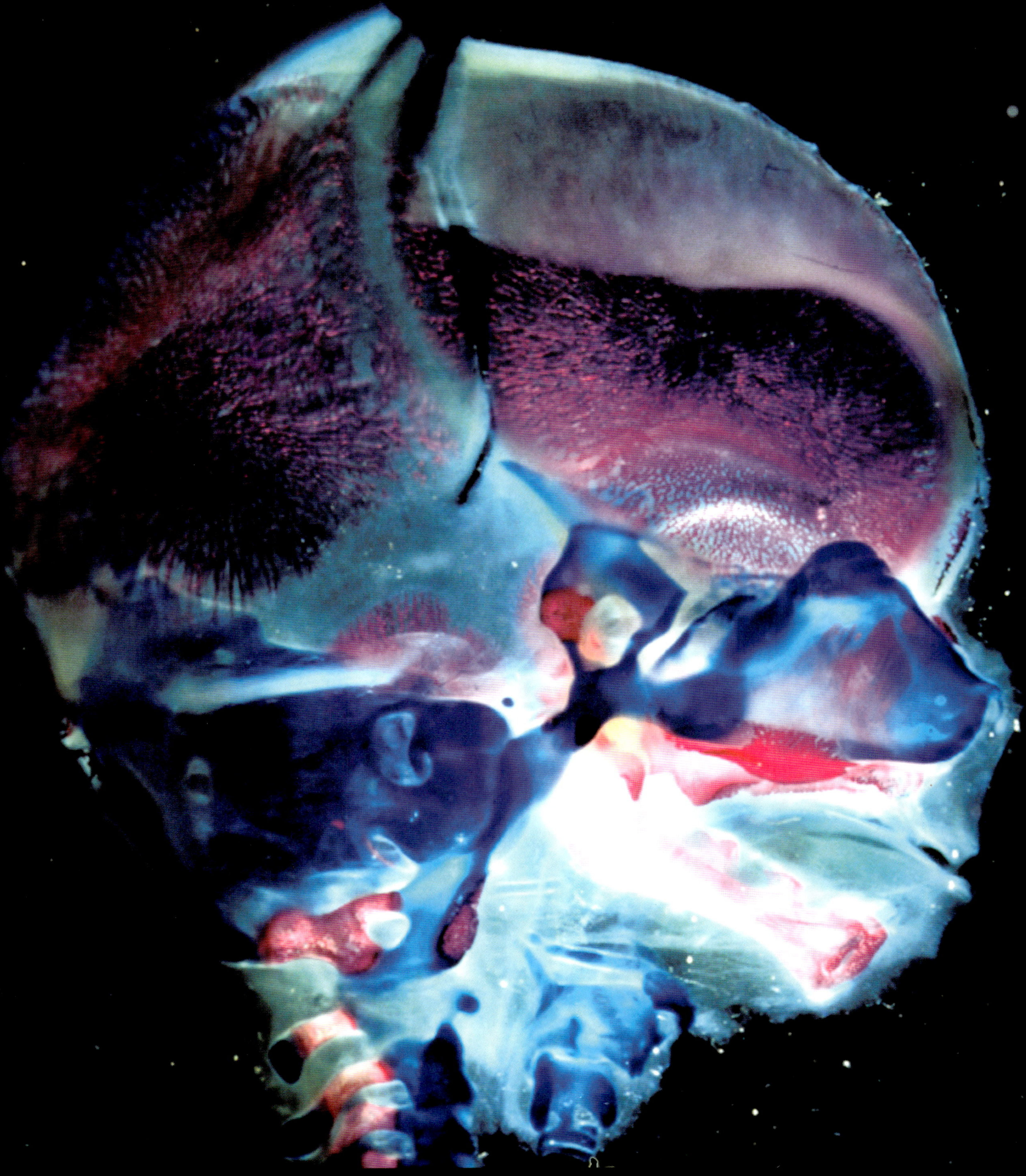

month 3 | 主要な発達

胎児

四肢の形成

10週までには，すべての四肢の関節は形成され，単純な動作が可能となる．関節は屈曲・伸展でき，手は顔まで上げることができる．上肢の発達は下肢よりやや進んでいる．四肢は肢芽として始まり，同じパターンで発達していく．それには，細胞の成長と死が絶妙に連続したプログラムを要する．肢芽は徐々に伸び，やわらかな軟骨性の骨が組織内で形成される．軟骨性基質は徐々に硬くなり，個々の骨は中央から外側へ向かって骨化していく（p.118-119参照）．四肢の血管は，実質的には脂肪層のない，薄く透明な皮膚を通して容易に見える．

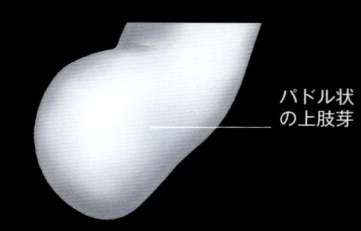

1 手掌
上肢は単純な広い部分として始まり，6週時に表面から短い手の突起が突き出す．平滑な水かき状の手掌が肢芽の端に出現する．

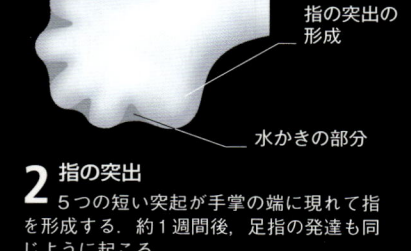

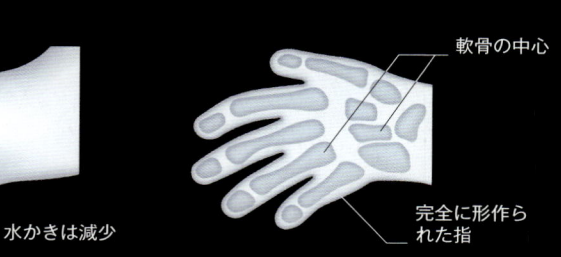

- パドル状の上肢芽

2 指の突出
5つの短い突起が手掌の端に現れて指を形成する．約1週間後，足指の発達も同じように起こる．

- 指の突出の形成
- 水かきの部分

3 早期の指
突起が伸び，指の間の細胞は死滅して消失する．このため，指の間の水かきは徐々になくなっていく．

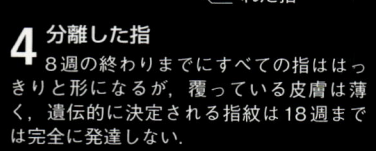

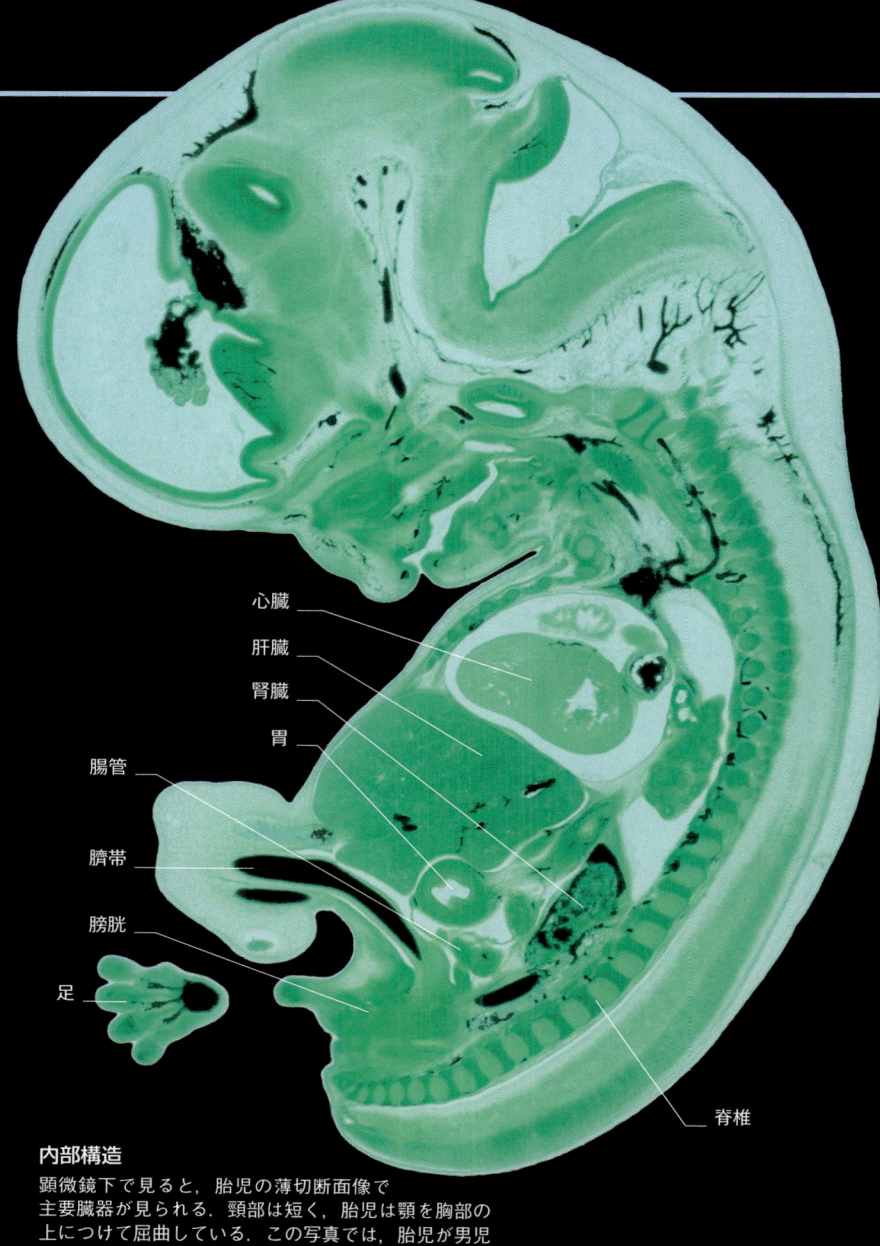

- 早期の指
- 水かきは減少

4 分離した指
8週の終わりまでにすべての指ははっきりと形になるが，覆っている皮膚は薄く，遺伝的に決定される指紋は18週までは完全に発達しない．

- 軟骨の中心
- 完全に形作られた指

内部構造

顕微鏡下で見ると，胎児の薄切断面像で主要臓器が見られる．頸部は短く，胎児は顎を胸部の上につけて屈曲している．この写真では，胎児が男児のように見えるが，胎児の性を正確に決めるのはまだ早い．

- 心臓
- 肝臓
- 腎臓
- 胃
- 腸管
- 臍帯
- 膀胱
- 足
- 脊椎

腸管の発達

腸管は伸展し，それぞれの部分へと分化し続ける（p.104参照）．小腸は長くなり胎芽腹部内に収容できなくなるため，臍帯基部へ突出する．血液の供給を受けて，臍帯内で腸は回転し，腹腔内へ戻る際に回転が完了する．次に大腸が固定され，すべての腸管が定位置に着く．この過程は8週に始まり，12週までに終了する．腸管はまだ機能していないので，胎芽は羊水を嚥下することはできない．

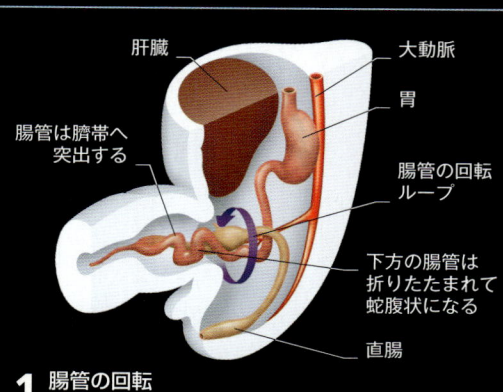

1 腸管の回転
単純に腸管は外観上，臍帯基部内で反時計回りに90°回転する．

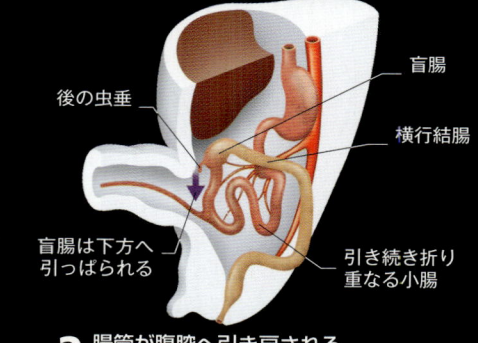

- 肝臓
- 大動脈
- 胃
- 腸管は臍帯へ突出する
- 腸管の回転ループ
- 下方の腸管は折りたたまれて蛇腹状になる
- 直腸

2 腸管が腹腔へ引き戻される
腸管は反時計回りに180°回転しながら，腹腔内へ引き戻される．同時に盲腸は下方へ引っぱられ，上行結腸を形成する．

- 盲腸
- 後の虫垂
- 横行結腸
- 盲腸は下方へ引っぱられる
- 引き続き折り重なる小腸

泌尿器系

最初，膀胱と下部腸管（直腸）は総排泄腔とよばれる共通の腔に開口する．総排泄腔は膀胱と直腸の2つに分離する．短い尿管芽が膀胱の両側に隆起し，5週時に原始腎臓と合流する．次の4週間で，尿管が成熟，延長しながら，腎臓はゆっくりと上昇する．腎臓内で尿管は分岐し，尿が濾過されてくる．この過程は32週に，約200万個の分岐が形成されて完成する．

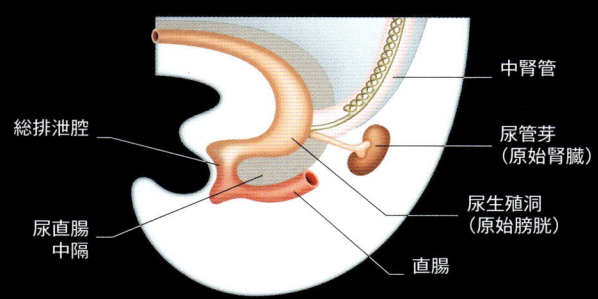

1 総排泄腔の分離
尿直腸中隔が下方の排泄腔膜まで移動し，膀胱（および膀胱と外側を結ぶ未熟な管である尿道）と直腸とに分離する．

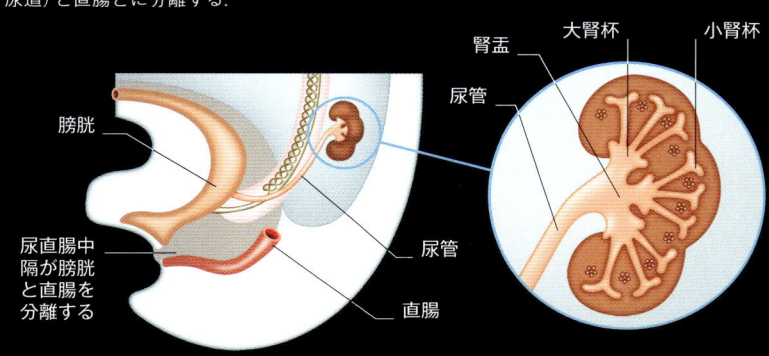

2 膀胱と直腸の形成
この分離は7週までに完了する．直腸は一時的に薄い膜で覆われるためまだ開口していないが，この膜は次の10日で消失する．

腎臓の発達
尿管は，大腎杯からさらに分岐して小腎杯を形成していく．こうした分岐は腎臓組織から尿を集めるようになる．

リンパ系

細胞本体をひたすために血流から液体が漏出するが，余剰な液体（リンパ液）は循環に戻らなければならない．これは，リンパ系として知られている一種の囊（後に通路に発展する）が行う．このリンパ系は胎芽の血管系と並行して発達する．5週に1対の上部リンパ囊が形成され，上半身のリンパ液を取り除く．次の週に，4つの下部リンパ囊ができ，下半身のリンパ液を除去する．これらのリンパ囊間でさらに連結や変形をして大部分のリンパ液は上半身の胸管に導かれ，鎖骨下静脈（左側頸静脈）に流入する．

生殖器

男児も女児も，泌尿器系の発達は内性器形成と密接に関係する．卵黄囊内の生殖細胞は6週の間に胎芽へ移動し，発達中の脊椎に近い泌尿生殖隆線上に位置する．この細胞は，卵巣（女児）または精巣（男児）の形成を促進する．それに近いところで，新たな1組の管（ミュラー管）が形成され，男児では消退し，女児では卵管，子宮，腟の上部へ発達する．男性か女性かへの分化は，Y染色体上の遺伝子によって支配されている．この遺伝子をもたない胎芽は女児として発達し，遺伝子をもつものは男児となる．

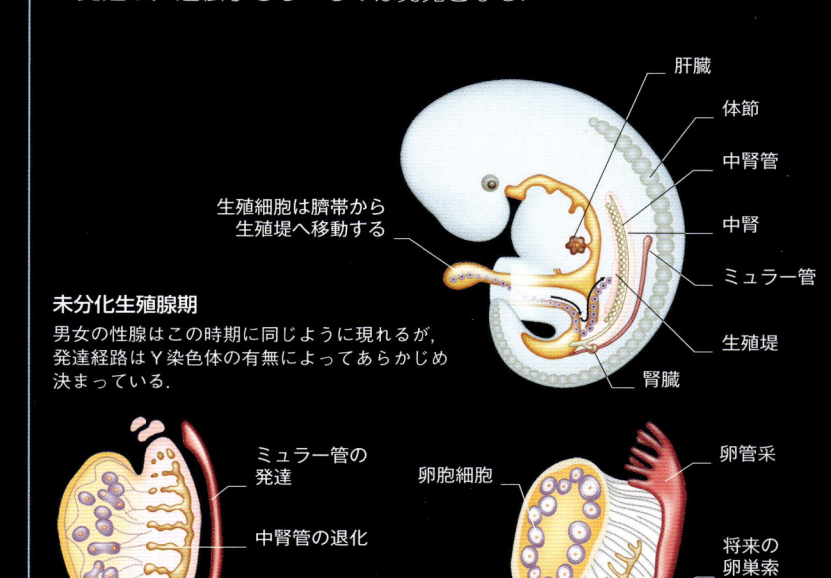

未分化生殖腺期
男女の性腺はこの時期に同じように現れるが，発達経路はY染色体の有無によってあらかじめ決まっている．

初期の女性生殖器
Y染色体がなければ，未分化生殖腺は自動的に女性の状態になり，思春期までは不活性である数百万の卵母細胞を有する卵巣を形成する．

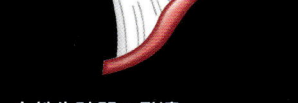

女性生殖器の発達
ミュラー管の上部は卵管采の端になる．下部は残りの卵管，子宮，腟上部を形成する．

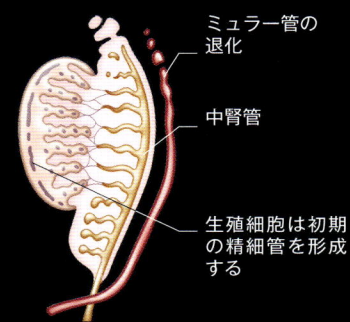

初期の男性生殖器
精巣内で，生殖細胞は精子の発達を育むセルトリ細胞を形成する．精巣のライディッヒ細胞はテストステロンを産生し，男性としてさらに発達を促進させる．

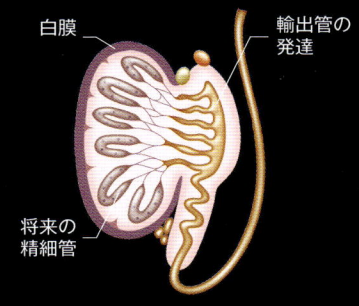

男性生殖器の発達
ミュラー管は小さな遺残物として精巣の上にある．中腎管は精細管と輸出管を介して精巣と尿道をつなぐ．

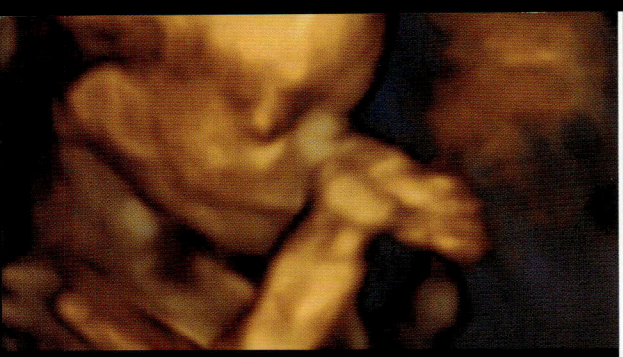

この3D超音波画像は，自分の手で顔を触っている12週の胎児を示している．今やすべての関節は存在し，可動域が認められている．

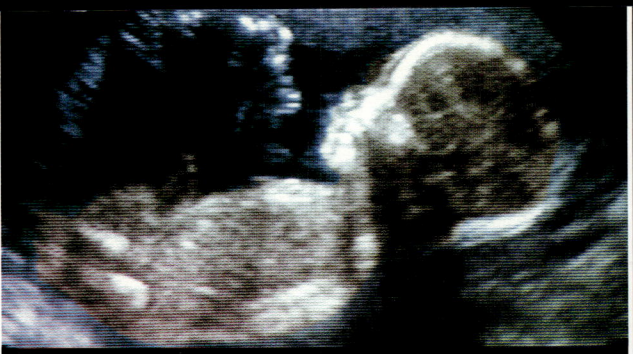

この2D超音波画像は，子宮内の19週の胎児を示している．超音波画像検査は通常，胎児が予測どおりに成長していることを確認するためにこの時期に行われる．

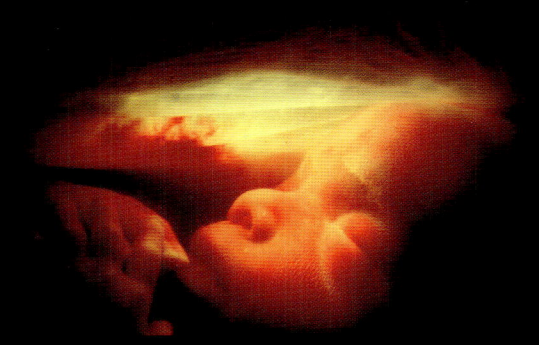

この写真は，month 5の胎児で，発達途中の顔の特徴を示している．まぶたは3/3半期の始まりまで癒合して閉じたままである．

妊娠2/3半期
months 4～6 ｜ 12～25週

2/3半期は成長と発達が継続する時期である．
すべての身体器官はきちんとあるが，胎児はまだ独立した生命活動の能力がない．

つわりや疲労感などのような1/3半期にあった母体の不快症状は，2/3半期に入ると落ちつき始める．確実に増加した血液量とより亢進した循環動態により，妊婦は健康的に紅潮する．子宮底もしくは子宮の最高位はmonth 4になると骨盤より上となり，明らかに妊娠していることがわかるようになる．子宮底は1週間でおおよそ1 cmの割合で上昇し続ける．子宮底長の計測は，妊娠週数を診断するよい指標となる．たとえば，妊娠20週では子宮底長は約20 cmになる．妊婦が初めて胎動を感じることは「胎動初覚」と言われ，通常，month 5の間に生じる．しかし，経産婦はそれより以前に感じるであろう．2/3半期の間に，胎児の身長は3倍以上になり，重さは約30倍に増加する．2/3半期の前半に，胎児の脳と神経系は，いぜんとして，発達の決定的な時期を過ごしている．2/3半期の後半には，胎児の体幹と手足に急速な成長が見られる．一方で頭は比較的ゆっくりした速さで成長していく．その結果，胎児の頭部と体幹の比率は，2/3半期の終了までに，いっそう新生児のように見えるようになる．

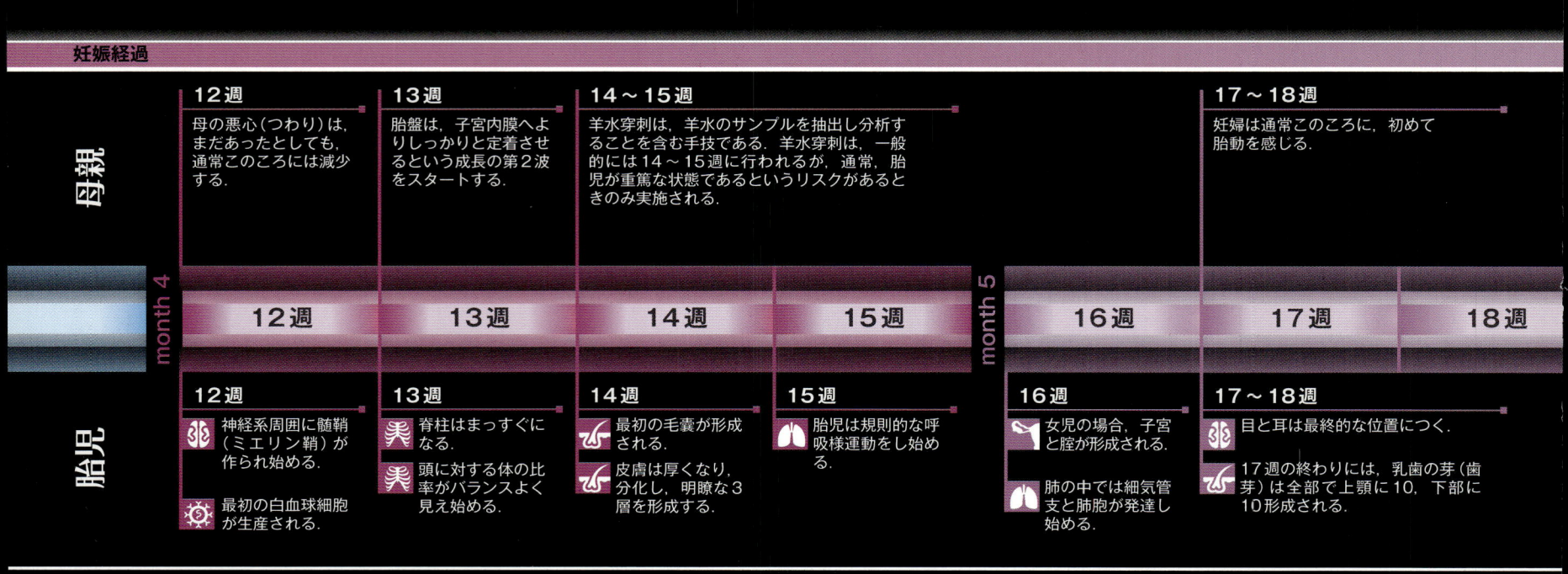

妊娠経過

母親

- **12週**: 母の悪心（つわり）は，まだあったとしても，通常このころには減少する．
- **13週**: 胎盤が，子宮内膜へよりしっかりと定着させるという成長の第2波をスタートする．
- **14～15週**: 羊水穿刺は，羊水のサンプルを抽出し分析することを含む手技である．羊水穿刺は，一般的には14～15週に行われるが，通常，胎児が重篤な状態であるというリスクがあるときのみ実施される．
- **17～18週**: 妊婦は通常このころに，初めて胎動を感じる．

month 4: 12週 ｜ 13週 ｜ 14週 ｜ 15週
month 5: 16週 ｜ 17週 ｜ 18週

胎児

- **12週**: 神経系周囲に髄鞘（ミエリン鞘）が作られ始める．最初の白血球細胞が生産される．
- **13週**: 脊柱はまっすぐになる．頭に対する体の比率がバランスよく見え始める．
- **14週**: 最初の毛嚢が形成される．皮膚は厚くなり，分化し，明瞭な3層を形成する．
- **15週**: 胎児は規則的な呼吸様運動をし始める．
- **16週**: 女児の場合，子宮と腟が形成される．肺の中では細気管支と肺胞が発達し始める．
- **17～18週**: 目と耳は最終的な位置につく．17週の終わりには，乳歯の芽（歯芽）は全部で上顎に10，下部に10形成される．

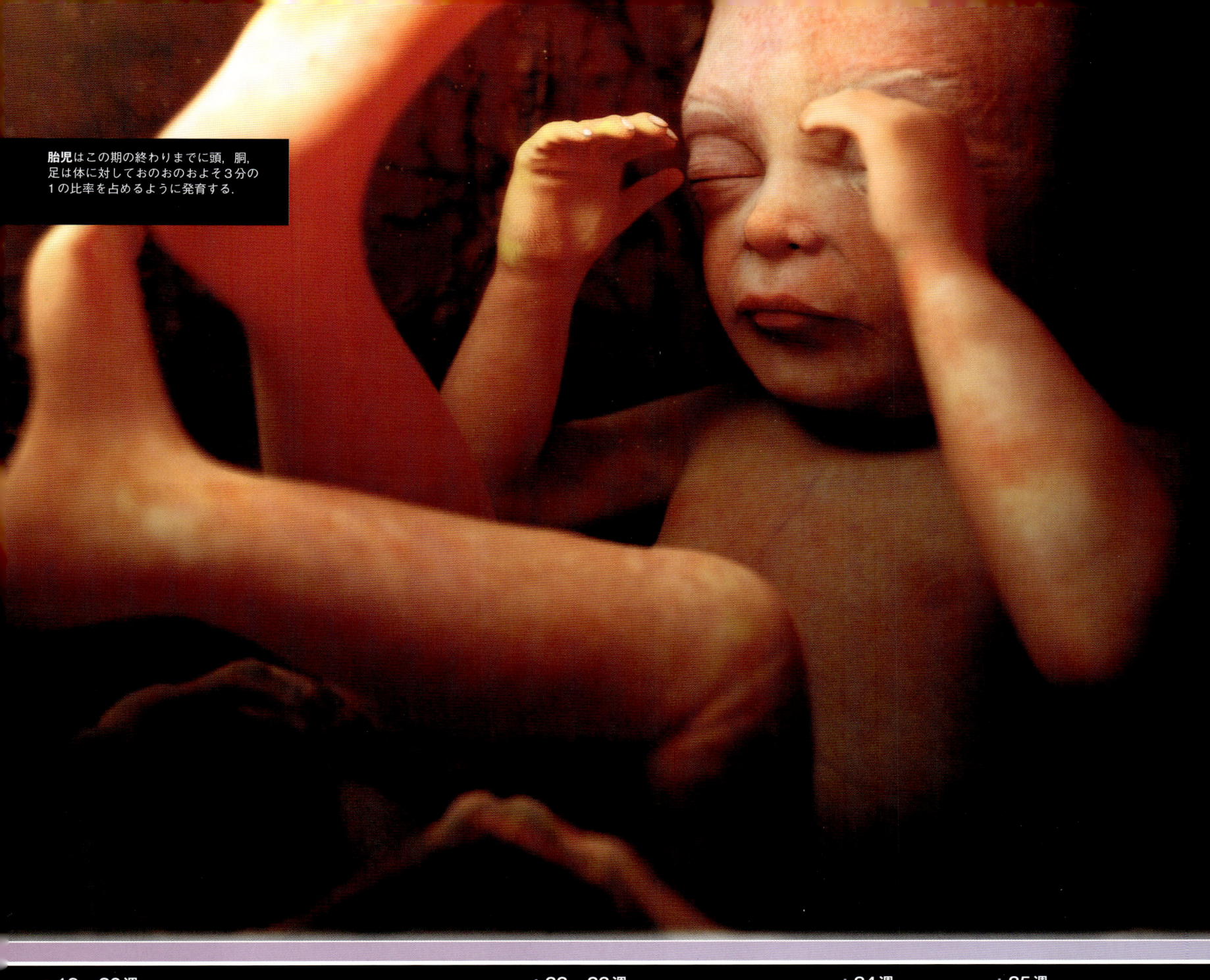

胎児はこの期の終わりまでに頭，胴，足は体に対しておのおのおよそ3分の1の比率を占めるように発育する．

19～20週	22～23週	24週	25週
妊娠半ばの超音波画像検査は，通常，胎児の器官や手足が正常に発育していることを確認するために19週ごろに行われる．この超音波画像検査はまた，正確に妊娠時期を算定することに役立つ．	子宮頸管長の超音波画像検査は，早産の危険を予見するためにこの時期に行われる．子宮頸管長が2cm未満になる場合，早産の危険は増加する．	妊婦健診は，尿や血圧の異常の有無，胎児が期待どおりに成長しているかどうか確認するために，通常この時期に行われる（訳注：英国では，日本ほど健診回数が頻回ではない）．	25週では，子宮底長はおよそ25cmである．

| 19週 | 20週 | month 6 | 21週 | 22週 | 23週 | 24週 | 25週 |

19週	20週	21～22週		23週	24～25週	
神経が現れ，身体から脳へと，痛覚，温度，触覚を伝える．	胎児は，皮膚の下に脂肪を蓄え始める．肛門括約筋は完全に機能し始める．	内耳の骨は固くなり，胎児の平衡感覚が向上する．皮膚には毳毛（ぜいもう）とよばれる細くやわらかいうぶ毛が生え始める．	手指と足指の爪が爪床の基部に現れ始める．	出生後にガス交換が可能となるよう，血流と肺胞間の壁が薄くなる．	大脳皮質が発達し続けることにより，脳のなめらかな表面にはしわが寄り始める．副腎は，出生時の児のストレスに対する準備をするために，ステロイドホルモンを放出し始める．	

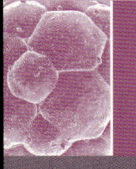

month 4 ｜ 12〜15週

month 4は2/3半期の始まりである．増大した子宮は骨盤上部に達し，恥骨結合の上から触診可能となる．外見上，妊娠していることがわかるようになる．

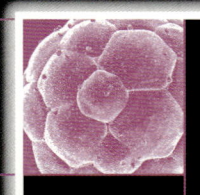

12週

つわりなどの症状は改善するものの，便秘や消化不良などが新たに出てくる．胎児には汗腺が出現し，頭部には毛髪が現れる．頸の輪郭が明らかとなり，頸はよりまっすぐになる．頭部が体全体の多くを占めており，頭殿長の半分程度である．腕は体部と比例して発達するが，足はまだ小さいままである．筋肉系と神経系が発達し，四肢の運動が見られるようになるが，協働していない．脊髄は脊柱管と同じ長さまで発達し，脳の神経細胞と末梢神経系は増加して正しい位置に移動する．神経線維は徐々に脂肪に富んだ髄鞘（ミエリン鞘）により絶縁されるようになる．

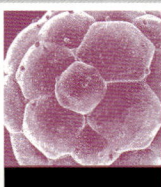

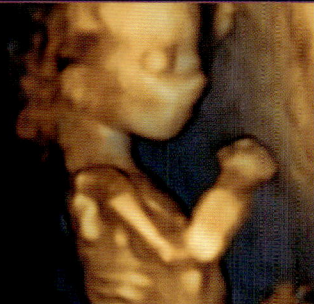

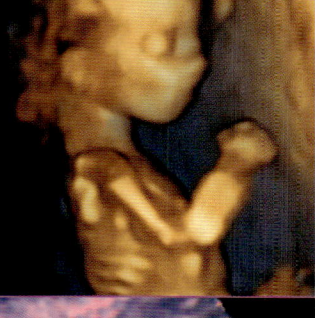

頸の形成
この3D超音波画像では，12週の胎児の頸がどの程度伸びているかがわかる．

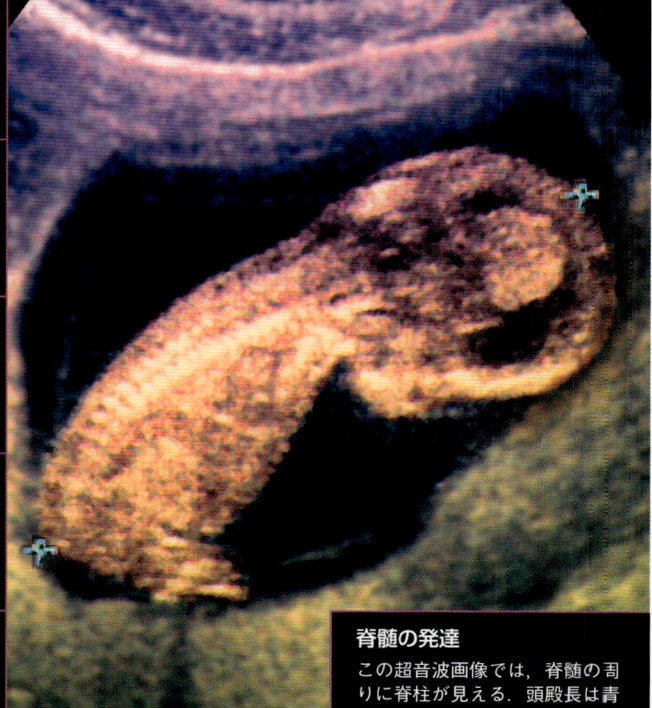

脊髄の発達
この超音波画像では，脊髄の周りに脊柱が見える．頭殿長は青色の×印により示されている．

13週

母体の血液循環と血液量の変化により，妊婦は"pregnancy glow（妊娠性紅潮）"とよばれる健康的な顔色となる．増大した腹部とこの妊娠性紅潮により，妊娠していることが外見上わかるようになる．胎児は急速に発達して3週間で倍の大きさとなり，糖と脂肪がエネルギー源として消費されるようになる．その結果，胎児の体は頭部よりも大きく成長する．腎臓の代わりに体液バランスの調節を行っているのは今なお胎盤であるが，胎児の泌尿器系は十分に発達し，非常に希釈された少量の尿を産生している．膀胱は30分ごとに充満と収縮を繰り返すが，まだ茶さじ1杯に満たない程度の少量の尿しか貯えられない．爪床からは小さな足指の爪が発達してくる．

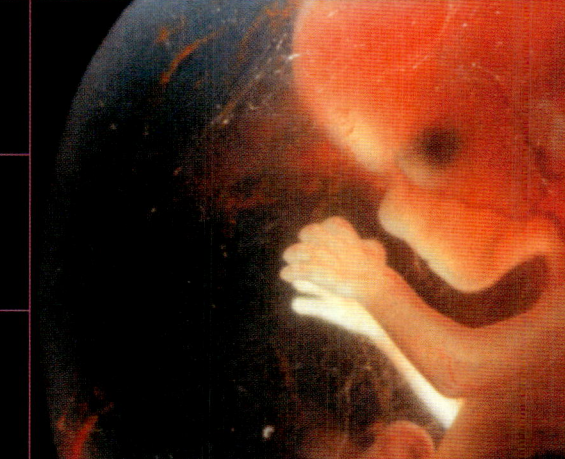

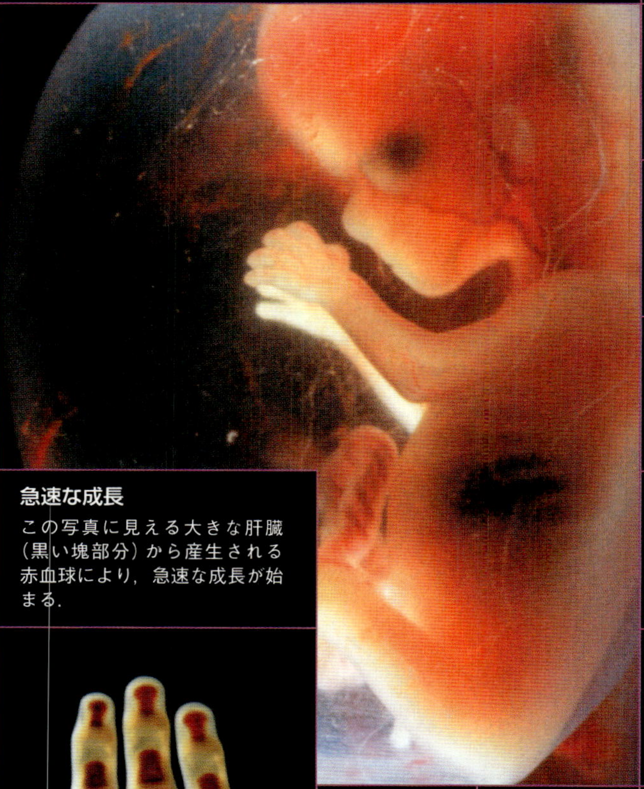

急速な成長
この写真に見える大きな肝臓（黒い塊部分）から産生される赤血球により，急速な成長が始まる．

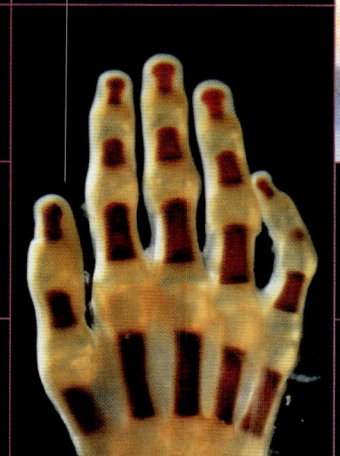

胎児の手の骨
この画像に見える赤い部分は，指趾骨と中手骨から硬い骨が形成される様子を示している．

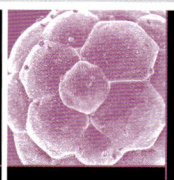

14週

胎児の急速な成長に伴い，胎児の筋肉や器官を形成するために必要なアミノ酸が，母体の血液から抽出されるようになる．胎児は羊水を飲み込んでおり，母親が摂取した食物の味を知るようになる．肺は拡張して少量の粘液を産生する．外性器が認識され，超音波検査により性別の判定が可能となる．month 4 の女児の胎児の卵巣内には，数千個の卵子が形成されている．卵巣は腹部から骨盤内に下降する．臍帯は太さと長さを増し，胎盤を通して胎児へ多くの酸素を含む栄養素に富んだ血液を運び，二酸化炭素と老廃物を含む血液を母体へと運搬する．

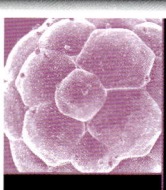

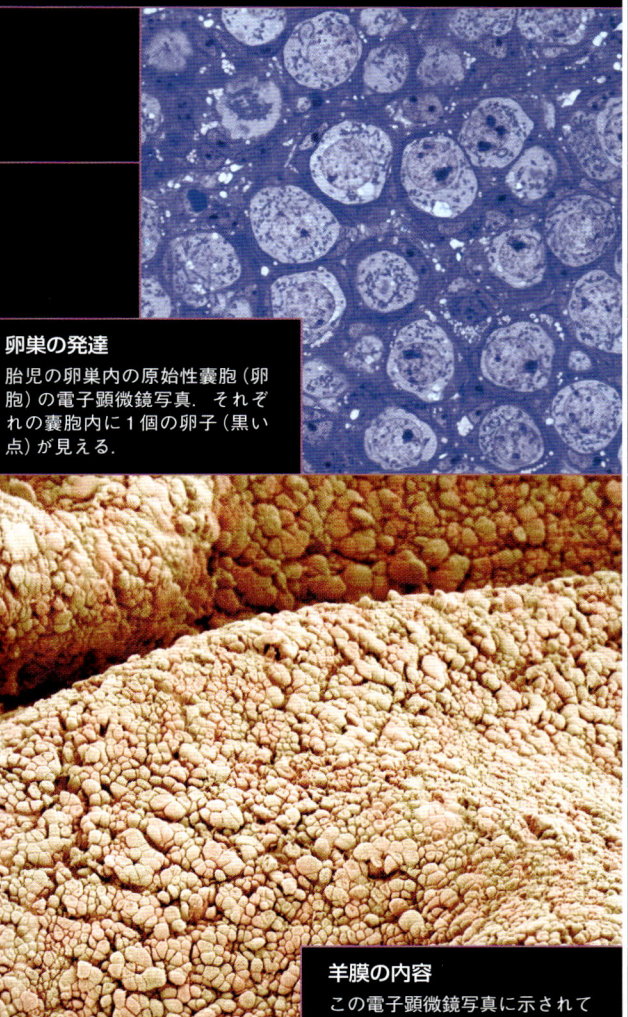

卵巣の発達
胎児の卵巣内の原始性嚢胞（卵胞）の電子顕微鏡写真．それぞれの嚢胞内に1個の卵子（黒い点）が見える．

羊膜の内容
この電子顕微鏡写真に示されている羊膜の表面には，羊水を取り囲む細胞が見える．

15週

胎児は人らしい顔つきとなる．眼は前方を向いた正しい場所に位置し，耳は最終的な位置に向かって上方へ移動する．甲状腺は舌の基部から頸部方向へと下降する．胎児と胎盤はほぼ同じ大きさとなり，胎児への血液供給は増加する．そして胎盤は2回目の急速な発達により，より強固に子宮に固定される．妊婦はさまざまなスクリーニング検査を勧められる．その1つである羊水検査では羊水の検体を採取し，胎児細胞を分析する．この検査は14週から受けられるが，14〜15週の間に受けることが一般的であり，ダウン症候群などの染色体異常のリスクが通常より高い妊婦にのみ提供されることが多い．

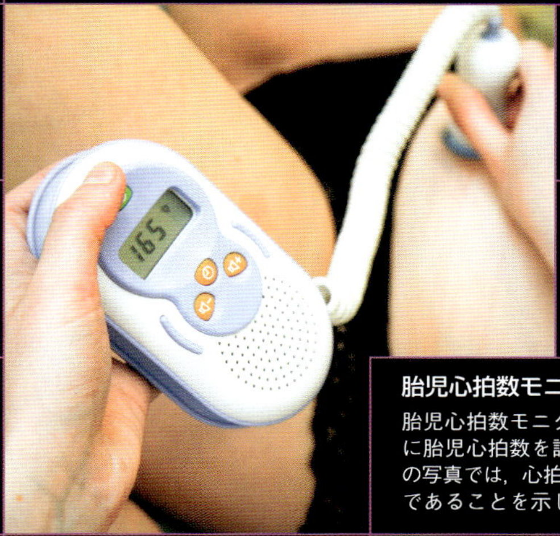

胎児心拍数モニタリング
胎児心拍数モニターにより容易に胎児心拍数を評価できる．この写真では，心拍数が165回/分であることを示している．

羊水穿刺
超音波画像を見ながら細くて長い針を母体の腹部に刺し，子宮内の羊水を採取する．

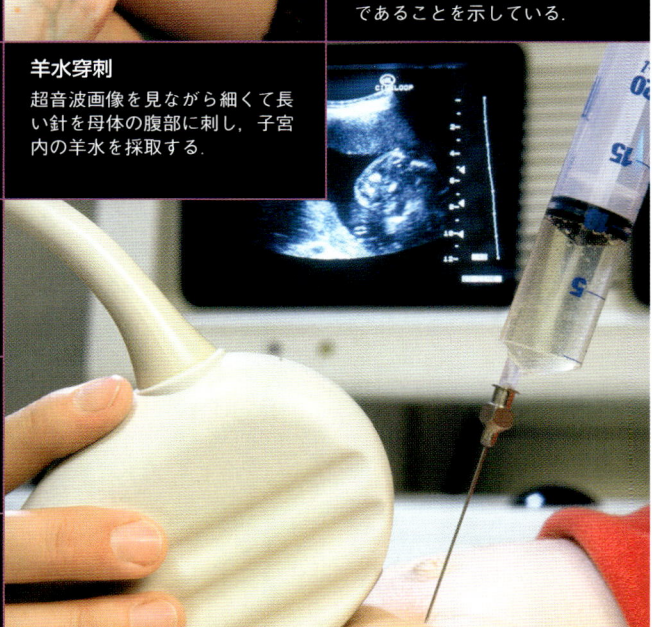

month 4 | 12〜15週
母親と胎児

month 4は2/3半期の始まりに区分される。疲労感やつわりのような妊娠初期の症状は治まってくる。妊娠が外観からもわかるようになり、母親は健康状態がとてもよいと感じ、「最盛期」のようである。この月に、胎児に発達異常のリスクがあるかどうかを確かめるために多くのスクリーニング検査が行われるかもしれない。もしハイリスクであれば、羊水穿刺を行うことが可能である。この月の終わりに、ダウン症候群などを調べるため胎児は急速に成長しており、細くやわらかい毛（毛毛）が皮膚を覆い始める。少量の尿が産生され、尿道を通って羊水へ入る。胎児の顔の形は発達し続け、顔のバランスは新生児のように見えるようになる。

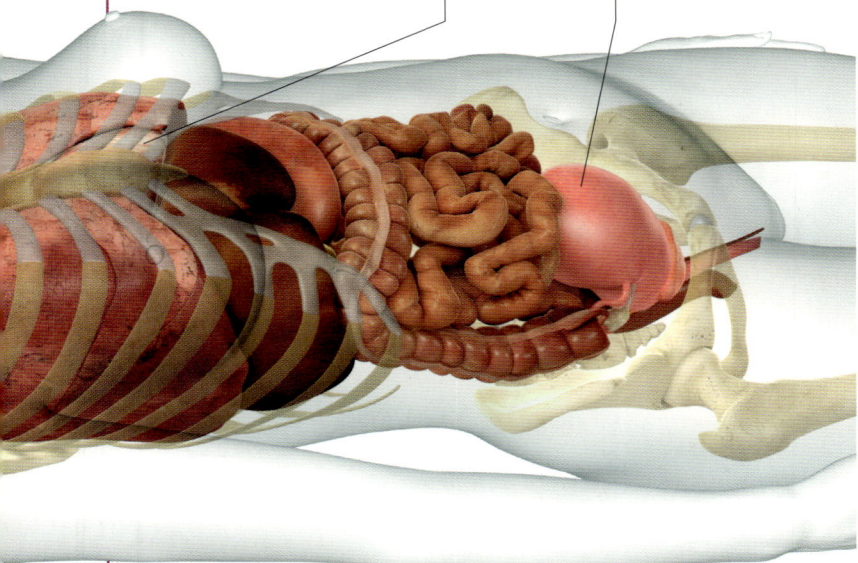

15週の母親

この月に顕著な変化として、血圧の低下とホルモンレベルの上昇がある。ホルモンの変化によって、妊娠初期の3ヵ月間に特徴的な妊娠悪阻（つわり）が消失すると考えられる。

血液量と血圧
血圧はわずかに低下するが、血液量はこの月に顕著に増加し、その後、出産まで増加し続ける。

子宮の拡大
子宮は腹部の中で大きくなってくる。それに適応するように腹壁が伸展する。これが「妊娠腹」の始まりである。妊娠線は、たいてい妊娠期の後半に現れるが、子宮の拡大によってこの時期からでもできるかもしれない。

皮膚の血流の増加によって、顔は妊娠中に特有の「妊娠性紅潮」が起こる。

母親
- 68回/分
- 104/66 mmHg
- 4.5 L

30%
血液中のヒト絨毛性ゴナドトロピン（hCG）のレベルは、この月に30%まで下がる。

胎児
- 158回/分
- 12 cm
- 100 g

100%
month 4の間に、胎児の大きさは2倍になる。

30分
胎児は30分おきに少量の尿を羊水へ排出し、膀胱が空になる。

month 4には、ハンディタイプの超音波ドプラ装置で胎児の心音を聴くことができる。胎児の心拍数は、母親の心拍数の2倍以上である。

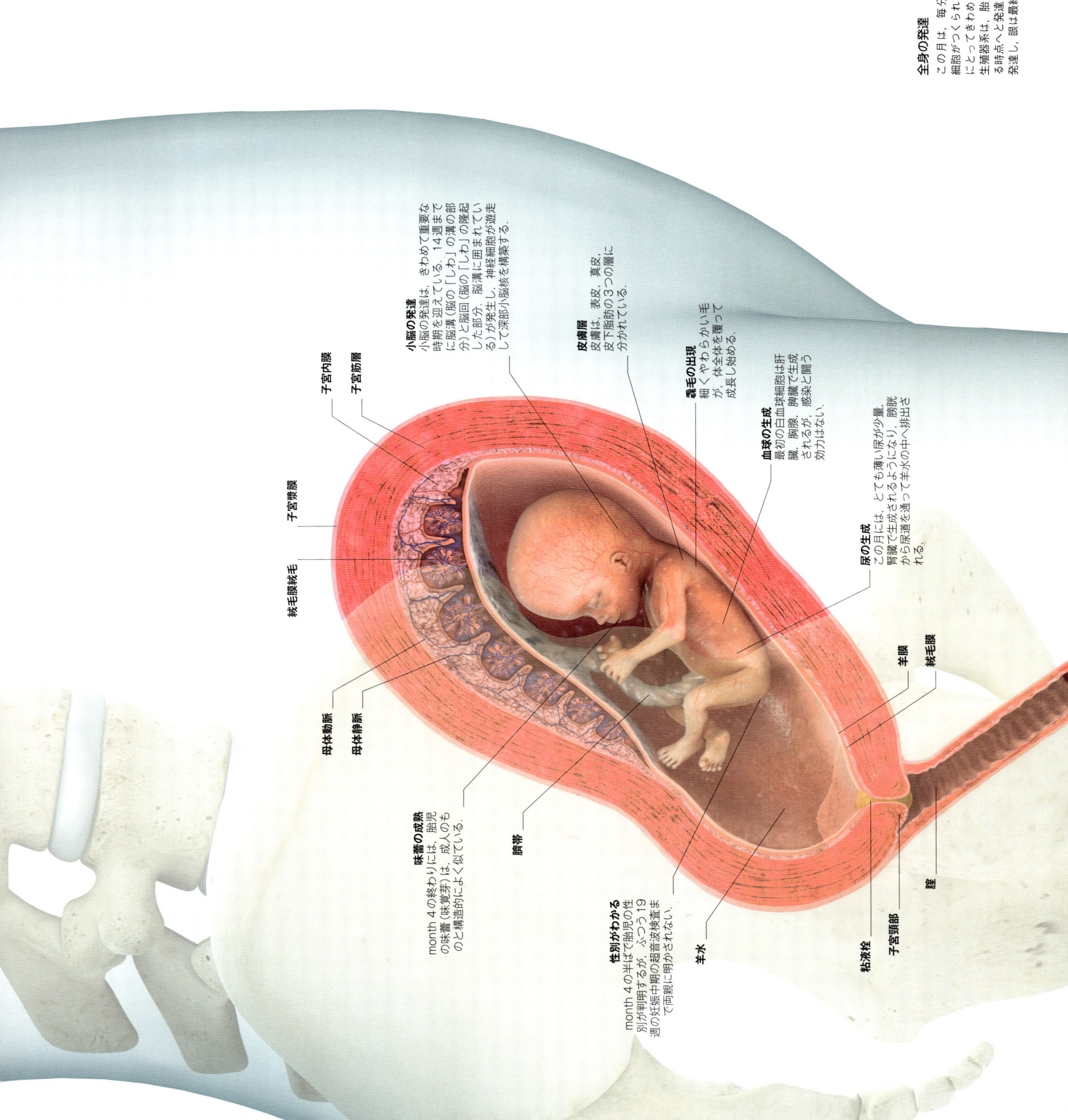

全身の発達
この月は、毎分10万～25万個の脳細胞がつくられることから、脳の発達にとってきわめて重要な時期である。生殖器系は、胎児の性別が明らかになる時点へと発達する。顔の形は急速に発達し、眼は最終的な位置へと移動する。

小脳の発達
小脳の発達は、きわめて重要な時期を迎えている。14週までに脳溝（脳の「しわ」の溝の部分）と脳回（脳の「しわ」の隆起した部分）が発生し、神経細胞が遊走して深部小脳核を構築する。

皮膚層
皮膚は、表皮、真皮、皮下脂肪の3つの層に分かれている。

胎毛の出現
細くやわらかい毛が、体全体を覆って成長し始める。

血球の生成
最初の白血球細胞は肝臓、胸腺、脾臓で生成されるが、感染と闘う能力はない。

尿の生成
この月には、とても薄い尿が少量、腎臓で生成されるようになり、膀胱から尿道を通って羊水の中へ排出される。

子宮内膜
子宮筋層
子宮漿膜
絨毛膜絨毛
母体動脈
母体静脈

味蕾の成熟
month 4の終わりには、胎児の味蕾（味蕾芽）は、成人のものと構造的によく似ている。

性別がわかる
month 4の半ばで胎児の性別が判明するが、ふつう19週の妊娠中期の超音波検査までで両親に明かされない。

臍帯
羊水
粘液栓
子宮頸部
羊膜
絨毛膜
腟

month 4 | 主要な発達

母親

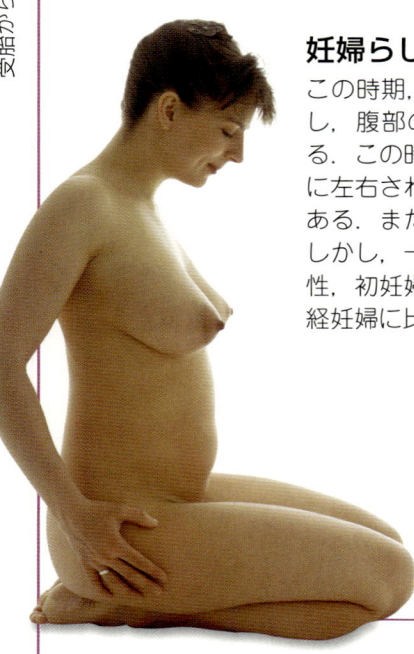

妊婦らしい外観へ

この時期，子宮の上方（子宮底）は骨盤より上に位置し，腹部の診察によって容易に触知することができる．この時期に妊婦に見えるかどうかは，身長や体格に左右される部分と，体重増加量に左右される部分がある．また，同じ女性であっても，妊娠ごとに異なる．しかし，一般に平均身長より背の高い女性や肥満の女性，初妊婦のほうが，背の低い女性やスリムな女性，経妊婦に比べて，早い時期に妊婦だと気づかれにくい．

突き出たおなか
おなかまわりが著しく太くなるが，見た目で妊婦と気づかれることはなく，ゆったりした服に容易に隠れてしまう．

つわりがおさまる

7割の女性に影響を及ぼすつわりは，1/3半期がすぎると軽くなり始め，通常は14週までに消失する．ごく一部の女性は，妊娠期間を通してつわりを感じ続ける．正確な原因は知られていないが，低血糖や胆汁の分泌増加，数種類のホルモン濃度，すなわちエストロゲンやヒト絨毛性ゴナドトロピン（hCG）の濃度の上昇に関連がある．

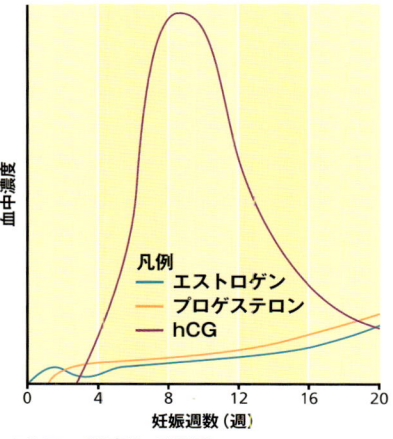

ホルモン濃度との関連
ヒト絨毛性ゴナドトロピン（hCG）の血中濃度は12週までに著しく減少する．もしかしたら，この時期につわりが解決する理由が，このことと関連があるのかもしれない．

凡例：エストロゲン／プロゲステロン／hCG

妊娠期の「紅潮」

妊娠中の健康な「紅潮（妊娠性紅潮）」はmonth 4ごろに始まり，循環血流量や血管拡張の増加に起因する．その増加によって，より多くの血液が皮膚に送られ，「赤み」として現れる．血管拡張は，妊娠中に有意に増加するプロゲステロンの影響によるものである．妊娠期間に45％の血液量が増加するが，赤血球の質量は20％しか増加しない．増加した血液量のほとんどは，体液の維持に充てられる．このような血液の希釈によって，ヘモグロビン値の急激な減少が起こる．かつて，このことによって貧血と診断されることが頻繁にあり，多くの妊婦は，鉄剤治療を受けていた．最近の医師は，血液の希釈は通常の妊娠経過と解釈し，鉄剤を慣例的に処方することはなくなった．

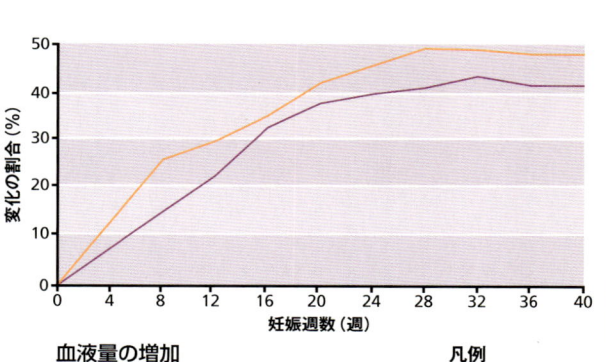

血液量の増加
全血液量と心臓から押し出される血液量（心拍出量）は妊娠初期から増加し始め，32週でピークに達する．

凡例：心拍出量／全血液量

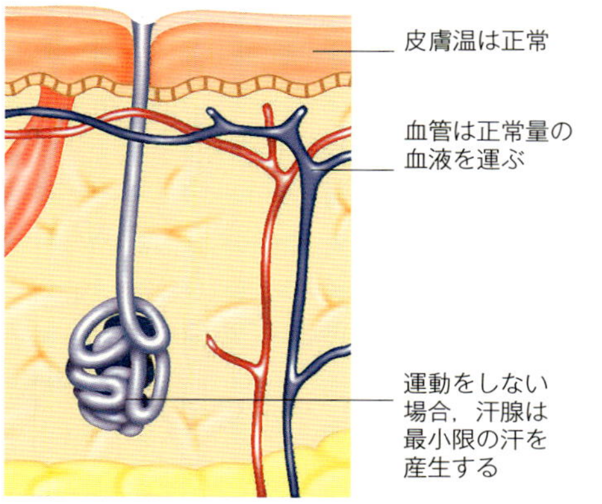

正常な太さの血管
通常は，皮膚表面の血流は気温や運動，アルコール摂取のような生活要因によって決まる．

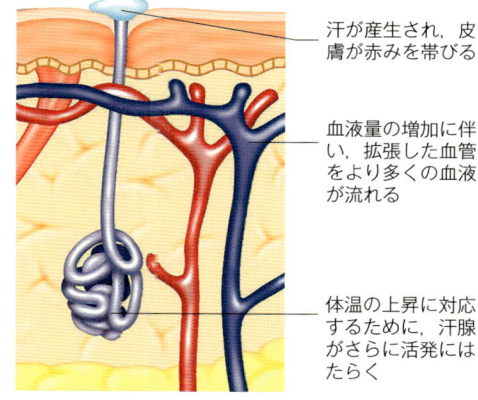

- 皮膚温は正常
- 血管は正常量の血液を運ぶ
- 運動をしない場合，汗腺は最小限の汗を産生する

拡張した血管
妊娠中は，血液量の増加や血管拡張によって，皮膚への血流量が増加する．

- 汗が産生され，皮膚が赤みを帯びる
- 血液量の増加に伴い，拡張した血管をより多くの血液が流れる
- 体温の上昇に対応するために，汗腺がさらに活発にはたらく

血圧の変化

血圧は2/3半期の中ごろまで下降し，その後再び上昇し始める．姿勢は血圧に著しい影響を及ぼす．妊婦が横になると，増大した子宮が腹壁後方にある大静脈を圧迫する．その結果，女性が坐位なのか仰臥位（仰向け）なのか左側臥位（左の横向き）なのかによって，血圧が影響を受ける．したがって，正確な値を比較するためには，血圧を測定・記録するときに同一体位をとることが重要である．

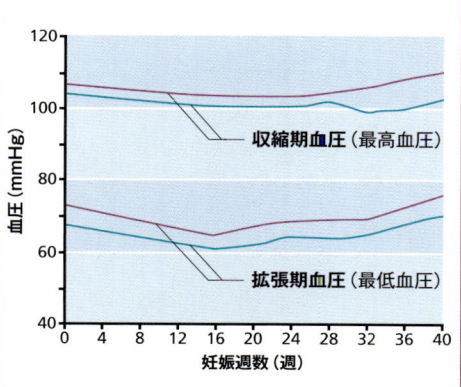

血圧の判断
収縮期血圧（最高血圧）と拡張期血圧（最低血圧）のいずれも，坐位に比較して仰臥位（仰向け）のほうが一貫して低い値を示す．どのような姿勢であっても，マンシェットを心臓と同じ高さにして血圧測定を行う．

凡例：坐位／仰臥位（仰向け）

胎児

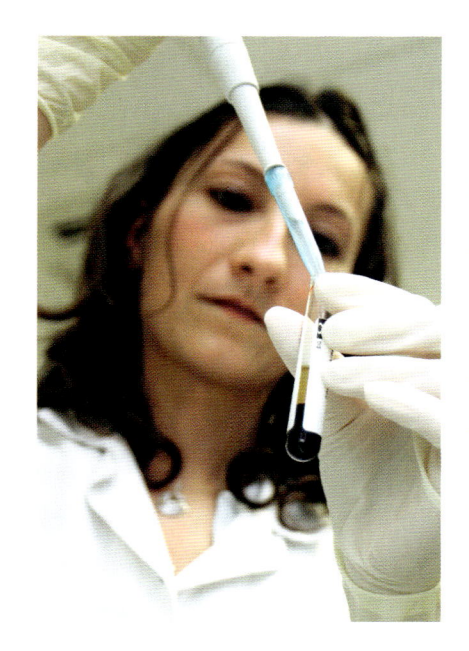

スクリーニング検査

month 4になると胎児発達を評価するために，さまざまなスクリーニング検査がある．超音波検査で見つかる異常もあれば，血液検査やさらに侵襲的な羊水穿刺などの検査でしか見つけられないものもある（下記参照）．スクリーニング検査を受けるかどうかは個人の判断に委ねられる．受ける前に，そのメリット・デメリットに関してできる限り多くの情報を手に入れることが重要である．決定にいたるプロセスの一部として，不都合な結果が出た場合の意味について話し合うことも重要である．遺伝カウンセラーや医師，ほかの専門家などが両親の選択・決定をサポートする．

血液分析
ダウン症候群やほかのいくつかの胎児異常は，血中の胎盤ホルモン測定によって検出できる．

ダウン症候群のスクリーニング検査

ダウン症候群のリスクを評価するため多くの検査が用いられているが，それらは血中のさまざまなホルモンやタンパクのレベルを測定するものである．「擬陽性」は，ダウン症候群のハイリスクとされるが，確定検査により必ずしも正確ではないことが示されている．

スクリーニング検査	時期（週）	検出率（%）	擬陽性率（%）
トリプルマーカーテスト	15～20	69	5
クワトロテスト	15～20	76	5
複合型スクリーニング	11～13	85	5
統合型スクリーニング	11～13 15～22	85	1

羊水穿刺

子宮から少量の羊水を採取して分析を行うものである．細長い針を腹壁から刺す．このとき超音波を用いて適切な位置に挿入されていることを確認する．約4さじ，20 mLの羊水を胎児周囲の羊水腔から吸引する．羊水中には，生きている胎児皮膚細胞が含まれており，その遺伝的分析が可能である．羊水穿刺は15週から可能であるが，たいてい15～16週の間に行われる．一般にこの手技は，ダウン症候群（p.237参照）など染色体異常児が生まれるリスクが正常より高い場合にのみ提案される．

羊水穿刺では，胎児細胞の染色体数が正確にわかり，胎児の性別も判定できる．妊娠後期には，胎児肺成熟の評価や感染の診断が可能である．

超音波プローブ
超音波は，針刺入のもっとも安全な位置を決め，術者が羊水採取をする間補助する．

羊水
採取後，羊水は分析へ回される．検査によるが，結果は2週間かかることがある．

注射器

羊水腔
刺入部はすぐに修復され，羊水はまもなく補充される．

胎盤

子宮
針は子宮筋層を貫通する．

臍帯

恥骨

膀胱

粘液栓

腟

子宮頸部

羊水採取
羊水穿刺では，針が胎盤を含む主要な構造物を損傷しないよう，細心の注意が払われる．超音波を用いて，羊水を採取するのに安全な位置に針を刺入する．

month 4 | 主要な発達

脳の発達

month 4までに，脳はインゲンマメの大きさとなり，体のほかの部分と比べて明らかに大きくなる．脳細胞は神経管の中心溝に並ぶ細胞から発生する．この時期脳細胞は，毎分10万〜25万という驚異的な速さで増殖し，神経管から脳のふくらみの中へ移動する．胎児が動くたびに，電気刺激が筋肉から発達中の脳に送られる．このことは，（姿勢と運動を制御する）小脳と大脳半球の運動野の発達を刺激し，随意運動の開始に影響を与える．

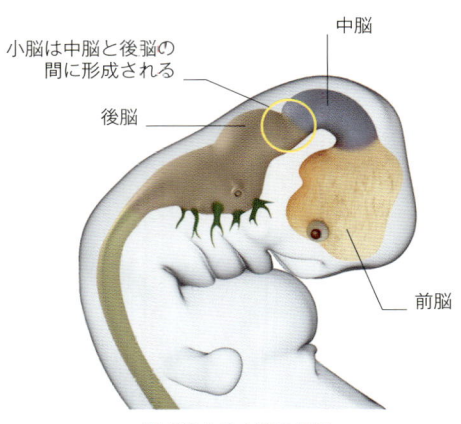

形成途中の小脳の位置

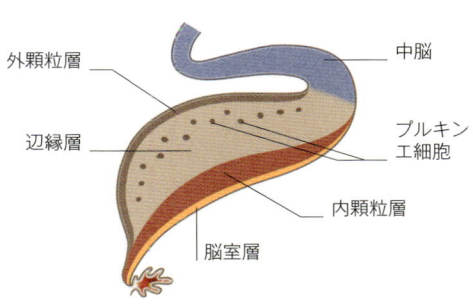

1 層の分化
12週までに，急速に増殖する脳細胞はプルキンエ細胞を含め，筋肉の運動を制御し，表面に移動して灰白質の外顆粒層を形成する．

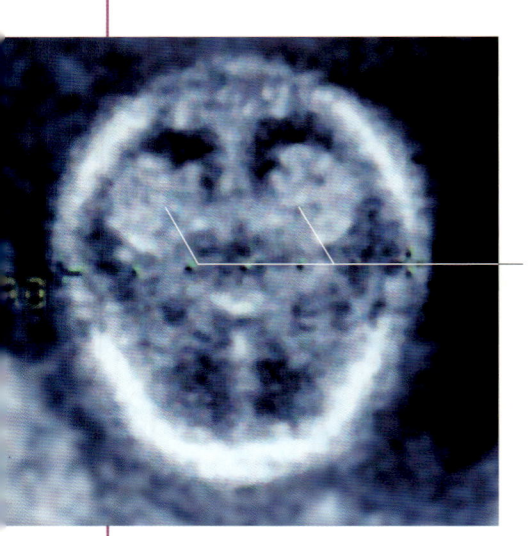

13週の胎児脳
この超音波画像は，13週の胎児脳の両側側脳室内，脈絡叢を示している．上方の暗い部分は脳脊髄液が貯留した側脳室である．

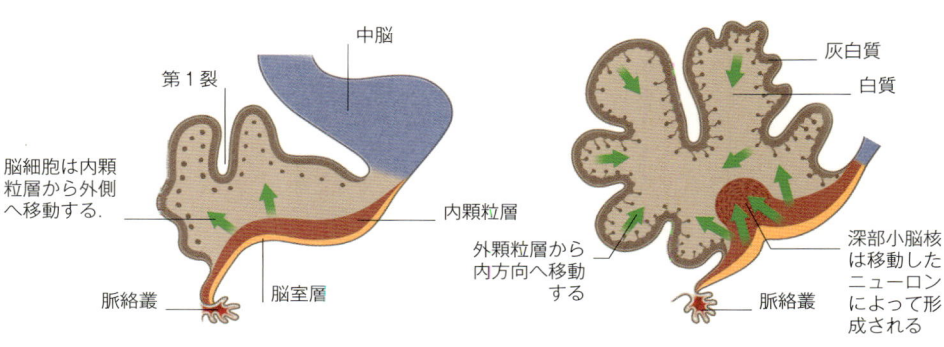

脈絡叢
神経系をひたす脳脊髄液は，脈絡叢で産生される．

2 小脳第1裂の形成
13週までに小脳は屈曲し，大きな裂を形成する．発達する脳細胞は，内顆粒層から外方へ向かって移動し続ける．

3 裂と隆起の発達
15週までに，小脳は発達してさらに多くの脳回を形成する．こうした脳回に含まれて，胎児の運動を司る多数の特殊な細胞がある．

泌尿器系の発達

泌尿器系は胎芽の骨盤部で，4週の初めごろに発達し始める．5週になると腎臓が形成し始める．この時期からmonth 4の間に，腎臓は骨盤から腹部へと，大きく位置が変わる．month 4に，腎臓は尿を産生することができるようになる．尿は，腎臓から排出され尿管を通って膀胱まで放出されてから，尿道から排出される．女児では，腟入口部と尿道開口部はmonth 6まで一緒になっている．

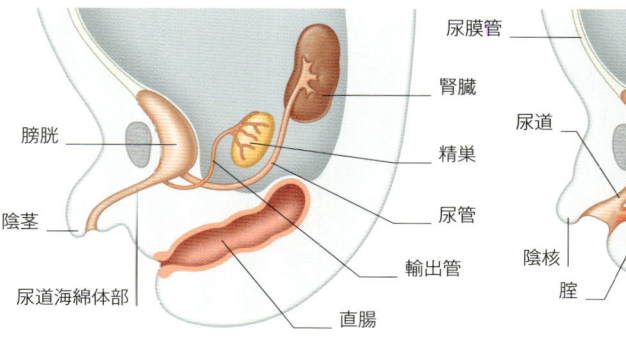

尿の産生
胎児腎はmonth 4の初めごろから少量の尿を産生し始める．小さな膀胱でわずか数mLの尿が貯留され，下図に示すように規則的に羊水腔へ排出される．妊娠の進行とともに尿産生量は増え，さらに濃縮されるようになる．胎児はこれを飲み込み，再循環する．

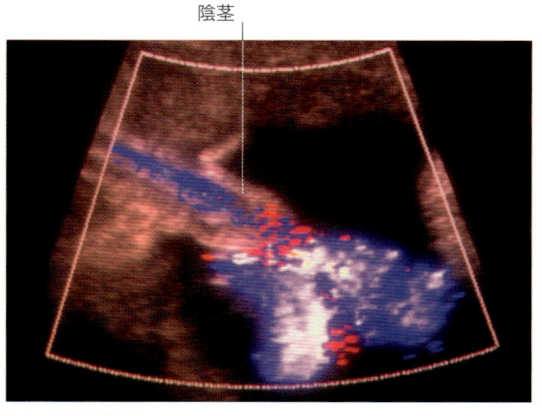

羊水へ尿の排出
この超音波ドプラでは，男児（左）が陰茎から羊水腔内へ尿（青，白，赤色で示される）を排出している．

14週の胎児（男児）
男児では，泌尿器と生殖器の発達は密接に関連している．泌尿器系と生殖器系は陰茎を介して排出口を共有する．

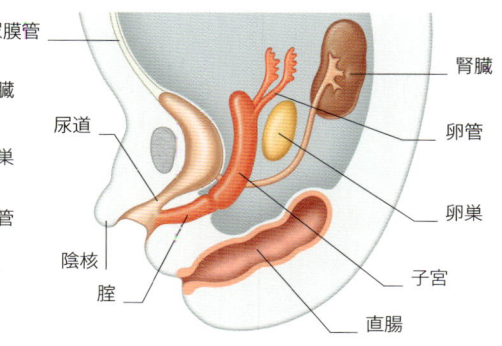

14週の胎児（女児）
女児では，泌尿器と生殖器は別々に発達する．腟の前方に，尿生殖洞の膀胱から短い尿道が出現する．

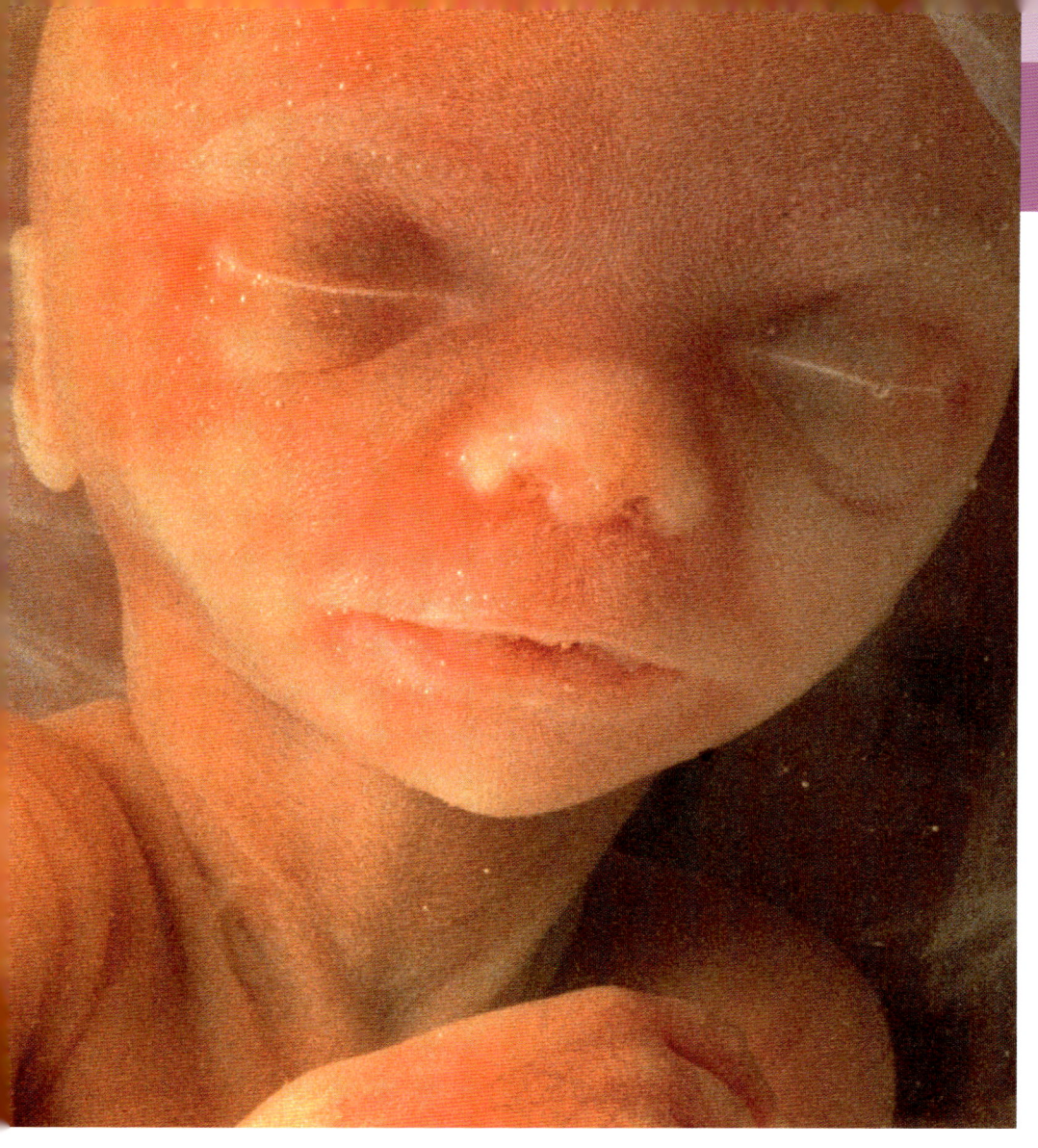

顔貌の変化

この時期の成長は速く，胎児の顔貌は急速に発達する．まだ額は比較的大きく突出しているが，眼は頭部の端から前方へ移動する．これによって顔貌は劇的に変化する．眼瞼はまだ十分発達せず，閉じたままであるが，胎児は人らしく見え始める．外耳が形成され，ボタンに似た鼻もある．腕，手首，手，指が下肢，足，足指よりも速く発達する．皮膚は薄く，明瞭な多数の小血管のため赤く見える．

顔貌の発達
子宮内で撮影されたmonth 4の胎児の写真では，胎児の眼瞼は閉じられている．臍帯が後ろに浮いている．

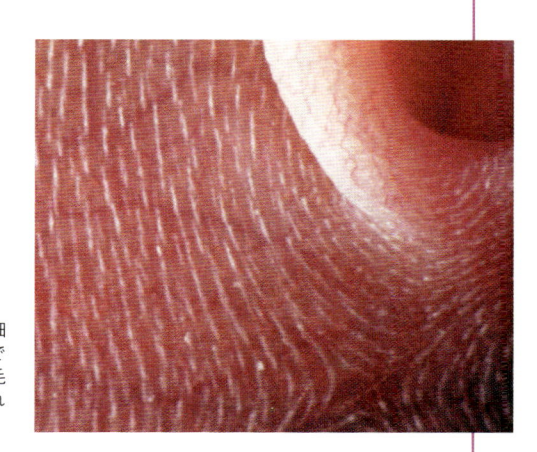

毳毛
month 4の胎児の繊細な皮膚は細かな毳毛で覆われている．毳毛は，耳たぶにも見られる．

性器の形成

初期の胎芽発育においては，男性と女性の性器は同一に見える．これは未分化期とよばれる．胎児の性は，month 4まではとてもわかりにくい．男児では，2つの隆起（生殖隆起）が中心線に沿って結合し，陰嚢を形成する．丸い隆起（性器結節）は伸びて陰茎となる．女児では，生殖隆起は分離して腟入口を取り囲む陰唇を形成する．

1 初期の未分化期
4週ごろに，性器結節と生殖隆起が現れるが，男女とも同一に見える．

2 後期の未分化期
6週までに，泌尿生殖膜から発達した肛門が分離する．

3 14週
month 4の途中で，外性器の性別が明瞭になってくる．泌尿生殖膜は男児では癒合し，女児では処女膜を形成する．

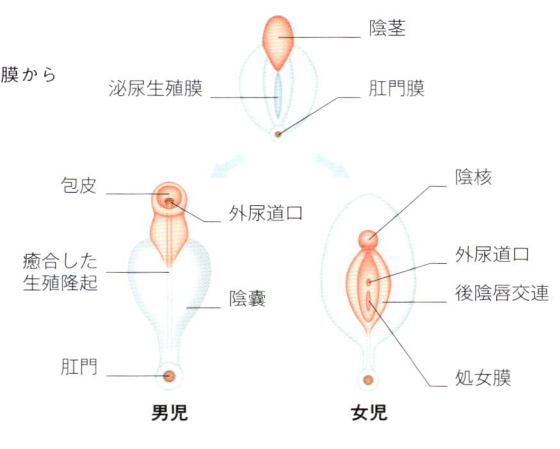

子宮の形成

子宮と子宮頸部はミュラー管の端が癒合して形成される．month 4までに，癒合したミュラー管の中隔は，空洞の筋肉の管である子宮を残して完全に消失する．腟は，子宮と子宮頸部とは別に，腟板とよばれる平坦な円形の細胞から形成される．これらは，肥厚し下方へ成長して円柱状の物を形成する．これは空洞化し始め，16週ごろまでには腟が完成する．

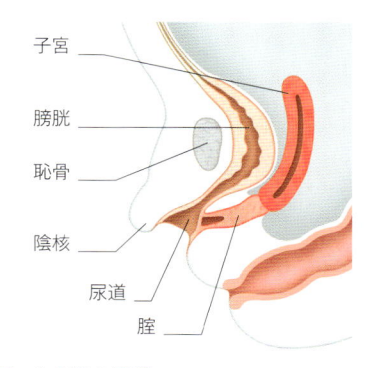

1 14週の子宮
子宮は長い管となり，腟が空洞化し始める．14週時に，腟の下方部分が尿道開口部に開くが，まもなく発達して別々の入口部となる．

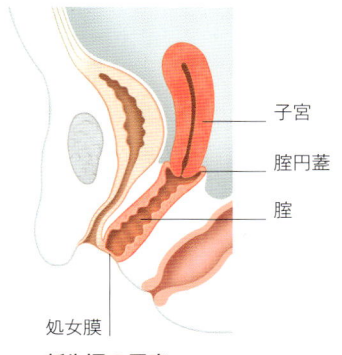

2 新生児の子宮
子宮は自然に屈曲し，骨盤内で前方に傾く．腟の下方端は，処女膜とよばれる薄い不完全な膜で保護される．

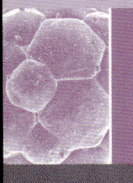

month 5 ｜ 16〜20週

month 5になると胎児は急速に成長し，体重は2倍になる．増大した子宮により妊娠していることがより明白となり，妊婦は子宮内で成長し続ける生命を感じるようになる．

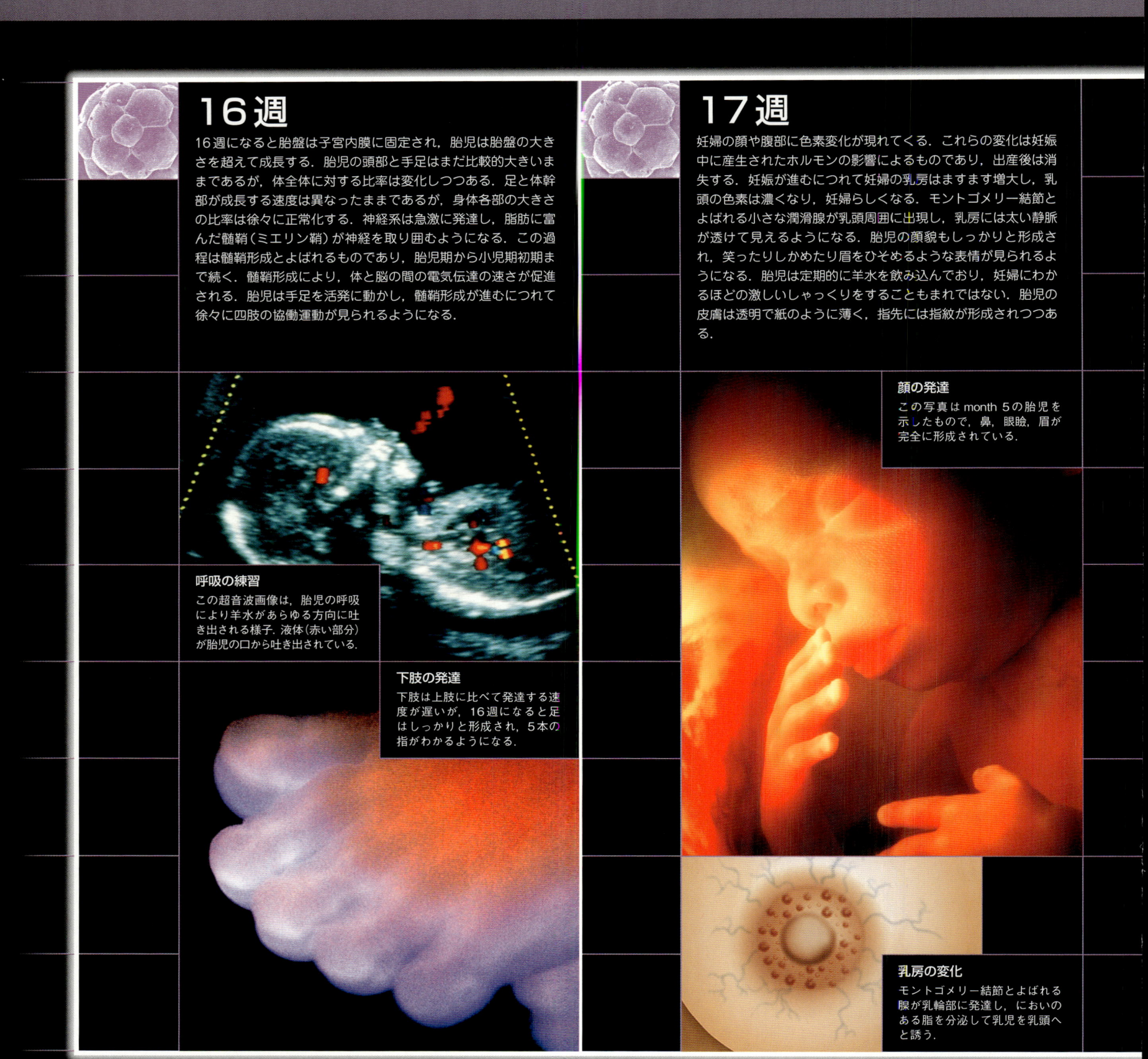

16週

16週になると胎盤は子宮内膜に固定され，胎児は胎盤の大きさを超えて成長する．胎児の頭部と手足はまだ比較的大きいままであるが，体全体に対する比率は変化しつつある．足と体幹部が成長する速度は異なったままであるが，身体各部の大きさの比率は徐々に正常化する．神経系は急激に発達し，脂肪に富んだ髄鞘（ミエリン鞘）が神経を取り囲むようになる．この過程は髄鞘形成とよばれるものであり，胎児期から小児期初期まで続く．髄鞘形成により，体と脳の間の電気伝達の速さが促進される．胎児は手足を活発に動かし，髄鞘形成が進むにつれて徐々に四肢の協働運動が見られるようになる．

呼吸の練習
この超音波画像は，胎児の呼吸により羊水があらゆる方向に吐き出される様子．液体（赤い部分）が胎児の口から吐き出されている．

下肢の発達
下肢は上肢に比べて発達する速度が遅いが，16週になると足はしっかりと形成され，5本の指がわかるようになる．

17週

妊婦の顔や腹部に色素変化が現れてくる．これらの変化は妊娠中に産生されたホルモンの影響によるものであり，出産後は消失する．妊娠が進むにつれて妊婦の乳房はますます増大し，乳頭の色素は濃くなり，妊婦らしくなる．モントゴメリー結節とよばれる小さな潤滑腺が乳頭周囲に出現し，乳房には太い静脈が透けて見えるようになる．胎児の顔貌もしっかりと形成され，笑ったりしかめたり眉をひそめるような表情が見られるようになる．胎児は定期的に羊水を飲み込んでおり，妊婦にわかるほどの激しいしゃっくりをすることもまれではない．胎児の皮膚は透明で紙のように薄く，指先には指紋が形成されつつある．

顔の発達
この写真は month 5 の胎児を示したもので，鼻，眼瞼，眉が完全に形成されている．

乳房の変化
モントゴメリー結節とよばれる腺が乳輪部に発達し，においのある脂を分泌して乳児を乳頭へと誘う．

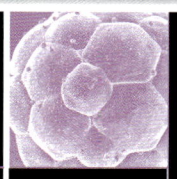

18週

妊娠18週末までには，乳歯芽の定数（上顎に10本，下顎に10本）が形成される．これらの小さな歯芽は，出生後しばらくの間歯肉の下にある．胎児の眉毛や頭髪は見えてくるが，発達途上である傷つきやすい眼を保護するため，眼瞼は固く閉じられたままである．胎児は急速に成長し続け，子宮は上方に向かって1週間に約1cm大きくなる．子宮底部は母体の臍の位置にまで達するようになる．胎児の骨格の青写真となる原始骨は部分的に固くなり始め，骨を形成するようになる．骨化とよばれるこの過程は出生後も続き，小児期の成長を助けることになる．

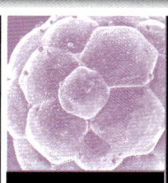

歯芽の発達
乳歯芽が本物の歯になろうとしている様子．発達途上の永久歯が上方左に見える．

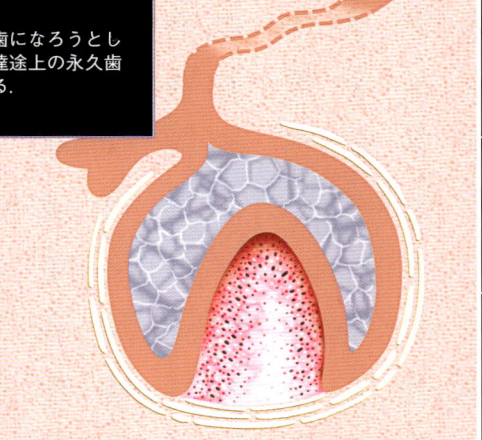

増大する腹部
妊娠期も半ばに近づき，子宮底部は急激に上昇する．

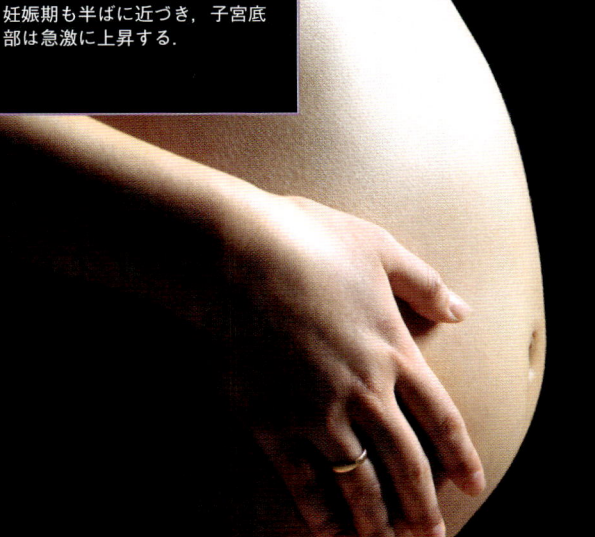

19週

17〜19週の間に妊娠中期の超音波検査が実施され，胎児の四肢や器官が正常に発達しているかどうかが検査される．外性器が認識され，超音波画像上で胎児の性別を知ることがより容易となる．女児の胎児では，卵巣が腹部から骨盤内に下降する．男児の胎児でも精巣が下降するが，陰囊内にまでは下降していない．神経系の発達により，胎児が環境と相互作用する能力が増加する．驚くべきことに，このころの胎児はすでに数種類の音や味を識別することができており，痛みや温度，触感などの情報を伝達する神経経路が発達し始める．一瞬の意識の芽生えがそこにはある．

妊娠中期の超音波検査
19週の超音波検査により，胎児の主要器官と身体が正常に発達しているかどうかを検査する．

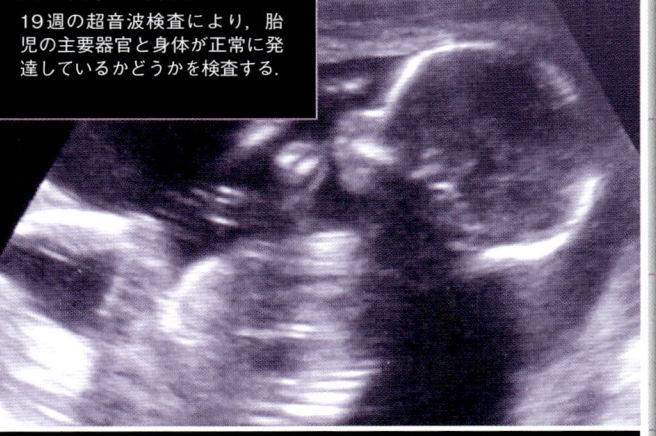

20週

胎児は絶え間なく成長し続け，皮下に脂肪が貯蔵される．皮膚はピンク色でしわがある状態のままであるが，透明度の少ない2層の皮膚に発達する．手のしわや指紋は明らかとなる．少量の胎便（硬い黒緑色の物質で，消化管細胞や飲み込んだ羊水からの老廃物などを含んでいる）が消化管を通過する．肛門括約筋が機能し始めるのは20週ごろである．

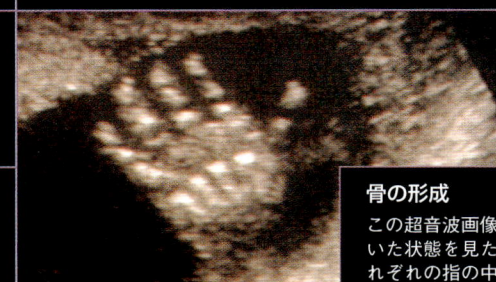

骨の形成
この超音波画像は胎児の手が開いた状態を見たものであり，それぞれの指の中で形成される骨（白い部分）が示されている．

month 5 | 16〜20週
母親と胎児

通常，この月に，母親は胎児が子宮の中で動く（胎動）のを初めて知覚する。臍から下へ走る黒い線（正中線）や両頬に茶色の斑点（しみ）ができるなどの皮膚の色素沈着が起こることがある。ふつうこれらの色素沈着はホルモンの変化から起こると考えられ，出産後に消失するか軽減する。母親の胸は大きくなっており，乳首とその周りの乳輪が黒ずむ。妊娠中期の超音波検査は通常19週で行われ，胎児に大きな異常がないかを調べ，胎盤の位置を確認し，胎児の性別を明らかにする。胎児は規則的に動くことが多くなり，しゃっくりを始める。脂肪組織層が神経を遮断し，それによって胎児の動きがより速く，より協調するようになる。

20週の母親
この月に，母親はだんだん黒く目立ってくる胎動を感じる。母親の胸は成長し，授乳に備える。

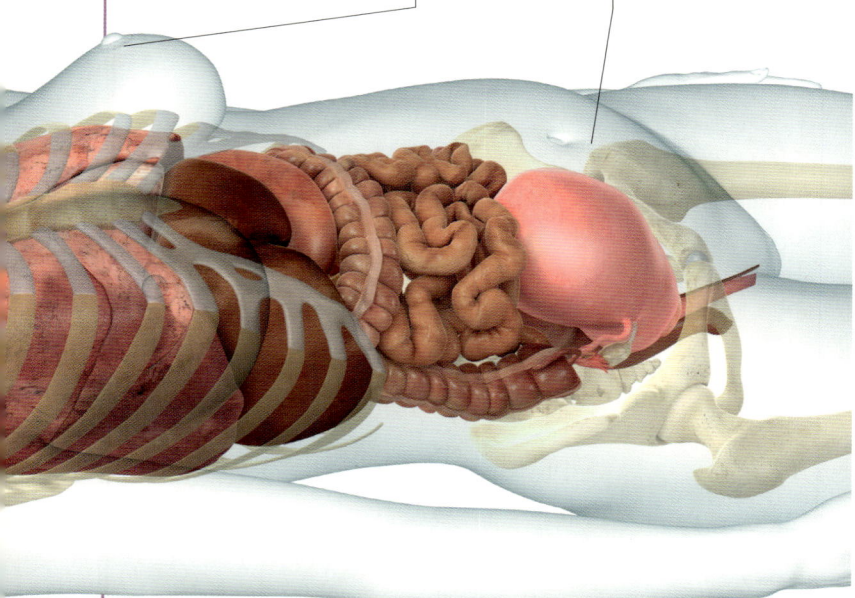

胸の変化
乳首と乳輪はだんだん黒くなり，乳輪腺が乳輪の周りに小さな突起として現れる。

メラニンの産生
メラニン色素の産生が増えるため，臍から下腹部の間に薄い黒い線が現れる。妊娠中には頬にも茶色の斑点（しみ）ができる可能性がある。

母親
- 💓 72回/分
- 🩸 105/69 mmHg
- 🩸 4.6 L

20%
母親の血流量は，妊娠前よりも20%上昇している。

胎児の動きを母親が初めて感じる（胎動初覚）のは，通常，この月である。

month 5以降，**子宮底部は1週間に1 cmの割合で上がる**。

数値

胎児
- 💓 150回/分
- 📏 26 cm
- ⚖ 350 g

50:50
妊娠期の最初のうちは，胎児は胎盤と同じ重さである。

90%
month 5の胎児の水分含有量は80%である。これは出生時までに70%に減少し，成人までに60%に減少する。

妊娠中期の超音波検査では，胎児が順調に成長していることを確認し，主な異常や奇形を検索する。胎児の性別は，この超音波検査で明らかになる。

体のシステムの発達

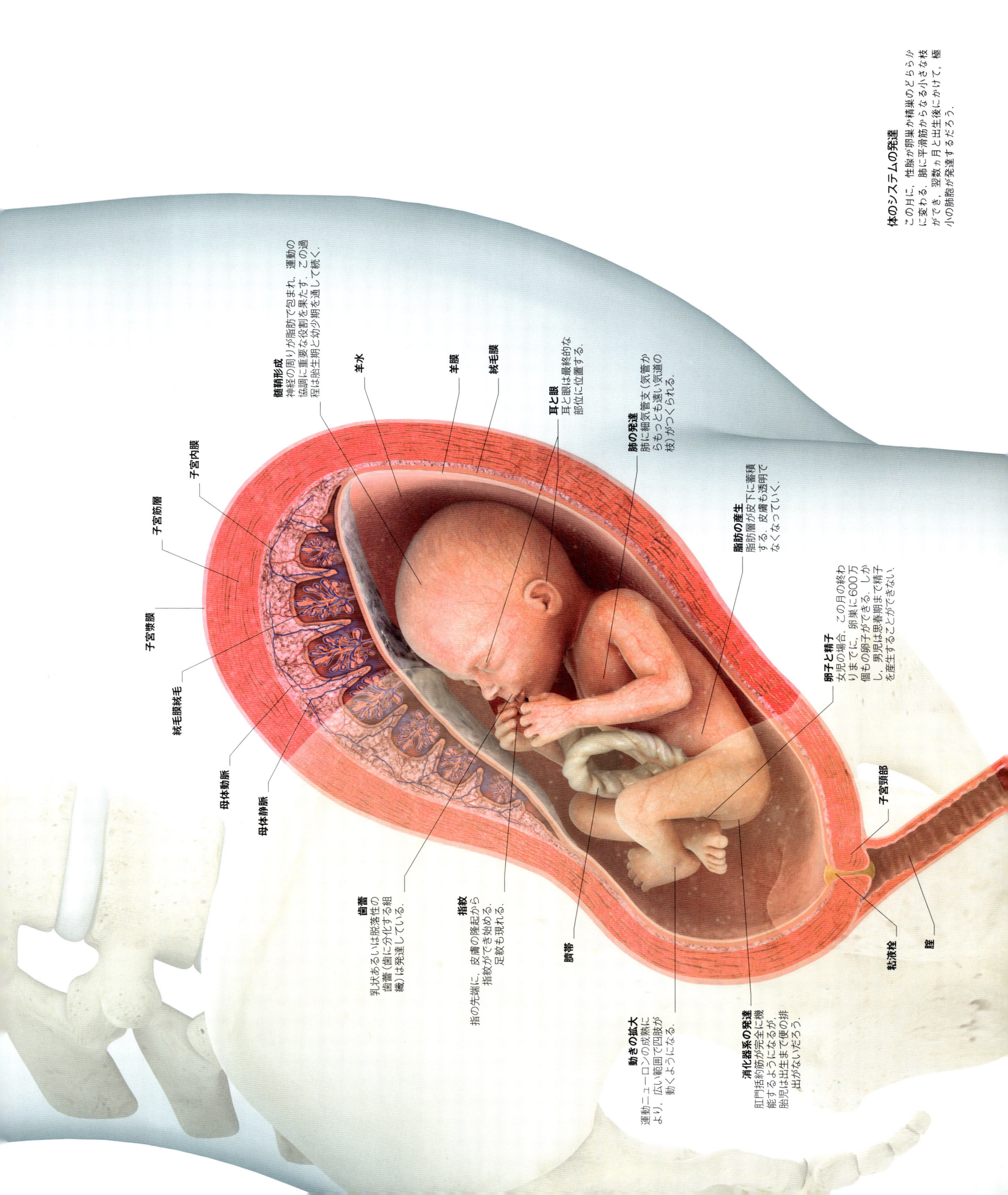

この月に、性腺が卵巣か精巣のどちらかに変わる。肺に平滑筋からなる小さな枝ができ、翌数ヵ月と出生後にかけて、極小の肺胞が発達するだろう。

髄鞘形成
神経の周りが脂肪で包まれ、運動の協調に重要な役割を果たす。この過程は胎生期と幼少期を通して続く。

羊水

羊膜

絨毛膜

耳と眼
耳と眼は最終的な部位に位置する。

肺の発達
肺に細気管支(気管)がもっと長い気道の枝ができる。

脂肪の産生
脂肪層が皮下に蓄積する。皮膚も透明でなくなっていく。

卵子と精子
女児の場合、この月の終わりまでに、卵巣に600万個もの卵子ができる。しかし、男児は思春期まで精子を産生することができない。

子宮頸部

粘液栓

膣

臍帯

消化器系の発達
肛門括約筋が完全になる機能するようになるが、胎児は出生まで便の排出がないだろう。

指紋
指の先端に、皮膚の隆起から指紋ができ始める。足紋も現れる。

歯蕾
乳状あるいは脱落性の歯蕾(歯に分化する組織)は発達している。

動きの拡大
運動ニューロンの成熟により、広い範囲で四肢が動くようになる。

子宮漿膜
子宮筋層
子宮内膜
絨毛膜絨毛
母体動脈
母体静脈

month 5 | 主要な発達

母親

胎動

妊婦は胎児の動きを初めて感じてからは，それが胎動だと分かるようになる．この動きは，時にはピクピクするような感覚であり，超音波画像診断を行う前のころ，だいたいmonth 5ごろから感じるようになる．妊娠を経験したことがない女性は胎動を腸内ガスの動きと間違うことがよくある．一度妊娠をして胎動を経験したことのある女性ではよく，最初の児と比べて，2人目やそれ以上ではより早い時期に胎動を感じる．これはその女性たちがその時期に胎動が来ることを知っていることが理由の1つであり，そして，子宮が前回よりも若干薄くなり，小さな動きがより感じやすくなったことも理由の1つである．

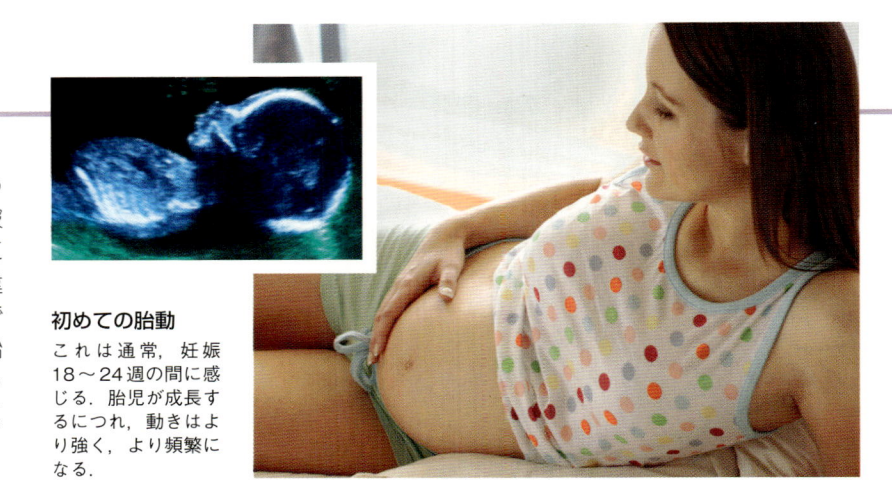

初めての胎動
これは通常，妊娠18〜24週の間に感じる．胎児が成長するにつれ，動きはより強く，より頻繁になる．

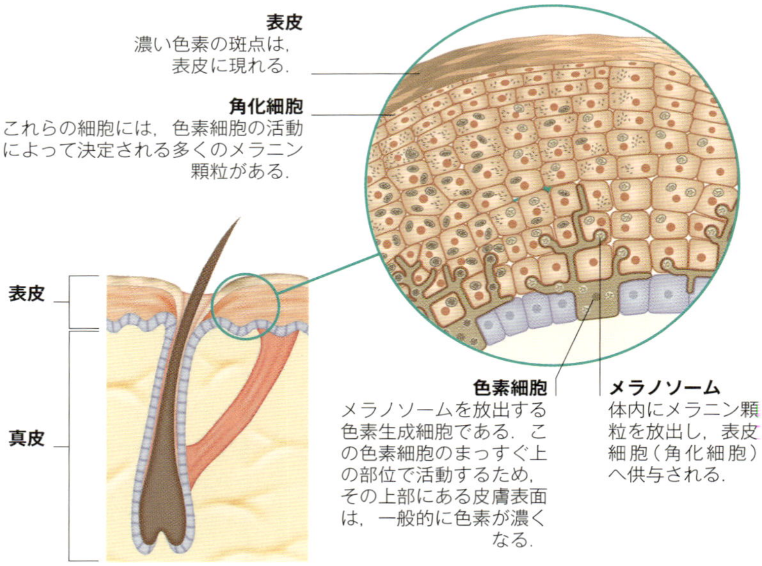

皮膚の色素変化

妊娠中，ホルモンの変化により皮膚の色素沈着が起こり，とくにmonth 5ごろに顕著になる．妊婦の下腹部から臍部，時には臍部を超えて，細長く，濃いメラニン色素の線が生じることがある．これは黒線とよばれている．妊婦の何人かは，顔に不規則な褐色の斑点を生じることがある．肝斑とよばれる斑点は，頬の上部，鼻，額，または唇の上部に出現する．色素の変化は通常，出産後薄くなり，消失することもある．

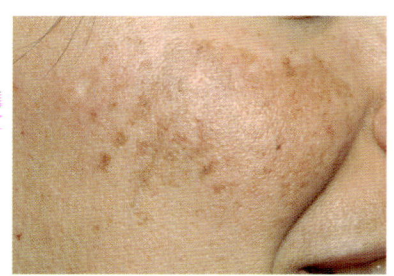

表皮
濃い色素の斑点は，表皮に現れる．

角化細胞
これらの細胞には，色素細胞の活動によって決定される多くのメラニン顆粒がある．

色素細胞
メラノソームを放出する色素生成細胞である．この色素細胞のまっすぐ上の部位で活動するため，その上部にある皮膚表面は，一般的に色素が濃くなる．

メラノソーム
体内にメラニン顆粒を放出し，表皮細胞（角化細胞）へ供与される．

メラニンの産生
皮膚の色素の変化はエストロゲンとプロゲステロンの上昇のレベルに起因する色素細胞（メラノサイト）の増加した刺激に起因すると考えられている．色素がすべての皮膚細胞に均一に取り込まれず，結果的に色素沈着がまだらに生じる．

肝斑
顔に出る茶色く色素沈着した斑はときどき「妊娠のマスク」という表現がされる．

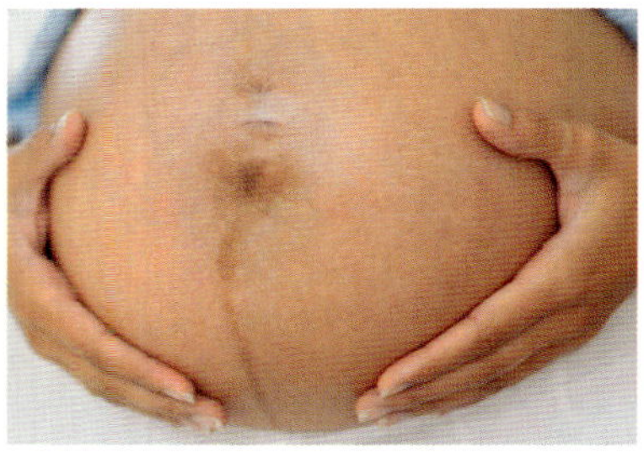

黒線
腹壁にできる黒線は，ラテン語で"linea nigra（黒い線）"を意味する腹壁正中線部の色素沈着である．これは妊婦の75％に起こると言われている

胸の変化

胸は，エストロゲンレベルの上昇に応じて妊娠早期に変化を開始する．通常month 5までに，乳房は目立って大きくなる．大きくなるとともに，胸はますますやわらかくなる．乳首や乳輪周囲は色素が濃く，広がり，皮膚の下の静脈はより目立つようになる．モントゴメリー結節として知られている乳輪の小さな皮脂腺は，目に見えて小さな隆起となる．2/3半期では，初乳とよばれている乳汁の初期段階の物質が乳首から漏れることがある．

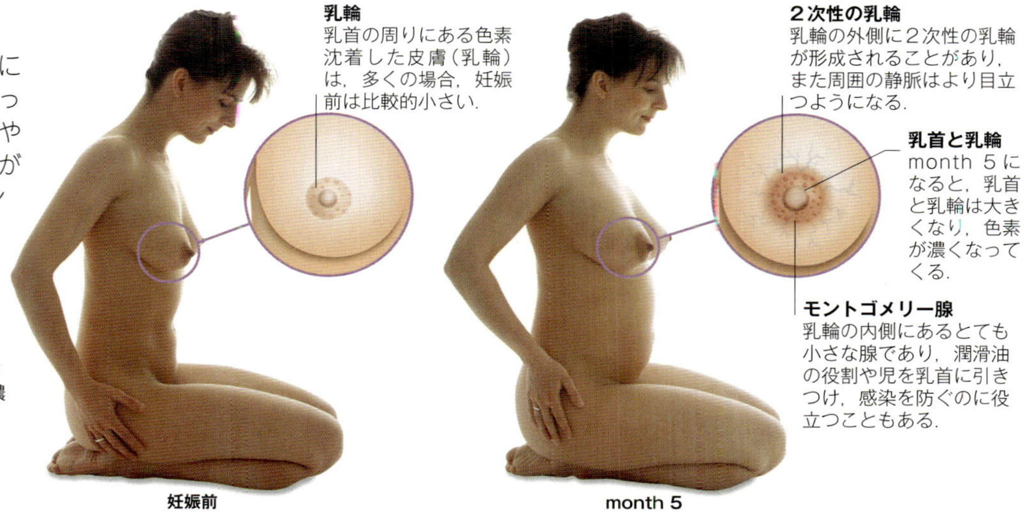

乳輪
乳首の周りにある色素沈着した皮膚（乳輪）は，多くの場合，妊娠前は比較的小さい．

大きさと色
胸は妊娠している間増大し続け，児の授乳の準備をしている．乳首と乳輪はますます色素が濃くなる．

2次性の乳輪
乳輪の外側に2次性の乳輪が形成されることがあり，また周囲の静脈はより目立つようになる．

乳首と乳輪
month 5になると，乳首と乳輪は大きくなり，色素が濃くなってくる．

モントゴメリー腺
乳輪の内側にあるとても小さな腺であり，潤滑油の役割や児を乳首に引きつけ，感染を防ぐのに役立つこともある．

妊娠前 / month 5

胎児

妊娠中期の超音波検査

month 5までに，胎児の器官と主な体の機能は十分発達している．妊娠中期の超音波検査は，通常20週に行われ，発達が正常に進んでいるか，大きな構造異常がないかをチェックする．重要な注意点としては，心臓に4つの腔があり，正常に拍動しているか，また，腹部では内臓が皮膚に覆われているかなどである．胎児が常に動くので，すべてを一度に検査するのがいつも可能とは限らない．このため，母親はさらに検査するために再診することもある．

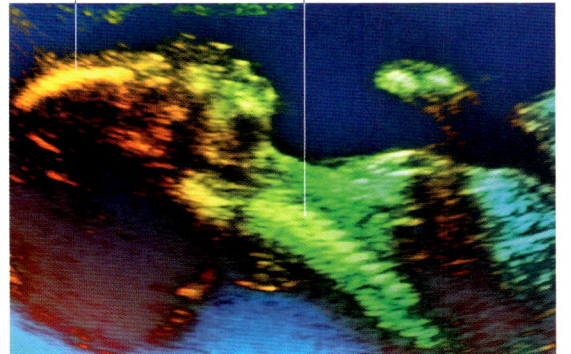

脊椎の観察
脊椎の位置と幅を調べることで，二分脊椎など多くの発達の欠損を確認することができる．

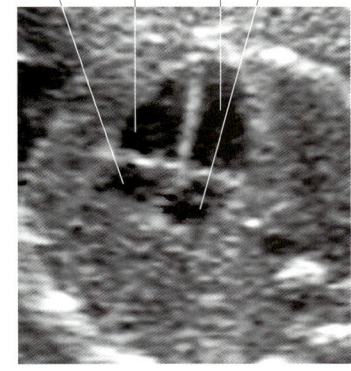

心臓の発達
心臓は，4つのすべての腔が正常に発達したことを確認し評価できる最初の器官である．

妊娠中期の超音波検査

妊娠中期の超音波検査は，しばしば胎児奇形の検査とよばれる．なぜなら，胎児や母体に大きな問題が見つかることがあるからである．見つけやすい発達異常とそうでない異常がある．

状態	検出率
無脳症（頭上部の欠損）	99%
四肢の異常（欠損または非常に短い四肢）	90%
二分脊椎（脊髄破裂）	90%
主な腎疾患（欠損または腎の異常）	85%
口唇口蓋裂（上唇の開離または口蓋の分離）	75%
水頭症（脳脊髄液の過剰）	60%
大きな心疾患（四腔，弁，血管の欠損）	25%

胎盤の位置

妊娠中期では，胎盤が子宮の前方か後方か上方か低置（子宮頸部に近い）かのどちらに付着しているかを記録する．子宮が大きくなると，低置の胎盤はたいてい頸部から離れて上へあがる．しかし，低置胎盤の女性は，胎盤の位置が経腟分娩に影響しないかどうかを確認するために，31週に再検査する．

性別の決定

胎児の性は精子が卵子に受精するとただちに決定される．12週までに，胎児の生殖器系は明瞭に発達するが，20週ごろの中期超音波検査までは通常はっきりわからない．女児では，卵巣はすでに何百万個もの卵子を有し，腔が空洞化し始める．男児では，精巣が腹腔内に固定され，まだ陰嚢内へは移動しない．陰嚢隆起は陰茎の基部で硬い嚢を形成し，しばしば超音波検査でわかる．骨盤の骨の形態もまた，性別を見分ける一助となる．

古い逸話
赤ちゃんの性別を決める「自然な」方法は，おなかの上でぶらぶら揺れている金の指輪を使う．もし指輪が円を描いて揺れるなら男の子，前後に揺れるなら女の子と言われる．しかしながら，このような方法はもはやコインを投げるよりも正確ではない．

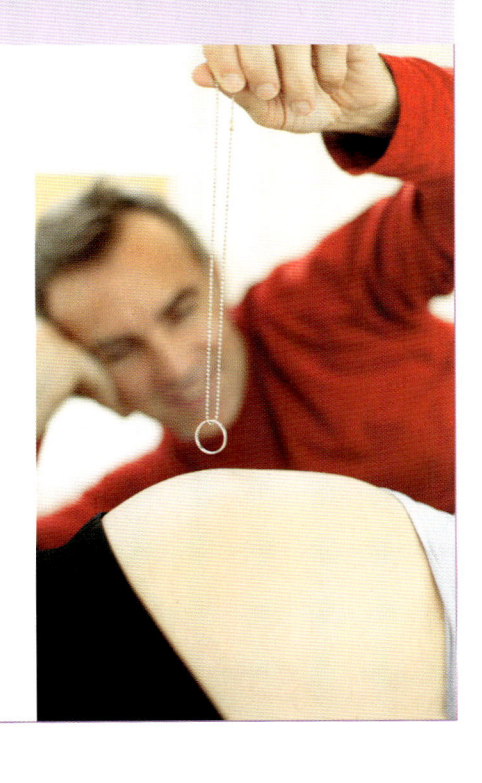

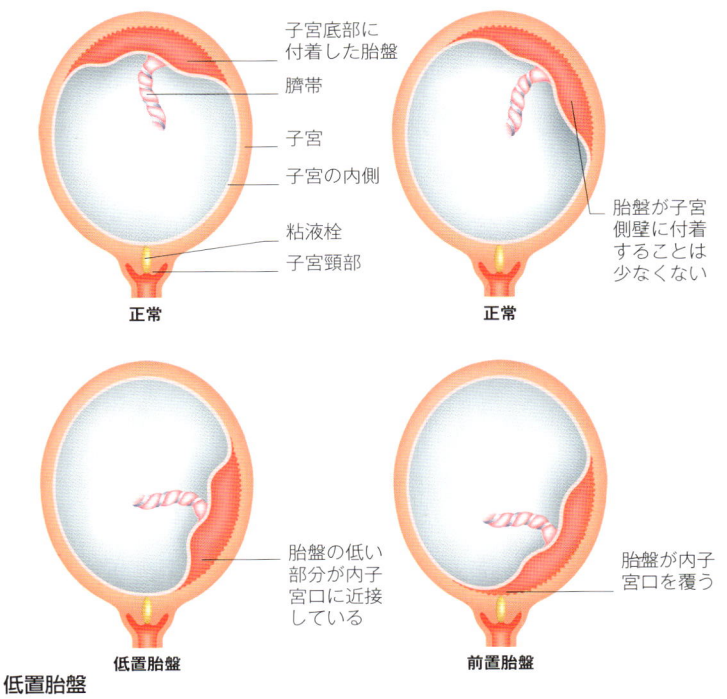

正常 — 子宮底部に付着した胎盤／臍帯／子宮／子宮の内側／粘液栓／子宮頸部

正常 — 胎盤が子宮側壁に付着することは少なくない

低置胎盤 — 胎盤の低い部分が内子宮口に近接している

前置胎盤 — 胎盤が内子宮口を覆う

低置胎盤

内子宮口を覆うか，または2.5cm以内に胎盤が位置する場合，前置胎盤とよばれる（p.228参照）．胎盤がこの位置に留まるのであれば，分娩方法は帝王切開である．

16～20週

20 週の胎児

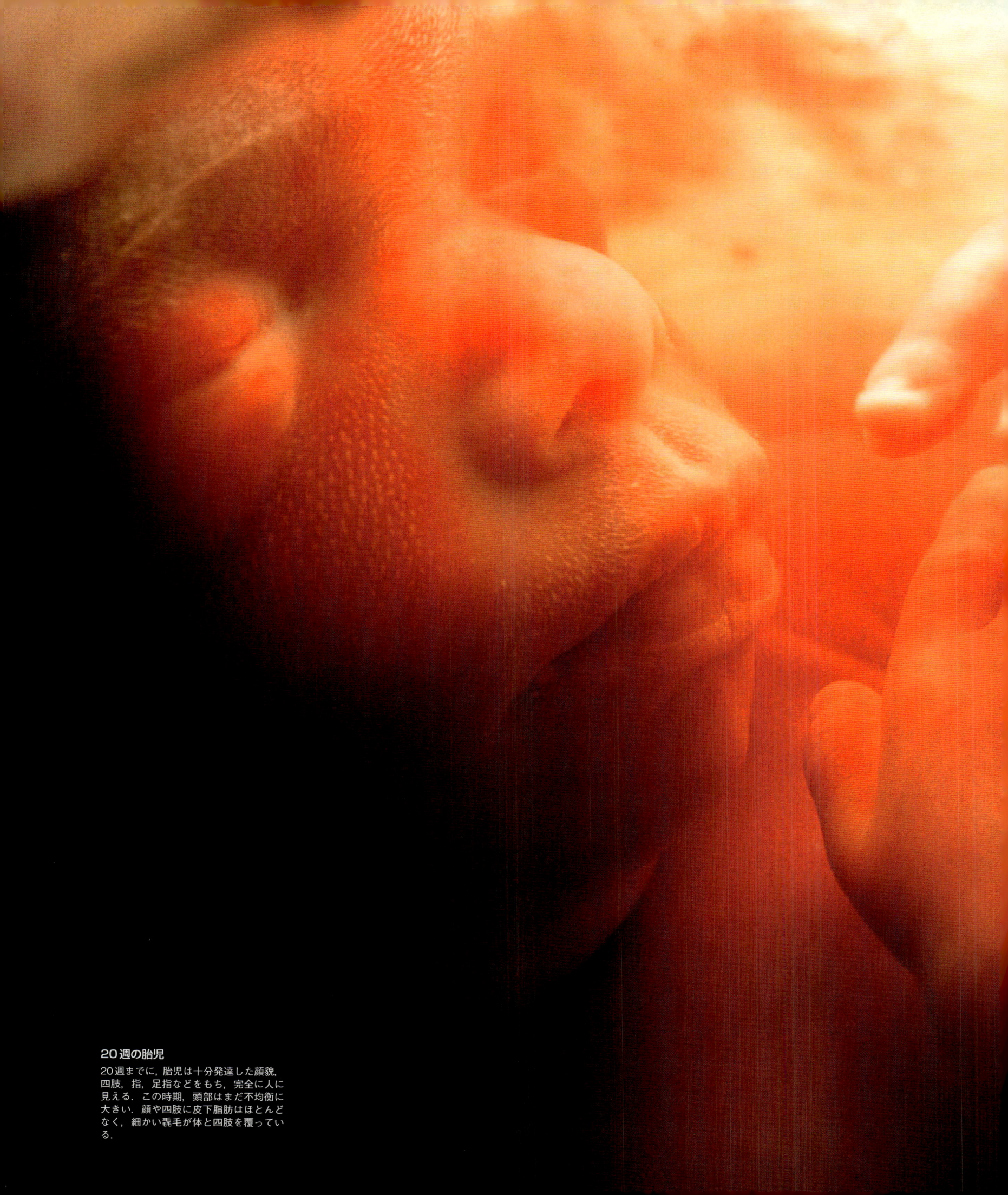

20 週までに,胎児は十分発達した顔貌,四肢,指,足指などをもち,完全に人に見える.この時期,頭部はまだ不均衡に大きい.顔や四肢に皮下脂肪はほとんどなく,細かい毳毛が体と四肢を覆っている.

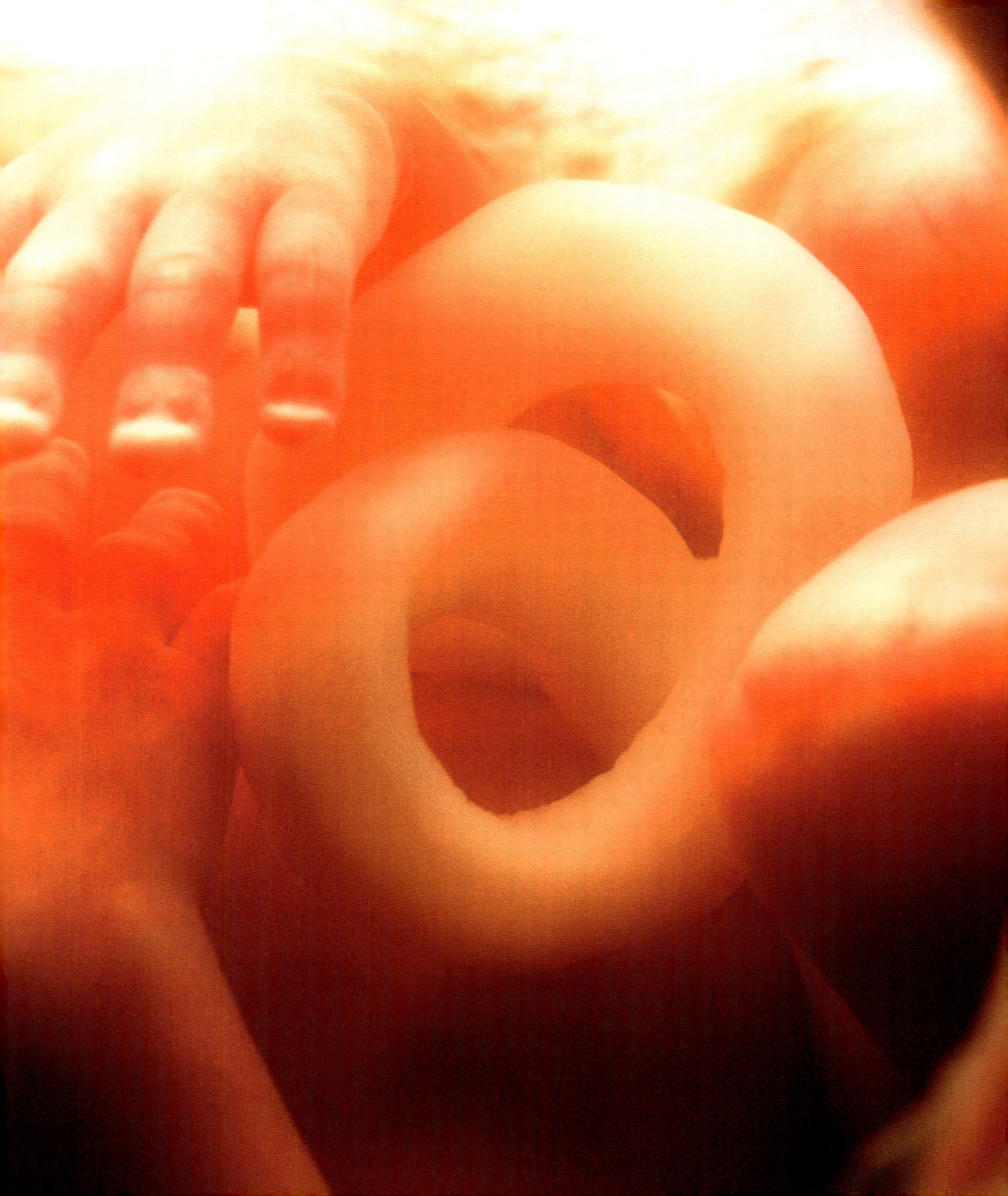

month 5 | 主要な発達

胎児

プロポーションの変化

1/3半期に，神経系は発達の臨界期を迎える．その結果，脳と頭は，全身のほぼ半分の大きさを占めるまで急速に成長する．month 5に，胎児の体幹と四肢は急速な成長のスパートに入るため，頭部と体の比はほぼ新生児のように見え始める．この時期から出生まで，体は大きく成長するのに比べると，頭部は少ししか成長しない．頭部と大腿骨の計測は，妊娠週数の正確な評価に用いられる．この情報は初期（11〜14週）もしくは妊娠中期（20週）の超音波検査時からも得られるものである．

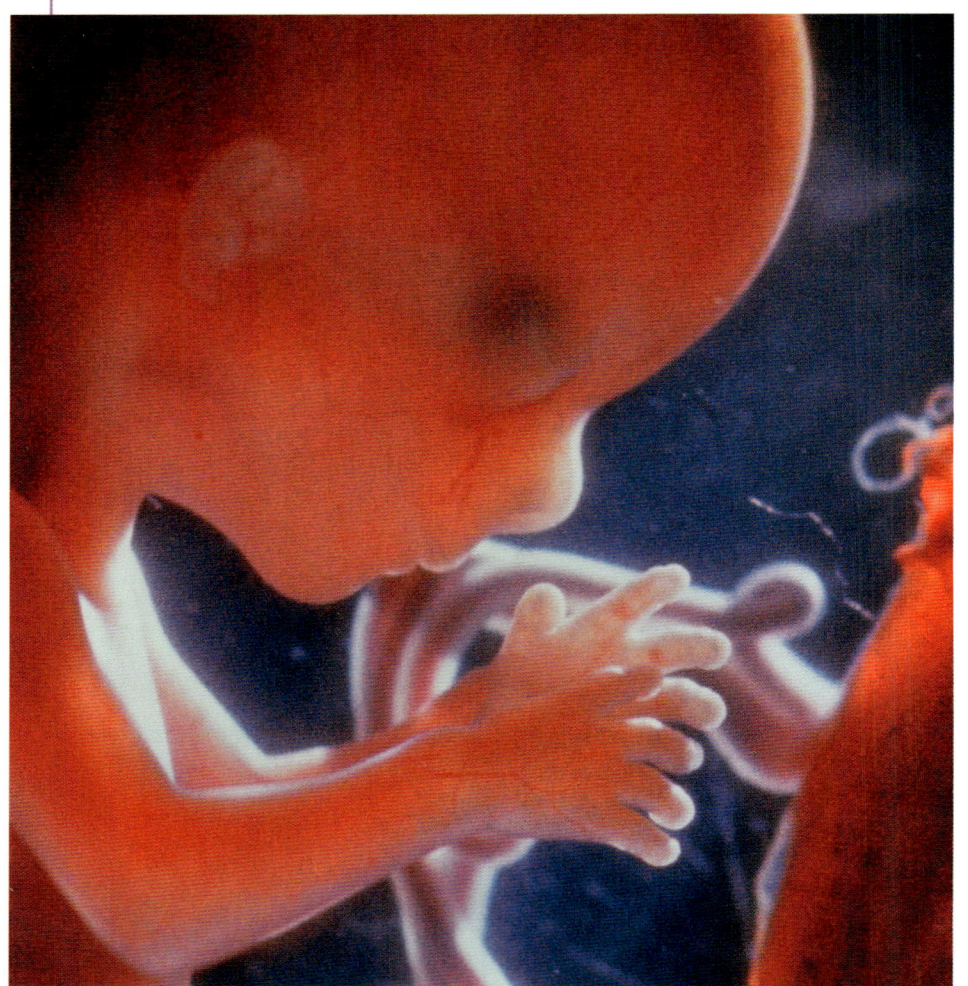

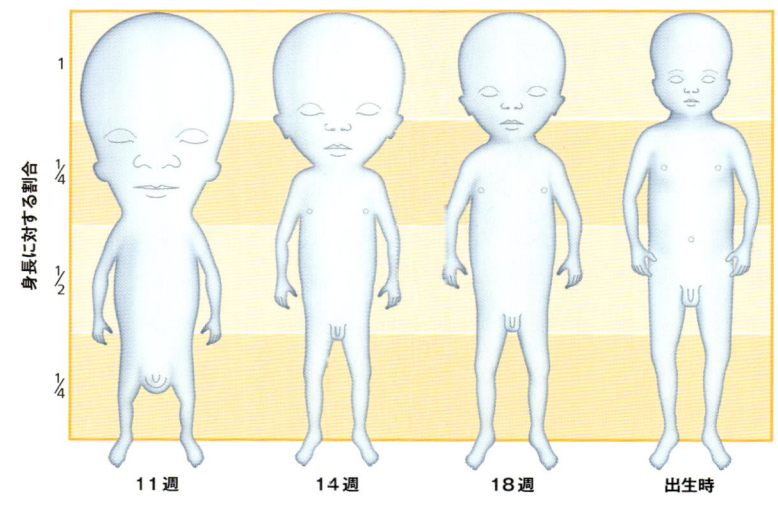

長い四肢
足や体と同様に，腕は長く成長する．手掌や指は，腕に比べて大きく見える．

変化する成長速度
1/3半期，胎児の頭部は身体に比べてより速く成長する．その後，相対的な頭部の成長は緩徐となり，month 5までには胎児のプロポーションは新生児のように見えてくる．

胎動の増加

month 4の終わりには，胎児の四肢は十分に形成され，関節を動かすことができる．あくびをしたり，親指をしゃぶったり，呼吸運動を練習したりなど，満期の胎児がするような動きができるようになる．腕や足を動かしたり，大きな音にびっくりしたりする．たいていの動きは反射によるものであるが，持続的な神経系の髄鞘形成によって，こうした動きがさらに協調されるようになる．胎児は，唇を触ったり，親指をしゃぶったりするなど意図的な動きを始める．眼を動かすことはできるが，眼瞼は閉じたままであり，month 7になるまで開眼しない．

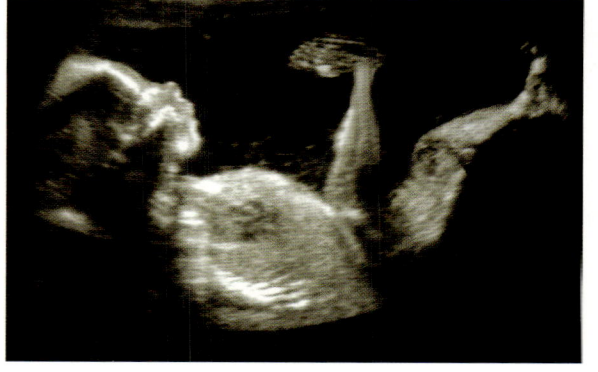

四肢の動き
この超音波画像は，胎児が腕と足を動かして筋肉を屈曲させている．足で蹴り，子宮を押している．こうした動きを母親は感じる．しばしば腹部にまで波動が起きることがある．

しゃっくり

2/3半期に，胎児はしゃっくりをし始め，その後の経過でその強さと頻度が増える．しゃっくりは横隔膜が不随意な収縮をするときに起こり，開いている声門が閉じるときに急激な空気の流れが引き起こされる．この反射は，新生児が吸啜する間，ミルクが肺に流入するのを防ぐのに適合したものかもしれないが，真偽は定かでない．

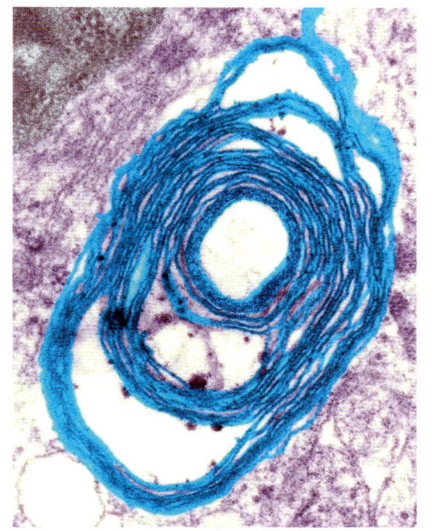

髄鞘（ミエリン鞘）の形成

month 5までに，胎児の四肢と脊髄をつなぐ神経軸索の周囲に脂肪が増加する．この過程は髄鞘（ミエリン鞘）形成とよばれる．神経は電気的に絶縁され，近隣の神経線維に影響を与えずに情報を伝達することができる．髄鞘形成後は，情報は脳から体へ（体から脳へも）より容易に通過する．その結果，胎児の運動は，ゆっくりでぎこちないものではなく，より速く，協調するようになる．髄鞘形成は胎児期から乳幼児期まで続く．

神経軸索周囲の髄鞘
電子顕微鏡写真は，神経軸索周囲の髄鞘（青色）の輪を示している．電線のまわりの絶縁体に類似している．

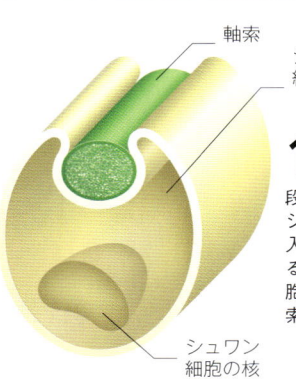

1 重積
髄鞘形成の最初の段階は，神経軸索がシュワン細胞の中に陥入し始めるときに起こる．個々のシュワン細胞は単一の神経細胞軸索を取り囲む．

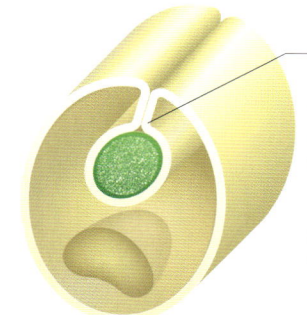

2 閉鎖
軸索がシュワン細胞内に深く陥入すると，シュワン細胞の合わさった部分に二重膜が形成される．これは中間軸索とよばれる．

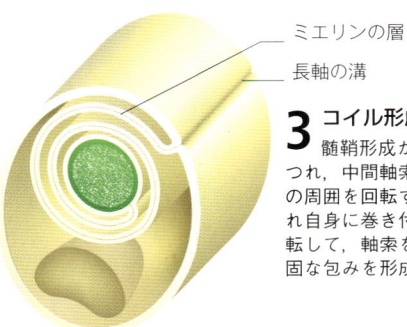

3 コイル形成
髄鞘形成が進むにつれ，中間軸索は軸索の周囲を回転する．それ自身に巻き付き，回転して，軸索を囲む強固な包みを形成する．

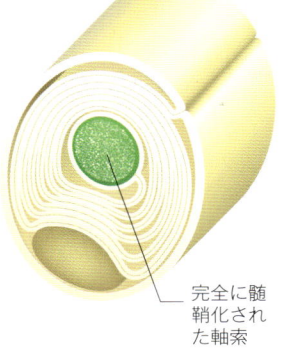

4 髄鞘の完成
多層の膜が軸索のまわりに髄鞘を形成し，ほかの神経の活動に影響を及ぼさずに，1つの軸索を情報が通過することができるようになる．

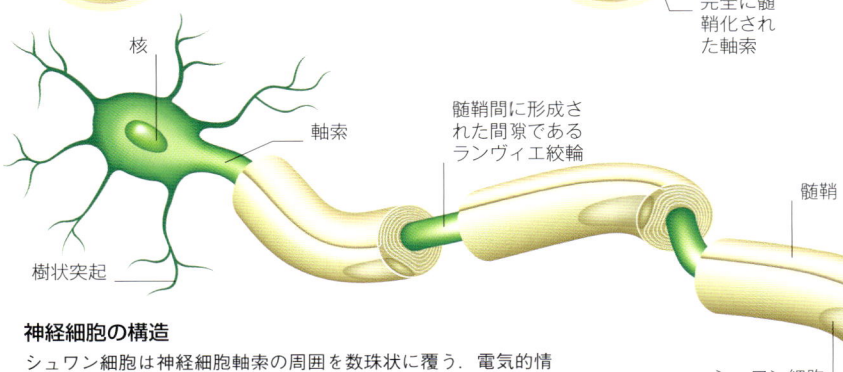

神経細胞の構造
シュワン細胞は神経細胞軸索の周囲を数珠状に覆う．電気的情報はランヴィエ絞輪をジャンプし，神経細胞伝達を加速する．

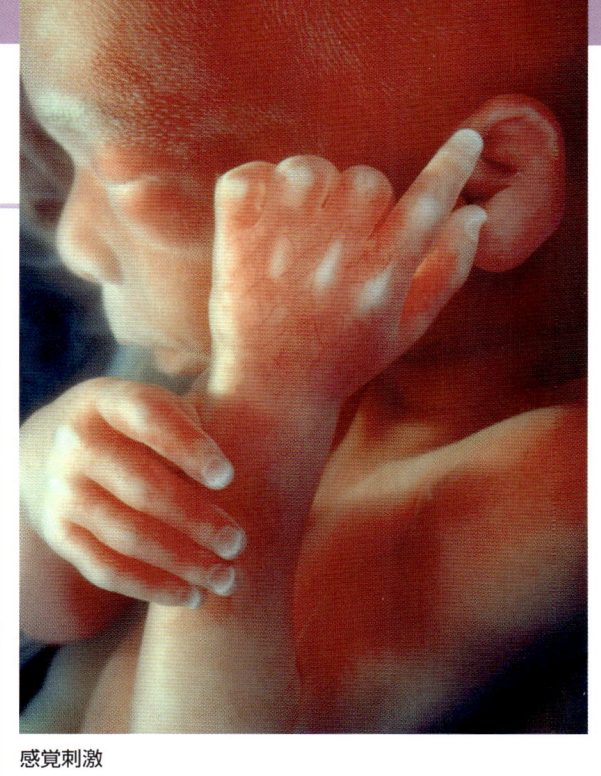

感覚刺激
20週の胎児が左耳を左手で探り，右手で左前腕を握っている．環境を探ることで脳が刺激を受け，胎児の認知能の発達に貢献する．

環境の認識

胎児がいつ環境を認識（意識）するようになるのかは不明である．最初の脳細胞間（シナプス）の連結は12週に形成されるが，20週ごろまでは真の意識は始まらないと考えられている．異なった種類の意識が発達する．たとえば，胎児は起きているが休憩しているように見える「静かな」意識，そして，胎児は起きて実際に動く非常に活気がある「活発な」意識のときである．胎児は母胎内の音や外部環境の雑音に反応する．髄鞘形成や脳の発達が進むにつれて，胎児自身とその動きの認識能は向上する．

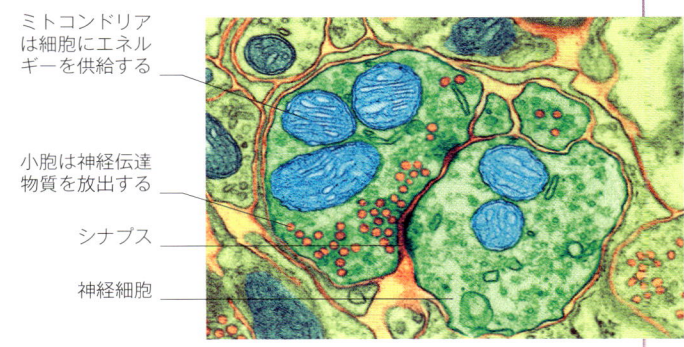

神経細胞間の接合
電子顕微鏡写真は，神経細胞（緑色）間の接合を形成するシナプスを示している．電気的信号は，神経伝達物質（赤色の点）の反応を介して伝えられる．

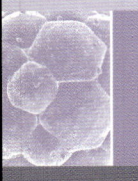

month 6 | 21〜25週

month 6は2/3半期の終わりとなる．子宮と乳房は増大し続け，心拍出量も増加する．この時期になると妊婦の体重は1週間に約500g増加する．

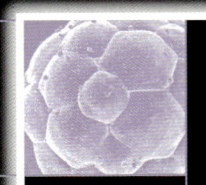

21週

胎児の内耳の骨は硬度を増し，螺旋状の蝸牛膜は低周波の音を処理するまでに十分に発達する．その後数週間で，胎児は高周波の音も認識できるようになる．胎児の神経系は十分に発達し，母親の呼吸音，心拍動，胃や腸がゴロゴロ鳴る音，母親の声などを子宮内で認識することができるようになる．胎児は音に対してますます敏感に反応し，大きな音に対して驚くような反応を示すようになる．神経系が発達するにつれて胎児はさらに複雑な動きをするようになり，妊婦のおなかの中で蹴ったり宙返りをしていることがわかるようになる．

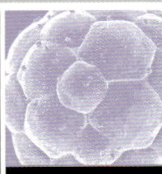

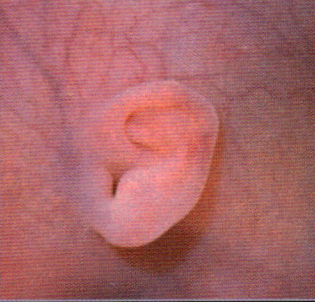

外耳の発達
顎の骨が大きくなるにつれて，耳は頸部下方から上方に向けて発達する．耳はほぼ最終的な位置にくる．

音楽に対する反応
母体の腹部にまたがったヘッドホンを通して胎児に音楽を聴かせ，脳の発達を促す．

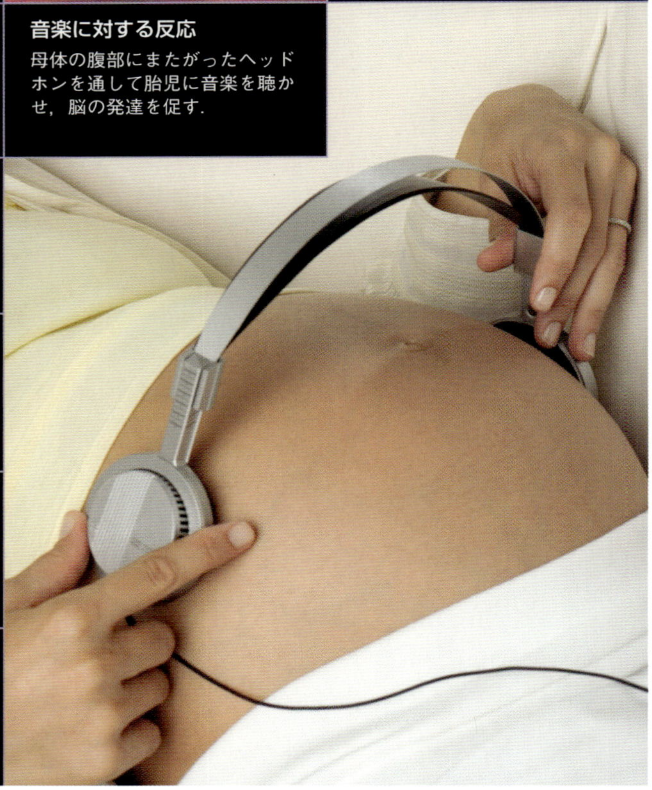

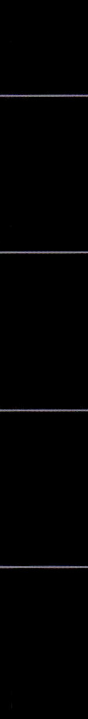

22週

胎児の皮膚細胞は，ケラチンとよばれる硬くて保護の役割をもつタンパク質を蓄積し始め，掌や踵のもっとも厚い層を形成する．皮膚には多くのしわが寄っており，胎脂と細い毳毛に覆われ，水中の環境にいる胎児を防護している．爪床からは爪が形成され始め，眼瞼と眉毛が発達する．肺には細い血管が現れ始める．これらの毛細血管と将来肺胞となる部分の壁は薄く，出生後にガス交換ができるようになっている．分化した肺内膜の細胞（肺胞細胞）が形成され始める．これらは肺サーファクタントとよばれる物質を産生し，表面張力を減少させることで，出生後の児の小さな肺胞をふくらみやすくする．

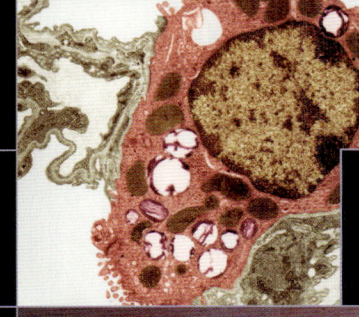

肺胞の発達
肺胞内の肺胞細胞を示した電子顕微鏡写真．これらの細胞から数週間内に肺サーファクタントが放出される．

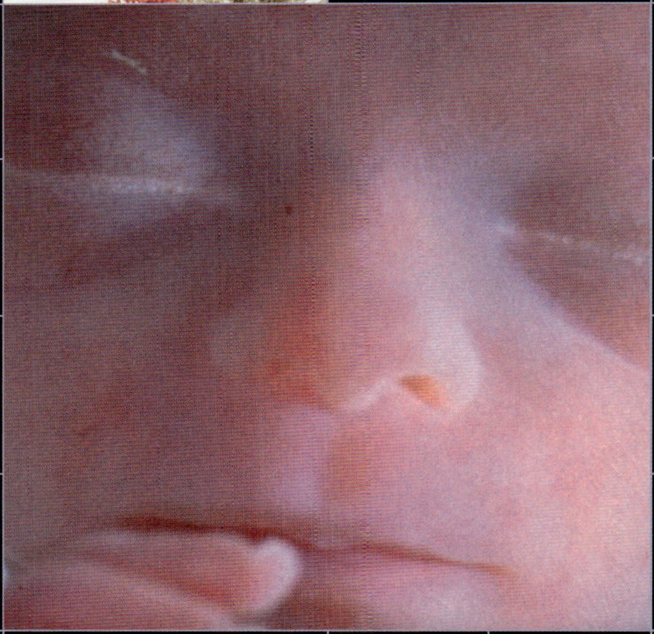

閉じられた眼瞼
固く閉じられた胎児の眼瞼の写真．胎児が手で唇を触ると，神経系の発達が促される．

23週

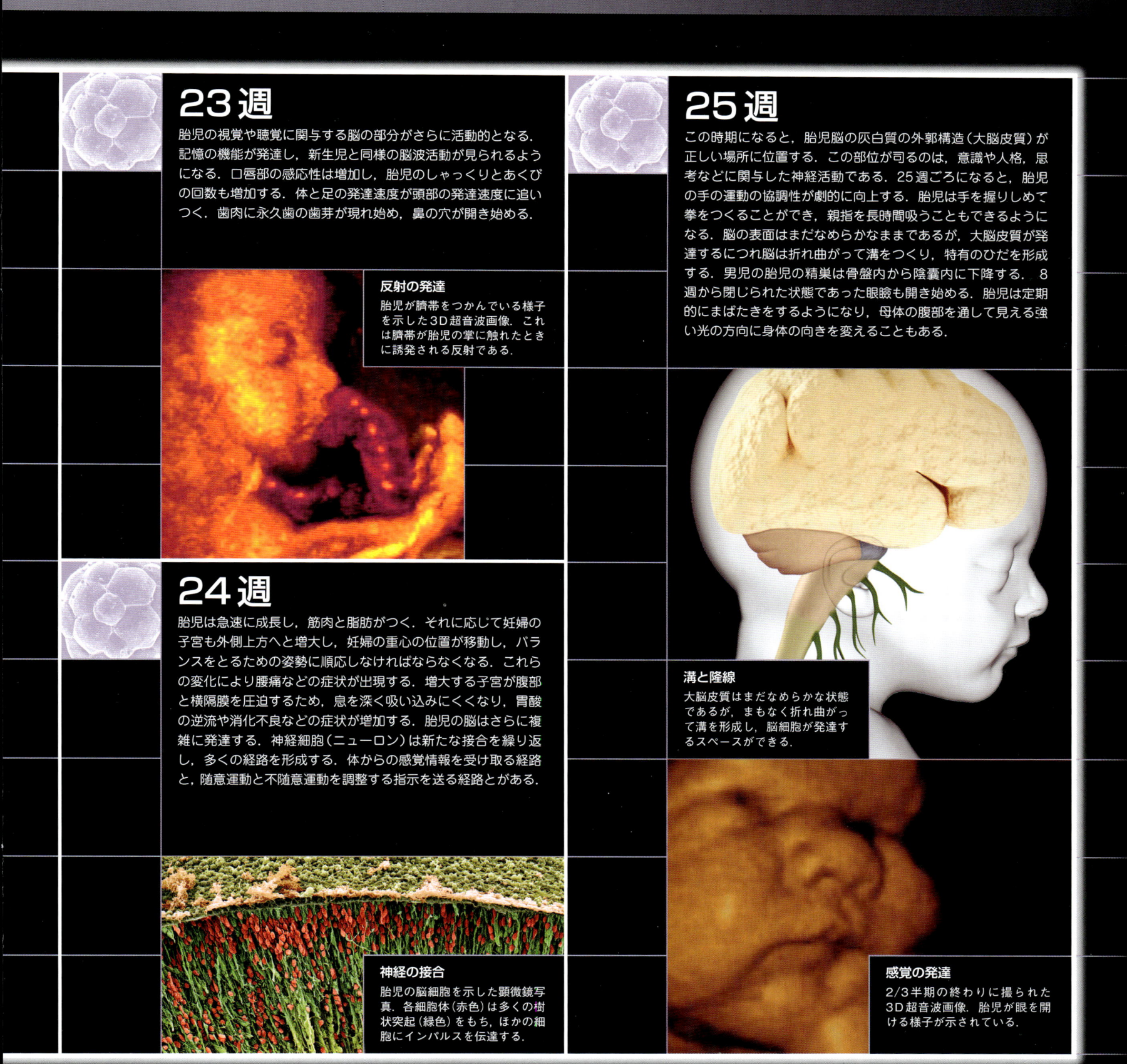

胎児の視覚や聴覚に関与する脳の部分がさらに活動的となる．記憶の機能が発達し，新生児と同様の脳波活動が見られるようになる．口唇部の感応性は増加し，胎児のしゃっくりとあくびの回数も増加する．体と足の発達速度が頭部の発達速度に追いつく．歯肉に永久歯の歯芽が現れ始め，鼻の穴が開き始める．

反射の発達
胎児が臍帯をつかんでいる様子を示した3D超音波画像．これは臍帯が胎児の掌に触れたときに誘発される反射である．

24週

胎児は急速に成長し，筋肉と脂肪がつく．それに応じて妊婦の子宮も外側上方へと増大し，妊婦の重心の位置が移動し，バランスをとるための姿勢に順応しなければならなくなる．これらの変化により腰痛などの症状が出現する．増大する子宮が腹部と横隔膜を圧迫するため，息を深く吸い込みにくくなり，胃酸の逆流や消化不良などの症状が増加する．胎児の脳はさらに複雑に発達する．神経細胞（ニューロン）は新たな接合を繰り返し，多くの経路を形成する．体からの感覚情報を受け取る経路と，随意運動と不随意運動を調整する指示を送る経路とがある．

神経の接合
胎児の脳細胞を示した顕微鏡写真．各細胞体（赤色）は多くの樹状突起（緑色）をもち，ほかの細胞にインパルスを伝達する．

25週

この時期になると，胎児脳の灰白質の外郭構造（大脳皮質）が正しい場所に位置する．この部位が司るのは，意識や人格，思考などに関与した神経活動である．25週ごろになると，胎児の手の運動の協調性が劇的に向上する．胎児は手を握りしめて拳をつくることができ，親指を長時間吸うこともできるようになる．脳の表面はまだなめらかなままであるが，大脳皮質が発達するにつれ脳は折れ曲がって溝をつくり，特有のひだを形成する．男児の胎児の精巣は骨盤内から陰嚢内に下降する．8週から閉じられた状態であった眼瞼も開き始める．胎児は定期的にまばたきをするようになり，母体の腹部を通して見える強い光の方向に身体の向きを変えることもある．

溝と隆線
大脳皮質はまだなめらかな状態であるが，まもなく折れ曲がって溝を形成し，脳細胞が発達するスペースができる．

感覚の発達
2/3半期の終わりに撮られた3D超音波画像．胎児が眼を開ける様子が示されている．

受胎から誕生まで

month 6 | 21～25週
母親と胎児

2/3 半期が終わりに近づくと、多くの妊婦は体調も気分もすぐれるようになり、血色がよくなる。しかし、腹部に妊娠線ができることがある。子宮頸管長を測定し早産のリスクを予測するために経腟超音波検査が行われる。もし前回の妊娠時に流産した経験があれば、しばしば実施される。胎児の身体機能は、胎盤を経て供給されたエネルギーと栄養から脂肪を作り始める時期に達し、それによって体重が急速に増加する。長骨の骨髄でのみ産生されていた赤血球が、それまでは肝臓でのみ新生される。もし胎児がこの月の終わりごろまでに生まれた場合、新生児集中治療によって生存の可能性がいくらかある。リビドー（訳注：フロイトが用いた性的エネルギーの概念）が減ることがある。子宮頸管長を測定し早産のリスクを予測するために経腟超音波検査が行われる。

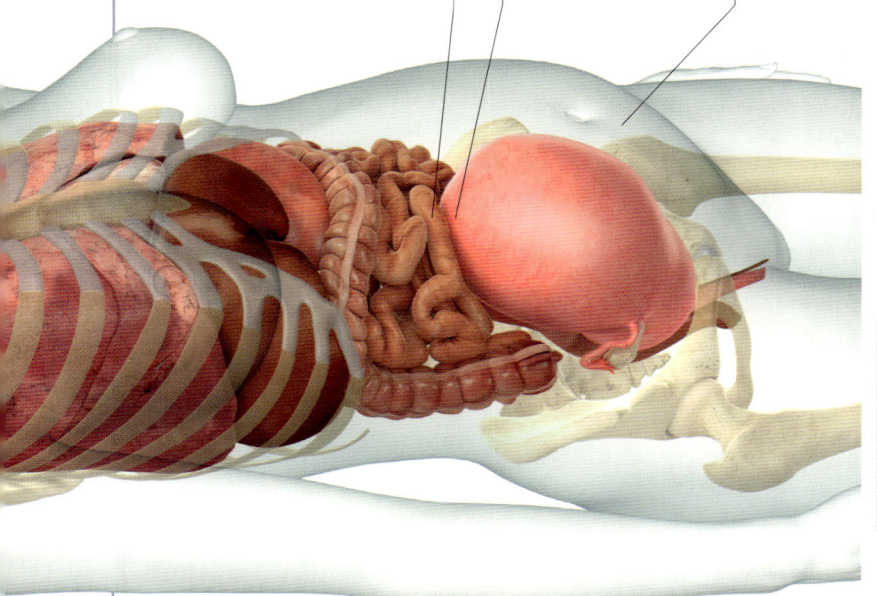

25週の母親

便秘
大きくなった子宮によって肺気量が減少するため、息切れが起こる可能性がある。便秘、そのほかの不快感も起こりやすい。

便秘
大きくなった子宮が消化管を圧迫するため、便秘になりやすい。

子宮底長
恥骨上縁から子宮底までの長さは、妊娠期間の指標となる。23週のときの長さは約24cmであり、子宮は毎週約1cmの割合で上へと大きくなる。

妊娠線
子宮が大きくなって腹壁が伸びると、皮膚のコラーゲンとエラスチン線維が急に薄くなり、妊娠線ができる。

早産徴候である子宮頸部の開大を見つけるために、頸管長の超音波検査が行われる。

多くの胎児は、活発に動く時間と休息時間が規則的なサイクルで安定する。

母親
♡ 72回/分
⊙ 105/70 mmHg
△ 4.8 L

50%
この月にプロゲステロンのレベルは50%まで上がる。エストロゲンのレベルも着実に増加している。

数値

胎児
♡ 150回/分
↔ 36 cm
⚖ 750 g

3分の1
頭、体幹、下肢は、それぞれ、胎児の身長の3分の1である。

12%
成人の骨は90%がカルシウムであるのに比べて、胎児の骨に含まれるカルシウムは12%と少ない。

65%
25週で生まれた早産児の生存の可能性は65%である。23週では、たったの25%である。

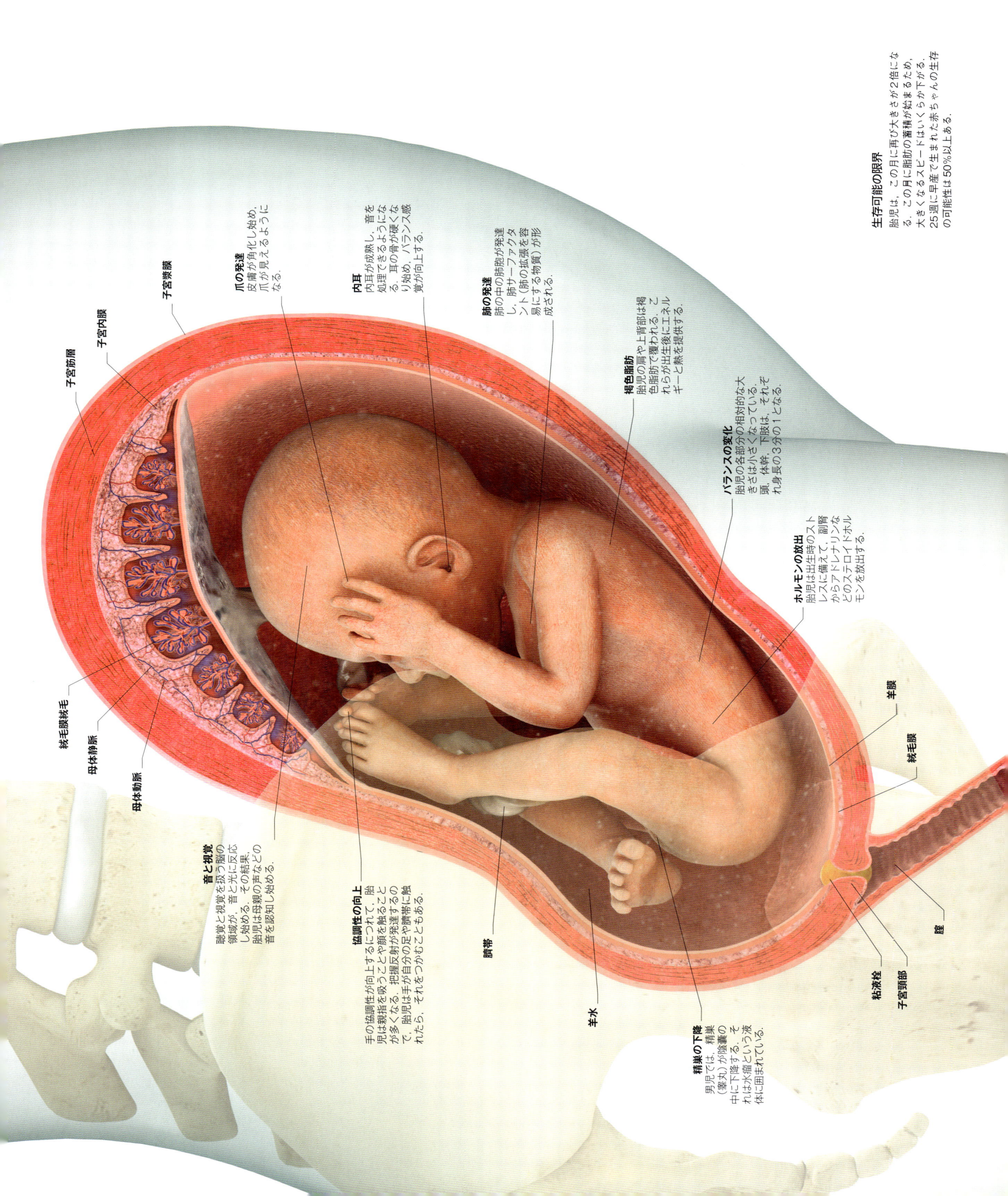

子宮筋層

子宮内膜

子宮漿膜

爪の発達
皮膚が角化し始め、爪が見えるようになる。

内耳
内耳が成熟し、音を処理できるようになる。耳の骨が硬くなり、バランス感覚が向上する。

肺の発達
肺の中の肺胞が発達し、肺サーファクタント（肺の拡張を容易にする物質）が形成される。

褐色脂肪
胎児の肩や上背部は褐色脂肪で覆われる。これらが出生後にエネルギーと熱を提供する。

バランスの変化
胎児の各部分の相対的な大きさは小さくなっている。頭、体幹、下肢は、それぞれ身長の3分の1となる。

ホルモンの放出
胎児は出生時のストレスに備えて、副腎からアドレナリンなどのステロイドホルモンを放出する。

生存可能の限界
胎児は、この月に再び大きさが2倍になる。この月に脂肪の蓄積が始まるため、大きくなるスピードはいくらか下がる。25週に早産で生まれた赤ちゃんの生存の可能性は50％以上ある。

絨毛膜絨毛

母体静脈

母体動脈

音と視覚
聴覚と視覚を扱う脳の領域が、音と光に反応し始める。その結果、胎児は母親の声などの音を認知し始める。

協調性の向上
手の協調性が向上する。胎児は親指を吸うことや顔を触ること が多くなる。把握反射が発達するので、胎児は自分の足や臍帯に触れたら、それをつかむこともある。

臍帯

精巣の下降
男児では、精巣（睾丸）が陰嚢の中に下降する。そ れは水嚢という液体に囲まれている。

羊水

子宮頸部

粘液栓

腟

絨毛膜

羊膜

month 6 | 主要な発達

母親

妊娠線

妊娠線は，しわ状の皮膚の断裂である．妊娠中によく見られる．これらの所見は，急激な体重増加や腹壁の伸展と関連があり，プロゲステロンの影響とも関連している．妊娠線は，最初のうちは赤や紫色をしているが，時間がたつと色あせ，シルバーやグレーになる．理由は知られていないが，多胎妊娠であっても，妊娠線がまったくできない女性もいる．妊娠した時点で肥満の女性は，妊娠線のリスクが高い．保湿マッサージや，食事で必須脂肪酸を豊富にとることは，妊娠線の形成を抑えるのに役立つかもしれない．

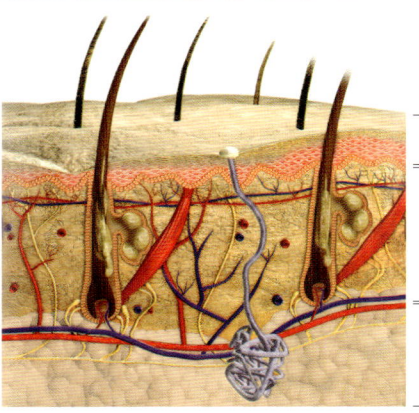

妊娠線の原因
真皮内のコラーゲンとエラスチン線維が急激に薄く引き伸ばされるとき，妊娠線が生じる．

好発部位
妊娠線はいたる所にできるが，通常，腹部・殿部・大腿部・乳房にできることが多い．

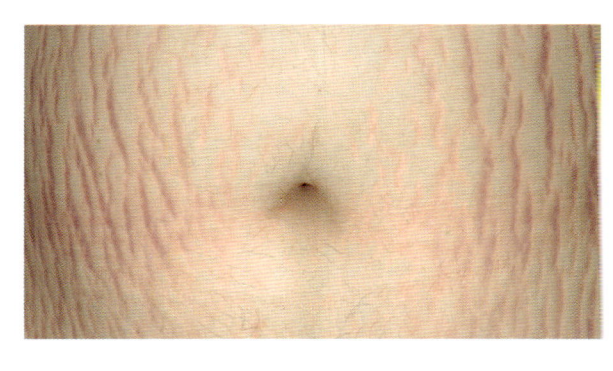

表皮
表皮と言われる，皮膚の外側に露出している層は，妊娠線の表面にそのまま残る．

真皮
皮膚の深い層の支持組織，つまり真皮は，引き伸ばされ薄くなる．これが原因で，表面に無痛性の裂け目ができ，妊娠線として現れる．

皮下脂肪
妊娠期間に，増加した脂肪が真皮の下に蓄積し，皮膚を引き伸ばす一因となる．

妊娠期間の性欲の変化

妊娠中のホルモンの変化は同じにもかかわらず，女性の性欲は人それぞれ異なり，妊娠中の性衝動は，高まることも減退することも変化しないこともある．生殖器への血流量の増加，潤滑物質の増加，妊娠中オーガズムに達しやすくなることやより強く感じる要因もあるが，心理的な影響力は大きい．一方，性衝動の減退は，妊娠最後の3ヵ月にとくに見られる身体的疲労と関連するだろう．この時期は，性欲を抑える傾向があるプロラクチンホルモンの血中濃度が，授乳の準備として増加し始める．エストロゲンとプロゲステロンの濃度が高ければ，プロラクチンの影響を抑えることも可能になるため，必然的に性衝動が低くなるとは言いきれない．

子宮頸管長の画像診断

早産のリスクがある場合，経腟超音波診断で頸管長の測定が行われる．頸管が通常に比べ短くやわらかくなっていないかを診断するために，潤滑剤を塗った超音波プローブを腟内に優しく挿入する．頸管長の測定と同様に，頸管上部（内子宮口）の形状についても検査する．内子宮口が閉じてT字型を呈していれば，早産の可能性は低い．頸管長が短くなり内子宮口が開大し始めると，Y字型，のちにV字型，最終的にU字型を呈する．このように漏斗状に変化することにより，胎胞が膨隆し，早産の可能性が著しく増加する．

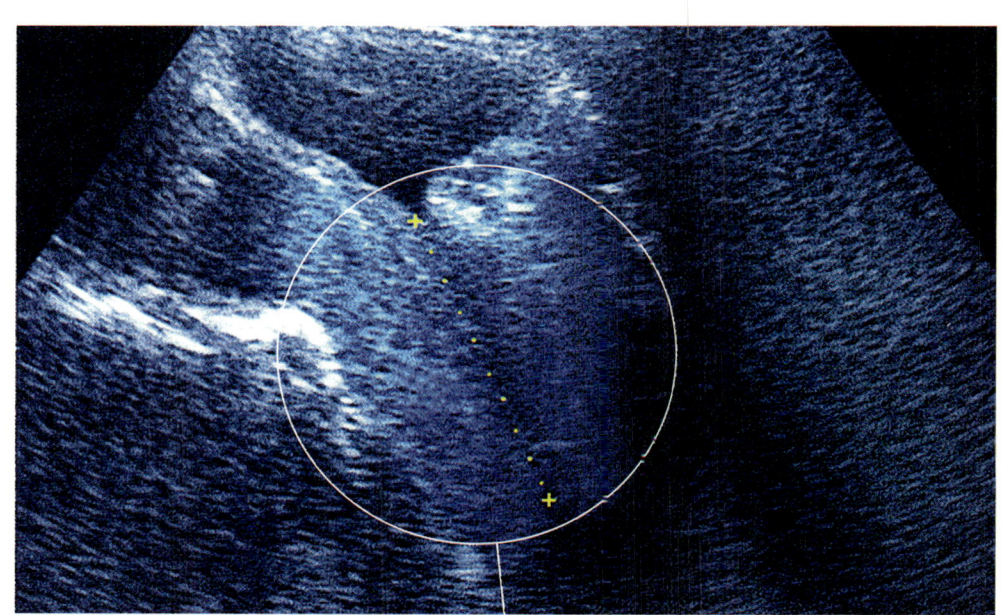

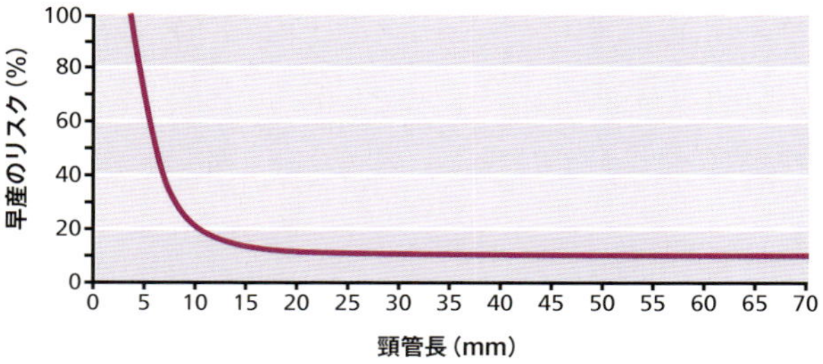

早産のリスク
このグラフは，22週時点での頸管長と早産のリスクの関連を示している．頸管長が約2cmを下回る場合，リスクが増大する．

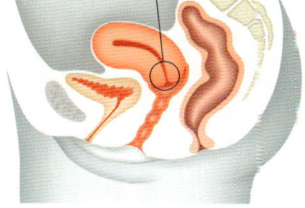

正常な頸管長
この超音波画像はmonth 5の頸管を示している．頸管長は2.5cm以上あり，正常である．この妊娠では，頸管無力症（ある一定の時期以降，胎児を保持することができない子宮頸管）に続いて起こる早産のリスクは低い．この画像の視野では，胎児は見られない．

頸管の位置

胎児

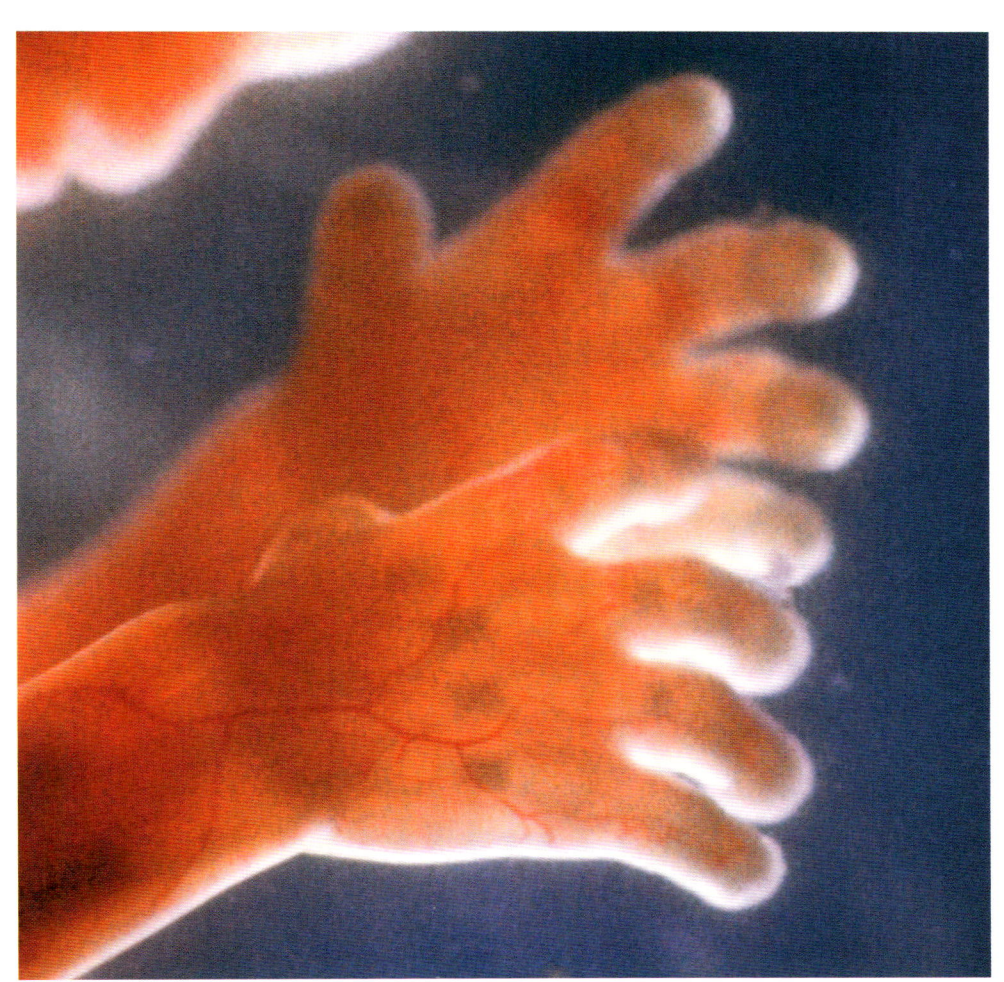

指の発達

胎児の手の指や足の指は month 6 までに完全にできあがる．爪床が形成され爪甲も見え始める．胎生期のごく初期に皮膚が隆起し，手のひらや足の裏にしわが形作られるが，この時期にはっきりしてきて，さらに皮膚が厚くなり，より不透明になったように見える．これらの隆起は胎児が譲り受けた遺伝子で決定される．同様に指紋もこの時期にしだいにはっきりしてくる．指紋は個々に特有なもので，うずまき状の模様は胎児期早期の栄養状態や胎盤の血流状態を反映していると考えられている．指紋からその後の生活で高血圧になるかどうかを予見できるかもしれない，とする研究もある．

指

この写真は month 6 の胎児のもので，手や指がいかに十分に発達しているかを示している．爪床は形成され，爪甲は成長を始めようとしており，裏側の指の腹は人それぞれに特有の指紋パターンを形成し始めている．

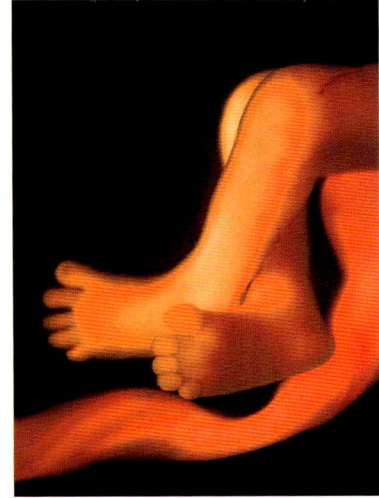

広がるつま先

これは 22 週の胎児の足をコンピューターで再構成したものだが，すでにつま先を広げることができる．

赤血球の産生

胎児の全身に酸素を届ける赤血球は，胎児の体内でもっとも豊富な細胞である．胎芽の時期には赤血球は初め卵黄嚢で産生され，month 3～4 ごろから胎児の肝臓や脾臓でつくられるようになる．month 6 になると胎児の長い骨のくぼみにある赤色脊髄がこの役割を受け継ぐようになる．腎臓や胎盤でつくられる物質がこの造血機能を調節している．

胎児の骨髄

この光学顕微鏡の写真は，たくさんの赤血球を含んでいる胎児の骨髄である．これらの細胞は幹細胞から分化する（p.99 参照）．

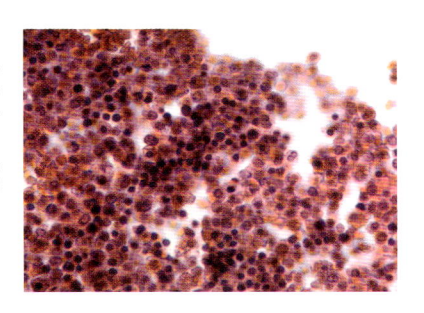

心拍数

この時期の胎児心拍数はおおよそ 140～150 回/分である．これは予想通り昼と夜で異なる．母体心拍数と血圧が変動するように，胎児心拍数と血圧は早朝の時間帯（午前 4 時ごろ）もっとも低くなる．そしてちょうど目覚める直前に再び上昇し始め，午前中の半ばには自然にピークを迎える．男児のほうが心拍数が速いとよく言われるが，10,000 人の胎児心拍数の研究によると，そうでもなさそうである．胎児心拍数は妊娠の時期によって明らかに異なる．

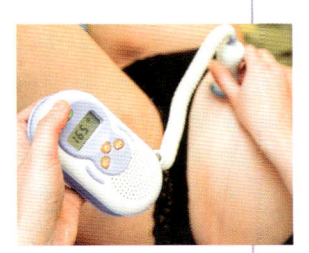

ドプラ

胎児心拍は母体の腹壁を通して胎児心拍数ドプラで計測される．心拍数はディスプレイに表示される．

胎児心拍数

下の図は異なる妊娠時期の胎児心拍数を示している．妊娠の早い時期にピークに達し，その後出生までゆるやかに変動する．

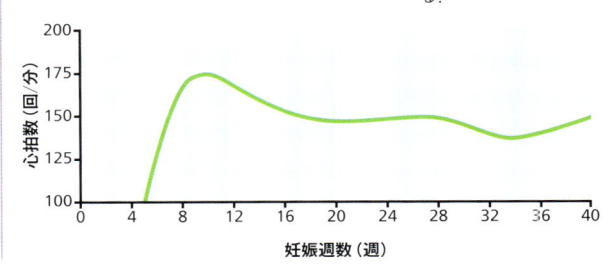

month 6 | 主要な発達

胎児

聴力の発達

聴力はいちばん最初に発達する感覚器の1つである．内耳，中耳，外耳はそれぞれ別々に発達する．胎芽の3つの異なる場所から発達し，それぞれが協働して音を感知するようにはたらく．複雑な外耳（耳介）は6つの小さなふくらみ（鰓弓，さいきゅう）から発達する．それらは胎齢6週ごろから見えるようになり，少しずつ大きくなり，融合してひだのある耳介を形成する．耳は初め，首の低い位置に形成される．顎の骨の発達や頭部のそれぞれの骨の発達スピードが異なるため，あたかも目の高さまで上昇してくるように見える．耳介の形は音を集め，音波を耳管に伝えるのに役立っている．これらの音波は鼓膜を通じ，内耳にある3つの小さな骨（耳小骨）に伝わり，内耳へと到達する．ここで音の振動は神経信号に変換され脳に送られて，情報処理される．

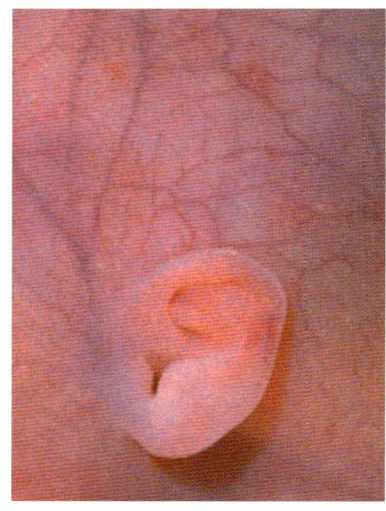

22週の耳
22週までに耳はほぼ完成する．耳はすでに頭の真ん中，目の高さの解剖学的に正しい位置まで上昇している．

母親の声の認識

胎児はほかの多くの音の中からとりわけ母親の声を認識する．これは一部には母親の声がもっとも頻繁に聞こえるから，ということもあるだろうが，母親の体が音や振動のとてもよい伝導体となっているからでもある．音は母親の体の内部組織を通じて届くが，一方では腹壁の外の外気を通じても胎児に届く．母親の声は胎児が周囲を意識するようになって初めて認識するものの1つである．母親の声には強力な鎮静効果があり，出生後にも聞くと心地よい．

胎児心拍数に与える影響

新生児の心拍数は母親の会話の声を聞くといつもゆっくりになることを示す研究もある．

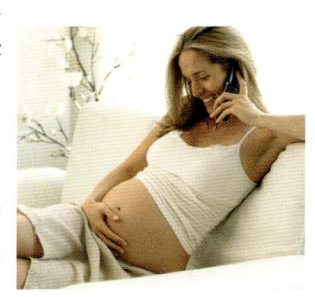

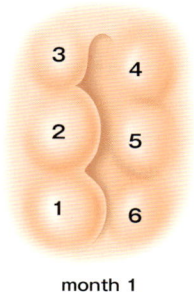

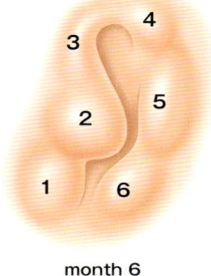

鰓弓
胎芽期の早期に耳介は6つの鰓弓から形成され始める．これらは大きくなり融合し，折り重なって最終的に耳介を形成する．

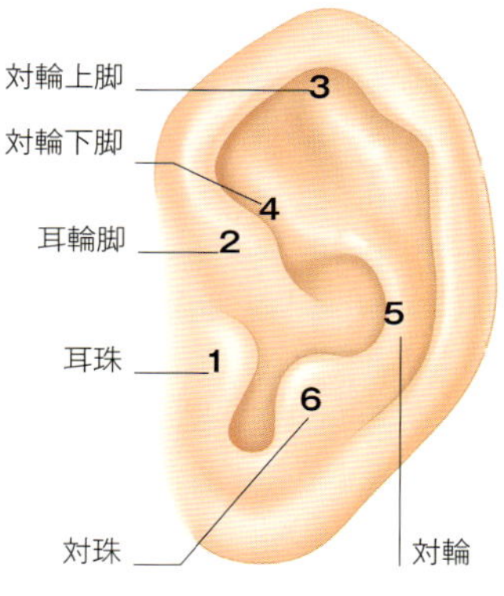

month 1 / month 6

新生児：対輪上脚，対輪下脚，耳輪脚，耳珠，対珠，対輪

胎児が聞くこと

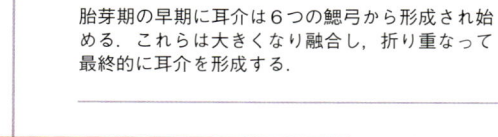

子宮内は母体の心音や腸蠕動などの音であふれている．胎児は子宮内で約70dB（デシベル）の音にさらされている．これは通常の会話の音と同じくらいの大きさである．

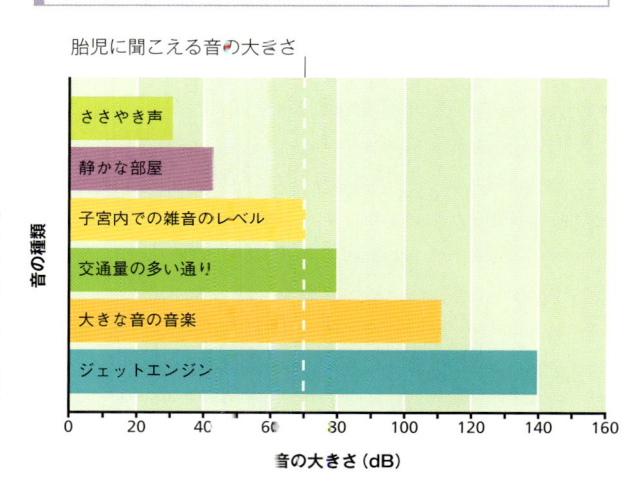

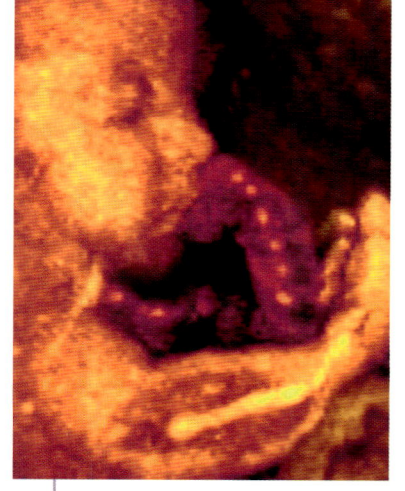

胎児に聞こえる音の大きさ
- ささやき声
- 静かな部屋
- 子宮内での雑音のレベル
- 交通量の多い通り
- 大きな音の音楽
- ジェットエンジン

音の大きさ（dB）：0, 20, 40, 60, 80, 100, 120, 140, 160

反射の発達

赤ちゃんは，新生児期の最初の数日間，自分を守る70以上もの原始反射を備えて生まれてくる．これらは神経接合が完成する発達のごく初期の段階で神経システムにプログラムされている．追いかけ反射や吸啜反射のような原始反射は哺乳行動に寄与する．そのほかの，たとえば把握反射などは体を安定させるなど生存本能である．把握反射は胎齢10週ごろから発達し始める．このときは指を握ることはできるが，まだ不完全である．month 6になると，弱いものの本当の把握反射を認めるようになる．

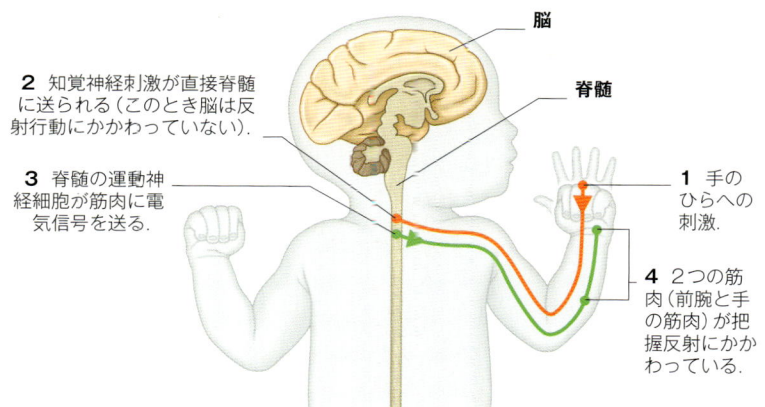

把握反射
23週のカラー3D超音波画像では，胎児が臍帯（紫色）で遊んでいる様子を示している．

把握反射のメカニズム
赤ちゃんは指で手のひらをたたかれると強く手を握る．脊髄主導の一連の素早い神経活動がこの反射を支えている．

1 手のひらへの刺激．
2 知覚神経刺激が直接脊髄に送られる（このとき脳は反射行動にかかわっていない）．
3 脊髄の運動神経細胞が筋肉に電気信号を送る．
4 2つの筋肉（前腕と手の筋肉）が把握反射にかかわっている．

凡例
- 感覚神経
- 運動神経

早産

単胎で，36週未満に出生した児を早産児と分類する．早産となった場合，23週であれば新生児集中治療室（NICU）である程度生存できる可能性がある．もちろん出生時の蘇生は必要であり，保温，十分な酸素・栄養を与える専門スタッフによる医療が24時間体制で必要である．赤ちゃんの状態がよければ，母親は母乳を絞るようアドバイスされ，その母乳は赤ちゃんの鼻を通して入れられた栄養チューブで小さな胃に送り込まれる．赤ちゃんを常時モニタリングしておくことは生命維持のために必須である．とくに，早産児で出生すると呼吸のトラブルや感染を起こしうるからである．呼吸器や免疫機能を含む，赤ちゃんの体のシステムは未成熟である．month 6の時点では皮膚にはしわがあり，皮下脂肪が薄いため，とても小さく見える．胎児の肝臓は，赤血球の色素であるビリルビンを代謝することが困難で，皮膚の色が黄色～オレンジ色になる，いわゆる黄疸を呈する．この黄疸は特殊なブルーライトを当てて治療する．こうすることでビリルビンが形を変え，尿や腸管内に排泄されるようになる．治療期間は出生体重や生日，血中ビリルビンの値による．赤ちゃんの状態がよくなるとすぐに，両親は赤ちゃんの世話を積極的に行うように勧められる．肌と肌のふれあいを赤ちゃんは心地よく感じ，母児のつながりを強める．

発達中の肺
33週未満で出生した場合，ある程度の呼吸障害を有していることが多い．その多くは，肺胞上皮細胞から分泌される化学物質（肺胞が虚脱するのを防ぐ肺サーファクタント）の欠乏によるものである．

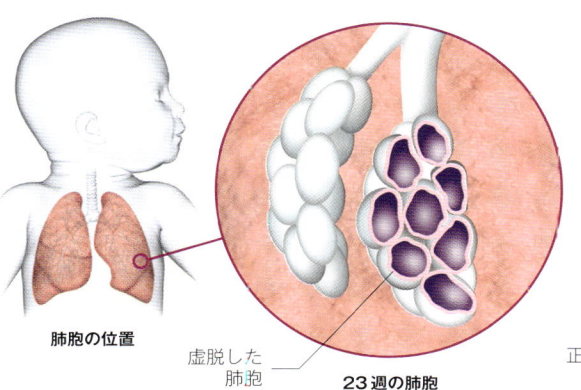

肺胞の位置
虚脱した肺胞
23週の肺胞
正常の肺胞
出生直後の肺胞

生存率
子宮内に長くいるほど赤ちゃんの生存率は高くなる．24週では24％程度の生存が期待できる．28週でこの生存率は86％程度にまで上昇する．成人にまで成長したもっとも早産の赤ちゃんはカナダで生まれた21週5日の赤ちゃんである．

ライフサポートとモニタリング
この写真はNICUにいる胎齢23週の赤ちゃんである．センサーで赤ちゃんの状態をモニターし，チューブから酸素，ミルク，薬剤を赤ちゃんに与える．

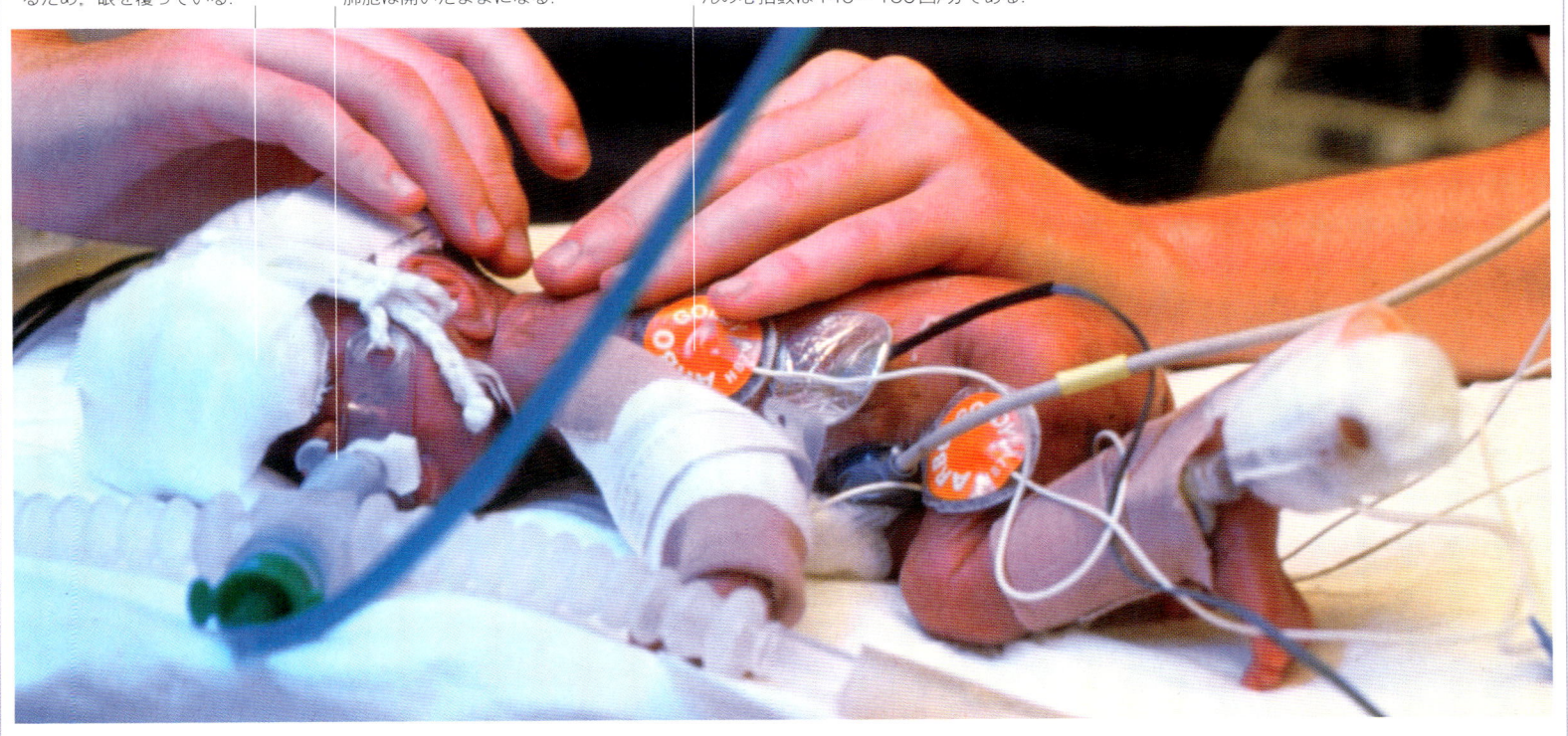

黄疸の治療
黄疸の治療のため，ブルーライトが赤ちゃんを照らしている．眼を保護するため，眼を覆っている．

人工呼吸器
人工呼吸器は赤ちゃんに必要な酸素を赤ちゃんの肺に送っている．持続的に低い陽圧をかけておくことで，小さな肺胞は開いたままになる．

心拍数モニター
赤ちゃんの心臓がきちんとはたらいているかをしっかりと確認するために心拍数モニターは欠かせない．一般的な赤ちゃんの心拍数は140～150回/分である．

呼吸器系の形成

呼吸器系の発達は規則正しく行われ，とくに妊娠後半期はとても重要である．肺の主要な機能である呼吸は胎児が生まれるまでは行われず，液体で満たされている．

子宮内では，胎児は胎盤の母体循環を介して酸素を受け取っている．出生後，赤ちゃんはすみやかに自らの力で，まわりの空気から酸素を取り込み，不要となった二酸化炭素を吐き出すという呼吸を始めなければならない．下気道の主要な呼吸器官は気管で，それは5週ごろから発達が始まる．同じころ，右と左の主気管支が分岐する．右肺は最終的に3つに分かれるのに対し，左は2つに分かれる．左肺の残った部分は心臓のためのスペースである．肺は通常35週ごろまでは発達が十分でない．したがって，未熟な週数で出生すると最初の数日間から数週間，呼吸障害に対する治療が必要となる．

肺サーファクタント
肺胞が開いたり，しぼんだりすることができるように分泌される．

肺胞II型細胞
肺サーファクタントを分泌する．表面は細い髪の毛のような構造である．

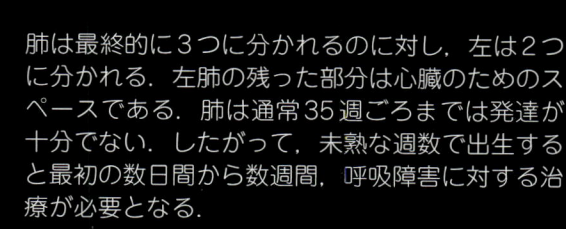

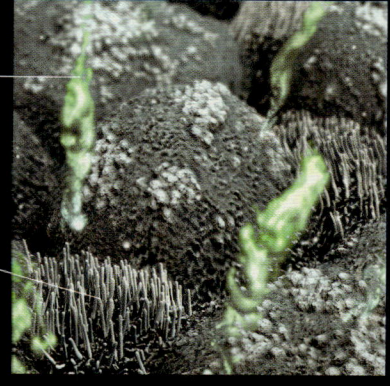

肺サーファクタントの産生
肺サーファクタントは肺胞上皮細胞から産生される化学物質である．肺サーファクタントが表面張力を下げるため，肺胞は開いたり，しぼんだり簡単にできるようになる．この画像は，肺胞から肺サーファクタント（緑色）が分泌されていることを示している．

上気道系

口，鼻，咽頭はそれぞれ胎芽の別々の部分から，下気道や肺と同時に発達を始める．5週ごろ，頭の厚くなった折り目から2つの鼻窩とよばれる部分が形成される．この組織が盛り上がり，発達してきた上顎に圧排され鼻が形作られる．上顎と下顎のアーチが両側から成長し，融合して口となる．

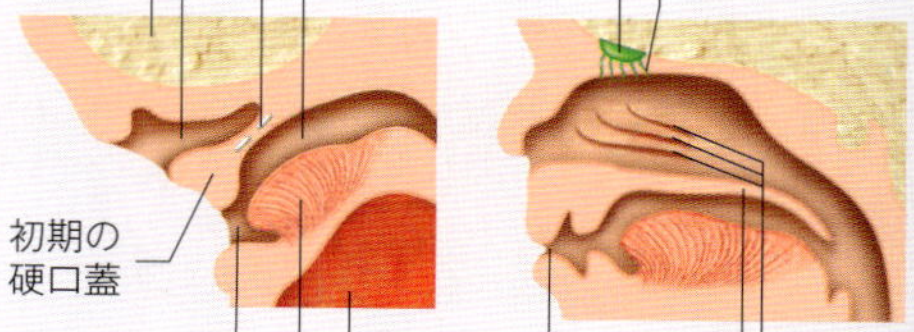

6週: 脳／鼻腔／鼻咽頭腔／咽頭／嗅神経球／初期の硬口蓋／口腔／心臓／舌
12週: 口腔／鼻甲介／二次口蓋／嗅神経

口腔と鼻腔

鼻と口の空洞は初期に口蓋によって分けられる．発達が進むにつれ，2つの気道は喉の奥でつながるようになる．

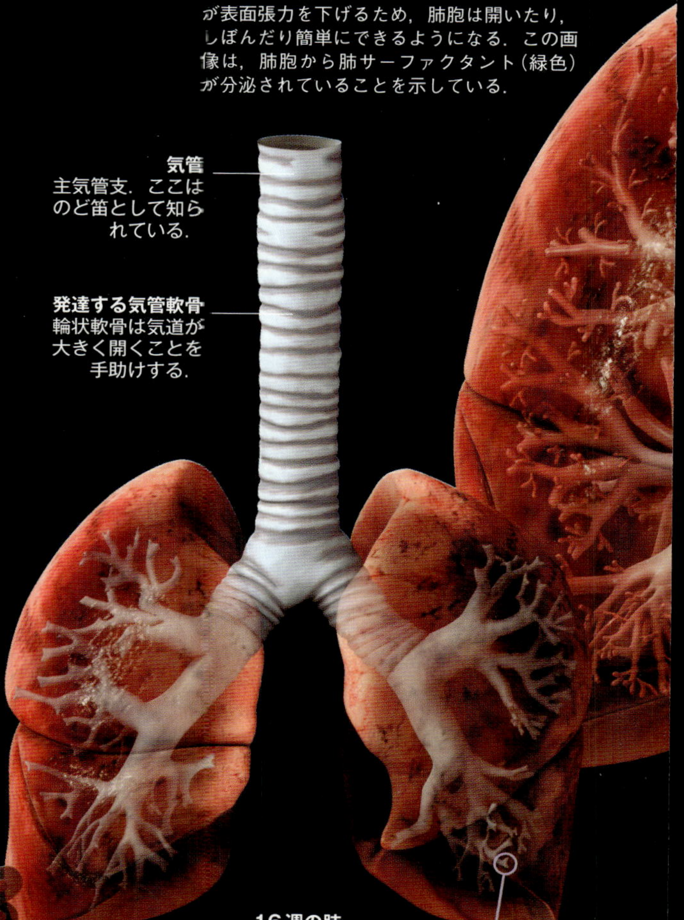

気管
主気管支．ここはのど笛として知られている．

発達する気管軟骨
輪状軟骨は気道が大きく開くことを手助けする．

4週　肺の原基の時期
呼吸器系は前腸から分離した小さな肺の原基（肺芽）から発生する．肺芽の基部は最終的に気管や喉頭になる．その下端は左右の気管原基を形成し，分岐して左右の主気管支となる．この分岐が続き，第2，第3の気管支の原基が形成されていく．

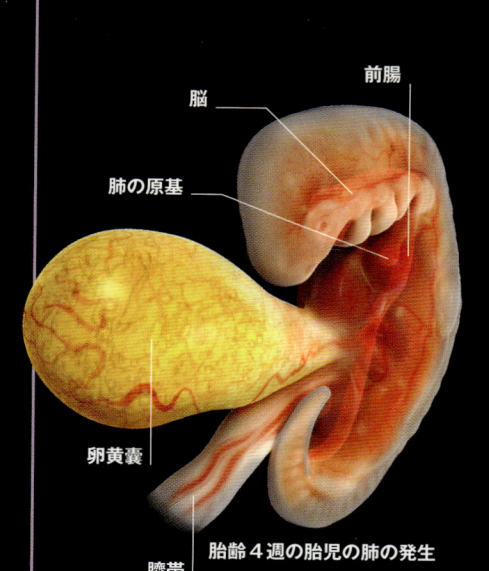

胎齢4週の胎児の肺の発生
脳／前腸／肺の原基／卵黄嚢／臍帯

5週時の肺
第1の分岐: 肺の原基は右と左の主気管支に分かれる．

6週時の肺
右主気管支: これは3つの気管支の原基に分かれる．

7週時の肺
第3次気管原基: 第2次気管原基は第3次気管原基に分化する．
続いていく分岐: 気管原基はその後数週間で何度も分化する．
左主気管支: これは2つの第2次気管支の原基に分かれる．

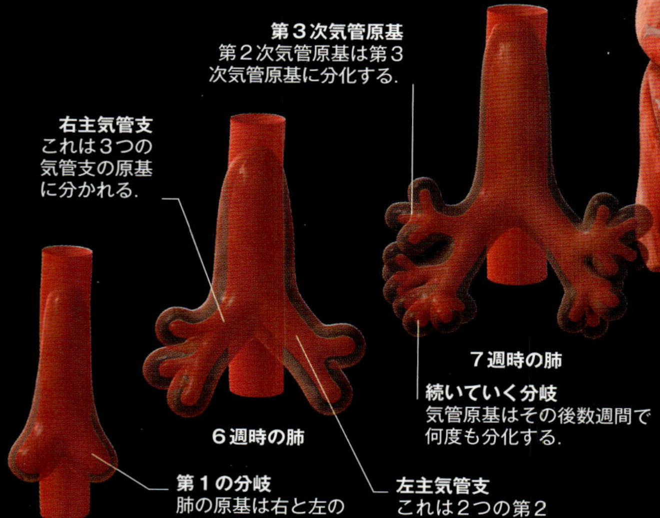

5〜7週　偽分泌期
呼吸器系の発達は進み，どんどん小さな管に分かれていく．第2次，第3次の後さらに14回の分岐を23週ごろまでに行い，細気管支にまでなる．これらの分割は位置やサイズ，肺や肺葉の形を形成する．この初期段階の発達のころ，もっとも小さい管は終末細気管支とよばれる．

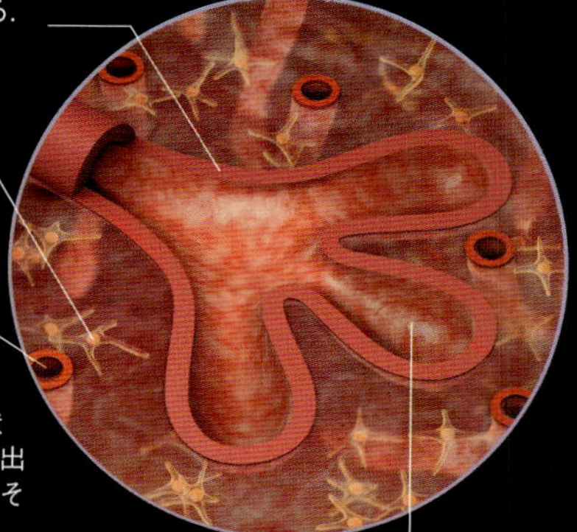

16週の肺

肺胞上皮: この部分はまもなく2つの肺胞上皮に分化する．
結合組織
毛細血管: 毛細血管は肺胞にしだいに近付いていく．
呼吸細気管支: この時点でもっとも先端の気管支．

16週　小管発達の時期
終末細気管支は管状構造になる．先端は環状に突出し，終末嚢胞とよばれる．このそばには血管が発達する．

受胎から誕生まで／呼吸器系の形成

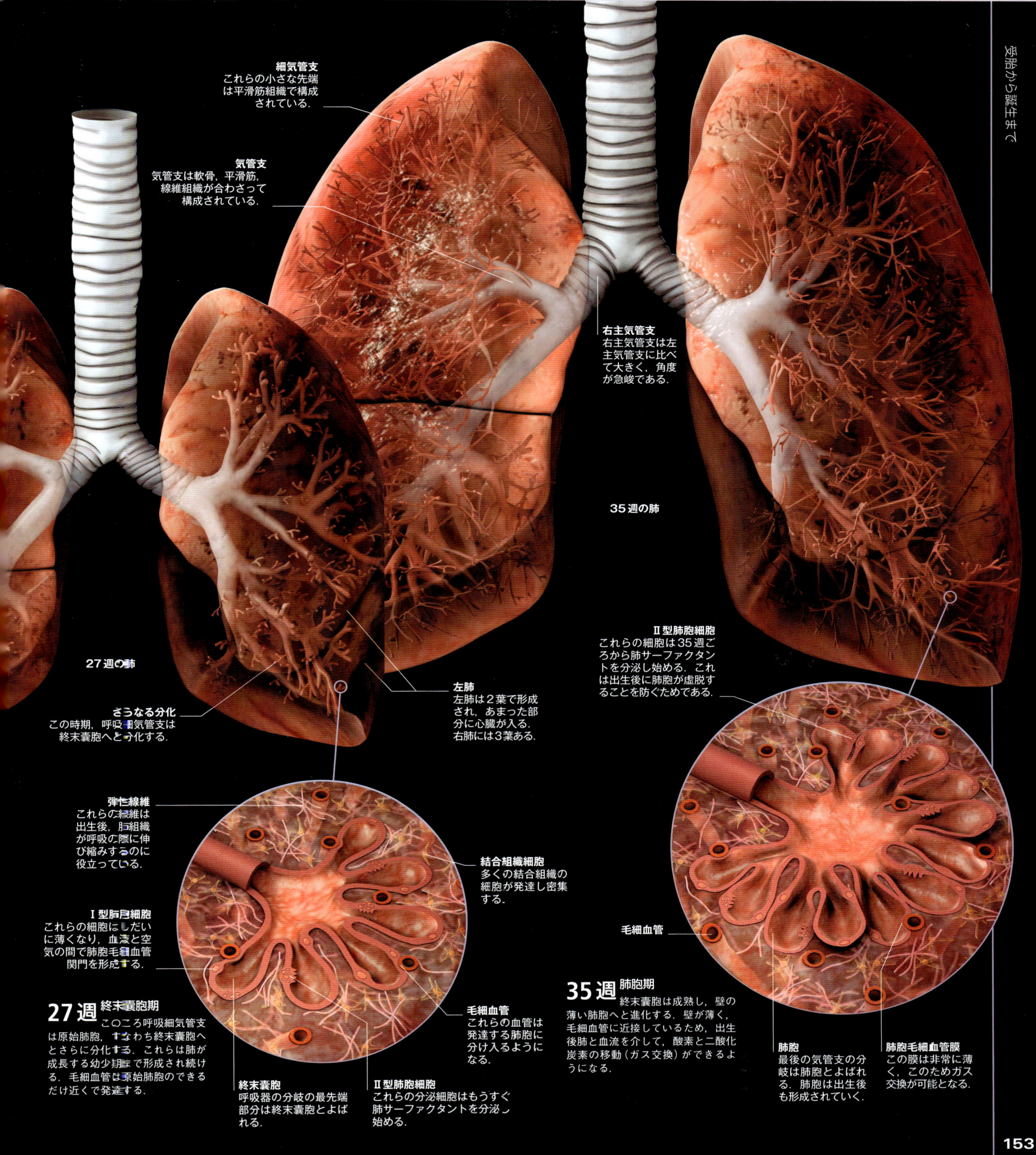

細気管支
これらの小さな先端は平滑筋組織で構成されている．

気管支
気管支は軟骨，平滑筋，線維組織が合わさって構成されている．

右主気管支
右主気管支は左主気管支に比べて大きく，角度が急峻である．

35週の肺

II型肺胞細胞
これらの細胞は35週ごろから肺サーファクタントを分泌し始める．これは出生後に肺胞が虚脱することを防ぐためである．

27週の肺

さらなる分化
この時期，呼吸細気管支は終末嚢胞へと分化する．

左肺
左肺は2葉で形成され，あまった部分に心臓が入る．右肺には3葉ある．

弾性線維
これらの線維は出生後，肺組織が呼吸の際に伸び縮みするのに役立っている．

結合組織細胞
多くの結合組織の細胞が発達し密集する．

毛細血管

I型肺胞細胞
これらの細胞はしだいに薄くなり，血漿と空気の間で肺胞毛細血管関門を形成する．

27週 終末嚢胞期
このころ呼吸細気管支は原始肺胞，すなわち終末嚢胞へとさらに分化する．これらは肺が成長する幼少期まで形成され続ける．毛細血管は原始肺胞のできるだけ近くで発達する．

終末嚢胞
呼吸器の分岐の最先端部分は終末嚢胞とよばれる．

II型肺胞細胞
これらの分泌細胞はもうすぐ肺サーファクタントを分泌し始める．

毛細血管
これらの血管は発達する肺胞に分け入るようになる．

35週 肺胞期
終末嚢胞は成熟し，壁の薄い肺胞へと進化する．壁が薄く，毛細血管に近接しているため，出生後肺と血流を介して，酸素と二酸化炭素の移動（ガス交換）ができるようになる．

肺胞
最後の気管支の分岐は肺胞とよばれる．肺胞は出生後も形成されていく．

肺胞毛細血管膜
この膜は非常に薄く，このためガス交換が可能となる．

153

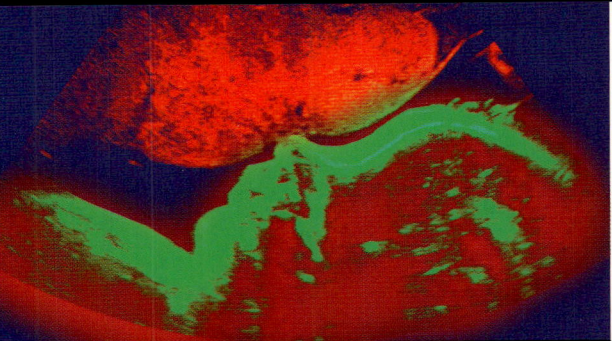

この2D超音波画像は，子宮内の32週の胎児である．空間はますます狭くなっており，鼻が胎盤に接して押されているように見える．

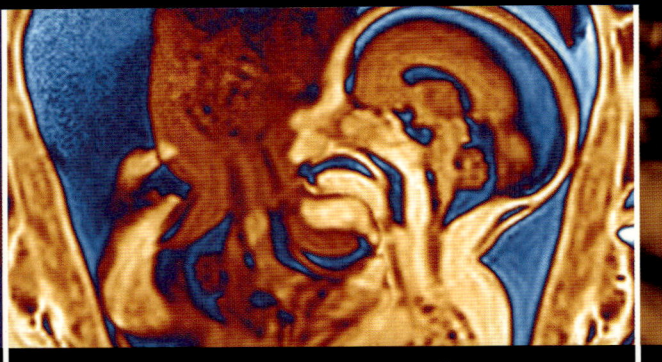

このMRI画像は予定日間近の双胎である．双胎は，通常，36週ごろに単胎児より早く娩出される．

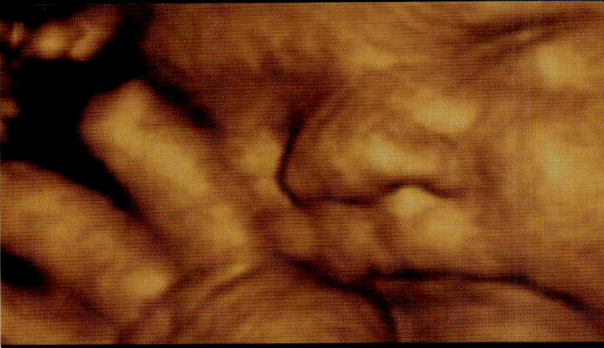

この3D超音波画像は，眼をこすっている予定日間近の胎児を示している．このころには，眼は開かれており，まだ焦点を合わせることはできないものの，光には敏感である．

妊娠3/3半期
months 7〜9 | 26〜39週

3/3半期は，成熟と急成長の時期である．
39週までに，胎児の器官は，独立した生存が可能なレベルまで発育していく．

3/3半期の間に，胎児自身が誕生後に十分に機能を果たすことができるような，脂肪の蓄積，身体機能の成熟などの重要な発育がなされる．呼吸器系は，第1呼吸ができるように，特別の劇的な変化に耐えなければならない．呼吸を補助するために，空気袋（肺胞）の内側にある特別な細胞が肺サーファクタントとよばれる物質を産生する．肺サーファクタントは，表面張力を低下させ，肺が小さな力でもふくらみを保つことを可能にする．胎児の脳は，最後の3ヵ月間にさらに増大し続け，頭囲は28cmから38cm程度まで増加する．同時に，胎児の身長はおよそ38cmから48cmまで伸び，重さは平均1.4kgから3.4kgまで増加する．最後の10週間は，正期産誕生時の重さの半分を獲得するという，胎児の成長が著しい期間である．3/3半期の終了までに，胎児は完全に形作られ，生まれる準備として多くは頭位に落ち着くだろう．妊婦の姿勢が変化することで筋肉と靭帯の緊張が高まるため，最後の3ヵ月で背中が痛むことがある．主に胎児の体重増加による疲労もまた，同様に問題となりうる．乳房は，誕生後の児を養育するための，初乳とよばれるクリーム状の乳汁を産生し始める．

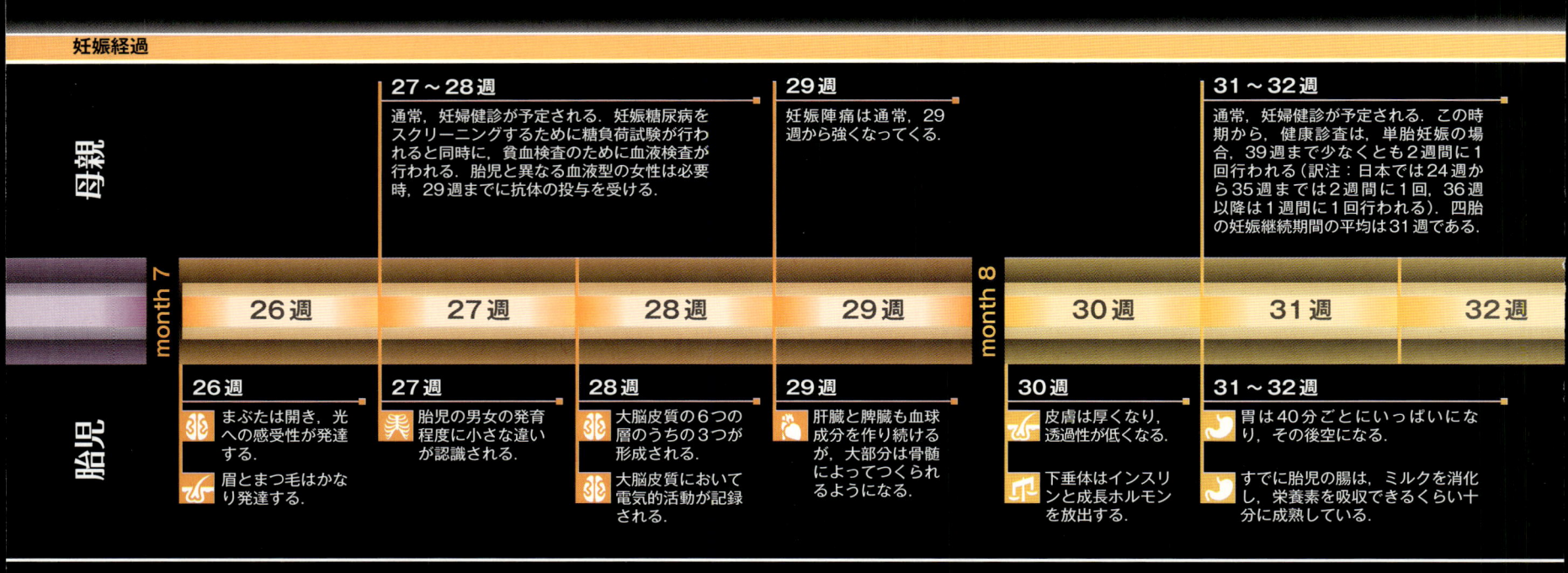

妊娠経過

母親

27〜28週
通常，妊婦健診が予定される．妊娠糖尿病をスクリーニングするために糖負荷試験が行われると同時に，貧血検査のために血液検査が行われる．胎児と異なる血液型の女性は必要時，29週までに抗体の投与を受ける．

29週
妊娠陣痛は通常，29週から強くなってくる．

31〜32週
通常，妊婦健診が予定される．この時期から，健康診査は，単胎妊娠の場合，39週まで少なくとも2週間に1回行われる（訳注：日本では24週から35週までは2週間に1回，36週以降は1週間に1回行われる）．四胎の妊娠継続期間の平均は31週である．

| month 7 | 26週 | 27週 | 28週 | 29週 | month 8 | 30週 | 31週 | 32週 |

胎児

26週
まぶたは開き，光への感受性が発達する．
眉とまつ毛はかなり発達する．

27週
胎児の男女の発育程度に小さな違いが認識される．

28週
大脳皮質の6つの層のうちの3つが形成される．
大脳皮質において電気的活動が記録される．

29週
肝臓と脾臓も血球成分を作り続けるが，大部分は骨髄によってつくられるようになる．

30週
皮膚は厚くなり，透過性が低くなる．
下垂体はインスリンと成長ホルモンを放出する．

31〜32週
胃は40分ごとにいっぱいになり，その後空になる．
すでに胎児の腸は，ミルクを消化し，栄養素を吸収できるくらい十分に成熟している．

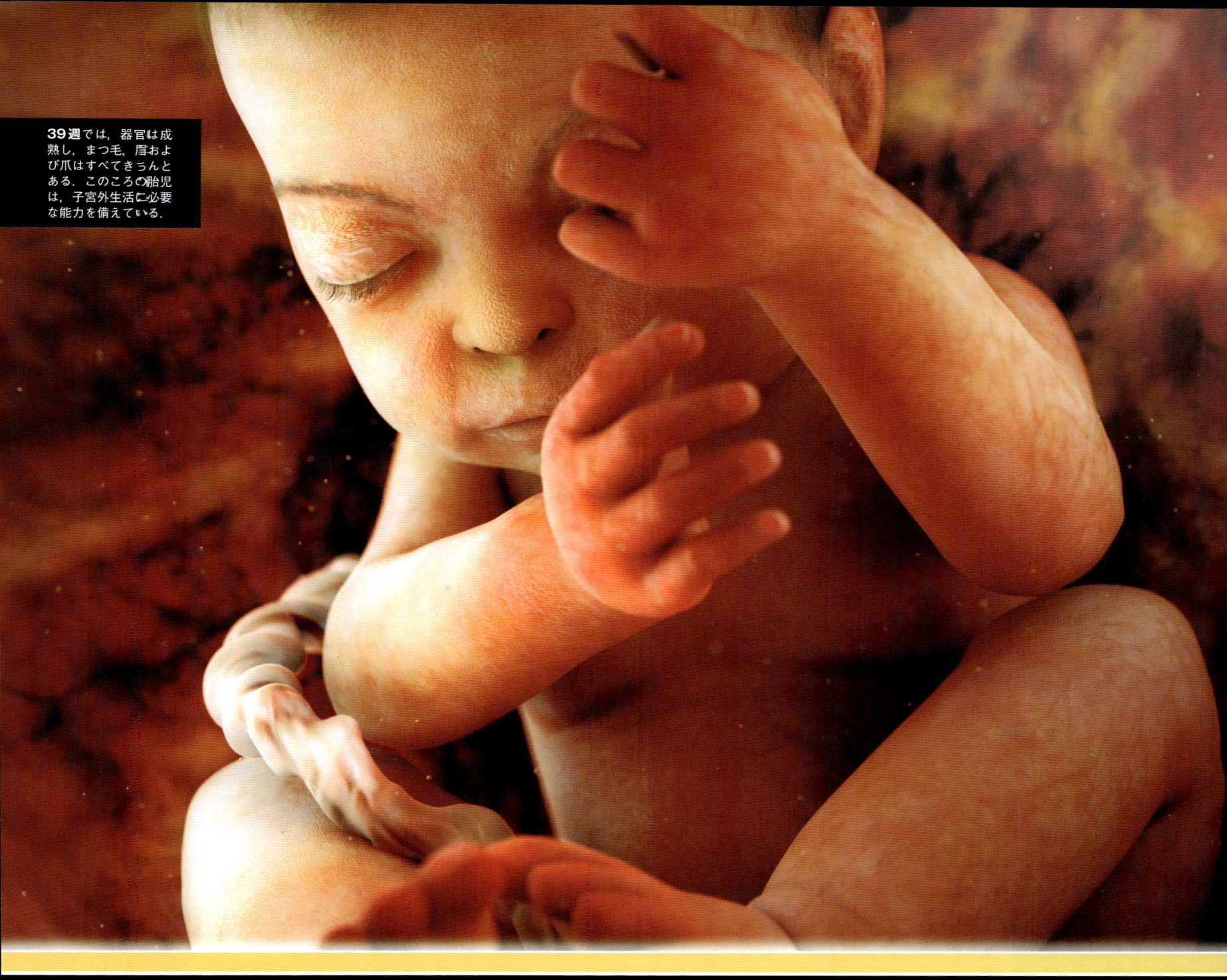

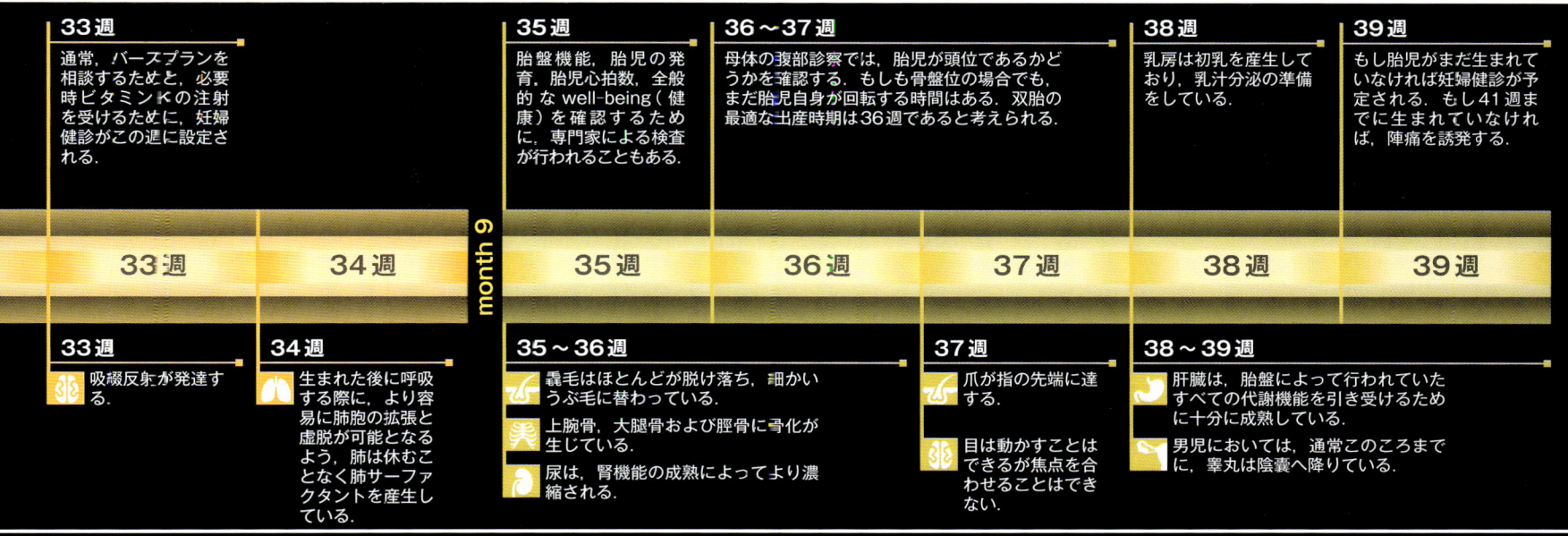

39週では、器官は成熟し、まつ毛、眉および爪はすべてきちんとある。このころの胎児は、子宮外生活に必要な能力を備えている。

33週	35週	36〜37週	38週	39週
通常、バースプランを相談するためと、必要時ビタミンKの注射を受けるために、妊婦健診がこの週に設定される。	胎盤機能、胎児の発育、胎児心拍数、全般的な well-being（健康）を確認するために、専門家による検査が行われることもある。	母体の腹部診察では、胎児が頭位であるかどうかを確認する。もしも骨盤位の場合でも、まだ胎児自身が回転する時間はある。双胎の最適な出産時期は36週であると考えられる。	乳房は初乳を産生しており、乳汁分泌の準備をしている。	もし胎児がまだ生まれていなければ妊婦健診が予定される。もし41週までに生まれていなければ、陣痛を誘発する。

month 9

| 33週 | 34週 | 35週 | 36週 | 37週 | 38週 | 39週 |

33週	34週	35〜36週	37週	38〜39週
吸啜反射が発達する。	生まれた後に呼吸する際に、より容易に肺胞の拡張と虚脱が可能となるよう、肺は休むことなく肺サーファクタントを産生している。	毳毛はほとんどが脱け落ち、細かいうぶ毛に替わっている。上腕骨、大腿骨および脛骨に骨化が生じている。尿は、腎機能の成熟によってより濃縮される。	爪が指の先端に達する。目は動かすことはできるが焦点を合わせることはできない。	肝臓は、胎盤によって行われていたすべての代謝機能を引き受けるために十分に成熟している。男児においては、通常このころまでに、睾丸は陰嚢へ降りている。

month 7 | 26〜29週

month 7になると3/3半期に入る．胎児が未熟児として出生した場合でも，専門的なケアがあれば生存できる可能性はかなり高くなる．胎児の脳，肺，消化器系は主要な発達を遂げる．

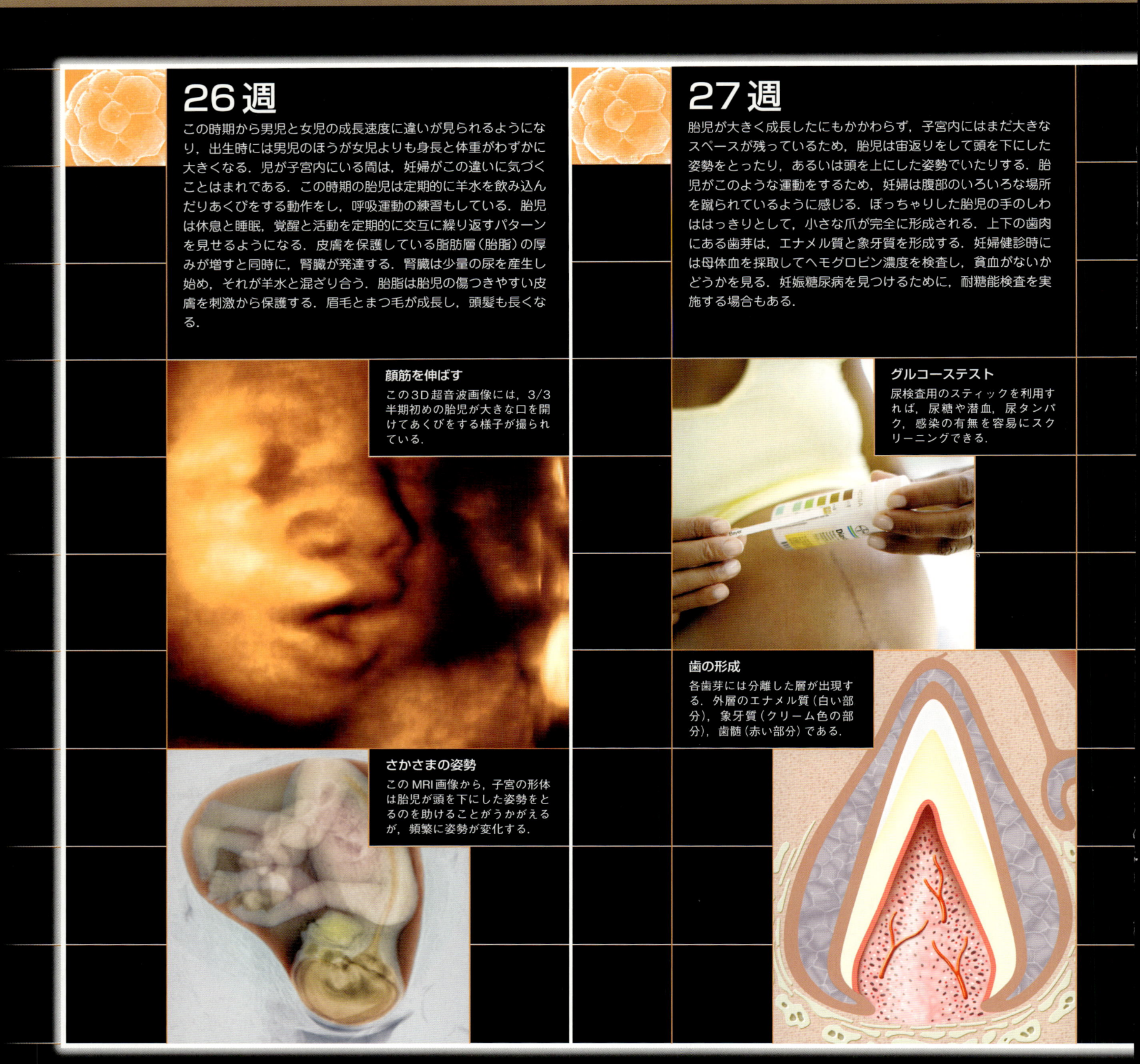

26週

この時期から男児と女児の成長速度に違いが見られるようになり，出生時には男児のほうが女児よりも身長と体重がわずかに大きくなる．児が子宮内にいる間は，妊婦がこの違いに気づくことはまれである．この時期の胎児は定期的に羊水を飲み込んだりあくびをする動作をし，呼吸運動の練習もしている．胎児は休息と睡眠，覚醒と活動を定期的に交互に繰り返すパターンを見せるようになる．皮膚を保護している脂肪層（胎脂）の厚みが増すと同時に，腎臓が発達する．腎臓は少量の尿を産生し始め，それが羊水と混ざり合う．胎脂は胎児の傷つきやすい皮膚を刺激から保護する．眉毛とまつ毛が成長し，頭髪も長くなる．

顔筋を伸ばす
この3D超音波画像には，3/3半期初めの胎児が大きな口を開けてあくびをする様子が撮られている．

さかさまの姿勢
このMRI画像から，子宮の形体は胎児が頭を下にした姿勢をとるのを助けることがうかがえるが，頻繁に姿勢が変化する．

27週

胎児が大きく成長したにもかかわらず，子宮内にはまだ大きなスペースが残っているため，胎児は宙返りをして頭を下にした姿勢をとったり，あるいは頭を上にした姿勢でいたりする．胎児がこのような運動をするため，妊婦は腹部のいろいろな場所を蹴られているように感じる．ぽっちゃりした胎児の手のしわははっきりとして，小さな爪が完全に形成される．上下の歯肉にある歯芽は，エナメル質と象牙質を形成する．妊婦健診時には母体血を採取してヘモグロビン濃度を検査し，貧血がないかどうかを見る．妊娠糖尿病を見つけるために，耐糖能検査を実施する場合もある．

グルコーステスト
尿検査用のスティックを利用すれば，尿糖や潜血，尿タンパク，感染の有無を容易にスクリーニングできる．

歯の形成
各歯芽には分離した層が出現する．外層のエナメル質（白い部分），象牙質（クリーム色の部分），歯髄（赤い部分）である．

28週

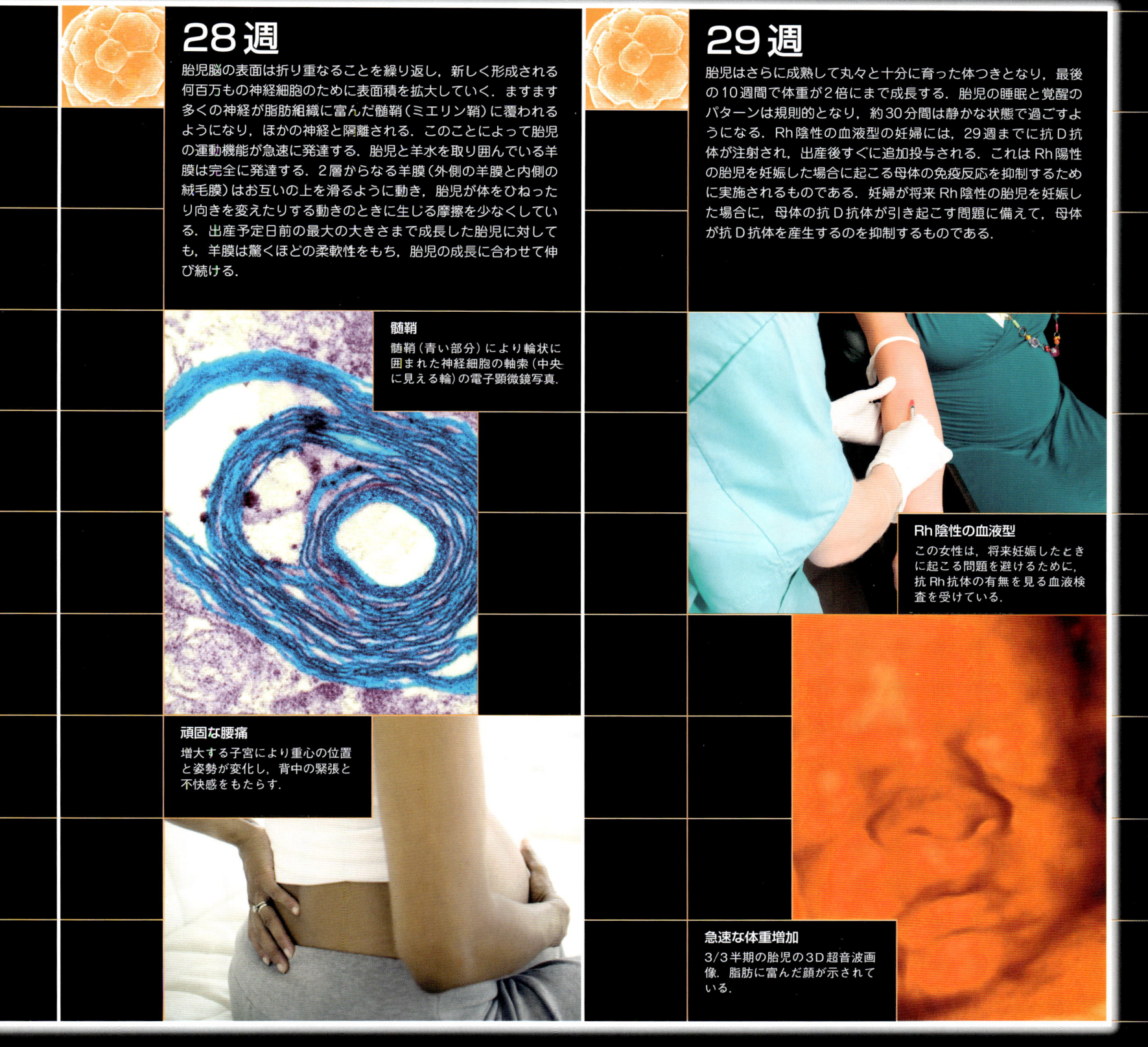

胎児脳の表面は折り重なることを繰り返し，新しく形成される何百万もの神経細胞のために表面積を拡大していく．ますます多くの神経が脂肪組織に富んだ髄鞘（ミエリン鞘）に覆われるようになり，ほかの神経と隔離される．このことによって胎児の運動機能が急速に発達する．胎児と羊水を取り囲んでいる羊膜は完全に発達する．2層からなる羊膜（外側の羊膜と内側の絨毛膜）はお互いの上を滑るように動き，胎児が体をひねったり向きを変えたりする動きのときに生じる摩擦を少なくしている．出産予定日前の最大の大きさまで成長した胎児に対しても，羊膜は驚くほどの柔軟性をもち，胎児の成長に合わせて伸び続ける．

髄鞘
髄鞘（青い部分）により輪状に囲まれた神経細胞の軸索（中央に見える輪）の電子顕微鏡写真．

頑固な腰痛
増大する子宮により重心の位置と姿勢が変化し，背中の緊張と不快感をもたらす．

29週

胎児はさらに成熟して丸々と十分に育った体つきとなり，最後の10週間で体重が2倍にまで成長する．胎児の睡眠と覚醒のパターンは規則的となり，約30分間は静かな状態で過ごすようになる．Rh陰性の血液型の妊婦には，29週までに抗D抗体が注射され，出産後すぐに追加投与される．これはRh陽性の胎児を妊娠した場合に起こる母体の免疫反応を抑制するために実施されるものである．妊婦が将来Rh陰性の胎児を妊娠した場合に，母体の抗D抗体が引き起こす問題に備えて，母体が抗D抗体を産生するのを抑制するものである．

Rh陰性の血液型
この女性は，将来妊娠したときに起こる問題を避けるために，抗Rh抗体の有無を見る血液検査を受けている．

急速な体重増加
3/3半期の胎児の3D超音波画像．脂肪に富んだ顔が示されている．

month 7 ｜ 26～29週
母親と胎児

month 7は，3/3半期の始まりに区分される．この月の最初の週には，胎児の眼瞼（まぶた）は分かれて，まばたきが始まる．栄養は筋肉と脂肪をつくることにまわされ，胎児はmonth 6の終わりに始まった成長のスパートを続ける．胎児の腎臓は尿をつくり，頻繁に羊水中に放出する．皮膚は，胎脂とよばれるあぶらの保護層に覆われている．胎脂には，出産のとき，胎児が産道を通って下降するのを助ける機能もある．母親は，妊娠糖尿病のチェックのためにブドウ糖負荷試験を受けることがある．母親がもし妊娠初期の血液検査でRh陰性の血液型であると判明した場合，この月の半ばに抗D抗体の最初の投与を受けることになる．

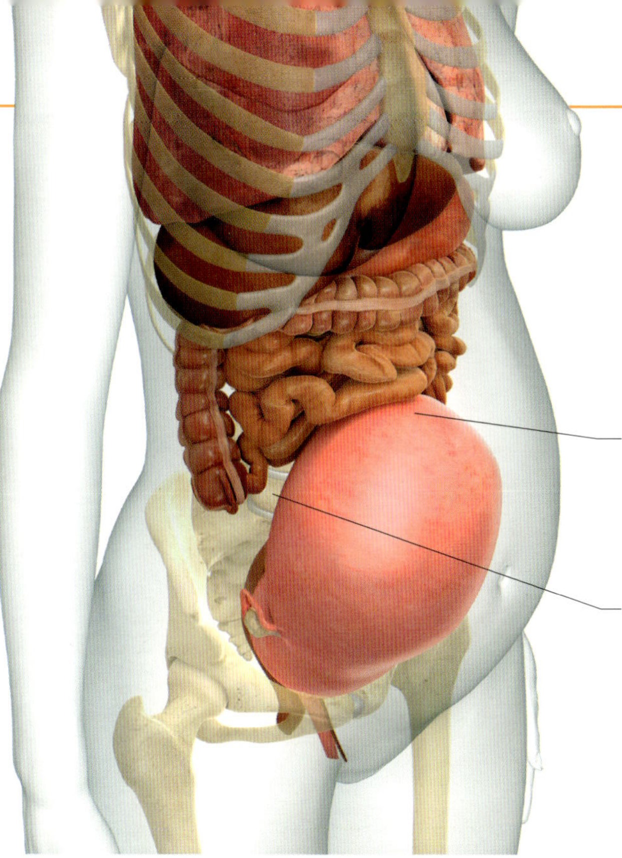

母親
- 💓 72回/分
- 🩸 106/70 mmHg
- 🫁 5.1 L

40%

一回換気量（1回の呼吸運動における吸気と呼気の量）は，妊娠の初めに比べて40%増えている．

妊娠線痛（ブラクストン・ヒックス収縮）はこの29週目から増し始める．

母親は，month 7の終わりまでに7kgくらい増えるのが一般的である．

29週の母親
母親は，重心の変化によって靱帯や筋肉が緊張し，腰背部痛が出てくることがある．また母親は，大きな音がしたときに胎児が驚くことに気づくことがある．

小さな収縮
子宮の底部から起こる小さな収縮が，この月の終わりごろに目立つようになる．

重心の変化
子宮が大きくなるにつれて，母親の重心は前へ移動し姿勢が変化する．そのため腰椎の彎曲が強くなり，腰背部が痛くなることがある．

胎児
- 💓 150回/分
- 📏 40 cm
- ⚖️ 1.3 kg

33%

29週のとき，3分の1の胎児は骨盤位（尻が下の胎位，いわゆる逆子）であるが，出生までに骨盤位のままなのは3%である．

10%

双胎（ふたご）の場合，28週までの1人ひとりの胎児の体重は同じであるが，その後，2人の成長に10%の差が出ることがある．

29週のとき，胎児が覚醒している時間は10分の1だけである．

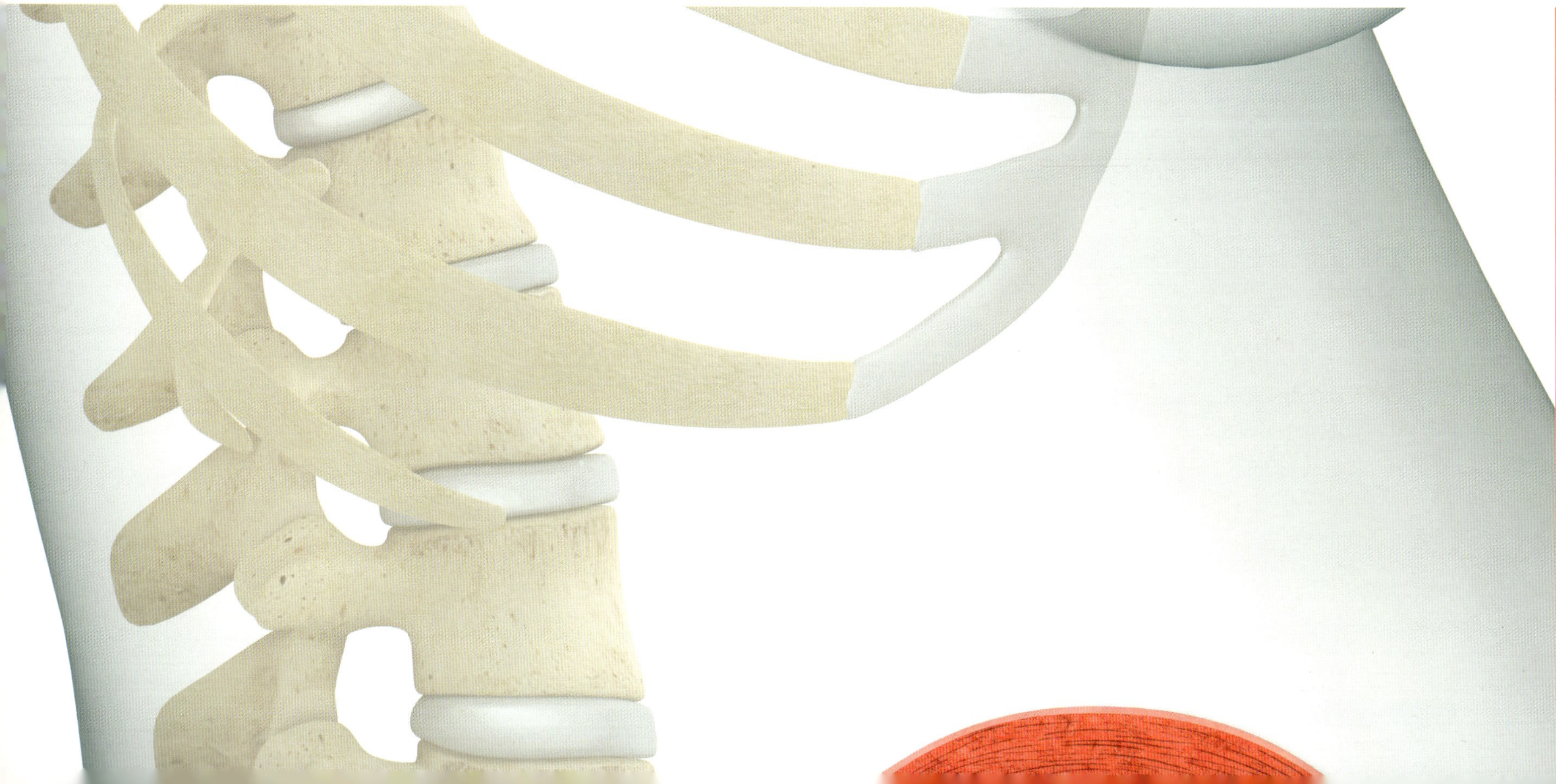

数値
0 1 2 3 4 5 6 7 8 9 10 11 12 13 14 15 16 17 18 19 20 21 22 23 24 25 **26 27 28 29** 30 31 32 33 34 35 36 37 38 39

脳と肺の発達

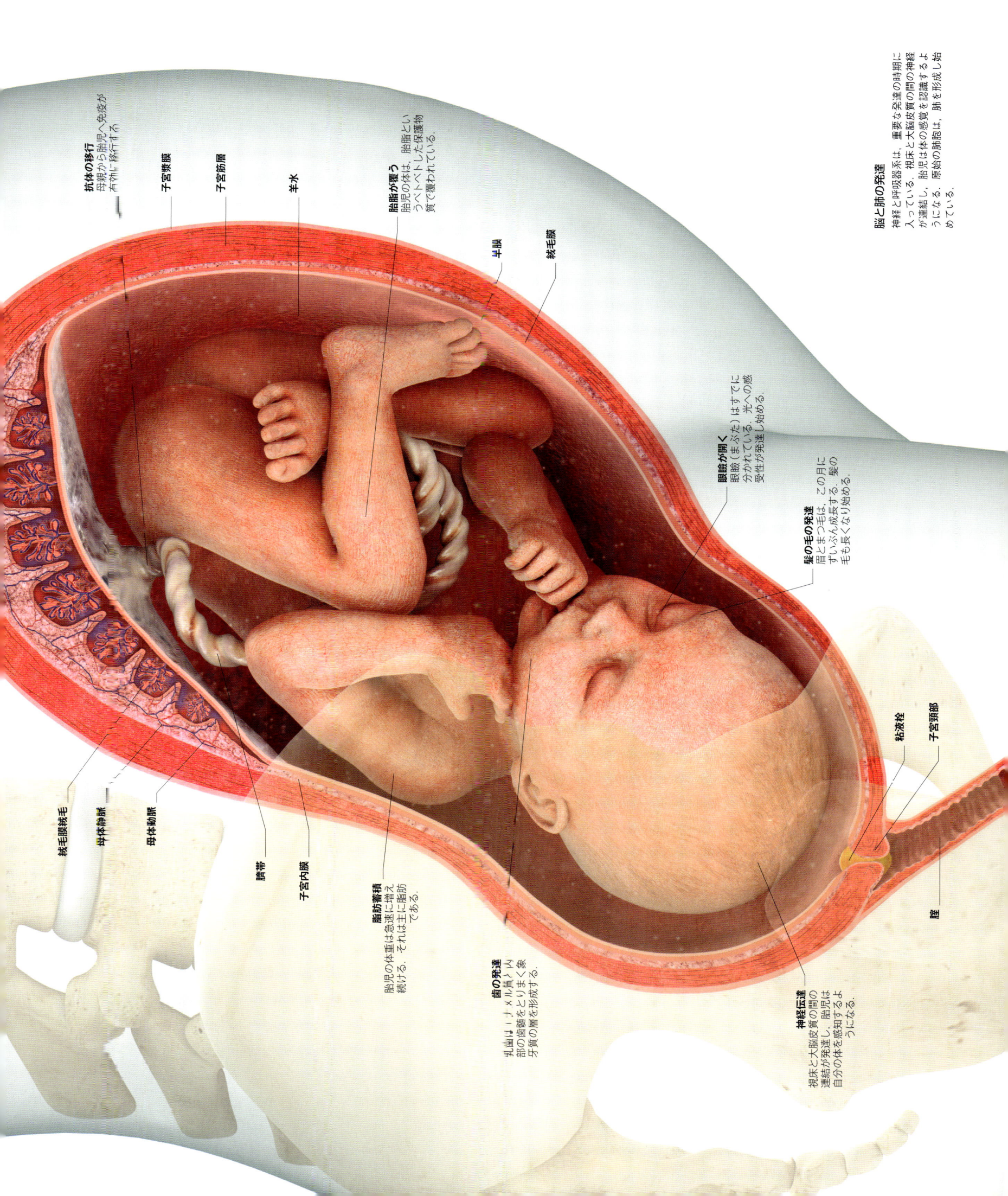

神経と呼吸器系は、重要な発達の時期に入っている。視床と大脳皮質の間の神経が連結し、胎児は体の感覚皮質の感覚を認識するようになる。胎児の原始の肺胞は、肺を形成し始めている。

抗体の移行
母親から胎児へ免疫が有効に移行する。

子宮漿膜

子宮筋層

羊水

胎脂が覆う
胎児の体は、胎脂というベトベトした保護物質で覆われている。

羊膜

絨毛膜

眼瞼が開く
眼瞼（まぶた）はすでに分かれている。光への感受性が発達し始める。

髪の毛の発達
眉とまつ毛は、この月にずいぶん成長する。髪の毛も長くなり始める。

粘液栓

子宮頸部

腟

神経伝達
視床と大脳皮質の間の連結が発達し、胎児は自分の体を感知するようになる。

歯の発達
乳歯はエナメル質の内部の歯髄をとりまく薬の歯髄の層を形成する。

脂肪蓄積
胎児の体重は急速に増え続ける。それは主に脂肪である。

子宮内膜

臍帯

母体動脈

母体静脈

絨毛膜絨毛

month 7 | 主要な発達

母親

重心の変化
3/3半期になると，子宮の重量や容積が増大し，妊婦の重心は前方へ傾く．前方に傾くのを避けて姿勢の安定を保つために，妊婦が後方に傾くようにすることは自然なことである．しかし，この肩を後方に引き，腹部を持ち上げる姿勢は筋力の低下を起こし，脊椎に過剰な負担をかけている．肩を引き戻すことで，頭が自然に前方へ移動する．これらの姿勢の変化は背中，肩，首の痛みにつながることになる．

脊椎のしなやかさ
脊椎は4ヵ所の緩やかな曲線を形成するために関節を連結し滑動させて，強さ，柔軟性，安定性を提供する．これらの曲線は，頸椎，胸椎，腰椎，仙骨と表現される．妊娠中の重心変化では，後方に傾くのが自然であり，腰椎の曲線を構成する5つの椎骨に負担が生じる．

出産前教室
出産前教室は，妊婦と妊婦のパートナーである男性に重要な情報を提供し，出産に関する心理的，身体的な準備を助ける．教室では通常，出産時に母体と児に何が起こるか，分娩中の体位，さらに分娩時に介入が必要となった場合の，帝王切開，吸引分娩，および鉗子分娩について説明する．呼吸法とリラゼーションのテクニックを教えており，痛みを和らげるさまざまな方法を説明する．

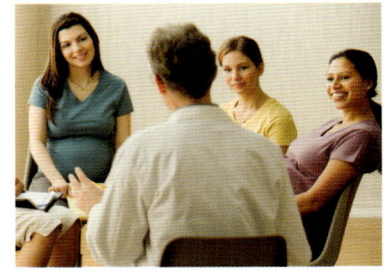

出産に関する教育
出産前教室は，陣痛時，分娩時，出産後，産後初めての数ヵ月についての準備と緊張をほぐすための方法である．

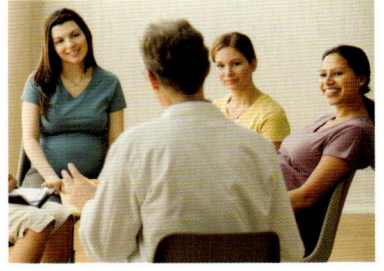

妊娠前の脊柱 — 腰椎，重心の位置
妊娠後期の脊柱 — しなやかな腰椎により，女性が後ろに傾くことでバランスを維持できる，体重増加により妊娠後期には重心が前方へ移動
重心を後方へ調整

出産前の妊婦健康診査の予約
3/3半期に通常実施される検査は，母体の血圧，子宮底の高さ，胎児の位置の確認である．尿検査ではタンパク・糖・血液混入の有無，および感染症の徴候を確認している．血液検査では貧血の確認，ブドウ糖負荷試験の実施ができる．もしも母体がRH因子陰性であり，そのパートナーがRH因子陽性であれば（p.230参照），抗RH因子の抗体レベルを定期的に検査する．抗体レベルが高すぎる場合，注射が必要となるだろう．

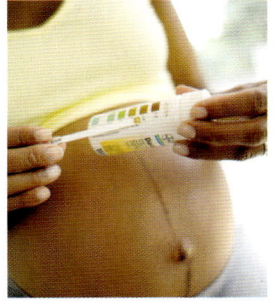

糖の検査
母親になる人の尿中から糖が検出された場合は，妊娠糖尿病を検査するためにブドウ糖負荷試験が必要となる．

妊娠中の腰痛
妊娠後期に姿勢が変化することで，筋肉や靱帯，関節や背中の下部がとくに緊張し，痛みが引き起こされる．腰痛を増加させるほかの要因は，運動不足，腹部の内部筋肉の減少，筋肉の緊張，分娩進行時に効果があるリラキシンホルモンの分泌増加に伴う靱帯のゆるみなどがあり，体の多くの関節で炎症と痛みを引き起こす．背部の問題としては妊娠中に重い物を持ち上げるとき，膝を曲げずに持ち上げて脊柱後彎症になる可能性もある．

仙腸関節の炎症
腰部の中間と下部に持続性の痛みを引き起こす

一部の限局した痛み
関節や靱帯，周囲の筋肉の緊張からくる不快感と同様，広い範囲で痛みに敏感になり痛みや圧痛を引き起こし，けいれん状態になる可能性がある．

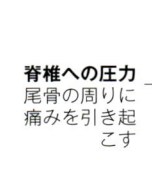

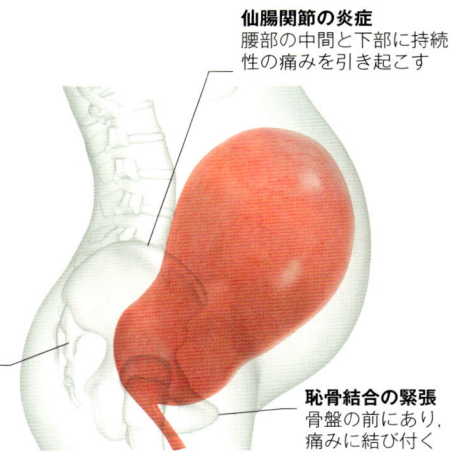

脊椎への圧力
尾骨の周りに痛みを引き起こす

恥骨結合の緊張
骨盤の前にあり，痛みに結び付く

3/3半期の病院の受診

27週	病院で妊娠糖尿病，貧血を検査する．RH血液型不適合であれば，注射を実施することがある．
33週	受診し，出産の計画（バースプラン）を話し合う．RH血液型不適合では，2回目の注射を実施することがある．
40週	陣痛誘発の可能性について話し合うために病院を受診する．
40週+3日	病院を受診し，超音波検査を実施して胎児の健康を評価する．

胎児

精巣の下降

精巣（睾丸）は男性胎芽の腹腔内，腎臓の近くで発達する．左右の精巣はそれぞれ精巣導帯とよばれる靱帯とつながっていく．27〜34週までの間に両側の精巣導帯は短く太くなる．こうすることで鼠径管を通して精巣を陰嚢内に牽引し，精巣が下降してくる．精巣は腹腔外に移動することで温度が下がり，そうすることで思春期以降産生されるようになる精子の質を改善する．

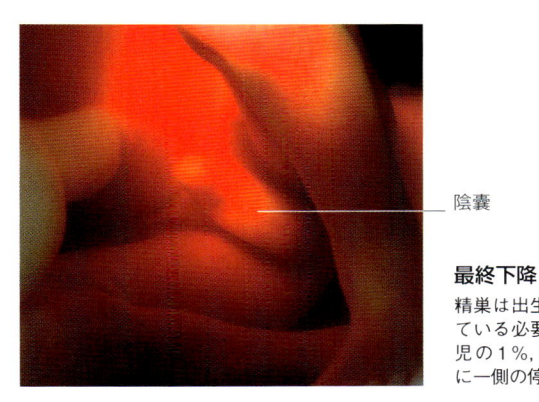

- 精巣（睾丸）
- 腹膜
- 腹直下筋膜
- 腹横筋筋膜
- 腹横筋
- 内腹斜筋
- 外腹斜筋
- 精巣導帯は精巣を鼠径部に固定する

month 2

- 精巣が下降し始める
- 鼠径管
- 精巣導帯は精巣を鼠径部に固定する

month 3

- 陰嚢の増大
- 精巣は鼠径管を通して下がり始める

month 8

- 精巣が下降し終えると精巣導帯は自然になくなる
- 精巣は陰嚢内への下降を終了する

month 9

陰嚢

最終下降
精巣は出生前に陰嚢内に下降している必要がある．正期産の男児の1％，早産の男児の10％に一側の停留精巣が認められる．

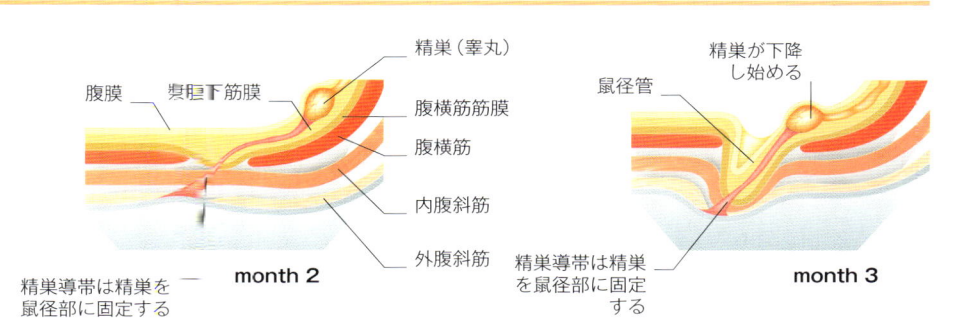

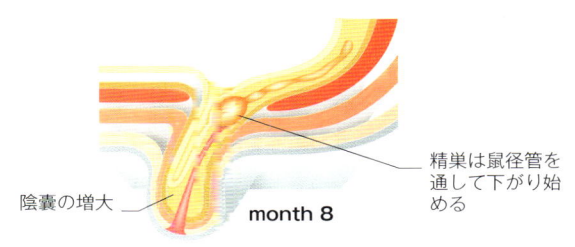

精巣はどのようにして，どこへ動くのか？
精巣は腹腔内から鼠径管とよばれる骨盤にある狭いトンネルを通して，陰嚢内に下降する．精巣が陰嚢内に下降し終えると，精巣導帯は両方ともしぼんでいく．

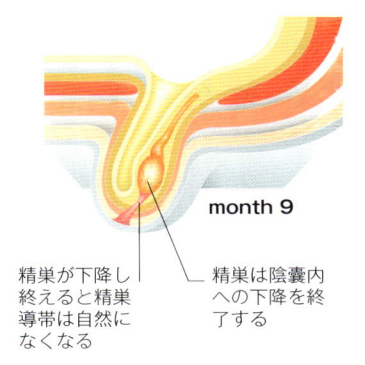

眼の発達

1/3半期後半ごろから癒合していた眼瞼（まぶた）は，month 7ごろから分離し始め，眼を開き，まばたきを始める．眼球の奥にある網膜のすべての層もこのころ発達を始める．網膜には桿体や錐体とよばれる光を感じる細胞がある．ごくわずかな光が母親の腹壁を透過し，桿体細胞を刺激する．そして暗がりの中で黒や灰色や白の陰影を感じるようになる．胎児は明暗や昼と夜の区別がつき，自分の手や膝や臍帯の輪郭を見ることができる．錐体細胞の刺激により感じる色覚は出生後まで発達しないと考えられている．

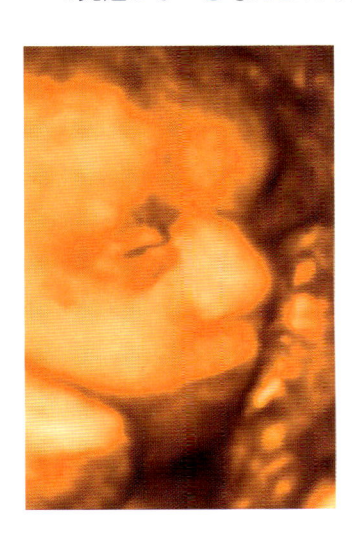

眼が開き始める
このmonth 7の3D超音波画像は眼瞼が開き始めているところを示している．光の感受性が発達し，胎児は明るいほうを向くようになる．

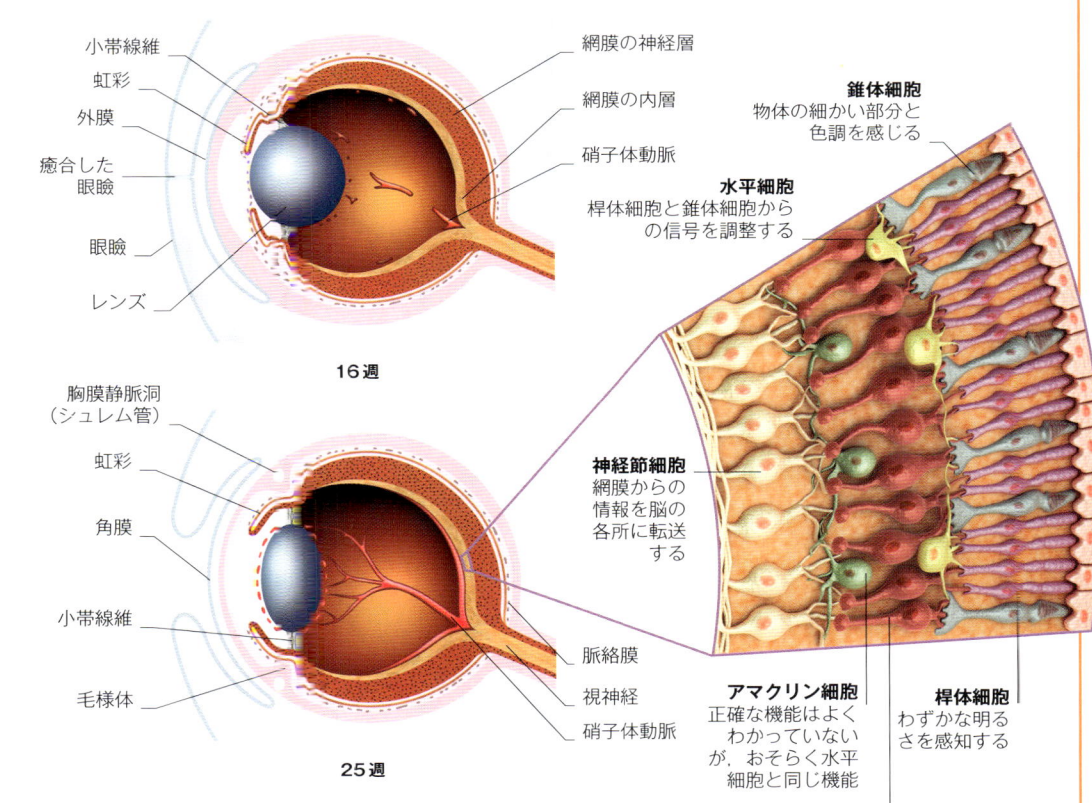

- 小帯線維
- 虹彩
- 外膜
- 癒合した眼瞼
- 眼瞼
- レンズ
- 網膜の神経層
- 網膜の内層
- 硝子体動脈

16週

- 胸膜静脈洞（シュレム管）
- 虹彩
- 角膜
- 小帯線維
- 毛様体
- 脈絡膜
- 視神経
- 硝子体動脈

25週

16週と25週の眼の解剖
16〜25週の間に多くの発達が起こる．レンズはしだいに球形でなくなり，より楕円形になる．眼裂が開き，レンズの形を変える毛様体ができ始める．

錐体細胞：物体の細かい部分と色調を感じる

水平細胞：桿体細胞と錐体細胞からの信号を調整する

神経節細胞：網膜からの情報を脳の各所に転送する

アマクリン細胞：正確な機能はよくわかっていないが，おそらく水平細胞と同じ機能

桿体細胞：わずかな明るさを感知する

双極細胞：桿体細胞と錐体細胞からの情報を神経節細胞に伝える

month 7 | 主要な発達

胎児

歯の形成

最初に生えてくる乳歯（脱落歯）の20本は，8週ごろから発達を始める．歯蕾は両顎に沿って走る組織のふくらみ（歯堤）から形成される．その歯堤は歯蕾を正確な場所に導き，やがて消えて行く．歯堤は内側に向かって折れ曲がり，ベル型構造を形成する．内側のエナメル上皮の細胞は成長中の歯の表面に硬いエナメルを被覆する一方で，底のほうにある歯乳頭はよりやわらかい象牙質や歯髄をつくる．胎齢 month 7 になるとエナメル質と象牙質は別々の層を形成する．永久歯の歯蕾は胎齢 month 3 ごろに形成されるが，年齢が6歳になるころまでは休止状態である．

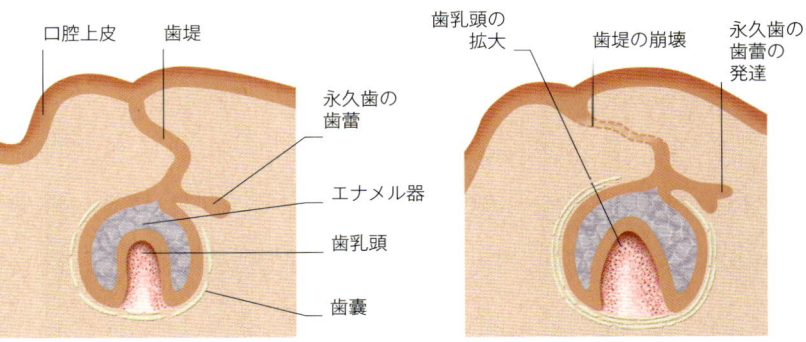

1 初期の鐘状期
10週までに乳歯は歯嚢内に形成され始める．永久歯はそのそばで発生する．

2 後期の鐘状期
14週までに歯と歯肉をつなぐ歯堤は不要となり，崩壊し始める．

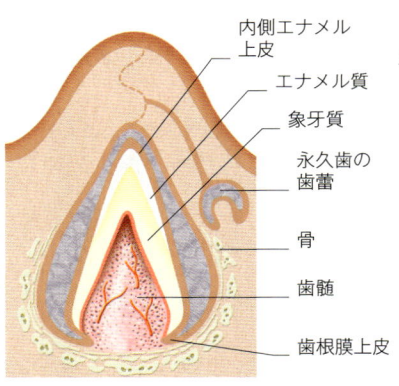

3 エナメル質と象牙質
month 7 までに乳歯は内側の歯髄を包み，象牙質とエナメル質の層にはっきりと分かれる．

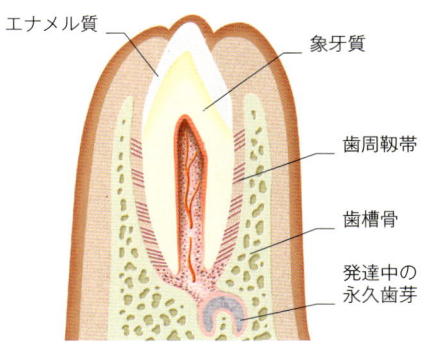

4 歯の萌出前期
歯冠が萌出するまで歯肉表面が隆起する．乳歯の萌出は生後6ヵ月から2歳までの間に完了する．

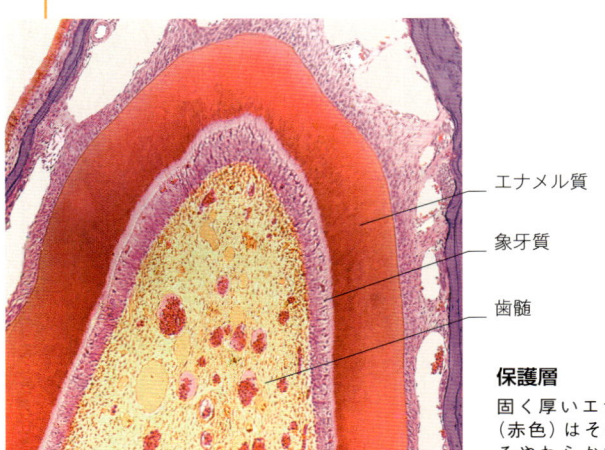

保護層
固く厚いエナメル層（赤色）はその下にあるやわらかい象牙質（ピンク色）と歯髄（黄色）を保護する．

脂肪と筋肉の蓄積

妊娠期間を通じて胎児の身長は着々と伸びる．このことによって，超音波断層法などを用いて児の在胎週数は比較的正確に推定することができる．最初は児の体重増加はゆるやかだが，month 7 ごろになると体重増加のペースは急激に速くなる．筋肉や脂肪がつき，胎児は急激に大きくなり，30〜40週の間では児の体重は2倍に増加する．

急成長
胎児の身長は妊娠期間を通じて着実に伸びていく．しかし，体重は month 7 以降から大きく増加する．

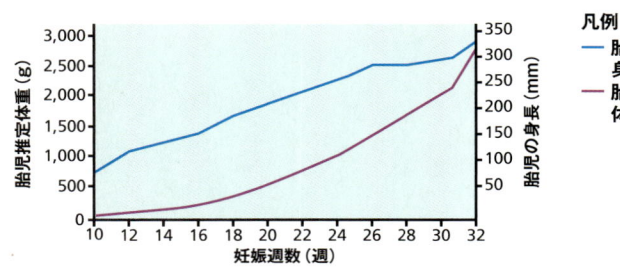

胎脂

胎脂とは白く，脂肪を多く含んだ物質であり，胎児の体を覆っている．それは20週ごろから認められ，month 7 ごろには胎児の全身を覆うようになる．胎脂は胎児の皮脂や皮膚の細胞，細い毛（毳毛）で構成されている．胎脂は皮膚のうるおいを保ち，常に羊水にさらされている皮膚を保護する役目がある．羊水は3/3半期以降胎児の腎臓で産生される濃縮された尿を含んでいる．また胎脂は分娩時に産道を通るときの潤滑油としての役目もある．

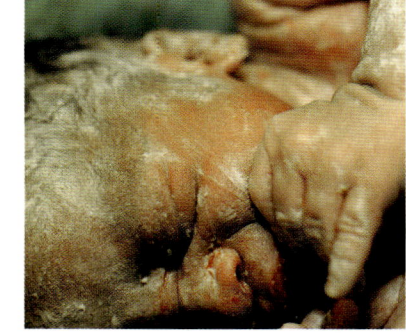

保護被膜
厚く，滑りやすい胎脂は出生後もまだ付着している．満期産の児の胎脂をラテン語で "vernix caseosa（チーズのような脂）" と言う．

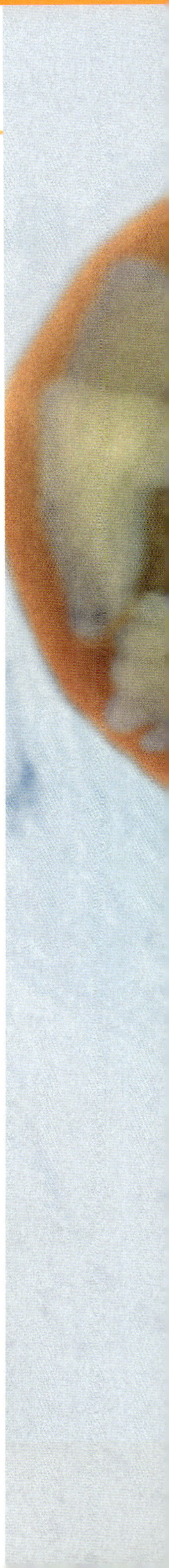

20～29週

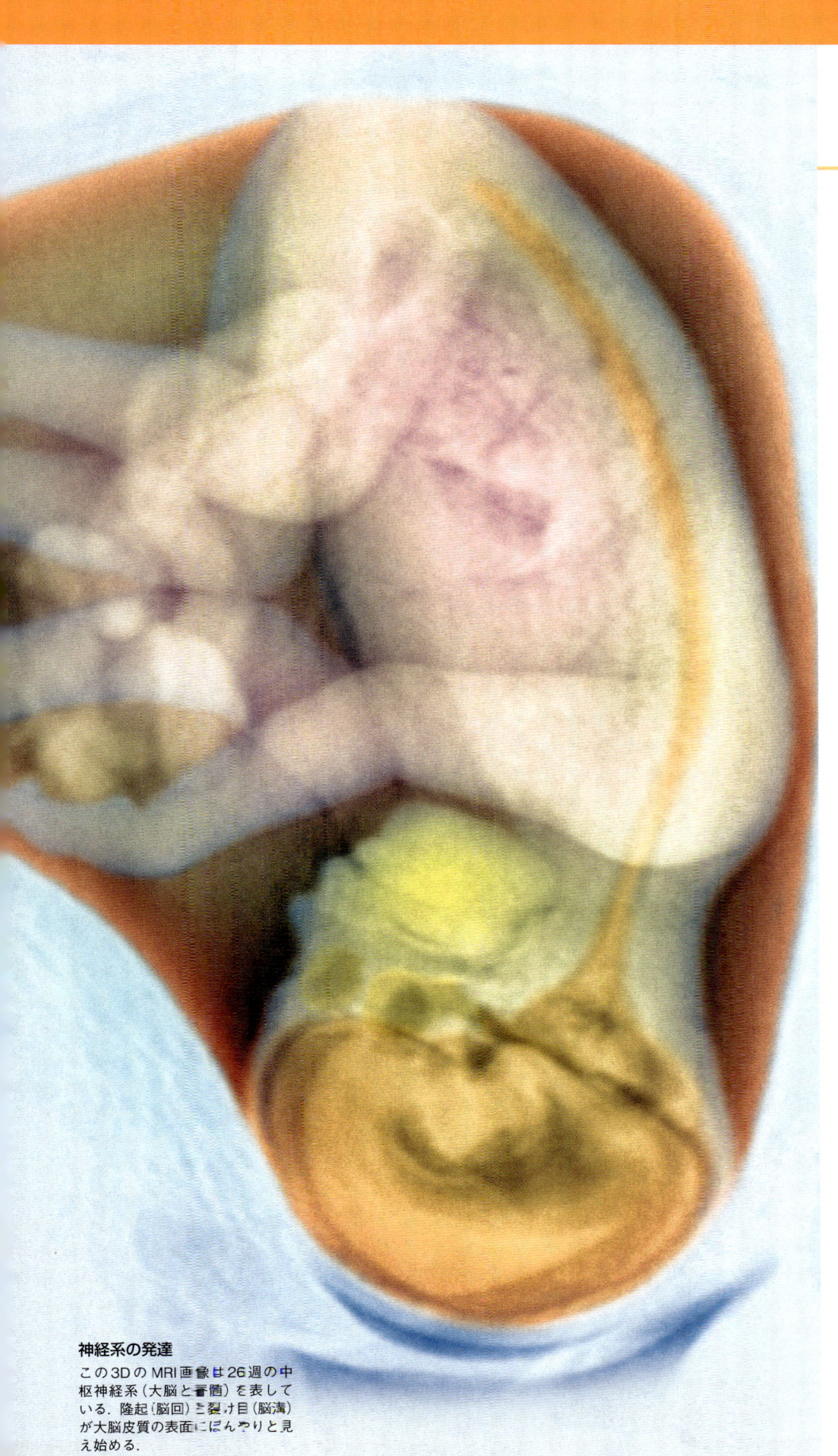

意識の誕生

意識とは大まかには体の知覚認識，自我の認識，そして世界の認識の構成要素からなると定義される．month 7 までに胎児は意識の構成要素の1つである，体の意識が芽生え始め，同時に匂いや，触れることや音に対して反応できるようになる．それ以外の意識の構成要素は出生後に発達する．month 7 ごろ，脳内ではたくさんのシナプスの結合ができあがり，意識や自我，考える能力に関係する神経活動が活発になる．たくさんの異なった神経経路が脳と体の間に備わってくる．体からの知覚情報を感知する神経経路もあれば，随意運動や不随意運動の調和を司る神経経路もある．脳に入る多くの情報は視床を通過する．視床は情報を中継処理して，大脳皮質の適切なところに送り，情報は解析される．視床はまた，意識，覚醒，認知を調整する役割も担っている．

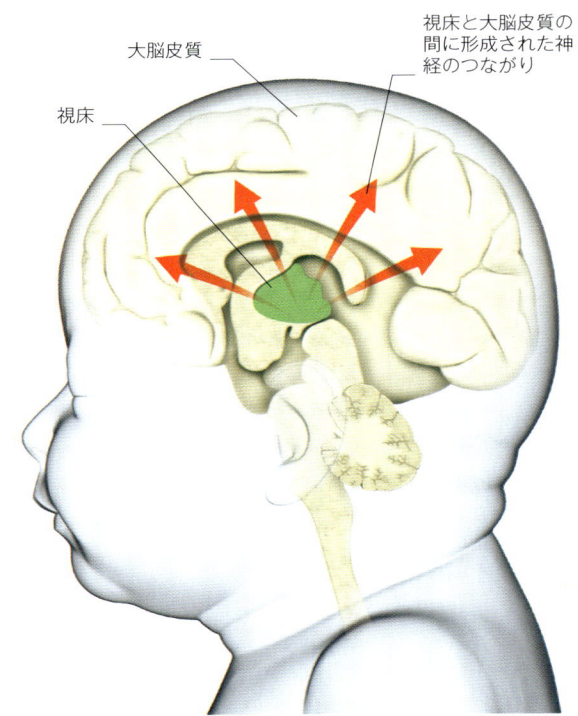

神経系の発達
この3DのMRI画像は26週の中枢神経系（大脳と脊髄）を表している．隆起（脳回）と裂け目（脳溝）が大脳皮質の表面にぼんやりと見え始める．

神経接合のネットワークの発達
このイラストは，27週の胎児の脳を示している．このとき，視床（緑色の部分）と大脳皮質との神経のつながりが形成される．視床のはたらきの1つは，感覚刺激を処理することである．神経のつながりはこれらの信号を視床から大脳皮質の関連する部分に中継している．

大脳皮質
視床と大脳皮質の間に形成された神経のつながり
視床

month 8 | 30〜34週

month 8になると，胎児の体重は劇的に増加する．近い将来に訪れる出産に備えて，すべての身体系が成熟する．妊婦は子どものためにきれいできちんとした「巣作り」を始めたくなるが，休息のための時間をもつことも重要である．

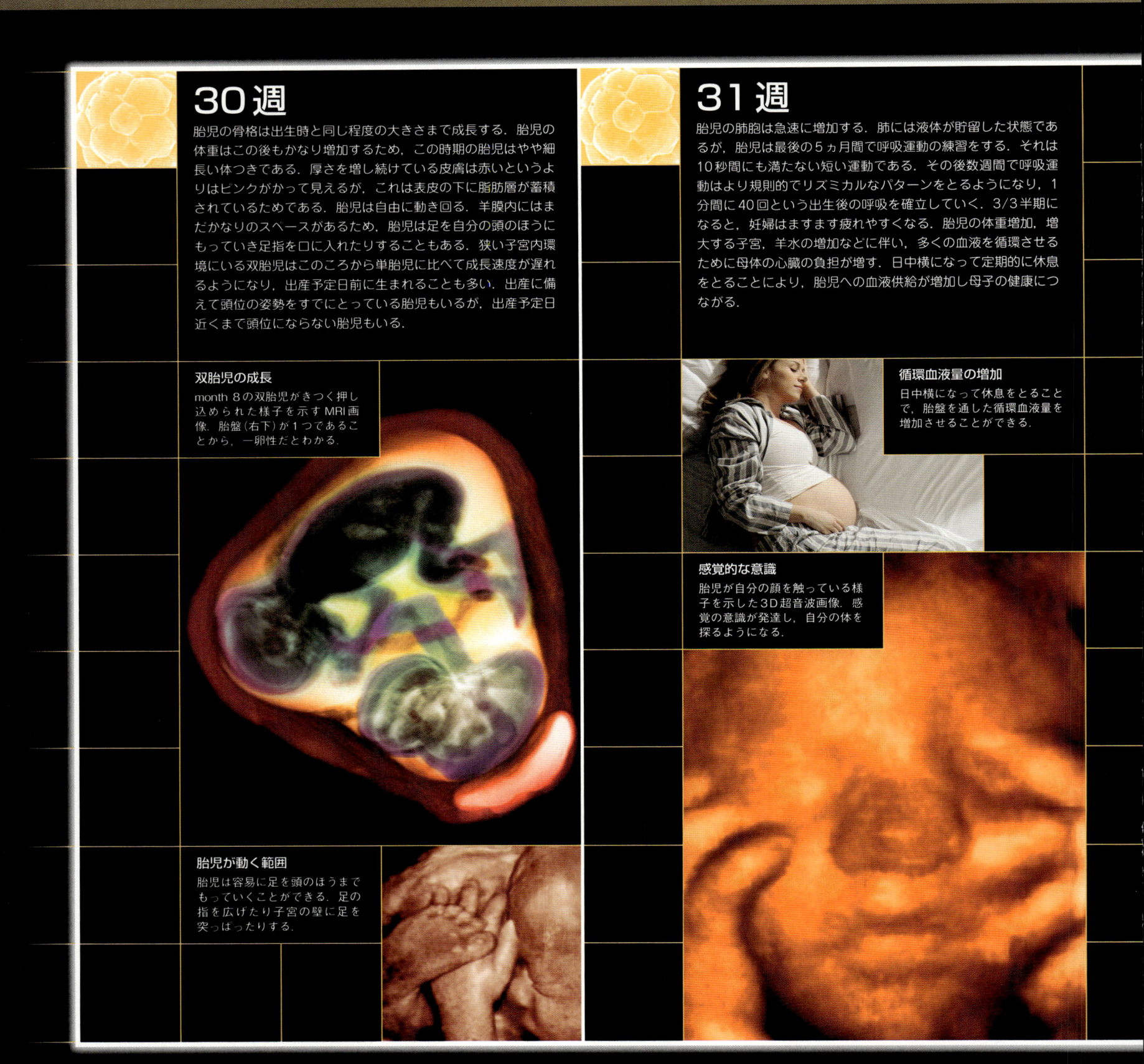

30週

胎児の骨格は出生時と同じ程度の大きさまで成長する．胎児の体重はこの後もかなり増加するため，この時期の胎児はやや細長い体つきである．厚さを増し続けている皮膚は赤いというよりはピンクがかって見えるが，これは表皮の下に脂肪層が蓄積されているためである．胎児は自由に動き回る．羊膜内にはまだかなりのスペースがあるため，胎児は足を自分の頭のほうにもっていき足指を口に入れたりすることもある．狭い子宮内環境にいる双胎児はこのころから単胎児に比べて成長速度が遅れるようになり，出産予定日前に生まれることも多い．出産に備えて頭位の姿勢をすでにとっている胎児もいるが，出産予定日近くまで頭位にならない胎児もいる．

双胎児の成長
month 8の双胎児がきつく押し込められた様子を示すMRI画像．胎盤（右下）が1つであることから，一卵性だとわかる．

胎児が動く範囲
胎児は容易に足を頭のほうまでもっていくことができる．足の指を広げたり子宮の壁に足を突っぱったりする．

31週

胎児の肺胞は急速に増加する．肺には液体が貯留した状態であるが，胎児は最後の5ヵ月間で呼吸運動の練習をする．それは10秒間にも満たない短い運動である．その後数週間で呼吸運動はより規則的でリズミカルなパターンをとるようになり，1分間に40回という出生後の呼吸を確立していく．3/3半期になると，妊婦はますます疲れやすくなる．胎児の体重増加，増大する子宮，羊水の増加などに伴い，多くの血液を循環させるために母体の心臓の負担が増す．日中横になって定期的に休息をとることにより，胎児への血液供給が増加し母子の健康につながる．

循環血液量の増加
日中横になって休息をとることで，胎盤を通した循環血液量を増加させることができる．

感覚的な意識
胎児が自分の顔を触っている様子を示した3D超音波画像．感覚の意識が発達し，自分の体を探るようになる．

1 2 3 4 5 6 7 8 9

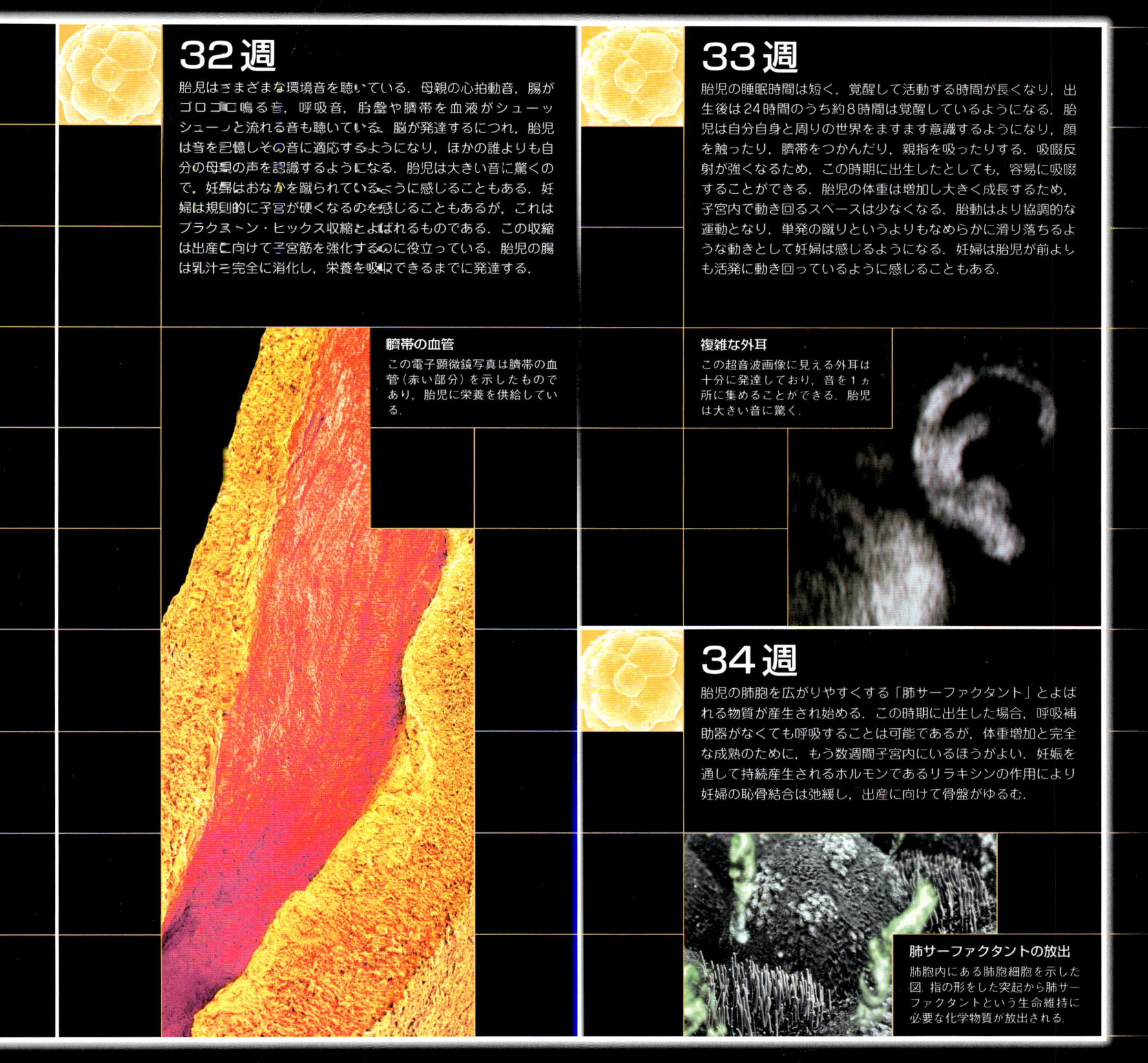

32週

胎児はさまざまな環境音を聴いている．母親の心拍動音，腸がゴロゴロ鳴る音，呼吸音，胎盤や臍帯を血液がシューッシューッと流れる音も聴いている．脳が発達するにつれ，胎児は音を記憶しその音に適応するようになり，ほかの誰よりも自分の母親の声を認識するようになる．胎児は大きい音に驚くので，妊婦はおなかを蹴られているように感じることもある．妊婦は規則的に子宮が硬くなるのを感じることもあるが，これはブラクストン・ヒックス収縮とよばれるものである．この収縮は出産に向けて子宮筋を強化するのに役立っている．胎児の腸は乳汁を完全に消化し，栄養を吸収できるまでに発達する．

臍帯の血管
この電子顕微鏡写真は臍帯の血管（赤い部分）を示したものであり，胎児に栄養を供給している．

33週

胎児の睡眠時間は短く，覚醒して活動する時間が長くなり，出生後は24時間のうち約8時間は覚醒しているようになる．胎児は自分自身と周りの世界をますます意識するようになり，顔を触ったり，臍帯をつかんだり，親指を吸ったりする．吸啜反射が強くなるため，この時期に出生したとしても，容易に吸啜することができる．胎児の体重は増加し大きく成長するため，子宮内で動き回るスペースは少なくなる．胎動はより協調的な運動となり，単発の蹴りというよりもなめらかに滑り落ちるような動きとして妊婦は感じるようになる．妊婦は胎児が前よりも活発に動き回っているように感じることもある．

複雑な外耳
この超音波画像に見える外耳は十分に発達しており，音を1ヵ所に集めることができる．胎児は大きい音に驚く．

34週

胎児の肺胞を広がりやすくする「肺サーファクタント」とよばれる物質が産生され始める．この時期に出生した場合，呼吸補助器がなくても呼吸することは可能であるが，体重増加と完全な成熟のために，もう数週間子宮内にいるほうがよい．妊娠を通して持続産生されるホルモンであるリラキシンの作用により妊婦の恥骨結合は弛緩し，出産に向けて骨盤がゆるむ．

肺サーファクタントの放出
肺胞内にある肺胞細胞を示した図．指の形をした突起から肺サーファクタントという生命維持に必要な化学物質が放出される．

受胎から誕生まで

month 8 | 30〜34週
母親と胎児

出生後、母乳が産生されるまでの数日間、赤ちゃんにエネルギーを供給するものとして、この月に蓄えられる脂肪が生命維持のために重要である。胎児は、眠って過ごす時間が少なくなる。覚醒している時間が多くなる。出生後の第1呼吸のために肺と脳の呼吸中枢が準備を始め、胸壁の運動を確実にできるように呼吸の練習を行う。母体のリラキシンホルモン（恥骨結合部を弛緩させる物質）が増加することによって恥骨靱帯がゆるみ子宮頚部がやわらかくなり、出産の準備となる。大きくなった子宮は骨盤底を押し下げ膀胱を圧迫するので、母親は尿意を頻繁に感じるようになる。多くの妊婦は疲れやすくなる。妊娠の最終段階に入ったこの時期には、母親と胎児の両者を観察するために妊婦健診の頻度が増えるのが一般的である。

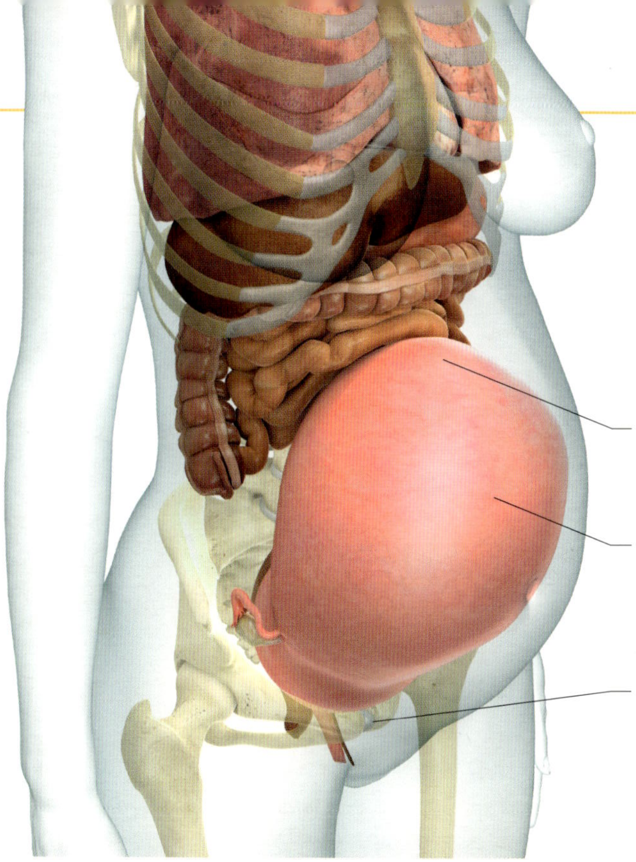

母親
- ♡ 74回/分
- ⊕ 109/73 mmHg
- ▲ 5.5 L

800 mL
子宮内の羊水量は、800 mLに達する。それは month 9 に減り始める。

40%以上
母親の全血液量は、妊娠前よりも40%以上多い。

34週の母親
ホルモンレベルが上がり妊娠陣痛が規則的になるなど、母体に多くの変化が起こる。陣痛本番に向けて体の準備が始まる。

収縮が続く
この月には、妊娠陣痛（ブラクストン・ヒックス収縮）が強くなり頻回になる。

さらなる体重の増加
さまざまなホルモンの変化によって胎児の体重はいっそう増加するが、それによって妊婦は疲れやすくなる。

リラキシン産生の増加
リラキシンホルモン産生が増加することで、関節がやわらかくなる。これは胎児が産道を通って下降しやすくするための準備となる。

数値

胎児
- ♡ 144回/分
- ↔ 46 cm
- ⚖ 2.4 kg

500 mL
胎児は1日に約500 mLの羊水を飲む。その大部分は、羊水の中に排尿される。

男児では、精巣は鼠径管を通って最終的に陰嚢の中に下降する。

肺胞の中の特殊な細胞群が34週のときに肺サーファクタントを放出し始める。これによって肺胞が虚脱することなく伸び縮みすることができ、赤ちゃんが出生後、肺呼吸を始めるときにわずかに虚脱を始める役目がある。

羊水
子宮漿膜
子宮筋層
子宮内膜
絨毛膜絨毛
母体動脈
母体静脈

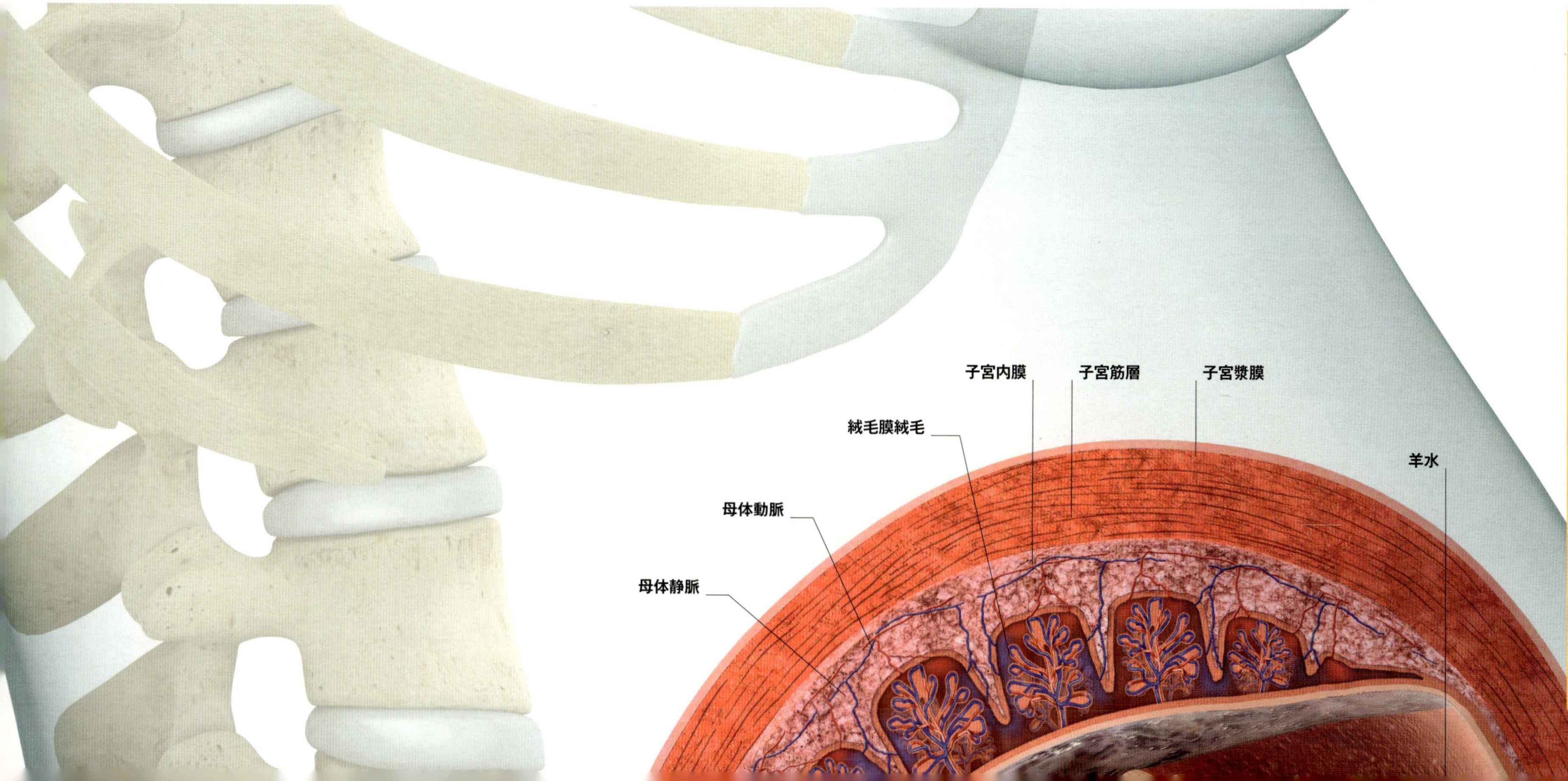

末期の発達

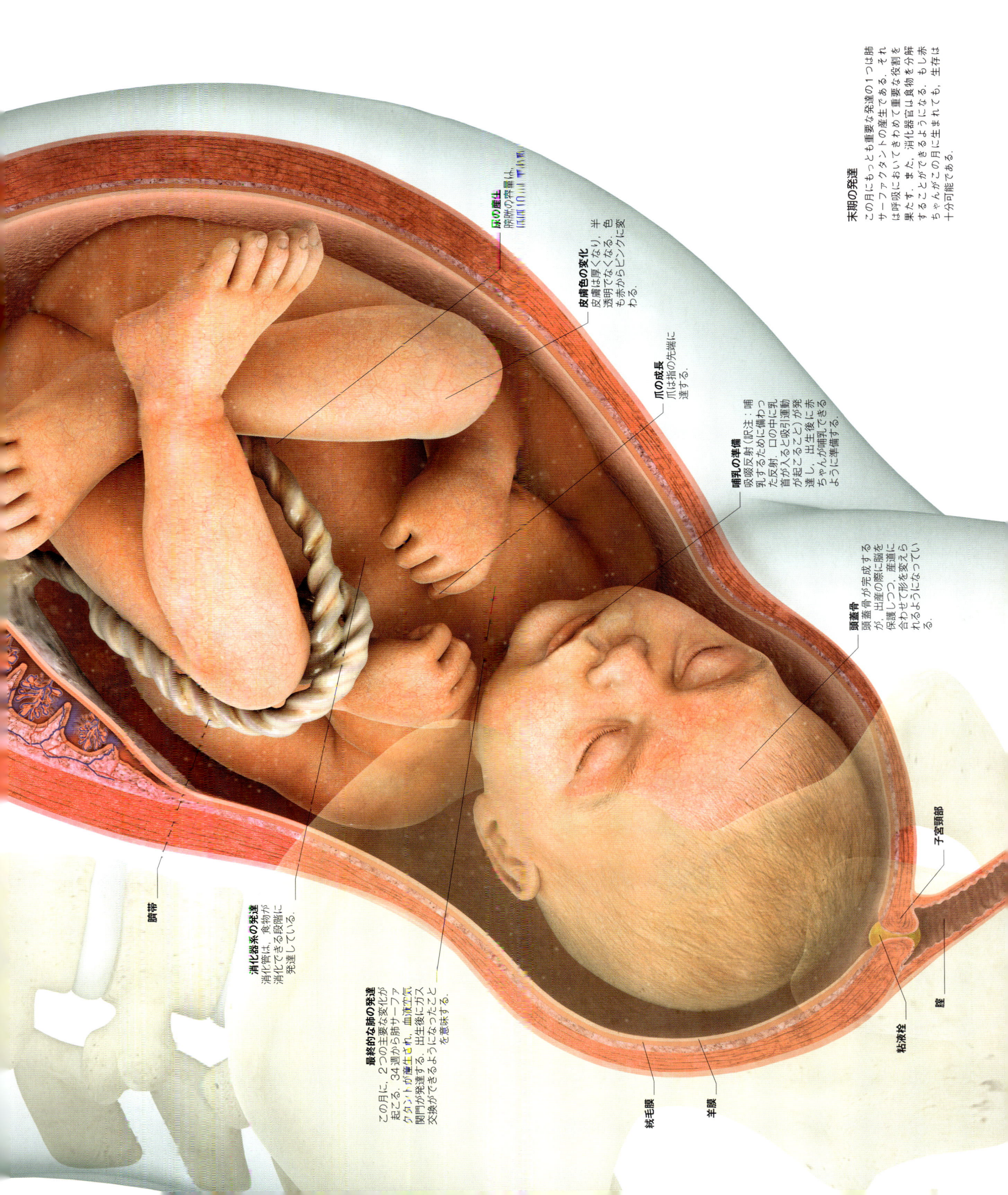

この月にもっとも重要な発達の1つは肺サーファクタントの産生である。それは呼吸においてきわめて重要な役割を果たす。また、消化器官は食物を分解することができるようになる。もし赤ちゃんがこの月に生まれても、生存は十分可能である。

尿の産生

膀胱に羊水がたまり、膀胱は肥大化し排出する。

皮膚色の変化

皮膚は厚くなくなり、半透明でなくなる。色も赤からピンクに変わる。

爪の成長

爪は指の先端に達する。

哺乳の準備

訳注：哺乳するために備わった反射。口の中に乳首が入ると吸引運動が起こること）が発達し、出生後に赤ちゃんが哺乳できるように準備する。

頭蓋骨

頭蓋骨が完成するが、出産の際に脳を保護しつつ産道に合わせて形を変えられるようになっている。

子宮頸部

粘液栓

膣

羊膜

絨毛膜

消化器系の発達

消化管は、食物を消化できる段階に発達している。

最終的な肺の発達

この月に、2つの主要な変化が起こる。34週から肺サーファクタントが産生される。出生後に肺胞が発達する。関門が発達し、血液中にガス交換ができるようになったことを意味する。

臍帯

month 8 | 主要な発達

母親

ブラクストン・ヒックス収縮

子宮は，妊娠期間を通して定期的に収縮するものである．ブラクストン・ヒックス収縮として知られているが，これらの子宮収縮の「練習」は month 8 以降顕著になり，時に陣痛に間違われる．この収縮は1分以上，張るように感じられる．しかし，陣痛のときに起こる子宮頸管の拡張は起こらない．この収縮は胎児を圧迫し，感覚の発達に重要な刺激を及ぼすと考えられ，また，分娩の練習のために子宮筋が緊張すると考えられている．

妊娠中の子宮の活動

これらのグラフは，子宮内圧（mmHg）の正常な増加として見られるブラクストン・ヒックス収縮を示している．これらの収縮は month 8 でますます激しくなるが，「本物の陣痛」に比較するとまだかなり弱い．

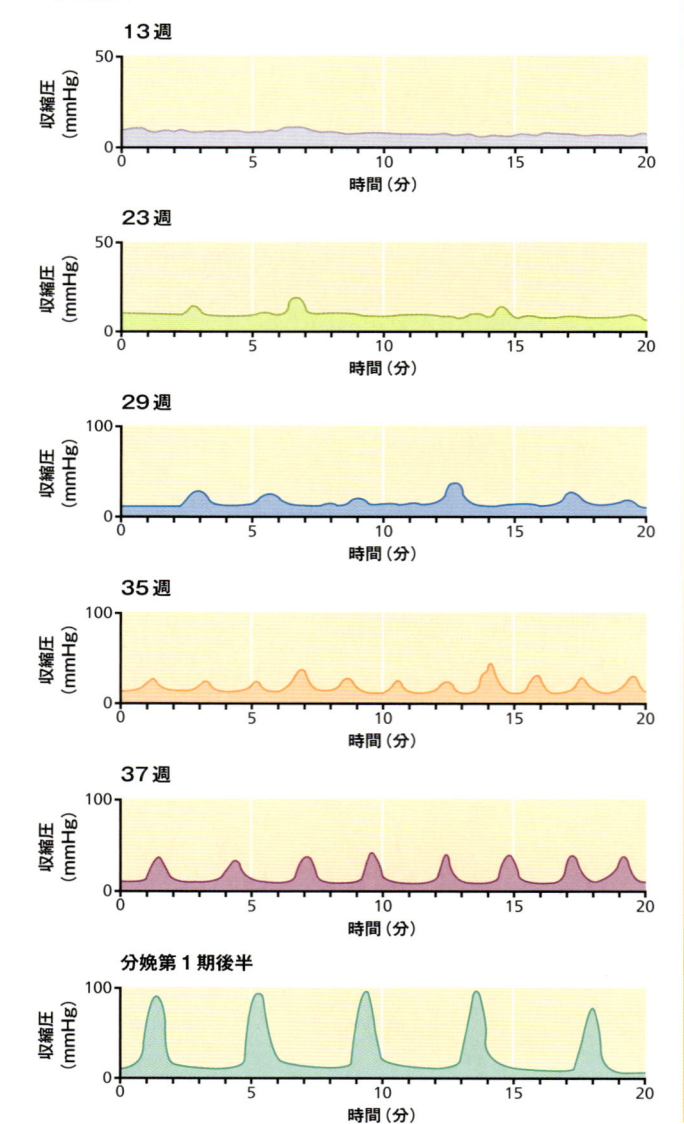

13週
23週
29週
35週
37週
分娩第1期後半

妊娠末期のリラキシン

リラキシンは，分娩の準備のために，骨盤の関節と靱帯（体のほかの部位の靱帯も同様に）を柔軟にするホルモンである．この変化は，妊娠末期に比較的多く見られる腰背部痛や骨盤痛を引き起こすこともあるが，リラキシンは母体の骨盤の動きを柔軟にし，児頭が十分通れるように産道を広げる効果もある．さらに，リラキシンは，子宮や胎盤の血管形成を促進し，子宮を弛緩させ，妊娠経過に伴って子宮が伸展するのを可能にする．

リラキシンの産生部位

リラキシンは乳房，卵巣，胎盤，絨毛膜，脱落膜で産生される．

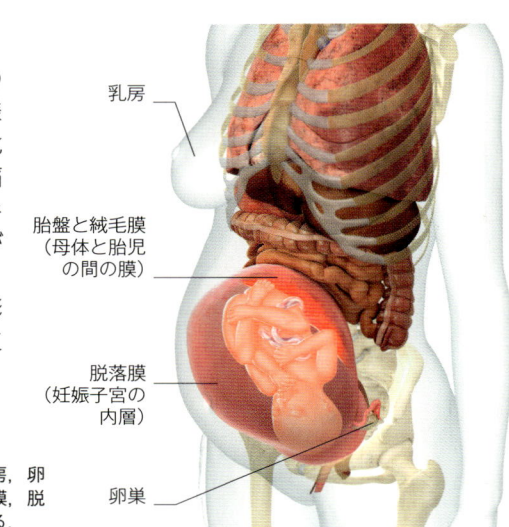

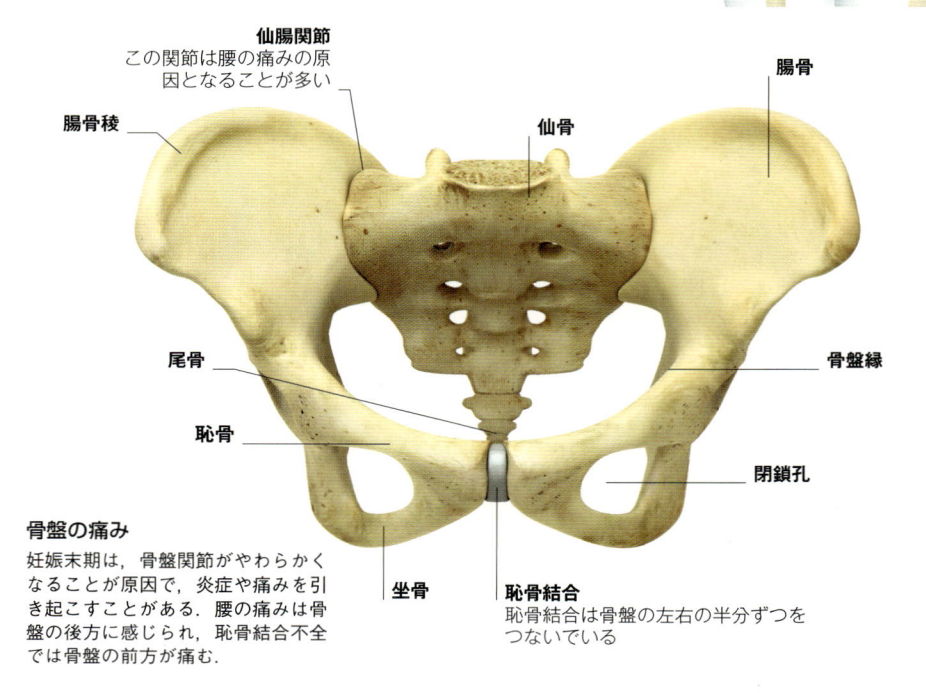

乳房
胎盤と絨毛膜（母体と胎児の間の膜）
脱落膜（妊娠子宮の内層）
卵巣

仙腸関節
この関節は腰の痛みの原因となることが多い
腸骨稜
腸骨
仙骨
尾骨
骨盤縁
恥骨
閉鎖孔
坐骨
恥骨結合
恥骨結合は骨盤の左右の半分ずつをつないでいる

骨盤の痛み

妊娠末期は，骨盤関節がやわらかくなることが原因で，炎症や痛みを引き起こすことがある．腰の痛みは骨盤の後方に感じられ，恥骨結合不全では骨盤の前方が痛む．

疲労の増強

妊婦は妊娠の終盤に向けて，疲労を感じることがますます多くなる．疲労は，身ごもったことによる体重の負荷が原因で，また，体内で起こるさまざまなホルモン変化が原因で起こる．極度の疲労は鉄欠乏性貧血の徴候であることもある．そのため，妊娠の各段階において，妊婦健康診査を行うクリニックでは，貧血のスクリーニングのための血液検査が行われる．

安静の効果

坐位や横になることは子宮への血流を増加させるため，母児双方にとって有益である．

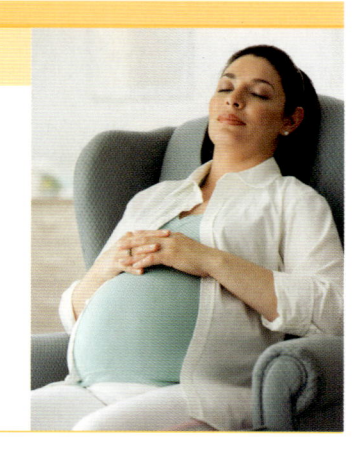

胎児

急成長

胎盤が成長するにつれて，酸素，糖，ほかの必要な栄養素を胎児に最大限に運搬できるよう，胎盤はその機能を最大限に発揮するようになる．これら栄養素のうち70％が急速に発達する胎児の脳でまわれる．この時期，胎児の体はほとんどでき上がっており，大切な栄養素を脂肪の蓄積に回すことができる．胎児の皮膚のしわにしだいにのびていき，まるまると太ってくる．この時期の成長により胎児にとって子宮内はとても狭いものになってくる．

筋肉の形成
この子宮内のmonth 8の胎児のカラーMRI画像から，胎児の筋肉組織（ピンク部分）がよく形成されていることがわかる．

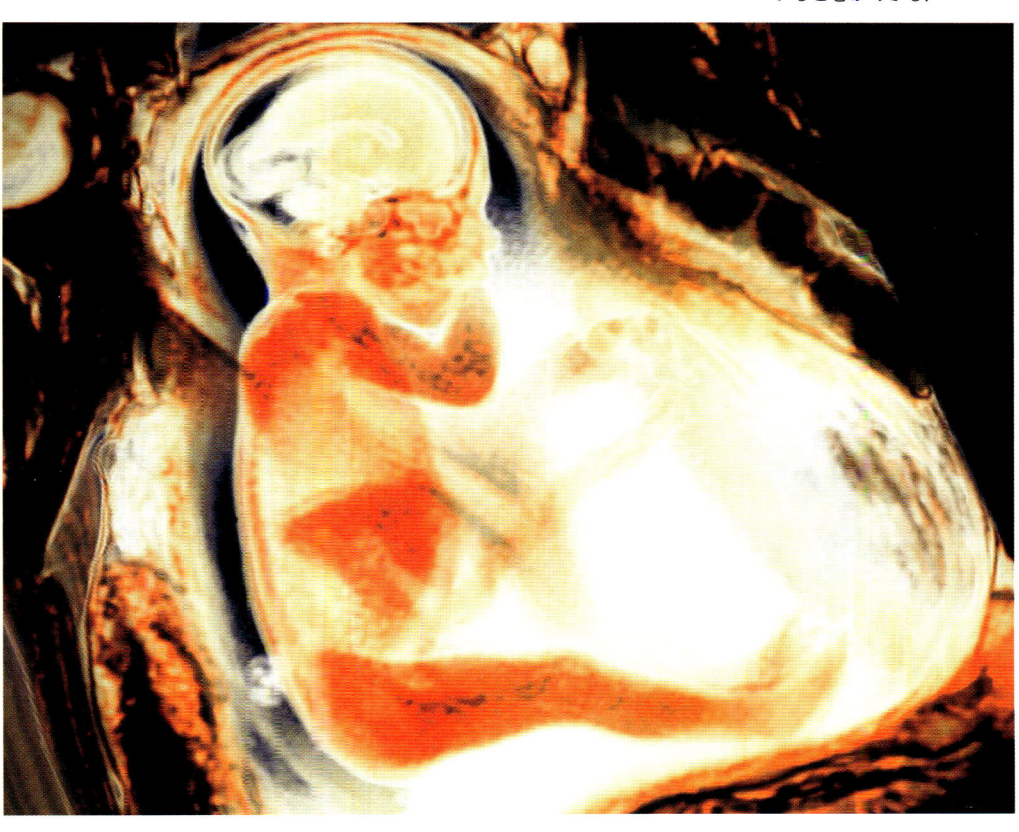

双胎妊娠

双胎児が子宮を共有するということはすなわち，母親からの栄養供給や子宮内の空間を共有することを意味する．この競合の結果，単胎児に比べて成長がやや遅くなり，より早く生まれる傾向にある．単胎の妊娠継続期間が40週間であるのに対し，双胎では38週間程度である．早く生まれる分，双胎は単胎の児よりも体重が小さいのが普通である．

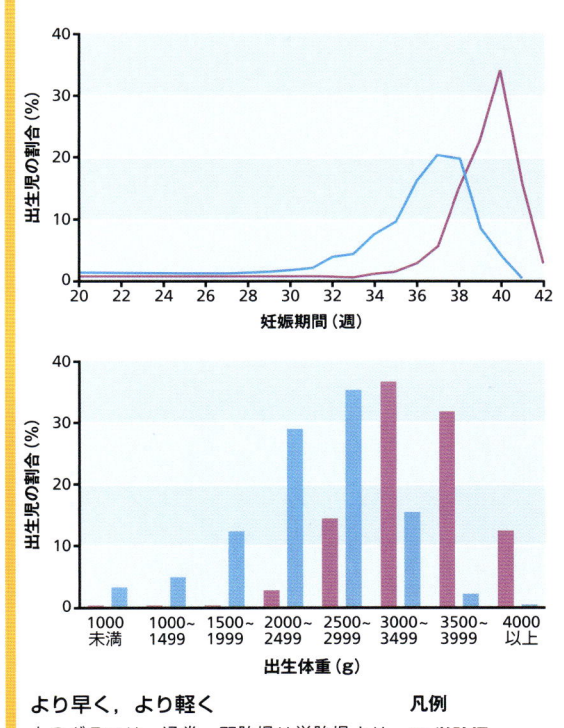

より早く，より軽く
上のグラフは，通常，双胎児は単胎児より2週ほど早く生まれることを示している．下のグラフは，双胎児がだいたい1 kgくらい軽く生まれていることを示している．

凡例
- 単胎児
- 双胎児

呼吸の「練習」

胎児の肺の中の肺胞はほとんどでき上がっており，胎児は約半分の時間を，呼吸をする練習に費やしている．つまり，出生後すぐに必要となる酸素を取り込む練習をしている．この呼吸様運動のとき，実際には羊水は肺胞の中に入ることはない．しかし，横隔膜や胸壁が動くことによって，正常な肺の発達が促進される．

早期の呼吸
このカラードプラ超音波画像は，17週の胎児が羊水で呼吸の「練習」をしている様子を示している．赤色の部分は胎児の口から放出された羊水を表している．

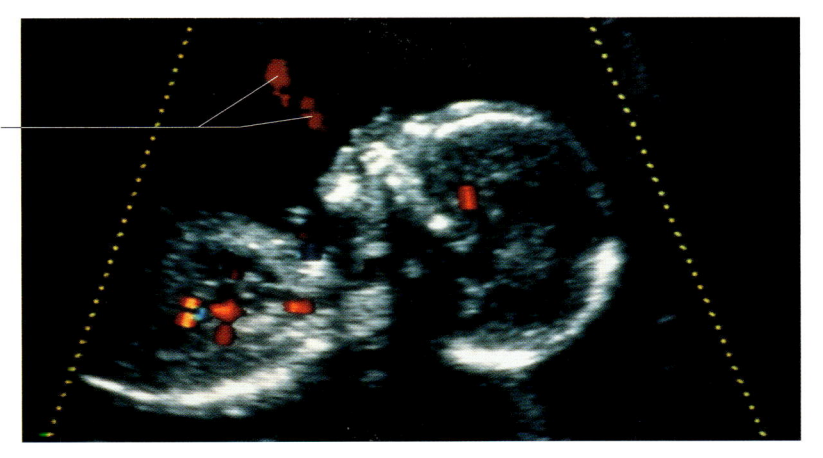

赤い部分は胎児の口から出された羊水

month 9 | 35〜39週

胎児は完全に形作られ，出生に備えて頭位の姿勢をとっている場合もある．最後の数週間で胎児は多くの脂肪を蓄積し，子宮外環境からの保護に備える．

35週

出産予定日まで数週間であるが，妊娠初めに算出された予定日に出生する児は約20人に1人である．予定日前後それぞれ2週間以内の出生は正常である．胎盤機能が低下し始めるため，胎児が必要とする栄養を十分に得ているかを確認するためのモニタリングが重要となる．出産予定日近くになると，必要に応じてさまざまな専門的な検査が行われる場合もある．胎盤機能や胎児の成長，胎児心拍数や胎児のwell-beingの評価のための検査である．これらの検査は入院棟で実施される場合と外来で実施される場合がある．胎児が頭位か骨盤位かを見るために，妊婦の腹部の検査が実施される．

子宮底長の測定
恥骨上から測定した子宮底の高さをセンチメートルで表したものは，妊娠週数の近似値である．35週では，約35 cmである．

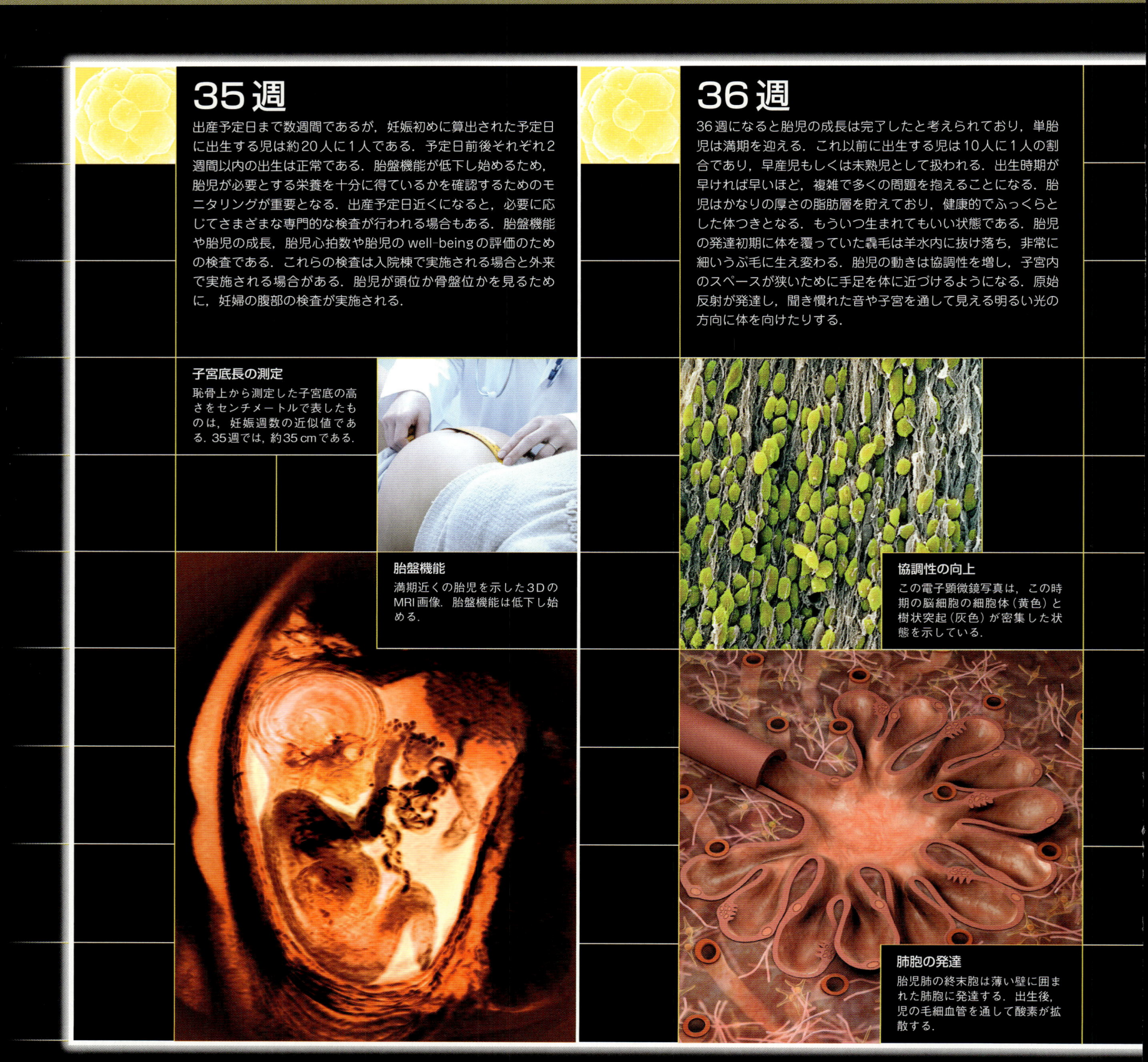

胎盤機能
満期近くの胎児を示した3DのMRI画像．胎盤機能は低下し始める．

36週

36週になると胎児の成長は完了したと考えられており，単胎児は満期を迎える．これ以前に出生する児は10人に1人の割合であり，早産児もしくは未熟児として扱われる．出生時期が早ければ早いほど，複雑で多くの問題を抱えることになる．胎児はかなりの厚さの脂肪層を貯えており，健康的でふっくらとした体つきとなる．もういつ生まれてもいい状態である．胎児の発達初期に体を覆っていた毳毛は羊水内に抜け落ち，非常に細いうぶ毛に生え変わる．胎児の動きは協調性を増し，子宮内のスペースが狭いために手足を体に近づけるようになる．原始反射が発達し，聞き慣れた音や子宮を通して見える明るい光の方向に体を向けたりする．

協調性の向上
この電子顕微鏡写真は，この時期の脳細胞の細胞体（黄色）と樹状突起（灰色）が密集した状態を示している．

肺胞の発達
胎児肺の終末胞は薄い壁に囲まれた肺胞に発達する．出生後，児の毛細血管を通して酸素が拡散する．

37週

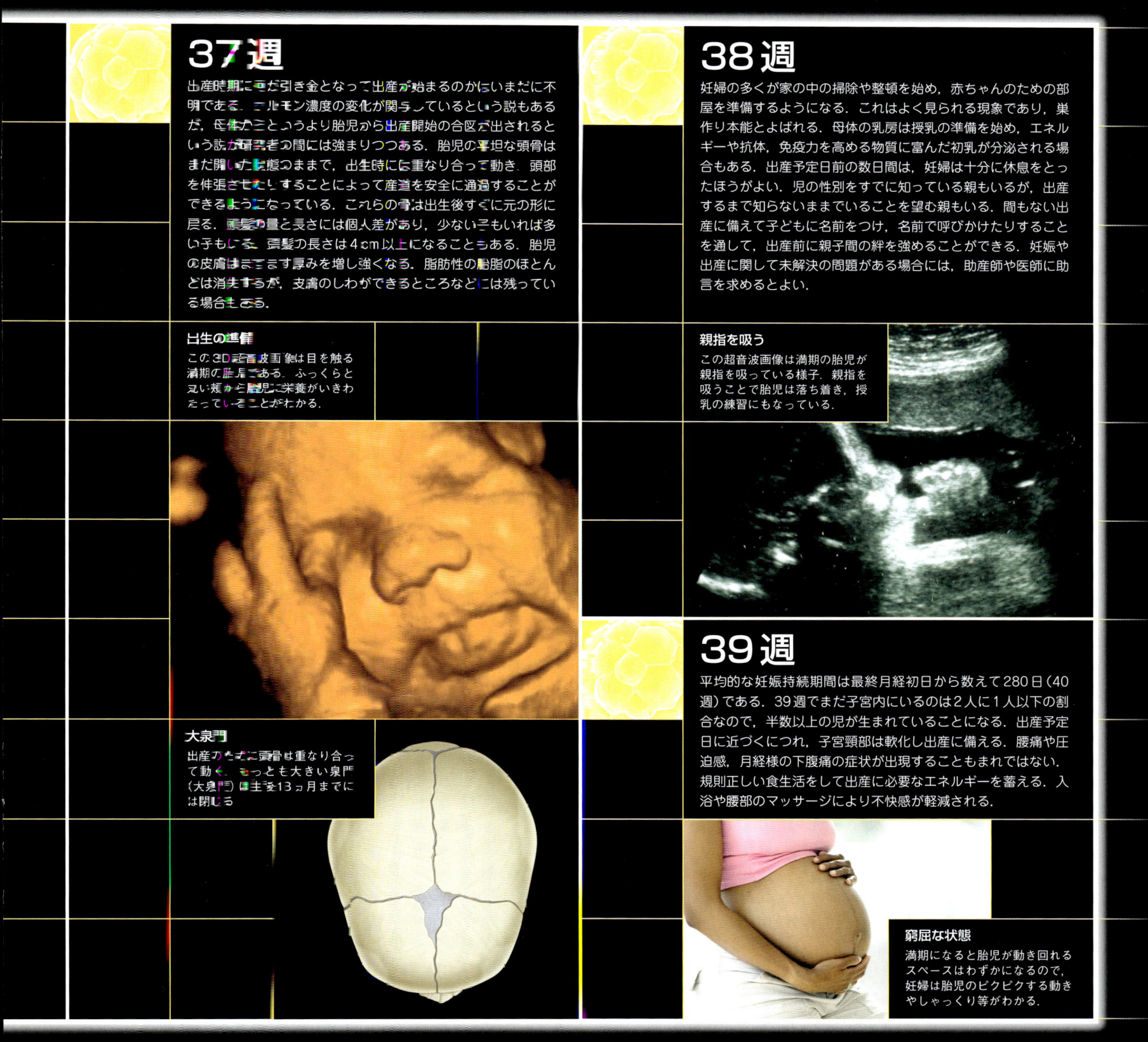

出産時期に何が引き金となって出産が始まるのかはいまだに不明である．ホルモン濃度の変化が関与しているという説もあるが，母体からというより胎児から出産開始の合図が出されるという説が研究者の間では強まりつつある．胎児の平坦な頭骨はまだ開いた状態のままで，出生時に重なり合って動き，頭部を伸張させたりすることによって産道を安全に通過することができるようになっている．これらの骨は出生後すぐに元の形に戻る．頭髪の量と長さには個人差があり，少ない子もいれば多い子もいる．頭髪の長さは4cm以上になることもある．胎児の皮膚はますます厚みを増し強くなる．脂肪性の胎脂のほとんどは消失するが，皮膚のしわができるところなどには残っている場合もある．

出生の準備
この3D超音波画像は目を触る満期の胎児である．ふっくらとした頬から胎児に栄養がいきわたっていることがわかる．

大泉門
出産のために頭骨は重なり合って動く．もっとも大きい泉門（大泉門）は生後13ヵ月までには閉じる．

38週

妊婦の多くが家の中の掃除や整頓を始め，赤ちゃんのための部屋を準備するようになる．これはよく見られる現象であり，巣作り本能とよばれる．母体の乳房は授乳の準備を始め，エネルギーや抗体，免疫力を高める物質に富んだ初乳が分泌される場合もある．出産予定日前の数日間は，妊婦は十分に休息をとったほうがよい．児の性別をすでに知っている親もいるが，出産するまで知らないままでいることを望む親もいる．間もない出産に備えて子どもに名前をつけ，名前で呼びかけたりすることを通して，出産前に親子間の絆を強めることができる．妊娠や出産に関して未解決の問題がある場合には，助産師や医師に助言を求めるとよい．

親指を吸う
この超音波画像は満期の胎児が親指を吸っている様子．親指を吸うことで胎児は落ち着き，授乳の練習にもなっている．

39週

平均的な妊娠持続期間は最終月経初日から数えて280日（40週）である．39週でまだ子宮内にいるのは2人に1人以下の割合なので，半数以上の児が生まれていることになる．出産予定日に近づくにつれ，子宮頸部は軟化し出産に備える．腰痛や圧迫感，月経様の下腹痛の症状が出現することもまれではない．規則正しい食生活をして出産に必要なエネルギーを蓄える．入浴や腰部のマッサージにより不快感が軽減される．

窮屈な状態
満期になると胎児が動き回れるスペースはわずかになるので，妊婦は胎児のピクピクする動きやしゃっくり等がわかる．

受胎から誕生まで

month 9 | 35〜39週
母親と胎児

36週までに胎児の発育はほぼ完全になって、成熟児となる。まだ子宮の中で過ごすメリットもあるが、41週までに生まれない胎児もいる。胎児は体重が増え、22週から皮膚を覆っていた胎脂が抜けてやわらかいうぶ毛が生えている。いまは羊水の中に濃い尿が多く含まれているが、爪は急速に伸びて、出生後すぐに切る必要があるかもしれない。胎児の呼吸の練習は、規則的なリズムの約40回/分の速い呼吸である。大きな音に驚いたり、家族の声を聞いたりしている。母親の子宮は、腹部をさらに押し上げて横隔膜への圧迫を増すので、速く浅い呼吸、疲労、消化不良が起こる可能性がある。

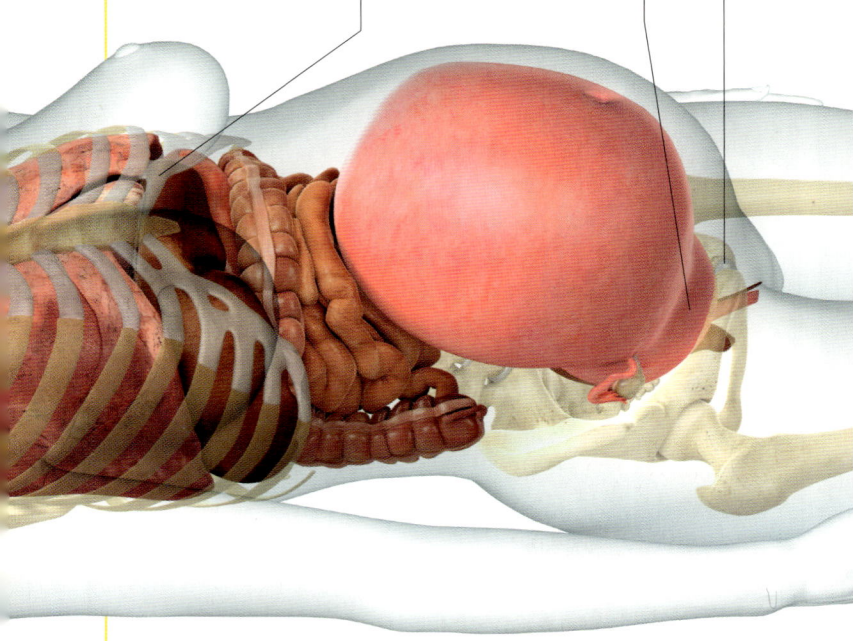

39週の母親

この月には、分娩の準備として胎児の頭が骨盤に固定または嵌入する（訳注：出産の際に、胎児の頭が産道の中に下降する）ことに伴い、子宮の高さが下がる。

肋骨への圧迫が軽減する
month 9に胎児が嵌入すると、肋骨への圧迫が軽減して呼吸が少し楽になる。

頭が膀胱を圧迫する
母親は、胎児の頭が膀胱を圧迫するので、頻繁に尿意を感じる。

骨盤の関節がゆるむ
恥骨結合の柔軟性がゆるむので、胎児が産道を通りやすくなる。

母親
- 💓 75回/分
- 🩺 108/68 mmHg
- 💧 1.25 L

1,000 g
子宮の容量は、妊娠していないときの子宮に比べて何倍も増加している。

700 g
このころの胎盤は、重さ約700 g、直径20〜25 cm、厚さ2〜3 cmである。

数値

0 1 2 3 4 5 6 7 8 9 10 11 12 13 14 15 16 17 18 19 20 21 22 23 24 25 26 27 28 29 30 31 32 33 34 **35 36 37 38 39**

胎児
- 💓 150回/分
- 📏 37〜38 cm
- ⚖ 3.5 kg*

5％以下
予定日に生まれる赤ちゃんは5％以下である。30％は予定日よりも早く、70％がその後に生まれる。

96％
39週のとき、96％の胎児が頭位（頭が下の位置）であり、3％が骨盤位（尻が下の位置、いわゆる逆子）、残りの1％がそのほかの胎位である。

*訳注：日本の平均出生体重は3 kg弱

子宮筋層
この強力な子宮の筋肉外層が、陣痛の間の子宮収縮を請け負う。

子宮内膜

絨毛膜絨毛

子宮漿膜

母体動脈

母体静脈

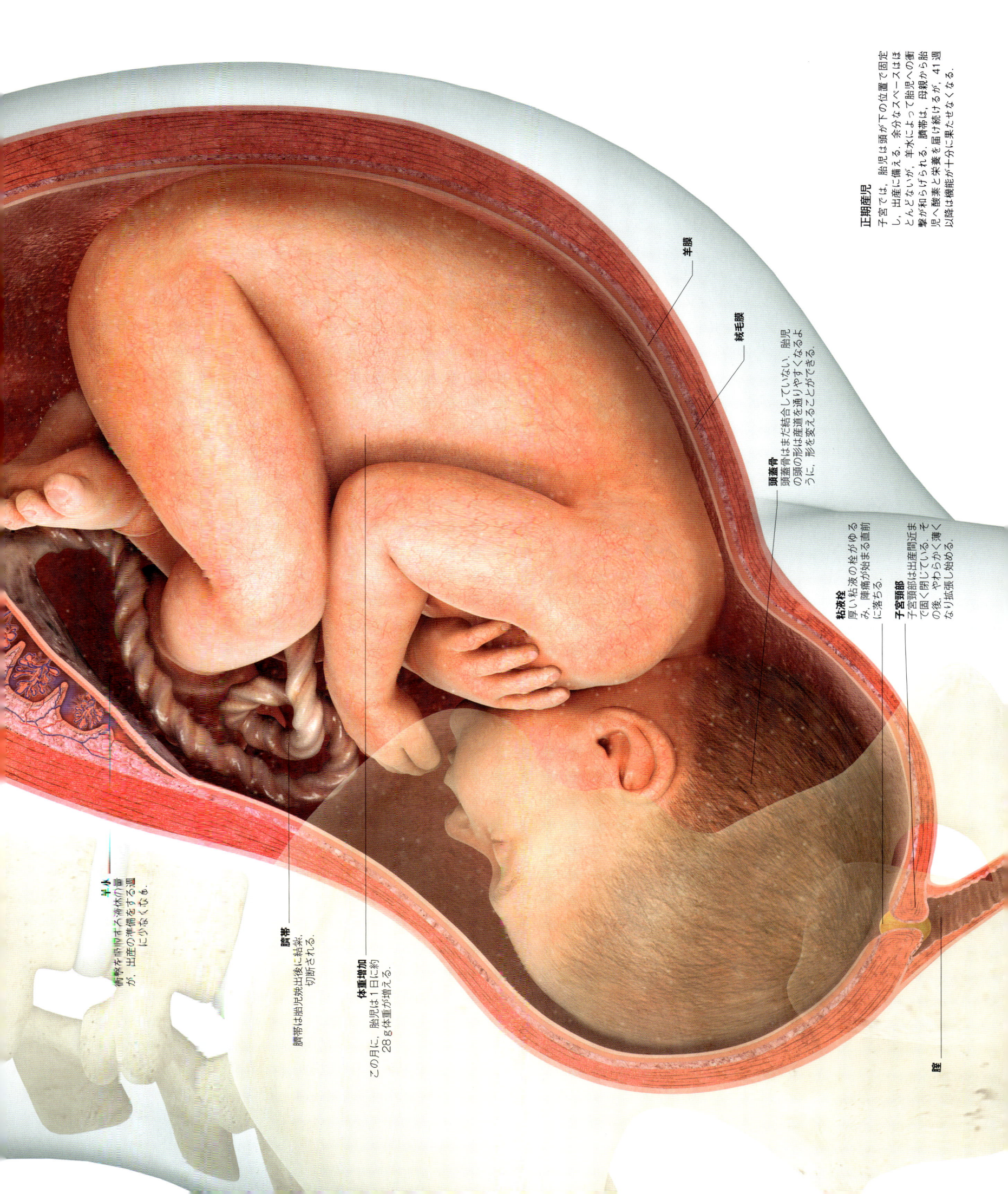

正期産児
子宮では、胎児は頭が下の位置で固定し、出産に備える。余分なスペースはほとんどないが、羊水によって胎児への衝撃が和らげられる。臍帯は、母親から胎児へ酸素と栄養を届け続けるが、41週以降は機能が十分に果たせなくなる。

羊膜

絨毛膜

頭蓋骨
頭蓋骨はまだ結合していない。胎児の頭の形は産道を通りやすくなるように、形を変えることができる。

粘液栓
厚い粘液の栓がゆるみ、陣痛が始まる直前に落ちる。

子宮頸部
子宮頸部は出産間近まで固く閉じているが、その後、やわらかく薄くなり拡張し始める。

腟

体重増加
この月に、胎児は1日に約28g体重が増える。

臍帯
臍帯は胎児娩出後に結紮、切断される。

羊水
肺を発達させ子宮外の生活の準備をする役割が、出産前にはかなくなる。

month 9 | 主要な発達

母親

乳汁産生

妊娠の終わりごろになると乳房から初乳とよばれる，栄養価が高いクリーミーな乳汁の初期段階である物質がつくられるようになる．この物質は妊娠末期ごろに時折，無意識に乳首から排出されることがある．出産後，胎盤を娩出すると，エストロゲン，プロゲステロン，ヒト胎盤性ラクトーゲン（hPL）のレベルが急に落ちる．しかし，乳汁生成刺激ホルモンであるプロラクチンのレベルは高いままである．通常，児が出生したらできるだけ早く母親の胸に抱かれることを推奨している．児の吸啜は，乳汁生成を刺激するのに役立ち，そして通常，乳汁は出産後2～6日の間に「来潮」する．その前に児はエネルギーや，抗体，およびほかの免疫を高める物質をわずかな量の初乳からもらっている．出生後2～6日間，児へ成乳が十分に供給される前に，出生体重の10％も体重減少することもあるが，それは正常な範囲である．

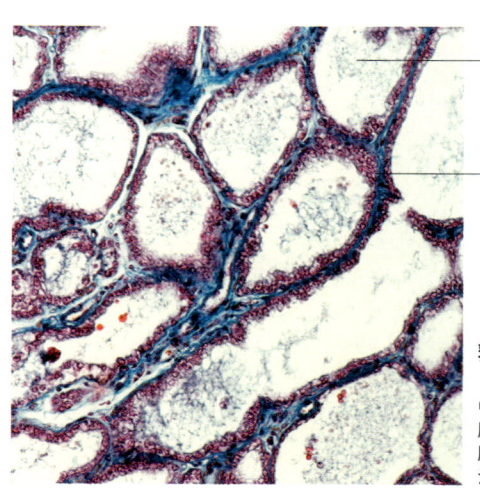

妊娠前の乳房の解剖
乳房は思春期に発達し，脂肪と未熟な腺組織の両方が含まれている．それぞれの胸には15～20の小葉とよばれる，乳汁を分泌する組織がある．

- **胸筋**
- **分泌小葉** 100個もの非常に小さい腺房からなっており，乳管へ流入していく細かい乳管も含まれる
- **乳輪** 乳頭周囲にある，円状のピンク色や赤茶色の部分
- **乳頭** 中央の突起部分であり，15～20の乳管口を含んでいる
- **乳管** 乳頭に向かって乳汁を移送する管だが活動はしていない状態
- **間質** 乳房の乳腺組織と脂肪組織を支える結合組織
- **肋骨**
- **肋間筋**

乳汁
乳腺によって産生され，囊状の腺房に分泌される

分泌小葉
房状の腺（小葉）はいくつかまとまり，乳腺葉を形成する

乳汁生成期の乳房の組織
この光学顕微鏡写真は，授乳中の健康な乳房組織である．腺腔（腺房）の中には特殊な腺細胞によって生成された乳汁を示している．

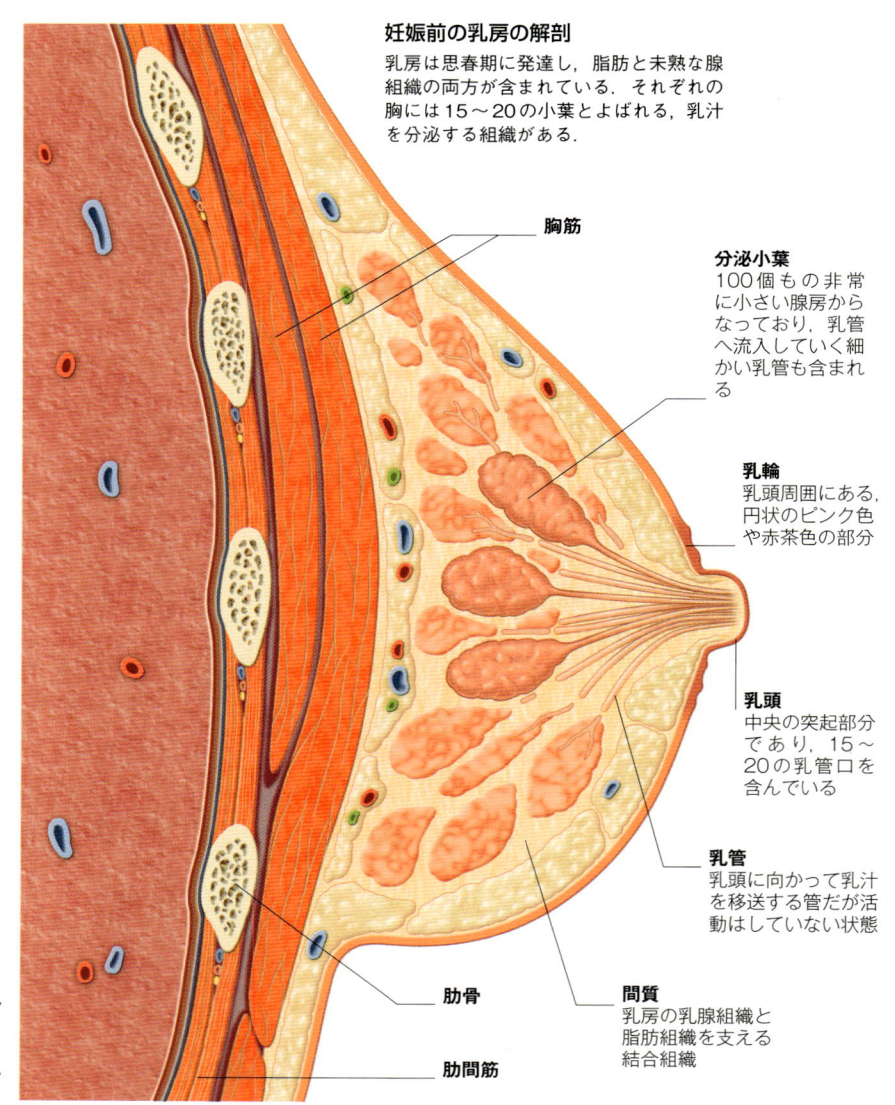

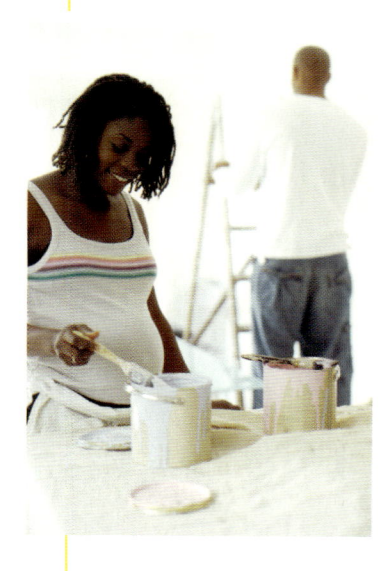

分娩予定日

分娩予定日は最終月経の初日に基づき，妊娠のごく初期に計算される．胎生週数は，その後初期の超音波画像診断で得られた測定値から評価される．これにより，時には分娩予定日が変更されることもある．単胎児が「満期」とみなされ，子宮から出る準備ができるのは36週以降であり，40週間の妊娠期間としたらその後3週間余分に児は発育できて，これはふつう有益にはたらく．しかし胎児が41週まで子宮に残っている場合は胎盤が老化してしまい機能しなくなるため，通常では誘発分娩を行う．

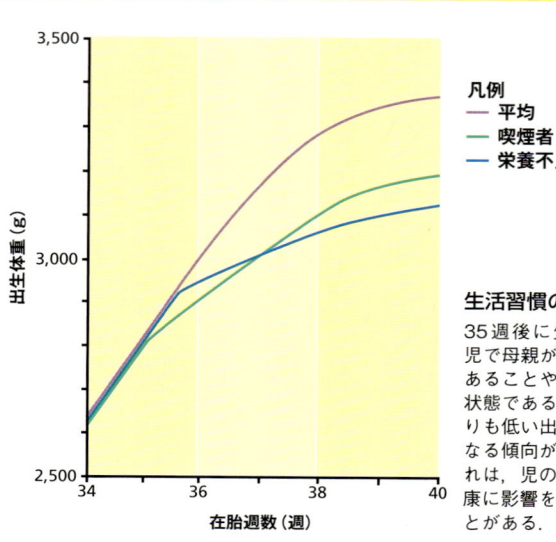

本能的な巣作り
妊娠の終わりにさしかかると，新しい家族がまもなくやって来ることに備えて家をきれいにしたくなる強い衝動が起こることや，育児の準備をすることは妊婦によくあることだ．

凡例
- 平均
- 喫煙者
- 栄養不良者

生活習慣の影響
35週後に生まれた児で母親が喫煙者であることや栄養不良状態であると平均よりも低い出生体重となる傾向がある．これは，児の将来の健康に影響を与えることがある．

35〜39週

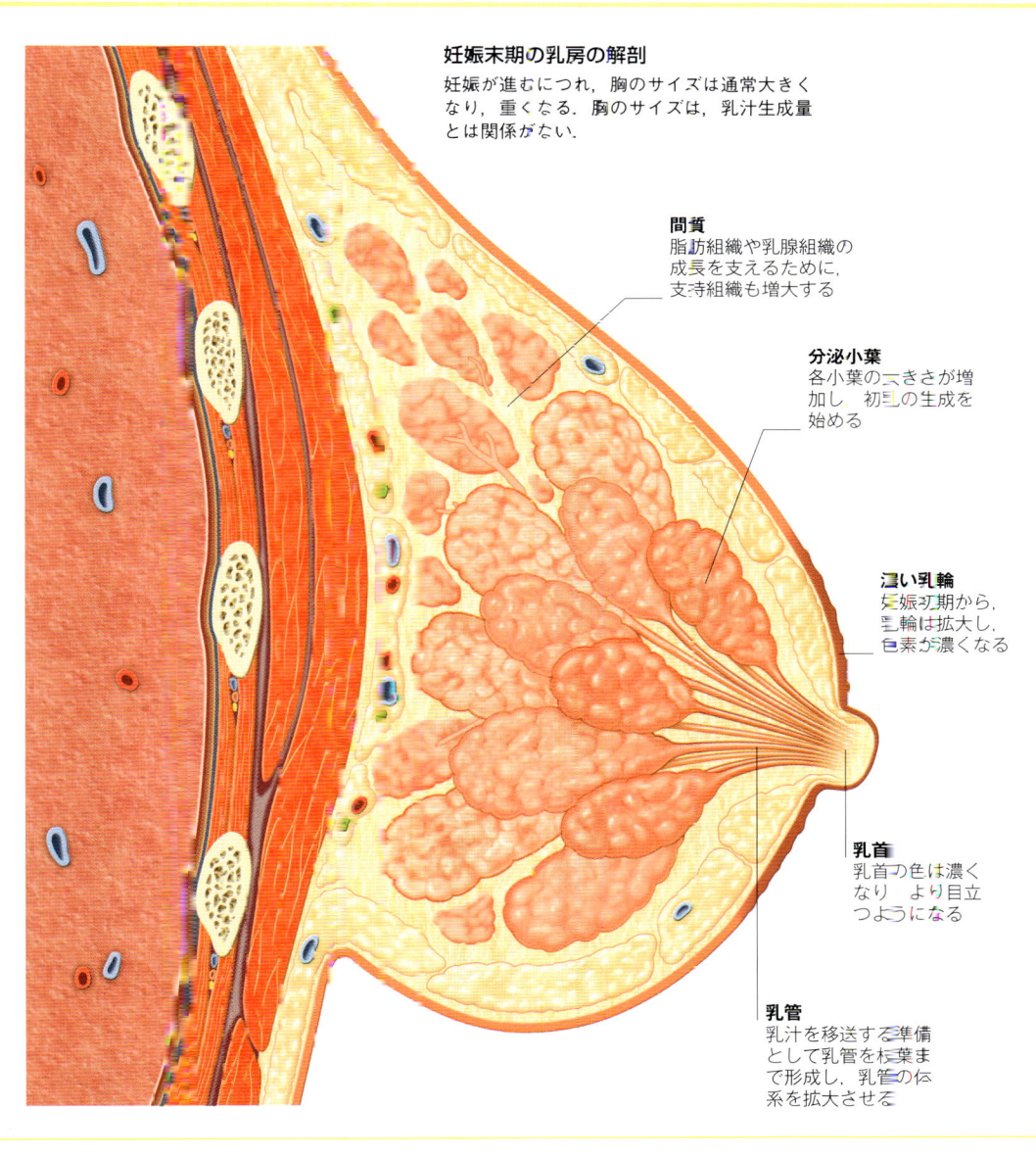

妊娠末期の乳房の解剖

妊娠が進むにつれ，胸のサイズは通常大きくなり，重くなる．胸のサイズは，乳汁生成量とは関係がない．

間質
脂肪組織や乳腺組織の成長を支えるために，支持組織も増大する

分泌小葉
各小葉の大きさが増加し，初乳の生成を始める

濃い乳輪
妊娠初期から，乳輪は拡大し，色素が濃くなる

乳首
乳首の色は濃くなり，より目立つようになる

乳管
乳汁を移送する準備として乳管を枝葉まで形成し，乳管の伝系を拡大させる

乳汁生成に関与するホルモン

妊娠や出産の多くの局面のときと同様に，授乳に際しても絶妙なホルモンの相互作用を介して行われる．いくつかのホルモンは妊娠期すでに体内で循環しているものに加えて分泌される．

プロゲステロン	プロゲステロンは，最初は黄体（排卵後の空の卵胞）で，その後胎盤によって産生される．プロゲステロンのレベルが高くなると胸の腺房と小葉の成長が刺激される．
エストロゲン	妊娠する前，エストロゲンは思春期の乳房の発達に関与している．妊娠中にエストロゲンのレベルが高くなることで乳管の成長と発達が促進される．
プロラクチン	下垂体で産生されるプロラクチンは，乳汁の産生（乳汁分泌）を促進している．児が頻回に乳頭を吸啜し授乳を行うと，プロラクチンは放出を引き起こされ，乳房は常に満たされる．オキシトシンは通常，プロラクチンとともに分泌される．
オキシトシン	オキシトシンは，感情的なことの引き金（赤ちゃんの泣き声）や乳首の刺激を介して下垂体から分泌される．腺房につながっている平滑筋が収縮して「射乳」反射を引き起こし，乳汁が乳管に噴出する．
ヒト胎盤性ラクトーゲン（hPL）	month 2から胎盤によって産生されるhPLは，プロラクチンと成長ホルモンの両方の作用と相乗し，乳首，乳房，乳輪のサイズを大きくする．
コルチゾール	コルチゾールは，授乳して最初の2日間に出る初乳中には比較的多量に存在している．コルチゾールの量が下がる一方で，乳汁に含まれる防御抗体（IgA）のレベルが増加する．
チロキシン	チロキシンは母乳中にわずかな量存在している．このホルモンは赤ちゃんの消化器系に対して主要な助けになる．

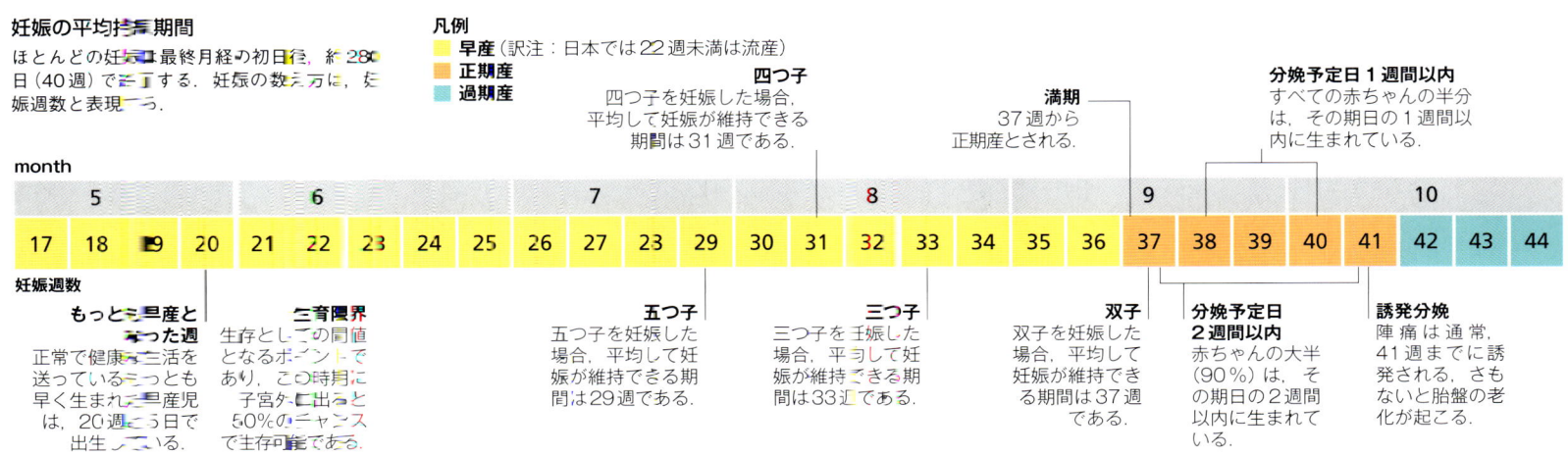

妊娠の平均持続期間

ほとんどの妊娠は最終月経の初日後，約280日（40週）で完了する．妊娠の数え方は，妊娠週数と表現する．

凡例
- 早産（訳注：日本では22週未満は流産）
- 正期産
- 過期産

四つ子
四つ子を妊娠した場合，平均して妊娠が維持できる期間は31週である．

満期
37週から正期産とされる．

分娩予定日1週間以内
すべての赤ちゃんの半分は，その期日の1週間以内に生まれている．

month	5			6					7						8					9				10		
妊娠週数	17	18	19	20	21	22	23	24	25	26	27	28	29	30	31	32	33	34	35	36	37	38	39	40	41	42	43	44

もっとも早産となった週
正常で健康な生活を送っている最も早く生まれた早産児は，20週5日で出生している．

生育限界
生存としての同値となるポイントであり，この時期に子宮外に出ると50％のチャンスで生存可能である．

五つ子
五つ子を妊娠した場合，平均して妊娠が維持できる期間は29週である．

三つ子
三つ子を妊娠した場合，平均して妊娠が維持できる期間は33週である．

双子
双子を妊娠した場合，平均して妊娠が維持できる期間は37週である．

分娩予定日2週間以内
赤ちゃんの大半（90％）は，その期日の2週間以内に生まれている．

誘発分娩
陣痛は通常，41週までに誘発される．さもないと胎盤の老化が起こる．

脳の形成

胎芽期の初め，脳は外側の部分が小さく隆起しているところから始まる．出生するころには，およそ1,000億個ものニューロンとよばれる特殊な細胞の集まる高度に分化した複雑な臓器となる．

神経系の発達の最初の徴候は，神経板への細胞の分化である．この厚みとひだが神経管を形成し，脳と脊髄の前駆体となる．脳の3つの主要な部分が6週以内にできてくる．小脳は13週ごろから形成され始め，胎児の動きを制御する機構となる．大脳は脳の中でもっとも大きな部分で，灰白質と白質という異なる組織を含んでいる．灰白質は情報処理の中心を担い，白質は脳の各所に情報を伝送する役割を担う．

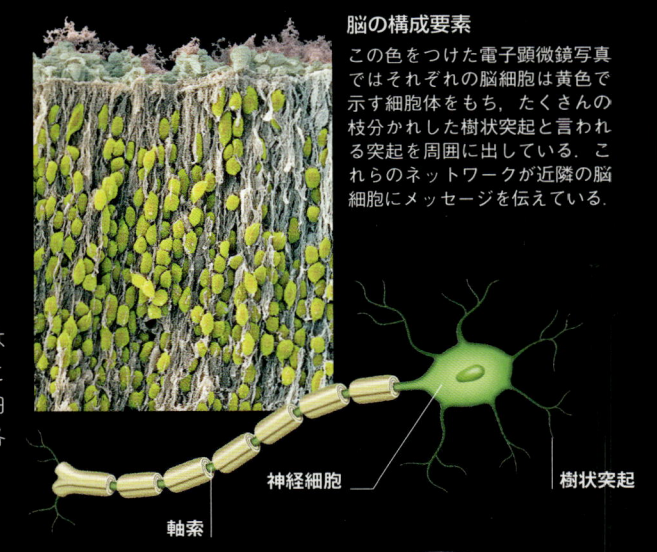

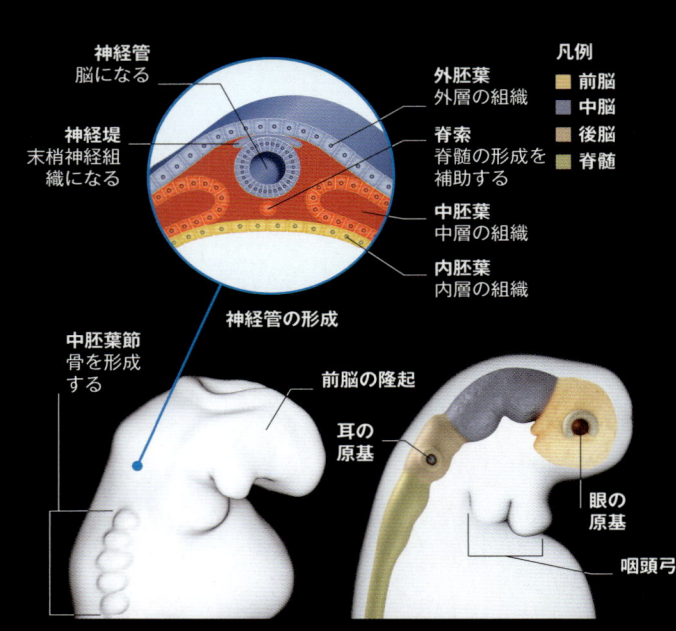

脳の構成要素

この色をつけた電子顕微鏡写真ではそれぞれの脳細胞は黄色で示す細胞体をもち，たくさんの枝分かれした樹状突起と言われる突起を周囲に出している．これらのネットワークが近隣の脳細胞にメッセージを伝えている．

神経管の形成
- 神経管：脳になる
- 神経堤：末梢神経組織になる
- 外胚葉：外層の組織
- 脊索：脊髄の形成を補助する
- 中胚葉：中層の組織
- 内胚葉：内層の組織

凡例
- 前脳
- 中脳
- 後脳
- 脊髄

5週
5週で内側に折れ曲がっていった溝から神経管が形成される．頭側へ伸びた神経管は前脳の隆起を形成する．

6週
頭側に伸びた神経管は，3つの隆起となり，それぞれ前脳，中脳，後脳を形成する．このころ，中枢神経系の主要な部分が配置される．

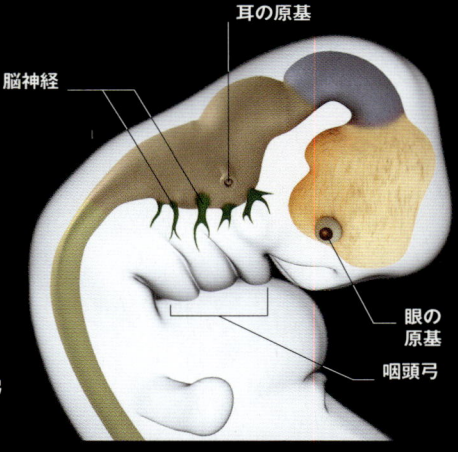

9週
それぞれの隆起が脳幹，小脳，大脳に独自のペースで成長する．そして，それぞれがお互いに近づいてひだを形成し始める．大脳は半球に分かれる．脳神経や感覚神経が形成される．

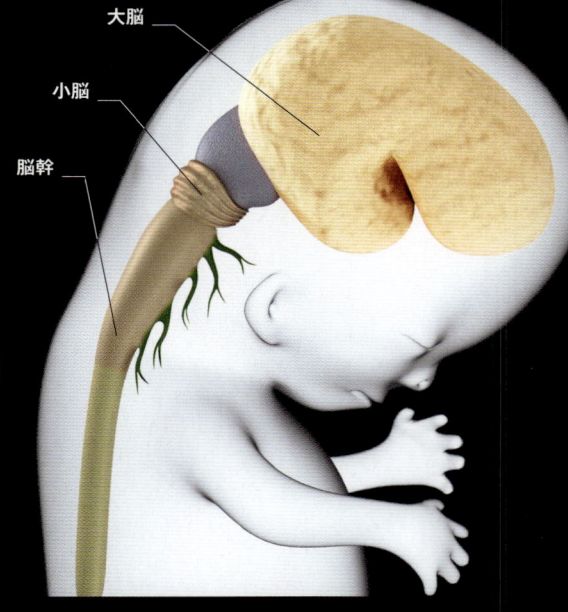

13週
大脳半球は大きくなり，いくつかの部分（葉）に分かれる．脳細胞間の連携が始まる．後脳は小脳と脳幹に分かれる．脳幹は呼吸などの生命にとって基本的な部分を司る．

神経のネットワーク

出生時，基本的な神経接合が配置されており，それによって呼吸，心臓拍動，消化，反射など基本的な生命維持活動が可能となる．さらに神経どうしが接合し，軸索が髄鞘化されると，記憶，集中力，言語，知能，社会への適応能力など，さらに高度な感情の機能が発達する．大人になるまでに複雑な神経のネットワークにより，理由付け，判断，独創的な考えができるようになる．

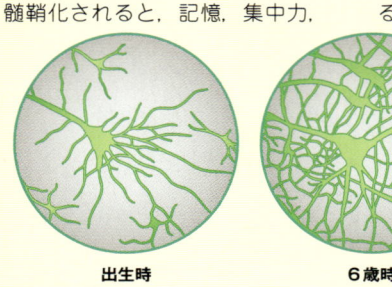

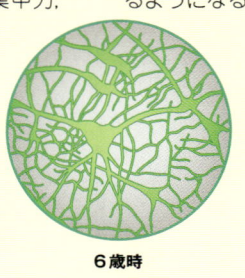

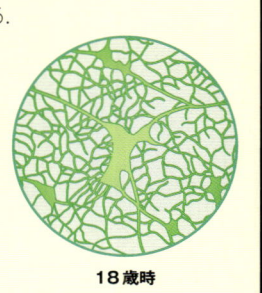

出生時 / 6歳時 / 18歳時

裂け目と隆起

脳の大半を占める大脳は左右の大脳半球に分かれている．発達の過程で，それぞれの大脳半球が増大するが，前方へは前頭葉，上方と側方へは頭頂葉，さらに後方と下方へは後頭葉と側頭葉を形成する．多くの神経細胞が脳の外層（大脳皮質）に到達すると，それらを受け入れるために表面の大脳皮質にはしわができる．この結果，大脳は浅い溝，深い溝，たたみ込み（脳回）ができる．それぞれの葉は主要な脳溝，脳回をもち，個々を識別できるようになる．たとえば，中央後方よりの脳回は体からの感覚刺激を認識する主要な部分であり，中央前方よりの脳回は自発的な動きを制御している．

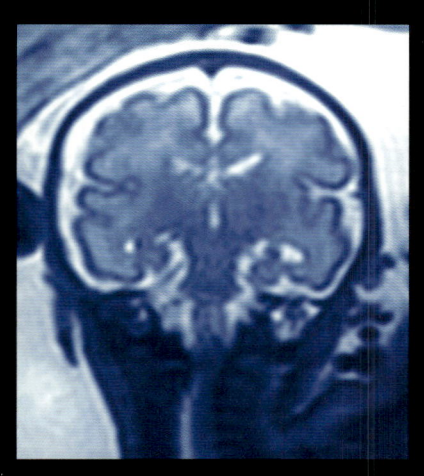

大脳皮質の発達
この胎齢25週の胎児の頭部MRI画像では複雑なひだが明らかである．脳溝や脳回がこの断面ではっきりと見える．

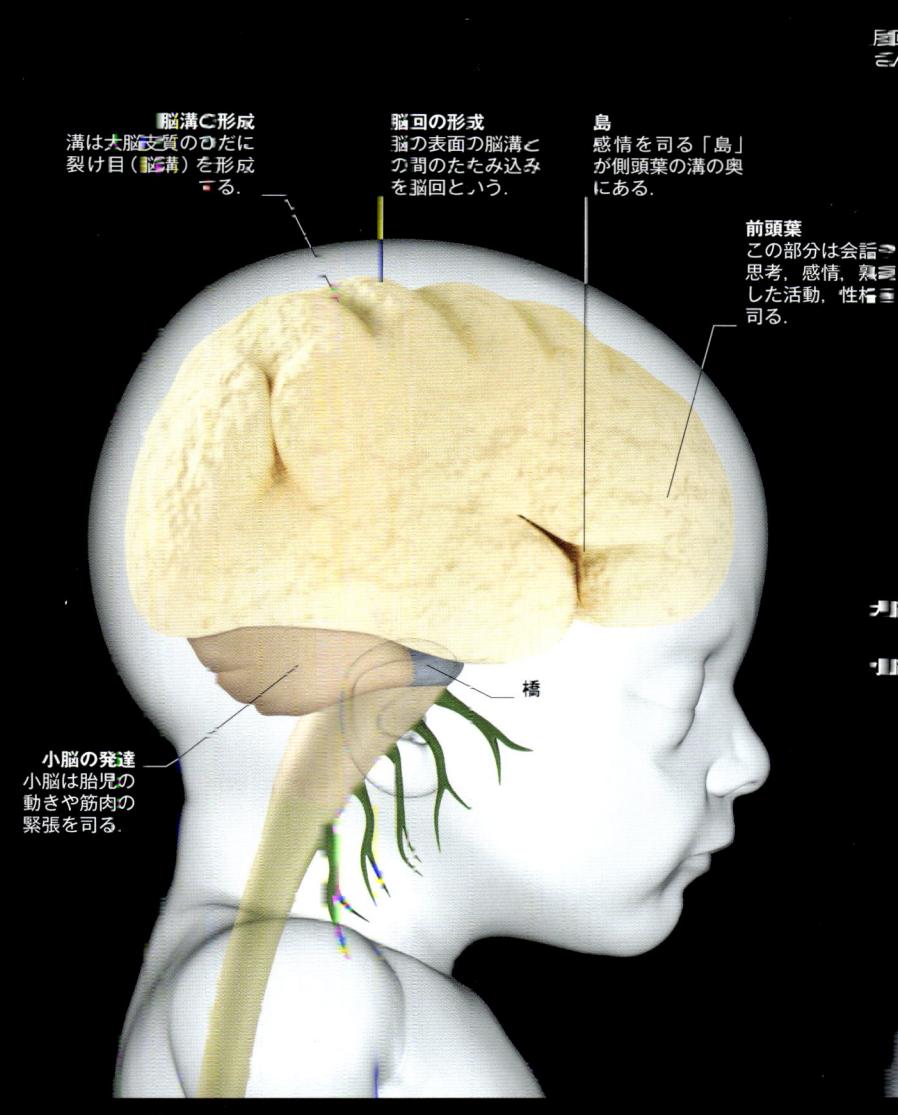

24週

脳溝の形成
溝は大脳皮質のひだに裂け目（脳溝）を形成する．

脳回の形成
脳の表面の脳溝と脳溝の間のたたみ込みを脳回という．

島
感情を司る「島」が側頭葉の溝の奥にある．

皮質の外形
脳回と脳溝はたくさんのしわを脳に形成する．

前頭葉
この部分は会話，思考，感情，熟慮した活動，性格を司る．

小脳の発達
小脳は胎児の動きや筋肉の緊張を司る．

橋

24週
胎児の大脳はいぜんとして表面は平滑のように見える．しかし，大脳皮質は急速に増加する細胞数に適応するためひだを形成し始める．この時期から生後数ヵ月まで脳は急速に増大する．これが脳の成長スパートと言われる．

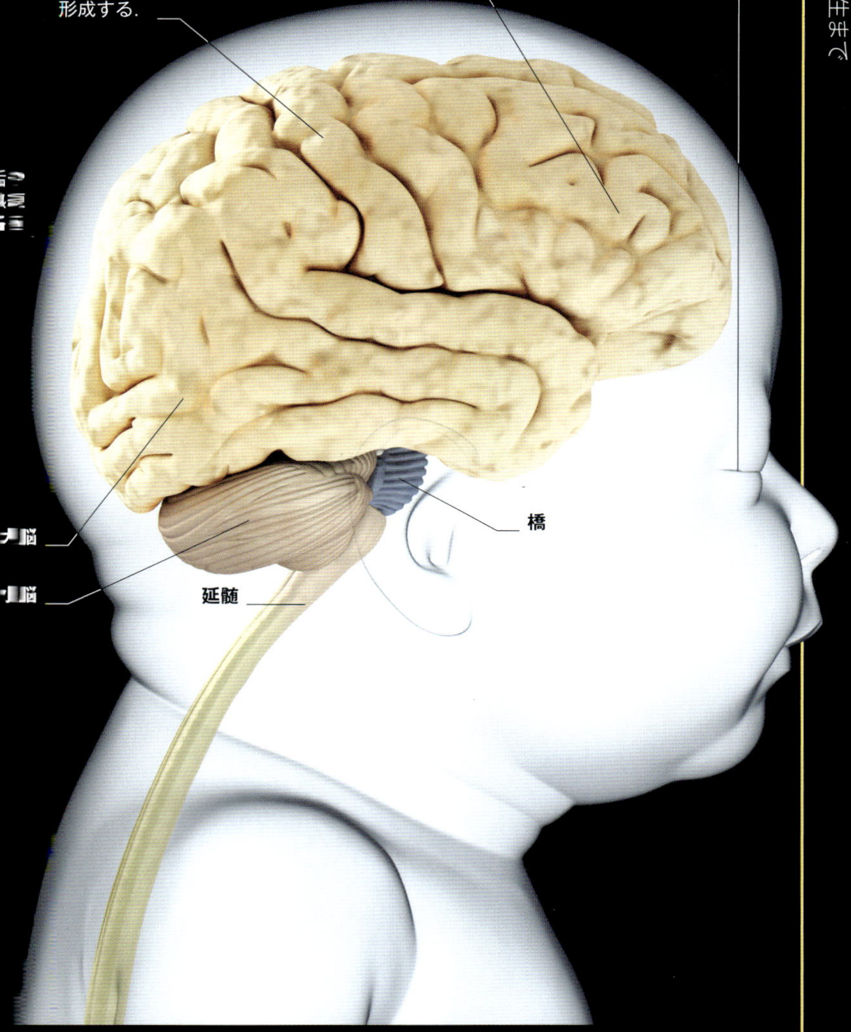

39週

前頭前野皮質
この部分は計画，決定，社会的行動を司る．

視覚の発達
出生時，赤ちゃんは物の形やパターンを見ることができる．両眼視は生後1ヵ月で発達する．

中脳
小脳
延髄
橋

39週
大脳皮質の表面はますます増えていく脳細胞に適応するためさらに複雑となる．出生時脳には1,000億個の脳細胞が含まれているが，それらの神経接合は完全にはでき上がっていない．この部分は20歳半ばになるまでは十分な成熟が得られない．

灰白質の形成

発達する大脳の中で支持組織やグリア細胞は，新たに分岐した脳神経細胞（ニューロン）が成長し，より外側の大脳皮質に到達するための足場としての役割を果たす．いわゆる灰白質では大脳皮質は6層の神経細胞の層に発達を始める．グリア細胞を登ってくるニューロンは，接合を繰り返し，層をつくりながら，ニューロンを正しい場所に導く化学物質の信号に従っていると考えられている．1つの層の骨組みができ上がると，次のニューロンの波がこれまでのところよりさらに高い層へと登っていく．これらの層構造がその後の一生で，規律正しいプロセスで思考するために非常に重要である．

灰白質の6層
ニューロンの層構造は出生まで発達し，6つの層となる．こうしてこれらのニューロンは，考える，書く，話すなど，独自の特別な役割を担うようになる．

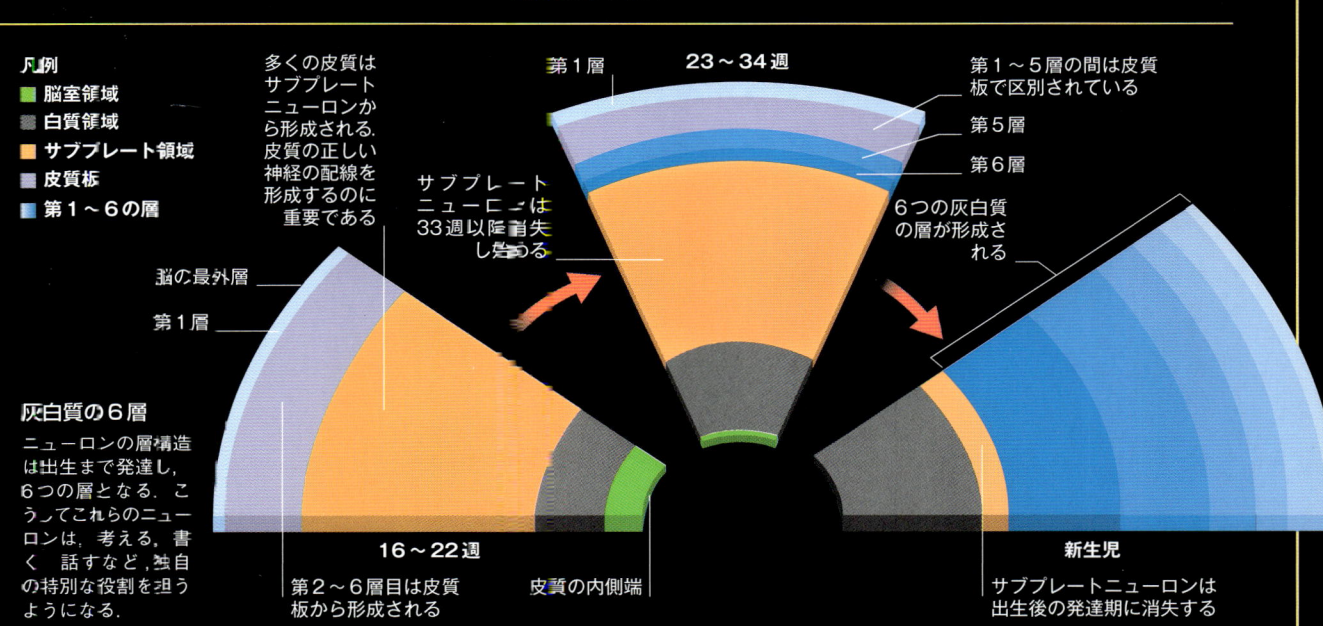

凡例
- 脳室領域
- 白質領域
- サブプレート領域
- 皮質板
- 第1〜6の層

多くの皮質はサブプレートニューロンから形成される．皮質の正しい神経の配線を形成するのに重要である

サブプレートニューロンは33週以降消失し始める

16〜22週
第2〜6層目は皮質板から形成される

脳の最外層
第1層
皮質の内側端

23〜34週
第1層
第1〜5層の間は皮質板で区別されている
第5層
第6層

6つの灰白質の層が形成される

新生児
サブプレートニューロンは出生後の発達期に消失する

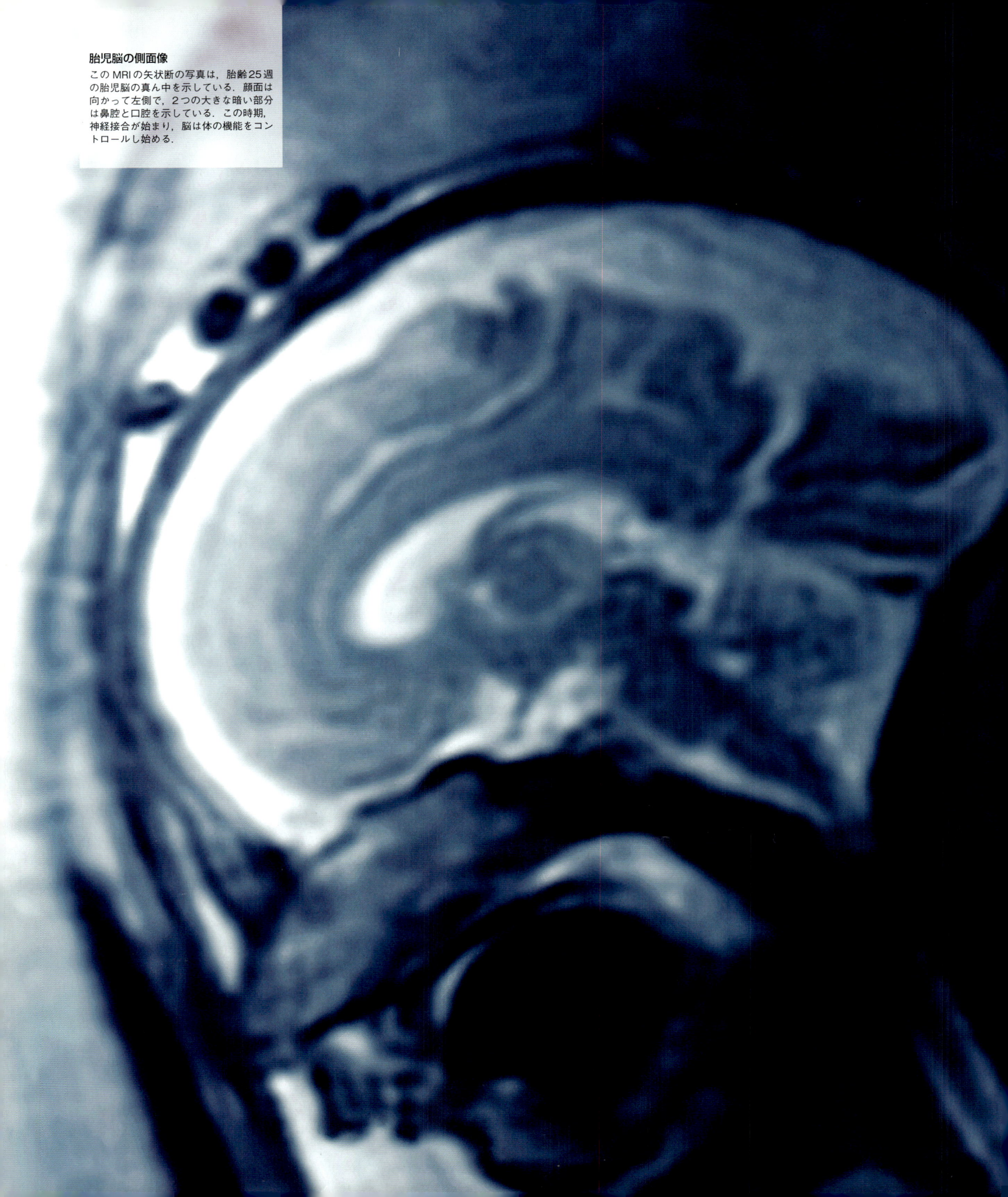

胎児脳の側面像
このMRIの矢状断の写真は，胎齢25週の胎児脳の真ん中を示している．顔面は向かって左側で，2つの大きな暗い部分は鼻腔と口腔を示している．この時期，神経接合が始まり，脳は体の機能をコントロールし始める．

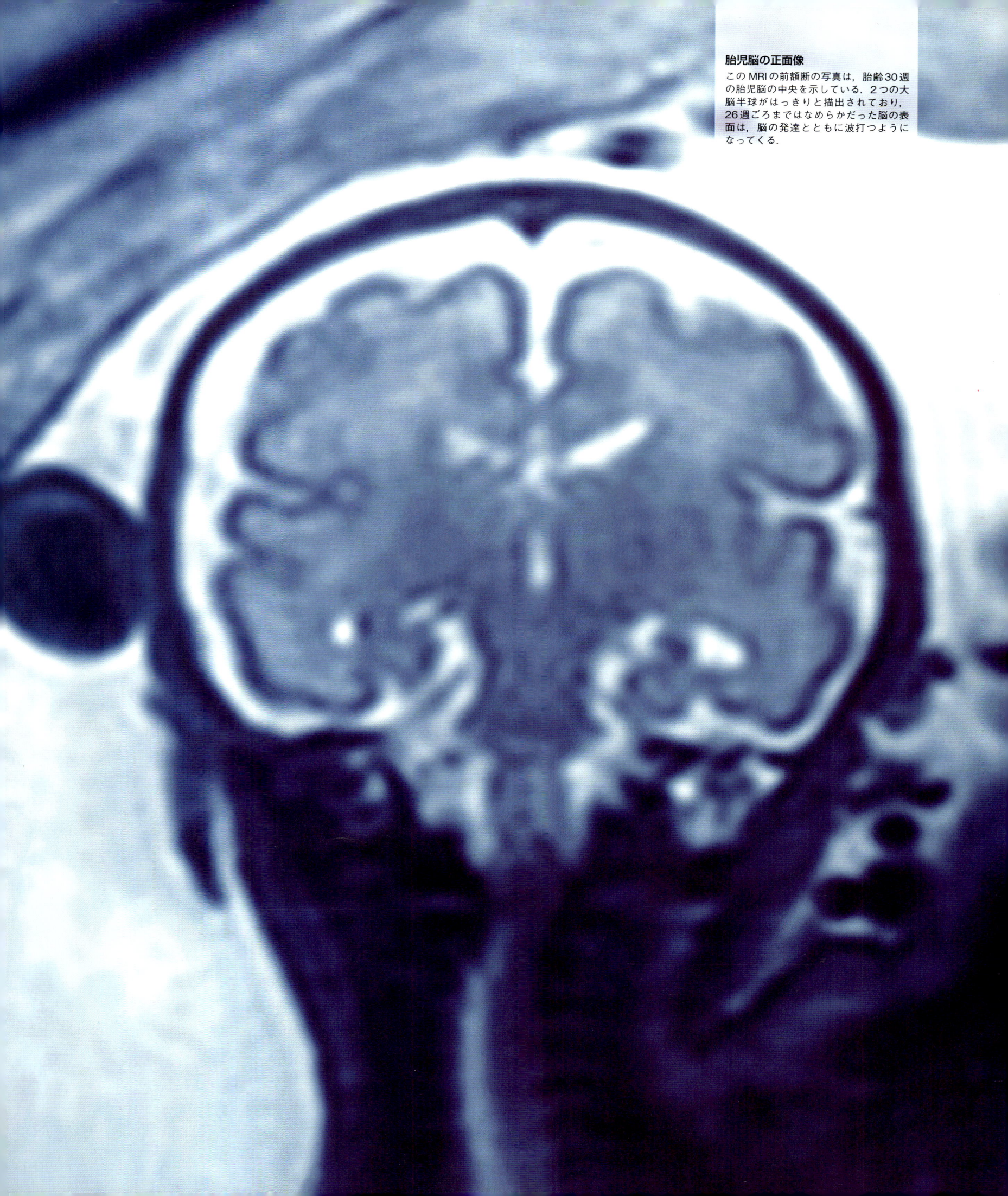

胎児脳の正面像
このMRIの前額断の写真は，胎齢30週の胎児脳の中央を示している．2つの大脳半球がはっきりと描出されており，26週ごろまではなめらかだった脳の表面は，脳の発達とともに波打つようになってくる．

month 9 | 主要な発達

胎児

胎児の頭蓋骨

急速に脳が発達するため，妊娠満期の胎児の脳は産道よりも2％ほど大きくなる．この問題を解決するため，胎児の脳はいくつかのフラットで，やわらかい骨に覆われている．それらの骨は癒合しておらず，スライドしてお互いに重なるような能力をもっている．こうすることで，胎児の頭蓋骨は十分に縮小し，産道を通過するときにダメージを受けないようになっている．前方と後方に2つの大きな穴，すなわち大泉門と小泉門がある．ほかにも4つの穴（泉門）が側頭骨付近にある．骨縫合は，それぞれの骨が接合してできる結合組織による縫い目である．

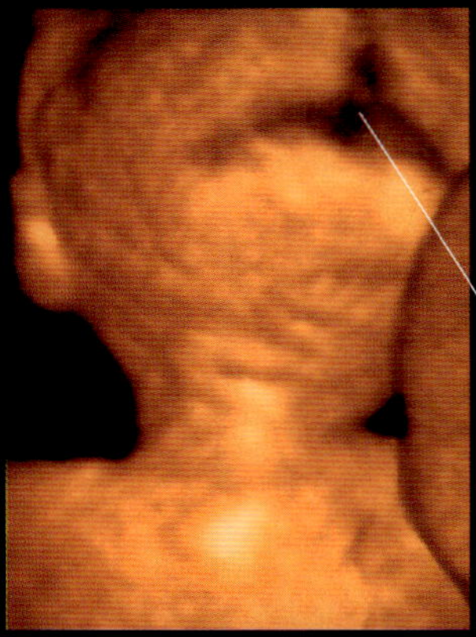

小泉門 この後頭部にあるスペースはふつう生後3ヵ月で閉鎖する．

後頭骨

矢状縫合

頭頂結節

前頭結節

前頭縫合

大泉門 頭頂骨と前頭骨に囲まれたこの部分は，いわゆるソフト・スポット（やわらかい場所）と言われるところで，通常18ヵ月までに閉鎖する．

ラムダ縫合

後側頭泉門 このスペースは頭頂骨と側頭骨に囲まれた，耳の後ろの部分である．

冠状縫合

前側頭泉門 この部分は前頭骨，側頭骨，蝶形骨でできている．

上顎 上顎は下顎と同じように，生まれてから徐々に萌出する歯牙を含む．

下顎 下顎は乳首をくわえて，母乳を吸うためにゆっくり発達する．

小泉門

見える泉門 この3D超音波画像は小泉門を示している．これは後頭骨と2つの頭頂骨で形成されている．

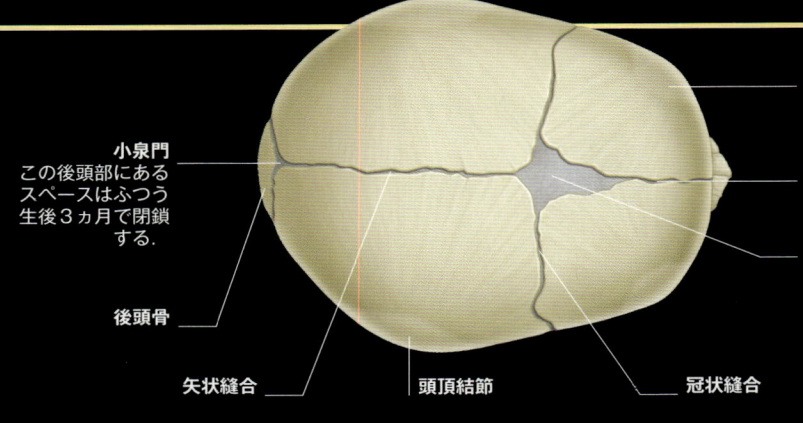

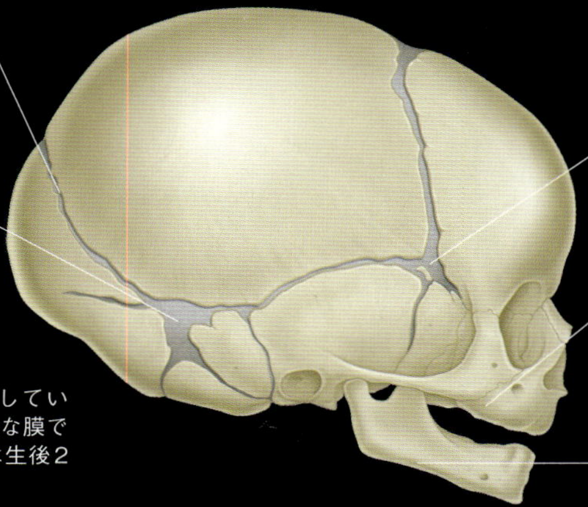

month 9の頭蓋骨 新生児の頭蓋骨は骨癒合していない．泉門と骨縫合は丈夫な膜で保護されている．それらは生後2年の間に骨化する．

増強する協調性

胎児の脳細胞は1秒間に5万～10万個という驚くべき速さで増殖する．灰白質，または大脳皮質では次々に層構造が形成される．1つの層の骨組みが完成したところで，次の神経ニューロンがまたすぐ上に次の新たな層をつくるべく，押し寄せてくる．このように脳が急激に大きくなるため，脳細胞はたくさんの神経接合を形成し，胎児運動の協調性はしだいに改善され，さらに複雑になっていく．

特殊モニタリング

胎児が満期に近づくと，成熟した胎盤は胎児の成長や体の維持に必要十分な栄養素を供給できなくなってくる．胎児への栄養の供給が十分かどうかを調べるさまざまな検査がある．これらの検査は胎児の呼吸様運動，胎動，心拍数などをチェックすることで，胎児の成長や健康状態を判断するのに役立つ．特別な機器を必要とするため，通常これらの検査は入院病棟や産科外来で実施される．

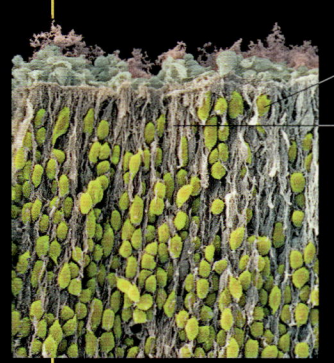

神経細胞体 コントロールセンターを核内に封入している

樹状突起 電気刺激をさまざまな方向に伝える神経線維

動作に関連するニューロン このカラーの電子顕微鏡写真は姿勢や動作をコントロールする脳の部分の胎児の脳細胞（緑色）である．

胎児の健康状態の検査

行われる検査	説明
胎児の成長	胎児の成長がゆるやかになっていたら，定期的に超音波検査が行われる．胎児の頭囲や肝臓の大きさ，大腿骨の長さが計測される．胎盤が十分な役割を果たしていなければ，胎児の頭は，蓄積した脂肪が消費された（あるいは十分に蓄積していない）肝臓に比べて相対的に大きく見える．
胎児の健康状態	胎児が元気かどうかを知るためのバイオフィジカル・プロファイル・スコア（BPS）を用いて，胎児の健康状態を判断する．これは，分娩監視装置を用いて胎児の心拍数をモニターし，超音波検査を用いて羊水量，胎動，四肢の伸展，呼吸様運動を評価する検査である．この評価は胎児が期待通りに成長していなかったり，臍帯動脈の血流状態がわるいときなどに行われる．

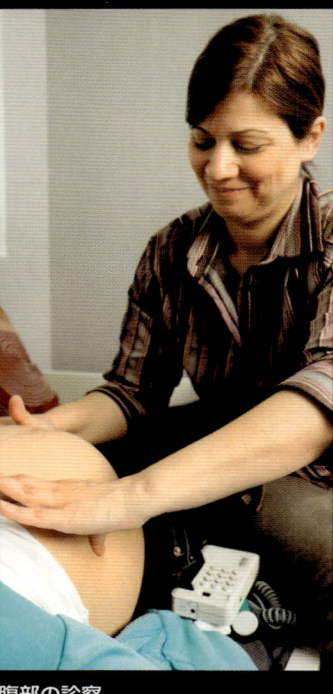

腹部の診察 熟練した医療スタッフが，満期に達した胎児のいる妊婦のおなかを診察している．

35〜39週

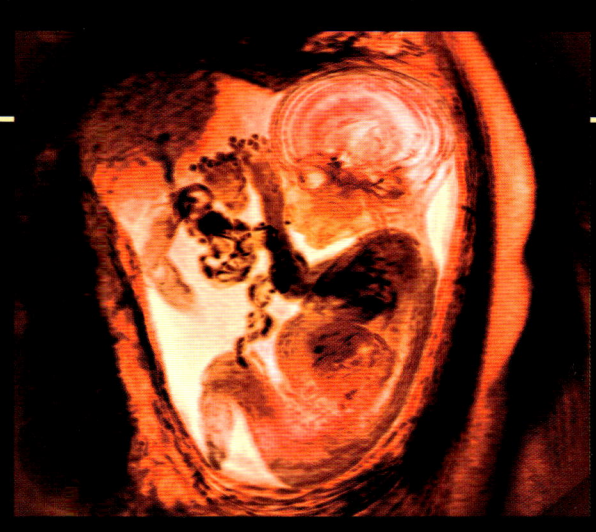

最終発達
month 9になると，胎児の形は完全にできて，頭の大きさも体のそのほかの部分に対してバランスが良くなる．脂肪の蓄積が増加し，顔にあったほとんどのしわは消し，ふっくらとしてくる．胎児は胎脂で保護されるように覆われており，肱の下などの皮膚にしわがある部分ではとくに厚い．体中の産毛はまだ少しあるが，出生後すぐになくなってしまう．手足の指の爪は十分に生えており，ほぼ指の先まで伸びている．胎児は手と足を引き寄せるような体位をとり，指も強く握ることができる．すべてではないがほとんどの胎児は頭を下にしたポジションをとり，分娩に備える．

ぴったりとはまっている
妊娠も終盤になると，伸びきった子宮の中にはほとんど隙間はなくなってくる．子宮内は狭いが，胎児はまだ羊水腔の中を動くことができる．

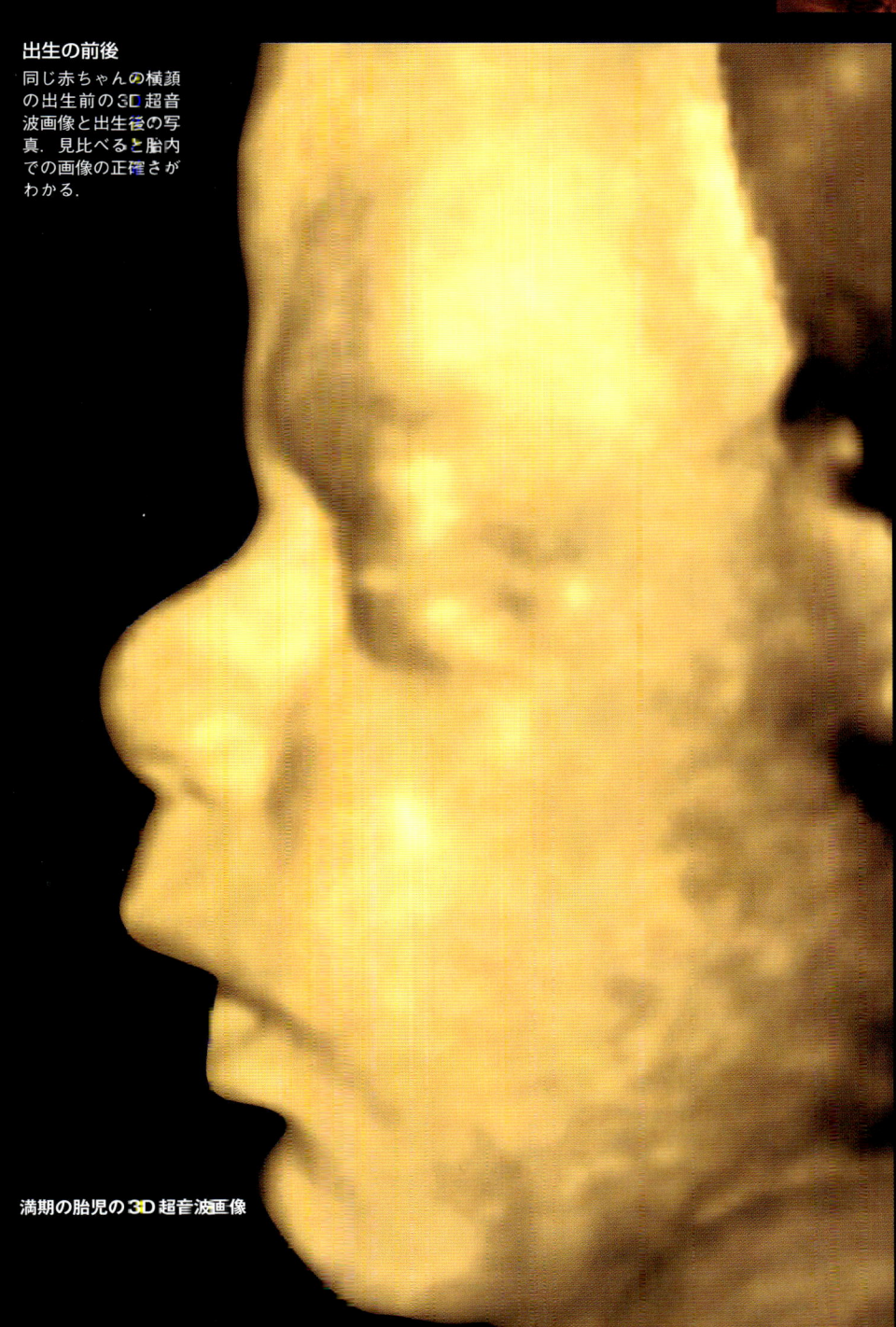

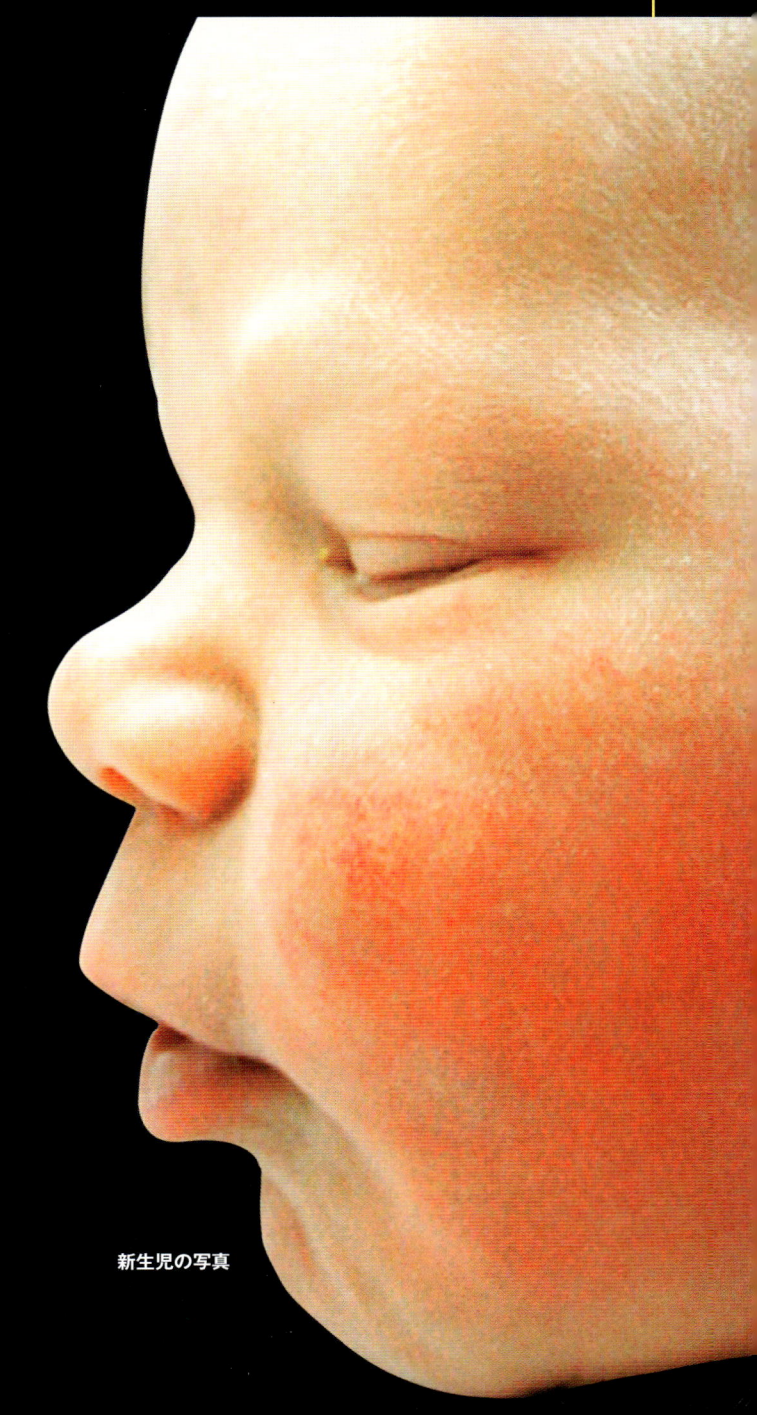

出生の前後
同じ赤ちゃんの横顔の出生前の3D超音波画像と出生後の写真．見比べると胎内での画像の正確さがわかる．

満期の胎児の3D超音波画像

新生児の写真

受胎から誕生まで

母親の体の変化

女性の体は妊娠中に重大な変化を経験する。その多くは、爪が強くなることや妊娠性紅潮のような望ましい変化であるが、腰背部痛や息苦しさ、疲労のような不快な変化もある。

母体は、酸素や栄養など、発育中の胎児のさらなる要求に応えなければならず、このことは、肺や心臓、消化システムの仕事量が増大することを意味する。児を身ごもることだけでなく、胎盤の発育や羊水の生成を助ける必要もある。妊娠経過が進むにつれて、子宮は腸や横隔膜を押しのけて、上にも外側にも大きくなる。妊婦の乳房は授乳の準備として大きくなり始め、血液量や体液、貯蔵脂肪も増加する。トータルで、これらの増加量は通常10～13kgといわれている。

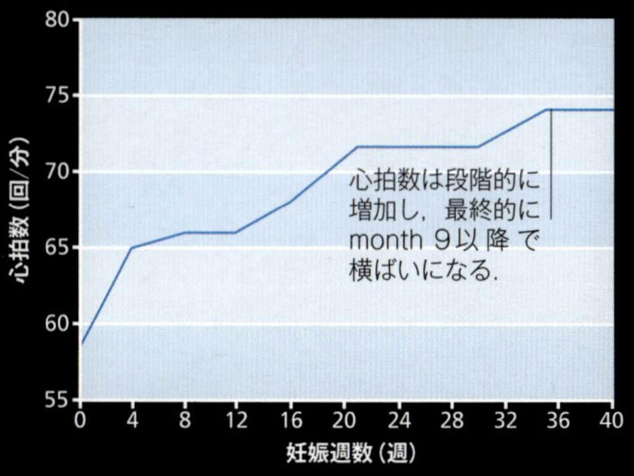

心拍数

心拍数は段階的に増加し、最終的にmonth 9以降で横ばいになる。

妊娠中、母体の心拍数は、血液量の増加や胎盤へ送り出す心臓の負荷の増加に反応して増加する。

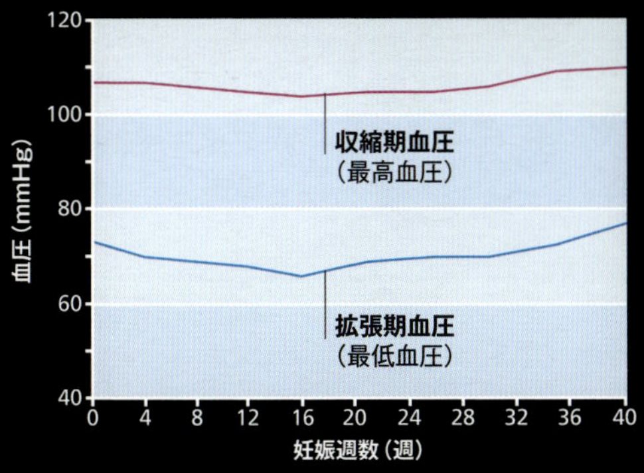

血圧

血圧は、妊娠の早い時期には下がる傾向があり、3/3半期で上昇する。仰臥位（仰向け）のような姿勢の変化は、血圧に影響を及ぼすことがある。

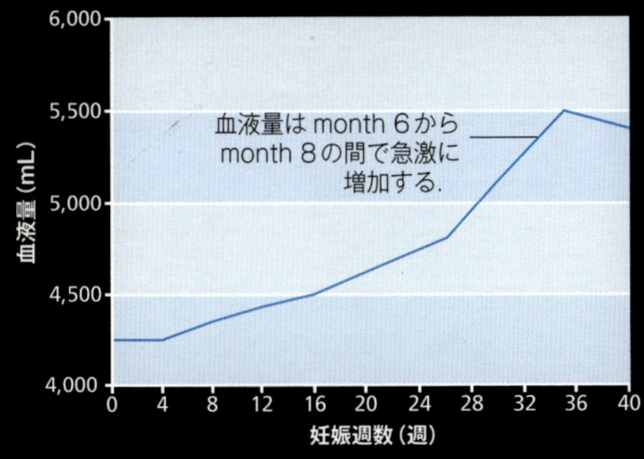

血液量

血液量は、子宮や母体のほかの臓器、とくに腎臓に、より多くの血液を供給するために、妊娠中（32週ごろまで、以降横ばいになる傾向がある）着実に増え続ける。

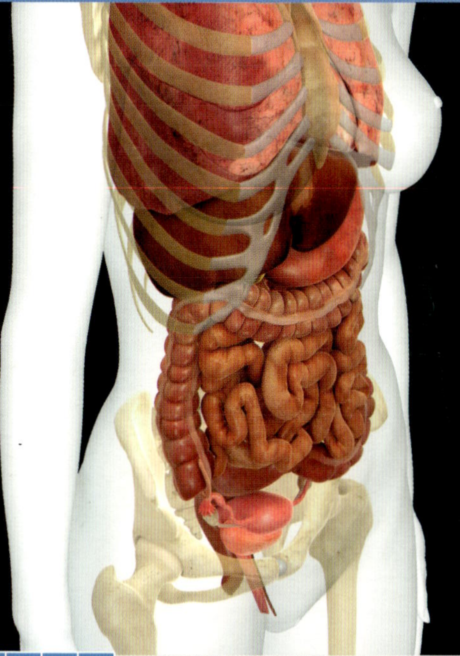

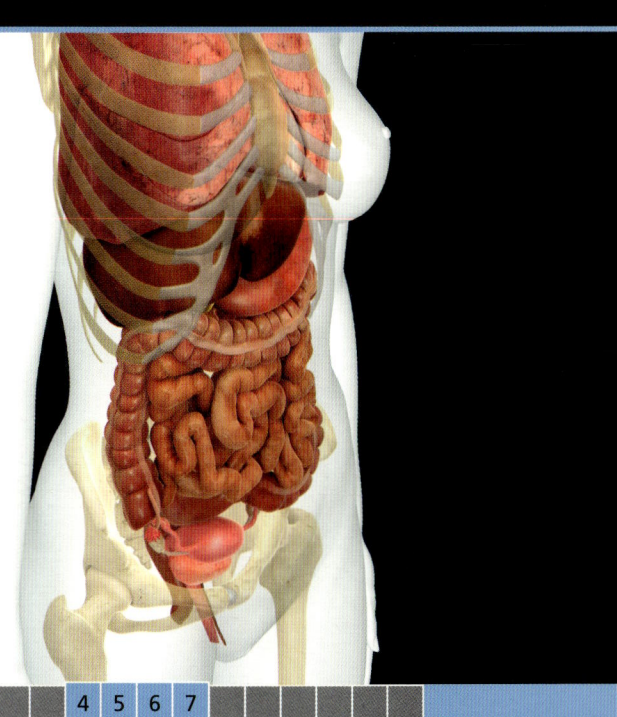

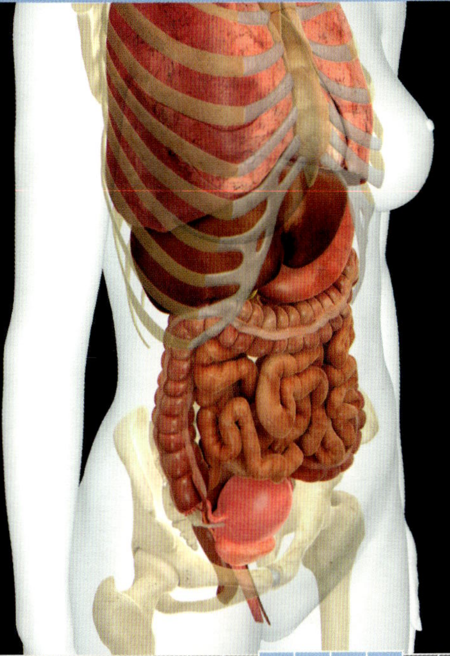

---

month 1

この時期は、女性は妊娠していることにまだ気づいていないかもしれない。通常、最初のサインは無月経である。一部の女性は、味覚の変化や乳房のチクチクする痛み、悪心、異常な疲労感に気づく。

month 2

通常は、母親はこのころ無月経に気づき、妊娠していることを知る。過敏な乳房、乳輪の拡大、頻尿、異様な食欲の変化が起こる。疲労もよく見られる症状である。

month 3

1/3半期の最後に、子宮が成長し骨盤腔の上端に達する。膣分泌物が増加すること もある。血液量が増加し、一部の女性は、この時点ですでに、正常な経過として妊娠性紅潮が見られる。

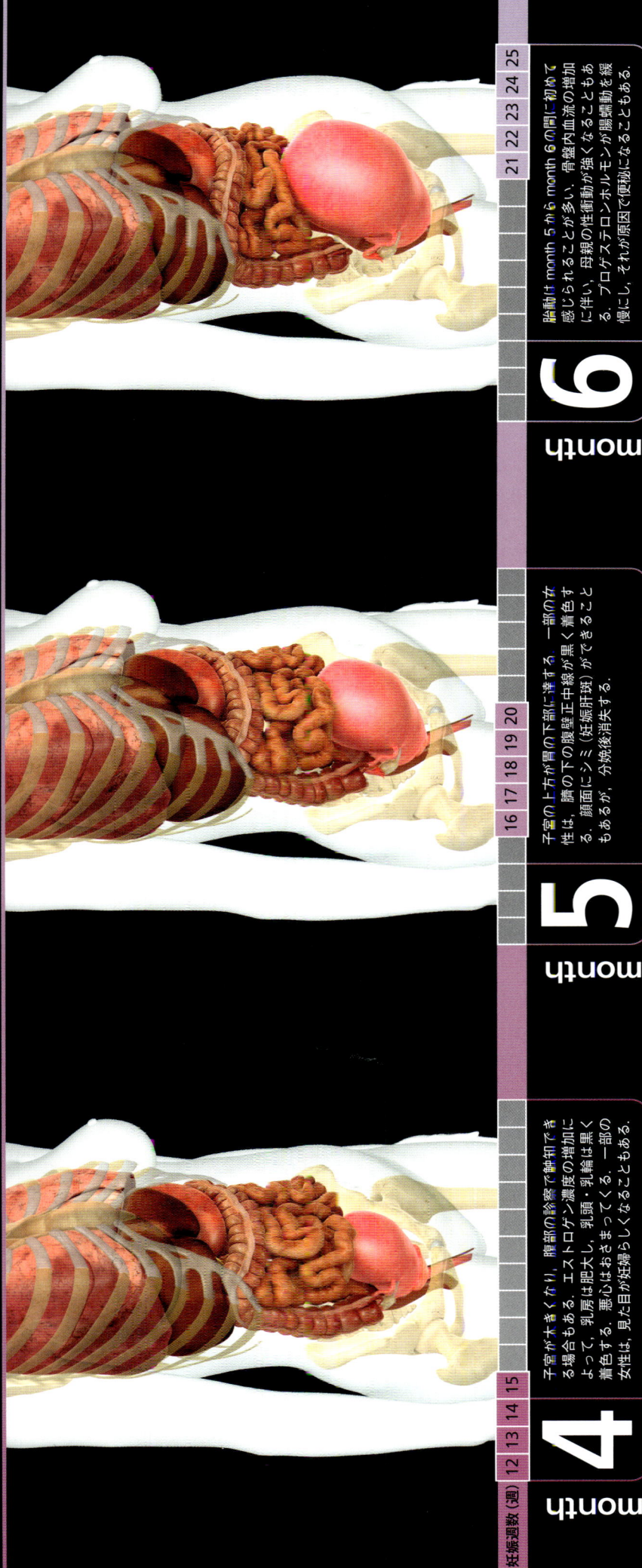

month 4
妊娠週数（週） 12 13 14 15

子宮が大きくなり、腹部の診察で触知できる場合もある。エストロゲン濃度の増加によって、乳房は肥大し、乳頭・乳輪は黒く着色する。悪心はおさまってくる。一部の女性は、見た目が妊婦らしくなることもある。

month 5
16 17 18 19 20

子宮の上方が臍の下部に達する。一部の女性は、臍の下の腹壁正中線が黒く着色する。顔面にシミ（妊娠肝斑）ができることもあるが、分娩後消失する。

month 6
21 22 23 24 25

胎動は month 5 から month 6 の間に初めて感じられることが多い。骨盤内血流の増加に伴い、母親の性衝動が強くなることもある。プロゲステロンホルモンが腸蠕動を緩慢にし、それが原因で便秘になることもある。

month 7
26 27 28 29

腹部の急激な伸展とホルモンの変化により、腹部や大腿部、殿部、乳房に妊娠線ができることがある。子宮が大きくなることで腸が押し上げられ、消化不良や胸やけが起こることもある。

month 8
30 31 32 33 34

肩の周辺や背中、膝周囲など、意外な部分に貯蔵脂肪が沈着する。子宮が横隔膜を圧迫すると、深い呼吸が困難になる。ブラクストン・ヒックス収縮が起こることもある。

month 9
35 36 37 38 39

児頭が「固定」すると骨盤に圧迫感を感じることがある。疲労の増強は正常である。乳房は初乳を生成する。子宮頸粘液がやわらかくなるにつれて頸管粘液栓が消失するが、これは分娩が近いことを示している。

胎児の体の変化

40週間の妊娠期間を通じて、たった1つの受精卵が呼吸をする赤ちゃんへとめざましい変容を遂げる。この間、成長と発達の所定のプロセスを経て、体の主な11のシステムが形成される。

赤ちゃんの体の構築はとても複雑である。10兆個もの細胞が、それぞれの動く方向や、なるべき細胞に関する化学物質やホルモンのシグナルを受けて、近くの細胞と情報を交換する。これらの相互作用は両親から受け継いだ遺伝子に組み込まれている。体のそれぞれのシステムの基本的な青写真は最初の7週までの胎芽期に形成される（その後は胎児とよばれる）。胎児の体の器官は、2/3半期の終わりまでに、万が一早産となっても生存できるところまで発達している。3/3半期は胎児が急速に成長する時期で、子宮外の世界で生きていけるように準備をしている時期である。

主な器官系の発達過程の時系列

11の主な器官系はそれぞれ予測可能な特定の成長段階を経て発達する。ほとんどの胎児の臓器は36〜39週には成熟し、そのときがいわゆる「満期産」と考えられている。

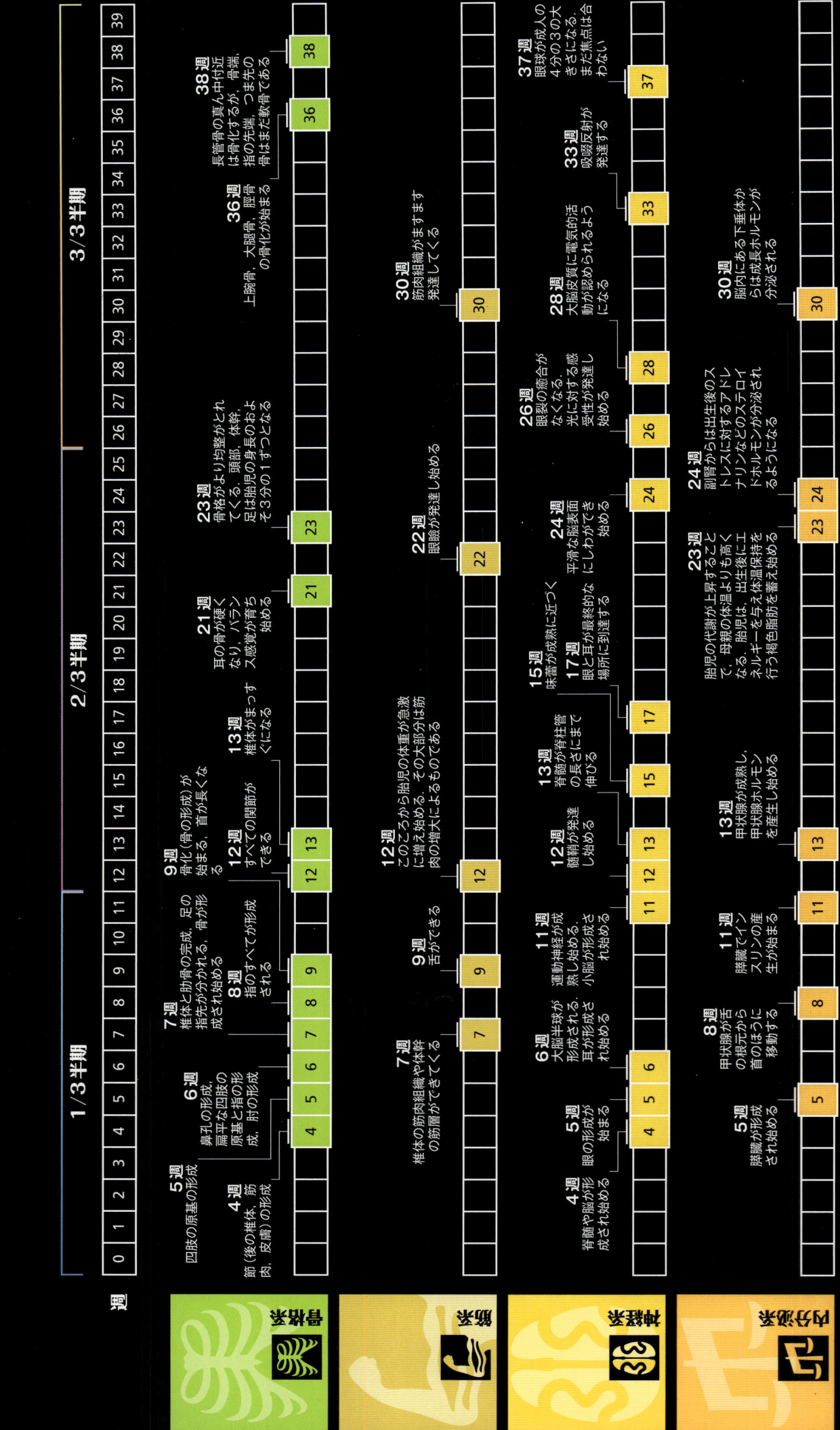

1/3半期

| 週 | 0 | 1 | 2 | 3 | 4 | 5 | 6 | 7 | 8 | 9 | 10 | 11 | 12 |

骨格系
- **5週** 四肢の原基の形成
- **4週** 後の椎体、筋肉、皮膚の形成
- **6週** 鼻孔の形成、扁平な四肢の原基と指の形成、肘の形成
- **7週** 椎体と肋骨、指先が分かれる、骨成が始まる
- **8週** 指先すべての完成、足の指の形成、骨成が始まる
- **9週** 骨化（骨の形成）が始まる、首が長くなる
- **12週** すべての関節ができる

筋系
- **4週** 脊髄や脳が形成され始める
- **5週** 眼の形成、膵臓が形成され始める
- **6週** 大脳半球が形成され、耳が形成され始める
- **7週** 椎体の筋肉組織や体幹の筋層ができてくる
- **8週** 舌ができる
- **9週** 運動神経が熱し始める、小脳が形成され始める
- **12週** 髄鞘が発達し始める

神経系
- **5週** 膵臓が形成され始める
- **8週** 甲状腺が舌の根元からのほうに移動する
- **11週** 膵臓でインスリンの産生が始まる
- **13週** 甲状腺がイン、甲状腺ホルモンを産生し始める

内分泌系

2/3半期

| 13 | 14 | 15 | 16 | 17 | 18 | 19 | 20 | 21 | 22 | 23 | 24 | 25 |

- **13週** 椎体がまっすぐになる
- **21週** 耳の骨が硬くなり、バランス感覚が育ち始める
- **23週** 骨格がより均整がとれてくる。頭部、体幹、足は胎児の身長のおよそ3分の1ずつとなる

- **12週** このころから胎児の体重が急激に増え始める。その大部分は筋肉の増大によるものである
- **22週** 眼瞼が発達し始める

- **13週** 脊髄が脊柱管の長さにまで伸びる
- **15週** 味蕾が成熟に近づく
- **17週** 眼と耳が最終的な場所に到達する
- **24週** 平滑な脳表面にしわができ始める

- **23週** 胎児の代謝が上昇するとで、母親の体温よりも高くなる。胎児は、出生後にエネルギーを与え体温を保持するため褐色脂肪を蓄え始める
- **24週** 副腎からは出生後のストレスに対するアドレナリンなどのステロイドホルモンが分泌されるようになる

3/3半期

| 26 | 27 | 28 | 29 | 30 | 31 | 32 | 33 | 34 | 35 | 36 | 37 | 38 | 39 |

- **36週** 上腕骨、大腿骨、脛骨の骨化が始まる
- **38週** 長管骨の真ん中付近は骨化するが、骨端、指の先端、つま先の骨はまだ軟骨である

- **30週** 筋肉組織がますます発達してくる

- **26週** 眼裂の癒合がなくなる、光に対する感受性が発達し始める
- **28週** 大脳皮質に電気的な活動が認められるようになる
- **33週** 吸啜反射が発達する
- **37週** 眼球が成人の4分の3の大きさになる。まだ焦点は合わない

- **30週** 脳内にある下垂体からは成長ホルモンが分泌される

胎児の発達週表

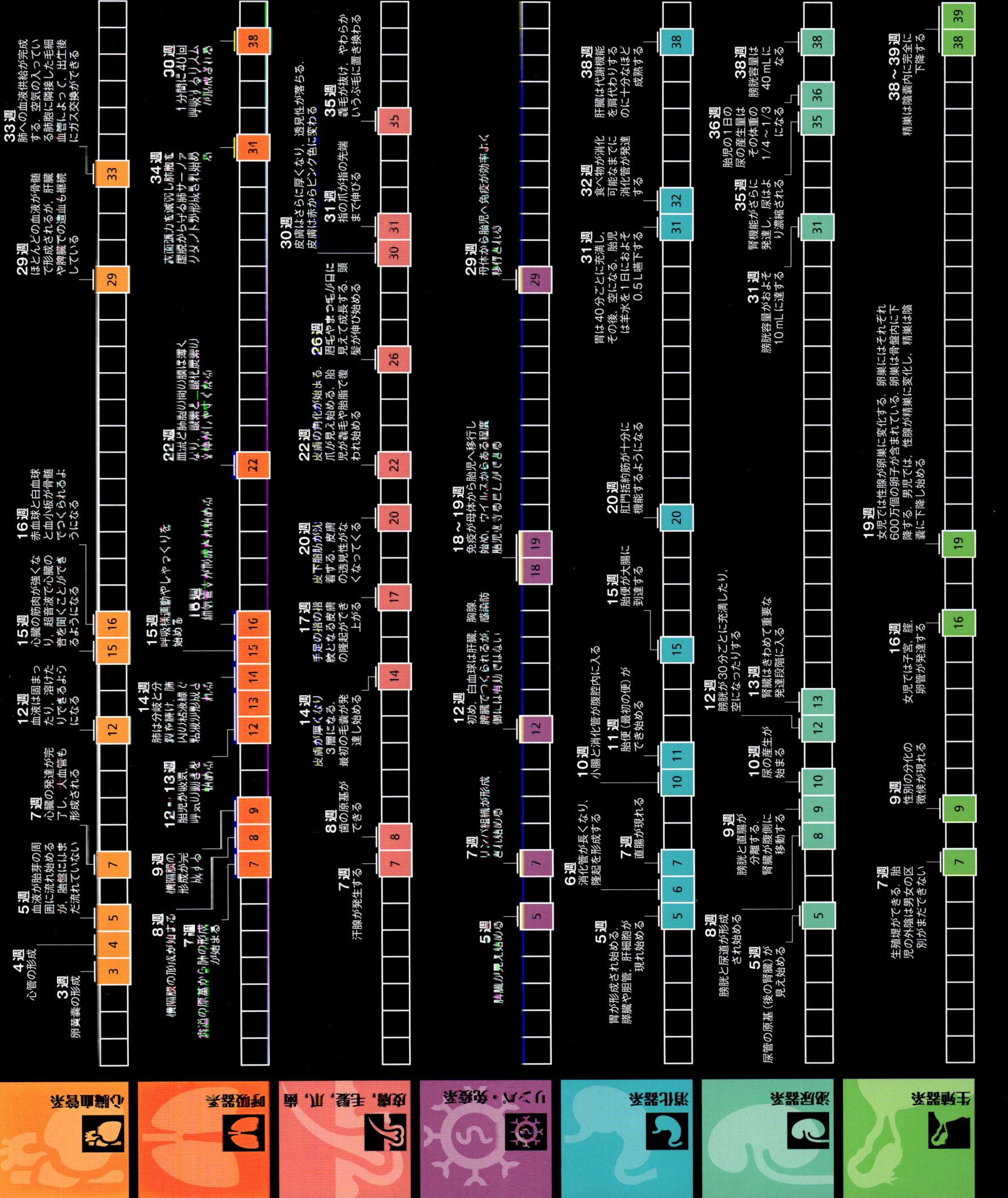

心臓・循環器系

- **3週**: 心管の形成。卵黄嚢の形成
- **4週**: 心管の形成
- **5週**: 血液が胎芽の周囲に流れ始める。胎盤にはいまだ流れていない
- **7週**: 心臓の発達にともない、大血管が形成される
- **8週**: 心臓の形成が完成する
- **12週**: 血液は固まったり、溶けたりできるようになる
- **15週**: 心臓の筋肉が強くなり、超音波で心臓の音を聞くことができるようになる
- **16週**: 赤血球と白血球と血小板が骨髄でつくられるようになる
- **29週**: ほとんどの血液が骨髄で形成されるが、肝臓や脾臓での造血も継続している
- **33週**: 肺への血液供給が完成する。空気に隣接した毛細血管肺胞によって、出生後にガス交換ができるようになる

呼吸器系

- **7週**: 食道の原基から肺の形成が始まる
- **8週**: 横隔膜の形成が完成する
- **9週**: 胸郭の形成が完成する
- **12〜13週**: 胎児は呼吸し、羊水に浸かる
- **14週**: 肺は分葉と分裂が進み、肺胞腺と気管支樹が形成される
- **15週**: 呼吸様運動をしやすくなり始める
- **16週**: 細気管支や肺胞が形成され始める
- **22週**: 表面張力を減少させる肺サーファクタントが肺胞から形成され始める
- **34週**: リンパ節が形成され始める
- **30週**: 1分間に40回ぐらい呼吸する動きが認められる
- **38週**

骨、筋、皮膚

- **7週**: 汗腺が発生する
- **8週**: 歯の原基ができる
- **14週**: 皮膚が薄くなる。3層に分けられる。最初の毛嚢が発達し始める
- **17週**: 手足の爪の形成などになる皮膚の隆起が発達する
- **20週**: 皮下脂肪が沈着する。皮膚の透見ができなくなってくる
- **22週**: 皮膚の角化が始まる。爪が見え始める。胎児の薄毛や胎脂が覆われ始める
- **26週**: 眉毛やまつ毛が目立って見えて成長する。頭髪が伸び始める
- **31週**: 指の爪が指の先端まで伸びる
- **35週**: 産毛が抜け、いう産毛が置き換わる
- **30週**: 皮膚はさらに厚くなり、透見性が落ちる。皮膚は赤からピンク色に変わる

リンパ・免疫系

- **5週**: 胸腺が見え始める
- **7週**: リンパ組織が形成され始める
- **12週**: 初め、白血球がつくられる。扁桃、脾臓、胸腺、感染防御には有効ではない
- **18〜19週**: 免疫が母体から胎児へ移行し始め、ウイルスなどのある侵襲、胎児に見られたしくみを持つ
- **29週**: 母体から胎児へ免疫が効率よく移行し始める

消化器系

- **5週**: 胃が形成され始める。肝細胞が現れ始める
- **6週**: 消化管が長くなり、隆起を形成する
- **10週**: 小腸と消化が胎児の腹腔内にできるようになる
- **11週**: 胎便（最初の便）ができ始める
- **12週**: 膵臓が30分ごとに空になったりする
- **15週**: 胎便が大腸に到達する
- **20週**: 肛門括約筋が機能するようになる
- **31週**: 胃は40分ごとに充満し、その後、空になる。胎児は羊水を1日におよそ0.5L嚥下する
- **32週**: 食べ物の消化可能なまでに消化管が発達する
- **38週**: 肝臓は代謝機能を肩代わりするのに十分なほど成熟する

泌尿器系

- **5週**: 膀胱と尿道が形成され、腎臓の原基（後の腎臓）が見え始める
- **8週**: 膀胱と直腸が分離する。腎臓が腹側に移動する
- **9週**: 膀胱と直腸に分離する。腎臓が腹側に移動する
- **10週**: 尿の産生が始まる
- **13週**: 腎臓はきわめて重要な発達段階に入る
- **31週**: 膀胱容量がおよそ10mLに達する
- **35週**: 腎機能がさらに発達し、尿は濃縮される
- **36週**: 胎児の1日の尿はその体重の1/4〜1/3になる
- **38週**: 膀胱容量は40mLになる

生殖器系

- **7週**: 生殖腺ができる。胎児の外陰は男女の区別がまだできない
- **9週**: 性別の分化の徴候が現れる
- **16週**: 女児では子宮、膣、卵管などが発達する
- **19週**: 女児では性腺が卵巣に変化する。卵巣にはそれぞれ600万個の卵子が含まれている。卵巣は骨盤内に下降する。男児では、性腺が精巣に変化し、精巣は陰嚢に下降し始める
- **38〜39週**: 精巣は陰嚢内に完全に下降する

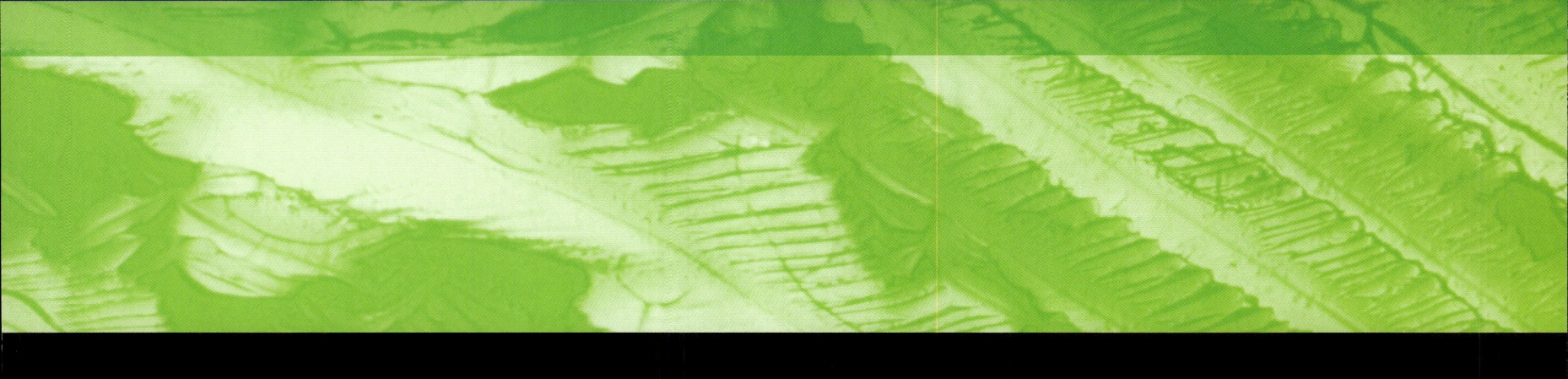

妊娠中の母親と児には信じられないような一連の変化が起こるが，誕生というイベントによってそれは最高潮に達する．このプロセスは，陣痛，つまり子宮の筋肉壁の収縮が強さと頻度を増すことで始まる．陣痛により児は下降し，子宮頸部は児が通過できるように徐々に開いていく．児の頭蓋骨は産道を通過できるようにわずかに重なり合い，そして児は下降するに従い回旋する．第1呼吸がきっかけとなり，児の肺と心臓はその直後に大きく変化し，その結果母親から自立して生きることを始める．

出産と誕生

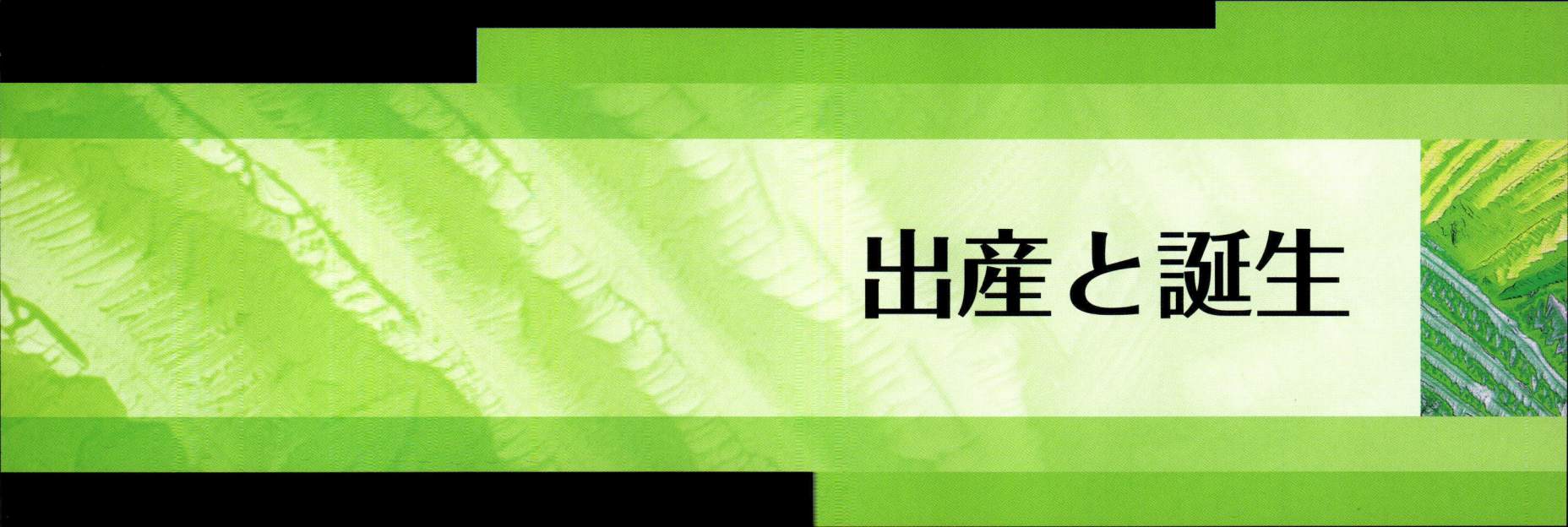

出産の準備

妊娠の最後の数週間には，母体内のホルモンの変化と，骨盤内に下降する児の圧迫により，子宮は今にも起こりそうな出産のために，出産の準備を開始する．

前陣痛

2/3半期には，非常に弱い子宮収縮が開始し，その収縮は，妊娠の進行に伴い徐々にその強さと頻度を増していく．これらは30秒程度続く痛みのない収縮で，ブラクストン・ヒックス収縮という．この収縮により胎盤への血液の流入が増加するので，児は成長の最終段階に必要な酸素と栄養を補給することができる．出産が近づくとブラクストン・ヒックス収縮を不快に感じることもある．とくに初めて出産する女性では，この「偽の」陣痛を真の陣痛と間違えてしまうこともある．

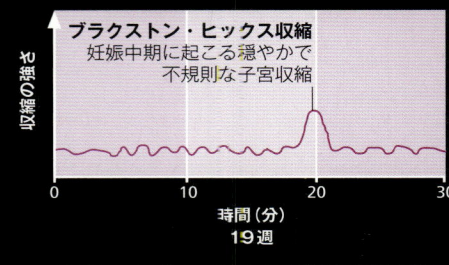

ブラクストン・ヒックス収縮
妊娠中期に起こる穏やかで不規則な子宮収縮
時間(分) 19週

より頻繁に起こる子宮収縮
妊娠の最後の数週間では，子宮収縮は穏やかだが，より規則的に起こる
時間(分) 35週

収縮

妊娠が進むとブラクストン・ヒックス収縮はさらに頻度を増していく．分娩につながる真の収縮は力強く規則的でありブラクストン・ヒックス収縮とは異なっているが，ブラクストン・ヒックス収縮は分娩につながる陣痛の前兆である．

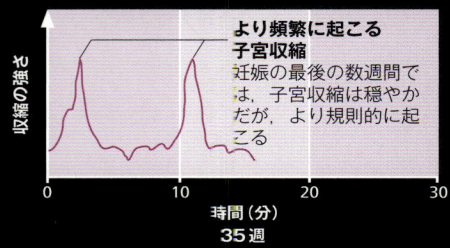

準備期

分娩開始のごく初期の陣痛は，弱くて不規則であるという特徴がある．この子宮収縮で子宮口（頸部）は誕生に備えてやわらかく薄くなる．子宮口は当初2cmの長さがあるが，それが徐々に短くなっていく．準備期は8時間くらい続くが，すでに子どもを産んだことのある女性の場合はそれより短いことが多い．この穏やかな子宮収縮は背部痛や定期的な痛みとして感じられるかもしれないが，必ずしも不快なものではない．準備期には，分娩が始まっていることに気づかない女性もいる．分娩の開始に伴い（p.190参照），強く，より頻繁に起こってくる子宮収縮によって，子宮口は広がっていく．

子宮口の軟化
分娩の初期には，弱い子宮収縮によって子宮口はやわらかくなり短くなる．それに引き続いて，子宮口は児の頭部が通過できるように，徐々に開いていく．

- 子宮の下部
- 粘液が栓となって塞いでいる
- 子宮頸管の長さが短縮している

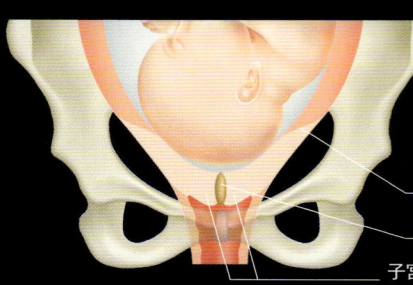

子宮頸管の短縮化
分娩の始まりの時期の弱い子宮収縮が続くにつれて，児の頭が子宮口を圧迫する．子宮口は徐々に薄くなり，子宮の下部と一体となっていき，やがて子宮口が開き始める．

- 子宮口が子宮の下部と一体となる
- 子宮口を塞いでいた粘液の栓がやわらかくなる
- 子宮頸管の長さはさらに短く，広がっていく

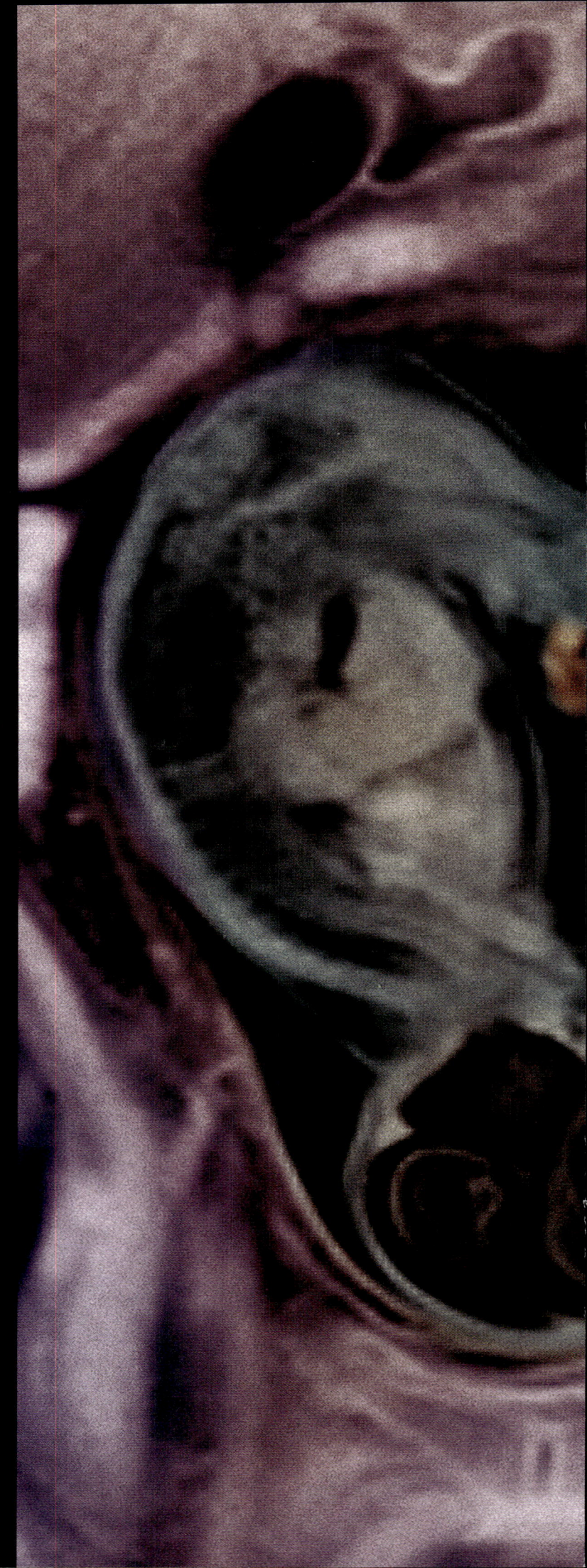

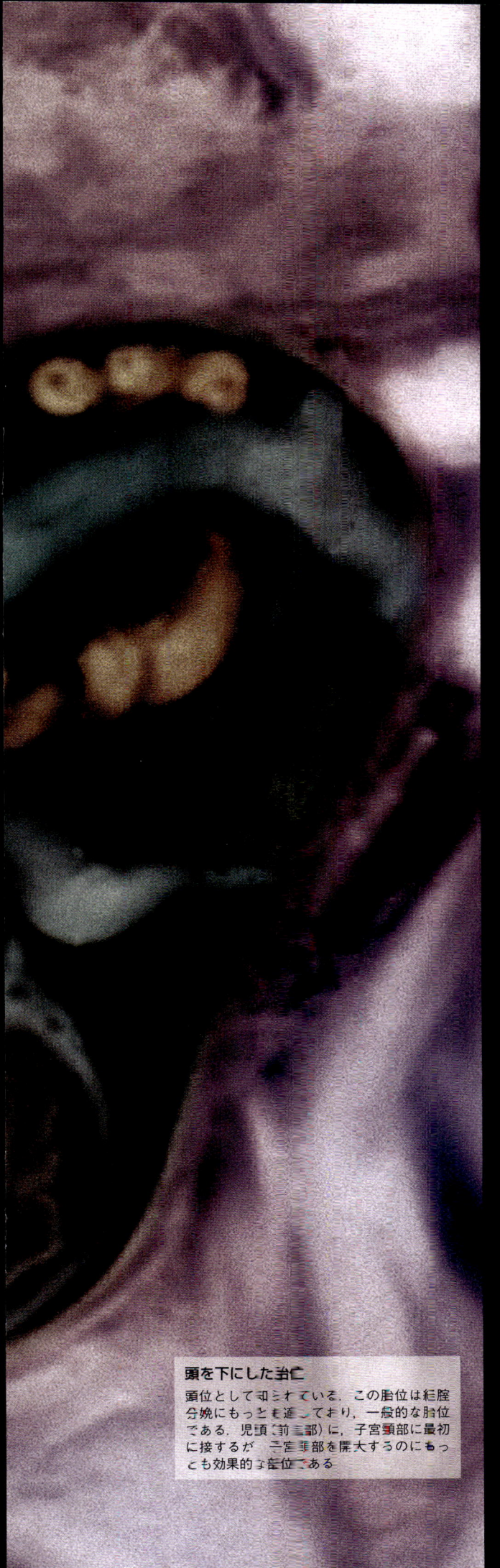

胎位

胎児は，縦位，横位，斜位のいずれかの胎位をとる．縦位には，頭が下にある頭位と，少ない割合であるが殿部が下にある骨盤位がある．横位や斜位の場合，出産にあたって先に進む部位は明らかではない．35週を過ぎると，ほとんどの胎児は頭位になる．正期での出産の時期になると，95％の胎児は頭位で，4％が骨盤位，1％が横位や斜位である．

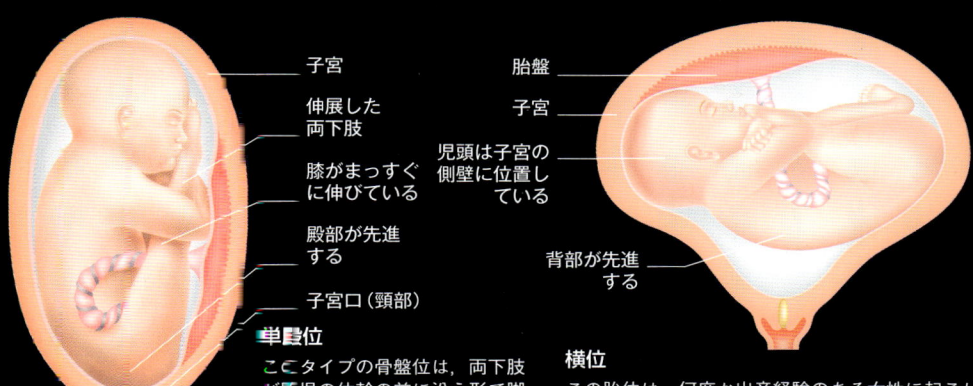

単殿位
このタイプの骨盤位は，両下肢が胎児の体幹の前に沿う形で脚を伸ばしている．一方複殿位では，胎児は両下肢を屈曲して体幹の前方でクロスさせている．

横位
この胎位は，何度か出産経験のある女性に起こりやすい．子宮の筋肉に十分な緊張がないために，胎児は横位をとりやすくなる．

児頭の骨盤内への進入（嵌入）

児頭の骨盤内への進入「嵌入（かんにゅう）」は，児頭の3/5以上が骨盤内に入り込んだときに用いられる用語である．医師や助産師は，腹部に触ることで，児頭が骨盤の上でどの程度触れるかをアセスメントし，児頭が骨盤内へ進入（嵌入）したかどうかを判断する．分娩が開始すると児頭の嵌入は内診で判断できる．

児頭が嵌入する前
児頭の骨盤内への進入が3/5以下の場合には，児頭が嵌入していないと判断する．ほとんどの胎児は36週ごろには児頭が嵌入する．分娩が開始するまで児頭が嵌入しない場合や，骨盤腔内に固定しない場合もある．

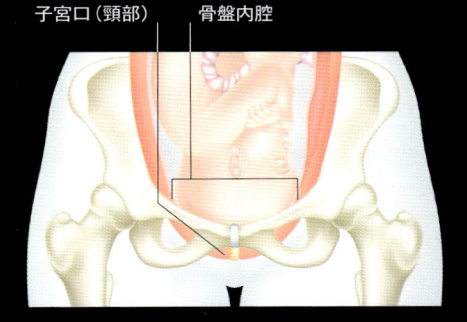

児頭が嵌入した後
（児頭の大部分は骨盤入口より下方にあって）骨盤入口より上方にある児頭が2/5あるいはそれ以下ならば，児頭は嵌入したと言う．子宮下部が広がり，胎児はさらに下降することができる．

頭を下にした胎位
頭位として示されている．この胎児は経腟分娩にもっとも適しており，一般的な胎位である．児頭（前三部）に，子宮頸部に最初に接するが，子宮頸部を開大するのにもっとも効果的な胎位である．

妊娠末期のホルモン変化

エストロゲンのレベルは，妊娠末期に上昇するが，プロゲステロンは安定している．エストロゲンは子宮収縮開始の引き金となる．プロゲステロンは，胎児が骨盤大腔を通りやすいように，関節間の結びつきをゆるめる．hCGのレベルは month 4 以降大きくは変化しない．このホルモンの重要な役割は，卵巣内の黄体を維持することにある．

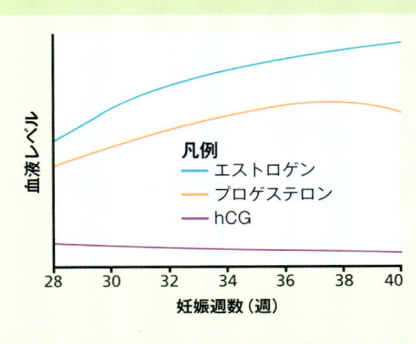

レベルの変化
妊娠末期の数週間は，エストロゲンは上昇し，プロゲステロンは安定して推移し，hCGはわずかに下降する．

分娩第1期

分娩第1期は，規則的で痛みを伴う陣痛が開始する時期である．それは，胎児が産道を通過できるように子宮口（頸部）を十分に開大させるためである．第1期では，陣痛はだんだん強く，そして陣痛と陣痛の間隔が短くなっていく．

分娩の兆候

分娩第1期が始まる前に，不規則で弱い子宮の収縮が見られることがある（p.188参照）．これらは間もなく，強くそして規則的な陣痛に変わる．分娩が近いことを知らせる兆候として，妊娠中に子宮口にふたをしていた粘液栓が流れ出る（「おしるし」として知られているものである）．通常，分娩中か，分娩直前に破水は起こる．36週前の早期に破水することもある．

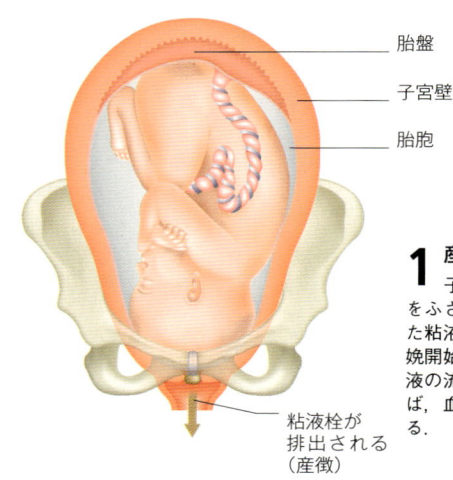

陣痛（子宮収縮）

分娩第1期の早い段階の陣痛は非常に弱く，子宮口を広げていく力はそんなに大きくない．しかし，分娩が徐々に進行してくると，力強い陣痛となり，陣痛が胎児を子宮口のほうに押し下げて，子宮口はより速く広がるようになる．子宮壁の筋肉は，血管を通じて酸素と栄養分の豊富な供給を受けている．子宮筋が収縮すると，栄養と酸素を供給する血管も収縮し，そのため子宮筋への酸素供給が減少し，それが痛みの原因になる．この痛みは，陣痛がだんだん強く，長くなっていくにつれ，激しくなっていく．

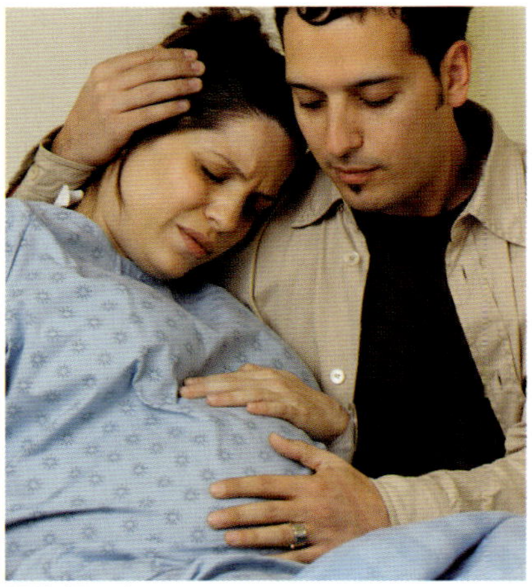

下腹部の痛み

陣痛が強くなると，下腹部，またはしばしば腰背部にも痛みを感じる．この痛みを緩和させる方法はいくつもある．

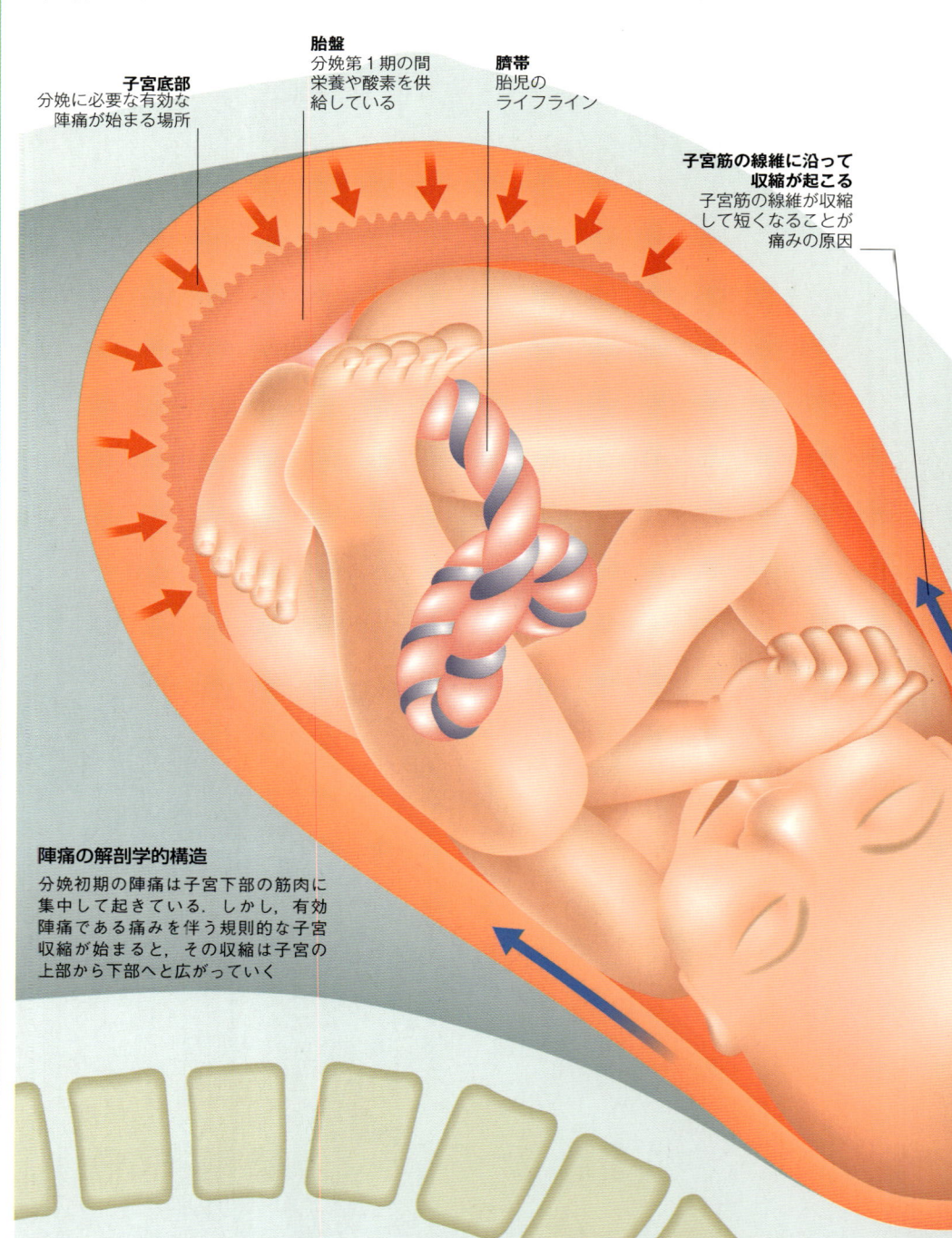

1　産徴（おしるし）
子宮口の入り口をふさぎ栓となっていた粘液が流れ出る．分娩開始の兆候である粘液の流出には，しばしば，血液が混ざっている．

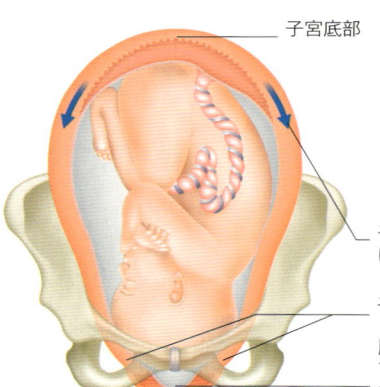

- 胎盤
- 子宮壁
- 胎胞
- 粘液栓が排出される（産徴）

2　陣痛（子宮収縮）
分娩初期の軽い子宮収縮は徐々に強くなっていき，収縮している時間も長くなり，痛みを伴う陣痛になっていく．

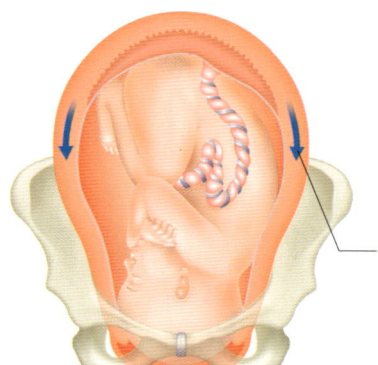

- 子宮底部
- 子宮の底部から子宮収縮は広がっていく
- 子宮口の開大
- 胎胞の膨隆（胎児を包んでいる羊膜のうち児頭の先にある部分に，羊水が入り込み，圧迫によってふくらむこと）

3　破水
児頭の先にある胎胞が破れると，淡黄色で透明な羊水が子宮口から流れ出る．

- 継続的な子宮収縮
- 産道から羊水が流出する

陣痛の解剖学的構造

分娩初期の陣痛は子宮下部の筋肉に集中して起きている．しかし，有効陣痛である痛みを伴う規則的な子宮収縮が始まると，その収縮は子宮の上部から下部へと広がっていく

- **子宮底部**　分娩に必要な有効な陣痛が始まる場所
- **胎盤**　分娩第1期の間栄養や酸素を供給している
- **臍帯**　胎児のライフライン
- **子宮筋の線維に沿って収縮が起こる**　子宮筋の線維が収縮して短くなることが痛みの原因

頸管開大

分娩では子宮口は10cmまで開く．助産師や医師は内診を行って，分娩の進行状況をいろいろな角度から評価する．その中には，子宮口の開大の程度，長さ，やわらかさ，向いている方向などがある．また，胎位（p.189参照）や骨盤内での胎児の下降の程度も記録される．分娩第1期には腹部からの触診と内診の両方を定期的に行って，胎児の下降度と子宮口の開大度を評価し，分娩の進行が順調かどうかを判断する．

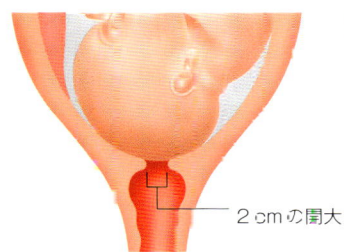

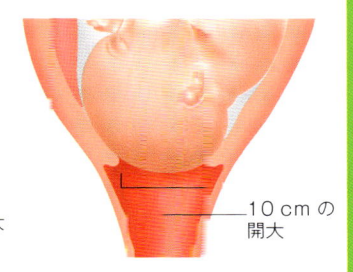

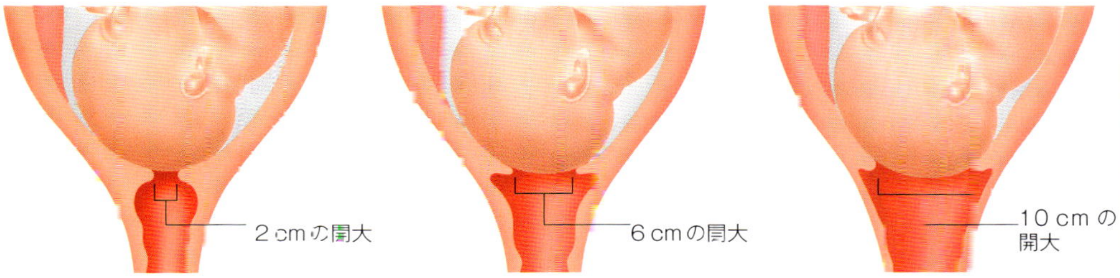

1 初期の子宮口の開大
分娩の早い段階では，子宮口はその時期の弱い陣痛でゆっくりと開大していく．
2cmの開大

2 子宮口の開大
分娩が進行し，子宮収縮がさらに有効になるとその収縮により4cmだった子宮口が10cmまで広がっていく．
6cmの開大

3 子宮口の全開大
子宮口が10cmまで開く（全開大という）と，産婦は胎児を押し出すために，いきみ（努責）始める．
10cmの開大

第1期から第2期へと移行する時期（移行期）

この時期はいきみたい衝動にかられる女性もいるがまだ全開大になっていない．移行期として知られているもので，その時間は数分のときもあれば，最長で1時間続く時もある．この時期の陣痛はとても強く，頻回に起こり，産婦にとって第2期のいきみをがまんすることがむずかしくなる場合がある．

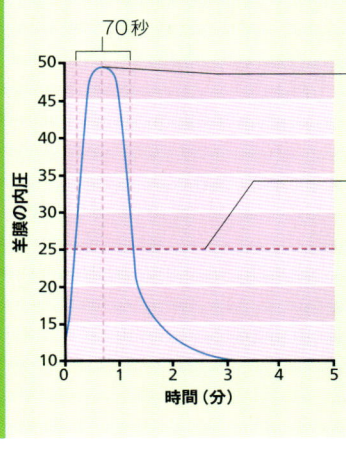

子宮収縮の強さ

このラインを超える内圧がかかると痛みを伴う子宮収縮になる

胎児を包んでいる羊膜の内圧の増大
移行期の子宮収縮は非常に強く，そのため羊膜の内圧は非常に高くなるが，内圧は収縮が終わるとすみやかに下降する．

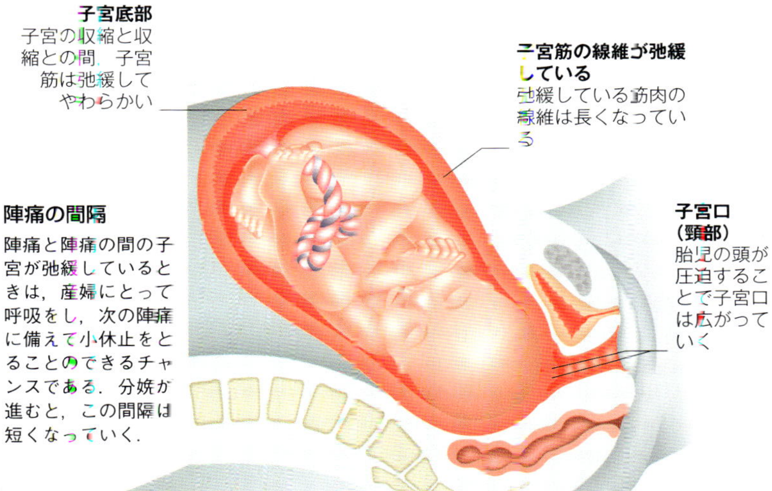

子宮底部
子宮の収縮と収縮との間，子宮筋は弛緩してやわらかい

子宮筋の線維が弛緩している
弛緩している筋肉の線維は長くなっている

子宮口（頸部）
胎児の頭が圧迫することで子宮口は広がっていく

陣痛の間隔
陣痛と陣痛の間の子宮が弛緩しているときは，産婦にとって呼吸をし，次の陣痛に備えて小休止をとることのできるチャンスである．分娩が進むと，この間隔は短くなっていく．

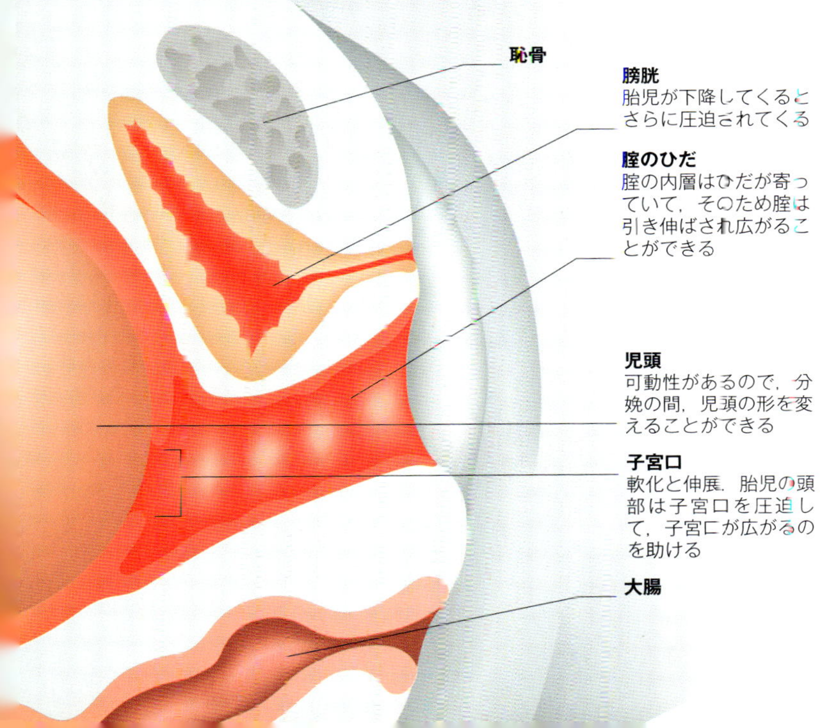

恥骨

膀胱
胎児が下降してくるとさらに圧迫されてくる

腟のひだ
腟の内層はひだが寄っていて，そのため腟は引き伸ばされ広がることができる

児頭
可動性があるので，分娩の間，児頭の形を変えることができる

子宮口
軟化と伸展．胎児の頭部は子宮口を圧迫して，子宮口が広がるのを助ける

大腸

胎児心拍数モニタリング

分娩中の胎児の状態を判断するための主な指標として，胎児の心拍数と，その心拍数が陣痛の強さにどのように反応するかで評価する方法がある．胎児心拍を聴診する簡単な方法は，ピナール聴診器か超音波ドプラの先端を母体の腹壁に当てて心音を聞き取るものである．いずれも母体の腹部から聴取する．分娩監視装置を用いて，母体の腹部に2つのモニターを取り付け，長時間測定する場合もある．母体の腹部からではなく，胎児の頭部にモニターを直接装着して，胎児心拍を計測する方法もある．

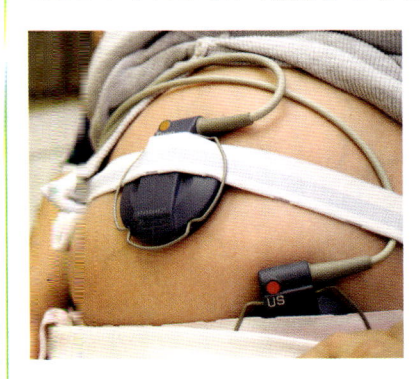

分娩監視装置
分娩監視装置は，胎児心拍数と陣痛の強度を測る．2つのセンサーは胎児心拍数と陣痛強度をグラフに記録する機械につながれており，結果を連続した線で表示する．

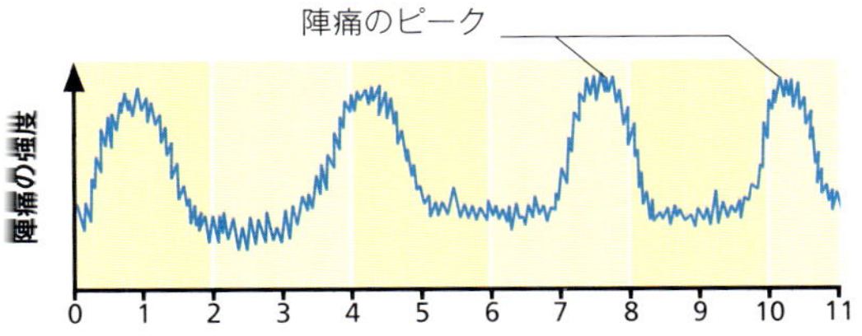

陣痛のピーク

陣痛の波形
規則的な収縮を示す陣痛の波形は，正常分娩で通常みられるものである．分娩中，陣痛は徐々に強くなるが，このように記録することで，その変化が明らかとなる．

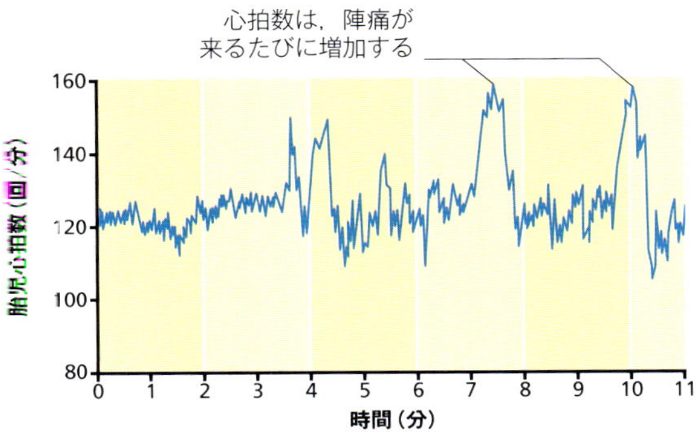

心拍数は，陣痛が来るたびに増加する

胎児心拍数
心拍は絶えず揺れ動く波形で，その揺れ動きの度合いにより，胎児の元気さや胎児の分娩への適応状態が評価できる．陣痛が起こると心拍数は増加する．

出産

分娩第2期は，新しい命の誕生が最高潮に達する時期である．胎児の産道の通過を助けるためには，強く頻回の子宮収縮と，母親の強いいきみ（努責）が必要である．

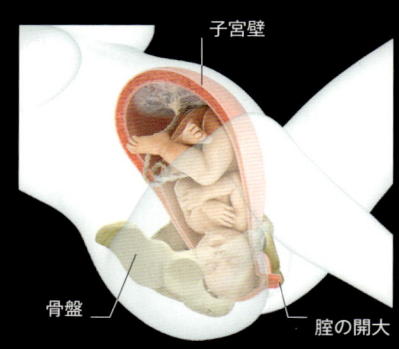

第2期は子宮口が最大に広がったときから始まり，子宮収縮は強く規則的になり，産婦は強くいきみたいと思うようになる．胎児は産道を降りるときに，自分の頭の最大周囲の部分を，母親の骨盤の最大周囲の部分に合わせるように回旋し，頭の位置を変えていく．頭が母体外に出ると，肩が出やすいように児は頭の向きをもう一度変えて，片方の肩がそしてもう片方の肩が出てくる．児の頭が出るとすぐに，臍帯が児の首に巻いていないことが確認され，呼吸を始めやすいように児の鼻や口の粘液が拭き取られる．分娩第2期はだいたい1．2時間続く．

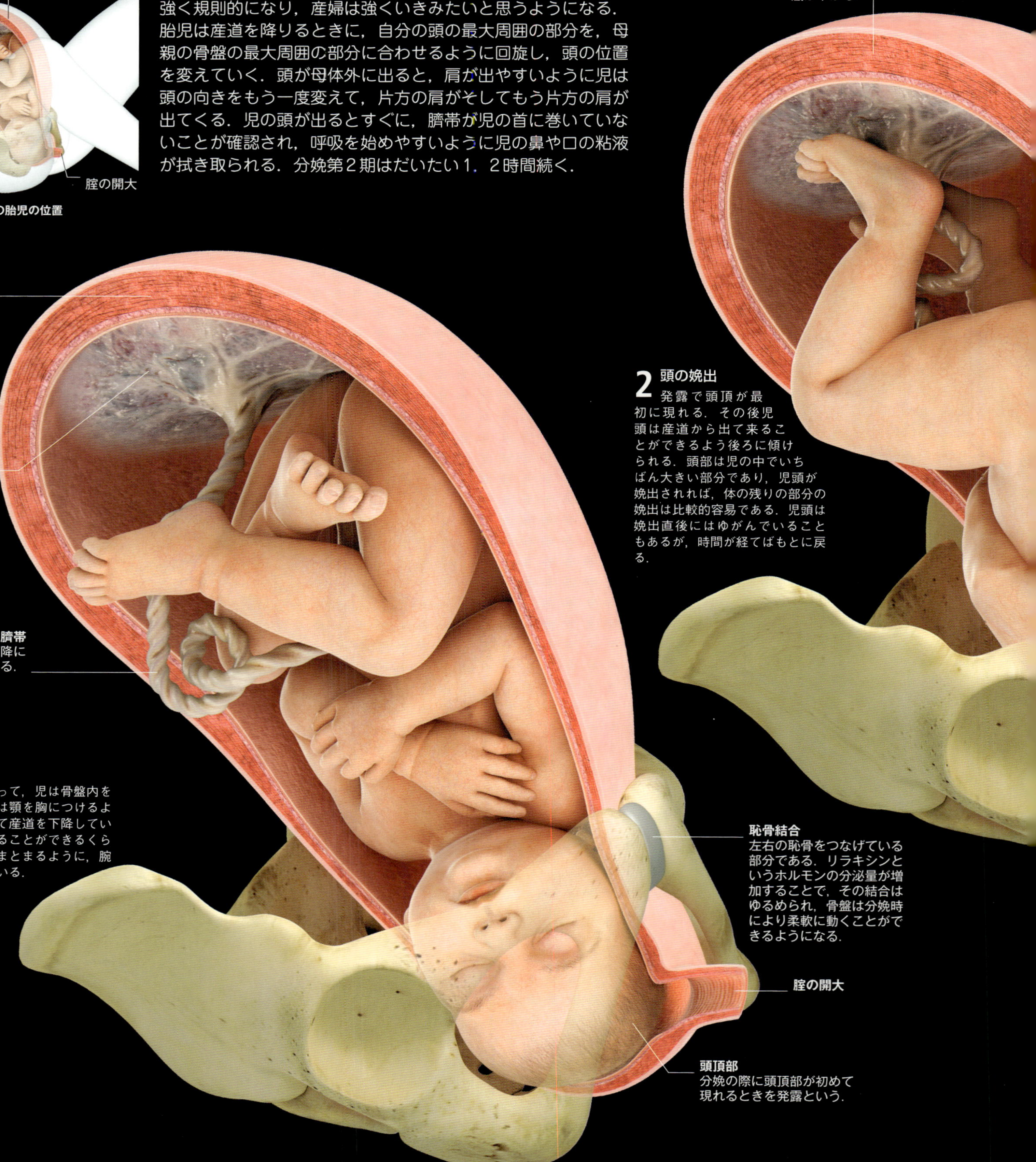

骨盤内の胎児の位置
- 子宮壁
- 骨盤
- 腟の開大

強烈な陣痛
分娩第2期の陣痛は強く頻回で，陣痛にあわせて産婦は強くいきむようになる．

胎盤
分娩第2期でも胎盤は子宮壁に残っていて，児がすっかり娩出された後に子宮壁から剝がれ始める．

臍帯
臍帯は胎児の下降に伴って伸ばされる．

1 胎児の下降
子宮の収縮に伴って，児は骨盤内を徐々に下降する．児は顎を胸につけるようにし，頭が先進して産道を下降していく．児は産道を下りることができるくらいに体全体が小さくまとまるように，腕と脚を折りたたんでいる．

子宮の縮小
胎児が骨盤内を下降するので，子宮底が下がる．

2 頭の娩出
発露で頭頂部が最初に現れる．その後児頭は産道から出て来ることができるよう後ろに傾けられる．頭部は児の中でいちばん大きい部分であり，児頭が娩出されれば，体の残りの部分の娩出は比較的容易である．児頭は娩出直後にはゆがんでいることもあるが，時間が経てばもとに戻る．

恥骨結合
左右の恥骨をつなげている部分である．リラキシンというホルモンの分泌量が増加することで，その結合はゆるめられ，骨盤は分娩時により柔軟に動くことができるようになる．

腟の開大

頭頂部
分娩の際に頭頂部が初めて現れるときを発露という．

子宮収縮
児の頭が娩出すると，子宮はさらに収縮し，児はさらに下降し続ける．

3 回旋
頭部が娩出されると，体の残りの部分に合わせて胎児は回旋する．それぞれの回旋で，児は産道を通過するのにいちばん適するように回っていく．その結果，児の肩は一方からもう一方へと娩出できるように位置を変える．

肩の娩出
頭部の娩出のすぐ後に，肩が娩出され，体のほかの部分も引き続いて娩出される．

児の顔は
母親の背中側を向く
児の顔は，頭が産道を通過できるように，母親の脊椎の方を向いている．

恥骨結合上部
恥骨結合の上部．

腟壁が引き伸ばされる
腟壁は筋肉で取り巻かれていて，児が通過する際に引き伸ばされることができるようにひだ状になっている．

児頭を支える
出て来た児頭は再度回旋するが，児頭娩出時は，児頭を手で支え，落ちないように支えられなければならない．

閉鎖孔
恥骨間にある空間で，通常は両側に接する筋肉のついた閉鎖膜で閉ざされている．

坐骨結節
恥骨につながる坐骨の一部．

順応性のある頭蓋骨
頭蓋骨の泉門と縫合は産道の通過に併せて柔軟性がある．

骨盤の形態

女性の骨盤の形態として正常範囲内のものを示している．形態によって経腟分娩の容易さが変わってくる．女性型の骨盤は，女性の骨盤として一般的で，経腟分娩がもっとも容易に進行する．男性型の骨盤は，男性の骨盤に形が似ており，前後に長く横幅が狭いので，経腟分娩がよりむずかしくなる．骨盤の広さが児の通過に十分でない場合を，児頭骨盤不均衡（CPD）という．

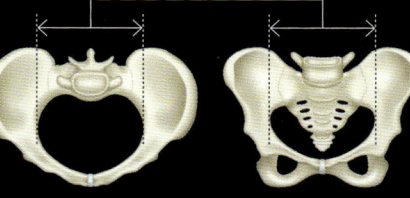

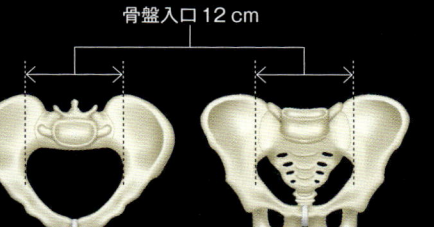

骨盤入口 13 cm

女性型の骨盤
女性型の骨盤は，丸く広く浅く，骨盤入口の幅が広い．この形態は，妊娠で変化する子宮と児が分娩で通過するのに適している．

骨盤入口 12 cm

男性型の骨盤
男性型の骨盤は，三角形に近く深く，より狭く，骨盤入口の幅が小さい．このような骨盤の形態は，児が通常の大きさの場合に，経腟分娩がうまくいかないという問題をもたらす．

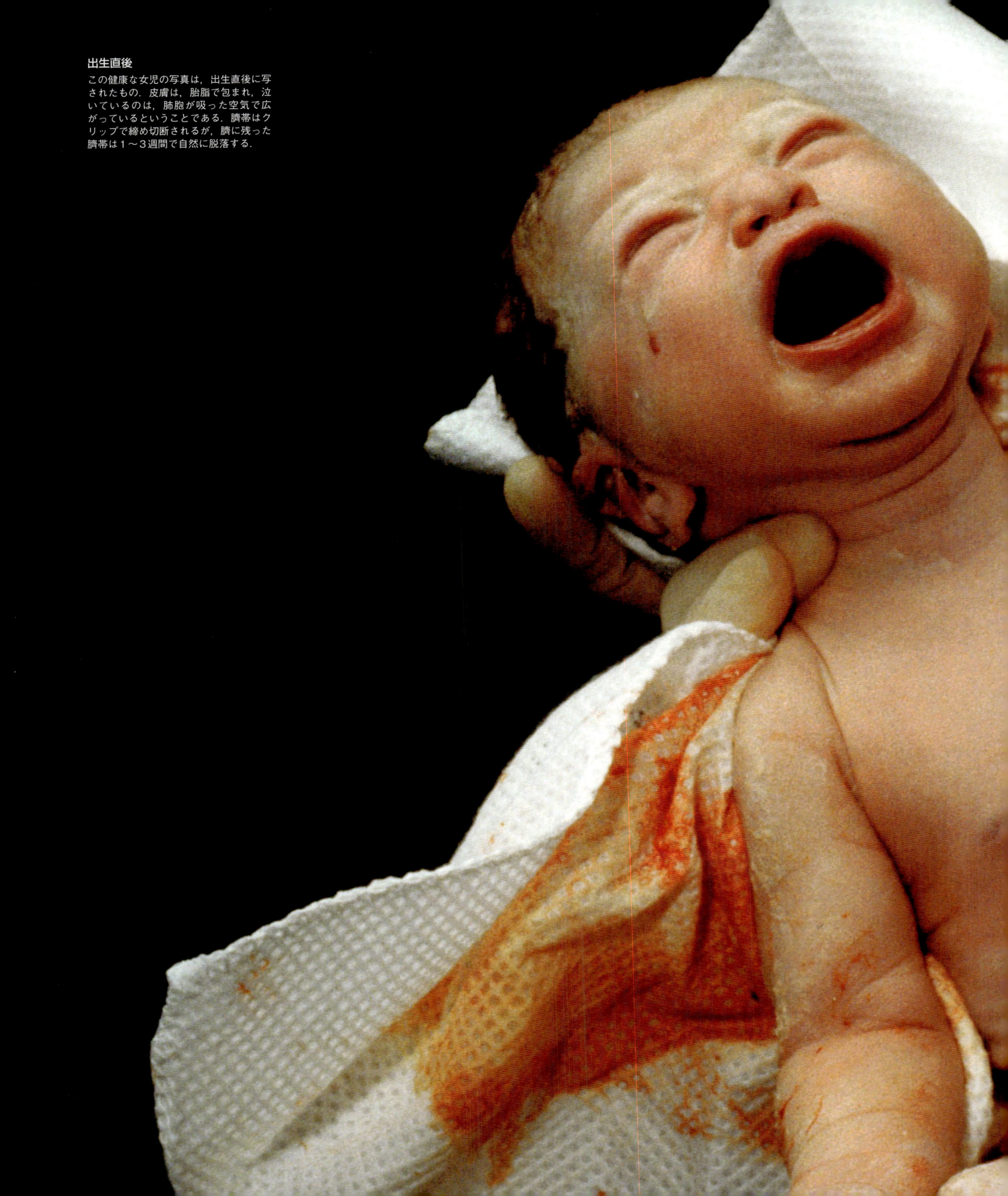

出生直後

この健康な女児の写真は，出生直後に写されたもの．皮膚は，胎脂で包まれ，泣いているのは，肺胞が吸った空気で広がっているということである．臍帯はクリップで締め切断されるが，臍に残った臍帯は1～3週間で自然に脱落する．

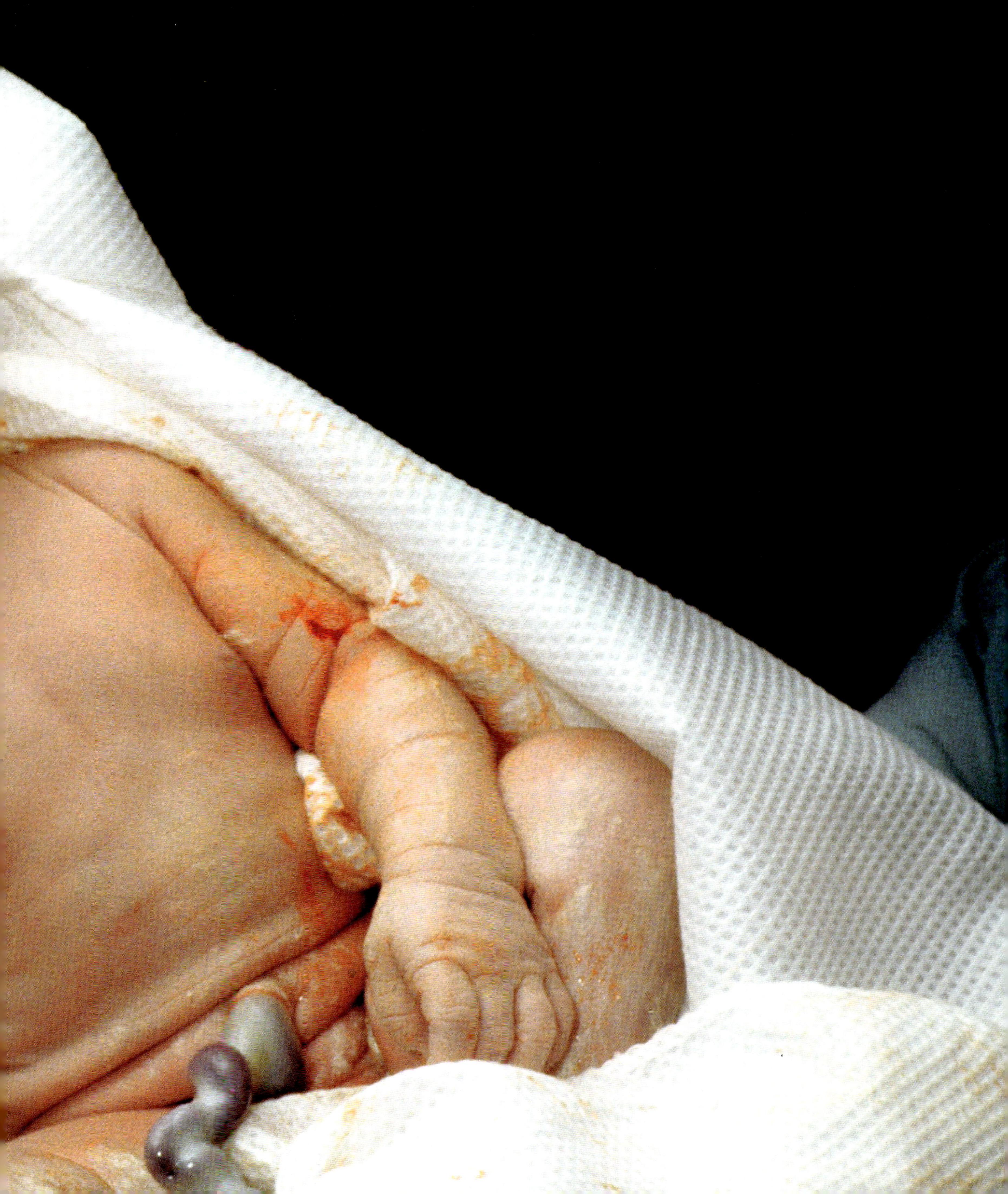

出産するときの体位・姿勢

分娩経過中や児を娩出するときの姿勢にはいろいろな体位がある．ほとんどの産婦は，分娩第1期中に体を動かすことで，どの姿勢が楽であるかを見つける手がかりとしている．そして，出産時に単純に上向きの姿勢をとるのではなく，他の姿勢の中からもっとも快適な姿勢を試す．人によって，大きなクッションで背中を支えてベッド上で座る姿勢，膝をついた姿勢，スクワットの姿勢，出産用の椅子に座ってしゃがむ姿勢，等がより快適な体位だと感じる．

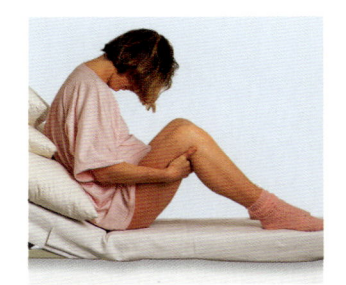

坐位
大きなクッションで背中を支えてベッド上で座る姿勢は快適であり，自分のふとももを引き寄せることで，児を娩出するための努責（いきみ）をかけやすい．

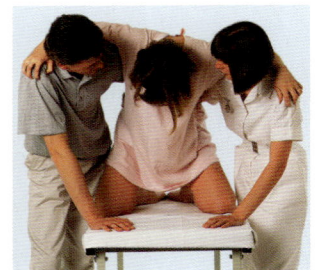

膝をついた姿勢
両側を支えてもらいながら立膝をつくか，四つん這いになる．起き上がって上半身を起こした姿勢は，重力が加わるので胎児が下降しやすい．

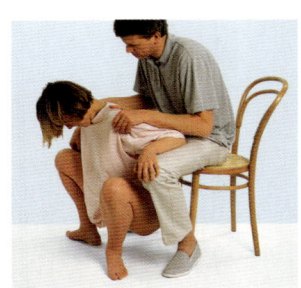

スクワットの（しゃがんだ）姿勢
スクワットの姿勢で両足を開くと骨盤も開き，また重力の助けもあり，スクワットの姿勢は胎児の娩出がより簡単にできる．

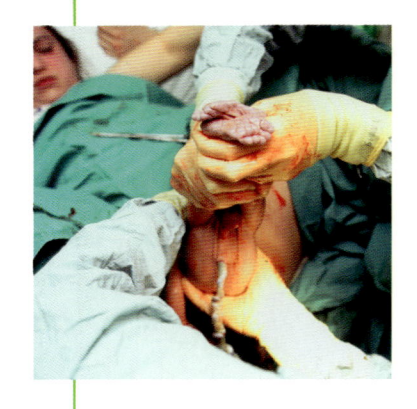

骨盤位分娩

胎児の殿部が先に下降してくる骨盤位（p.189参照）の場合のほとんどは，帝王切開での出産となる．場合によっては経腟分娩を検討することもあるが，胎児より先に臍帯が出てしまう臍帯脱出（p.232参照）や，臍帯が胎児と産道の間に圧迫されることで胎児に酸素がいかなくなる胎児機能不全（p.232参照）などの問題が生じると，経腟分娩を継続するのが難しくなる．

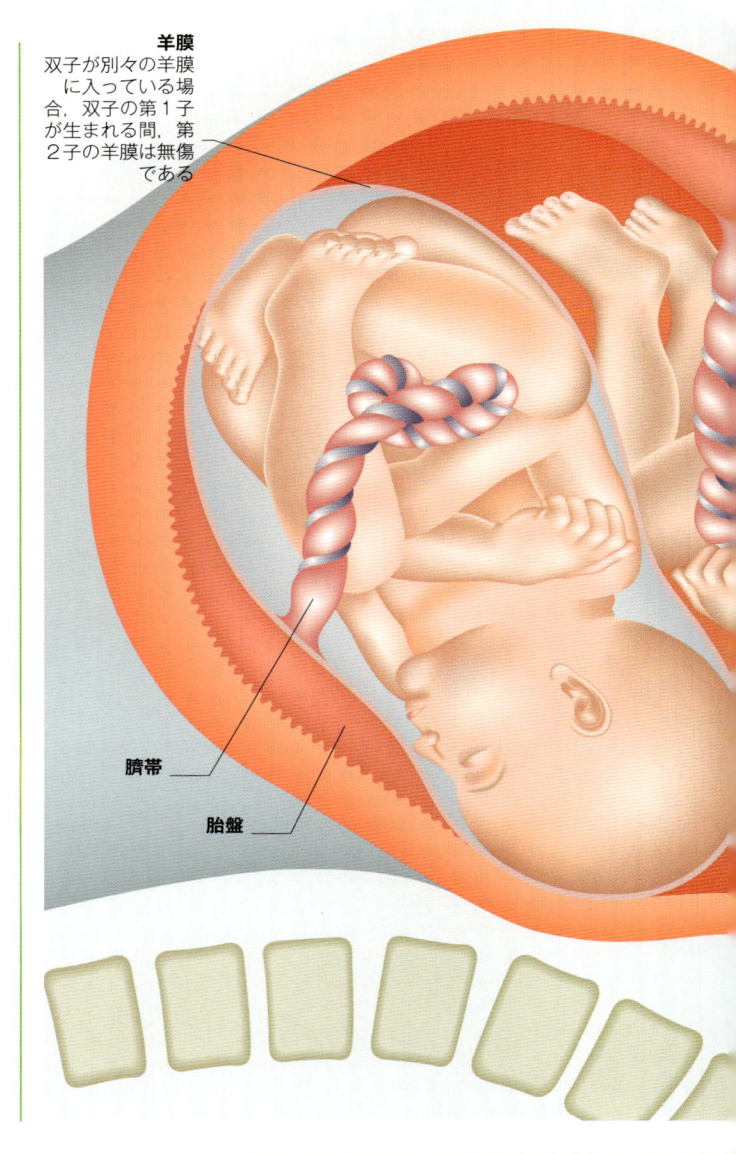

脚が先に下降する
骨盤位の分娩では，胎児の殿部や脚が先に下降し，その後に胎児の胴体が下降する．胎児でいちばん大きいのは頭部であるが，その頭部の娩出が最後になる．

羊膜
双子が別々の羊膜に入っている場合，双子の第1子が生まれる間，第2子の羊膜は無傷である

臍帯

胎盤

和痛法	笑気ガス	薬物注射

和痛法
分娩中の産痛緩和にはいろいろな種類がある．全身性麻酔は痛みを緩和するが，同時に全身のいたるところに影響を及ぼす．笑気麻酔（多くの国で行われている）や，一般的にペチジン塩酸塩を使うオピオイド麻酔がある．
一方，局所麻酔は体の一部分の限局した場所に効果を現す．ほかの方法としては薬剤に頼らず，リラックスで痛みのコントロールをする方法もある．

笑気ガス
通常，エントノックス（商品名）（訳注：日本では未承認）として知られている笑気麻酔薬で，酸素と窒素の混合物で構成されており，分娩中の産痛緩和方法としてよく使われている．
エントノックス吸入にはマウスピースやマスクを使用する．笑気ガスを使うときは深い呼気と吸気を行う．完全に痛みを取り除くわけではないが，痛みを軽減することで産婦が落ち着くことができる．吸入して30秒間で効き目を感じるので，産婦は陣痛を感じたらすぐに吸入を始めると，丁度いい時間に効き目を期待できる．笑気ガスは悪心と軽い頭痛を引き起こすかもしれないが，すぐにその副作用は消えてしまう．笑気ガスは米国等いくつかの国では使われていない．

薬物注射
分娩中に使用する鎮痛薬は，注射や点滴から投与される（訳注：日本では薬物注射による鎮痛は医学的適応である場合に実施する）．体中の痛みを緩和し，分娩初期に与えられることが多い．ペチジン塩酸塩はもっともよく使われる薬剤であるが，メプタジノールやジアモルヒネもよく使われる．これらすべてに副作用が見られるが，使用頻度は高い．なぜなら，投与が簡単で，素早く鎮痛することができるからである．

種類	効果	副作用
ペチジン塩酸塩	ペチジン塩酸塩は筋肉注射，腕からの点滴注射，産婦が自分で必要なときに量をコントロールできる輸液ポンプを装着しての投与方法（患者自己管理鎮痛法で知られている）がある．	悪心，嘔吐，母体側の鎮静作用，胎児側の鎮静作用と呼吸抑制作用
メプタジノール（訳注：日本では未承認）	メプチド（商品名）としても知られるメプタジノールはペチジン塩酸塩と似た作用があるが，頻繁には使われない．筋肉注射か患者自己管理鎮痛法を用いて使われる．	副作用はペチジン塩酸塩と同じである．しかし，母体の鎮静作用や胎児の呼吸への影響は塩酸ペチジンより少ない．
ジアモルヒネ（訳注：日本では未承認）	ジアモルヒネは分娩中に使われる鎮痛薬の中でもっとも効果のある薬剤のように思われる．通常，筋肉注射であるが，ときどき患者自己管理鎮痛法によっても使用される．	副作用はペチジン塩酸塩と似ているが，悪心や鎮静作用の原因にはなりにくい．

多胎児の出産

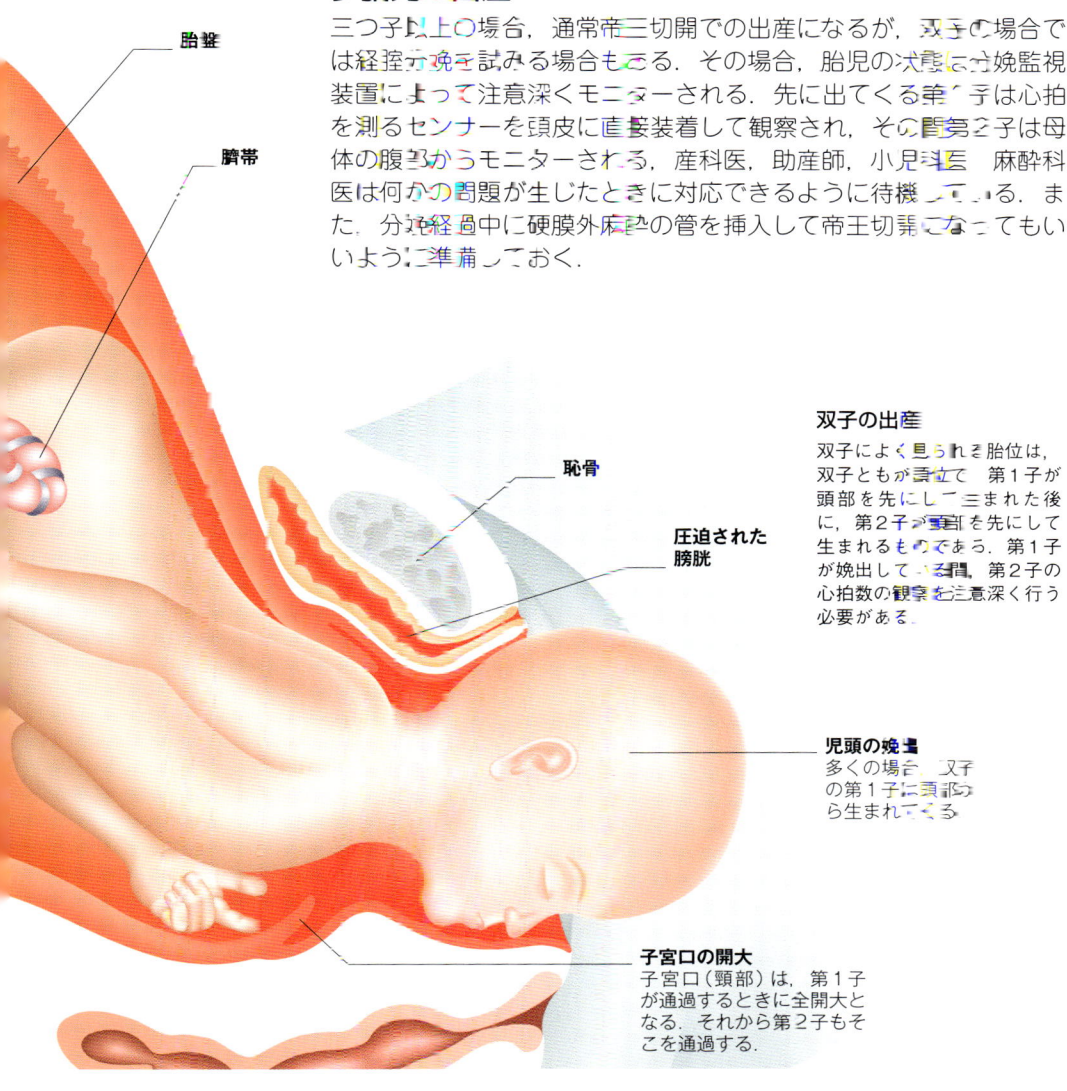

三つ子以上の場合，通常帝王切開での出産になるが，双子の場合では経腟分娩を試みる場合もある．その場合，胎児の状態は分娩監視装置によって注意深くモニターされる．先に出てくる第1子は心拍を測るセンサーを頭皮に直接装着して観察され，その間第2子は母体の腹部からモニターされる．産科医，助産師，小児科医，麻酔科医は何かの問題が生じたときに対応できるように待機している．また，分娩経過中に硬膜外麻酔の管を挿入して帝王切開になってもいいように準備しておく．

- 胎盤
- 臍帯
- 恥骨
- 圧迫された膀胱
- 児頭の娩出
  多くの場合，双子の第1子は頭部から生まれてくる
- 子宮口の開大
  子宮口（頸部）は，第1子が通過するときに全開大となる．それから第2子もそこを通過する．

双子の出産
双子によく見られる胎位は，双子ともが直立して，第1子が頭部を先にして生まれた後に，第2子が臀部を先にして生まれるものである．第1子が娩出している間，第2子の心拍数の観察を注意深く行う必要がある．

出生直後

児は生まれ出て来た瞬間に，最初に息を吸い込み肺をふくらませ，初めて泣くことで，第一呼吸を行う．助産師は，新生児の元気さを確認し，体に異常がないかをチェックし，体重を量り，頭囲を測定する．新生児の体温が低下しないように，羊水で濡れた体の水分を拭き取り，タオルで体を包む．ビタミンKが不足すると新生児は出血しやすい（新生児メレナという）ので，その予防のために，新生児にはビタミンKシロップを与える．

アプガースコア

アプガースコアは，出産直後の新生児に蘇生という処置が必要かどうかを，点数をつけて素早く評価するものである．出生1分後と5分後にその値を観察する．黒人のように皮膚が黒い場合には，皮膚色の項目は，口唇，手のひら，足の裏を見て判断する．

項目	0点	1点	2点
心拍数	なし	100/分以下	100/分以上
呼吸数	なし	不規則で弱い泣き声	規則的で強い泣き声
筋肉の緊張度	弛緩している	四肢がやや屈曲	活発な自発運動あり
刺激に対する反応	なし	適度な反応，顔をしかめる．	泣く，大きく顔をしかめる．
皮膚色	蒼白または暗紫色	体幹ピンク，四肢チアノーゼ	全身ピンク

硬膜外麻酔と腰椎麻酔

これらの麻酔方法は管を挿入した場所より下の部分の感覚を麻痺させる局所麻酔法で，腰背部の脊髄の周りに麻酔薬を注入する．しかし，腹部の痛みを麻痺させるのと同時に下肢を動かすことが困難になる．腰椎麻酔は投与後すぐに効果が発現するのに対して，硬膜外麻酔の効果が発現するのに20～30分かかる．

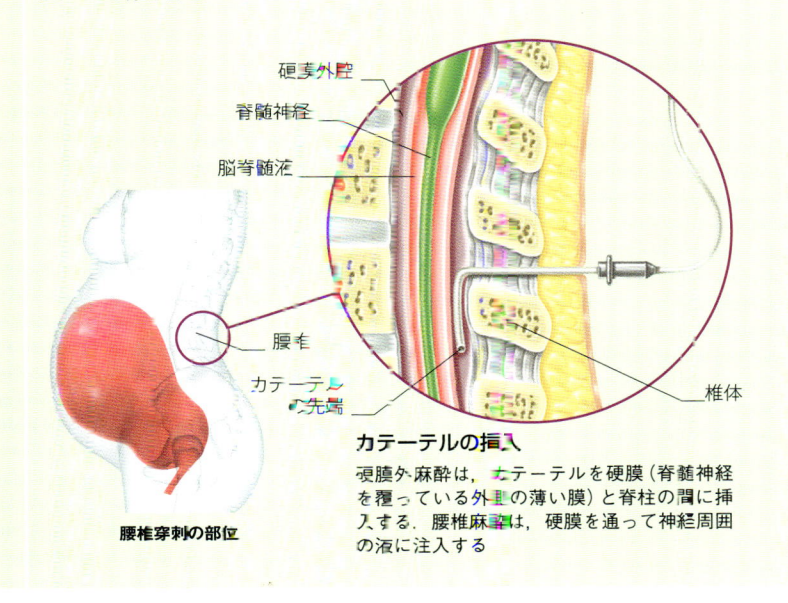

- 硬膜外腔
- 脊髄神経
- 脳脊髄液
- 腰椎
- カテーテル先端
- 椎体
- 腰椎穿刺の部位

カテーテルの挿入
硬膜外麻酔は，カテーテルを硬膜（脊髄神経を覆っている外側の薄い膜）と脊柱の間に挿入する．腰椎麻酔は，硬膜を通って神経周囲の液に注入する

非薬物的な和痛方法

薬剤を使わない和痛法としては，呼吸方法によるもの（下記参照），リフレクソロジー（足や手のツボマッサージ），鍼治療，催眠療法，リラックス法，浸水法（p.198参照），マッサージなどがある．経皮的神経電気刺激（TENS）は微弱な電流を流して刺激してエンドルフィンの放出をさせて，自己のもっている和痛を促すものである．

第1期の終わり
この時期は陣痛の初めと終わりには深く規則正しい呼吸を行い，陣痛のピークの間は軽い呼吸をする．

第1期から第2期への移行時期
早すぎる時期にいきみ始めるのを避けるために，産婦は交互に短息呼吸を行い，陣痛の終わりにはゆっくりと息を吐き出す．

第2期
長い努責をかけている間，産婦は息を大きく吸って息を止めている．いきんだ後は深く規則正しい呼吸をとるべきである．

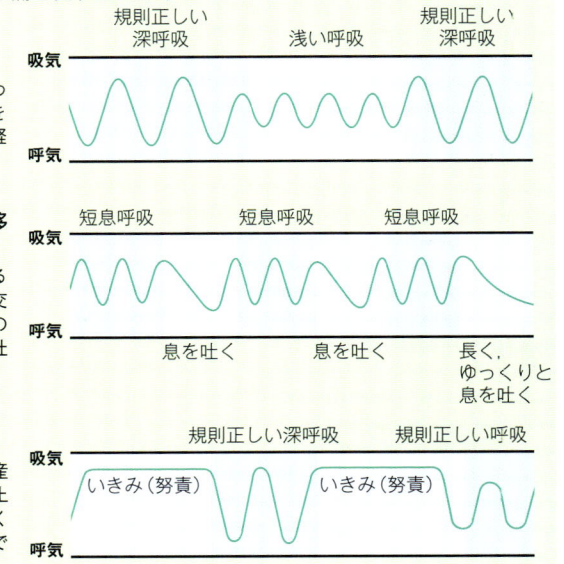

出産の選択肢

女性には，どこで，どんなふうに産むかなど，出産の方法について多くの選択肢がある．その決め手となるのは，個人的な好み，女性の健康状態，胎児の安全などである．

水中出産

水中で子どもを産むことには，痛みをやわらげ，リラクセーションを助ける利点がある．水の浮力で産婦は体が軽くなったように感じ，より活動的になれる．胎児は羊膜にくるまれ羊水の中で大きくなるが，そこから出てプールの水に入るので，水中での出生は胎児にとってショックが小さい．出産用のプールは病院に準備されているか，自宅出産の場合でも借りることができる．すべての病院が出産用プールを準備しているわけではなく，もっているとしても1つのことが多い．
（訳注：日本で水中出産はまれである）

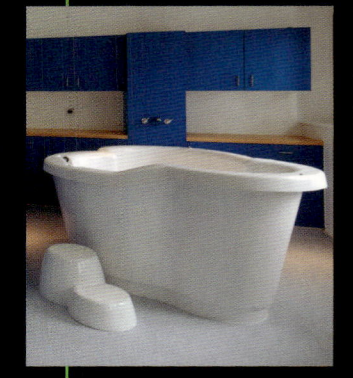

出産用プール
現在では多くの病院が出産用プールを準備している．分娩第1期には，陣痛を和らげるために出産用プールを使うことができる．女性は通常，その後プールを出て，分娩室で出産するが，出産用プールの中でそのまま子どもを産むこともできる．

自宅出産

自宅出産は，以前に正常な妊娠・分娩を経験したことがあり，医学的問題のない産婦に適している．初めての分娩の場合，一般的には病院での分娩が推奨されている．自宅出産を希望する女性は，地域（コミュニティー）の助産師に妊婦健診とケアを受け，同じ助産師の介助を受けて出産する．分娩の途中で，予測できなかった合併症が起こった場合には病院の分娩施設にすぐに搬送される．

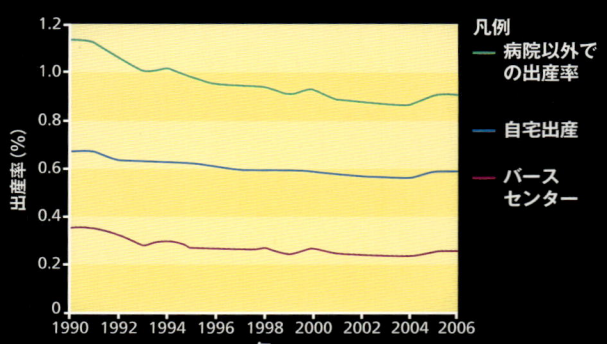

病院以外での出産
自宅やバースセンターでの出産の割合は低い．バースセンターは家庭的なアプローチを提供する助産師主導の施設である．米国のデータから作成したこの図は，1990年から病院以外での出産が減少していることを示している．

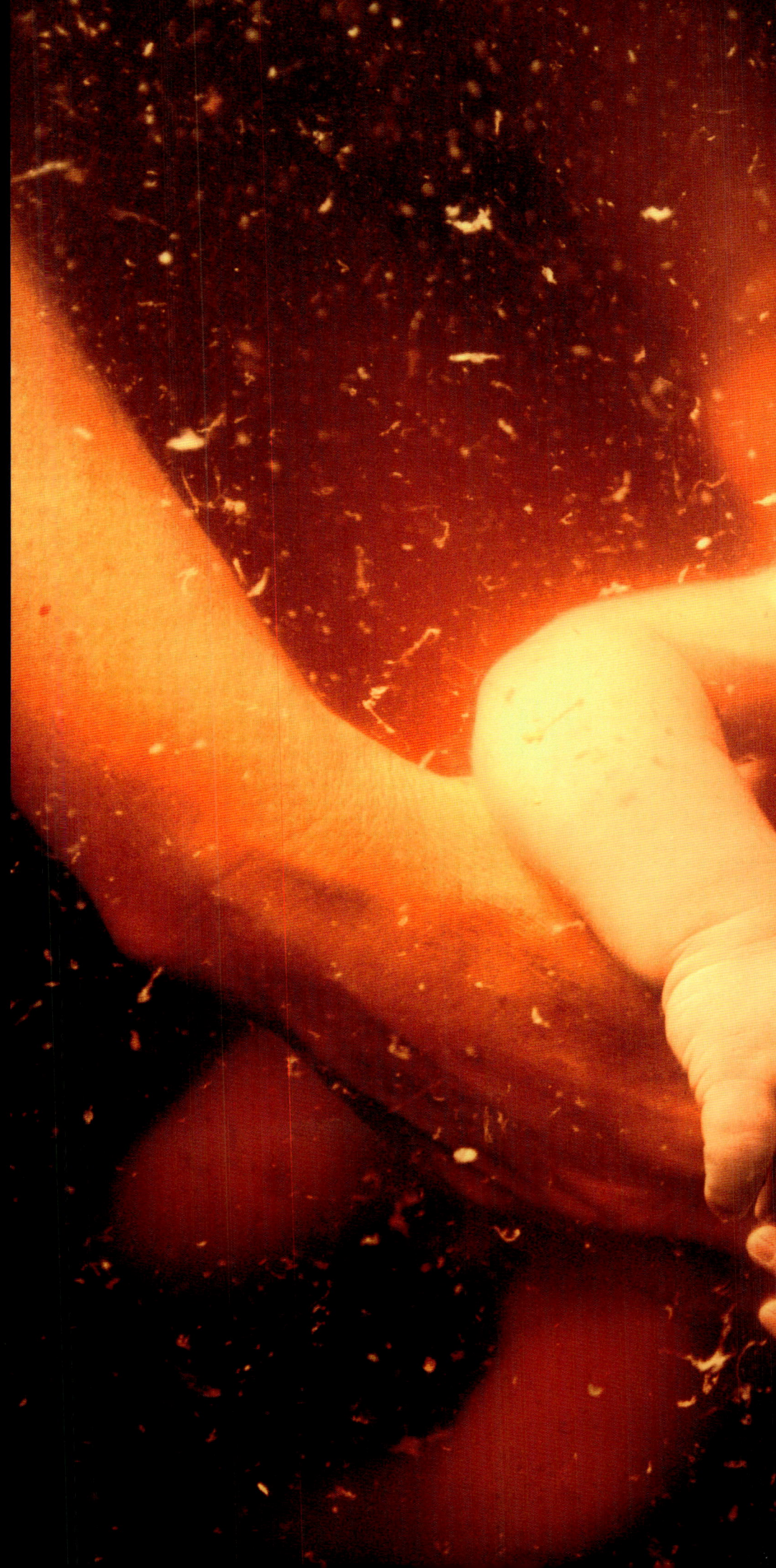

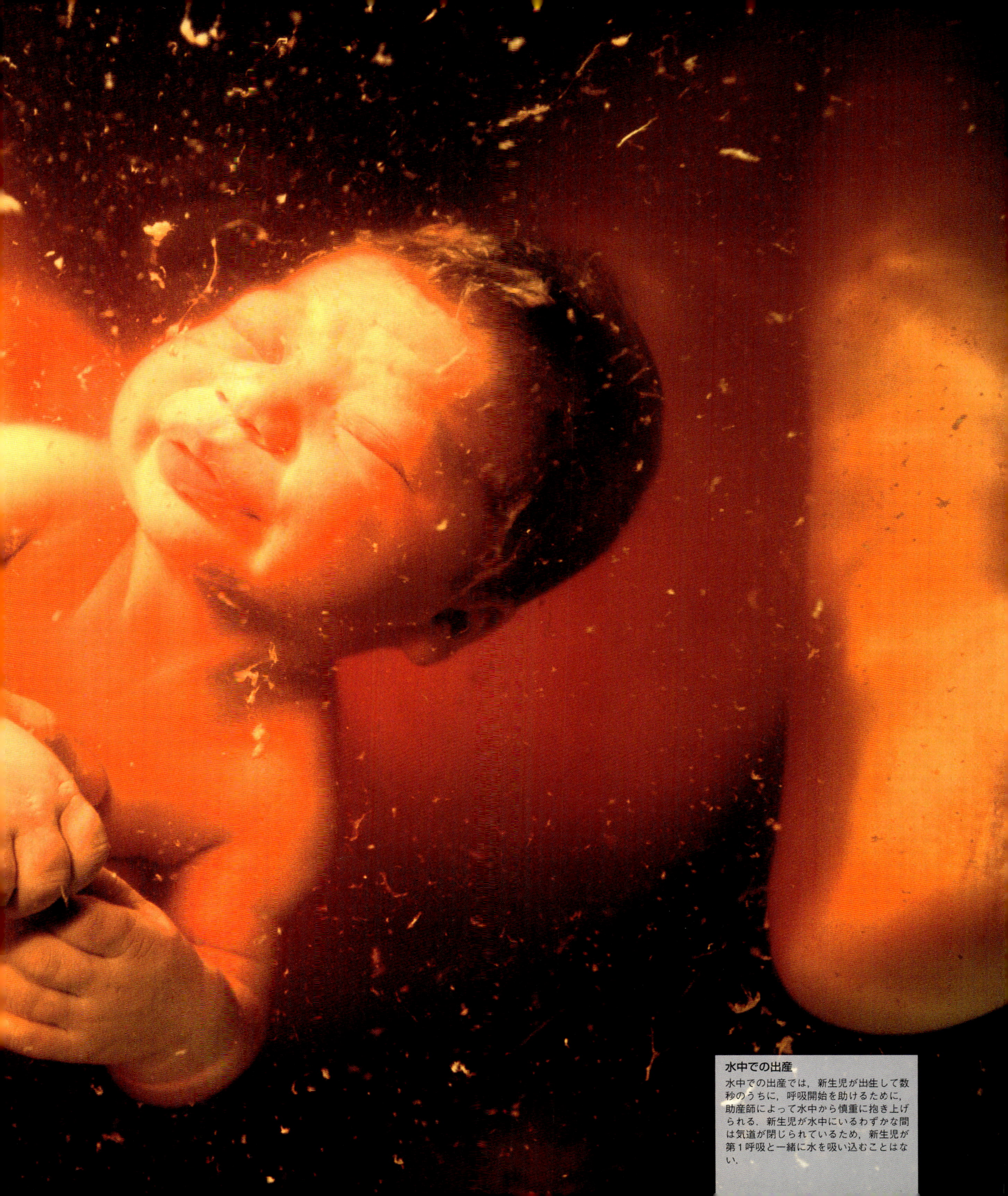

水中での出産

水中での出産では，新生児が出生して数秒のうちに，呼吸開始を助けるために，助産師によって水中から慎重に抱き上げられる．新生児が水中にいるわずかな間は気道が閉じられているため，新生児が第1呼吸と一緒に水を吸い込むことはない．

出産後

出生直後に新生児の第1呼吸が開始するとともに，一連のできごとが起きる．臍帯はクリップで留められ，その後すぐに切断される．胎児は母親と臍帯でつながっていたが，臍帯を切られた新生児は母親との直接的なつながりなしで，自力で生きることを始める．

胎盤娩出

新生児が出生し，臍帯が切断されてしばらくすると，胎盤が剥離する．これが分娩第3期である．分娩後，再び子宮は収縮する．助産師か医師が，片方の手を母親の下腹部に置き子宮を支え，もう片方の手で臍帯を優しく引くと，胎盤はゆっくり出てくる．胎児の頭部が娩出したあと，子宮を急速に収縮させるために，母親に子宮収縮を促す注射がされることもある．胎盤の一部が子宮に残ると，長い期間出血がつづき，子宮が十分に収縮するのを妨げる．そのため，娩出された胎盤は注意深く調べられる．

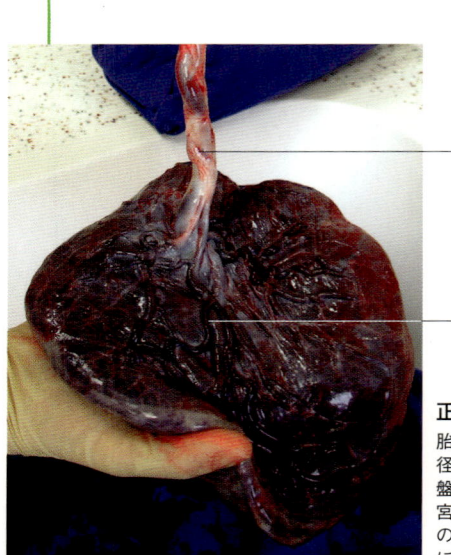

子宮底
子宮の最上部（子宮底）は次第に低くなり，胎盤が剥がれる．

胎盤が剥がれ始める
出産後約5～15分で，胎盤は子宮壁から剥がれ始める．

臍帯の牽引
胎盤を早く娩出させるために，子宮収縮に合わせて臍帯を引くこともある．

胎盤の剥離
新生児の出生後に続く軽い子宮収縮によって，胎盤は子宮の壁から剥がれ始める．胎盤の後ろの出血はかたまり（血腫）をつくり，胎盤が剥がれるのを促進する．

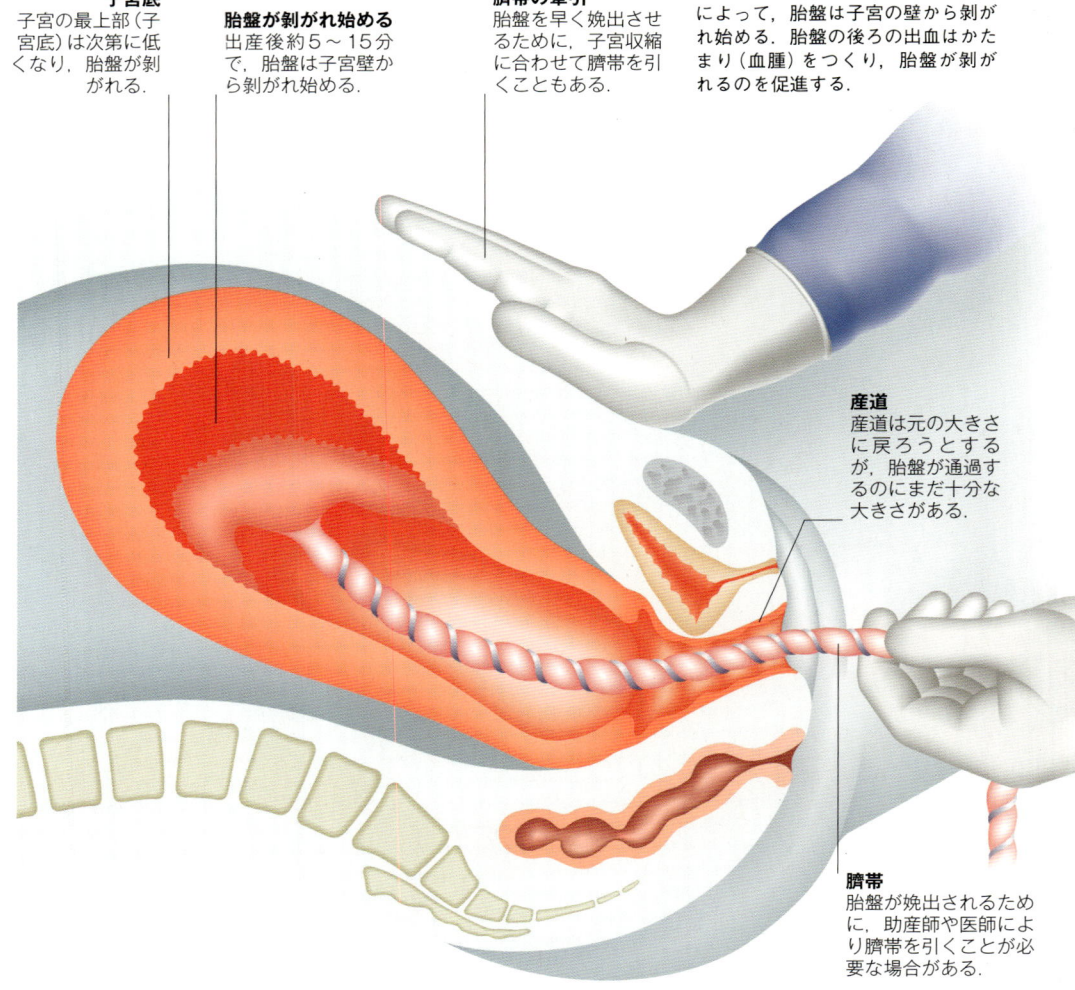

産道
産道は元の大きさに戻ろうとするが，胎盤が通過するのにまだ十分な大きさがある．

臍帯
胎盤が娩出されるために，助産師や医師により臍帯を引くことが必要な場合がある．

臍帯
切断前の臍帯は3分間拍動する

血管の分布
臍帯から多数の細い血管が放射状に伸びている

正常な胎盤
胎盤はふつう約500gで，直径約20～25cmである．胎盤に加え，卵膜（羊膜）も子宮からの重篤な出血やその後の感染の危険を避けるために，子宮から取り除かれる．

臍帯の切断

臍帯はほぼ妊娠40週間ずっと胎児の生命維持を担っている．胎児は臍帯の血管の束に，酸素と栄養の取り込みと老廃物の排泄を行なってもらってきた．出産後まもなく，新生児は母親から独立して生きられるようになるので，臍帯は切断される．臍帯の切断を待ってしばらくつながったままにしていることもあるが，その場合，胎盤の中の血液が新生児の体内に流れて，新生児の血液量を増やすという利点があるかもしれない．これには3分ほど時間を要するため，母子に何も問題がなければ，新生児は臍帯がつながったままで，母親の胸に乗せられることもある．

臍帯の結紮と切断
臍帯を4cm離して2ヵ所をクリップで留め，その真ん中を切断する．クリップで留めるのは，新生児と胎盤双方から，血液が流れ出ないようにするためである．

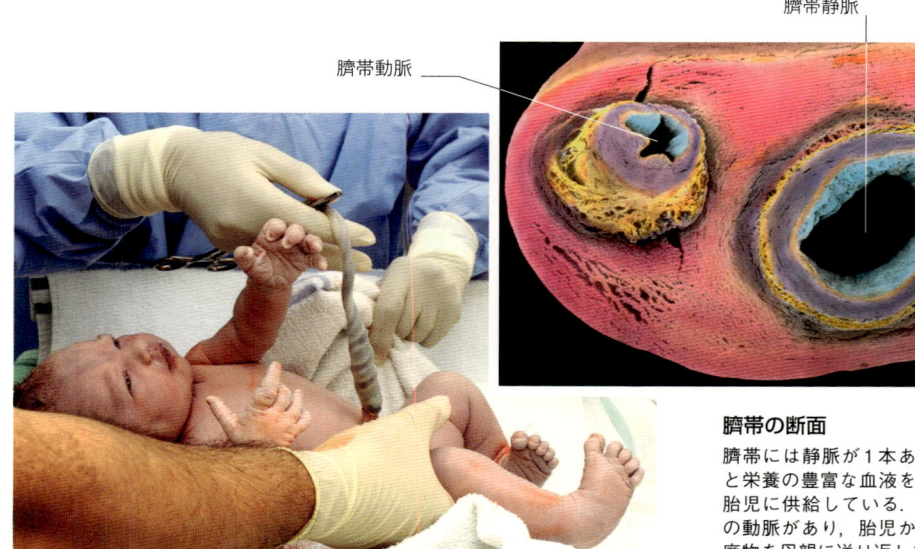

臍帯静脈

臍帯動脈

臍帯の断面
臍帯には静脈が1本あり，酸素と栄養の豊富な血液を母親から胎児に供給している．また2本の動脈があり，胎児から出る老廃物を母親に送り返している．

胎児循環

胎児はガス交換のためには肺を使わないので、生まれるまでの胎児の肺はしぼんでいる。子宮において母親の血液から受け取った酸素は胎盤を介して胎児の血液に運ばれる。胎児血の多くは卵円孔とよばれる小さな穴を通って、右心房と左心房の間を直接流れる。血液は肺を通らず動脈管とよばれる血管を通って大動脈に流れる。血液は心臓から大動脈を通って、胎児の全身に供給される。

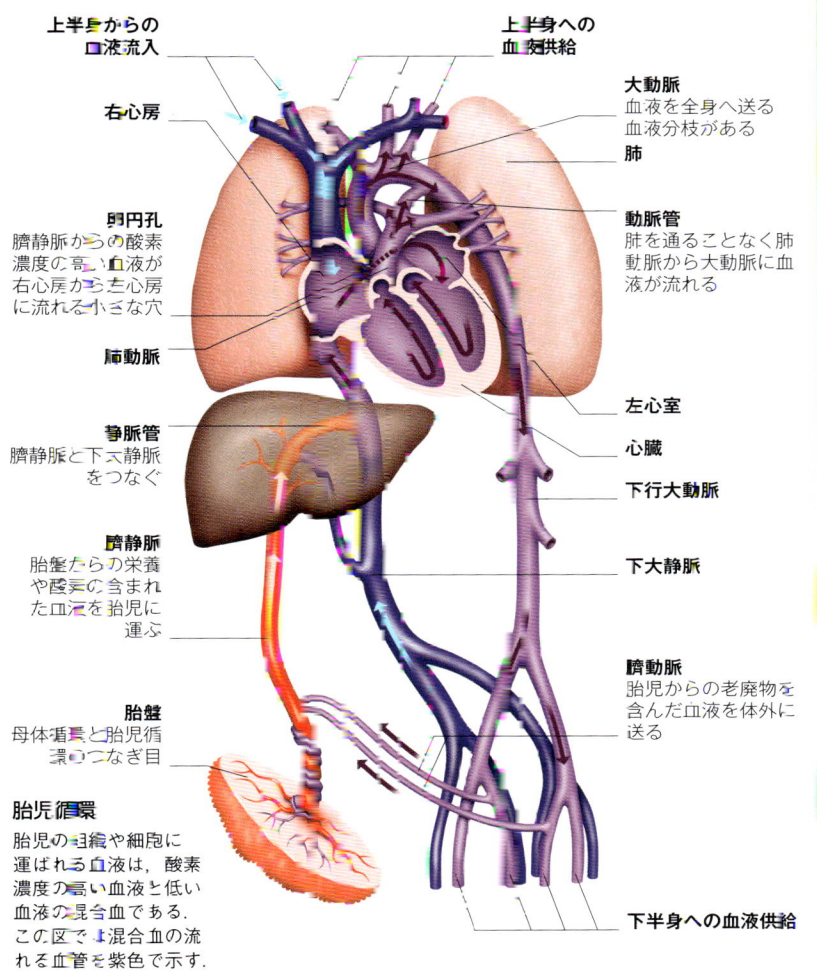

上半身からの血液流入
右心房
卵円孔 — 臍静脈からの酸素濃度の高い血液が右心房から左心房に流れる小さな穴
肺動脈
静脈管 — 臍静脈と下大静脈をつなぐ
臍静脈 — 胎盤からの栄養や酸素の含まれた血液を胎児に運ぶ
臍動脈 — 胎児からの老廃物を含んだ血液を体外に送る
胎盤 — 母体循環と胎児循環のつなぎ目

上半身への血液供給
大動脈 — 血液を全身へ送る血液分枝がある
肺
動脈管 — 肺を通ることなく肺動脈から大動脈に血液が流れる
左心室
心臓
下行大動脈
下大静脈
下半身への血液供給

胎児循環
胎児の組織や細胞に運ばれる血液は、酸素濃度の高い血液と低い血液の混合血である。この区では混合血の流れる血管を紫色で示す。

新生児循環

新生児が初めて呼吸すると血液の循環動態は変化する。心臓の右側から出た血液は酸素を取り込むため肺に流れその後大動脈につながる心臓の左側に戻る。動脈管と静脈管、臍動脈と臍静脈は閉鎖し、痕跡が残る。肺で酸素を得て戻ってきた血液によって左心房圧が上昇することによって卵円孔もまた閉鎖される。

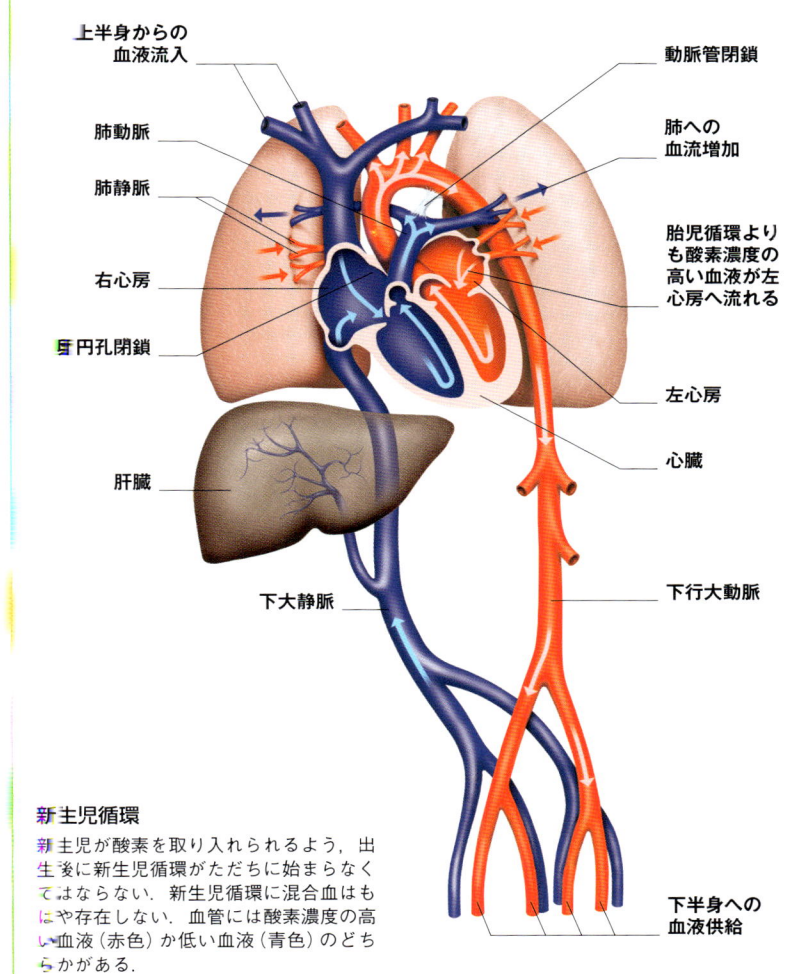

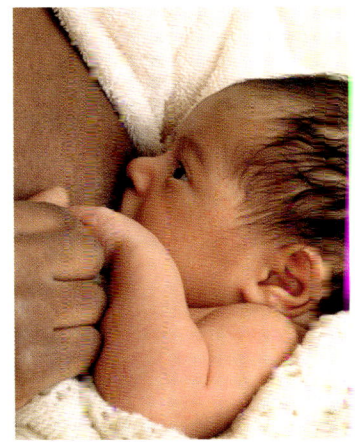

上半身からの血液流入
肺動脈
肺静脈
右心房
卵円孔閉鎖
肝臓
下大静脈

動脈管閉鎖
肺への血流増加
胎児循環よりも酸素濃度の高い血液が左心房へ流れる
左心房
心臓
下行大動脈
下半身への血液供給

新生児循環
新生児が酸素を取り入れられるよう、出生後に新生児循環がただちに始まらなくてはならない。新生児循環に混合血はもはや存在しない。血管には酸素濃度の高い血液（赤色）か低い血液（青色）のどちらかがある。

吸啜反射

これは出生後から見られる原始的な反射で、哺乳反射と密接に関係している（p.210参照）。新生児の唇にやさしく触れると、吸啜反射が起こる。この反射によって、新生児は口の中に母親の乳首（または哺乳びんの乳首）をくわえる。出生後まもなく母親の胸に抱かれた多くの新生児はただちに乳首を吸うことができる。しかし、吸いつくのに時間がかかったり、うまく吸い付けなかったりする新生児もいる。新生児に乳首を吸われると、母体内ではオキシトシンとプロラクチンの分泌が起こる。これらは乳汁の産生と放出に必要なホルモンである。

初期の母乳
出産後数日間分泌される初乳は、栄養豊富で免疫の抗体が含まれる。初乳に引き続いて、成乳とよばれる母乳が分泌される。

出産後のホルモンの変化

エストロゲン、プロゲステロンなどのホルモンは、出産後急激に減少する。ホルモンの急激な減少によって、子宮が収縮し、骨盤底筋群の緊張が回復する。胎児への供給のために増加した母親の循環血液量は正常に戻る。

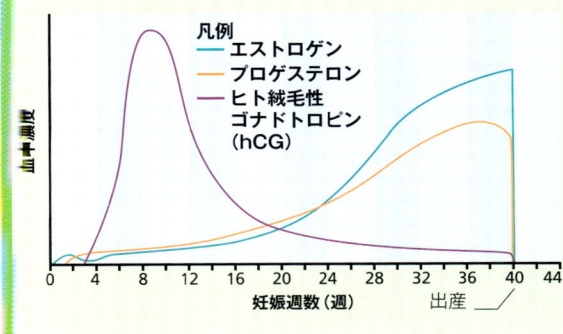

凡例
- エストロゲン
- プロゲステロン
- ヒト絨毛性ゴナドトロピン（hCG）

縦軸：血中濃度　横軸：妊娠週数（週）　0　4　8　12　16　20　24　28　32　36　40　44　出産

急激なホルモン減少
エストロゲンとプロゲステロンの急激な減少は、産後のベビーブルーズの原因と考えられる。急激なホルモン減少の影響を受けやすいのは一部の女性であるが、その理由はまだ明らかになっていない。

医療介助を要する分娩

分娩に医療介助を要する状況として，たとえば予定日超過，遷延分娩，胎児機能不全（胎児仮死），胎位異常などがある．医療介助を要する分娩は計画的に行われることもあれば，分娩前や分娩中に問題が起こった場合に，緊急に行われることもある．

分娩誘発・促進

分娩誘発・促進は，42週以降の予定日超過，破水後で陣痛発来がない場合，妊娠高血圧症候群のような産科的合併症などが適応となる．分娩誘発・促進として，卵膜剥離（卵膜を子宮頸部から優しく引き離す方法）を内診のときに併せて行うこともある．また，腟内にプロスタグランジンのペッサリー（腟坐薬）を挿入することもある．これらの方法がうまくいかない場合，オキシトシンを点滴静注することで子宮収縮を増強することができる．

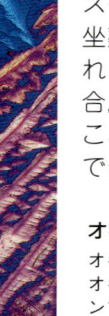

オキシトシン
オキシトシンの構造を示す光学顕微鏡写真．オキシトシンは下垂体から分泌されるホルモンである．主な作用の1つに陣痛誘発・促進があるが，オキシトシンの放出機序はいまだ不明である．

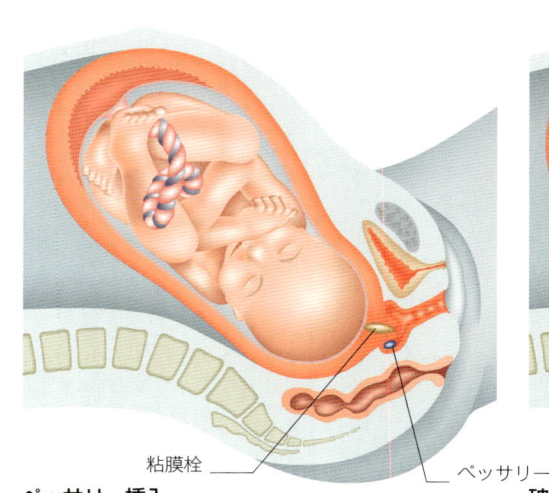

ペッサリー挿入
プロスタグランジンは陣痛誘発・促進の目的で用い，子宮頸部近くの腟内に，ペッサリー（腟坐薬），錠剤，ゲルとして挿入する．このホルモン様物質によって子宮頸部が熟化し，子宮収縮が引き起こされる．

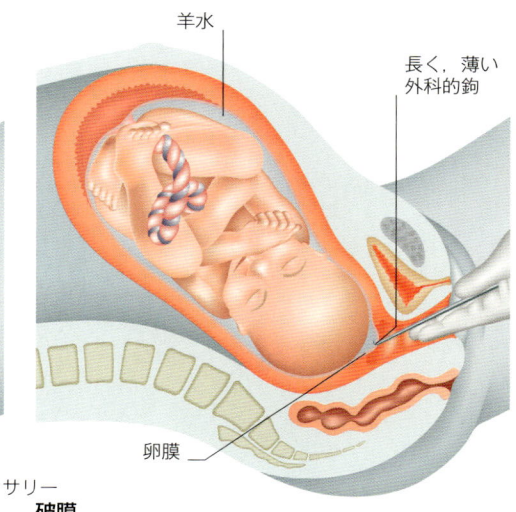

破膜
先端に鉤（フック）のついた器具を腟内に挿入し，破膜し，羊水を流出させる．この方法は，陣痛を起こすためというよりも，陣痛があるものの分娩進行が緩徐な場合に用いられることが多い．

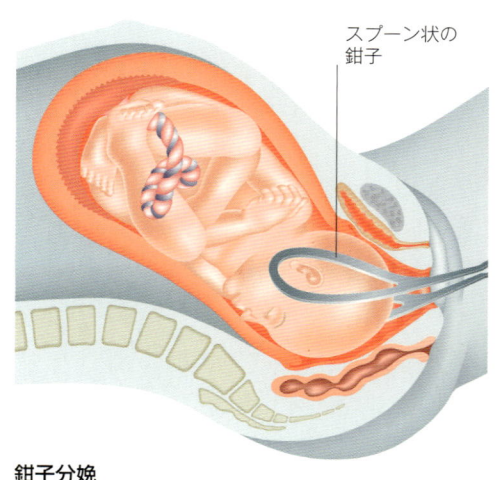

鉗子分娩と吸引分娩

鉗子分娩や吸引分娩は全分娩の約5〜15％に用いられる．その理由はさまざまだが，もっとも多いのは胎児機能不全（胎児心拍数モニタリングの異常所見）や，長時間におよぶ分娩で母体が疲弊した場合である．鉗子・吸引ともに児が骨盤内の低位にある場合に分娩補助として使われるが，子宮頸部は児が通過するために全開大になっている必要がある．鉗子はサラダサーバーに似た形をしており，左右2つの部分で児頭を挟みつつ，つぶれないよう保護する役割を果たす．鉗子の両葉はそのカーブで児頭を優しく包み込む．吸引は，吸引カップを児頭に密着させて用いる．鉗子分娩では会陰切開が必要であるが，吸引分娩では必要ないこともある．

鉗子分娩
鉗子の両葉は児頭の両側に置き，両葉を接合させることで噛み合う．陣痛時の母体のいきみに合わせて鉗子を引く．

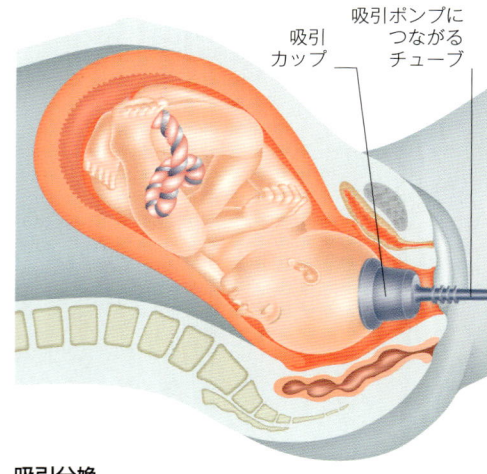

吸引分娩
吸引カップを児頭に置き，吸引圧をかけて児頭にしっかりと密着させる．吸引カップを優しく引き，児の娩出を補助する．

会陰切開

会陰切開とは腟と肛門の間の切開である．開口部を広げ，児娩出時の周囲組織の損傷を予防する．会陰切開は，ひどい会陰裂傷を防ぎ，胎児機能不全では急速遂娩の目的で実施する．切開は局所麻酔，硬膜外麻酔，脊椎麻酔をかけて行う．切開創は分娩後に縫合する．

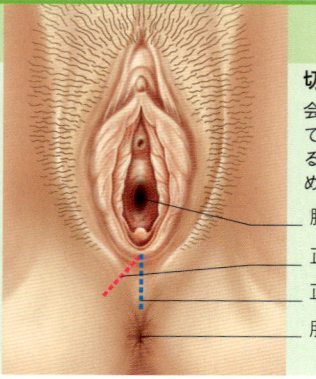

切開部位
会陰切開は腟口から肛門に向かって真っすぐに正中切開したり，あるいは左右どちらかの側方にななめに切開する（正中側切開）．

吸引マーク（吸引後に残る傷）
児頭の吸引カップ装着部位に赤い円形のあざのような傷（ツツガムシに刺された後のような傷）が残ることがある．見た目は痛々しいが，約1週間で傷は自然に消失する．

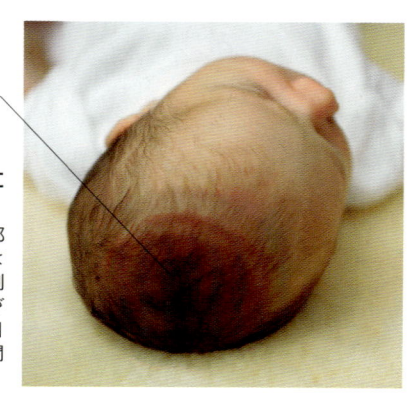

帝王切開

帝王切開では，児を腹部の切開創から娩出させる．経腟分娩が無理，あるいは望ましくないと考えられるさまざまな理由があるときに行われる．緊急性がない場合，たとえば双胎などでは予定帝王切開となる．一方，非常に緊急を要する場合としては胎児機能不全の出現などがあり，また，ある程度緊急を要する場合としては遷延分娩などがある．術前に腹部の麻酔をかけるが，その方法として，母体の意識が清明に保たれる局所麻酔（硬膜外や脊椎麻酔）と，意識がない状態になる全身麻酔がある．

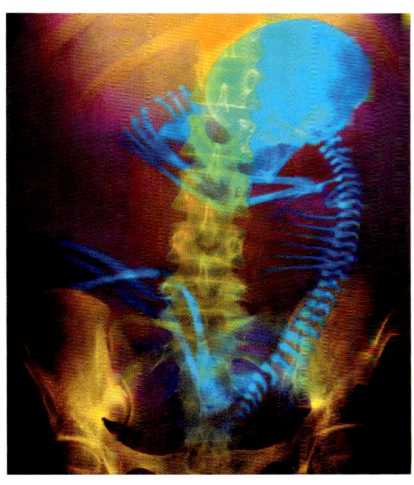

子宮下節横切開

古典的切開

子宮下節縦切開

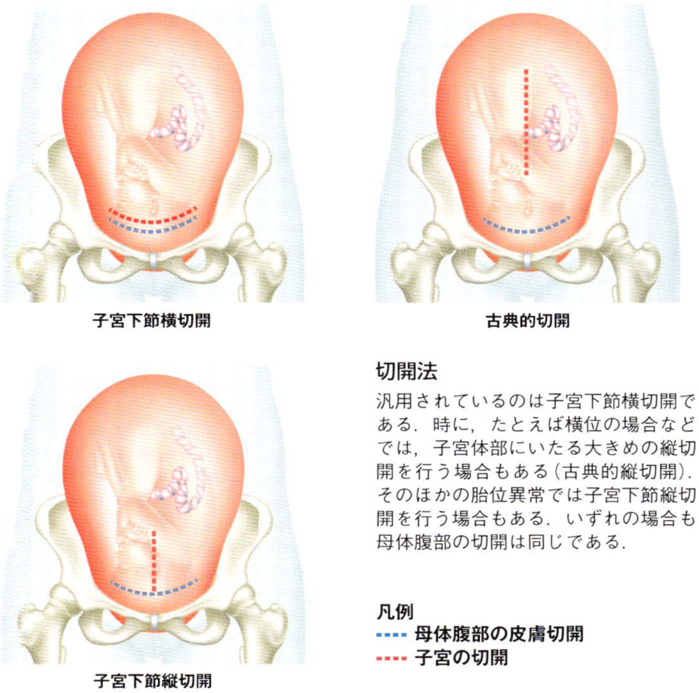

切開法
汎用されているのは子宮下節横切開である．時に，たとえば横位の場合などでは，子宮体部にいたる大きめの縦切開を行う場合もある（古典的縦切開）．そのほかの胎位異常では子宮下節縦切開を行う場合もある．いずれの場合も母体腹部の切開は同じである．

凡例
- - - 母体腹部の皮膚切開
- - - 子宮の切開

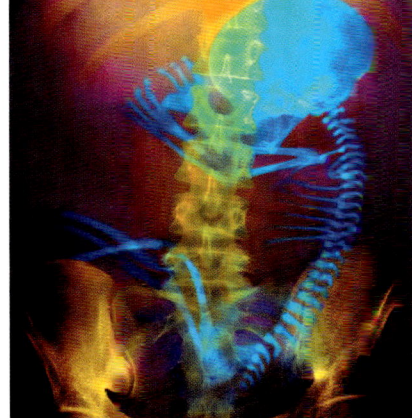

骨盤位
X線写真は骨盤位の胎児を示す（児頭が先進していない）．分娩前か分娩中に，外回転術や内回転術を用いても頭位にできない場合，帝王切開が児にとってもっとも安全な分娩方法である．

実際の手術手技
母体の腹壁，皮下組織を切開し，その下方にある筋肉を分け入って子宮にいたる．右上の図にあるような切開線の1つに沿って子宮を切開し，児を持ち上げるようにして娩出させる．

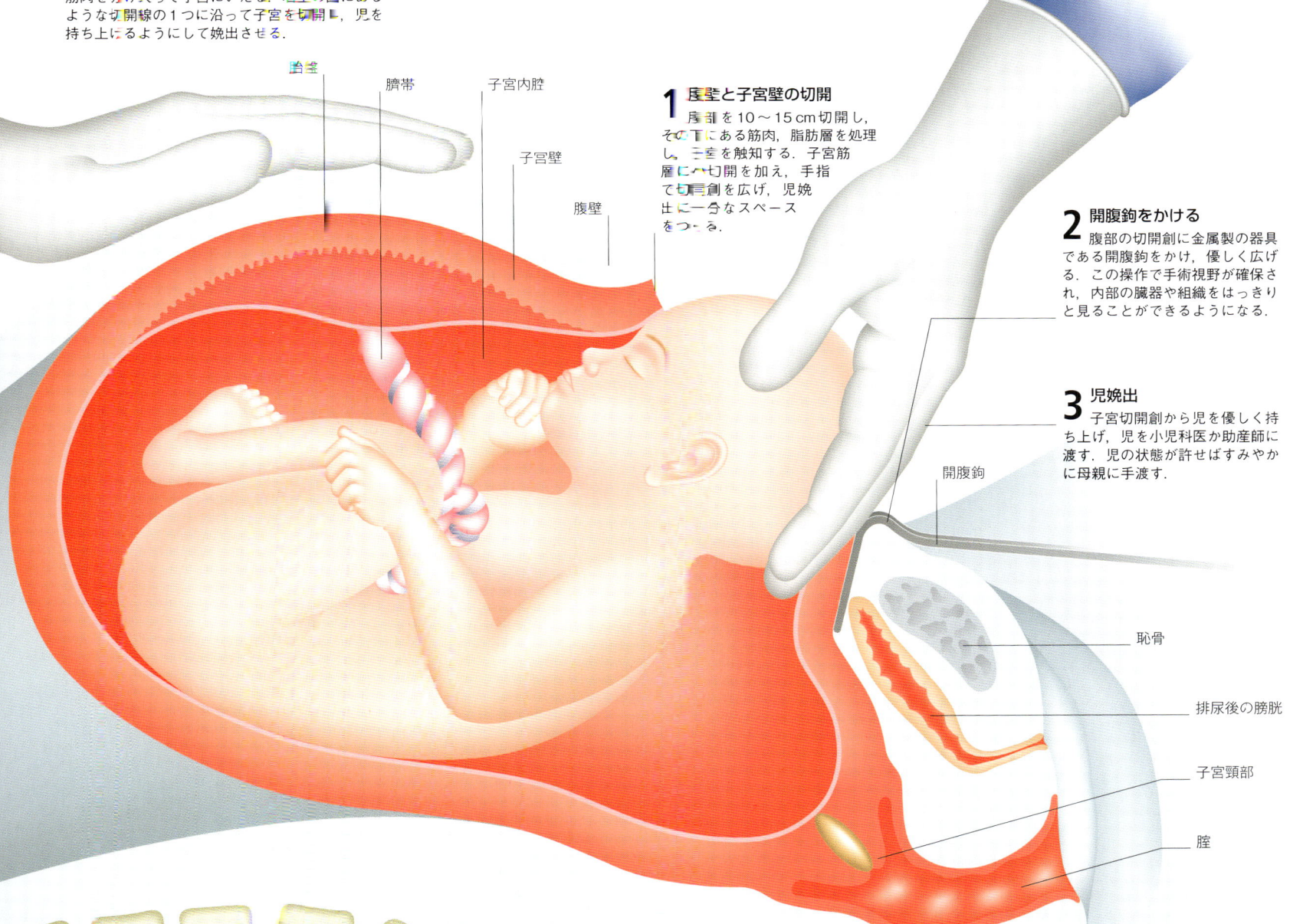

胎盤／臍帯／子宮内腔／子宮壁／腹壁

1 腹壁と子宮壁の切開
腹壁を10～15 cm切開し，その下にある筋肉，脂肪層を処理し，子宮を触知する．子宮筋層に小切開を加え，手指でも切開創を広げ，児娩出に十分なスペースをつくる．

2 開腹鉤をかける
腹部の切開創に金属製の器具である開腹鉤をかけ，優しく広げる．この操作で手術視野が確保され，内部の臓器や組織をはっきりと見ることができるようになる．

3 児娩出
子宮切開創から児を優しく持ち上げ，児を小児科医か助産師に渡す．児の状態が許せばすみやかに母親に手渡す．

開腹鉤／恥骨／排尿後の膀胱／子宮頸部／腟

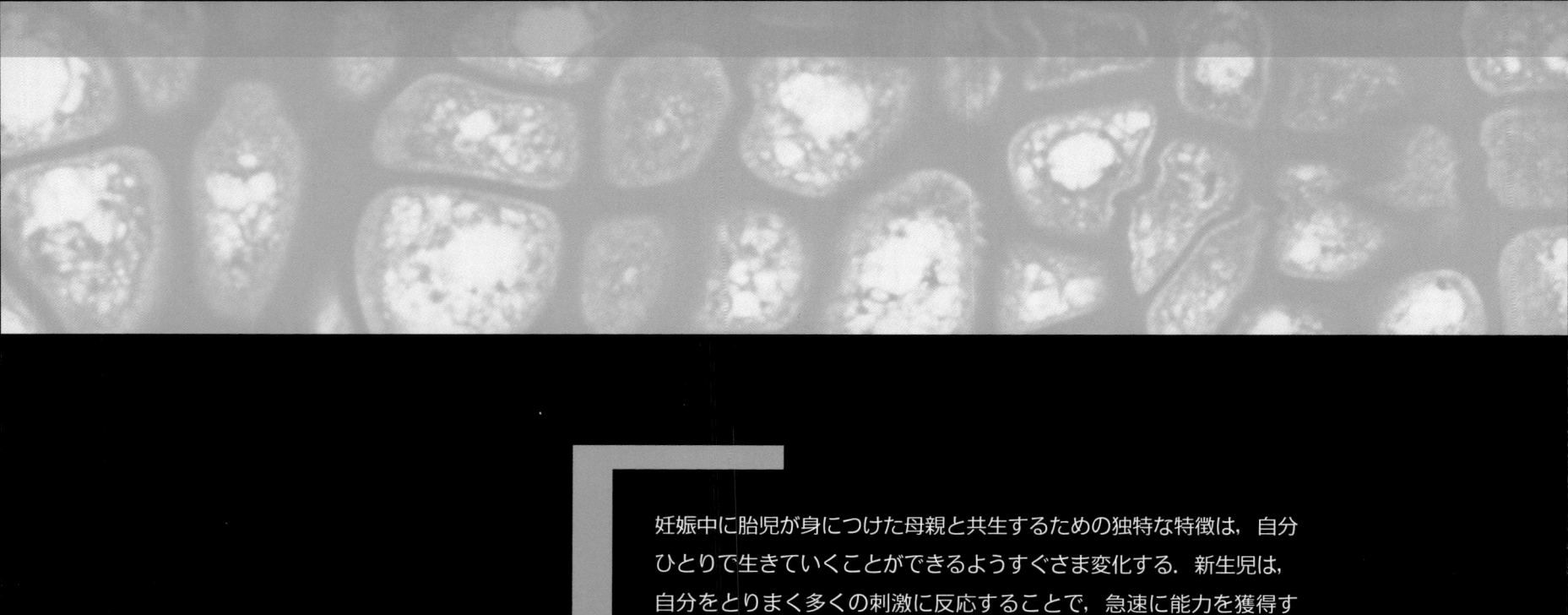

妊娠中に胎児が身につけた母親と共生するための独特な特徴は，自分ひとりで生きていくことができるようすぐさま変化する．新生児は，自分をとりまく多くの刺激に反応することで，急速に能力を獲得する．このような能力の獲得は発達学的なパターンがあり，この最初の

出生後の成長と発達

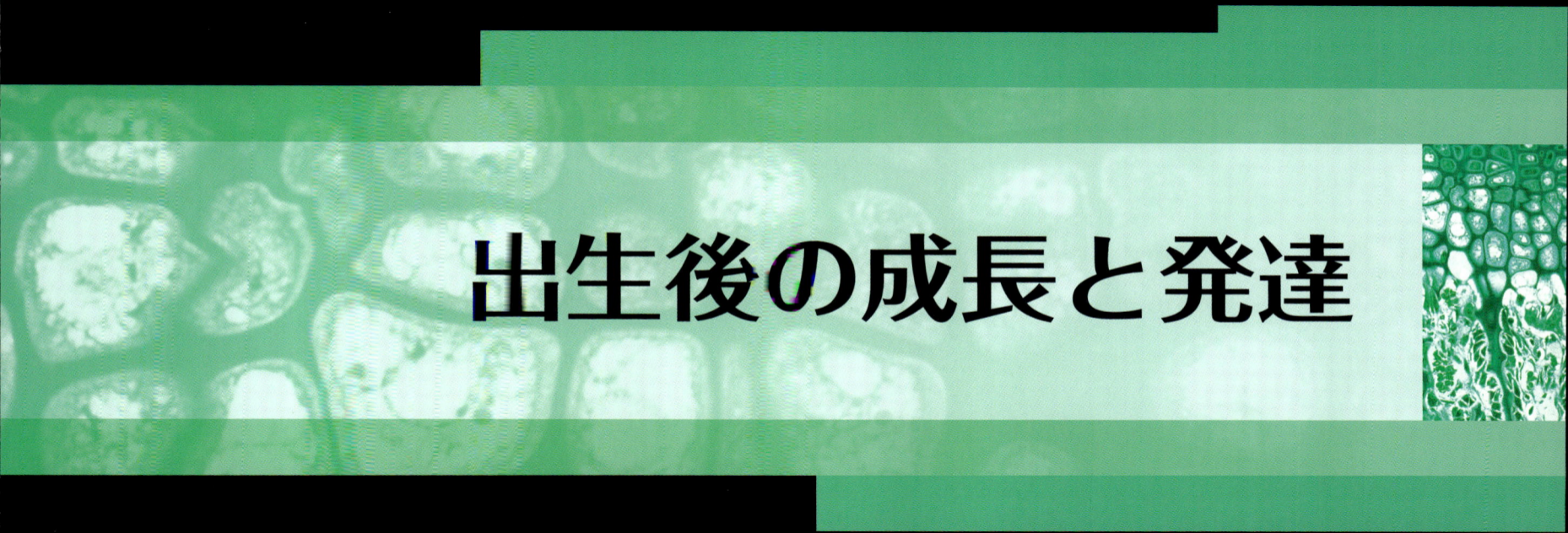

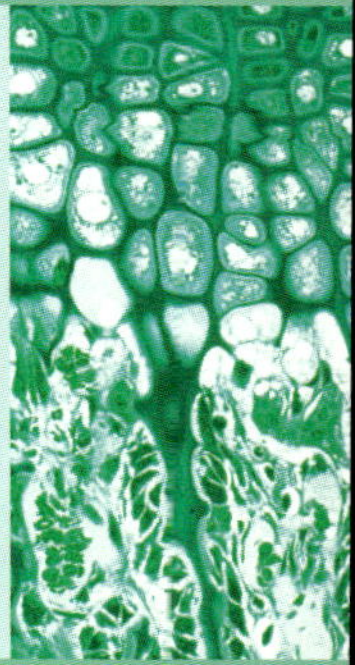

出産後の回復と授乳

母親は，出産後数週間で，とくに授乳が開始されることで，情緒的にも身体的にも大きな変化を遂げる．母親の体内ではホルモンの分泌状態が変化し，親としての責任感が芽生え，母親の睡眠時間は大幅に減少する．

母親の出産後の回復

赤ちゃんが誕生した最初の数週間はとても素晴らしい時期ではあるが，母親の体にはさまざまな変化が生じるため，疲労が蓄積しやすい時期でもある．妊娠中に大きくなった子宮やゆるんだ腹部の筋肉のためにまだ妊婦のように見えるかもしれないが，腹部は子宮が収縮するため陣痛のように痛むことがある．出産後2〜6週間は，悪露（出血）が排出され，悪露の色は，最初のうちは鮮やかな赤色で，ピンク色へ，茶褐色へと変化する．会陰切開術（p.202参照）を行った際には，始めのうちは縫合後に痛みが生じたり，排尿の際に不快感が生じることもある．便秘も，出産後によく生じる問題である．母乳哺育開始当初は，乳房が緊満したり，痛みを感じることもある．しかし，乳首の痛みは，赤ちゃんに上手に吸啜してもらうことで，乳首がやわらかくなり，軽減する（右ページ参照）．このような問題は，時間がたてば解決する．

子宮の収縮
子宮は，出産後6週目までに，妊娠前の大きさに戻る．母乳哺育を行うと，子宮を収縮させる作用があるオキシトシンが分泌され（右ページ参照），子宮復古が促進される．

妊娠により大きくなった子宮
出産直後の子宮の大きさ

通常の大きさの子宮
出産後6週ごろの子宮の大きさ

子宮頸部
子宮頸部は，出産前の状態には戻らない

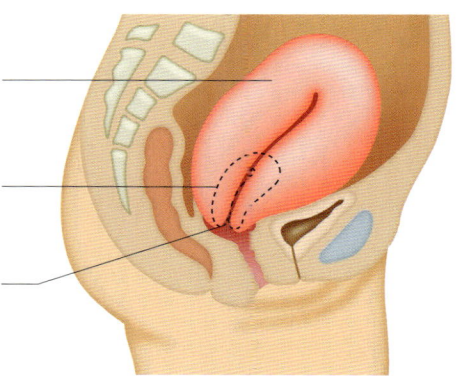

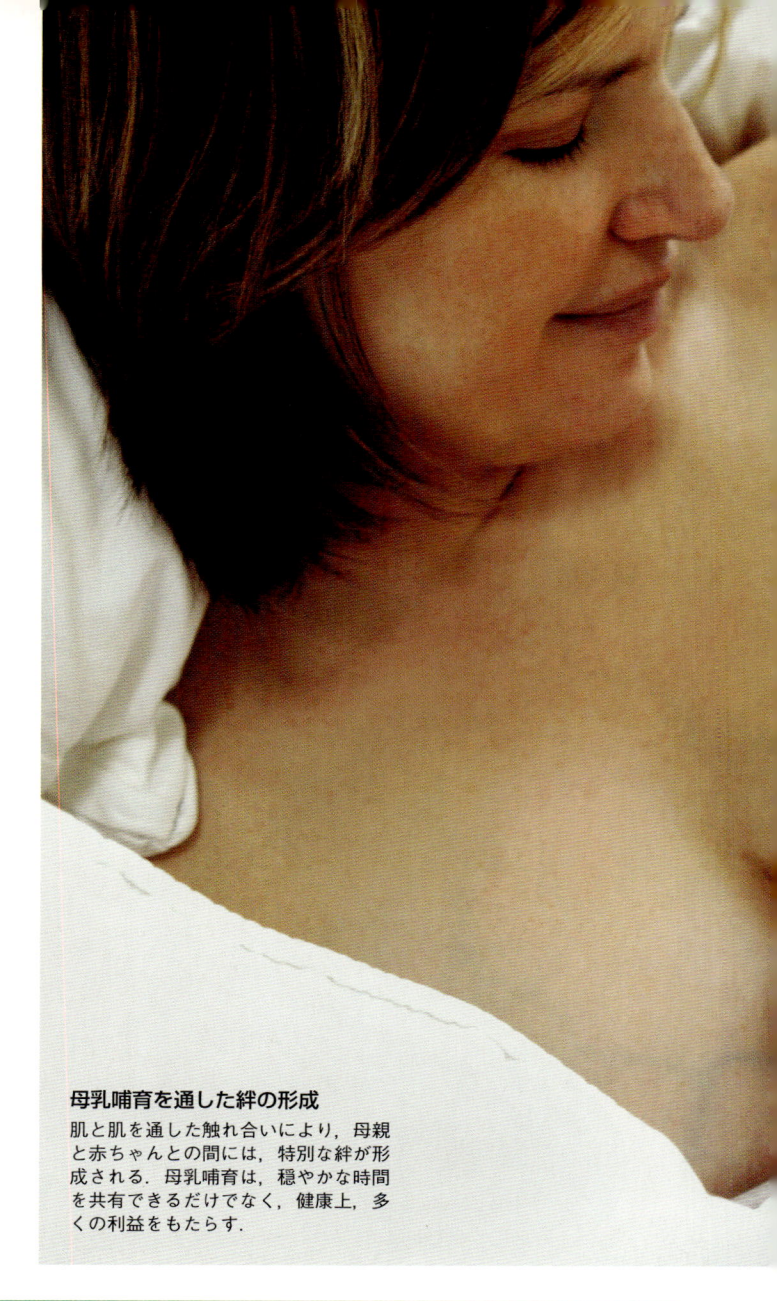

母乳哺育を通した絆の形成
肌と肌を通した触れ合いにより，母親と赤ちゃんとの間には，特別な絆が形成される．母乳哺育は，穏やかな時間を共有できるだけでなく，健康上，多くの利益をもたらす．

骨盤底筋群を強化する産褥体操

膀胱，腸や子宮を支える筋肉群を鍛える（p.91参照）ことは，妊娠中と同様に出産後も重要である．この体操は，排尿を我慢したり，尿漏れの予防に役立つ．骨盤底筋群は，排尿する際に，尿を止めるようなイメージで力を入れ続けると鍛えられる．1日に数回，数秒間，力を入れ続けることでこの筋肉群は収縮を繰り返し，鍛えられる．この体操は，徐々に強度を上げていくとよい．

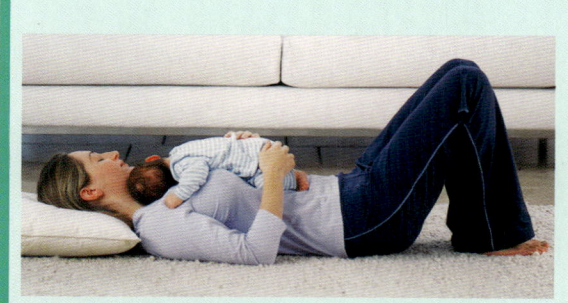

赤ちゃんと一緒に体操する
骨盤底筋群を鍛える体操は，赤ちゃんが寝ている間などの日課として取り入れられる．これらの体操を数分間でも実施すると，骨盤底筋群は鍛えられ，後ほど効果が現れてくる．

情緒

多くの女性は，出産の数日後に，高揚感から落ち込みや悲嘆というように，大きな感情の起伏を経験する．
このような感情の高揚感や落ち込みは，出産後のホルモン分泌の大きな変動や睡眠不足が影響しており，生まれた赤ちゃんの養育を始める時期に，ほとんどの母親が経験する．出産後には，まず，気分の高揚感や達成感が現れるのが一般的で，その後すぐに悲しさが増してくるものである．このようなベビーブルーズとよばれているものは，誰にでも起こりうることであり，たいていは，一過性である．しかし，気分の落ち込みが激しく，その状態がいつまでも続くならば，産褥うつに陥っていることも考えられ，専門家による支援を要する（p.242参照）．

絆の形成
子どもが生まれて間もない時期から父親が赤ちゃんにかかわることは，母親の育児負担感を心身ともに軽減するだけでなく，父親とわが子との間の絆形成を促進する効果があると言われており，重要である．

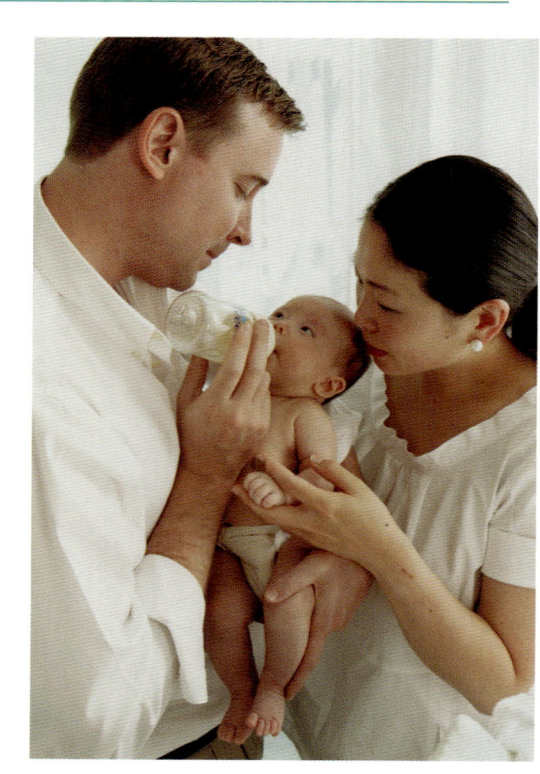

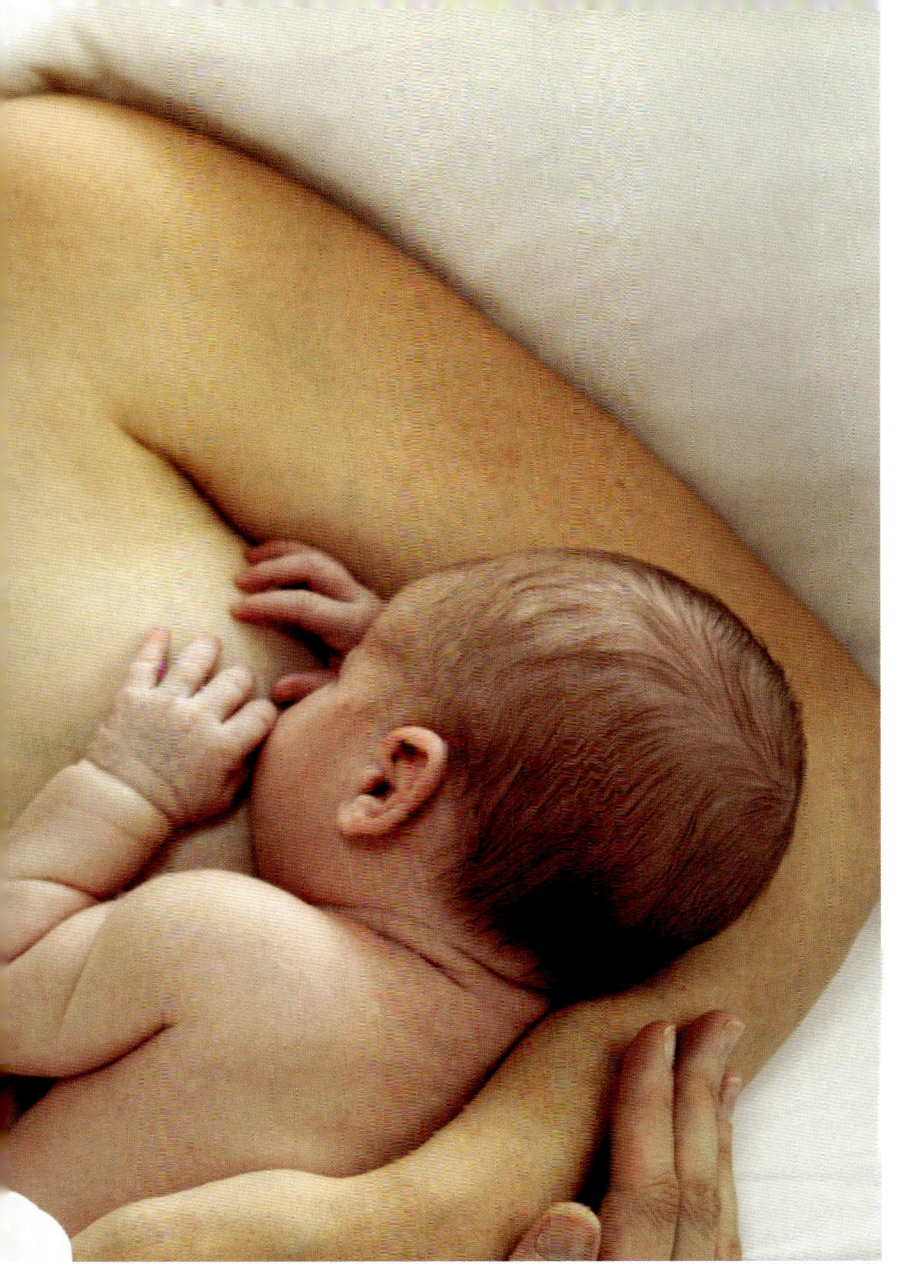

母乳哺育

母乳は，早期の成長や発達に必要なすべての栄養を含み，赤ちゃんにとって理想的な食物であると言われている．また，母乳には，胃腸炎や肺炎というような多くの病気と闘ってくれる抗体という物質も含まれている．母乳を飲むことにより，出生後1年の間，なんらかの病気に罹患する危険性が低下する．母乳の産生と分泌は，2つのホルモンのはたらきによる．それら2つのホルモンは，脳の中の視床下部にある下垂体でつくられている．プロラクチンは，母乳の産生を司るホルモンであり，オキシトシンは，母乳の射乳・放出を司るホルモンである．最初，母乳は初乳（下記参照）とよばれる濃度の高い乳質が産生され，2, 3日経過すると，成乳へと変化する．授乳のたびに，母乳はまず喉の渇きを癒す「前乳」を産生し，次に栄養が豊富に含まれる「後乳」を産生する．

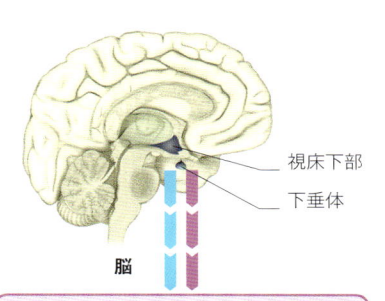

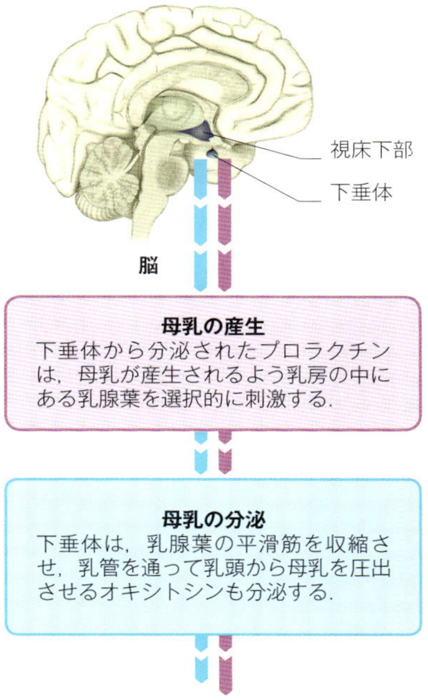

視床下部
下垂体
脳

母乳の産生
下垂体から分泌されたプロラクチンは，母乳が産生されるよう乳房の中にある乳腺葉を選択的に刺激する．

母乳の分泌
下垂体は，乳腺葉の平滑筋を収縮させ，乳管を通って乳頭から母乳を圧出させるオキシトシンも分泌する．

凡例
■ プロラクチンの分泌
■ オキシトシンの分泌

母乳の分泌に関連する反射

オキシトシンが放出されると，母乳が乳房から圧出される．その際には，一時的に痛みが生じたり，チクチクする感じがする．最初は吸啜刺激によりオキシトシンが放出される．しかし母乳哺育が確立されると，赤ちゃんの泣き声などほかの刺激から，ホルモンは放出されるようになる．

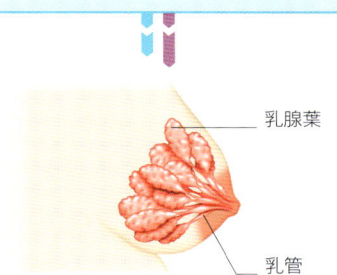

乳腺葉
乳管
乳房の断面図

吸着する

乳房に対して赤ちゃんの口を適切な位置にもっていくと，吸着は自然に生じ，赤ちゃんは，母乳を効果的に飲むことができる．これは，いつも自然に生じるのではなく，もし姿勢が適切でないと吸啜する際に痛みを伴うこともある．乳首だけでなく，乳輪（乳首の周りの色の濃い部分）全体が赤ちゃんの口の中に入っているのがよい．赤ちゃんは，顎を上下に動かしながら，舌の動きで母乳を吸い出す．正しい姿勢は，赤ちゃんから乳首を引っぱられたり，かみつぶされたり，痛みが生じたり，大量の母乳が流れ込むことを予防する．

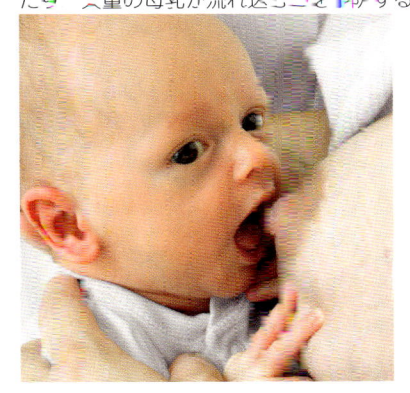

エネルギー量 55 kcal		エネルギー量 67 kcal	
乳糖 5.3 g	ナトリウム 48 mg	乳糖 7.0 g	ナトリウム 15 mg
脂肪 2.9 g	カルシウム 28 mg	脂肪 4.2 g	カルシウム 30 mg
タンパク質 2.0 g	ビタミン 189 mmg	タンパク質 1.1 g	ビタミン 134 mmg
初乳（100 mL）		成乳（100 mL）	

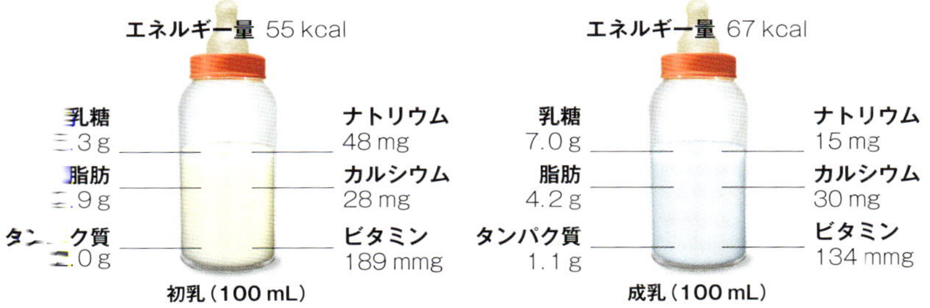

母乳の乳質の変化

初乳と成乳とは，異なる成分からなる．よく知られているように，「初乳」は，赤ちゃんの感染を予防し，未熟な免疫システムを助ける抗体を豊富に含む．初乳は，非常に多くのビタミンも含んでいる．

1 反射を誘発する
赤ちゃんが口を大きく開け，乳首をとらえようとしたときに，赤ちゃんの舌を母親の乳首に向ける．母親が赤ちゃんの頭を手で支えて動かし，赤ちゃんが大きく口を開けるよう導く．

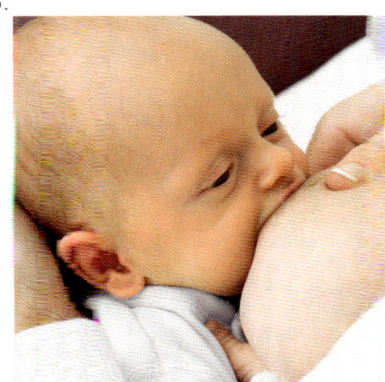

2 適切なポジショニング
大きく口が開いたときを見計らって乳首と乳輪を深く吸着させ，その深い位置で吸啜が続くように，吸啜をしている間，子どもの頭を支える．

人工乳哺育

すべての母親が母乳哺育を希望するとは限らず，健康上やそのほかの理由から，母乳哺育が行えない母親もいる．人工乳は，牛の母乳からつくられており，ミネラル成分やビタミンを付加することで，可能な限り成分を母乳に近づけようとしている．人工乳で育てている母親が罪悪感を感じているかどうかは，重要である．哺乳びんで養育していても，その子の要求に合わせて与えることにより，絆形成の機会となりうる．人工乳哺育は，父親が赤ちゃんと過ごす時間を増やすだけでなく，夜間に赤ちゃんの授乳を母親の代わりに父親が代行でき，搾乳の必要もないため，母親がより長く眠れる．

新生児

健康な新生児は，成人と同様の臓器を備えているが，これらは成長とともに変化し，成熟する．出生後6週間を経過すると，赤ちゃんの顔つきは変わり始める．

解剖

新生児の出生体重の平均値は，3.5 kgである（訳注：日本では3 kg弱）．母親の子宮内にいるうちに胎外生活へ適応する準備を整えているが，新生児の臓器や組織は，成人するまでの間，変化し発達し続ける．妊娠期から小児初期にとても重要な役割があるため，新生児期では，臓器や組織には比較的大きいものがある．たとえば，胸部において大きな臓器である胸腺は，幼少時の免疫機能を司っており重要であるが，小児後期にその役割を終えると縮小し始める．出生直後，新生児の最初の呼吸が引き金となり，循環器系が変化し，肺は機能をし始め，新生児は自力で呼吸するようになる（p.201参照）．新生児の容貌も同様であり，出生時に何が起ったかを示す長細くなった頭の形も，時間の経過とともに，元通りの形になる．

眼
新生児のまぶたがふっくらとして見えるのは，出生の際に産道の中で圧迫されたためである．はじめはあまりよく見えておらず，眼の筋肉の発達が未熟なため目線は定まりにくい．

頭蓋骨と脳
頭蓋骨は，いくつかの骨の皿で構成されていて，それらの境には縫い目（縫合）と泉門とよばれる2つのやわらかい場所がある．産道を通過してくる際に，頭蓋骨が変形できるよう，骨どうしは互いに重なり合える．新生児の頭が一時的に長細く変形するのは，そのためである．しばらくすると，泉門は閉じる．小泉門（後方）は出生後約6週までに，大泉門（前方）は出生後18ヵ月までに閉じる．

神経系の発達
このCT画像は，新生児の脳を映し出している．多くの部位で，神経経路が発達していっているのがわかる（緑色）．脳の神経細胞の間の多様なつながりは，出生した瞬間から広がりはじめる．

新生児の体の構造
新生児の解剖学的な構造や相対的な大きさは，時間の経過とともに変化する．新生児が正常に成長発達しているかをチェックするために，出生後数週間の間は，身体的な構造を慎重に診る．

手首 — 手首の手根骨は，大部分が軟骨で構成されている．

心臓 — 初めて血液が心臓から肺へ送り出される．

顎 — 顎は完全にできていて，歯は顎骨の中にある．

肺 — 最初の呼吸で空気が肺に吸い込まれ，肺が機能し始める．

前頭骨

眼窩

気管

大泉門

頭頂骨

小泉門

後頭骨

耳

首 — 最初の数週間の間は，まだ首の周りの筋肉が未発達なため，大きく重い頭を自力で支えられない（首が座っていない）．

胸腺 — 胸腺は，出生時には比較的大きめである．免疫システムが機能するために重要な役割を担っている．

肋骨

手の爪 — 新生児の爪はすぐに伸び尖っている．

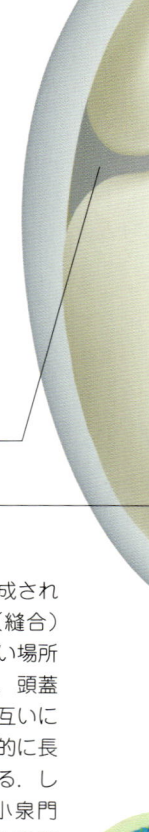

大脳半球

神経ネットワークの発達

脳脊髄液で満たされている脳室

体温調整

新生児はまだ体温調整が行えず，体温を調節する能力は未発達である．新生児は，体重に比較して体表面積が大きいため，容易に体の熱を奪われやすく，体を震わせることで体の熱を産生することもできない．新生児は，汗をかいたり，皮下の血管が拡張することで体温が下がる．新生児のこの体温喪失の能力は，大人にとっては不意味をなさないが，新生児にとっては，体温がこもるのを防ぐのに必要な能力である．

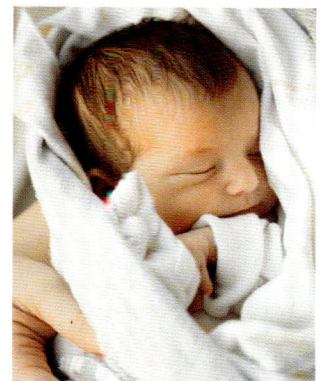

おくるみ

赤ちゃんの体を布でくるむことで，赤ちゃんに安心感を与えることができる．おくるみをしている間は，体温がこもらないように気をつける．

出生後の健康診査

すべての新生児は，出生後すぐに健康診査を受け，約6週間後にも，再び健康診査を受ける（訳注：日本では1ヵ月健診）．この健康診査では，手や足といった体表から調べるだけではなく，心臓，肺，股関節などといった体の内部についても調べる．医師は，聴診するときと同じように慎重に，口蓋裂がないか口の中を診たり，眼にライトを当ててチェックする．脊髄に問題がないか背中をよく観察したり，足をしっかりと開くかぐるっと動かしてみて，股関節が外れていないかを診る．男の子は，陰嚢に精巣があるか調べられる．医師は，肌をよく診て，あざがないかも注意して観察している．

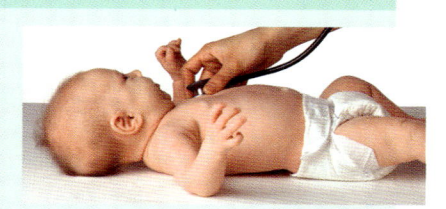

心臓の音を聴診する

医師は心臓に心雑音といった異常な音がないか聴診する．多くは問題はないが，たまになんらかの問題が発見されることがある．

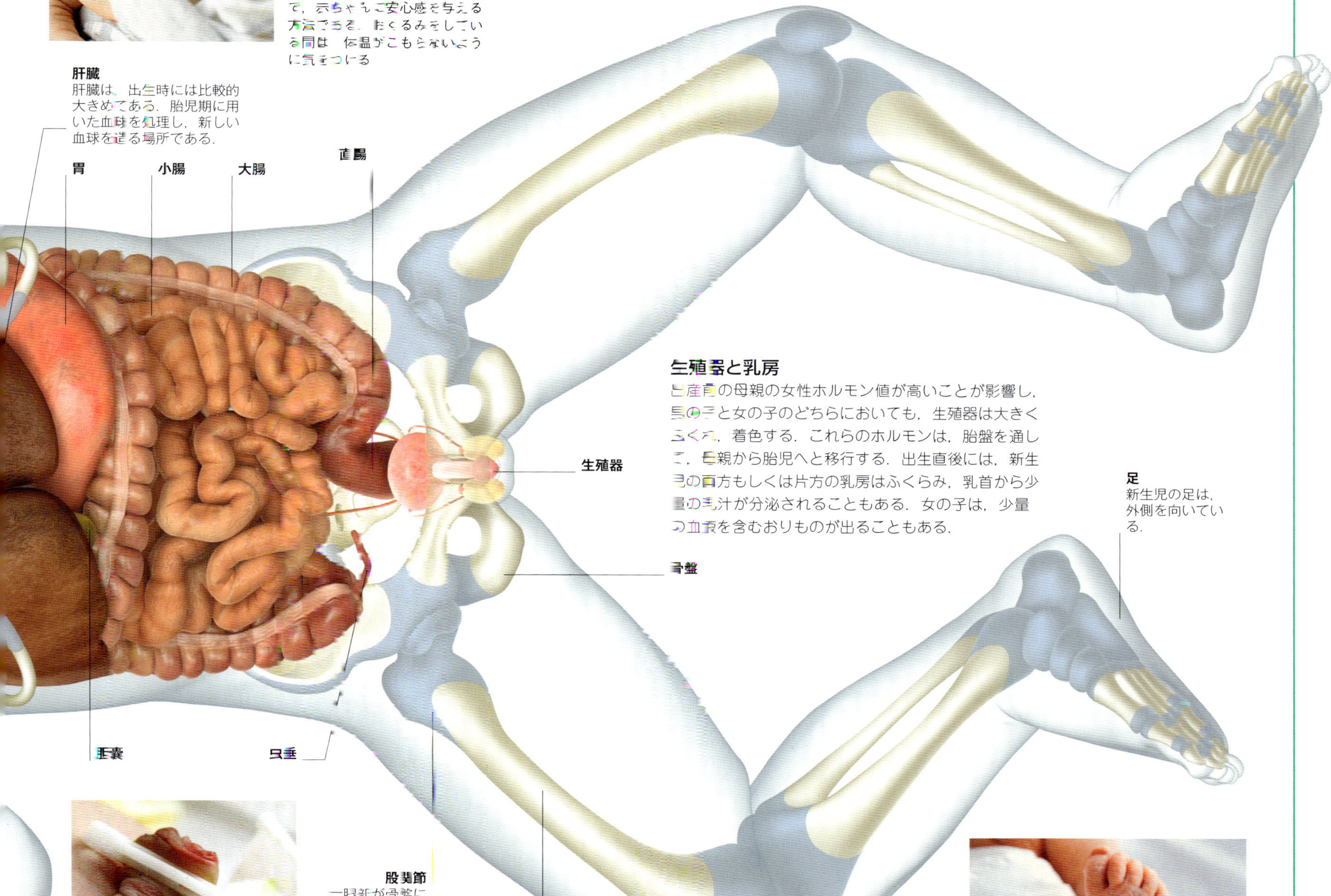

肝臓

肝臓は，出生時には比較的大きめである．胎児期に用いた血球を処理し，新しい血球を造る場所である．

胃　小腸　大腸　直腸

生殖器と乳房

出産前の母親の女性ホルモン値が高いことが影響し，男の子と女の子のどちらにおいても，生殖器は大きくふくらみ，着色する．これらのホルモンは，胎盤を通して，母親から胎児へと移行する．出生直後には，新生児の両方もしくは片方の乳房はふくらみ，乳首から少量の乳汁が分泌されることもある．女の子は，少量の血液を含むおりものが出ることもある．

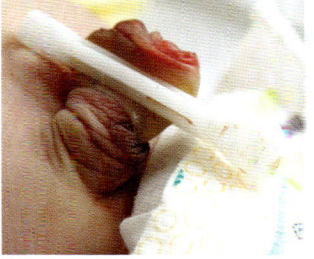

生殖器　骨盤

足

新生児の足は，外側を向いている．

陰嚢　包皮

股関節

大腿骨が骨盤にしっかりとはまっていない場合，股関節が不安定かもしれない．

骨

いくつかの骨は，成長に伴い結合する．

臍帯

臍帯が乾燥し封じられるまで，臍帯クリップで臍帯を挟んでおき，臍帯の中の血液を止めておく（p.200参照）．臍帯は黒くなり，だいたい10日間くらいで自然に脱落する．

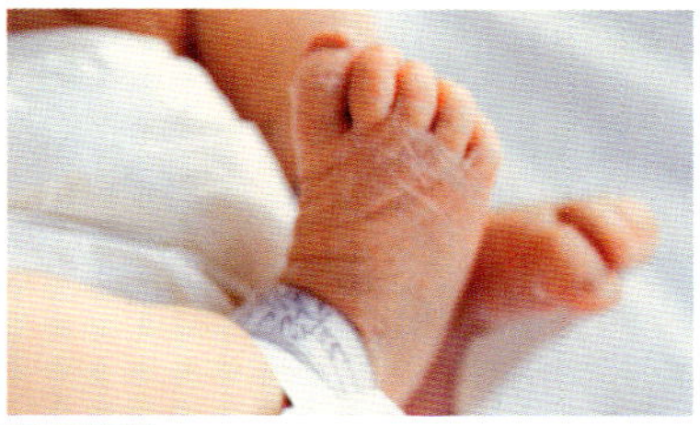

軟骨

長い骨の端にある軟骨は，だんだんと硬化していく前に，骨を伸ばすことができる．

皮膚の落屑

新生児の肌は，自然にはがれ落ち，かさかさしていて，2, 3日〜数週間続くことがある．過期産で生まれた新生児は，皮膚の乾燥はわずかでも，しわになりやすい．

早期の反応と発達

新生児は平均して，1日の半分以上を睡眠に費やしている．一見，あまり活動していないようにみえるが，新生児は，最初の数週間で，日々，急速な成長を遂げ，さまざまな能力を獲得しており，きわめて重要なできごとに富む時期を過ごしている．

成長

最初の数週間や数ヵ月の間，新生児の成長は驚くべき速さで進むので，それに合わせて，臓器は成熟し，発達する．このような急速な成長には，頻繁な哺乳でエネルギーをもらうことと，睡眠といった活動しない時間が必要である．健康や発達の重要な評価指標となるので，成長や体重増加は，慎重にチェックされている．パーセンタイル値の表は，経時的な大きさの変化を記録するために広く用いられている．定期的に表に測定値を書き込むことで，その新生児が標準的な成長を遂げているのか，その児にとって順調な成長の過程にあるのかがわかる．成長がパーセンタイル値を外れる場合，なんらかの健康上の問題が潜んでいる可能性もある．

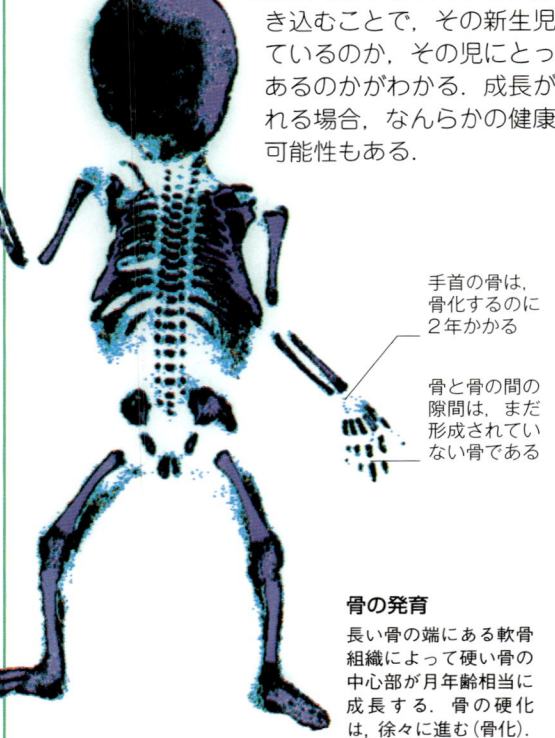

頭囲
測定は，頭蓋骨の最大径で行う．

最大パーセンタイル

最小パーセンタイル

標準パーセンタイル
頭囲（もしくは身長や体重）の標準値

身長
小さな赤ちゃんは，寝かせて測定する．立てるようになったら，立って身長を測定する．

体重
出生後の数日間は変動する傾向にあるが，体重は，健康の主な指標となる．

骨の発育

長い骨の端にある軟骨組織によって硬い骨の中心部が月年齢相当に成長する．骨の硬化は，徐々に進む（骨化）．

手首の骨は，骨化するのに2年かかる

骨と骨の間の隙間は，まだ形成されていない骨である

凡例
- 99.6パーセンタイル値
- 75パーセンタイル値
- 50パーセンタイル値
- 25パーセンタイル値
- 0.4パーセンタイル値
- すべてのパーセンタイル値

発育曲線

身体計測により，計測値が最大と最小のパーセンタイル値の間にあれば標準である．これらの表は女児の発育曲線を示すが，女児と男児とでは成長の速さが異なるため，それぞれの表がある．

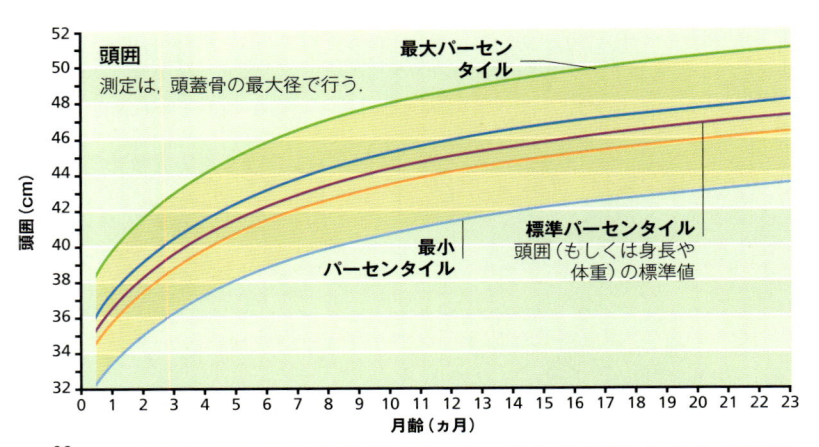

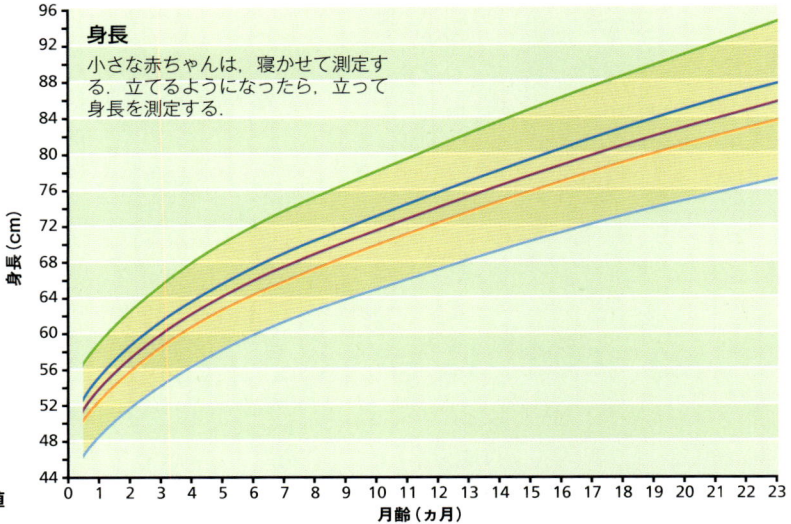

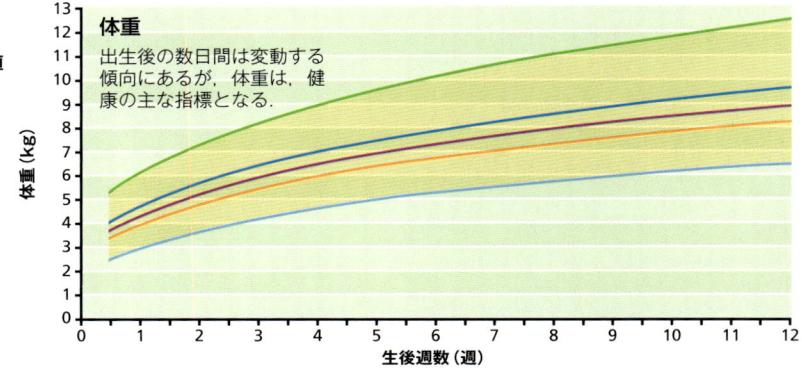

原始反射

特別な刺激に反応するさまざまな原始反射は，赤ちゃんの発達におけるある段階で現れて，消失すると考えられている．原始反射が見られることは，神経システムが順調に機能しているか，順調な発達を遂げているかを示す重要な指標である．医師は，健康診査の際には，必ずこれらの反射が現れるかを調べる．そしてこの反射は赤ちゃんの日常生活のなかでよく見られる．探索反射は，授乳をしようとするときに，乳児を乳首に近づけると吸着しようとする反応である（p.201参照）．

驚愕反射

赤ちゃんは頭を後ろのほうへ突然落とされると，びっくりして両手両腕を広げる．3ヵ月間は現れる反射であり，モロー反射ともよばれている．

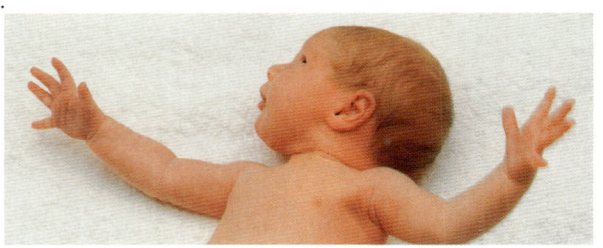

自動歩行反射

新生児を地面に対して安定した姿勢で直立させると，新生児は，まるで歩くかのように足をステップさせる．これは，生後6週間出現する．

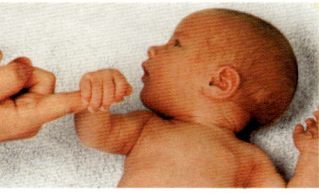

把握反射

出生後約3ヵ月間，赤ちゃんは，手のひらの中に触れたものを握ろうとする．

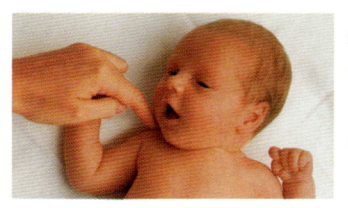

探索反射

赤ちゃんは口の周囲を触れられると，その刺激の方向へ頭を向ける．この反射は，4ヵ月までに消失する．

睡眠と覚醒

新生児の日常生活は，頻繁な昼寝で中断される．新生児の平均昼寝時間は，6〜7時間である．新生児の反応性が増すにつれ，眠らない時間も出現してくる．新生児の胃は小さいことと，ほとんど常に栄養を必要としているため，たいてい新生児は2〜4時間おきに覚醒する．子どもが一晩中いつも寝てくれるようになるまでに，だいたい1〜2年，もしかしたらそれ以上かかる．しかし，出生後6週までには，児の24時間の体内時計が確立され，夜間の睡眠時間が長くなってくる．

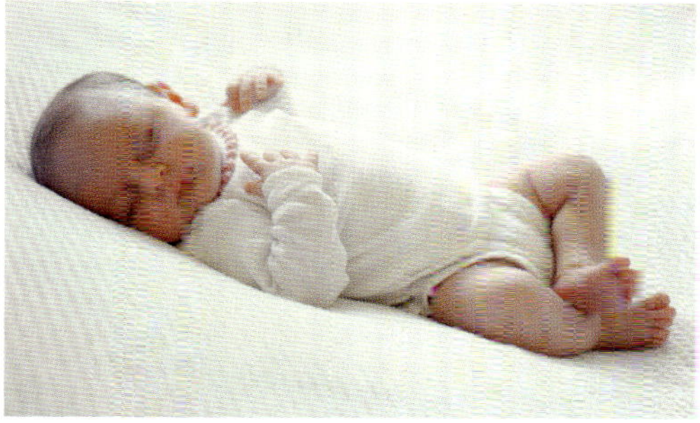

メラトニンの影響

脳の松果体から分泌されるメラトニンというホルモンは，ほかのホルモンを調整し，睡眠—覚醒のリズムを持ち続けることを助けている．メラトニンが高値になると，眠気が増す．妊婦のメラトニンは，胎盤を通して胎児に移行し，母乳を通して新生児へ移行する．メラトニン値が上がると，新生児が眠りにいざなわれる．

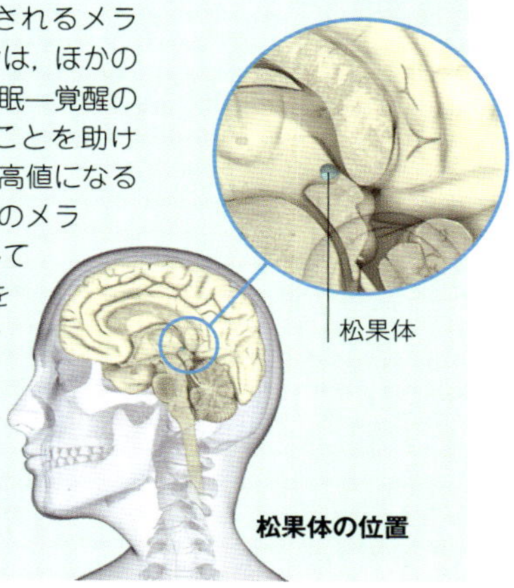

松果体の位置

睡眠の発達
出生後数週間の間は，新生児は，1度に眠るのが5時間くらいまでであり，胃のサイズがだんだん大きくなってくると，睡眠時間も長くなる．

25分間
活動的な睡眠（レム睡眠）
この睡眠の段階は，神経細胞の発達を促進すると言われており，脳は活発に活動している．新生児は，このレム睡眠が，睡眠時間の半分を占める．これは，大人に比べて倍の時間である．この活動的な睡眠の間，新生児の眼は素早く前後に動き，新生児にぐっすりと眠ってはおらず，簡単に覚醒する．

25分間
静かな睡眠（ノンレム睡眠）
静かな睡眠には，2つの段階がある．浅い睡眠と深い睡眠である．新生児は，レム睡眠へと移行する前に，浅い睡眠から深い睡眠へと入り，再び浅い睡眠に戻る．

浅い睡眠
新生児は寝入っているため，脳の活動はゆっくりである．新生児は，光や音の刺激に反応したり，びくっとしたりする．

深い睡眠
脳の活動は，もっとも低い．新生児は静まり，まったく動かず，もっとも起こしづらい状態である．

睡眠と覚醒のサイクル
新生児の睡眠は，だいたい50分サイクルであり，静かな睡眠と活動的な睡眠を繰り返している．活動的な睡眠のとき，神経がめざましく発達する．

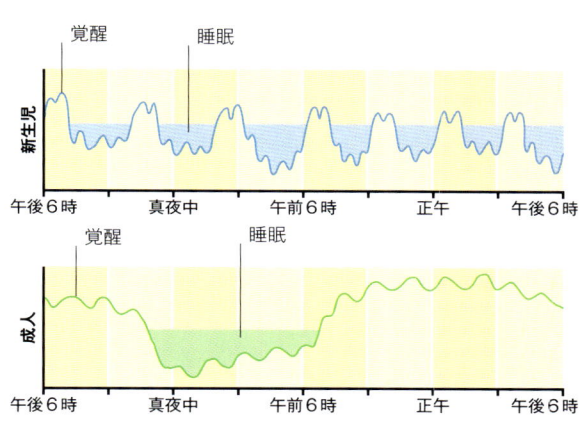

覚醒
新生児が眠ってから覚め，もっとも覚醒しやすい状態は，深い睡眠から浅い睡眠へ移行していくときである．

睡眠の量
新生児の睡眠は，1日平均16時間である（12〜20時間の幅がある）．成人の平均はこの半量である．

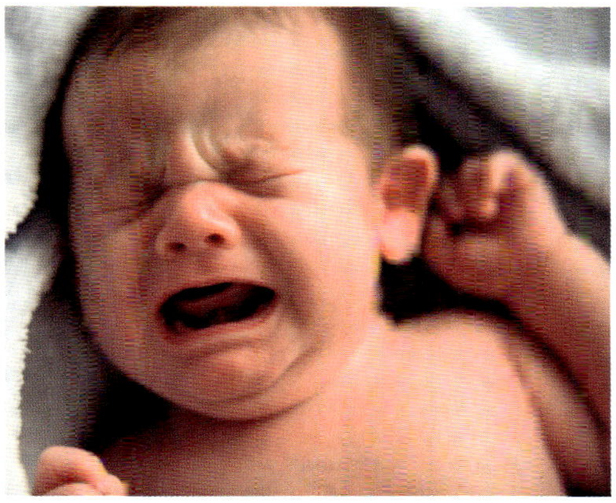

早期のコミュニケーション

新生児は，出生後から周囲の人とコミュニケーションを図っている．児の生存は，自分の欲求を表現する能力にかかっているため，児なりにさまざまな方法を駆使しているが，主に泣くことで，コミュニケーションをとっている．新生児は，空腹，苦痛を感じ，不快感や痛みや寂しさを感じると本能的に泣く．そして，母親は自分の赤ちゃんの泣き声の意味を考え，その声に合わせるように繊細に応じる．約2週間後には，ほかの音も組み合わせて声を出すようになる．キーキー，クークーという声をあげたり，喉をクックと鳴らしたりする．両親に，まだ言葉にはなっていないわが子の声を聞くだけで，感情がすぐにわかる．

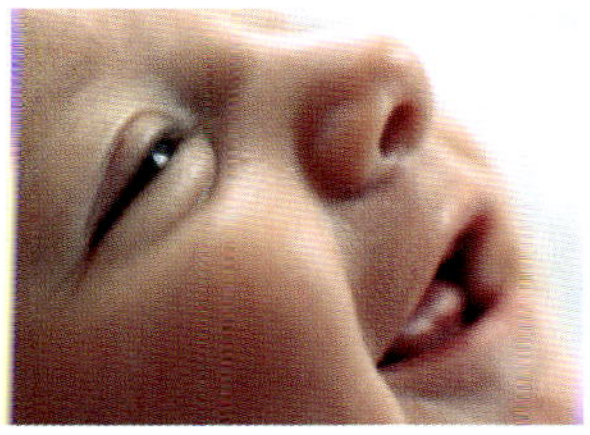

感情表現
泣き声の特徴から，赤ちゃんの欲求はわかるものである．赤ちゃんは，違う泣き方をして痛みや空腹なのかを示す．両親は聞き分けることができるようになり，言語のようなはたらきをする．

初めての微笑み
最初に本当の微笑みを見せる時期は，その子によって違う．ほとんどの赤ちゃんは，だいたい4〜6週後に初めての微笑みを見せる．赤ちゃんの微笑みは，たいてい両親の顔や話し声に反応する際に認められる．その前にも，赤ちゃんは，まるで笑うかのような表情を見せることがあるが，これは眠気や疲労への反応であることが多い．

本当の反応
赤ちゃんの最初の本当の微笑みはすばらしい．口だけでなく目も反射的に微笑む．

感覚

新生児は，出生時から音に対してとてもよく反応する．新生児に大きな音を聞かせると，びっくりする．2, 3週間後には，音のほうに振り向く．両親は，出生後数週間以内に，児に聴力検査を受けさせることを提案される．しかし，視力は，出生後は比較的まだ見えにくいと言われており，新生児は，まだ約20〜25cmの距離くらいまでしか見えない．

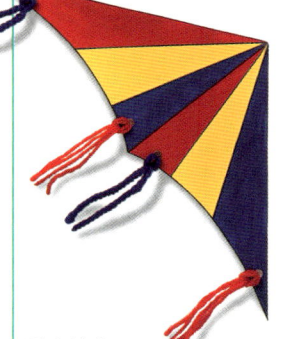

コントラスト
まだ視力が未発達なため，出生後間もない新生児は，原色や白もしくは黒，そして幾何学模様によく反応を示す．

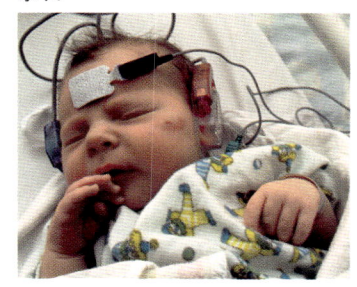

聴力検査
基本的な聴力検査で聴力に問題があることが疑われる場合，このようにヘッドフォンを用いて音を聴かせ，より精密な検査を行う．

2歳まで

赤ちゃんのころは，体は著しく変化し，目覚ましい発達を遂げる．脳における神経ネットワークが複雑になってくると，座ったり，立ったり，歩き始めたり，お話しをはじめたりと，いろいろなことができるようになる．むしろこの最初の時期こそ，赤ちゃんは，欲求や願望を表すことができ，明らかな個性が出る．

身体の変化

出生後の最初の2年間で，相対的に頭の大きさが体に比べて小さくなることに加え（右図参照），そのほかの面でも子どもの外観はさまざまな変化を見せる．子どもの動きが活発になり成長することで，手足や胴体の脂肪が減り，髪の毛は濃く長くなり，顔貌は成熟してくる．この顔貌の変化は，多くの乳歯が生え出ることと，頬や顎のまわりの皮下脂肪が失われることによる．

体型の変化
出生時は，頭の幅は肩幅と同じくらい広く，4等身である．2歳までに，頭の大きさが体に比べて小さくなる．

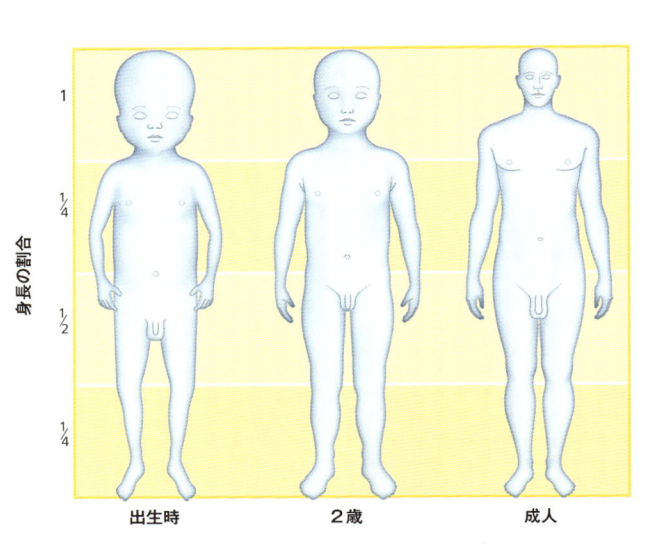

歯の生え替わり

乳歯は，ふつう生後6～8ヵ月目から生え始め，約3年かけて生え続ける．大人の歯は，だいたい6歳ごろに生え始める．歯の生え替わりは，発熱のようななんらかの症状を引き起こすという見方もあるが，多くの専門家は，ただ単に一緒に起きているだけにすぎないと考えている．しかし，歯が生え替わるとき，歯ぐきが腫れたり，よだれが出たり，眠りに問題が生じたりすることもある．

乳歯
乳歯は，順番通りに生えてくる．最初に下の乳中切歯から生え始め，次に上の乳中切歯というように，順に歯ぐきから生える．

上の歯の生え方	
歯	歯の生える時期
乳中切歯	8～12ヵ月
乳側切歯	9～13ヵ月
乳犬歯	16～22ヵ月
第一乳臼歯	13～19ヵ月
第二乳臼歯	25～33ヵ月

下の歯の生え方	
歯	歯の生える時期
乳中切歯	6～10ヵ月
乳側切歯	10～16ヵ月
乳犬歯	17～23ヵ月
第一乳臼歯	14～18ヵ月
第二乳臼歯	23～31ヵ月

離乳

乳の摂取量を減らし，乳児用の固形物をとり始めることを，離乳という．離乳する時期はさまざまだが，固形物は6ヵ月から始めるといいと一般的に言われている．これより前だと，消化器系が未発達である．両親の多くは，数週間かけて赤ちゃんにピューレ状の食品やすり潰した食品を与えてから，手でつまんで食べられるような食品を与える．小さな塊の食品は，つかみやすく自分自身で食べられる．母乳か人工乳が，生後1年間の主要な栄養であることに変わりはない．

最初の離乳食
最初に与える離乳食は，野菜や果物のシンプルなピューレがよく用いられる．手で持てる固形の食べ物を与えると，赤ちゃんは自分で食べることができる．

脳の機能の発達

新生児の脳は，神経間の情報を連絡し合う1兆もの神経細胞（ニューロン）でできている．ほとんどすべてのニューロンがすでにあるが，それらの間の連絡は限られている．感覚は，新しい刺激や体の反応を経験することで，幼少時に，その複雑な新しい連絡路を形作る．脳が完全な大きさに達する6歳までの間に，脳の発達がもっとも速く進む．

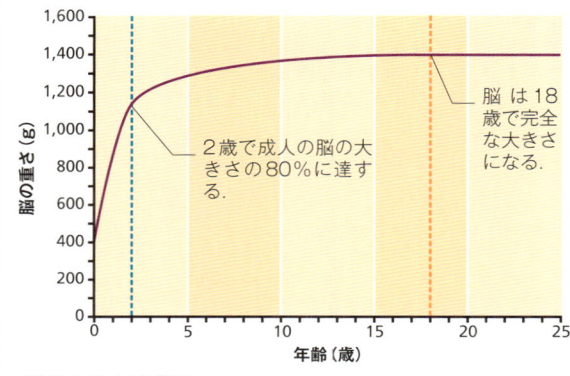

脳の大きさの成長
脳の急速な発達は，重さを測定したこのグラフでわかる．出生時，脳の重さは約400gであるが，2歳までには，最終的な成人の重さの1,400gの80％に達する．

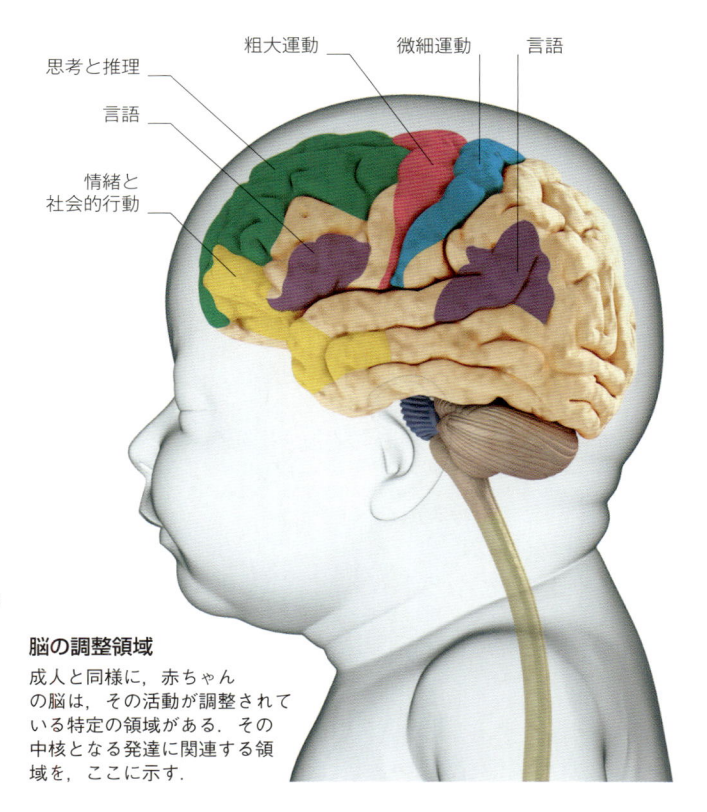

2歳で成人の脳の大きさの80％に達す る．
脳は18歳で完全な大きさになる．

脳の調整領域
成人と同様に，赤ちゃんの脳は，その活動が調整されている特定の領域がある．その中核となる発達に関連する領域を，ここに示す．

（粗大運動，微細運動，言語，思考と推理，言語，情緒と社会的行動）

運動と調整

赤ちゃんは，自分の頭を支えたり，その左右の動きや前後の動きを調整することはできないため，頭は常に支えてあげる必要がある．数週間後には，徐々に自分で頭の動きを調整できるようになってくる．体の姿勢を調整するこの重要な能力は，すべての活動の能力における土台となる．赤ちゃんは，自分の体重を支えることやバランスをとることを学ぶ．それには，特別な連続性がある．10ヵ月以下で，歩き始めることは滅多にないが，1人で歩けるようになる前に，多くの試みがなされる．一連の動作が合っていくと，運動はより複雑になる．

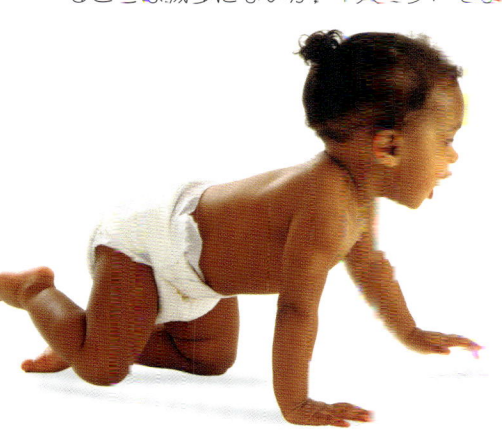

自分1人で動く
つかまり立ちに続くハイハイは，7ヵ月ごろに始まる．初めは，お尻を引きずりながらどうにかハイハイする子もいる．

言葉とコミュニケーション

赤ちゃんは，言葉以外の手段も駆使して，自分が欲しているものや感じていることを伝える．泣くことは，コミュニケーションをとる本能的な方法である（p.211参照）．しかし，最初の数週間の喉を鳴らすような音で，赤ちゃんは自分の声を自覚するにしたがい，声を出してみて，やがて発声するようになる．望んでいないものをはねのけるような手のジェスチャーもまた，コミュニケーションにおいて重要な意味がある．6ヵ月ごろになると，なにかお話しを始めるようになり，1歳までには，赤ちゃんは「ママ」，「パパ」というような意味のある単語を話すようになり，好きな音を繰り返すことを楽しむようになる．

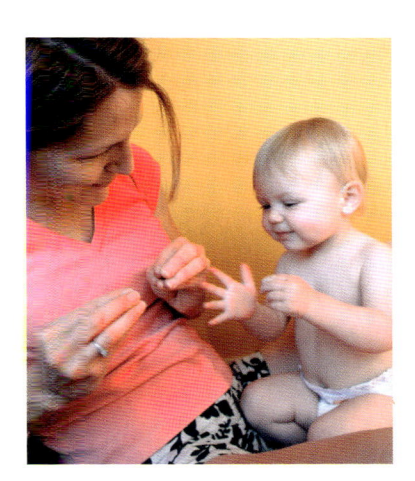

ベビーサイン
6ヵ月くらいかそれより小さいころから，赤ちゃんは，自分の望むことを伝えるための単純な手話を学べる．この写真では，母親が赤ちゃんに「もっと」という手話を教えている．

発達課題

乳幼児期を通して獲得する基盤となる能力は，発達課題と言われている．これらは，大きく分けて3つのカテゴリーに分類される．運動機能，思考と言語能力，社会的発達と情緒的発達である．発達課題は，ほとんどの赤ちゃんにおいて，ある程度の月齢の範囲の中で，決まった順番で達する．しかし，やや遅かったり，早かったりとその子なりの発達段階で進む赤ちゃんもいる．完全にとばされる発達課題もある．発達課題は，より複雑な機能を後々獲得するための基盤である．歩行するようになることは，自分の世界を探索しようという本能的な欲求を表現できるようになったことを意味しており，赤ちゃんは2歳までに目覚ましい自立を遂げる．

月齢（ヵ月） 0　2　4　6　8　10　12　14　16　18　20　22　24

運動機能
姿勢，バランス，動作を調整することは，初期の重要な運動能力である．赤ちゃんは始めに頭を動かせるようになり，ついには首が座る．これらの能力により，神経学的な連携が生じると，ハイハイし，立ち上がり，歩くことが可能になる．

- 頭と肩をもち上げる
- 手を口へもっていく
- 手で物を掴む
- 手を伸ばして物を取る
- 寝返りする
- 足で自分の体重を支える
- 支えなしで座る
- 自分で立ち上がる
- ハイハイする
- つかまり歩きをする
- 物を一緒にたたく
- 1人で食べ物をつまんで食べる
- 階段を這い上がる
- 物を拾うためにしゃがむ
- 両足でジャンプする
- コップ飲みをはじめる
- 1人で歩く
- おもちゃを引っぱったり，運ぶ
- 走り始める
- ボールを蹴ったり投げたりできる
- 1人で階段を登れる
- 鉛筆を持って使うことができる
- うんちを我慢できる

思考と言語能力
コミュニケーションがうまく成立するには，言葉を理解することが重要である．両親の言葉を真似することは，言語，思考，推理，論理というような高い能力を習得するための最初の一歩である．

- 両親の声に微笑む
- 音を真似し始める
- 喃語を話し始める
- 手と口で探索する
- 手の届かない物を取ろうとする
- 「だめ」，「上」，「下」を理解する
- 自分の名前がわかる
- 簡単な指示に反応する
- 初めて言葉を言う
- 行動を真似する
- 両親を「パパ」や「ママ」とよぶ
- 2語文を使える
- 物の名前をよんで指さす
- 形や色で分類する
- 簡単な文章を言える
- 簡単な指示に従う
- 空想遊びに熱中する

社会的・情緒的発達
社会的な相互作用は，人を見ることや微笑むことで始まる．遊びを通して社会的能力を身に付ける．それゆえ，1歳までにほとんどの子どもは，他者と楽しそうにやりとりするようになる．自立性を獲得し，社会的行動を理解することも，カギとなる．

- アイコンタクトをする
- 親しい人がわかる
- 興味を引きたいときに泣く
- 母親に，その後ほかの人に微笑む
- 顔をじっと見る
- 親の声がわかる
- 親がいなくなると泣く
- 人や物の好みが表れる
- 音やジェスチャーを繰り返す
- 自分の名前がつかう
- いないいないばーで遊ぶ
- 他人の行動をまねる
- ほかの子と一緒にいることを楽しむ
- 反抗的な行動をとる
- 日中はお漏らしをしなくなる

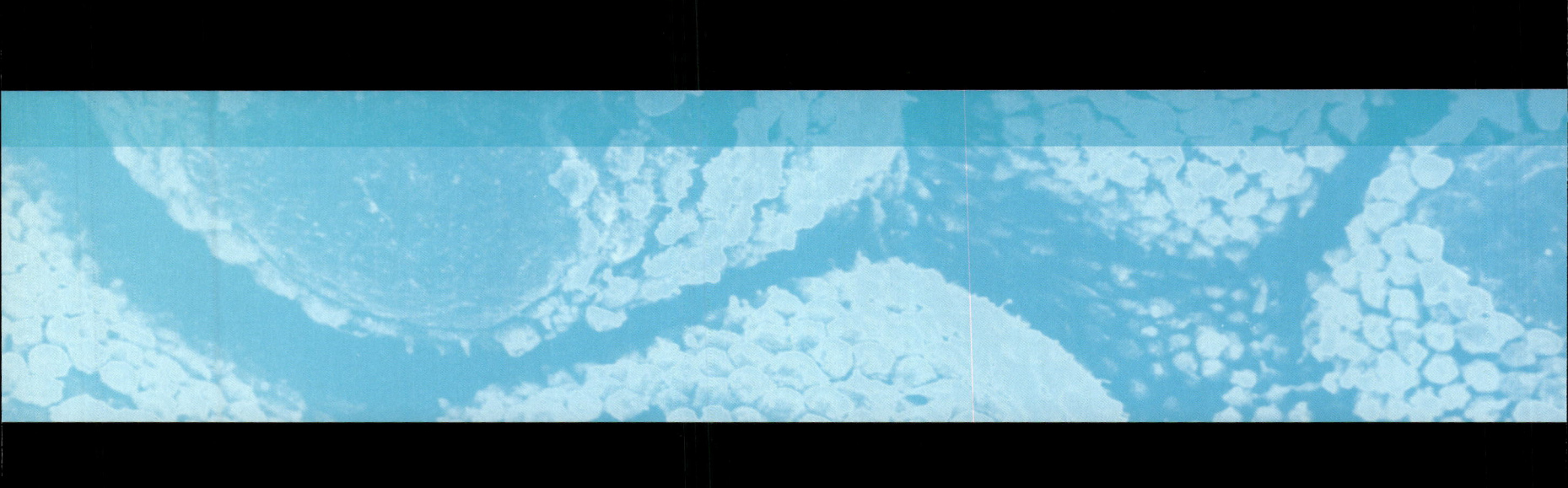

ヒトの生殖システムは，さまざまな要因の影響を受けている．それらは，受精に影響したり，とくに妊娠や出産に影響したりする．児に関しても，妊娠初期の発達の時期や，妊娠後期や分娩時に現れてくるさまざまな医学的要因の影響を受けることがある．治療法が発達し，さまざまな要因の発生過程についての理解が深まったことで，多くの治療が奏効し母児を安全な出産に導くことができるようになってきた．不妊治療は大変改良されてきており，多くの子どものいないカップル

異常

受精の異常

不妊症は，よくある問題であり，妊娠を希望するカップルの10組に1組の割合で生じている．不妊症は，男性または女性に問題があったり，または複数の要因が絡み合っていたりする．今では，生殖補助医療に多くの不妊症カップルが希望を寄せている．

女性の妊娠に関する異常

不妊症の問題を抱えるカップルの約半数は，女性側に原因がある．女性側の不妊症の原因となる問題は，卵子の産生，卵子の子宮までの搬送，卵子と精子の出会い，受精した卵子の着床についての問題，および，子宮内での着床や発育を妨害をするような環境とに大きく分けることができる．また，女性では年齢が大きな要因である．すなわち，受精能は27歳をピークに徐々に低下し，35歳以上になると急激に低下する．

卵管の損傷

卵管が感染などで損傷を受けると，毎月行われている卵子の子宮への搬送が妨げられる．

片側または両側の卵管の損傷が，骨盤内の臓器の感染（p.218参照）により引き起こされる．子宮内膜症（p.218参照）もまた，卵管に影響を与える．卵管は，キーホール手術（腹腔鏡を使った手術）や子宮卵管造影（子宮頸管を通してX線透視下に，子宮から卵管へと造影剤を注入する方法）により評価することができる．顕微鏡手術は，ある一定の卵管損傷修復には適しており，子宮内膜症に対しては投薬治療も行われる．さもなければ妊娠補助治療を考慮する必要がある．

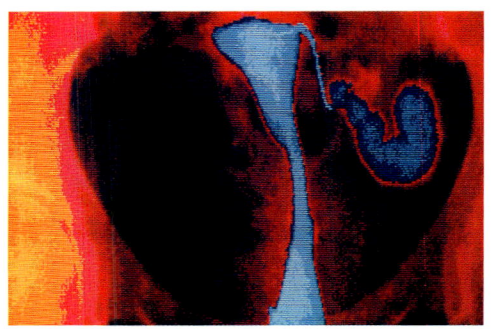

卵管の閉塞
この子宮卵管造影像は右卵管（写真に向かって左）が子宮からすぐの部分で閉塞している．また，左卵管は拡大しており異常所見を呈している．

子宮の異常

子宮内の問題は，受精卵の着床や正常な発育を妨げる．

感染やホルモンの異常などによって，子宮の内膜は正常な着床が行えない状態へと変化する．子宮筋腫（p.219参照）や子宮の形態異常（p.221参照）によって胎児の正常な発育が妨げられる．子宮鏡（子宮内腔を子宮頸管を通して観察する機器）や超音波断層装置は子宮を検査するのに使用される．原因がたとえば大きな子宮筋腫など治療可能なものであれば，治療される．

排卵障害

成熟した卵子の排卵障害は，不妊症の大きな原因である．それはさまざまな原因に由来する．

卵巣からの排卵は，視床下部，下垂体，卵巣から分泌されるホルモンの調和によりコントロールされている．排卵障害はこのシステムの障害により引き起こされる．多嚢胞性卵巣症候群（p.219参照）は大きな要因であり，ほかにも，悪性ではない下垂体腫瘍や甲状腺の問題（甲状腺ホルモンの異常は不妊症の大きな問題の1つである）からも影響を受ける．極度の運動，肥満，極度のやせ，ストレスによってホルモンのバランスが崩れる．早発閉経もまた排卵障害の原因である．採血検査でホルモンレベルを確認し，超音波断層装置で卵巣を確認する．可能であれば原因に対しての治療を行うが，原因が発見できないことも多い．患者の状態によっては，排卵刺激のために投薬を行うことも考慮する．

過度の運動
調和のとれたホルモンバランスは，卵巣からの定期的な成熟卵胞の排卵を誘発するが，過度の頻繁な運動によってそのバランスは乱される．

頸管の問題

さまざまな要因が頸管粘液産生に影響しており，そのために精子が頸管を通過しにくくなることがある．

成熟卵子と精子が出会うためには，まず第一に精子が頸管を通過しなければならない．頸管で産生された粘液は，一時的な精子の貯蔵庫としてのはたらきと，精子の移動媒体としてのはたらきがある．さまざまな理由から（下表参照），粘液は量や濃度を変えることで，正常な精子に対して攻撃を仕掛けてくる．もし，頸管粘液が原因と考えられるならば，性行為直後のサンプルを採取して調べる．そこに抗体の存在が明らかになれば，抗体の産生を抑えるために副腎皮質ステロイドを投与するか，子宮内に直接精子を送り込む人工受精を行う必要がある．そのほかの要因については，薬物治療などで適切に対応する．

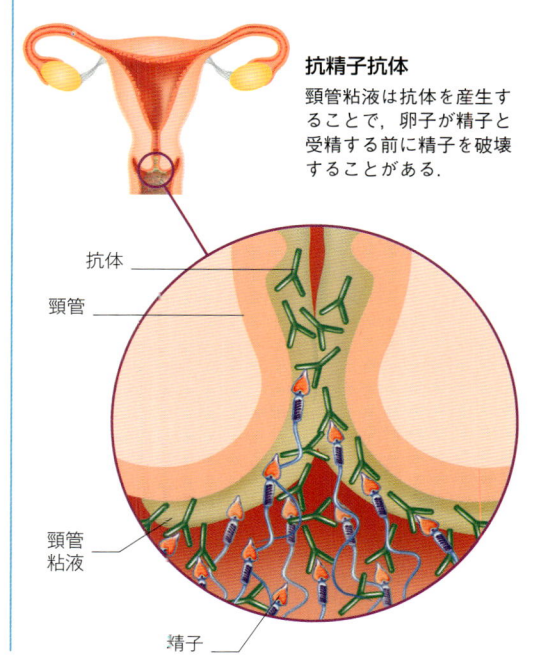

抗精子抗体
頸管粘液は抗体を産生することで，卵子が精子と受精する前に精子を破壊することがある．

抗体
頸管
頸管粘液
精子

頸管粘液に作用する因子

頸管粘液に影響を及ぼす要因にはさまざまなものがある．頸管粘液が，精子に対して攻撃的になったり，粘性産生量を減らしたりすることで，精子はダメージを受け質が落ちたりする（p.41参照）．

粘液に影響する薬剤	粘液に影響する健康状態
不妊症治療に用いられるクロミフェンクエン酸塩は通常，粘液に悪影響を与える．	多嚢胞性卵巣症候群（p.219参照）は，頸管粘液産生の低下を伴う．
抗ヒスタミン薬で粘液（頸管を精子が通過するための媒体）産生量が減る．	カンジダ腟炎や腟症（p.220参照）などの感染症は，頸管の粘液産生に影響する．
過敏性腸症候群の治療に使用するジサイクロミン塩酸塩配合薬で頸管粘液産生量が減少する．	生検などによる頸管の損傷は，頸管の粘液産生能に影響することがある．

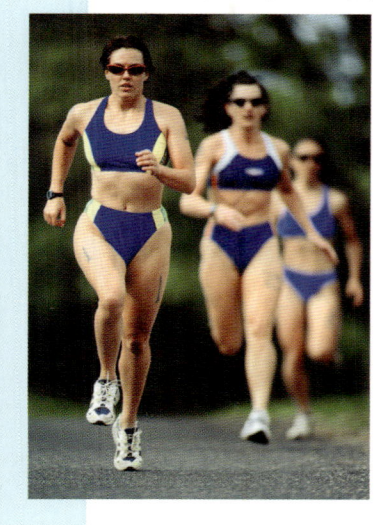

男性不妊

不妊症のカップルのおよそ3分の1は男性側に原因がある．男性不妊の原因は大きく2つに分けられる．それは，精子産生に関する問題と，精子の運搬に関する問題である．精子の運搬の問題は，精子を精巣から陰茎まで運搬する複雑な輸送管のどこでも起こりうるし，射精そのものに問題があることもある．

精子産生に関する問題

精子数が少なかったり，産生された精子に異常があったりすると，卵子を受精させることができなかったりする．さまざまな原因が考えられるが，原因が不明のこともしばしばある．

陰嚢の温度が上昇すること，たとえば精索静脈瘤（p.222参照)，慢性疾患，精巣の障害，たばこ，酒，ある種の薬剤などは精子産生に影響する．男性ホルモンが関係する問題が原因になりうるが，まれに染色体異常が基礎にある場合がある．このような原因は診察中に疑われる場合が多く，血液検査で調べることができる．可能であれば基礎にある原因を治療する．それができない場合，妊娠のために補助治療を考慮する（下記参照）

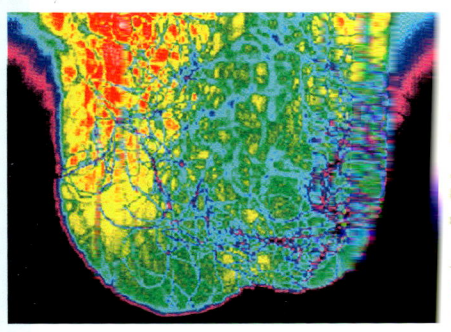

精索静脈瘤のサーモグラム
このサーモグラムは精索静脈瘤（精巣内の静脈の拡張）により温度が上昇した部分（赤色）と，そのほかの部分の比較を表している．

精子の通過困難

精子が男性生殖器内の管の中を通過する複雑なシステムは，さまざまな理由により損傷を受ける．

主に性行為感染症による精子輸送の管（精管や精巣上体）の損傷は精子の通過性に影響する．その損傷に対しては，顕微鏡手術で対応できる可能性もある．しばしば前立腺の手術の後では，射精時に膀胱側への精液の逆流防止弁が正確に閉じないことがある（逆行性射精）．このようなときには妊娠成立のために人工授精を行うこともある．

精管の炎症
精管は淋病などの性行為感染症によって炎症を起こすことがある．

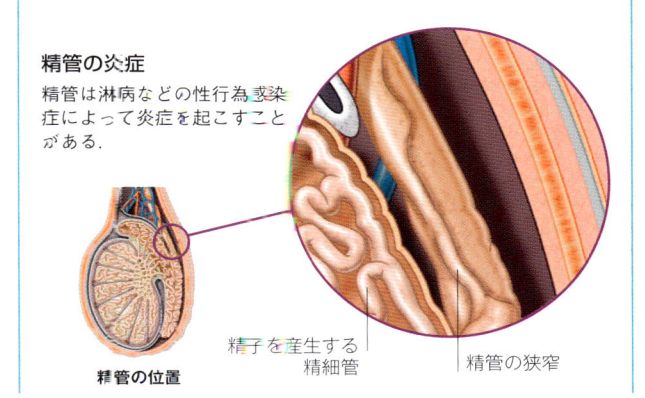

精管の位置
精子を産生する精細管／精管の狭窄

射精の問題

健康な精子を腟の最深部に運べないことがある．その多くは性的不能状態が原因である．

性的不能または勃起を維持することができない状態は，男性不妊の一般的な原因である．それは，不安やうつなどの精神的な問題であったり，一般的ではないが，長期間に及ぶ血管障害が原因となる陰茎への血流障害であったり，糖尿病であったりする．高血圧の治療薬によって，性的不能が引き起こされることがある．それに加えて，大量の飲酒や喫煙も勃起障害の原因と関係している．治療に関しては，原因の根本的な部分にある精神的なものや医原性のものを正確に理解して，適切な処置を行うことである．しかし，それが不可能であれば，人工授精などが必要になる．

生殖補助医療（ART）

体外受精での最初の新生児誕生は1978年で，その後，大きく進歩した．単純なところでは，排卵誘発剤の使用がある．一方，より複雑な技術としては，排卵（子宮腔内授精）時に合わせて子宮への精子の直接注入や，卵子そのものに精子を注入することがある．提供者からの卵子や精子の使用は，今では一般的である．また，代理母も選択肢の1つである．（訳注：各国で状況は異なる．日本でも議論が進められている）

体外受精（IVF）
IVFは，卵管の損傷や，原因が確定しない不妊症患者などさまざまなケースで行われている．排卵誘発は，処置を開始する前に卵胞を刺激することを目的に投与する．排卵する前の卵子を，針を腟壁に通して穿刺して卵巣から採取し，精子と受精させる．1つあるいは2つの受精卵を子宮頸部を通して挿入されたカテーテル（細いチューブ）を使用し，子宮へ注入する．この周期で成功すれば，片方あるいは両方の胎児は子宮壁に着床する．

卵細胞質内精子注入法（ICSI）
ICSIは，その不妊症の問題が男性側にあるカップルに，IVFプログラムの一部として行われる．たった1つの精子を必要とし，それを女性の卵巣から得られた卵子に，直接注入する．精子は，副睾丸や精巣や精液から直接採取することができる．IVFと同様に，排卵誘発剤を最初に使用し，最良の胚を子宮頸管を経由して子宮へ直接移植する．

卵管内配偶子移植法（GIFT）
GIFTは，受精が起こる場所である卵管に，卵子と精子を直接注入する以外はIVFに似ている．それほど一般的には行われなかった接合子卵管内移植法（ZIFT）は，卵管への接合子（初期の受精卵）の移植である．これらの方法は，精子数が少ない場合，精子の運動性が低い場合，原因不明の不妊症の場合に行われる．

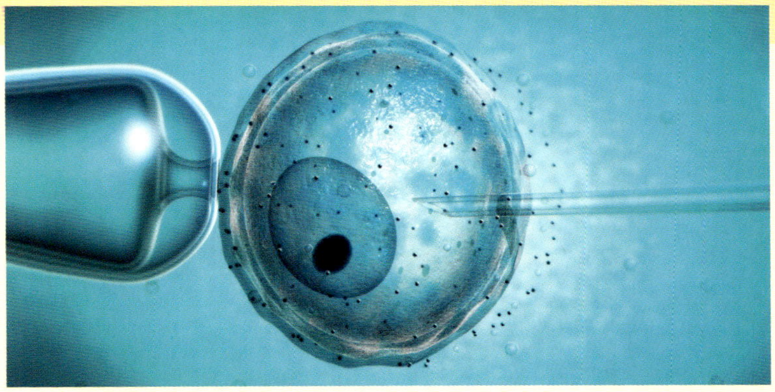

卵細胞質内精子注入法（ICSI）
この顕微鏡技術は，針を使用して卵子に1つの精子を直接注入することで（写真に向かって右），受精させるものである．

体外受精の成功率
体外受精の成功率は，女性の年齢と相関する．35歳未満の女性においてもっとも高く，年齢が上がるとともに徐々に低くなる．

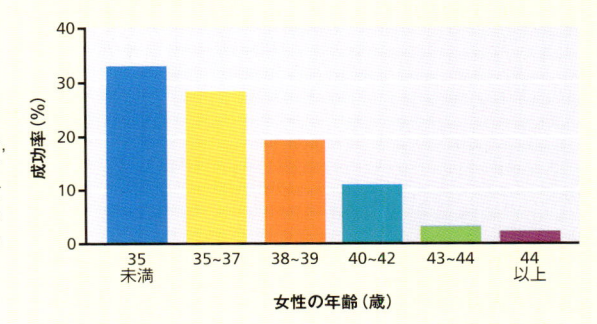

（成功率(%) 縦軸，女性の年齢（歳）横軸：35未満，35〜37，38〜39，40〜42，43〜44，44以上）

217

女性の生殖障害

さまざまな状況が，女性の生殖器の複雑なシステムに強い影響を与え，さまざまな段階で生殖の妨げとなる．たとえば，卵子の生産が障害されたり，卵管内の卵子の運搬が阻まれたり，あるいは，子宮の状況が受精卵の着床を妨げる場合もある．これらの状況の多くは取り除くことが可能である．また，それらの問題は，不妊治療によって回避できることがある．

子宮内膜症

通常は子宮内に存在する内膜が骨盤内や腹腔内などで見つかり，不妊症を引き起こすこともある，比較的多い異常である．

子宮（子宮内膜）は毎月，妊娠に備えて厚くなり，受精しなければ剝げ落ちる．子宮内膜の組織が子宮以外の腹腔内臓器，骨盤内臓器に存在するときには，月経のホルモン周期が持続する限り，月経の期間にその部位で出血したり，痛みを引きこしたりする．出血した部位では，最終的に瘢痕が形成され，卵巣囊腫は増大する．子宮内膜症の原因がすべて解明されているわけではないが，子宮内膜組織が月経期に卵管を通過して，腹腔内に達している可能性がある．子宮内膜症は，いくつかの方法で受精を妨害する．1つは，瘢痕組織による卵管の閉塞である．子宮内膜症があるとき，月経は痛く，経血量が多く，不正なものとなり，排尿時や性交時にも痛みが生じる．子宮内膜症は，腹腔鏡（腹壁を経由した内視鏡を通して内臓を確認）で診断する．治療には，経口避妊薬，あるいは一時的に月経を止めるホルモン剤，あるいは病変のレーザー療法などがある．子宮摘出，卵巣およびほかの罹患組織の摘出は，挙児希望のない女性に薦められることがある．

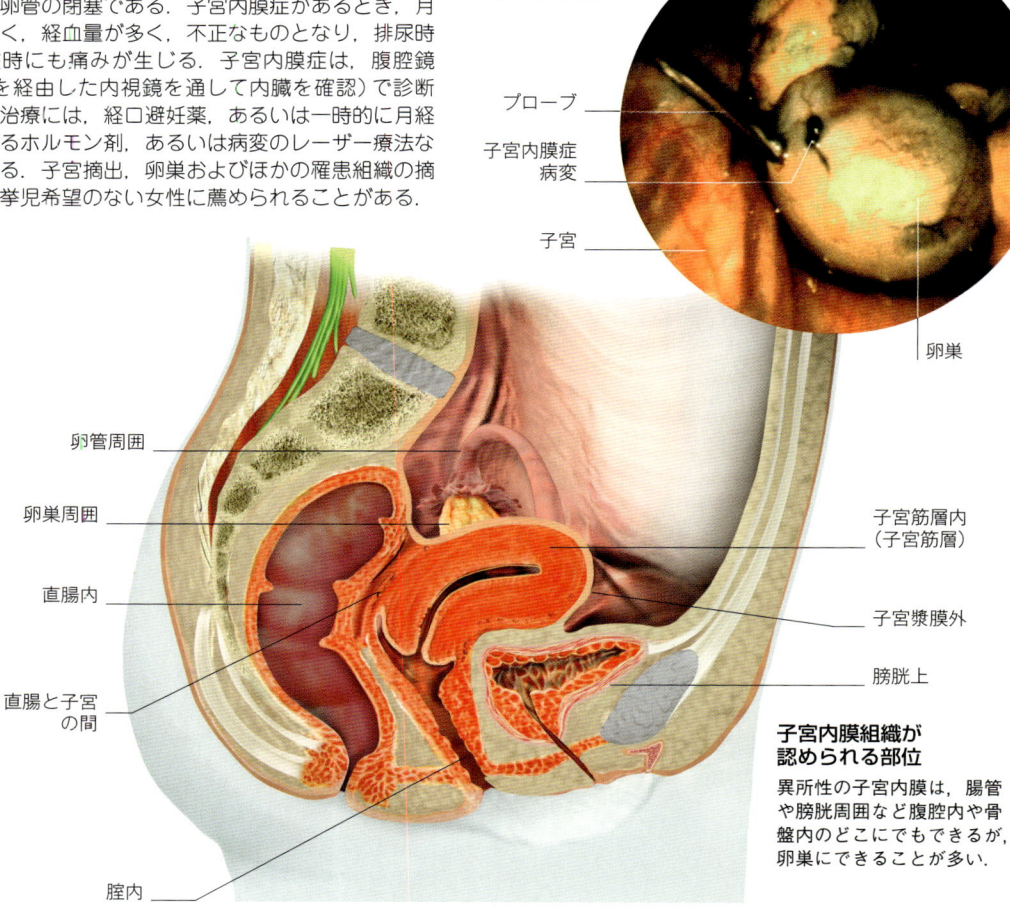

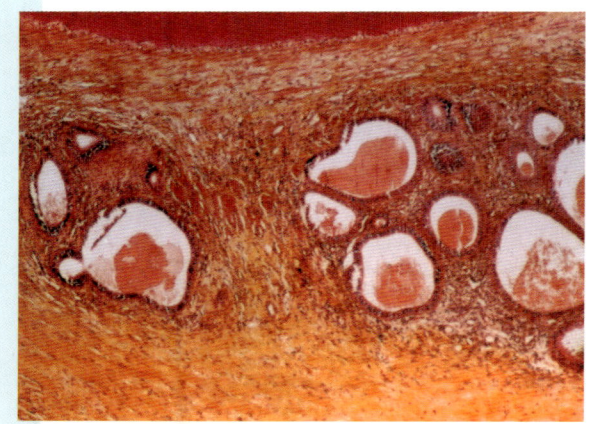

腔内の子宮内膜症組織
この顕微鏡写真は，多発性の子宮内膜症に特徴的な異常組織「チョコレート嚢胞」（その色調から名付けられた）であり，これらは月経時に出血する．

腹腔内
卵巣の子宮内膜症病変部位の腹腔鏡写真

プローブ
子宮内膜症病変
子宮
卵巣

卵管周囲
卵巣周囲
直腸内
直腸と子宮の間
腔内

子宮筋層内（子宮筋層）
子宮漿膜外
膀胱上

子宮内膜組織が認められる部位
異所性の子宮内膜は，腸管や膀胱周囲など腹腔内や骨盤内のどこにでもできるが，卵巣にできることが多い．

骨盤内炎症性疾患（PID）

骨盤臓器，とくに卵管の炎症は，クラミジアなどの性行為感染症が原因のことが一般的で，卵子と精液の通過が阻害される．

PIDは，一般的に見られる徴候がない場合がある．そして，不妊症の検査中に発見されることがある．感染は，腔内で起こり，子宮内，卵管へと上行感染し，時には卵巣に及ぶ．子宮内の避妊リングがPIDのリスクを上昇させることもある．PIDをもつ女性には痛みに加えて，異常な腔分泌物，発熱，性交痛，重く長引く月経が認められたりする．高熱や強い痛みを伴った状態に急になったりしたときには，緊急の処置が必要になることがある．PIDによって，不妊症のリスクも異所性妊娠のリスクも増加する．検査は，感染症の原因菌を発見することが目的の子宮頸管からのスワプ採取，卵管の腫脹があるかどうか確認するための超音波検査，炎症の確認のための腹腔鏡検査などがある．適切な抗菌薬で治療する．

骨盤のX線所見
腔に挿入したカテーテルから注入した造影剤により得られたX線写真では，向かって右の卵管がPIDの膿汁により充満し，腫脹していることが確認できる．

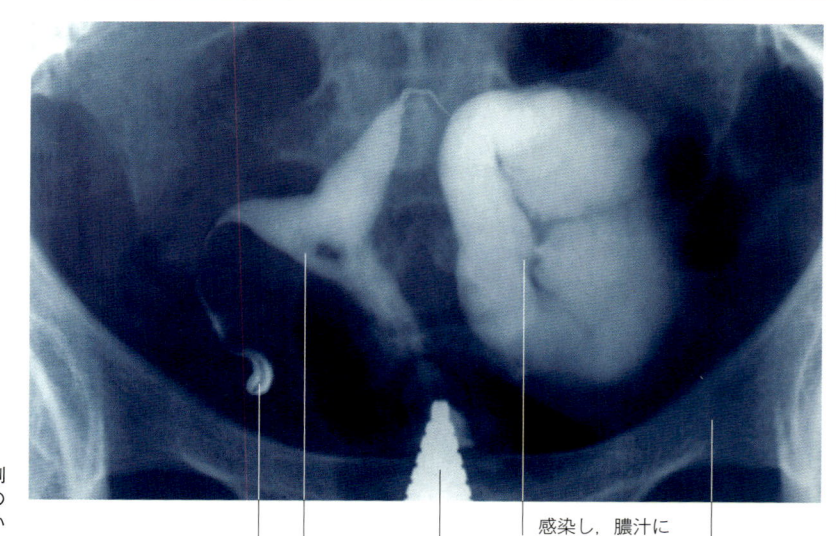

正常な卵管　子宮　プローブ　感染し，膿汁に満たされた卵管　骨盤

子宮筋腫と子宮ポリープ

これらは，子宮と子宮頸部の良性腫瘍である．子宮筋腫は筋層内で増大するのに対して，ポリープは内膜から発生する．大きな筋腫は，不妊症の原因となる．

筋腫は比較的多く認められるもので，筋肉や線維からなる組織である．原因はわかっていないが，女性ホルモンのエストロゲンに関係していると言われている．筋腫が増大すれば，月経は痛みが強くなったり，持続時間が延長したなど症状が現れてくる．もし，かなり大きければ子宮内腔を変形させ着床障害を引き起こし，不妊症の原因となることもある．筋腫はまた，胎児の胎位異常の原因ともなる．

ポリープは，性交時や月経時以外に不正出血の原因となる．器具（腟を開いて固定するもの）を通して子宮頸部を観察すると見えることもあり，そのときに切除できる場合がある．

筋腫やポリープは超音波検査や子宮鏡（腟から子宮頸部を通して子宮内を観察する機器）検査で診断できる．小さな筋腫やポリープは子宮鏡下で切除できる．大きな筋腫は開腹手術して切除する．挙児希望のない女性では，子宮摘出も推奨される．

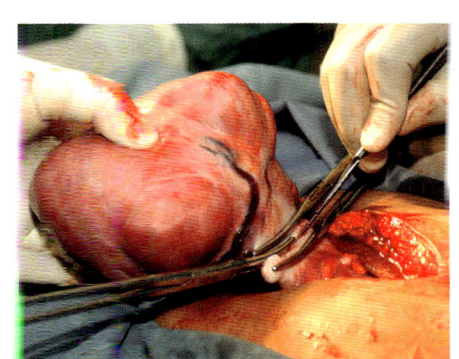

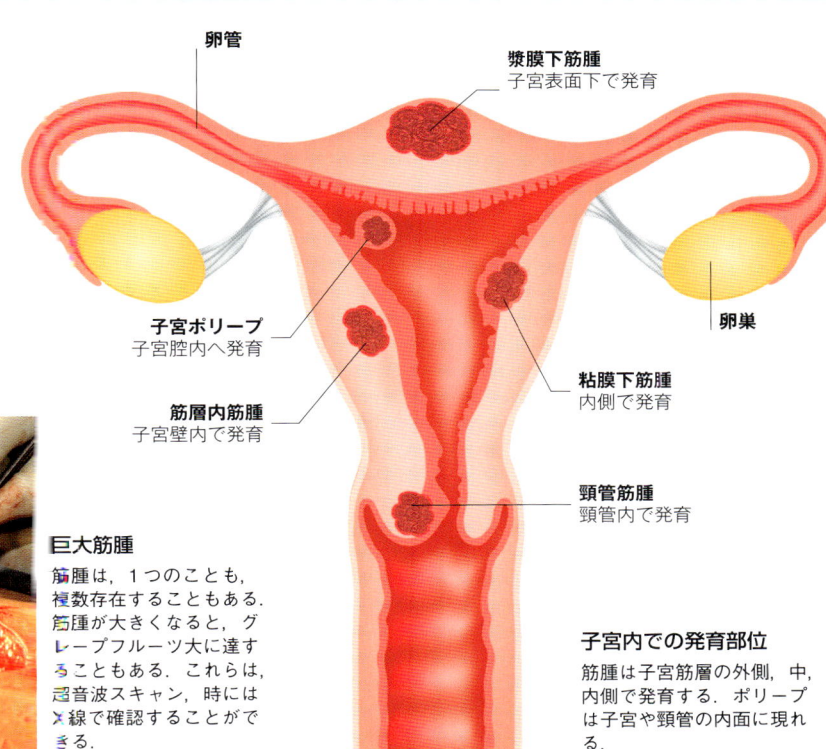

巨大筋腫
筋腫は，1つのことも，複数存在することもある．筋腫が大きくなると，グレープフルーツ大に達することもある．これらは，超音波スキャン，時にはX線で確認することができる．

- 卵管
- 漿膜下筋腫：子宮表面下で発育
- 子宮ポリープ：子宮腔内へ発育
- 粘膜下筋腫：内側で発育
- 筋層内筋腫：子宮壁内で発育
- 卵巣
- 頸管筋腫：頸管内で発育

子宮内での発育部位
筋腫は子宮筋層の外側，中，内側で発育する．ポリープは子宮や頸管の内面に現れる．

卵巣嚢腫

液体で満たされた嚢胞は，単独でも多発性にでも発生する．嚢胞はそれが多嚢胞性卵巣症候群にならない限り，生涯には影響しない．

卵巣嚢腫には，多くのタイプがある．卵巣内で成長した卵胞から発生するもの，排卵した後の卵胞である黄体から発生するものなどである．奇形腫のように皮膚などの体のほかの部分を含んでいるものもあり，さまざまである．卵巣嚢腫は単独でも，多嚢胞性卵巣症候群（左記参照）などのように多発性でも発症する可能性がある．それらは，症状が出ないことが多いが，月経不順，腹部不快感，性交痛などの症状を起こすこともある．ときどき，嚢胞が破綻したり，茎捻転を起こしたりすると，急激な症状を呈することもある．いくつかのタイプは，巨大化し腹腔内のほとんどを占めることもある．嚢胞は超音波スキャンや腹腔鏡で診断することができる．それらは，処置しなくても縮小することもあるが，外科的に切除する．切除されたものの中には，非常にまれではあるが，悪性細胞を確認することもある．

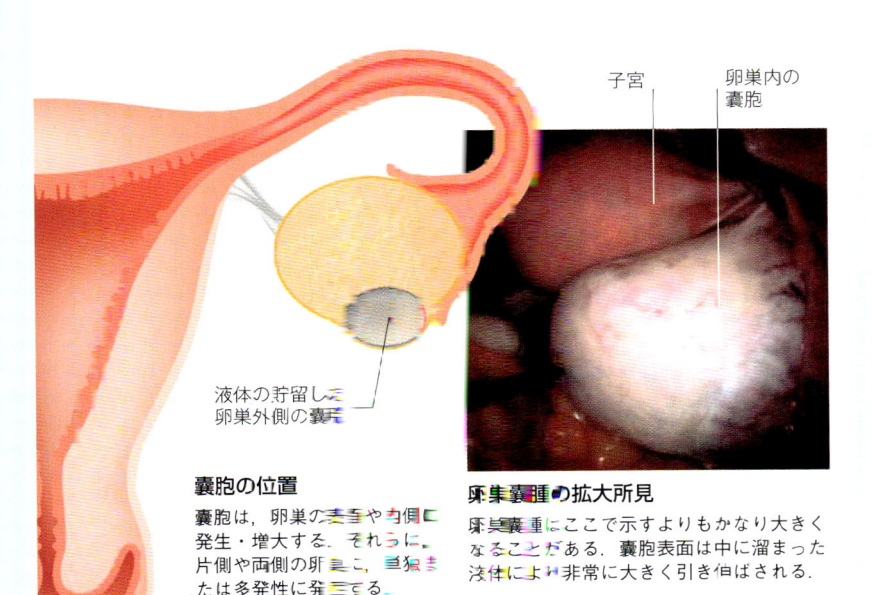

嚢胞の位置
嚢胞は，卵巣の表面や内側に発生・増大する．それらは，片側や両側の卵巣に，単独または多発性に発生する．

- 子宮
- 卵巣内の嚢胞
- 液体の貯留した卵巣外側の嚢胞

卵巣嚢腫の拡大所見
卵巣嚢腫はここで示すよりもかなり大きくなることがある．嚢胞表面は中に溜まった液体により非常に大きく引き伸ばされる．

多嚢胞性卵巣症候群（PCOS）

ホルモンバランスが不安定になる不妊に関連する問題であり，比較的多く見られる．卵巣内に，液体が貯留した多数の小嚢胞が存在することが特徴である．

PCOSではホルモンバランスが崩壊する．下垂体で産生される，テストステロンや黄体化ホルモン（LH）は通常レベルよりも上昇する．その結果，無月経や月経異常を伴い排卵障害を起こすこともある．PCOSでは肥満が起こりやすくなり，にきびができ，多毛になる．罹患している女性は，血糖をコントロールするホルモンであるインスリンに抵抗性を示し糖尿病を発症する場合もある．診断には，ホルモンレベルを確認する血液検査や卵巣嚢腫を確認する超音波検査を行う．薬剤では，とくにクロミフェンは不妊症を改善する．そして，目的が月経不順の改善ならば，複合経口避妊薬を使用することもできる．

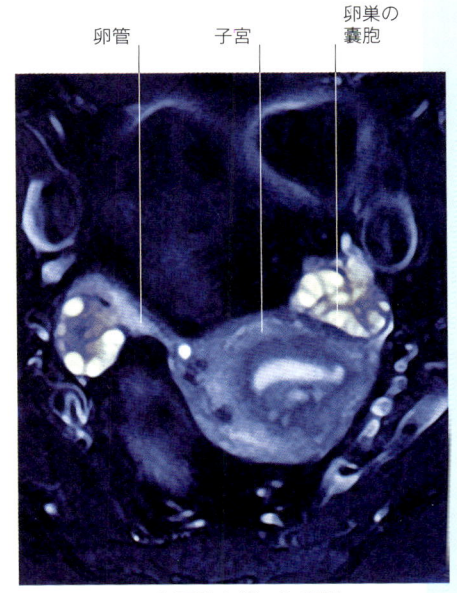

- 卵管
- 子宮
- 卵巣の嚢胞

多嚢胞を伴った卵巣
子宮，卵管，卵巣をスキャンしたMRI画像では両側の卵巣（とくに左側）に多嚢胞（白く見えるもの）を認める．

臨床の特徴
PCOSのホルモンの不均衡の結果，体や顔が毛深くなるといった嫌な影響が出る．にきびに悩まされることもある．

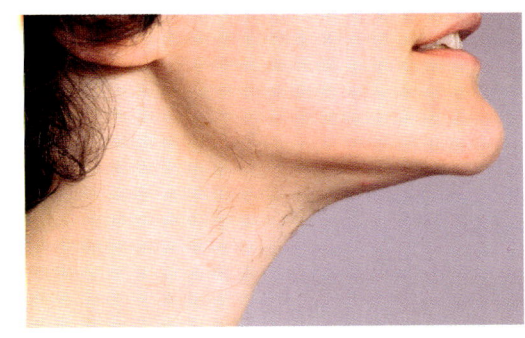

外陰腟炎

外陰と腟の炎症であり、不快感、かゆみ、帯下を引き起こすことがある。主に感染が原因である。

感染の原因は、カンジダ・アルビカンス（腟カンジダ症）、腟トリコモナス、腟内常在菌の大量増加（下記の細菌性腟症参照）である。ほかの原因としては、刺激物、たとえば洗剤成分などである。スワブを採取し細菌性の原因が見つかれば、抗菌薬を処方する。ごくまれに、がん細胞が存在することがあるので、場合によっては、組織サンプルをがんを除外するためにも採取する。考えられるあらゆる刺激物を避ける必要がある。このような状態は通常の処置で改善するが、繰り返されることもある。

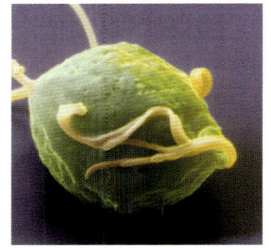

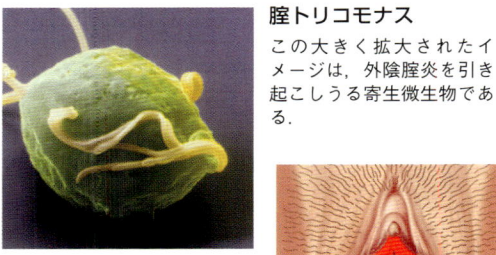

腟トリコモナス
この大きく拡大されたイメージは、外陰腟炎を引き起こしうる寄生微生物である。

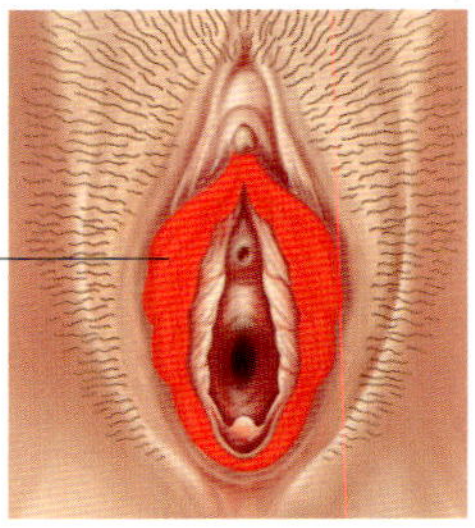

炎症を起こした陰唇

感染した外性器
腟壁だけでなく、陰唇の内面も、赤く炎症が起こっている。

細菌性腟症

この状態は、通常でも腟に存在するバクテリアが過剰発生するために生じる。抗菌薬が原因を除去するために必要となる。

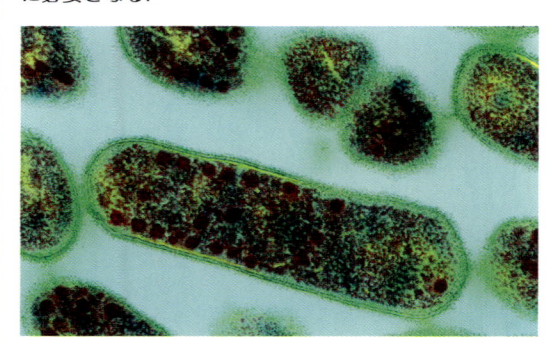

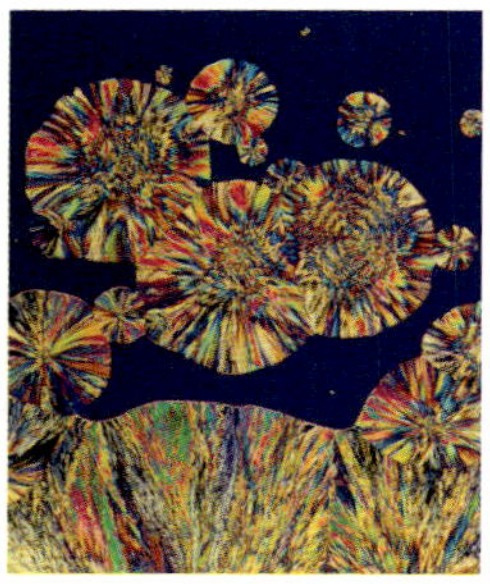

健康な状態の腟内では、バクテリアの微妙なバランスが保たれている。そして、主なバクテリアがガルドネレラ・バジナリスとマイコプラズマ・ホミニスである。このバランスが崩れると、帯下が増加し、外陰部のあたりや腟にかゆみが出てくる。細菌性腟症は症状がない場合もある。原因は知られていないが、性行為感染症によってバランスが崩れることがある。細菌性腟疾患によって骨盤内感染症（p.218参照）が引き起こされ、不妊症になってしまうことがある。この状態を引き起こす感染症の検索のためにスワブを採取する。そして、適切な抗菌薬を処方する。女性に感染症が見つかったときには、パートナーも検査を受け、一緒に治療を受ける必要がある。

ガルドネレラ・バジナリス
この電子顕微鏡写真に見られるバクテリアは、生臭いにおいを伴った、水様性の帯下を引き起こすことがある。

バルトリン腺炎

性交時の潤滑液を出すために外陰部に開口している小さな腺の一方または両方の炎症は、バルトリン腺炎として知られている。

エンドウ豆の大きさのバルトリン腺は、小さな管で外陰部の両側に開口している。バルトリン腺は、細菌感染により炎症を起こすことがある。劣悪な衛生状態または性行為による感染症（たとえば淋病）は、潜在的な原因である。腺から外陰部に開口している管が遮断されると、液体が貯留した囊胞（バルトリン腺囊胞）、あるいは膿瘍（膿を満たした腫張）を生じることがある。膿瘍は感染によって引き起こされる。もっとも多いのは、ブドウ球菌または大腸菌などのバクテリアで、感染が発症すると痛みを伴い、迅速な処置を必要とする。バルトリン腺炎は抗菌薬の服用で改善する。一方で、鎮痛薬も不快感を軽減するために必要な場合がある。囊胞は非常に大きくなって問題とならない限り、通常は放置される。膿瘍の壁を小さく切開し、膿を排出させる。その創部は、膿瘍が再びできるのを防ぐため、開口した状態で縫合される。しかし、バルトリン腺炎は繰り返されることもある。

腟口

大陰唇

腟口

バルトリン腺囊胞

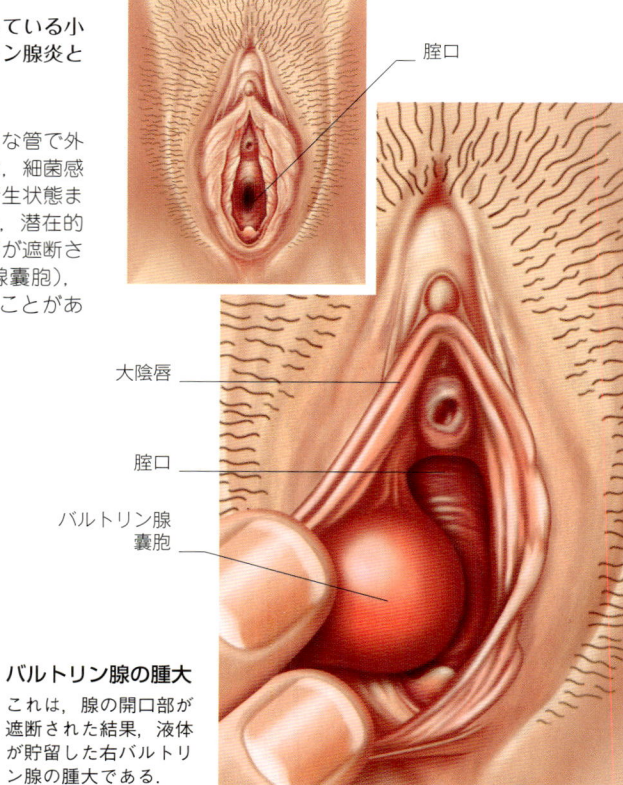

バルトリン腺の腫大
これは、腺の開口部が遮断された結果、液体が貯留した右バルトリン腺の腫大である。

月経の問題

月経の周期と出血は、さまざまな原因から異常をきたすことがある。さらに、妊娠を希望するときに問題が発生する場合がある。月経が多量であったり、不規則であったり、なかったり、痛みが強かったりする。多くの場合さまざまな処置を行えば、症状を楽にしたり、根本原因を解決したりできる。妊娠することが問題であるときには不妊治療が必要となる。

過多月経

生理用ナプキンやタンポンでは間に合わないほどの多量の経血か、または大きな凝血を認めるときを言う。

とくに大量であれば、痛みや貧血を増強させ問題となることがある。子宮筋腫や子宮ポリープ（p219参照）、避妊リングが原因となることもあるが、原因がわからないことも多い。まれに、がんが原因のときもある。採血して貧血を検査し、超音波検査や、子宮頸管を通して子宮内腔を観察する子宮鏡を用いて子宮を調べる（そのとき、子宮内膜を採取し調べることもある）。根本的な原因があれば処置する。それ以外の場合は、薬を使用して出血量を減らす。

プロゲステロンの役割
この拡大像は、プロゲステロンの結晶を示している。血中のプロゲステロンの濃度の低下は、月経の開始の引き金となる。

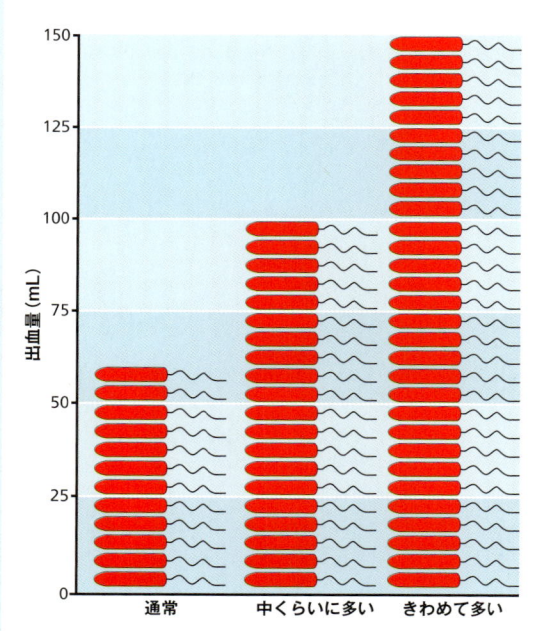

月経期間中の出血量
このグラフは、月経期間中の出血量を示している。通常の出血量は60 mL以下である。中くらいに多いレベルでは60〜100 mLであり、きわめて多いレベルでは100 mL以上である。

不正子宮出血

月経と月経の間に起こる不規則な出血は，不正子宮出血とよばれる．

不規則な月経のもっとも大きな原因は，月経周期をコントロールしているホルモンバランスの異常である．このような異常は，妊娠・出産の後にはごく自然に認められる．しかし，ホルモンの不均衡は，長期にわたる病気，ストレスや不安によっても起こる．過度の運動や急激な体重減少も，ホルモンバランスに影響を与える可能性がある．月経周期の異常は，多嚢胞性卵巣症候群（p.219参照）の特徴であったりする．月経周期の乱れから，閉経が近いことを予感する女性も多い．しかしながら多くの場合は明らかな原因はないことが多い．月経周期の異常は，その後に適当な周期に落ち着く場合が多いので，血液検査でホルモン値を調べたり，超音波検査で子宮や卵巣を確認することで，原因を検索できることがある．根本的な原因があれば適切に処置するが，ない場合には複合経口避妊薬のような薬を月経期間を調節するために与えることもある．

無月経

月経がない状態を無月経と言う．

16歳までに月経が始まらないことを原発性無月経と言う（訳注：日本では満18歳になっても初経が起こらないこと）．それに思春期遅発症のこともあり，専門的な検査を行い，原因を探す．

二次性無月経は，女性がそれ以前に月経があったにもかかわらず，通常の月経が停止する原因（たとえば，授乳中，出産直後，経口避妊薬の内服を中止したばかり，閉経の時期にさしかかっている等）では説明できずに，月経が3ヵ月かそれ以上停止していることを言う．女性ホルモンのバランス異常は原因の一つである．ストレスや，過度の運動や，体重減少，多嚢胞性卵巣症候群（p.219参照）がその原因であったりする．腫瘍による下垂体機能不全であることもある．検査は，血液検査，ホルモン検査，子宮や卵巣の超音波検査，下垂体のCT検査などを含む．根本的な原因は処置されるが，不可能なときには，ホルモン治療が月経開始のために行われる．

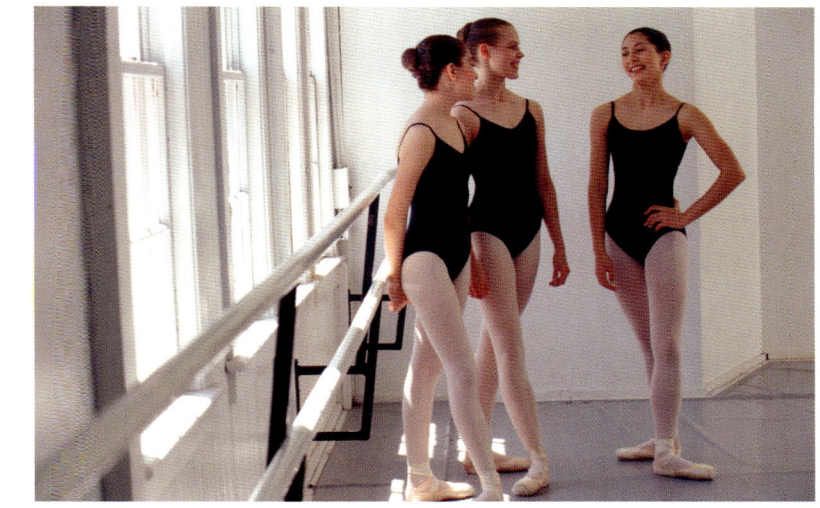

苛酷な練習の毎日

頻回な過度の運動によってホルモンバランスは異常をきたし，月経が消失する．これはバレリーナによく見られる状態である．

体重と月経開始年齢の関係

正常体重の女の子は13歳ごろに最初の月経が訪れる（初経）．初経が訪れる年齢は，肥満や太りすぎ女の子や，やせている女の子では異なる．

凡例
- 月経開始の平均年齢
- 50%の女の子が月経開始する年齢
- 月経開始する全年齢

子宮の奇形

形態異常の子宮は，正常に発達していないため出生直後にはすでに存在している．しかし，その多くは後に妊娠したときや，不妊症の原因を検査したときに発見される．その形の異常は多岐にわたる（下図参照）．子宮の形態は超音波検査で確認できるが，子宮が部分的であったり，内腔が2つに分かれていたりする．習慣性流産や早産は子宮の形態異常が原因である場合もある．

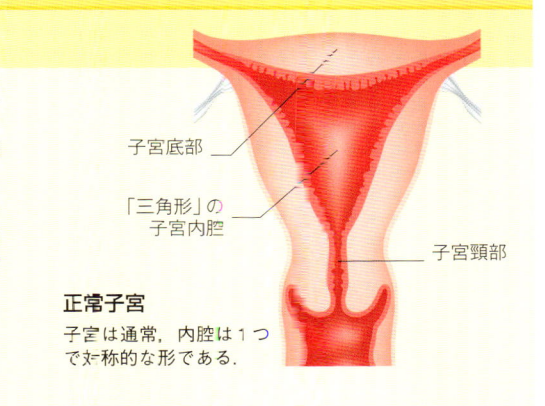

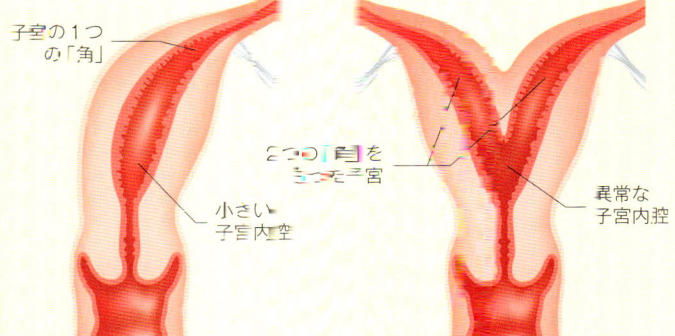

正常子宮 子宮は通常，内腔は1つで対称的な形である．

- 子宮底部
- 「三角形」の子宮内腔
- 子宮頸部

単角子宮 この奇形は，子宮の片側のみが発生する状態であるため，子宮内腔は小さく非常に狭い．

- 子宮の1つの「角」
- 小さい子宮内腔

双角子宮 子宮が2つの角をもった状態．中央の深い凹みにより，それぞれの子宮内腔は分けられる．

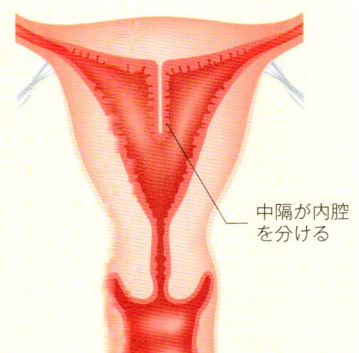

- 2つの角をもった子宮
- 異常な子宮内腔

中隔子宮 中隔子宮は長い中央の中隔をもち，胎児の成長のためのスペースを制限して，内腔が2つの部分に分けられる．

- 中隔が内腔を分ける

月経困難症

月経開始前や月経中の下腹部の痛みは，75%以上の女性を悩ますよくある問題である．

月経困難症は，原発性（原因不明）か二次性（骨盤内臓器の問題）かのどちらかである．前者は，十代の女性に多く，時間が解決してくれる傾向にある．後者は，初めは小さな痛みから大きな痛みに進展するのが特徴的で，たとえば骨盤内感染症（p.218参照）や子宮内膜症（p.218参照）などが原因として可能性がある．感染症を検査するためのスワブや，骨盤内の超音波検査が診断のために使用される．原発性の月経困難症には非ステロイド抗炎症薬や，複合経口避妊薬が処方される．二次性の月経困難症は根本的な原因に対する処置が必要である．

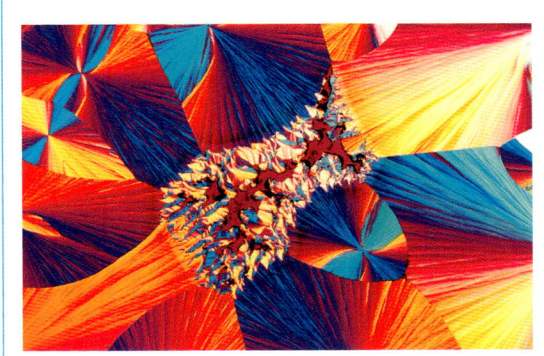

プロスタグランジン

プロスタグランジンのレベルは，排卵直後に上昇する．それが子宮に流入する血流に影響を与え，子宮筋の収縮を引き起こすことで原発性月経困難症の痛みが引き起こされる．

男性の生殖障害

男性生殖器系の各臓器は，感染や発達異常などさまざまな疾患の影響を受ける．あるものは性交時の正常な機能に影響する場合がある．たとえば流行性耳下腺炎（ムンプス）による精巣や精巣上体の炎症などで，これらは男性の生殖能へ影響する．健康な精子を産生したり，卵子と受精するために精子を運ぶ能力が損なわれれば，はっきりと受精率に影響が出る．

精巣上体嚢胞

無痛性の，透明な液体（または精液）を含んだ腫脹であり，精巣上体（精子を精巣から移動させ貯蔵するコイル状の管）で認められることもある．

この嚢胞がなぜできるのかは不明である．それは徐々に大きくなり，ほとんど症状を認めない．また，悪性化することもない．多くの場合は両側に多くの嚢胞を認めるが，片方に1つの嚢胞を認めることもある．陰嚢の腫れを認めた際は，医師の診察を受け，睾丸がんではないか確認してもらう．嚢胞はライトを使用して下から透過して確認することで，診断できる．超音波スキャンによって診断が確定される．嚢胞が縮小傾向にあるときには処置はほとんど必要ない．大きいものは周囲の組織を圧迫し，不具合が生じることがあり，その場合は処置が必要である．外科的処置は生殖機能に影響を与えない．

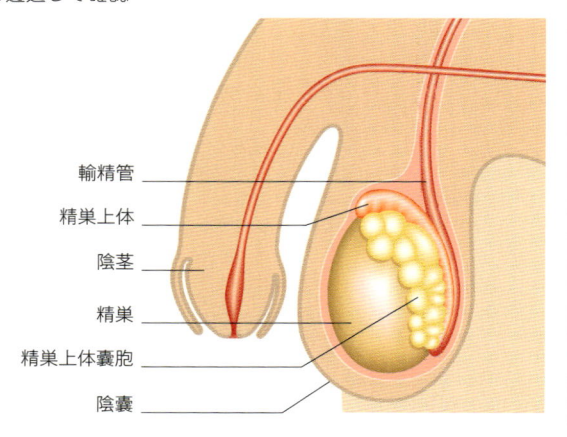

多嚢胞
精巣上体嚢胞は平滑で球形である．単独で発生することもあるが，しばしば両側に多くの嚢胞が生じる．ときどき感染することがあり，痛みを生じる．

ラベル: 輸精管／精巣上体／陰茎／精巣／精巣上体嚢胞／陰嚢

精巣炎，精巣上体炎

精巣およびそれに隣接する精巣上体が炎症を起こすと，患側で激しい痛みと腫れが引き起こされる．

炎症は通常，細菌感染が原因となる．それは，前立腺（右ページ参照）や尿路の感染，若年者であれば性行為を介しての感染（p.224-225参照）である．流行性耳下腺炎の予防接種が，ルーチンの小児予防接種に含まれる前は，流行性耳下腺炎は，少年や若い男性の精巣炎，精巣上体炎の一般的な原因であった．時には，それが受精能に影響を及ぼす可能性がある．症状は疼痛，発赤，腫脹があり，しばしば高熱を伴う．炎症の原因を特定するために，尿道のスワブや採取した尿のサンプルを検査する．時には，超音波スキャンを精巣捻転（右ページ参照）を除外するために用いることがある．抗菌薬は細菌感染だけでなく，鎮痛のためにも処方されている．局所を冷却すると不快感を和らげることができる．痛みは48時間以内に治まるが，腫脹は数週間持続する可能性がある．

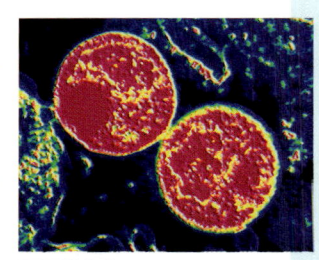

原因微生物
クラミジア菌は，この電子顕微鏡写真でピンクに示しているが，精巣炎，精巣上体炎を引き起こす可能性がある．

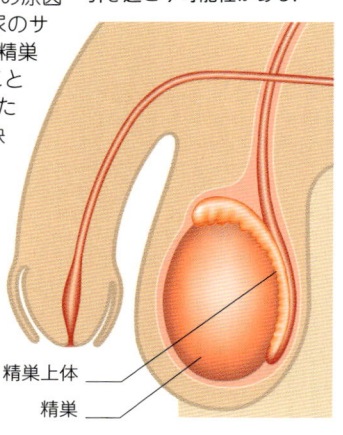

炎症部位
精巣および精巣上体の両方が炎症を起こすと，圧痛，腫脹，発赤，炎症を起こす．重症例では極度の痛みと発熱を認めることがある．

ラベル: 精巣上体／精巣

精索静脈瘤

陰嚢の，拡張した静脈の結節は，一部の男性に不具合を引き起こし，精子数の減少となる可能性がある．理由は不明であるが，左側に起きやすい．

精索静脈瘤は，陰嚢内の静脈に静脈瘤を伴ったものである．精巣から血液を流し去るためにある静脈内の弁が漏れるため，陰嚢内の血液の逆流と血液の貯留が静脈を拡張し，それがミミズのように見える．症状は，不快感，引きつった感覚と陰嚢の腫脹である．それは通常，臨床検査で診断を確定できる．多くの場合，精索静脈瘤は小さく，処置を必要としない．問題は発生しないか，すぐに解決する．密着してフィットする下着をはくとサポートされて不快感や痛みが軽減し，引きつった感覚が改善する．痛みがあったり，生殖機能に問題があったりする場合は，拡張した静脈の除去などの処置を受けることを推奨する．

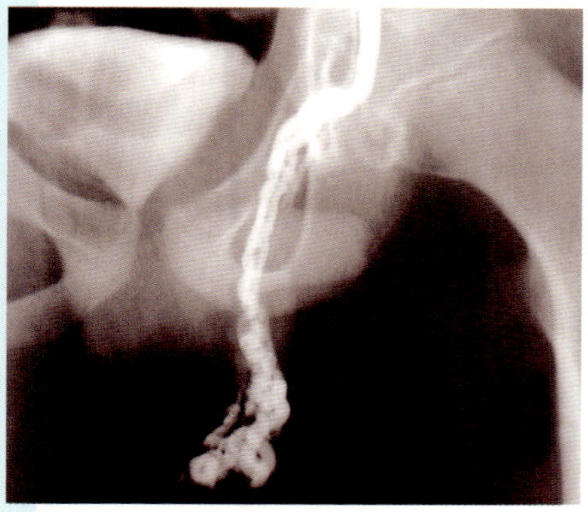

精索静脈瘤の造影X線写真
精索静脈瘤は，X線検査前に血管に注入された，特別な造影剤で強調表示されている．

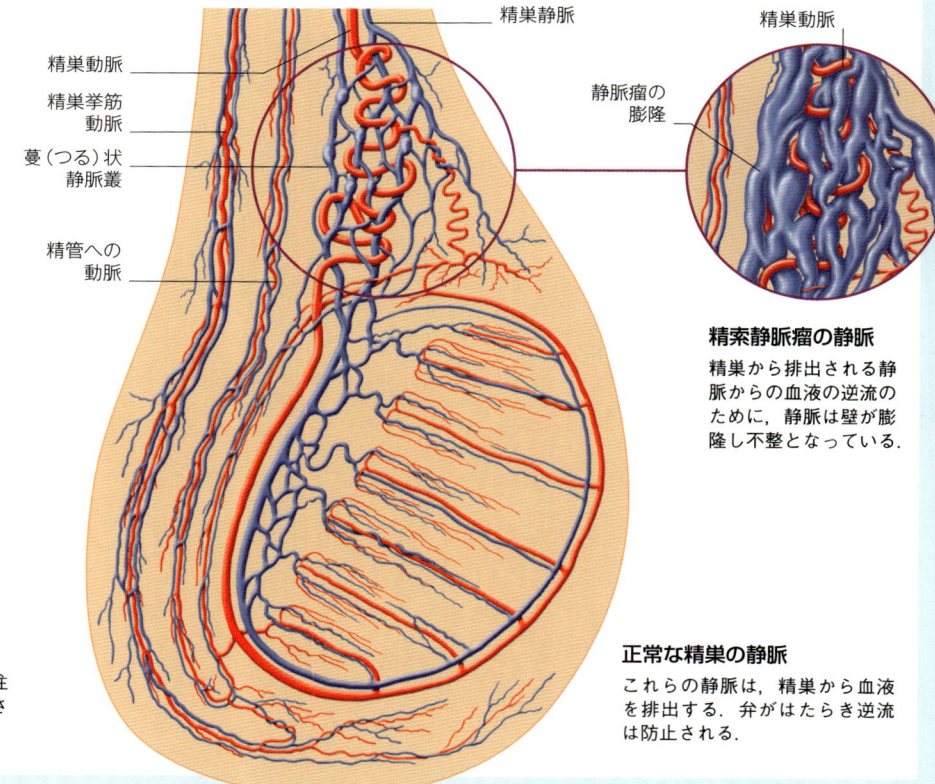

ラベル: 精巣動脈／精巣挙筋動脈／蔓（つる）状静脈叢／精管への動脈／精巣静脈／精巣動脈／静脈瘤の膨隆

精索静脈瘤の静脈
精巣から排出される静脈からの血液の逆流のために，静脈は壁が膨隆し不整となっている．

正常な精巣の静脈
これらの静脈は，精巣から血液を排出する．弁がはたらき逆流は防止される．

水腫

これは精巣のまわりの陰嚢に液体が異常に貯留したことによる腫脹である．水腫はめったに痛みを伴わないが，大きくなれば不快感を伴う．

水腫では，陰嚢内（p.29参照）に異常な量の液体の貯留を認める．感染や精巣の損傷が原因として考えられる．水腫は若年の男児と年配の男性に発症する傾向がある．診断は，患部した部位を反対側から光を透過させる検査や，超音波スキャンで行う．水腫によって不具合が生じる場合には，針を使用したり，小さな手術を行ったりして，貯留した液体を排出するという処置もある．感染に対しては，抗菌薬を使用する．

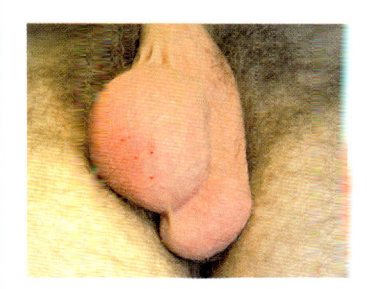

精巣の腫脹
水腫は痛みを伴わない片側のみの腫脹が特徴である．この写真は，患者の右側の精巣の腫脹を認めるが，左側は正常所見である．

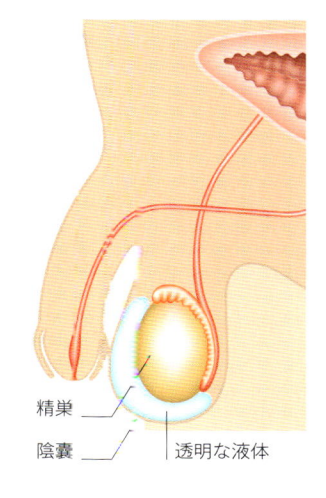

陰嚢内の腫脹
水腫は精巣鞘膜の原因の1つである．精巣の周囲に液体が貯留し，大きくなると陰嚢の形がゆがむ．

亀頭炎

陰茎の先端や亀頭の炎症によって痛みや不快感が生じるが，幸いなことに，ほとんどの原因は容易に取り除くことができる．

このような状況では，陰茎の先端（亀頭）や包皮は炎症を起こし，痛み，かゆみをもち発赤する．加えて，尿道から分泌物を排出することもある．原因は細菌感染，カンジダ・アルビカンスのような真菌感染，性行為感染症（p.224-225参照）であることが多い．まれに，きつい包茎のため陰茎先端を清潔にすることが困難なために起こることもある．陰茎の診察後，尿道口からのスワブ採取や，感染原因菌を調べて，その結果に応じた適切な治療を行う．割礼（包皮の切除）がきつい包茎に対して勧められることもある．まれに，亀頭炎はアレルギー反応で起こることもある．可能であれば，刺激となっている原因を鑑別して排除する．亀頭先端は清潔，乾燥を保つようにする．

精巣捻転

精巣捻転は，非常に強い痛みを伴う．24時間以内に手術を行わないと，精巣に取り返しのつかないダメージを与える可能性がある．

詳細に不明であるが，輸精管（精巣への血管と精管を含む）がねじれると，精巣への血液供給が遮断される．早急に改善しなければ，非可逆的障害が引き起こされる．症状の発症は急激で，強烈な痛み，下腹部痛，鼠径部痛，陰嚢片側の発赤が起こる．その状況は，超音波スキャンで診断される．治療は，手術で早急に輸精管のねじれを元に戻し，精巣を正常な位置に戻す．もし，時間内に精巣を元に戻せなかった場合には，切除する．見た目を整えるために，人工物をその中に埋め込む．もし，片側の精巣が，捻転により損傷しても，反対側の精巣が十分な精子を産生するので，生殖機能に関しては影響を受けない．

精巣の捻転
輸精管の捻転に加えて，陰嚢内で精巣が異常な位置にある．陰嚢の形がゆがむ．

前立腺炎

前立腺炎は2つの状態に分けることができる．非常に痛みの強い急性的な状態と，症状を認めないことの多い慢性的な状態である．ともに，認めた際には，根本的な原因の除去が必要である．再発の可能性がある．

この疾患は，とくに性的に活発な男性に多い．ときどき原因がわからないことがあるが，前立腺炎は性行為感染症（p.224-225参照）や，尿路の細菌感染が原因となる．急性の前立腺炎は，非常に強く急激な症状（高熱，陰茎根部の痛み，腰部の痛み）を発症する．慢性の前立腺炎は症状を認めないか，非常に軽度の症状（射精時の陰茎根部の痛み，精巣の痛み，腰部の痛み，精液中に血液の混入）を認めるのみである．両者とも頻尿と，ときおり排尿時痛を認める．医師は，直腸診にて前立腺を診察する．尿のサンプル，前立腺の分泌物，尿道先端から採取したスワブは感染の診断に用いる．超音波検査やCTスキャンは前立腺内の膿瘍や合併症を検索するのに使用する．感染のような根本的な原因は，治療に数ヵ月を要することもある．

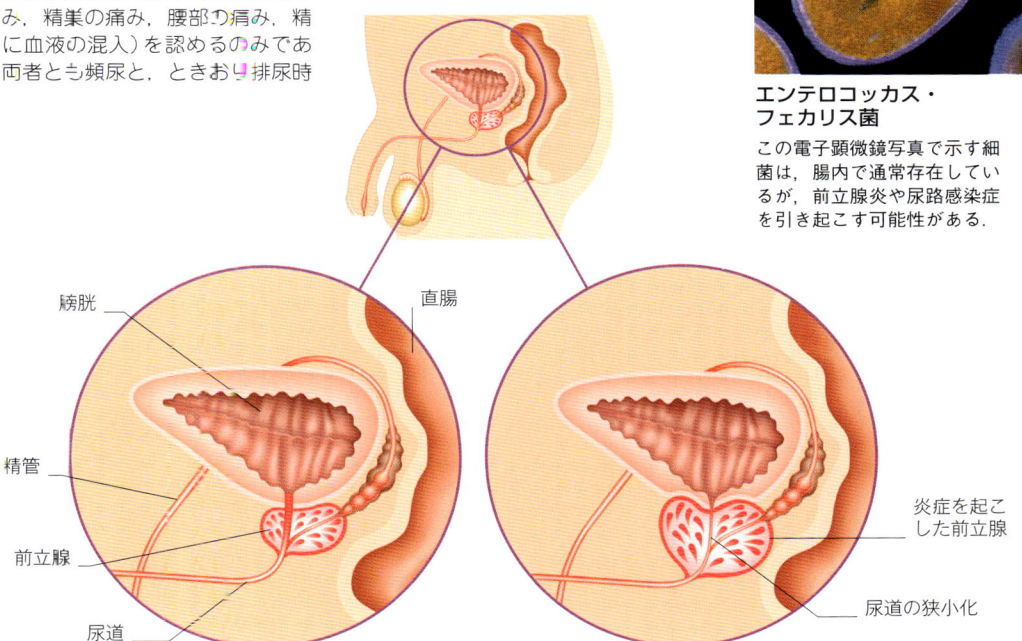

エンテロコッカス・フェカリス菌
この電子顕微鏡写真で示す細菌は，腸内で通常存在しているが，前立腺炎や尿路感染症を引き起こす可能性がある．

正常な前立腺
通常，前立腺（くるみ大）は膀胱頸部の下方で，尿道を囲むように存在する．排尿時，膀胱からの尿は尿道を経由し，陰茎内を通過し，問題なく思い通りに排出される．

肥大した前立腺
前立腺炎（炎症を起こし肥大した状態）．肥大した前立腺は尿道を圧迫し，そのため通常のように思い通りの排尿ができにくくなる．つまり，頻回に少量の尿しか排出されないようになる．

性行為感染症

ほとんどの性行為感染症（STI）は，性行為中に人から人へと感染する．HIVや梅毒などは胎盤を経由して胎児に感染することがある．淋病やクラミジア感染症などは妊孕能にも影響する．そのほか，児の娩出中に産道感染により，母体から児に感染するものもある．

HIV/AIDS

ヒト免疫不全ウイルス（HIV）による感染は，治療を行わなければ後天性免疫不全症候群（AIDS）を発症し，重度の免疫不全状態になる．HIVは子宮内で胎児へ感染することもあるし，母乳を介して新生児へ感染することもある．

HIVは腟・肛門・口腔性交，汚染された血液，血液製剤，汚染された針を介して感染する．また，妊娠中に胎児にも感染し（HIV粒子は胎盤を通過できる），分娩中にも感染し，分娩後も母乳を介して感染する可能性がある．ウイルスは，表面にCD4レセプターをもった白血球の一種に感染し，急速に複製し，その過程で細胞を死滅させる．体はしばらくの間は抗戦しているが，最終的にはCD4白血球は危険レベルを下回ってしまう．HIVに感染したほとんどの人は，最初は症状を認めない．しかし，発熱，筋肉痛，関節痛，腺の腫脹，のどの痛みなどの典型的なウイルス性疾患の症状を認める人もいる．そして，何年かにわたる無症状の期間が経過するが，中には口腔内の鵞口瘡，歯周病，体重減少のような比較的軽い症状を認める人もいる．最終的に，CD4レベルがあるレベルを下回ったり，特定の感染症患者やがん患者のような状態になったりしたときには，AIDSであると判断される．HIVやAIDSは，抗レトロウイルス薬や抗菌薬などによって治療する．コンドームを使用することで，HIV感染のリスクが減る．

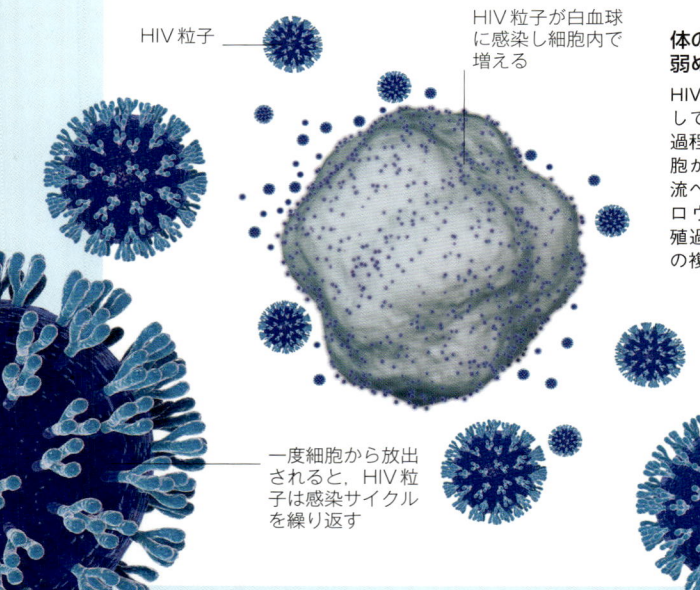

- HIV粒子
- HIV粒子が白血球に感染し細胞内で増える
- 一度細胞から放出されると，HIV粒子は感染サイクルを繰り返す

体の免疫システムを弱める

HIV粒子は白血球を標的として感染し，ウイルス増殖過程へ巻き込む．そして細胞が破綻し，HIV粒子が血流へと放出される．抗レトロウイルス薬はHIVの増殖過程のある段階で，HIVの複製を妨げる．

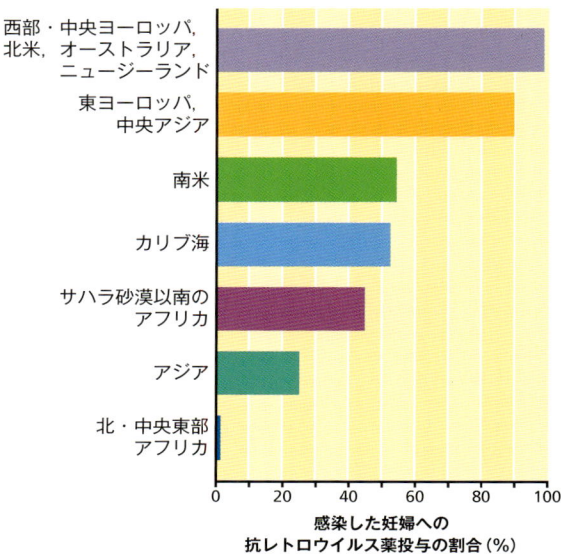

（棒グラフ：感染した妊婦への抗レトロウイルス薬投与の割合（%））
- 西部・中央ヨーロッパ，北米，オーストラリア，ニュージーランド
- 東ヨーロッパ，中央アジア
- 南米
- カリブ海
- サハラ砂漠以南のアフリカ
- アジア
- 北・中央東部アフリカ

HIV感染の予防

抗レトロウイルス薬は妊娠中に投与される．感染して治療を受けている女性の割合は，先進国でもっとも高く，発展途上国でもっとも低い．妊婦を治療することは，予後を改善し，新生児への感染を減らすために重要である．

梅毒

この細菌感染は性器から始まる．しかし，後に体のほかの部分にも影響が出る．胎児は子宮内で感染することも，分娩中に感染することもある．

梅毒の原因は，性交中に感染する梅毒トレポネーマである．大きく分け3段階あるが，最初の2段階は最大2年で感染性が強く，最終段階では感染性はない．梅毒第1期は，治療しなければ梅毒第2期に進行する．潜伏期を過ぎると，現在では抗菌薬が効くためにまれではあるが，梅毒第3期に進行する．梅毒の診断には血液検査が用いられ，治療には抗菌薬の注射を行う．治療は妊娠中でも可能である．コンドームは原因菌の伝播を防ぐために使用しなくてはならない．梅毒の発生率は，ペニシリンの導入以来減少している．

症状の段階

右の図は，治療を行わない状態での梅毒の進行段階（第1期，第2期，潜伏期，第3期）を大まかな時間経過にのせ，わかりやすくしたものである．

梅毒第1期
硬く痛みのない硬性下疳（げかん）として知られるもので，通常，外性器に認められる．感染後平均21日で発症し，2〜3週間継続する．治療しなければ，梅毒第2期へと進行する．

梅毒第2期
全身に症状が出る．発熱，のどの痛み，リンパ腺の腫張，関節痛，発赤，口や外性器に潰瘍が現れる．初期の硬性下疳を認めてから4〜10週間後にこれらの症状が現れ始める．治療しなければ潜伏期へと進行する．

梅毒潜伏期
症状はないが，いぜんとして血液検査で感染を認める．2年以内に症状が再発し，その後，梅毒第3期に進行する．

梅毒第3期
特徴的な病変であるゴム腫は主に皮膚や頭蓋骨，脚，鎖骨などの骨に発症する．心血管系，神経系にも影響が出る．

性器ヘルペス

単純ヘルペスウイルスが原因で発症する．非常に痛みの強い潰瘍が生殖器領域に発症する．

単純ヘルペスウイルス（HSV）は2種類存在する．HSV-1は口唇ヘルペスの原因で，HSV-2は性器ヘルペスの原因である．
HSVは人から人へ性的な接触により高率に伝染する．HSVは分娩中に移行すると，新生児に問題をもたらす．ふつうこの疾患は繰り返し発症するが，初期感染がもっとも重症である．外性器やその周囲にひりひりする痛みを伴って発生する．そのほかの症状には，排尿痛，帯下の異常，発熱などがある．症状は3週間持続する．診断は病変部位の診察で可能である．治療によって治すことはできないが，重症度を改善することはできる．

生殖器疣贅

ヒトパピローマウイルス（HPV）によって生殖器にできる。皮膚の接触で感染する。

生殖器疣贅（ゆうぜい）は感染後2ヵ月経過して出現する。痛みはなく急速に大きくなる。それは、口腔性交により口腔内にも発症する。抗ウイルスローションなど、さまざまな治療法が存在する。女性がHPVに感染すると子宮頸がんのリスクが上昇する。コンドームでは完全に防御できなく、HPV感染のリスクは残る。男児は、分娩時に産道でHPVに感染する。

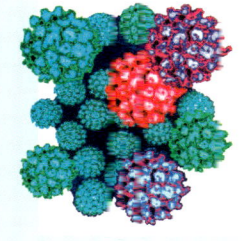

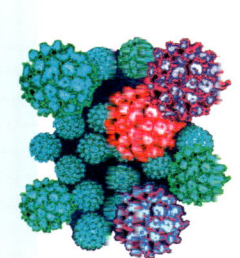

HPV
この拡大図は、生殖器疣贅の原因微生物であるHPVを示している。

淋病

よく見られる性行為感染症である。男性、女性の外性器領域に炎症を起こし分泌物の増加を認めるが、症状が出ないことも多い。

淋病の原因菌はナイセリア・ゴナーレアである。膣・口腔・肛門性交で感染する。通常、症状は感染後2週間で現れるが、数ヵ月現れないこともある。そのときには感染が体中に広がっていることもある。治療しないで放置すれば、感染は卵管に広がり、妊孕能にも影響を及ぼす。感染部位のスワブを採取・検査して診断する。抗菌薬は感染が広がっていれば、点滴で行う。そのほかの性行為感染症（STI）と同様に、パートナーも一緒に治療する。母体が感染していると、分娩中に児に感染を引き起こす可能性がある。眼に感染すれば失明の危険性がある。

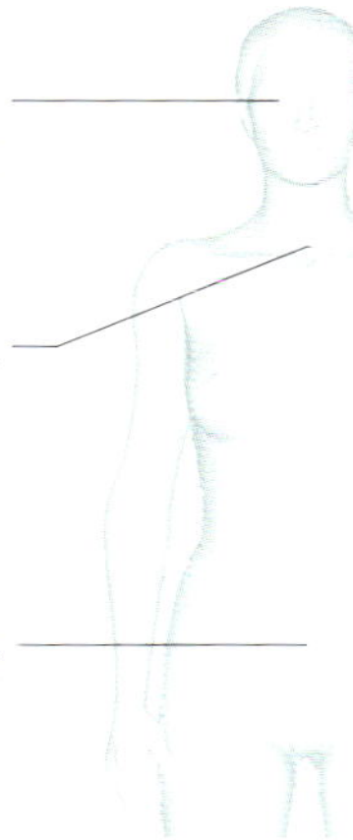

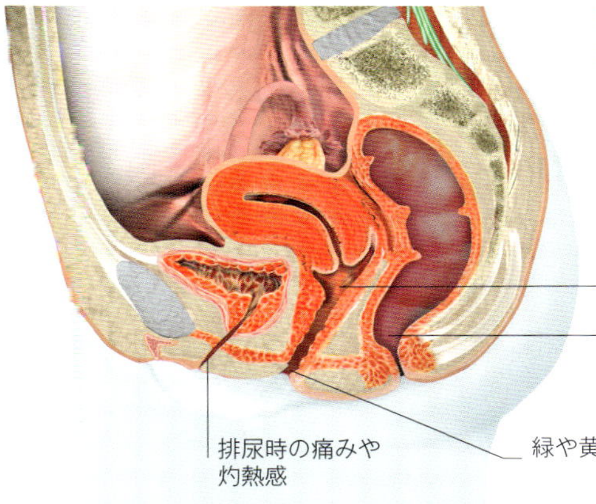

- 痒み、腫れ、膿を伴った眼の感染
- 症状のないのどへの感染
- 下腹部痛と腰痛

男性、女性の症状
主症状は男女ともに似ている。しかし、女性の約50％と、男性の約10％には症状がない。

- 不正性器出血
- 分泌物、不快感、痛みを伴った直腸の炎症
- 排尿時の痛みや灼熱感
- 緑や黄色の膣分泌物

クラミジア感染症

この感染症はしばしば症状を認めず、女性の不妊症のもっとも大きな原因である。感染した男性の50％、女性の80％は症状を認めない。それは気づかないということを意味する。

英国では、生殖年齢にある女性の5％が原因菌であるクラミジア・トラコマティスに感染しているといわれている。症状は排尿時痛、男性は尿道からの分泌物の排泄、女性は膣分泌物、月経と月経の間の出血（不正性器出血）、性交後の出血、下腹部痛を認める。感染は卵管を上行していき、不妊を引き起こす。クラミジア・トラコマティスは分娩中に新生児に感染することもあり、結膜炎や肺炎を引き起こす。男性ではサンプルや尿道のスワブを採取し、女性では子宮頸部のスワブを採取して検査する。抗菌薬を投与するが、妊娠中では使用できないものもある。コンドームを使用することで感染を防御できる。

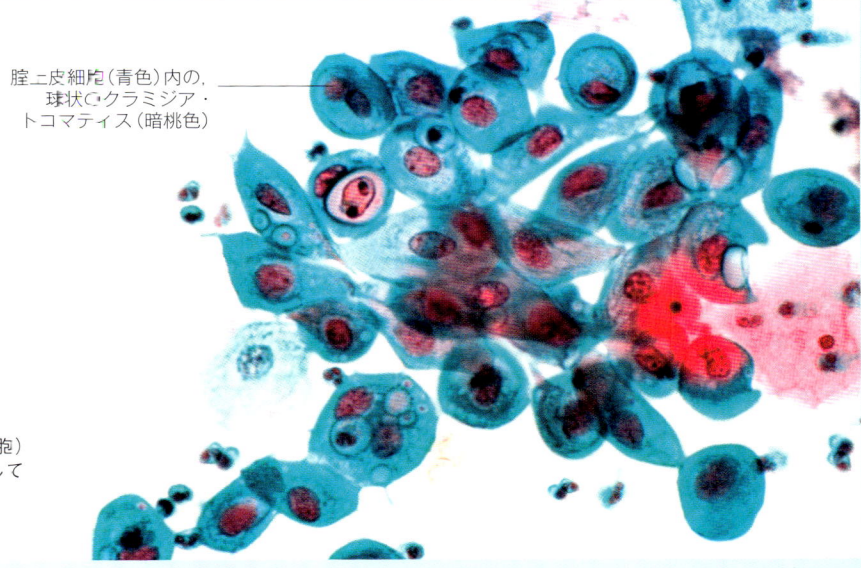

膣の細胞におけるクラミジア
子宮頸部塗抹標本の拡大写真。表層（上皮細胞）の細胞内のクラミジア・トラコマティスを示している。この感染症は非常に一般的である。

- 膣上皮細胞（青色）内の、球状のクラミジア・トコマティス（暗桃色）

非淋菌性尿道炎（NGU）

この男性の尿道の炎症は、淋病以外の感染によって引き起こされる。通常の性行為感染症（STI）は特徴的な症状が出るが、非淋菌性尿道炎の約15％は症状がない。

クラミジア・トラコマティス、膣トリコモナス、単純ヘルペスウイルス、カンジダ・アルビカンスなどさまざまな原因がある。同定される非淋菌性尿道炎のほぼ半分は、女性のクラミジア感染症（上記参照）の原因であるクラミジア・トラコマティスによって引き起こされる。4分の1の症例に関しては、原因が不明である。感染後に発症するまでに5週間かかることもあるが、平均的には2〜3週間である。排尿時に分泌物が出て痛みが生じるが、陰茎先端の尿道口の開口部付近の痛みや発赤を伴うこともある。感染症は、精巣上体、精巣、前立腺に広がる可能性がある。さらに、感染は血液によって広がり、関節に炎症や痛みを引き起こすことがある。尿道から採取した尿サンプルと尿道のスワブを、淋病やほかの感染性の原因を検索するために検査する。コンドームを使用すると、感染症の伝播を減らすことができる。

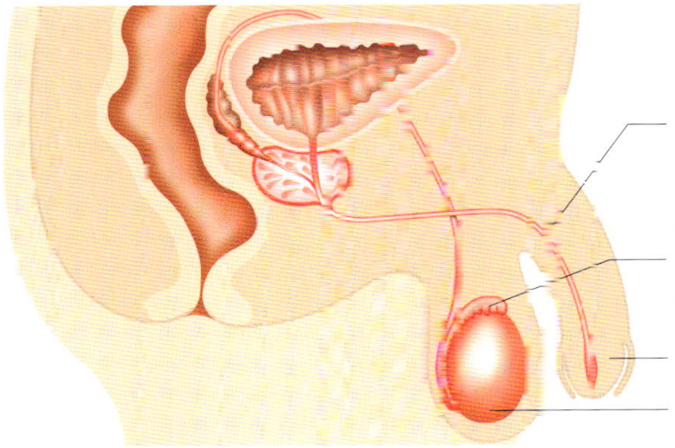

- 尿道：炎症のため、尿が通過するときに痛みが生じる
- 精巣上体：感染が広がると、炎症が起こる
- 陰茎：痛みが増強し、内側がかゆくなる
- 精巣：感染が広がると、腫脹する

非淋菌性尿道炎の症状
これらの特徴は非淋菌性尿道炎に特徴的である。しかし、まったく症状がないこともある。そのため、感染したと知らないうちにほかの人にうつしてしまうかもしれない。

妊娠合併症

大多数の妊婦はとくに大きな問題なく妊娠期間を過ごす．しかしながら，時に問題が起こり，母体，胎児，あるいは双方に影響を及ぼすことがある．たとえば，受精卵が適切に着床や発育しなかったり，また胎児が一見，正常に発達していると思われても，後に問題が発生したりすることもありうる．妊娠中の問題が遺伝や染色体異常のような胎児要因のために発生することもあるし，感染，ホルモン，解剖学的な問題のような母体要因のために発生することもある．

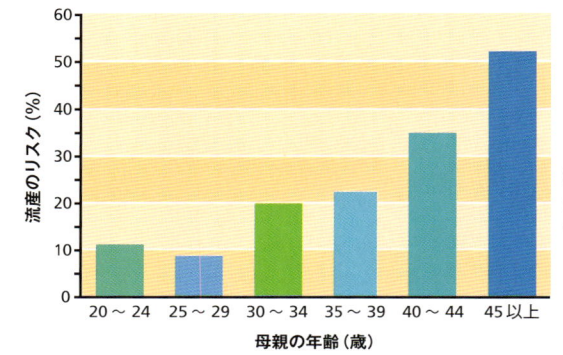

流産

23週以前（訳注：日本では22週未満）に自然に妊娠が終結することを言う．ほとんどは，最初の13週までに発生する．

早期の流産は，胎児の遺伝や染色体異常の結果，発生することが多い．後期の流産は，子宮内の問題によって発生することが多い．ほかの原因としては，頸管無力症（下記参照）や母体感染が原因となりうる．妊娠中のタバコ，酒，薬のようなさまざまな要因によって流産のリスクが増加する．流産には3つのタイプがある．切迫流産では，胎児は生存し，頸管は閉鎖しているが，出血が見られる．進行流産では，頸管は開大し，胎児は通常，生存していない．稽留流産では胎児は生存していないが，出血が見られない．切迫流産では，妊娠は満期まで継続できることがある．進行流産は，完全流産と子宮内に組織の一部が残存する不全流産に分かれる．不全流産や稽留流産では，子宮内から妊娠成分を除去する手術が必要となる場合がある．

流産率
若い世代での流産のリスクは，妊娠5例のうち1例（20％）くらいである．しかし，年齢が進むにつれてリスクが上がり，とくに40歳以上では高くなる．

切迫流産
頸管が閉鎖し，胎児が生存しているならば，妊娠はしばしば正期まで継続可能である．流産が進行してくると頸管は開き，組織が排出される．

流産の原因

流産は，基本的には母体あるいは胎児のいずれかに潜在するさまざまな問題の結果として発生する．これらは，5つに大きく分類される．遺伝性，ホルモン，免疫，感染，解剖学的異常である．しかしながら，必ずしも原因を同定できるわけではない．

原因	可能性のある例
遺伝	過剰な，もしくは少ない染色体が存在するような胎児の遺伝や染色体異常．
ホルモン	甲状腺機能の亢進もしくは低下，糖尿病，プロゲステロンの異常低値．
免疫	抗リン脂質抗体症候群（胎盤の血栓が胎児への血液供給を減少させる）のようなまれな免疫異常．
感染	風疹やトキソプラズマ感染症（原虫感染）のような，母体へ感染するさまざまな感染症．
解剖学的異常	子宮が異常な形態をしていたり，大きな筋腫がある場合や，頸管無力症．

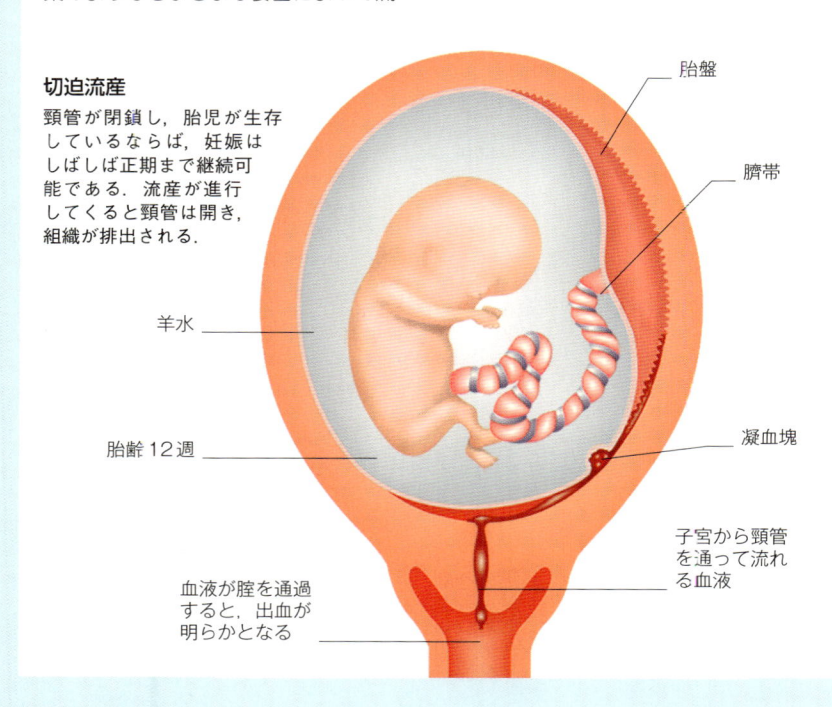

頸管無力症

頸管が弱い（無力）と，大きくなる胎児や羊水から受ける圧力が頸管を開大する原因となり，結果的に流産を引き起こす．

頸管無力症は，子宮頸部への手術や頸管を広げることを必要とする手技（分娩誘発など）によって生じることがある．頸管無力症は，13週以降の流産の原因となる可能性があり，流産が起こる前には，無症状のことがある．過去に後期の流産の既往がある場合，超音波検査で頸管所見を診るようにする．次回の妊娠で（あるいはその後のすべての妊娠において）超音波所見で，頸管無力症が確定したならば，妊娠11～15週で頸管に糸をかけて縫縮し，そして，分娩に備えて36週で糸を除去する．陣痛がそれより前に開始した場合，糸はすぐに取り除く．

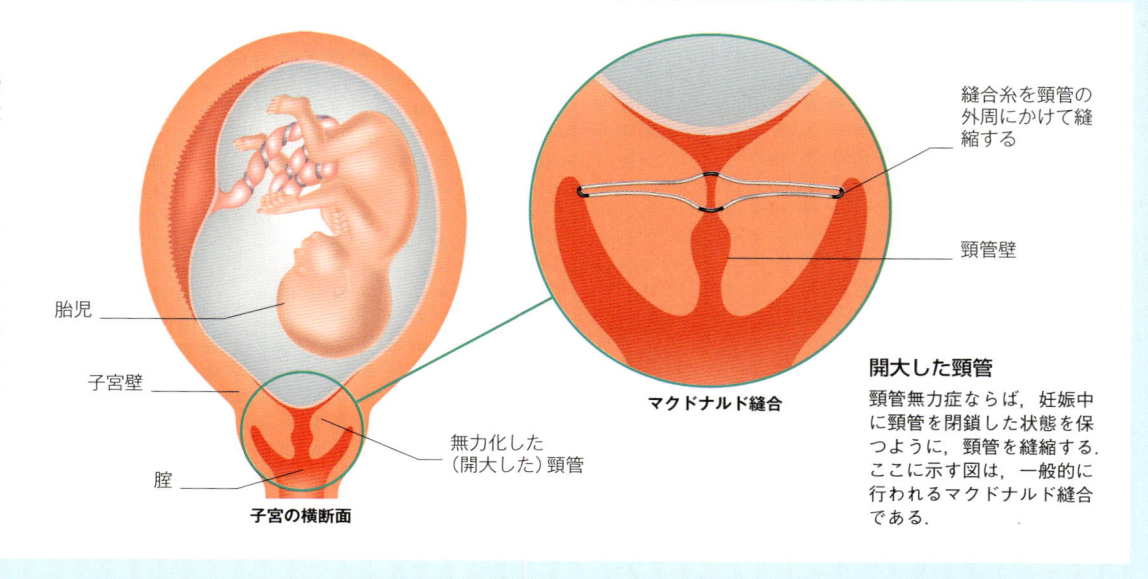

開大した頸管
頸管無力症ならば，妊娠中に頸管を閉鎖した状態を保つように，頸管を縫縮する．ここに示す図は，一般的に行われるマクドナルド縫合である．

異所性妊娠

異所性妊娠では，受精卵が子宮外に着床したため，胎児が適切に発育することができない．この状況は，母体にとっては生命を脅かすものである．

まれに子宮頸部，卵巣，腹腔内に着床することもあるが，ほとんどの異所性妊娠では受精卵は卵管に着床する．可能性のある医師は，外科的処置や骨盤内炎症性疾患（p.218参照）のような感染症による卵管の損傷である．コイルや子宮内避妊具の使用によってもまたリスクが増加する．症状は性器出血や，通常に一側性の下腹部痛である．診断のためには妊娠反応検査を施行し，陽性ならば超音波検査を行う．医師は，腹腔鏡検査（腹腔内を観察するための器具を腹壁から挿入して行う検査）を行うこともある．異所性妊娠が診断されたら，腹腔鏡下に除去される．異所性妊娠が，卵管破裂を起こした場合は，腹部の激痛や肩の痛みを引き起こすこともある．このような状態は，生命を脅かす可能性もあり，緊急手術を要する．

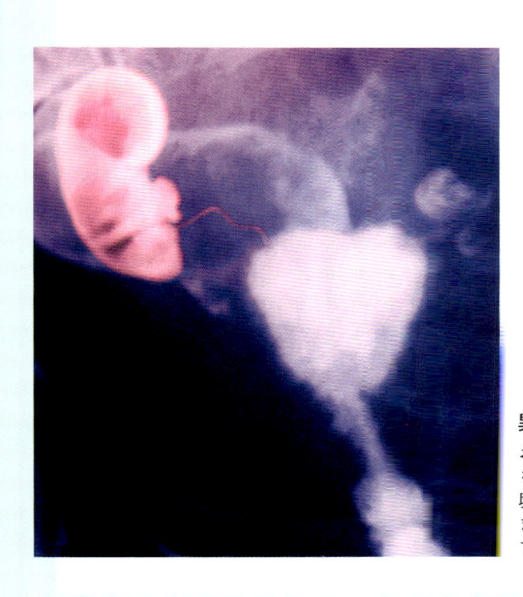

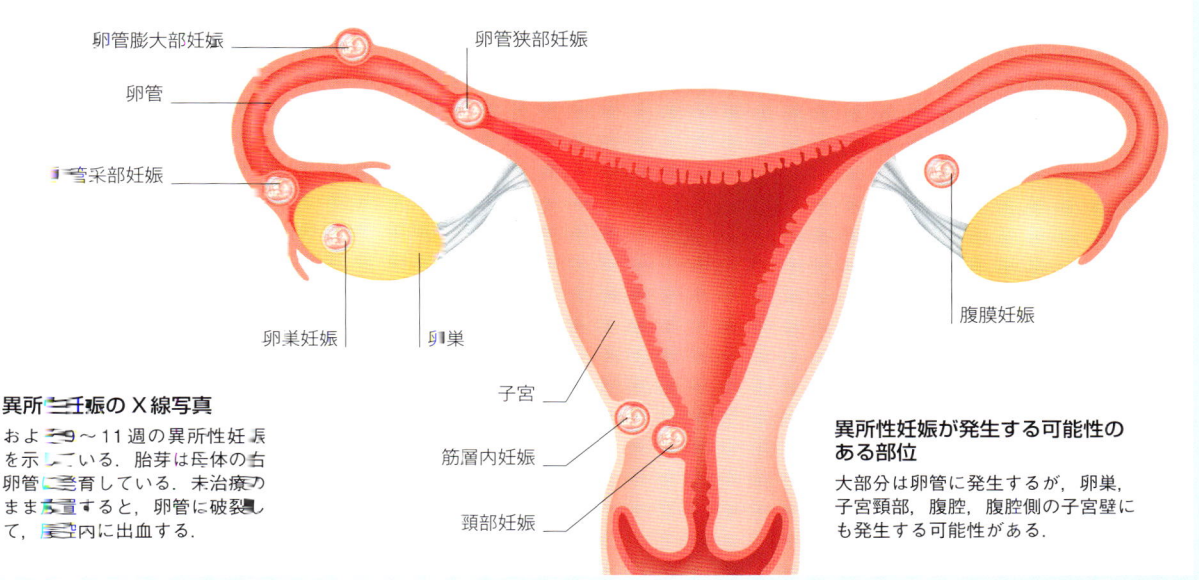

異所性妊娠のX線写真
およそ9〜11週の異所性妊娠を示している．胎芽は母体の右卵管で発育している．未治療のまま放置すると，卵管に破裂して，腹腔内に出血する．

異所性妊娠が発生する可能性のある部位
大部分は卵管に発生するが，卵巣，子宮頸部，腹腔，腹腔側の子宮壁にも発生する可能性がある．

奇胎妊娠

奇胎妊娠は，精子が卵子に受精したとき染色体の組合わせが異常となるときに発生する．そのために正常妊娠にはならない．

完全奇胎では子宮内に嚢胞の塊が形成される．部分奇胎では受精卵と胎盤が一緒に発育をとめるか，受精卵は生き残らない．症状は，5週ごろから始まる性器出血や悪心・嘔吐であり，時に重篤な貧血もある．奇胎妊娠は，（全身麻酔下で）頸管を拡張して，子宮内の組織を取り除く治療を行う．まれに，奇胎組織は悪化し，化学療法のような追加治療が必要になることがある．

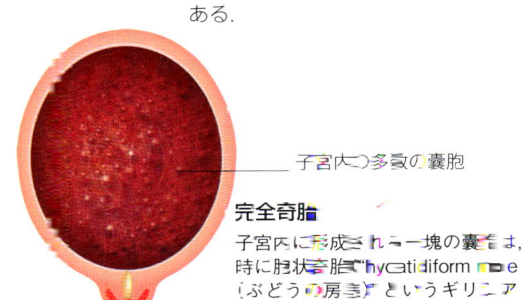

正常胎芽の発達
通常，1つの卵子と1つの精子は，それぞれ23個の染色体をもち，受精後に結合して46個の染色体をもつ受精卵となる

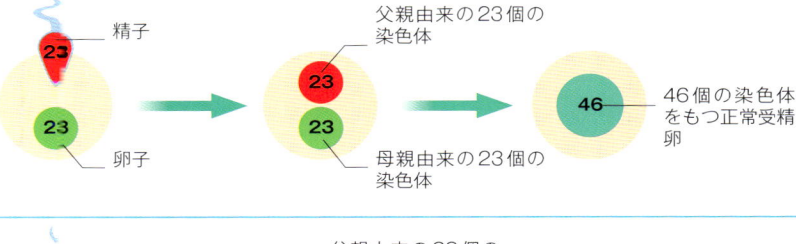

完全奇胎妊娠
23個の染色体をもつ1つの精子が，染色体をもたない空の卵子と受精する．精子由来の23個の染色体は複製され，46個になる．

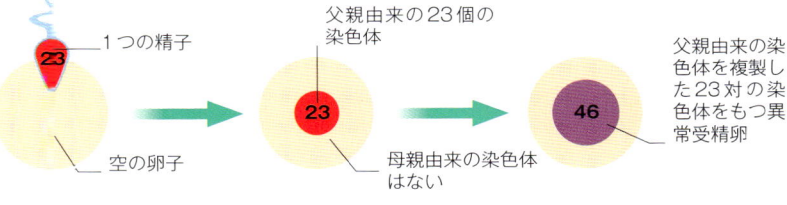

部分奇胎妊娠
それぞれが23個の染色体をもつ2つの精子が，23個の染色体をもつ1つの卵子と受精し，69個の染色体をもつ異常受精卵になる．

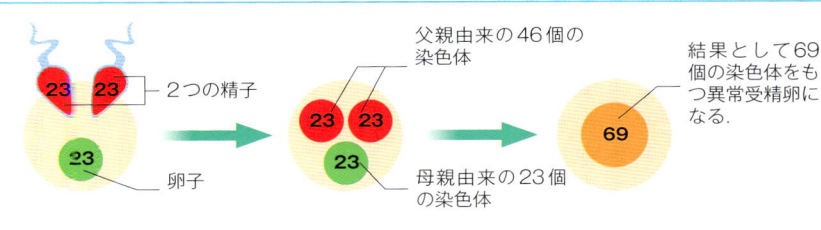

完全奇胎
子宮内に形成される一塊の嚢胞は，時に胞状奇胎（hydatidiform mole（ぶどうの房まど）というギリシア語が語源）とよばれる．

妊娠中の性器出血

性器出血は，妊娠のあらゆる時期に起こる可能性があり，原因は多岐にわたる．性器出血がどのような時期にあっても，危険性を孕んでいる可能性があり，早急な専門家による診察が必要とされる．

妊娠の最初の13週までに見られる性器出血は，流産（左ページ参照），もしくはまれであるが異所性妊娠（上記参照）の徴候であるかもしれない．いくつかの症例では，痛みを伴い，もし原因が異所性妊娠であるならば，痛みは強くなる傾向にある．時に，軽い出血がとくに明らかな理由もなく起こり，妊娠が継続することもある．
13〜23週の間に見られる性器出血は，後期流産の徴候かもしれず，一般的には頸管無力症（左ページ参照）が原因である．
23週以降の性器出血の主要な原因は，痛みを伴う胎盤剝離（p.228参照）か，あるいは痛みを伴わない前置胎盤（p.228参照）である．頸管ポリープ（頸部に見られる非腫瘍性の増殖組織）がある場合，いつの時期でも性器出血の原因となりうる．
原因の検索は，頸管の精査や超音波検査によって行われる．治療は原因によって異なる．

前置胎盤

胎盤が子宮の下部に位置し，そして内子宮口を部分的もしくは全部を覆っている場合，分娩時の妨げとなる．この状態は，妊娠約200例のうち1例の頻度で発生する．

前置胎盤は，23週以降に発生する無痛性の性器出血の主な原因である．多量の出血は，母児ともに生命に危機を及ぼす．前回帝王切開，多胎妊娠，多産はリスク因子である．超音波検査で診断する．多くの場合，胎盤は子宮の増大に伴い，上部に移動するようになるが，低置のままで出血が起こった場合には入院が必要となる．通常，全前置胎盤の妊婦に29週以降の入院が勧められ，37週ごろに帝王切開が計画される．多量の出血が見られたら緊急帝王切開が必要となる．帝王切開は，部分前置胎盤の妊婦にも勧められる．

胎盤の位置
前置胎盤において胎盤の位置は，内子宮口を覆うことなく子宮の下部にあるものから内子宮口の中央を越えて覆うものまで幅広く存在する．

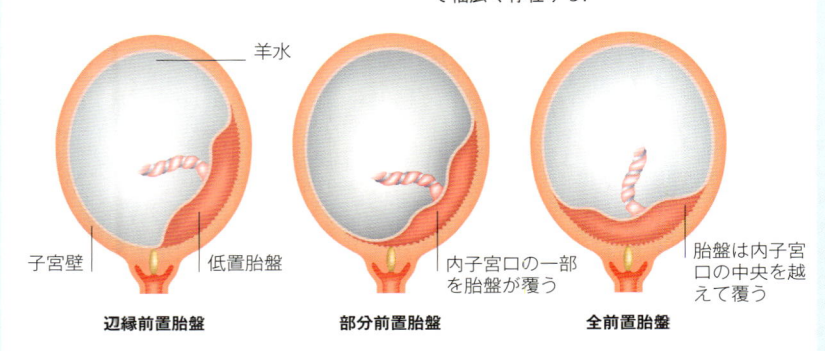

- 辺縁前置胎盤（羊水／子宮壁／低置胎盤）
- 部分前置胎盤（内子宮口の一部を胎盤が覆う）
- 全前置胎盤（胎盤は内子宮口の中央を越えて覆う）

常位胎盤早期剝離

生命に危険を及ぼす可能性があり，児が出生する前に子宮壁から胎盤が部分的あるいはすべて剝離する状態である．

胎盤剝離には2つのタイプがある．顕在性剝離は，27週以降によく見られる性器出血の原因となる．そして潜伏性剝離は，血液が子宮内に留まった状態で，出血を起こさない．長期間の高血圧，常位胎盤早期剝離の既往，多産はリスク因子である．喫煙，過度の飲酒や薬物の常用もリスクを高める．前置胎盤と違って，胎盤剝離は常に痛みを伴い，子宮収縮が起こる．超音波検査が施行されて，胎児心拍の有無が確認される．分娩を誘導することもあるが，重症例では，緊急帝王切開が必要となる．

胎盤剝離
多くの症例では，胎盤が部分的に剝離する．そして血液は，膣外に出るか，胎盤と子宮壁の間に溜まる．まれに，すべての胎盤が剝がれることがある．

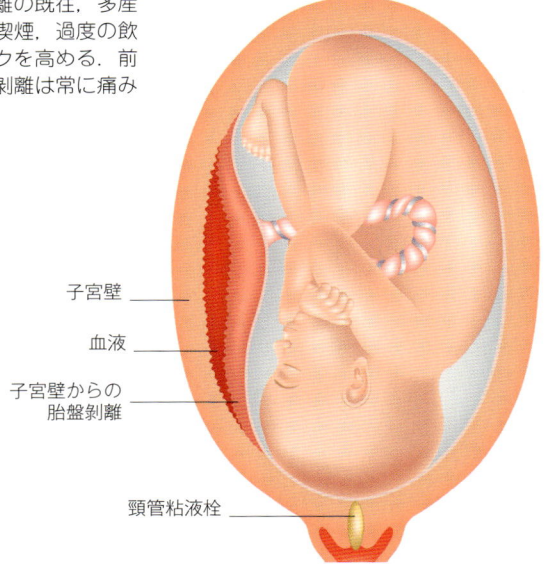

（子宮壁／血液／子宮壁からの胎盤剝離／頸管粘液栓）

羊水量異常

羊膜腔に含まれる羊水量は，さまざまな要因から影響を受けることによって，羊水量が異常に多い状態（羊水過多），もしくは羊水量が異常に少ない状態（羊水過少）になることがある．

羊水過多は，母体の不快感の原因となりうるし，前期破水や早産にも関連する．羊水過多は，また常位胎盤早期剝離（上記参照），分娩後出血（p.240参照），帝王切開，胎位の不確定（胎位が常に変化する）のリスクを高める．羊水過多では，妊娠期間の延長や母体や胎児の合併症を防ぐように管理する．可能ならば，原因を治療する．羊水過少は，妊婦健診の際に見付かることが多い．妊娠後期の破水によって起こる羊水過少は，早産の原因となるし，また，羊水過少は胎内発育不全によっても起こる．胎児の健康状態を定期的に評価する必要がある．

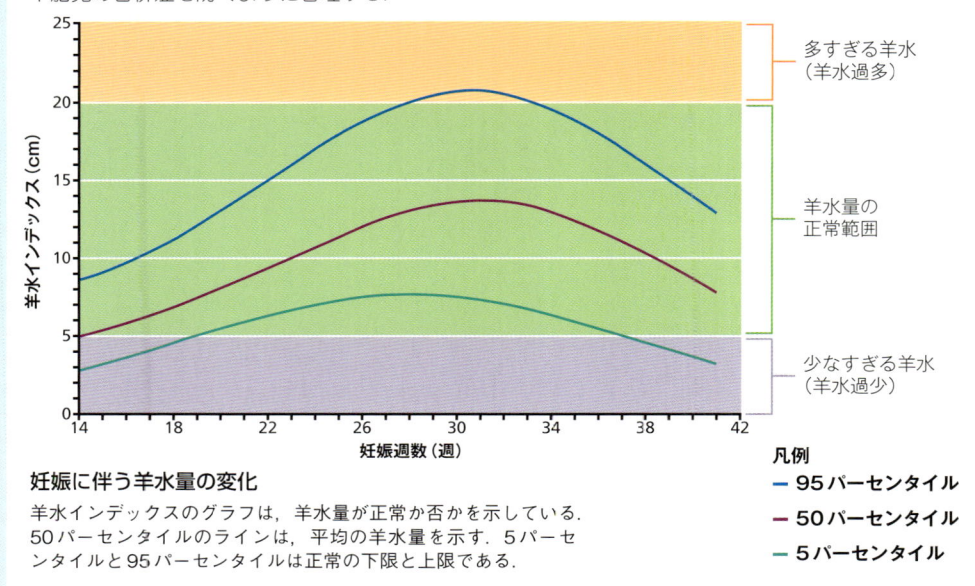

妊娠に伴う羊水量の変化
羊水インデックスのグラフは，羊水量が正常か否かを示している．50パーセンタイルのラインは，平均の羊水量を示す．5パーセンタイルと95パーセンタイルは正常の下限と上限である．

凡例
- 95パーセンタイル
- 50パーセンタイル
- 5パーセンタイル

羊水量異常の原因

羊水過多や羊水過少は，母体や胎児のさまざまな要因と関連している．原因を以下に示す．

羊水過少の原因	羊水過多の原因
妊娠早期の破水	母親が糖尿病
子宮内胎児発育遅延，たとえば妊娠高血圧腎症	胎児の消化管の通過障害
胎児尿産生の減少や胎児尿路系の通過障害などの胎児の異常	無脳児などの胎児異常による嚥下障害
非ステロイド抗炎症薬などの薬の使用	先天性心疾患や貧血による胎児心不全
双胎間輸血症候群（一方の胎児が他児よりも多くの血液を受けるような両児間の血液供給の不均衡）	胎児尿産生の増加（双胎間輸血症候群）
感染	梅毒やパルボウイルスなどの感染
ダウン症候群などの染色体異常	ダウン症候群などの染色体異常
過期産児	軟骨無形成症（低身長の原因となる骨系統の異常）

胎児発育不全（FGR）

胎児が子宮内で十分に発育できない状態で，その結果，児はやせて低出生体重（2.5kg未満）である．

胎児発育不全は，多くの原因によって引き起こされる．たとえば，慢性高血圧，妊娠高血圧症候群（下記参照），風疹のような母子感染である．いくつかの症例では，胎盤が胎児へ十分に栄養を与えることができないために発生する．あるいは，ダウン症候群のような染色体異常もまた原因となりうる．母体が食事制限，喫煙，過度の飲酒，薬物の常用があると，リスクが増加する．頻回の超音波検査や，時には臍帯動脈血流ドプラ検査が胎児の発育を監視するために行われる．ベッド上安静やモニタリングするために入院することが時に必要であり，可能な場合には原因を治療する．胎児の健康状態に不安がある場合，早期の分娩が勧められる．

胎児発育の監視

このグラフは，妊娠中の胎児発育曲線である．97パーセンタイルと3パーセンタイルは正常の上限と下限を示している．胎児発育が正常下限を下回り始めたら胎児発育不全が疑われる．

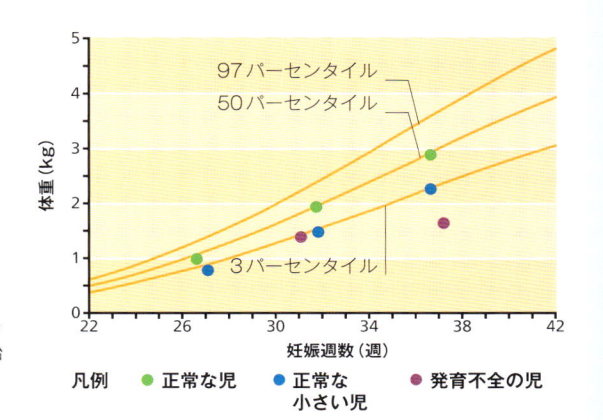

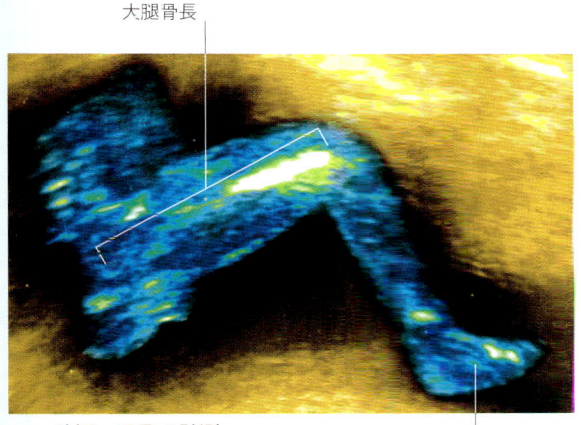

凡例　● 正常な児　● 正常な小さい児　● 発育不全の児

胎児大腿骨の計測
大腿骨は，超音波断層装置で計測できる．この測定は，一定の間隔で繰り返して行われる．腹囲の測定とともに胎児の発育を診ることに使われる．

大腿骨長　胎児の足　子宮壁　3/3半期の胎児　羊水　頸管粘液栓　子宮の断面図

臍帯動脈の血流
このドプラ超音波検査は，胎児から胎盤へ流れる動脈の血流を波形で示している．この検査で異常が見つかれば，胎児もしくは胎盤に問題があるかもしれない．

胎児心拍に同調して臍帯動脈において波形が生じる　血流の途絶は，異常がある徴候である

子宮動脈の血流
子宮動脈は子宮へ血液を供給する．子宮動脈の血流は，胎盤へ流れる血流量や，さらには胎児へ流れる血流量を示唆する指標となる．

血流の低下　心収縮期の上昇　心拡張期の低下

妊娠高血圧腎症と子癇

この状態は妊娠に特有で，児の娩出に伴って軽快する．

妊娠高血圧腎症（子癇前症）において，血圧は上昇し，水分は貯留し，タンパクは尿中に喪失する．手・顔・足の浮腫，頭痛，視覚障害，腹痛などの症状が最終的に出現する．無治療ならば，高血圧のために妊娠高血圧腎症の妊婦の1割が子癇（けいれん）を引き起こす．このためにすべての妊婦は，健診のたびにタンパク尿の有無のチェックや血圧測定が行われる．正常域内へ血圧を戻すことを目的に治療する．胎児の発育に不良となる（上記参照），入院管理や児の早期娩出が必要となることもある．子癇はただちに治療され，母体の状態を落ち着いた後に通常は帝王切開が行われる．

妊娠高血圧腎症の徴候
妊娠高血圧腎症は，症状はないか軽度である．多くの症例で症状は進行性で，さまざまな身体の部分に影響を及ぼす．重篤な症状は，生命を脅かす子癇発作の前兆のこともある．

視覚障害　眼華閃発，ぼやけた感覚，光に対する易刺激性がよく見られる

強い頭痛　前頭部痛がよく認められる

悪心，嘔吐　めまいに伴って生じることがある

腹痛　痛みは，上腹部中央に認められることが多い

突然の体重増加　異常に急激な体重増加（1週間に0.9kg以上）

急激な浮腫　下肢（顔や手にも見られる）の突然の浮腫は妊娠高血圧腎症の徴候である

妊娠高血圧腎症のリスク因子

妊娠高血圧腎症の原因は，胎盤にありそうだが，まだ十分にはわかっていない．しかしながら，この状態を引き起こすさまざまなリスク因子が挙げられている．それらを以下に示す．

太りすぎや肥満
妊娠高血圧腎症の家族歴や既往歴
多胎妊娠
初めての妊娠または新しいパートナーとの初めての妊娠
最後の妊娠から10年以上経過している
35歳以上
腎疾患の持病
高血圧の持病
糖尿病の持病
ある種の自己免疫疾患

妊娠糖尿病

糖尿病は，血糖を調整するインスリンの必要量に膵臓が反応できなくなると，妊娠中に発症する．

妊娠糖尿病は，多くの場合，無症候性であるが，過度の口渇，発汗過多，多尿を訴えることもある．血液検査で診断される．治療は，食事療法やインスリン注射が必要なこともある．胎児は巨大児となり，帝王切開が必要となる場合もある．妊娠糖尿病は通常，妊娠終了後に治まるが，再発する可能性もある．

妊娠糖尿病の転帰
典型的なものでは，巨大児となる．母体のインスリンと血糖値は分娩後に正常化する．

- 妊娠糖尿病の妊婦は，インスリンが必要十分量産生されないため血糖コントロールが不良になる．結果として，母体血糖値は高くなる．
- 高い母体血糖は，胎盤を通して胎児へ移行する．血糖（グルコース）は胎児の主な栄養源である．
- 胎児は，血糖を利用するためにインスリン分泌を増加させる．利用されない血糖は脂肪として蓄えられる．結果として胎児は正常より大きく発育し，分娩時に問題を生じる．

妊娠悪阻

妊娠初期の嘔吐が強くなると，水分や食事をとれなくなる．

つわりがあっても体重が増加するふつうの妊婦と比較して，重症妊娠悪阻の妊婦は体重が減少し，脱水になることもある．原因は十分にわかっていないが，妊娠中に産生されるヒト絨毛ゴナドトロピンの高値が関係しているとも言われている．双胎妊娠は，ヒト絨毛ゴナドトロピンが高値となり，重症妊娠悪阻のリスクも高くなる．ストレスもまた状態を悪くする．嘔吐が極端に重症ならば，入院管理が考慮され，脱水の程度の評価や胎児のチェックのための超音波検査が行われる．点滴や制吐薬の投与も考慮される．この状態は通常，13週ごろには軽快するが，次の妊娠でも起こりうる．

つわりがいつ重症妊娠悪阻になるのか？

つわり	重症妊娠悪阻
体重減少はほとんどない．あったとしてもわずか．通常は増加する．	2.2〜9kgかそれ以上の著明な体重減少．
悪心・嘔吐はあるが，食事や飲水はできる．	悪心・嘔吐によって食欲不振や脱水になる．
嘔吐はまれ．悪心はたまにある，もしくは軽度ある．	嘔吐は頻繁に見られ，胆汁や血液が混じることもある．悪心は常にあり，程度は中等度〜重症である．
食事や生活スタイルを変えることで，通常は症状が改善する．	輸液や制吐薬が必要である．
1/3半期を過ぎると改善するのが典型的である．しかし気分がわるくなることはときどきある．	妊娠中期に症状が消失することもあるが，悪心・嘔吐が持続することもある．
仕事や子どもの面倒を見ることは，ほぼ可能である．	妊婦は，数週〜数ヵ月間仕事ができないし，看護が必要となる場合もある．

Rh因子不適合妊娠

胎児と母体間のRh因子の不適合が発生した場合に，次回以降の妊娠で不適合が起これば問題が生じる可能性がある．

血液は，赤血球の表面のRhプロテインの有無によってRh陽性と陰性に分類される．Rh陰性の女性がRh陽性のパートナーと結ばれた場合，Rh陽性の児を妊娠する可能性がある．胎児のRh陽性の赤血球によって，Rh陽性赤血球に対する母体の抗体形成が促される．この状態は，最初の妊娠では問題とならないが，次回以降にまたRh陽性胎児を妊娠した際に，母体の抗体は，胎盤を通過して胎児赤血球を破壊する．この状態は，胎児の貧血や出生後の黄疸（p.235参照）を引き起こす．軽度のRh不適合妊娠においては，36週に分娩が誘導されることもある．より重症な場合は，より早期の分娩も考慮されることもある．胎児が非常に重篤な状態であるか，分娩させるには未熟すぎる場合は，Rh陰性の血液を胎児へ輸血することもある．抗体は，母体循環に入った胎児血を破壊するために妊娠のたびに母体へ投与し，抗体産生を予防する．

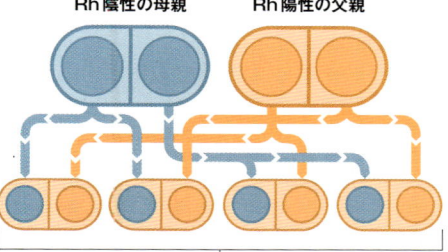

Rh因子の遺伝のしかた
すべての人は，Rh因子の状態において2つの遺伝子表現をもつ．1人がRh陰性で，パートナーがRh陽性ならば，Rh陽性が優性となる．

1 初回妊娠
Rh陰性の母親は，Rh陽性の児を妊娠しても不適合の問題は起こらないであろう．問題は，次回以降の妊娠で起こってくる．

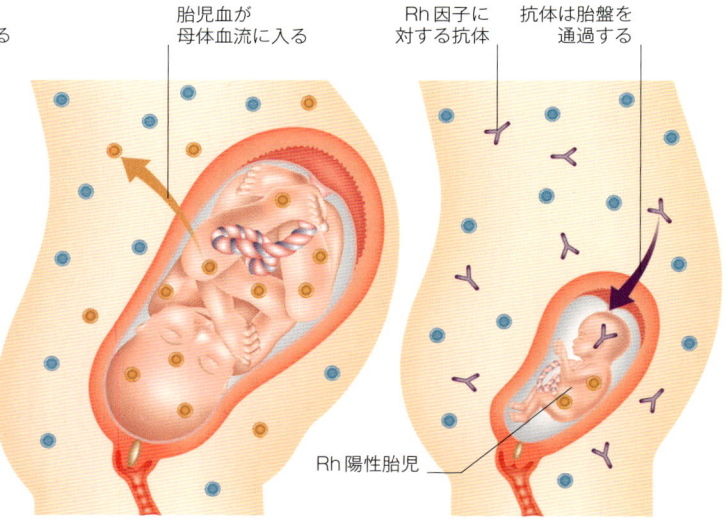

2 妊娠中
妊娠中に胎児血が母体循環へ流入すると母体に抗体が産生される．この抗体は，次回以降の妊娠で，Rh陽性の赤血球に対して反応する．

3 次回以降の妊娠
母体の抗体は胎盤を通過して，Rh陽性の胎児赤血球を破壊し，胎児の貧血を引き起こす．

尿路感染症

妊娠中の尿路への細菌感染は，尿の停滞によってよく起こる．

妊娠中のホルモンの変化や増大した子宮のために，尿の流れは停滞する．そのために，妊婦は，尿路感染症にかかりやすい．症状は，排尿中の焼けるような感じ，頻尿，下腹部痛，背部痛である．発熱や腎臓付近の痛みは，感染が尿路へ広がったことを示唆する．診断を確定するために尿検査が行われる．治療は抗菌薬を用いる．無治療でいると，早産や低出生体重児の出産につながることもある．

大腸菌が膀胱表面を覆っている

上皮細胞から分泌された粘液成分

赤血球は，感染によって引き起こされた出血の結果である

腫脹した膀胱上皮細胞

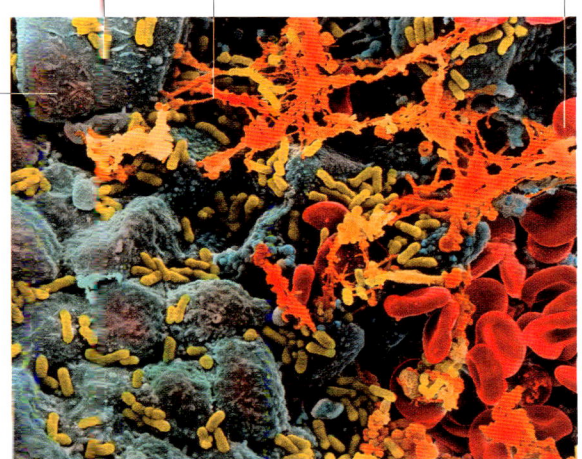

膀胱内部
大腸菌は，妊娠中の尿路感染症の主な原因菌であり，膀胱上皮細胞の腫脹を引き起こしたり，時に膀胱内に赤血球が見られたりする．

手根管症候群

手のひりひり感，しびれ感，痛みは，手首の神経が圧迫されたために起こる．

手への神経の1つが，手首の骨とそれを覆う靱帯間にあるわずかなすき間（手根管，カーパール・トンネル）を通る．妊娠中，組織が腫脹してこのすき間が狭くなり，神経を圧迫した結果，手にひりひり感，しびれ感，痛みが生じる．手や指を曲げたり伸ばしたりすることで症状が軽減する．通常，症状は分娩後に軽快するが，時に手術によって，神経の圧迫を解除して症状を取り除くこともある．

坐骨神経痛

坐骨神経が圧迫されるために，痛みが臀部から足の後面へ広がる．

妊娠中の姿勢の変化が，足の後面を下降して，膝で分岐して足の外側や足底に達する坐骨神経を圧迫する．痛みとともに，神経痛によって立ち上がることが困難となったり，状態がひどい場合は歩くこともできなくなったりすることもある．症状は，間欠的に出現する傾向にあり，通常，出産後には軽快する．当座の対応として，姿勢後ろに引いたり，背筋を伸ばしたりして姿勢を正したり，足底を伸ばしたり，膝をリラックスさせたりすることで症状を和らげることができる．

坐骨神経の走行路
坐骨神経は，体内でもっとも大きな神経であり，脊髄下部から神経群が1つとなって形成される．神経とその分枝は，足に沿って走行する．

坐骨神経は，臀部から大腿後面を下降して，膝高さで下肢への分枝を出す．

浮腫

体液貯留のための浮腫は，妊娠中によく見られる．足，下腿，手によく認められる．

体液の貯留は，とくに妊娠の最後の数ヵ月によく見られ，健康な妊婦の約80％に出現する．体液貯留による浮腫は，ベッドに横になっている夜間に軽快し，日中にしだいに悪化する傾向にある．座った際に足を上げたり，循環を促す運動（たとえばウォーキングやスイミング）をしたりすることで軽快することもある．弾性ストッキングが有効な場合もある．体液の貯留は，通常は深刻な問題ではないが，時に妊娠高血圧腎症の症状の1つとして出現することもある（p.229参照）．

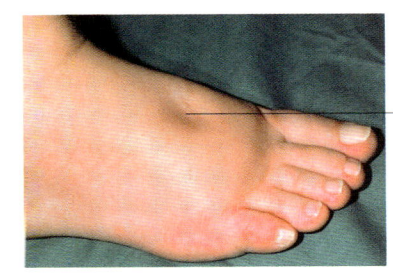

指で押さえると圧痕を生じ，指を離せばしだいに消失する．

むくんだ足背
通常，体液はまず足に溜まり始める．そして重症の場合は，下腿へ広がっていく．手もまた，むくみが見られやすい．指圧痕が残りやすい．

静脈瘤

増大した子宮による圧迫のために，妊娠中は静脈の怒張が出現し，時に悪化する．

妊娠の後期になると増大した子宮が下肢からの血液を集める深部静脈を圧迫するため，通常では静脈の逆流を防ぐための静脈弁がうまくはたらかなくなり，血流がうっ滞する．結果として，深部静脈へつながる浅部静脈には，血液がうっ滞し，浅部静脈は腫張したり，静脈瘤を形成したりする．症状は，運動したり，坐位のときに足を挙上したり，弾性ストッキングを着用したりして和らげることができる．必要であれば出産後の治療として注射療法や手術療法を行うことがある．

多胎妊娠に特有の問題

多胎妊娠は，母子にとって多くの問題を引き起こす可能性がある．つわりのようなよくある症状も，高いホルモン値や大きな子宮のために，よりひどくなることが多い．鉄欠乏性貧血，高血圧，妊娠高血圧腎症（p.229参照），前置胎盤（p.228参照），羊水過多（p.228参照），流産（p.226参照）等の医学的問題のリスクも高くなる．児は小さく，早産も起こりやすい．多胎妊娠は注意深く経過を見る必要があるが，多くの場合，転帰はよい．

子宮の中の3つの胎児
品胎妊娠は，分娩8,000例のうち1例の割合で起こる．生殖補助医療による多胎妊娠は，子宮に戻す受精卵の数を制限しているために，現在では頻度は減っている．

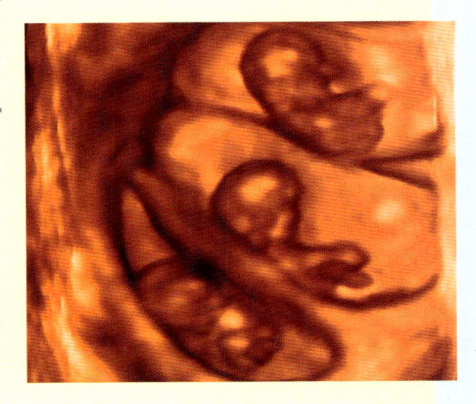

陣痛・分娩の異常

多くの女性にとって，出産は問題なく経過し喜びに満ちあふれたものである．しかし一部の女性では，胎児または母体に問題が生じることがある．たとえば，正期に入る前の陣痛発来や胎児機能不全の徴候により急速遂娩が必要となることがある．母体では，分娩時に会陰部が裂けたり，時に鉗子分娩や吸引分娩で損傷を招くことがある．

早産

早産とは36週以前での分娩を言う（訳注：日本では22週から37週未満）．早産児にはさまざまな合併症が起きる可能性がある（p.234参照）．

多胎妊娠や母体感染症などは早産の原因となる．原因不明のこともあるが，妊娠中の喫煙や飲酒，ストレス，早産の既往はリスク因子である．切迫早産の初期症状として，痛みを伴わない下腹部のはりを認める．徐々に痛みを伴う規則的な子宮収縮へと進行し，血性粘液性の腟分泌物や腰痛も出現する．早い妊娠週数での陣痛発来の場合，医師は子宮収縮抑制薬を使用し早産への進行を防ごうとする．もしすでに早産しそうな状況であれば，経母体的にステロイドを投与し胎児の肺成熟を促す．在胎週数にもよるが，早産児は器官が成熟するまでNICUでの管理が必要となる．

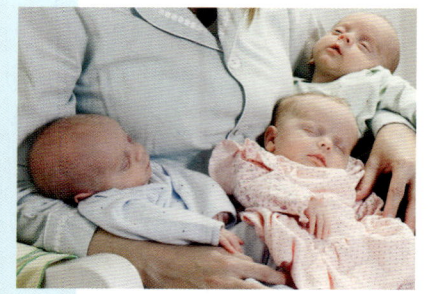

3胎
多胎妊娠では過度な子宮伸展のため早産になりやすい．

胎児機能不全

胎児の状態が良好でないとき，または分娩前や分娩中に通常認められる反応がないときに特別な徴候が見られる．

母親からの胎動減少の訴え，羊水中への胎便（胎児糞便）混入や胎児心拍数が速すぎたり，遅すぎたり，あるいは細変動がなかったりといった異常（頻脈，徐脈，基線細変動の低下，一過性頻脈の消失）は胎児機能不全を示唆するサインである．常位胎盤早期剥離（p.228参照）が原因であることが多いが，原因不明のこともある．児の状態が切迫していれば，経腟分娩か帝王切開ですみやかに児を娩出させる必要がある．

分娩監視装置で胎児のwell-beingを評価する
分娩監視装置で胎児心拍数と子宮収縮を連続的に記録する．胎児心拍数は子宮収縮に伴い一過性に増加し，その値は記録紙で確認できる．

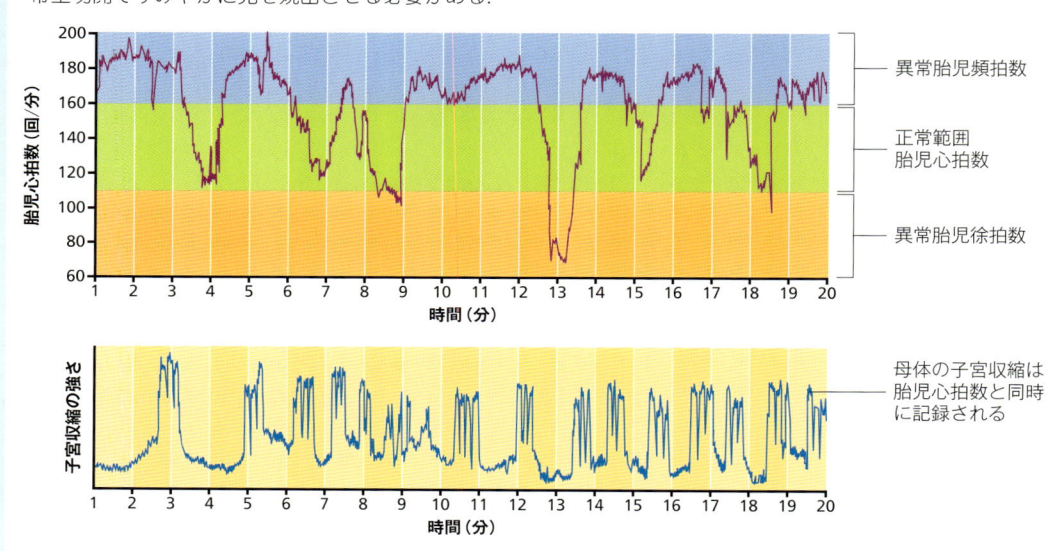

- 異常胎児頻拍数
- 正常範囲 胎児心拍数
- 異常胎児徐拍数

母体の子宮収縮は胎児心拍数と同時に記録される

臍帯脱出

胎児先進部よりも先に臍帯が子宮口から脱出するために起こる緊急事態．胎児への血液供給が途絶えるため，緊急対応が必要とされる．

臍帯脱出は通常分娩中に起こるが，時に分娩前の破水時にも生じることがある．胎児先進部による臍帯圧迫のため，胎児への血流が減少する．臍帯脱出は，児頭が骨盤内に嵌入していない場合（p.189参照），頭位でない場合（とくに横位），多胎妊娠や羊水過多で見られる場合が多い（p.228参照）．臍帯脱出を認めた場合，母体に下記のような体位をとらせることが必要である．子宮口が全開大であれば早急に経腟分娩（状況に応じて鉗子や吸引器を使用）が可能かもしれない．そうでなければ，すぐに緊急帝王切開術を行う必要がある．

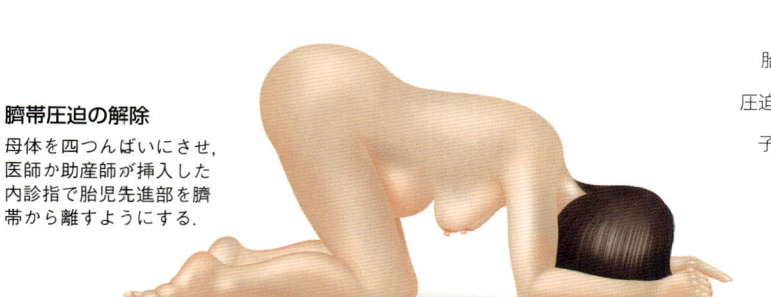

臍帯圧迫の解除
母体を四つんばいにさせ，医師か助産師が挿入した内診指で胎児先進部を臍帯から離すようにする．

胎児による臍帯圧迫
胎児が臍帯を圧迫すると，中にある血管が圧迫され胎盤から胎児への血流や酸素供給の減少を生じる．

- 胎盤
- 圧迫された臍帯
- 子宮頸管内の臍帯
- 子宮

胎盤遺残

胎児が娩出された後に胎盤や卵膜が子宮壁から剥離せず娩出されないことがある．

子宮弛緩（子宮が胎盤を排出する収縮をしなくなること）や胎盤が子宮筋層に侵入しているまれな癒着胎盤など，胎盤遺残の原因はさまざまである．胎盤や卵膜の一部または全部が遺残している場合，十分な子宮収縮が起こらず子宮壁の血管から持続的に出血が続く．胎盤が娩出されなければ，局所麻酔（硬膜外麻酔や脊椎麻酔，p.196-197参照）や全身麻酔下に用手剥離を行う必要がある．

肩甲難産

児頭が娩出された後に，後続肩甲の一方が母体骨盤の前方にある恥骨結合後面にはまって，児の肩甲が娩出されない医学的な緊急事態であり，きわめて危険である．

肩甲難産は，正常な経腟分娩でも，吸引・鉗子分娩（p.202参照）でも予想外に起こることがある．肩甲難産では，新生児が呼吸を開始できなかったり，臍帯圧迫が起こったりして重篤な合併症を伴う緊急事態となる．医師や助産師は，妊婦に姿勢をやわらげ

肩甲難産児を娩出させるため産道を広げる体位をとらせる．介助者は下腹部を圧迫し，肩甲を母体の後方に圧排して外し，整復を試みて児を娩出させる．また，産道を広げるため十分な会陰切開を行う．肩甲難産では，腕神経叢の損傷を起こす場合がある．

恥骨結合
骨盤前方の正中線にある柔軟性のある骨結合である．妊娠中は生理的に軽度開大する．

児の肩甲部
肩甲が恥骨結合後面にはまり込んでいる．

損傷されやすい場所
腕神経叢は腕を支配する神経であり，肩甲難産で損傷されることがある．

発露
通常はいったん児頭が娩出されると後続肩甲の娩出は容易であるが，肩甲難産では困難となる．

児頭骨盤不均衡
児が大きすぎる場合，母親の骨盤が狭すぎる場合，あるいはそのどちらでもある場合など，経腟分娩ができないことがある．

B群溶血性連鎖球菌（GBS）感染

この細菌感染は，妊娠中や分娩時に母体から児に移ると新生児に問題を起こすことがある．

GBSは腸管内や腟内の常在菌で，多くの女性（約3分の1）が保菌者である．子宮内で，あるいは分娩時に産道で母児感染が起こる．GBSが原因の早産の場合や尿路感染症があることは，児が感染するリスクを上げる因子となる．新生児のGBS感染症では発熱，呼吸障害，哺乳障害，けいれん等が出現する．確定診断のため血液検査を行い，抗菌薬の投与を行う．

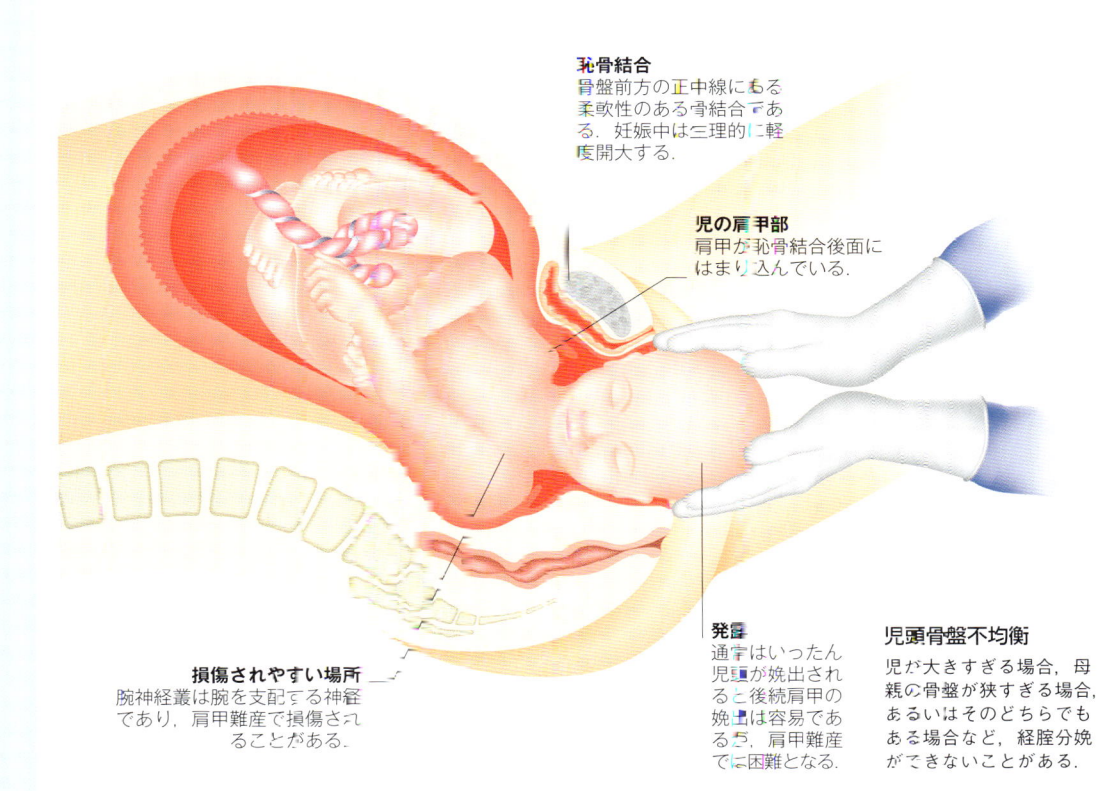

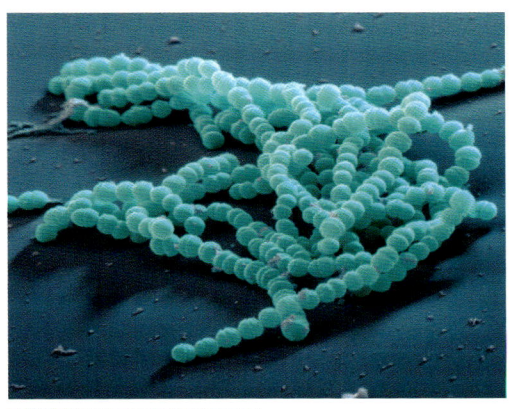

B群溶血性連鎖球菌（GBS）
健常成人の腸管などに常在するが，無症状である．しかし新生児が感染すると重篤な症状を呈する．

会陰裂傷

児が産道を通過する際に，会陰が過度に伸展されると腟口と肛門の間に裂傷を生じる．

裂傷の程度はさまざまであり，腟壁のほんの小さなものから腟層深部や肛門まで及ぶこともある．小さな裂傷は初産婦に多く見られ，まれに子宮頸管や腟壁に及ぶことがある．裂傷の発生要因はたくさんある．たとえば初産婦の経腟分娩，重症裂傷の既往，鉗子や吸引分娩，巨大児，顔が後方でなく前方を向いているなどさまざまである．会陰切開（p.202参照）による創がさらに深くなることもある．会陰裂傷が治るためには裂けた部分をもとに戻すために縫合をしなければならなくなる．

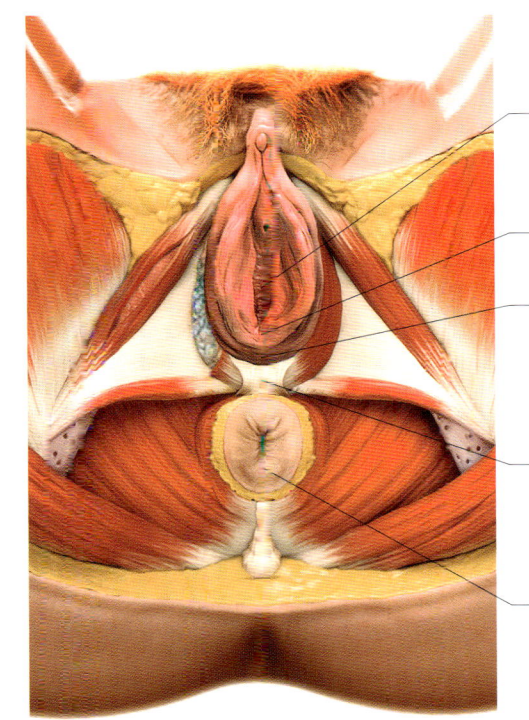

会陰裂傷で損傷される組織
裂傷は腟の縁から肛門まで及ぶことがある．深部組織まで及んだ場合，治癒までに長期間かかることがある．

腟
多くの裂傷は，組織が過度に伸展されることによって腟の縁より始まる．

小陰唇
腟口周囲の陰唇ひだまで裂傷が及ぶ．

大陰唇
まれに，腟口周囲の大陰唇ひだまで裂傷が及ぶ．

会陰
腟と肛門の間の領域はもっとも重症な裂傷が起こるところである．

肛門
肛門周囲の筋肉や深部組織にも裂傷が及ぶことがある．

会陰裂傷の分類

分類	裂傷の状態
第1度	会陰皮膚および腟粘膜表層のみの裂傷で筋肉に及ばないもので，よく見られる．縫合が必要なときもあるが，自然治癒することもある．
第2度	腟周囲の筋層の裂傷を伴う．傷は強く痛む．吸収性縫合糸を使用し縫合する．治癒には2，3週間かかる．
第3度	腟組織，会陰の皮膚，その下の筋肉，そして肛門周囲の筋肉（肛門括約筋）などの裂傷が第3度裂傷では起こる．
第4度	第3度裂傷が肛門括約筋下の組織（肛門），直腸粘膜まで及ぶ場合，第4度裂傷となる．すべての組織の修復のためにたくさんの縫合が必要である．

233

新生児の異常

新生児期には、さまざまな疾患に罹患する危険がある。たとえば、感染症は胎盤を通過して感染したり、分娩中に感染したりする。これらの疾患は、未熟性や、妊娠中または分娩時の問題に起因することもあるが、特定の原因がなくても起きることがある。小児科医はこれら疾患発生時の対応を熟知しており、時として新生児集中治療を行う。

早産児に多い合併症

早産児はとくに医学的問題が起こりやすく、とりわけかなり早い週数での出生や、出生体重が極端に小さい新生児では問題が生じやすい。早産児は母体内で発達する時間が十分になかったことが原因でこれらの問題が生じている。十分に発達できなかったということはとりわけ呼吸窮迫症候群において見てとれる（下記、「肺疾患」参照）。早産児の管理は絶え間なく進歩し、予後は改善してきたが、早産児はいぜんとして慢性疾患に罹患する危険性が高く、それらの疾患は長期間の治療を要する。

肺疾患

新生児に起こるさまざまな肺疾患に、未熟性が影響している。呼吸窮迫症候群や、呼吸数が極端に少なかったり、呼吸を止めたりする早産児無呼吸発作などが挙げられる。

呼吸窮迫症候群は主に在胎28週以前に出生した新生児に出現しやすい。肺胞という小さな空気の袋を開いたままにしておく肺サーファクタントという物質の欠如により起こる。肺の表面積が減少する結果、児は努力性呼吸や多呼吸が生じる。早産が予想される場合、児の肺成熟を促すために母体にステロイド投与をすることがある。分娩後に肺サーファクタントが挿管チューブを通して直接児の肺に投与されることがある。診断を確定するため胸部X線写真が撮影されることがある。酸素投与など呼吸補助（補助換気）が必要なことがある。呼吸補助とは呼吸中気道内圧を保っておくはたらきのある持続的気道陽圧換気（CPAP）または児の自発呼吸に代わり呼吸を行うはたらきのある人工呼吸器を用いることである。無呼吸や呼吸回数の減少は、早産児ではよく起こる。この現象の原因は低酸素や低血糖のこともあるが、多くの場合は原因不明である。呼吸刺激作用のある薬が必要とすることがあり、いくつかの症例ではCPAPが必要となることがある。

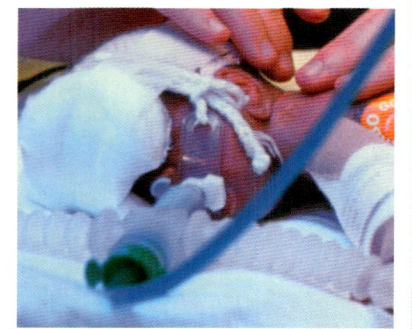

呼吸補助
早産児は呼吸補助が必要となることがある。気道を開いたままにしておくため、または肺が成熟するまで呼吸のはたらきを代わりに行うためである。

脳出血

超早産児で脳出血の発症はよく見られる。通常は出生後72時間以内に発症する。脳出血の重症度と発症部位によって、脳出血による障害はさまざまである。

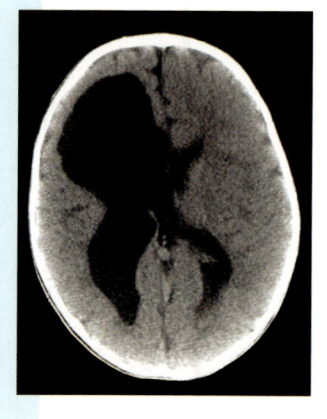

脳出血は重症な呼吸窮迫症候群（上記参照）や分娩時周辺期で低酸素状態に陥った児によく起こる。出血には脳性麻痺（右ページ参照）となるものがあり、そこでは脳神経組織への障害や脳への液体貯留（水頭症）によってさまざまな問題が起こる。出血した部位や大きさを評価するためCTまたは超音波検査を用いる。水頭症の場合には、過剰の水分は除去されるかまたは永久的なシャントを埋込み、これにより脳から腹腔内へ余分な水分を迂回させることがある。

脳での出血
この就学前の児の頭部CTでは、出血により脳容量の減少を認める部分がある。

未熟児網膜症（ROP）

未熟児網膜症は網膜血管の発達に影響を及ぼす。網膜は眼の最内側にあり、そこには光に反応する細胞とそれらの情報を脳に送る神経細胞が存在し、結果としてイメージを形成する。

ROPは30週以前に出生する超早産児や早産児の約20％に発症する。網膜のある領域では血管が異常に発達するが、ほかの領域では発達しないという網膜血管の成長異常を認める。異常血管はもろく血液を漏出することがあり、これにより網膜の損傷と視力障害が引き起こされる。重症例では網膜剥離が起こり、失明にいたることがある。未熟児網膜症は網膜像から診断または評価を行う。軽症の未熟児網膜症は自然に改善することもあるが、より重篤な症例では視力障害を取り除くために光凝固が必要なこともある。

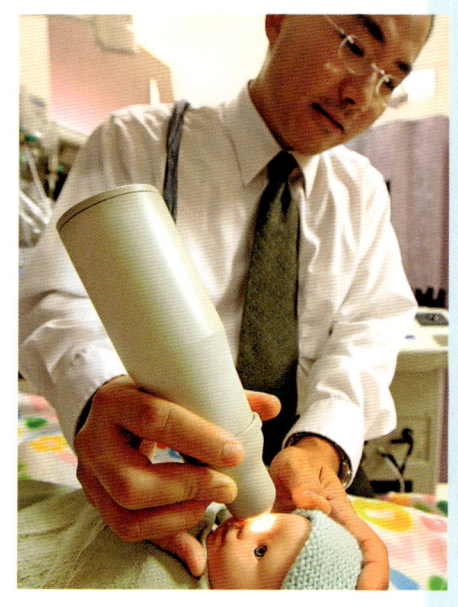

網膜所見
早産児は網膜用のカメラを使い網膜症の有無を確かめることがある（ここでは人形を使って示す）。

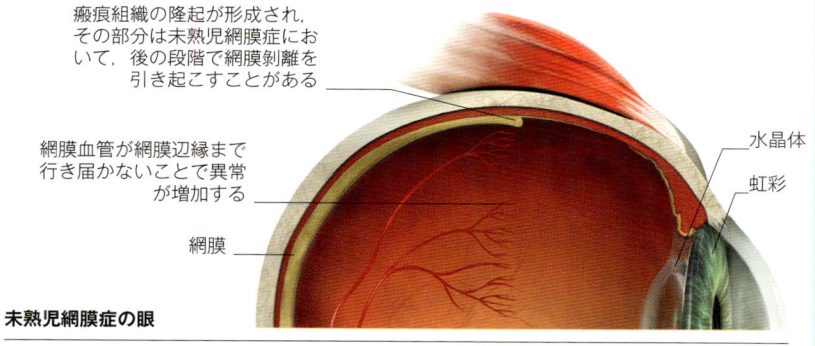

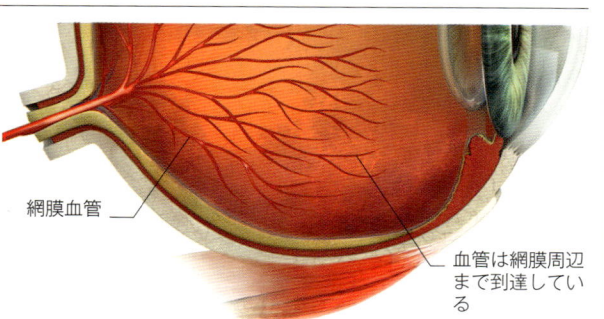

瘢痕組織の隆起が形成され、その部分は未熟児網膜症において、後の段階で網膜剥離を引き起こすことがある

網膜血管が網膜辺縁まで行き届かないことで異常が増加する

水晶体
虹彩
網膜

未熟児網膜症の眼

健常な眼

血管の発達
未熟児網膜症において網膜上で血管がない領域があり、そこには必要な酸素や栄養分が供給されない。

網膜血管

血管は網膜周辺まで到達している

医学的合併症

妊娠，分娩および出生直後に起こることが，健康に影響を与える．妊娠中や産道通過中に児に移行する感染症により，児の健康に問題が生じる．これは妊娠中の母親が多量のアルコール摂取により問題が起こることと類似している．分娩時および分娩周辺時期に脳に障害が起こると，脳性麻痺が起こることがある．黄疸は新生児期に起こりやすい．

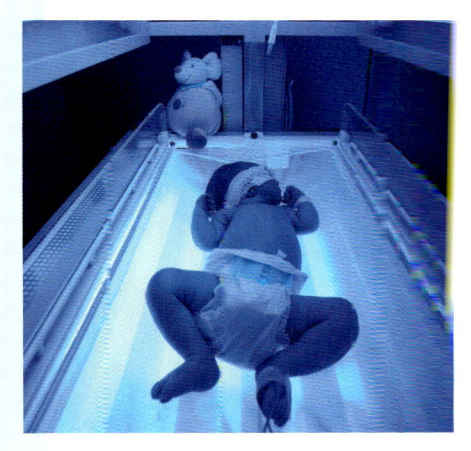

新生児黄疸

新生児によく見られる症状の1つであり，黄疸は皮膚と白目の黄染である．多くは正常であり，何日かで自然に消える．

体内で自然に形成されているビリルビンの沈着が高度になることで，黄疸が起こる．通常は肝臓でビリルビンは処理されるが，出生後間もない時期では，肝臓が十分に機能しないために，ビリルビン値の上昇を招く．通常であればビリルビン値は数日間で正常に戻るが，光線療法を必要とすることがある．時として黄疸は基礎疾患に伴い現れることがある．たとえばRh不適合妊娠 (p.230参照), 感染, 肝障害などである．そのような症例では，黄疸は重症になることがあり，未治療の場合には聴力や脳機能に影響を及ぼすことがある．

光線療法
新生児が光線療法を受けている．光線療法中は光の波形がビリルビンを破壊し，黄疸を軽減する．

先天性感染症

先天性感染症とは新生児が出生時の時点で罹患している感染症であり，妊娠中または分娩時に母体から移行する．

妊娠早期の感染では，胎児の発達が障害されることがある．たとえば風疹感染では先天性心疾患が起きることがある．妊娠早期の感染では流産を起こすこともある．妊娠週数がさらに進んだ場合には，ある種の感染は早産や新生児の疾患を引き起こす．分娩中に児に病原体が移行し発症する感染症として，連鎖球菌やヘルペスなどがある．これらの感染症の予防方法として，風疹に対しては免疫の獲得や食物の衛生状態に注意することが挙げられる．帝王切開はHIVや性器ヘルペスに感染している場合に行うことがある．

胎児アルコール症候群 (FAS)

妊娠期間中の多量のアルコール摂取によって胎児アルコール症候群が引き起こされる．胎児アルコール症候群の特徴には心疾患，学習障害そしていくつかの特有な顔貌が含まれる．

胎児アルコール症候群の症状は個人差があるが，典型的な症状として発育・発達の遅れ，心疾患や特徴的な顔貌を認める．上記特徴の有無に基づき病状を判断する．症状のある患児では，心疾患に対しては手術を，学習障害があれば学校での特別な補助を必要とすることがある．しばしば行動障害も認める．この症候群は生涯影響を及ぼし，罹患者は独立して生活を営むことが不可能なことがある．

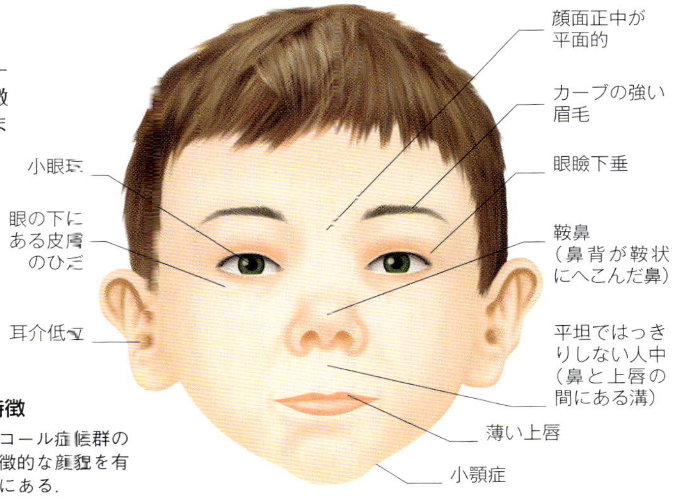

顔貌の特徴
胎児アルコール症候群の患児は特徴的な顔貌を有する傾向にある．

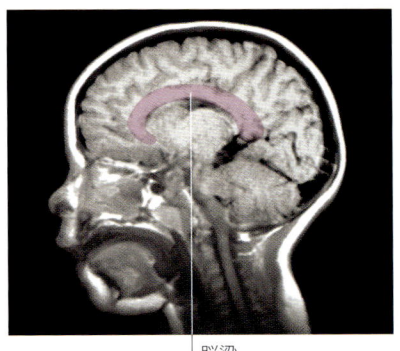

- 小眼球
- 眼の下にある皮膚のひだ
- 耳介低位
- 顔面正中が平面的
- カーブの強い眉毛
- 眼瞼下垂
- 鞍鼻 (鼻背が鞍状にへこんだ鼻)
- 平坦ではっきりしない人中 (鼻と上唇の間にある溝)
- 薄い上唇
- 小顎症

患児の脳のMRI画像
胎児アルコール症候群では左右の大脳半球をつなぐ脳梁 (紫色で示す) が障害されることが一般的である．

脳性麻痺

この運動障害は出生前，出生時および出生後早期に脳にダメージを受けることで起こる．

脳性麻痺は明らかな原因がなくても起こることがあるが，上記のような先天性感染症や分娩時の酸素欠乏により起こることがある．とくに超早産児は脳出血を起こしやすいために脳性麻痺の危険となる．出生後早期の髄膜炎や頭部外傷も要因となりうる．数ヵ月後になって脳性麻痺の症状が明らかになる傾向がある．これらの症状は四肢の脱力，運動制御の欠如，嚥下障害，発達遅延や視力・聴力の問題である．脳性麻痺児の約4分の1に学習障害を認める．脳性麻痺は一度発症すると進行はしない．それぞれの患児の症状に応じた治療や援助が必要である．

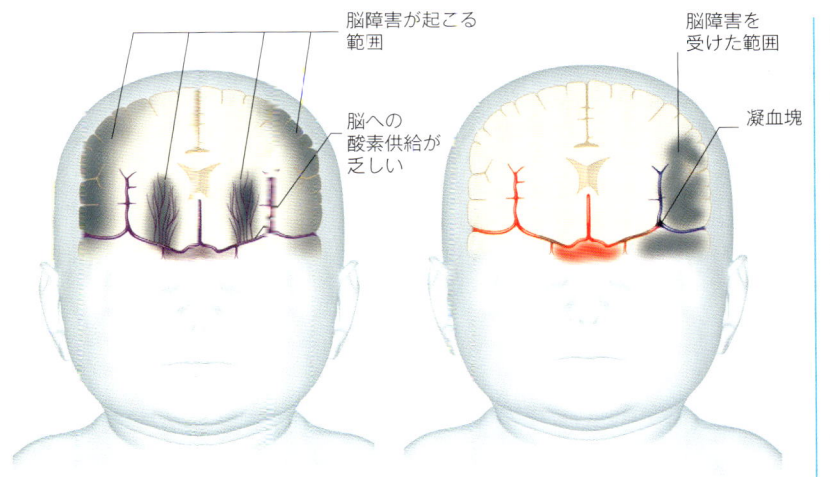

出生時の酸素欠乏
出生時に脳で酸素欠乏が起こった場合，広範囲な脳障害が起こり，脳性麻痺のさまざまな症状が現れることとなる．

- 脳障害が起こる範囲
- 脳への酸素供給が乏しい

新生児での脳卒中
凝血塊により脳への血液供給が断たれた場合，脳の障害は局所であり，その障害を受けた範囲がコントロールする動作のみに影響が出る．

- 脳障害を受けた範囲
- 凝血塊

先天性甲状腺機能低下症

甲状腺機能の活動性が低い新生児では，十分な甲状腺ホルモンが産生されない．

甲状腺ホルモンは体の代謝を調節する．甲状腺ホルモン欠如による症状は，子どもの成長に伴い顕著となる傾向がある．成長や体重増加が不良であったり，哺乳不良，遷延黄疸，乾燥した斑状の皮膚，巨大舌やかすれた泣き声などが甲状腺ホルモン欠乏の症状として挙げられる．学習障害も欠乏症状に含まれる．スクリーニングがすべての出生児に行われており，発達障害を防ぐための治療が可能な限り早期から行われている．治療は甲状腺ホルモン補充であり，これは一生涯必要である．ほとんどの場合，早期から治療すれば，患児は正常に発達し，学習障害も起こらない．

染色体と遺伝子の異常

体が発達・成長する過程や体の機能は，体細胞に存在する23対の染色体上に配列された2万～2万5千対の遺伝子により決定される．遺伝子異常や染色体異常は時にはこれといった問題をまったく生じないこともあるが，大小の問題を引き起こすことがある．それぞれの異常はまれであるが，1つあるいは複数の体全体のシステムに影響を与える．これらの障害は1つの染色体数の異常により起こってくることもある．たとえばダウン症候群やターナー症候群がこれにあたる．もしくはある遺伝子の欠損によりこれらの障害が起こることがあり，嚢胞性線維症の症例のようなものがある．

神経線維腫症

全身の神経線維において非腫瘍性の増殖（神経線維腫）が起きている遺伝性疾患である．

通常は小児期に症状が進行し，皮膚に平坦で茶色の斑点やシミが見られ，皮下でやわらかい腫脹を認め，その腫脹は小さいことも大きいこともあるが，見た目がよくない．皮下の腫脹が周囲の組織を圧排した場合にさらに別の問題が生じることがある．学習障害も問題となることがあり，てんかん発作を生じる子どももいる．神経線維腫ががん化することはほとんどない．まれに成人に影響を及ぼすことがある．この場合には腫瘍は皮下に生じず，内耳が影響を受け，聴覚障害が起こることがある．どちらの場合でも，腫瘍を見つけるためにCTとMRI撮影が行われる．治療法はないが，大きな腫瘍が問題となっている場合にはそれを切除することがある．学習障害がある子どもには教育的支援が必要なことがある．

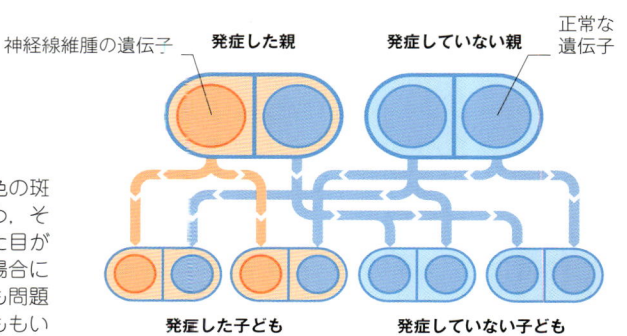

常染色体優性遺伝形式
神経線維腫症は常染色体優性の形で遺伝する．神経線維腫の遺伝子と正常な遺伝子が存在した場合，正常な遺伝子よりも神経線維腫の遺伝子が優先する．

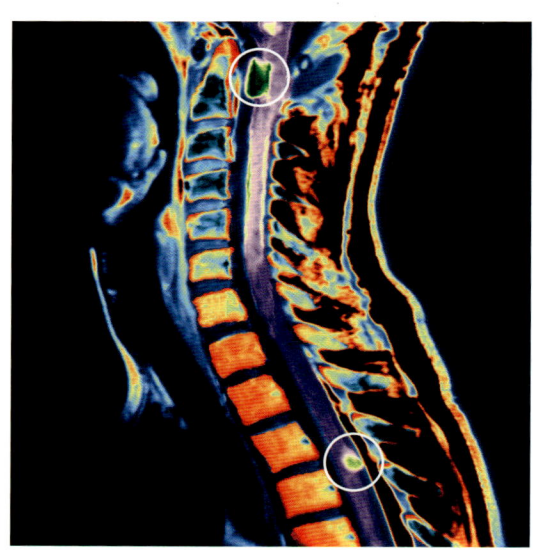

脊髄神経線維腫
この着色されたMRI画像には，2つの大きな神経線維腫（緑色）が示されている．胸部と腰部の脊髄（紫色）に存在している．

フェニルケトン尿症

この遺伝性疾患は，尿中のフェニルアラニンを分解する酵素が欠損しており，このことで脳障害が起こる．

フェニルケトン尿症はまれな常染色体劣性の遺伝性疾患であり，タンパク質を含む食物中に存在するフェニルアラニンを分解する酵素を産生できないことにより生じる疾患である．それどころかフェニルアラニンは有害な物質に変化する．通常6～12ヵ月の間に発症し，発達遅滞，嘔吐やけいれんなどの症状がある．フェニルケトン尿症が治療されない場合は結果として脳障害が起き，学習障害が生じる．治療はフェニルケトンをほとんど含まず，タンパク質が豊富な特殊ミルクを摂取し，その後は低フェニルアラニン食を摂取することである．早期治療で，患児の発達は通常と同じになる．すべての出生児は出生後早期にフェニルケトン尿症のスクリーニングを受けている．

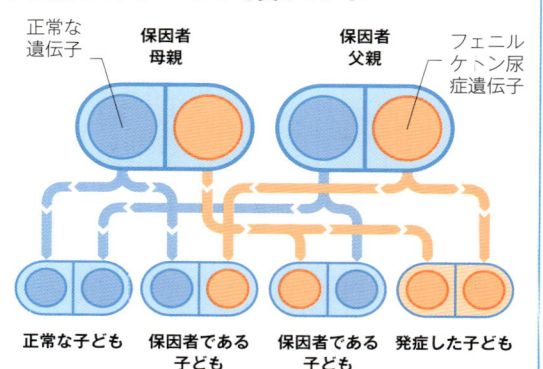

常染色体劣性遺伝形式
フェニルケトン尿症を発症するには，子どもは両親からフェニルケトン尿症の遺伝子を受け継いでなければならない．片方はフェニルケトン尿症の遺伝子で一方は正常遺伝子であった場合には，発症はしないが，保因者となる．

嚢胞性線維症

この遺伝性疾患は体中の粘液を産生する腺組織に影響を与え，結果として異常に粘度の高い粘液が産生される．

嚢胞性線維症は遺伝性疾患の代表的な1つである．約2,500人に1人は発症し，25人に1人は嚢胞性線維症遺伝子の保因者である．この疾患は常染色体劣性の形式で遺伝し，そのため発症するには嚢胞性線維症遺伝子が複製したものが2つ必要である．この疾患はすべての粘液産生腺組織に影響を及ぼすが，肺と膵臓にとくに障害が起こる．膵臓では粘度の高い粘液により閉塞が起こり，消化酵素の機能低下が起こる．嚢胞性線維症の新生児は腹部膨満をきたし数日間排便が起こらないことがある．その後，患児の成長は緩徐であり，体重増加を認めず，胸部感染症を繰り返し患い，白色の脂肪便を排出する．永久的な肺障害，肝障害，糖尿病も起こることがある．高濃度の塩分が汗の中に認められ，このことが診断に用いられることがある．気道中の分泌物を除去するために定期的な理学療法が必要である．胸部感染症に対しては抗菌薬が投与される．ほかの治療法として，消化補助のため高エネルギー食，ビタミンや酵素補充などがある．心肺移植が可能な症例もあり，すべての新生児で出生直後に嚢胞性線維症に関する検査が行われる．

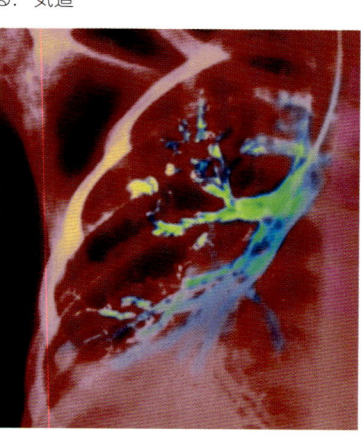

粘液が詰まっている肺
嚢胞性線維症患者の胸部X線写真．いくつかの気道に粘液が詰まっている（緑色）．そのため呼吸困難が起き，咳嗽が遷延する．

嚢胞性線維症の影響
嚢胞性線維症は体のさまざまな部位に影響を与える．しかし主に影響が現れるのは肺と，消化酵素を産生している膵臓である．

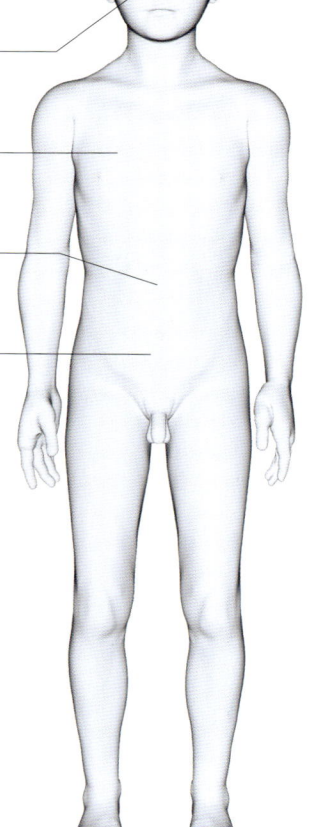

- **副鼻腔** 頭蓋骨内にあるこれらの空間で炎症が起こる（副鼻腔炎）．
- **肺** 肺の中で蓄積される粘液によって咳嗽，呼吸困難や感染が起こる．
- **膵臓** 膵臓が十分な酵素を産生できないために，消化が非効率的となる．
- **小腸** 栄養吸収に関しての問題が起こる．

ダウン症候群

ヒト染色体21番で過剰な複製が起こることで，身体的・精神的な問題が生じる．

ダウン症候群はもっとも一般的な染色体異常である．患児を有することの大きいリスク因子は母体の年齢である．疾患の特徴や重症度は個人差があるが，典型的な症状は低身長，特徴的な顔貌そして学習障害である．ダウン症候群の患児は先天性心疾患，呼吸器疾患，白血病，視覚・聴覚の障害，甲状腺機能低下などの危険性が高い．また40歳以降で認知症発症の危険性が高まる．場合によっては妊娠中に患児を有する危険性の指標を示すため検査することがあり，必要であれば確定診断のため羊水穿刺または絨毛採取を実施する．出生前に病気が診断されていなかった場合には，後に染色体分析を行うことによって病気をみつけることができる．ダウン症候群の児は長期間特別な看護や治療が必要となる．両親へのサポートも必要である．

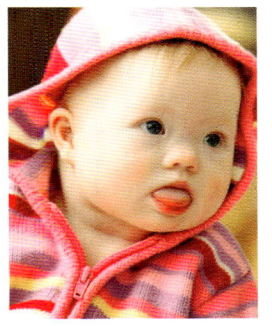

ダウン症候群の赤ちゃん
この赤ちゃんは丸い顔に，アーモンド形の眼，鞍鼻，小耳，突出した舌を備えており，これらはダウン症候群の児に特徴的な顔貌である．

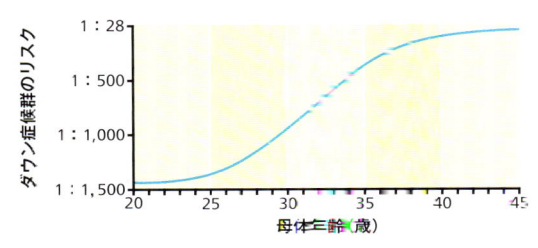

ダウン症候群の児を出生するリスク
ダウン症候群の児を出生するもっとも重要なリスク因子は母体年齢である．リスクは母体年齢とともに上昇する．ダウン症の児を出生する危険は，30歳までは約1000分の1であり，45歳までには28分の1まで上昇する．

21トリソミー
この写真はある人の染色体である．21染色体の複製が3つあることを示しており（21トリソミー），ダウン症候群であることが明らかである．

21番染色体の余剰なコピー

ダウン症候群の特徴
いくつかの身体的特徴はダウン症候群に典型的であるが，特徴のすべてが1人に備わっているわけではない．

- 丸い顔と広い額
- 平坦な鼻梁
- 小顎
- 内眼角ぜい皮（眼瞼から鼻へかけての皮膚のしわ）
- 突出した舌（筋緊張が低下したため）
- 短頸
- 関節の過剰伸展
- 手掌横線
- 筋緊張の低下
- 第1および第2足指間の広いスペース

ターナー症候群

まれな染色体異常であり，女児であれば通常2つある女性のX染色体が1つしかない場合に，この疾患が発症する．

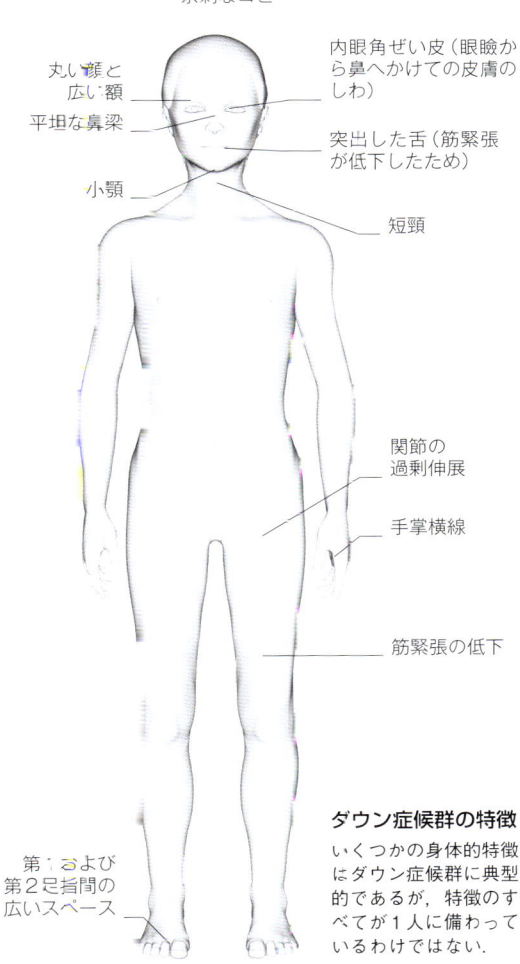

出生時，ターナー症候群の特徴としてはれぼったい足，広がった胸郭，耳介低位，短く幅広い頸そして摂食困難が見られることがある．しかしながら，低身長が明らかになったり，思春期の発来が遅れたりするといったことが小児期後半に起こるまでは，ターナー症候群の特徴を認めないことがある．ほかの問題として大動脈の異常な狭窄，腎奇形，聴覚障害や後には不妊症などが生じることがある．染色体分析が確定診断に用いられる．成長刺激および思春期発来を促すためにエストロゲンおよび成長ホルモンが補充されることがある．ほかの問題に対してもそれぞれ適切な治療を行う．たとえば大動脈狭窄に対しては治療のために手術を行う．

たった1つのX染色体
この染色体一式はターナー症候群の女性のものである．X染色体の1つが欠如している．

欠けたX染色体

新生児スクリーニング

理学所見
新生児は出生直後と再度生後6週間（訳注：日本では1ヵ月健診）でいくつかの異常な疾患を有するかどうかを確認される．いろいろな障害の徴候があるかどうか確認するため，身体状況が調べられ，聴覚試験も勧められる．確認項目は以下を含む．

疾患	確認項目
身体的な異常	二分脊椎や口蓋裂といった疾患の特徴をとらえるために，身体所見は注意深く確認される．いろいろな反射もまた確認される．
先天性股関節形成不全症	骨盤のくぼみに大腿骨頂部がしっかりと位置しているかどうかを確認するために，股関節を動かしてみる．
停留精巣	男児の場合は陰嚢内に精巣が位置しているかどうか調べる．
先天性白内障	水晶体に混濁があるかどうかを確認するため，両目にライトが当てられる．
先天性心疾患	聴診器を使い心雑音を聴取することで，さまざまな心構造異常の有無を確認する．

血液検査
踵の穿刺による血液採取が生後1週間以内の新生児に行われ，いくつかの遺伝性疾患の検査に用いられる．採取された血液は分析のために検査室に送られ，結果は数日内に判明する．これらの検査は以下のものを含む．

疾患	確認項目
嚢胞性線維症（CF）	膵臓で産生される酵素であるトリプシノーゲンの量を測定する．嚢胞性線維症では繰り返す呼吸器感染，緩徐な成長や消化障害が起こる．
フェニルケトン尿症（PKU）	フェニルアラニンの量を測定する．フェニルケトン尿症ではフェニルアラニンの有害な分解産物が生成され，これにより脳障害が引き起こされることがある．
先天性甲状腺機能低下症	甲状腺ホルモンの量を測定する．甲状腺ホルモンの欠如では摂食障害，緩徐な成長や発達遅延が引き起こされることがある．
鎌状赤血球症	異常ヘモグロビン量を測定する．鎌状赤血球症は赤血球に影響を及ぼし，貧血と成長の遅れを引き起こすことがある．

解剖学的な異常

胎児のいかなる発育段階でもさまざまな異常が起こることがあり，そのために体の構造に影響が出る．口唇裂などいくつかの解剖学的な異常ははっきりと目に見えるため，出生の時点で明らかである．ほかの異常は，たとえば心疾患など外表から見えないようなものは，明らかな症状が出現したり，通常の新生児の診察中に指摘されるまでに時間がかかることがある．解剖学的異常の多くは治療可能である．

心疾患

出生時にいくつかの構造的な心臓の異常を認めることがある．ある種の心疾患は自然に治癒することがあるが，外科的な修正が必要な心疾患もある．

心疾患には，通常であれば出生時に消失するはずの胎児心臓の独特の構造が残存するものがある．たとえば卵円孔開存症や動脈管開存症である．ほかには，妊娠中，胎児の心臓が通常通りの発達をしなかったために心疾患が生じることがある．たとえば大動脈縮窄（中心動脈の心臓近傍での狭窄）や弁膜疾患がある．そのため，いくつかの問題が生じることがある．心疾患では息切れを起こすことがあり，このことが哺乳や摂食に影響を与え成長障害を起こす．心疾患は，通常の診察で心雑音が聴取されることで見つかる場合や何かの症状を詳細に調べているうちに見つかる場合がある．心疾患が疑われた場合には，心臓を超音波で調べる心エコー検査が行われる．多くの心疾患が治療せずに治るが，約3分の1の心疾患で正常に戻すための手術が必要である．

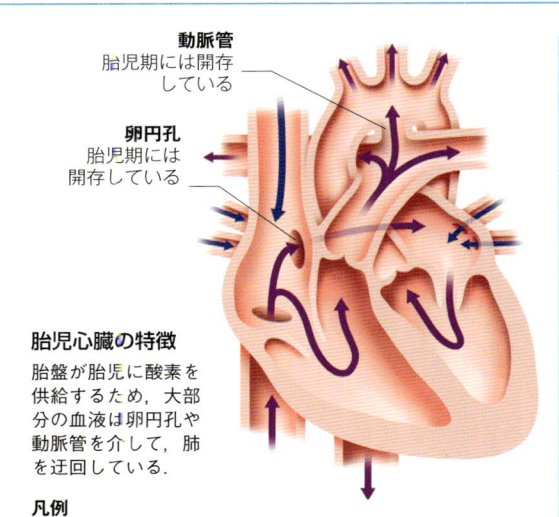

動脈管
胎児期には開存している

卵円孔
胎児期には開存している

胎児心臓の特徴
胎盤が胎児に酸素を供給するため，大部分の血液は卵円孔や動脈管を介して，肺を迂回している．

凡例
⇒ 酸素の多い血液
⇒ 酸素の少ない血液
⇒ 混合血

動脈管
本来ならば閉鎖しているべきだが，まだ開いている状態．

動脈管
閉鎖している

大動脈

血液の合流
酸素濃度の高い血液が酸素濃度の低い血液と混ざり合う

卵円孔
閉鎖している

卵円孔
本来ならば閉鎖しているべきだが，まだ開いている状態．

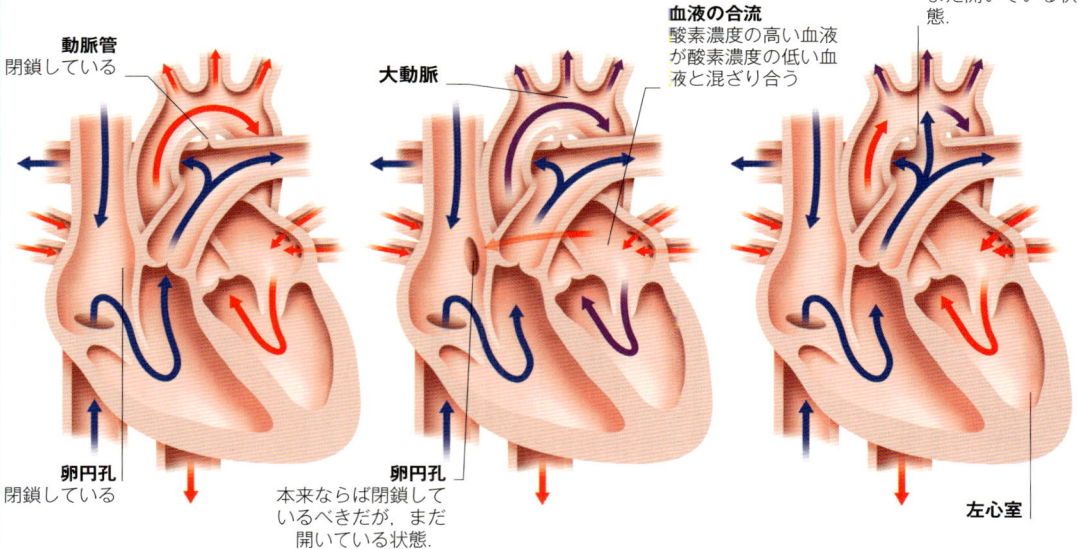

左心室

健常な新生児の心臓
最初の呼吸で，新生児の肺は膨張し，心臓が胎盤から独立して機能することができるような変化が引き起こされる．卵円孔と動脈管が閉じる．

卵円孔が開存している心臓
卵円孔が閉鎖しなかった場合，酸素濃度の高い血液が心臓の右側へ移動することが可能であり，そしてこの血液は再度肺へ循環する．このことで循環の効率が落ちる．

動脈管が開存している心臓
この小さな管が新生児でも持続して存在すると，酸素濃度の低い血液が大動脈に流れ込み，そこで左心室から駆出された酸素濃度の高い血液と合流する．

幽門部狭窄

胃の流出部が狭窄している状態である．このため食物が胃から小腸へ通過するのが妨げられる．

幽門狭窄は女児に比べ男児に5倍ほど多く発生しやすい．しかしその原因は知られていない．この症状は出生後3〜8週間後に顕著になる傾向がある．主症状は持続する嘔吐であり，その嘔吐は非常に激しく（噴出性嘔吐），すぐに空腹となる．この疾患に罹患した児は脱水となりやすいので，静脈内輸液のため入院が必要となることがある．医師は罹患した児の腹部を診察し，時には哺乳中に診察する．そして，診断を確定するため，超音波検査や特殊なX線写真が施行される．胃の流出路を拡張するといった外科的手法でこの病態は治療され，この手術で通常は完全に治癒する．

神経管欠損症

妊娠初期に神経管が異常に発達することで，脊髄の欠損（二分脊椎）と脳の欠損が起こる．

神経管（p.99参照）が正しく閉じなかった場合，出生時には脳および脊髄の欠損が存在することがある．症状はただ単に腰背部のくぼみや毛が覆うといった小さな異常から，脊髄の一部分が露出するといったものまで幅広い．まれに脳に影響が及ぶ．重症の症例では，腸管や膀胱機能，また足の動きや感覚が障害される．胎児奇形の検査（p.139参照）や血液検査で妊娠中に神経管開存が指摘されることがある．妊娠前および妊娠中に葉酸のサプリメントを摂取することで神経管欠損の危険性を減らすことができる．

胸郭

脊髄が胎児の背部から隆起している

胎児期の二分脊椎
この3D超音波検査では，脊髄が椎体の間隙から隆起している部分にあたる腰背部の膨隆が示されている．

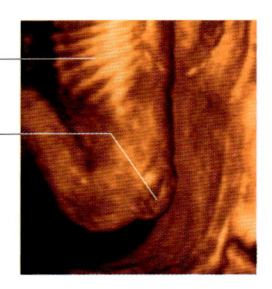

ヘルニア

腸がもっとも一般的であるが，臓器の一部が脆弱した筋肉の部分から突出し，時として目に見えるほどの隆起を形成する．

ヘルニアはどの部位でも起こりうるが，乳児では鼠径ヘルニアが典型的であり，とくに男児に起こりやすい．鼠径または陰囊部分が啼泣時に間欠的に腫脹するのが特徴的である．ヘルニアでは腸管の嵌頓（脱出した臓器が元の位置に復帰できない状態）にいたることがあり，その場合にはしこりがずっと続き，嘔吐したり不機嫌となる．嵌頓ヘルニアは緊急手術を要するほど重症な疾患である．この状態を回避するために，一般的に鼠径ヘルニアに対して早期手術が推奨されている．

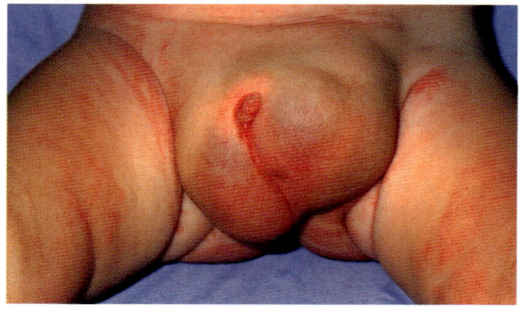

両側鼠径ヘルニア
両側の鼠径ヘルニア（足の付け根の両側にあるヘルニア）がある生後6ヵ月の男児．ヘルニアが非常に大きく，陰囊まで広がっており，生殖器がわかりにくくなっている．

先天性股関節形成不全

この疾患は，大腿骨の上端（大腿骨頭の球状の部分）が骨盤部にあるくぼみに正しく適合していないために起こり，出生時から認められる．治療されなかった場合には，歩行開始時にさまざまな問題が引き起こされる．

先天性股関節形成不全は，股関節が軽度で不安定な状態から，亜脱臼（大腿骨先端の球状の部分が骨盤のくぼみから滑り出るが徒手整復が可能である状態），さらに完全な脱臼（大腿骨先端の球状部分が完全にくぼみの外側に位置する）という状態までの幅広い病態である．靭帯がゆるくなり，大腿骨先端の球状部分が自由に動くことが，軽症の股関節形成不全で見られる．重症例は骨盤部のくぼみの正常発達が損なわれたために起こる．股関節形成不全の早期発見により，発達段階でさまざまな問題が起こることを予防でき，外科的な治療が必要となる可能性を減少させる．結果的に，新生児スクリーニングのときに先天性股関節形成不全の有無が確認され（p.237参照），超音波検査が行われる場合もある．未治療で放置された場合，先天性股関節形成不全により，足の動きが妨げられたり，片方の足が短くなったり，足を引きずって歩くようになることがある．先天性股関節形成不全が疑われる場合には整形外科の医師が評価を行うことになる．患児には数週間は固定器具を装着させることで大腿骨先端の球状部分を骨盤のくぼんでいる部分に固定して，先天性股関節形成不全を治療することがある．X線写真や超音波検査で治療状況が評価される．この治療法が不成功の場合には，股関節形成不全を修正するために手術が行われる．

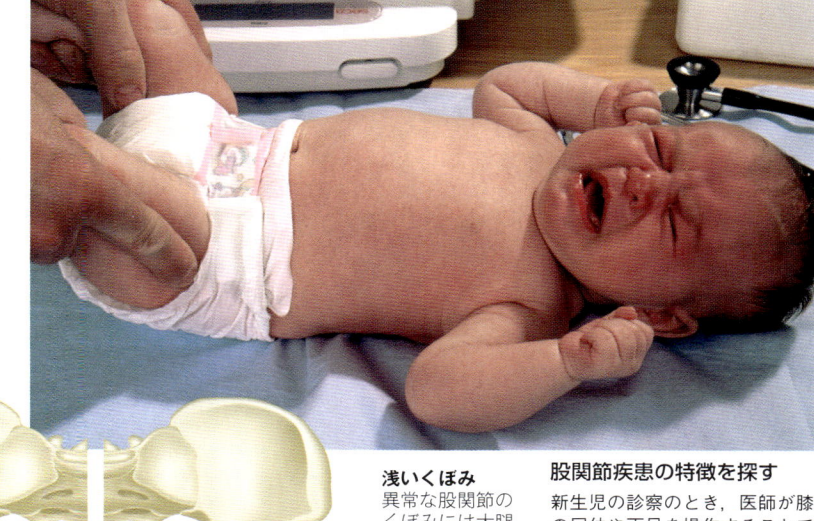

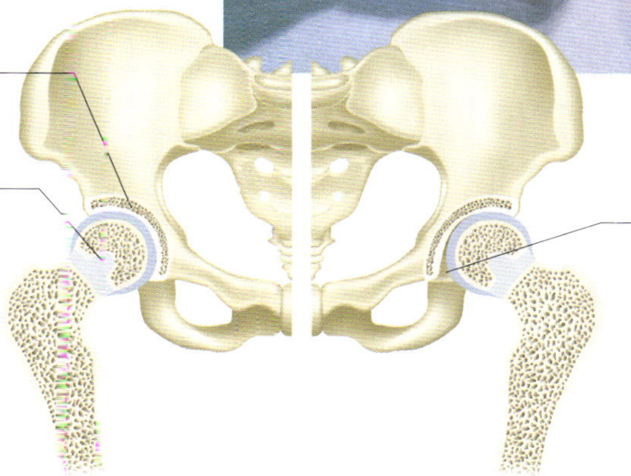

骨盤
股関節の臼蓋部で，「くぼみ」の部分を担う

大腿骨頭部
くぼみに適合する「球」の部分を担う

正常な股関節
大腿骨上端は球状の形をしており，骨盤にあるカップ形をしたくぼみにしっかりと適合する．この形状のおかげで股関節は体の中でもっとも広い可動域をもつ．

浅いくぼみ
異常な股関節のくぼみには大腿骨は正しく適合しない

股関節疾患の特徴を探す
新生児の診察のとき，医師が膝の屈伸や両足を操作することで，股関節が安定しているか，骨盤のくぼみに大腿骨端の球部が出たり入ったりと移動していないか確かめる．

潜在的に問題がある股関節
妊娠期間中にくぼみが正常に発達しなかった場合には，大腿骨頭の球状部分をしっかりと固定するのに必要な受け口が形成されない．周囲の組織は大腿骨頭の球状部分を骨盤のくぼみに固定しておくことができず，さまざまな問題が起こる可能性がある．

口唇口蓋裂

発達段階で上唇と口腔内の頂部が正しく閉鎖しなかった状態であり，この疾患は家族内で生じることがある．

口唇口蓋裂はもっとも頻度の高い先天性疾患の1つである．口唇裂，口蓋裂のみの発症，もしくは両方発症のことがあり，また片側もしくは両側発症のこともある．口唇口蓋裂発症のリスク因子としては，妊娠期間中にある種の薬剤（とくにある種の抗けいれん薬）の内服や，過剰のアルコール摂取などが挙げられる．口唇口蓋裂では哺乳摂食時に問題があり，治療が遅れた場合は発声に影響が出ることがある．中耳に液体貯留が発症することもある．通常，治療は手術である．最初に口唇裂の外科的補修が行われ，その後口蓋裂の修復が行われる．手術までは口蓋の溝を覆うようプレートを添えることで，哺乳摂食に役立つ．矯正手術によりほぼ予後は良好であり，発声も正常に習得される．

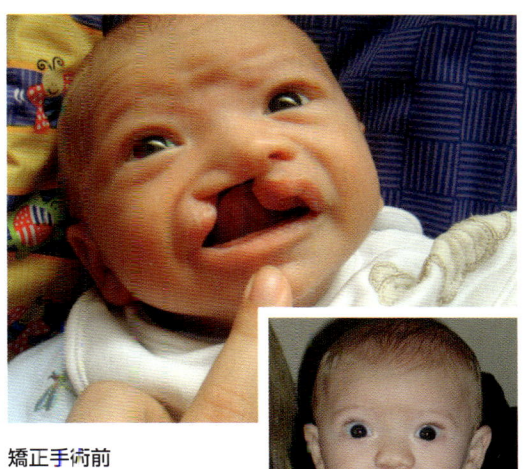

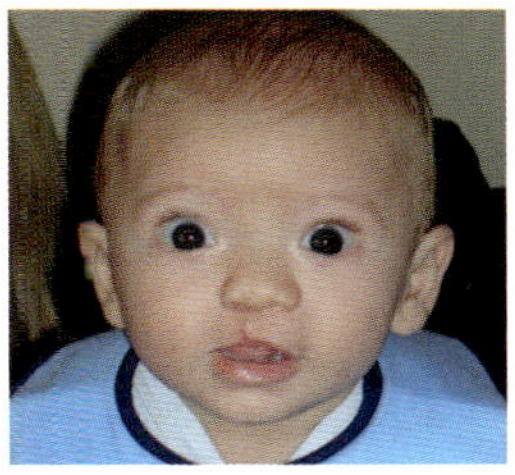

矯正手術前
生後約3ヵ月の児．口唇裂が鼻孔と鼻中隔に影響するほど広がっている．

術後2週間

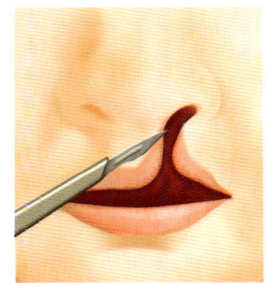

1 切り込み
口唇から鼻腔内に溝は広がっており，この溝の断端に注意深く切り込みを加える．

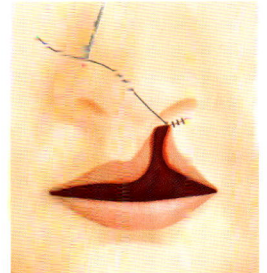

2 鼻孔の修復
鼻孔のもっとも低い部分を，可能な限りもう一方の側と同じになるように縫い合わせ，完全な鼻孔を形成する．

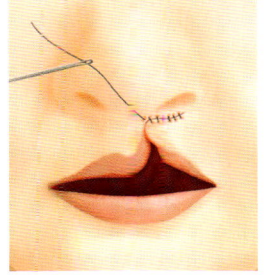

3 口唇の閉鎖
注意深く複数回縫合を行うことで，口唇の断端を寄せ合わせ，上唇を形成する．

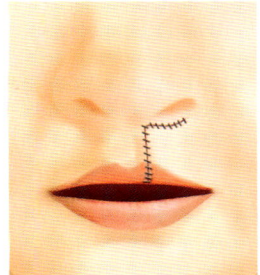

4 完成
縫合により完全に開口部が閉じた状態であり，手技は終了である．治癒するのに数週間かかる．

手指の奇形

多指症では通常より指趾の数が多い．合指症は2つ以上の指趾が癒合し，水かきを付けたような状態である．

多指症は，単独で起こることもあれば，遺伝子異常の1つの特徴として起こることもある．手指，足趾またはその両方に発症する．余分な指趾は未発達のことが多いが，時には通常の形と機能をもつことがある．通常，未発達な指趾は外科的に切除される．

合指症とは，通常は指の付け根にある水かきの部分が指に沿って拡大している状態であり，手と足どちらにおいても起こりうる．足に起こった場合は第2，3趾間に起こりやすい．治療は不要なことが多いが，水かきの部分で可動域が制限される場合には，指趾を動きやすくするために，外科的処置が行われることがある．

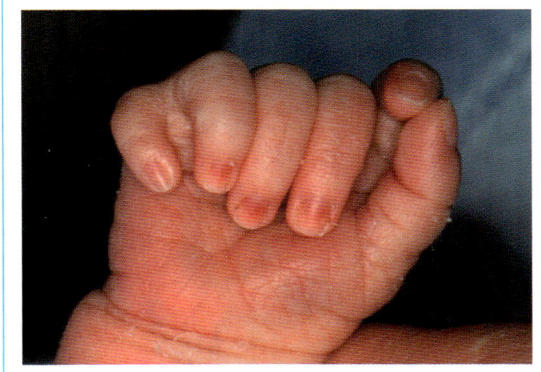

余分な指
児の手には6番目の指がある．この状態は多指症として知られており，家族性に子孫に伝わることもあれば，家族性がまったくなく発症することがある．

出産後の母親に起こりうる問題

出産の際にほとんどの女性は大きな問題は起きない．しかし，このような女性でさえ，出産後になんらかの問題が起きることがある．分娩中のできごとや妊娠経過というようなほかの要因によって，問題が起こる可能性が高まることがある．それら出産後の問題のほとんどは，解決しうるものであり，重大な問題にはいたらない．しかし，深部静脈血栓症のような疾患の場合，生命を脅かしかねず，緊急の治療を要することもある．ほかにも，失禁というような，生命を脅かしはしないが，なかなか治りにくい問題が生じることもある．

分娩後出血（PPH）

分娩後出血は，出産後当日もしくは6週間以内の500 mLを超える出血と定義されている．このような出血は生命を脅かしかねず，緊急の治療を要する．

分娩後出血（PPH）とは，最初にまず出産後24時間以内に起きやすく，次に，出産後24時間から6週間の間に起きやすいと言われている．最初のPPHが起こる主要な原因は，子宮の筋肉の弛緩（子宮が収縮しない）と胎盤組織の遺残である．ひどく大量に出血すると，出血性のショックを起こし，生命が危機にさらされる．もし，出産後早期の分娩後出血が生じたら，慎重な診察を要し，出血量や血圧を厳重に測定していく必要がある．輸血や，弛緩した子宮筋の収縮を助けるための薬剤が投与されるかもしれない．外科的な処置が必要になることもある．しばらくたってからの分娩後出血は，子宮内感染や胎盤組織の遺残により生じる．あらゆる原因は調べられ，処置される．

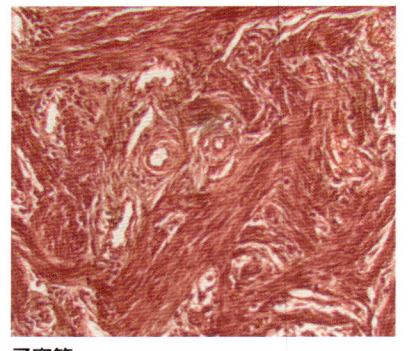

子宮筋
この顕微鏡写真は，子宮壁の筋肉を示す．この筋肉の弛緩が，分娩後出血を引き起こす．

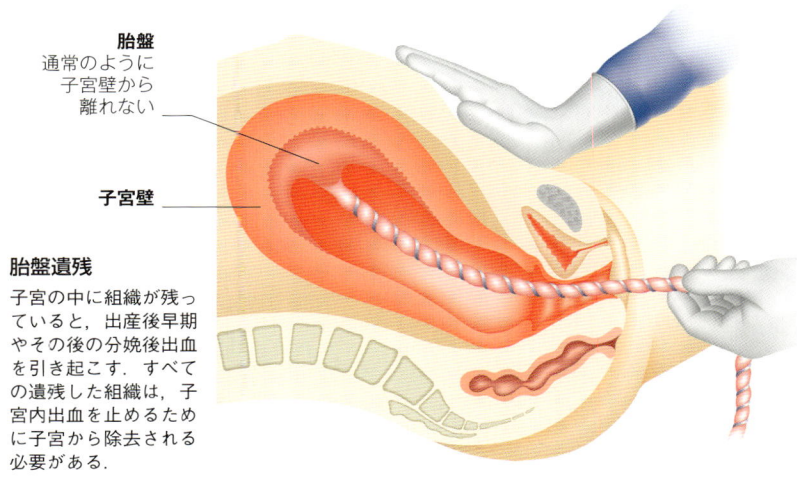

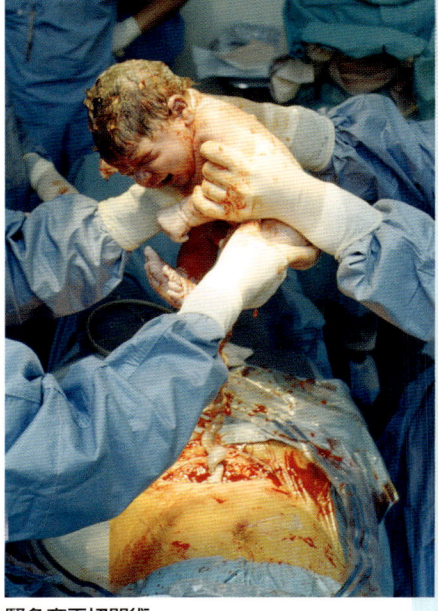

胎盤
通常のように子宮壁から離れない

子宮壁

胎盤遺残
子宮の中に組織が残っていると，出産後早期やその後の分娩後出血を引き起こす．すべての遺残した組織は，子宮内出血を止めるために子宮から除去される必要がある．

緊急帝王切開術
この外科的操作により子どもを出産させる方法は，出産早期やその後の分娩後出血が発生するリスクを上げる．

子宮脱と腟の脱出

子宮と腟を支える筋肉や支持組織が弱くなると，子宮と腟は通常の位置より下がり，腟口から脱出することもある．

子宮と腟の支持組織は，ほかのリスク因子が重なると，出産によって脆弱化することがある（右表参照）．子宮脱の程度は，わずかなずれから子宮が腟から突き出るものまでさまざまである．子宮脱と腟の脱出の症状は，頻尿を含め，排尿や排便の問題が絡むものである．腟に何かあるような感じがしたり，重症なケースになると，腟の下のほうに塊があるように感じることがある．たとえば，笑ったときなど腹圧をかけると尿漏れが生じる腹圧性の尿失禁は，膀胱脱としばしば関連があり，出産後によくみられる症状である．軽度のケースには，骨盤底筋体操が役立つ．閉経後ならば，エストロゲンの補充により，支持組織を強化することがある．子宮脱用の腟内リングが，子宮が適切な位置に保たれるよう挿入されることもある．老年期にある女性においては，矯正手術の適応が考慮されることもある．

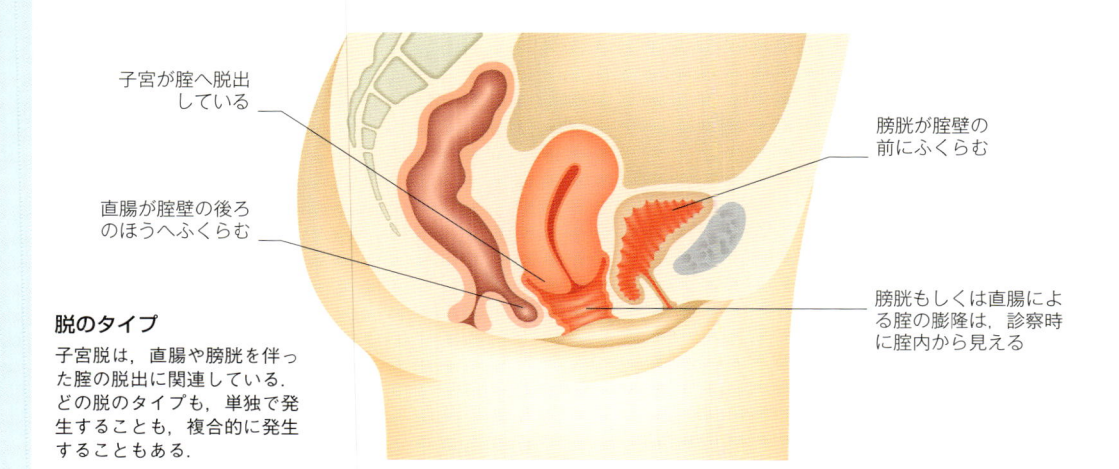

脱のタイプ
子宮脱は，直腸や膀胱を伴った腟の脱出に関連している．どの脱のタイプも，単独で発生することも，複合的に発生することもある．

- 子宮が腟へ脱出している
- 直腸が腟壁の後ろのほうへふくらむ
- 膀胱が腟壁の前にふくらむ
- 膀胱もしくは直腸による腟の膨隆は，診察時に腟内から見える

子宮脱や腟の脱出のリスク因子

リスク因子
加齢（10年ごとにリスクは倍になる）
経腟分娩をしたことがある
多産（数が増えるほどリスクが上がる）
体重が重すぎるもしくは肥満である
脱の家族歴がある
妊娠中に子どもが大きかった
長時間，努責をかけた（分娩第2期遷延）
会陰切開術を行った
鉗子分娩など，補助経腟分娩であった
分娩中にオキシトシン製剤を使った
閉経によりエストロゲンの分泌が低下している
慢性の咳嗽や慢性の便秘を患っている

尿失禁

笑ったり咳こんだりと腹圧が高まったときに尿が漏れることは、出産後にはよくある．

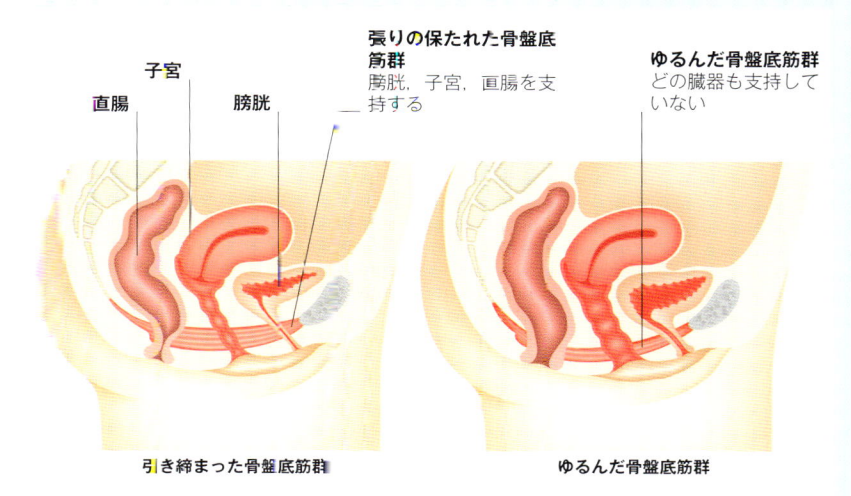

妊娠中から尿漏れが問題となっている場合は，出産後にも尿失禁を起こしやすい．骨盤底筋群は，妊娠中も出産時にも圧力がかかっている（さらに妊娠によりホルモンが変化し、筋肉はよりゆるくなっている）．膀胱脱とよばれる膀胱に影響する脱は（左ページ参照）、尿漏れの原因である．腹圧性の尿失禁は，一時的に数週間続くかそれ以上続く．可能であれば，産褥体操を行うとよい．しかし、脱を正常な位置に戻したり、膀胱が支持できるよう筋肉を収縮させるのに、手術が必要な女性もいる．

骨盤底筋群と尿失禁
子宮や膀胱を支持する骨盤底筋群がゆるむと、尿失禁を起こしやすい．妊娠中や出産後の産褥体操を定期的に行うことは、尿失禁を予防し、程度を抑える．

- 直腸
- 子宮
- 膀胱
- 張りの保たれた骨盤底筋群：膀胱、子宮、直腸を支持する
- ゆるんだ骨盤底筋群：どの臓器も支持していない
- 引き締まった骨盤底筋群
- ゆるんだ骨盤底筋群

便失禁

出産後は、いつもより、排便やおならを我慢することがむずかしくなる．

便失禁は、直腸脱の原因ともなる骨盤底筋群の力が弱まることや、リング状となっている肛門括約筋周囲が裂けて負傷することで引き起こされる．胎児の体が大きかったり、分娩第2期が遷延するなか長時間努責をかけたり、胎児の顔が上向きで生まれてくるようなときに、裂創は起こりやすい．便失禁は数ヵ月間続くこともあるし、すぐによくなったりもする．長期間、それが問題となる女性もいる．産褥体操は役立つが、その問題が続く場合は手術療法が必要になる．

創部の感染

帝王切開術や会陰切開術や裂傷による創に感染が起こり、抗菌薬の投与を必要とすることがある．

そのような感染が起きたら、出産で生じたこのような傷の周囲は、発赤したり、熱感をもったり、じくじくしたり、疼痛を伴うこともある．滲出液が出てきたら、まずそれを採取し、検査室へ送り、どんな細菌による感染が起きているのかを調べる．滲出液を採取した後、感染源と見込まれる細菌に対して効果的な抗菌薬を使う．細菌の培養検査の結果が戻ってきたら、抗菌薬の処方を修正することもある．抗菌薬により感染がなくなれば、傷はいえ、治癒する．

子宮の感染

子宮内膜炎として知られる、この出産後に起きる子宮内膜の感染は、まれであり、痛みを伴うこともある．

分娩が遷延したり、破水後長時間が経過して分娩となった場合、子宮内膜炎に罹患するリスクは高まる．帝王切開の場合、とりわけ破水後または陣痛開始後の帝王切開の場合に、リスクは高まる．子宮内膜炎は、下腹部痛を伴う．体温は上昇し、高熱となり、悪寒が認められることがある．さらに、出産後に腟から排出される血性分泌物（悪露）は、いやな臭気を伴う．この悪露を採取し、感染があるかどうか調べる．抗菌薬により、この状態は改善する．

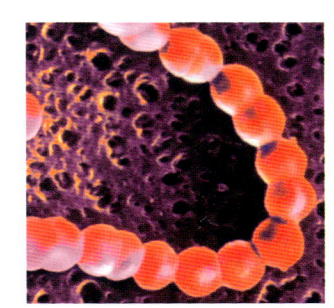

A群連鎖球菌

この電子顕微鏡写真は、A群連鎖球菌の鎖を表している．この細菌は、子宮内膜炎の炎症を引き起こす．これはまた創感染の原因の可能性もある．このような感染が生じたときは、ふつう、抗菌薬で治療を行う．

深部静脈血栓症（DVT）

下腿の深部静脈に血塊が形成された場合、その血塊の断片が肺まで流れ、詰まることがある．

出産後は凝固能が亢進するので、深部静脈血栓症のリスクは高まる．帝王切開術を受けた妊婦女性では、さらにハイリスクであるので、手術後1～2日間は、血栓症を予防するために特別な靴下を着用する．足に血栓が形成されると、疼痛や熱感、浮腫や発赤という症状が出現することがある．体温が少し上昇することもある．血栓が移動し肺で閉塞を引き起こす、肺血栓症（PE）とよばれる状態がある．PEは生命を脅かしかねず、持続的な息苦しさや胸痛という症状が出現する．深部静脈血栓を疑われる際には、至急、下腿の深部静脈の血流を超音波ドプラ法で調べる．投薬により、血栓は縮小し、肺血栓症のリスクは軽減する．

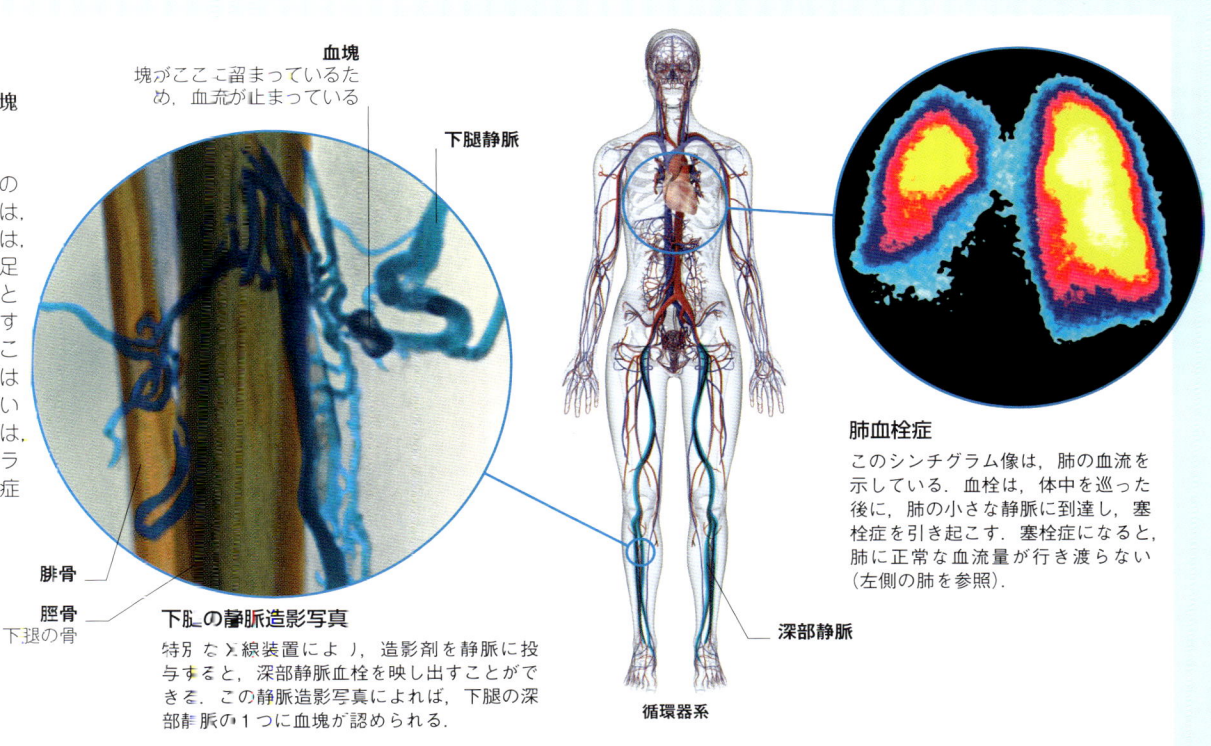

下肢の静脈造影写真
特別なX線装置により、造影剤を静脈に投与すると、深部静脈血栓を映し出すことができる．この静脈造影写真によれば、下腿の深部静脈の1つに血塊が認められる．

- 血塊：塊がここに留まっているため、血流が止まっている
- 下腿静脈
- 腓骨
- 脛骨：下腿の骨
- 循環器系
- 深部静脈

肺血栓症

このシンチグラム像は、肺の血流を示している．血栓は、体中を巡った後に、肺の小さな静脈に到達し、塞栓症を引き起こす．塞栓症になると、肺に正常な血流量が行き渡らない（左側の肺を参照）．

産褥うつ

出産によって，ホルモンや生活が変化したことが影響して，気分が落ち込んだり，涙もろくなったりする．家族や医療従事者からの出産後の支援は，情緒的に変化しやすいこの時期の女性にとって不可欠である．

出産による気分の変化は，多くは軽度で一時的であるが，少数だが重症で悪化していく程度のものまである．気分が落ち込む症状があるときは，軽度か重度かにはかかわらず，まずは，適切な支援を受けたほうがよい．

ベビーブルーズ

ベビーブルーズは，悲しい気持ちになったり，涙が出てきたりすることで，とてもよくあることで，出産後数日以内に始まる（訳注：日本ではマタニティブルーと言っている）．喜んだ後すぐに悲しい気分になったり，気分は大きく揺れ動く．新米の母親は，ホルモンの変化と，避けることのできない睡眠不足のためもあって，イライラしたり疲労がたまったりする．ベビーブルーズの症状は，たいてい数週間で治まる．

産褥うつ

産褥うつは，ベビーブルーズと同様に，出産後のプロゲステロンとエストロゲンの低下というホルモンの変化と関連していると考えられている．産褥うつは，繰り返されやすく，家族歴によって発症リスクが引き上げられる．睡眠不足，家族関係の問題，難産というほかの要因も関連している．産褥うつは，疲労感，わが子への関心の低下，罪悪感，食欲不振，不安感，睡眠障害というようなさまざまな症状を伴い，出産後6ヵ月以内に出現する．抗うつ薬の投与は推奨されており，症状の改善が数週間で認められる．

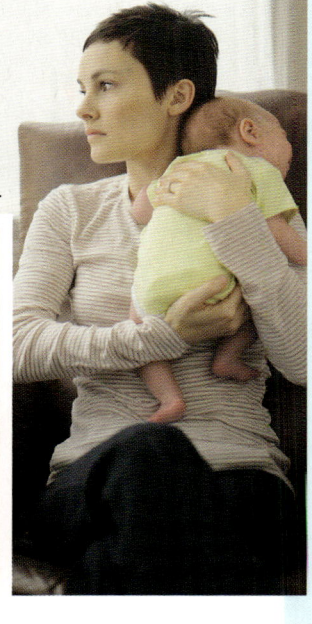

産褥精神病

精神疾患の家族歴もしくは既往歴がある場合，この状態にいたるリスクは高まる．症状は，出産後3週間以内に現れ，幻覚症状，睡眠障害，うつ状態とそう状態が交互に現れるような場合も含む．この深刻な病気は，すみやかな対応が望まれ，病院で特別な治療や支援を要する．

わが子との絆が形成できない

うつ状態にある母親は，わが子に興味を抱いたり，感情を寄せることができないため，親密な絆を形成することがむずかしい．これにより，母親は悲しみの感情と罪悪感をますます強める．

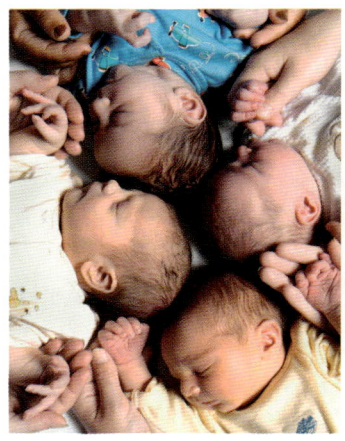

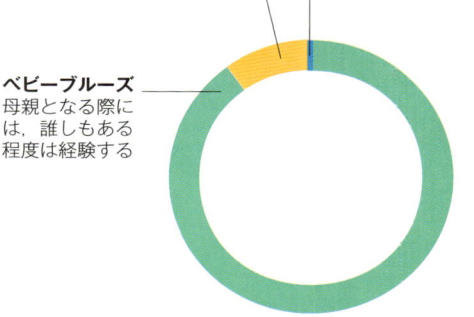

産褥精神病
重症例は，出産した女性の1,000人に1人であり，まれに発症する

産褥うつ
重症例は，出産した女性の10人に1人である

ベビーブルーズ
母親となる際には，誰もある程度は経験する

うつ状態は，よく起きることなのか？

ベビーブルーズは，母親になった人の誰にでも起こりうることである．産褥うつは誰にでも起こりうるものではなく，さらに産褥精神病に罹患する女性はわずかである．

対処法

出産後に落ち込みがちな母親の気持ちを支えられる簡単な方法がある．孤立感はよくある感情であり，手伝いなどの支援とともに，精神的に支えてくれる人と一緒に過ごすことが有効である．助産師や医師からの元気づけも，役立つ．

話し相手になってもらったり，育児を手伝ってもらうといった他者からの支援を受けるよう，母親を励ますとよい．

母親は，可能なときには外出したり，他の人と話すことで，前向きな考え方を取り戻し，わが子といることをより楽しく感じられるようになる．

昔から行われてきたように赤ちゃんが寝ているときに一緒に寝ることで，寝る時間をようやく得られるように，自分の時間を見つけにくくなるのが，大きな変化である．

自己批判に負けず，どんなに小さなことでも自分なりの達成感を得ることは，重要である．とくに初めての子どもの際には，険しい学びの道のりである．

家族と友人が，重要な支援者，理解者となってくれるであろう．母親は，いつものように人とかかわろうとすることで，孤独を避けるようにする．

たとえば，母親が家事を行うことができなくても，気にせずにいられるように，母親に過度な期待をかけないようにすることも必要である．

乳房緊満

母乳哺育が確立される前，母乳が乳房に集まり，痛みが生じ，緊満する．

母乳哺育をやめたときにも乳房緊満は生じる．その状態は，乳房が炎症を起こしやすい（乳腺炎，右ページ参照）．少しきつめのブラジャーを着用することが重要である．鎮痛薬により，痛みは軽減される．赤ちゃんが上手に吸着し，哺乳するようになれば，ほんの数日の間でこの問題は解決する．母乳哺育をやめる際には，徐々に生成する母乳の量が減っていくように，授乳の回数を1～2週間かけて徐々に減らしていくとよい．

乳首の亀裂

とくに生後早期の母乳哺育のときには，乳首の皮膚に亀裂が入ることもある．

適切に吸着できていないことが，このような痛みを引き起こす主な原因であり，赤ちゃんが吸着するときと乳首を外すときに強く痛む．まず，赤ちゃんを適切な姿勢にすることが，重要である（p.207参照）．皮膚を保護するクリームは，痛みを和らげるが，授乳の前に拭き取る必要がある．このような問題は，だんだんと授乳技術がよくなるにしたがって解決していくものであるが，乳房が痛み続けるような場合は，抗菌薬を必要とするような感染が起きていないか医師に診てもらったほうがよい．

乳管の詰まり

乳房から母乳を排出する乳管が詰まると，乳房の組織が部分的に痛み，腫れる．この問題は，比較的よく起こる．

母乳が，その詰まった箇所に溜まると，腫れや痛みが増す．その乳管や腫脹した部分が感染を起こすと，乳腺炎という状態になる（右ページ参照）．乳管が詰まっても，ふつう1～2日間で開通する．赤ちゃんに適切に吸ってもらえばこの問題は解決する．痛みがあっても，母乳哺育を継続することが重要である．

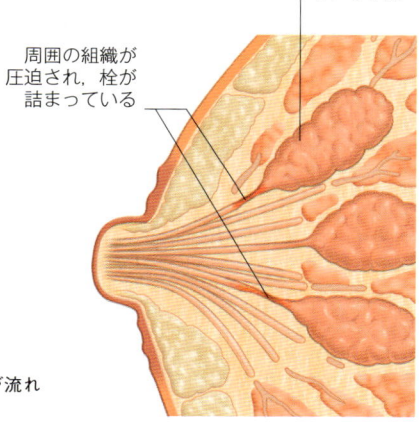

母乳が流れなくなる

ある部分の乳腺において，乳房から母乳が流れなくなると，母乳はその部分に溜まる．

母乳をつくっている小葉

周囲の組織が圧迫され，栓が詰まっている

乳腺炎

母乳哺育開始から6週間以内でよく起きている問題である．乳房組織が部分的に炎症を起こし，痛くなる．片側もしくはたまに両側が罹患する．

これは，母乳哺育をする女性の約10人に1人がかかるものであり，乳房組織の炎症が原因である．主原因は，細菌性ブドウ球菌である．感染部位は発赤，腫張，疼痛が出現する．寒気がしてきて高熱が出るなど風邪のような症状になることがある．温めたパッドをこの場所に貼ると，母乳の流出が促進され，若干，痛みが軽減される（訳注：日本では推奨していない）．抗菌薬が感染症の治療のためによく用いられ，内服後2〜3日以内に軽快してくる．治療をしなければ，感染部位は膿瘍（膿の貯留）ができたり，硬結し，痛みの伴うしこりができることもある．幸い，最近では，膿瘍にまでなることは少なくなってきている．

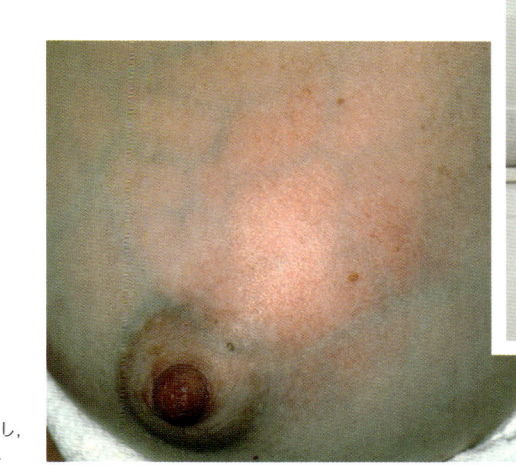

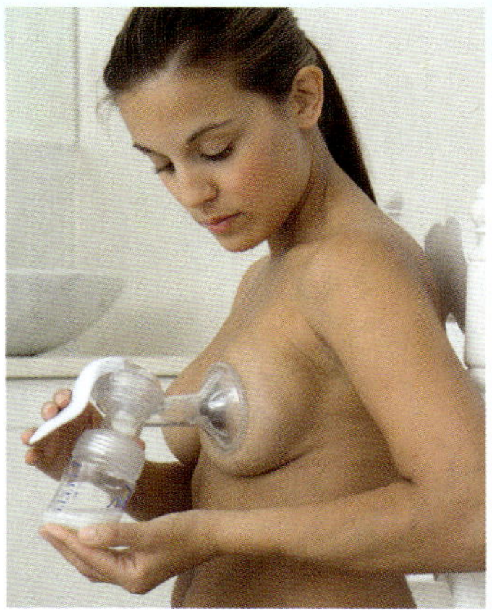

発赤している部分
乳腺炎に感染した部位は痛みを増し，発赤し，腫脹し，乳首周囲から外へと広がっている．

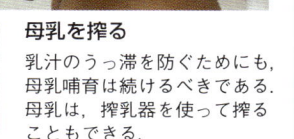

母乳を搾る
乳汁のうっ滞を防ぐためにも，母乳哺育は続けるべきである．母乳は，搾乳器を使って搾ることもできる．

出産後に現れるさまざまな苦痛を緩和するために

出産後の自然な回復のプロセスの範疇ではあるが，出産後の数日間には，数々の問題が現れる．出産6週間後には，医師が，子宮復古の状態が望ましいかを含め全身状態が良好か否か，診察を行う（訳注：日本では1ヵ月健診）．ベビーブルーズとよばれる（左ページ参照）ような気分の変化は，出産後早期の母親に起こりうるもっとも注目すべき特徴である．出産後のさまざまな症状を緩和する多くの方法がある．助産師と話すことや出産後の母親たちのグループの中で悩みを分かち合うことで楽になる．たとえば尿路感染症というような，治療が必要な問題があるかもしれないと思ったら，すぐに医療者に診てもらったほうがよい．

陰部の苦痛
膣や会陰（膣と肛門の間の部分）の小さな傷やかすり傷により，苦痛は生じる．この部分は治りが早いが，不快感は最小限に留めたいところである．縫合した傷の不快感は，数週間続くこともある．温かいお風呂で痛みは軽減する．

血性分泌物
出産後，腟から血性の分泌物（悪露）が出る．はじめ，ある一定期間で排出され，3週目までに量は徐々に少なくなる．悪臭があったり，うみが混入していたならば，感染を起こしていないかどうか，医療者に相談する．

子宮収縮
いわゆる「後陣痛」は，子宮が収縮しはじめたのを感じることである．授乳中には，オキシトシンホルモンが分泌されるが，これは子宮を収縮させるため，後陣痛が強くなる．このような軽い収縮は，徐々に治まる．

排尿の問題
ある程度の尿漏れは妊娠後にはよく認められることである．とくに咳込んだときや笑ったときなど，無意識に腹圧がかかった際に生じる．尿漏れは，1日に何度も骨盤底筋体操を行うとよい．もし，尿失禁が続くなら，医療機関へ相談に行く．

痔
痔は，妊娠中からできてひどくなることもある．便秘を予防したり（いきむと悪化することがあるので），温かいお風呂につかったり，排泄後に肛門を慎重に洗うことは，痔の回復によい．軟膏を塗ったり，坐薬を使うことも効果的である．

吸啜痛と溢乳
母乳哺育確立前によく起こる．サポート機能のある授乳用ブラジャーを着用したり，赤ちゃんの欲求に合わせて授乳したり，母乳が流れ出るように乳房をマッサージしたり，水分を十分に摂取したり，赤ちゃんにうまく吸ってもらうことで，改善する．

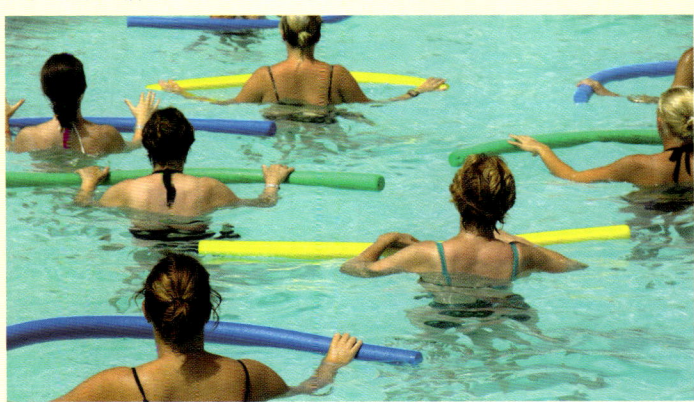

排便に関する問題
便秘もよくある．体をよく動かし，十分に水分をとり，健康的な食品を食べるとよい．初産婦の母親が会陰切開を受けたり，会陰裂傷があって縫合した場合，傷には影響しないが，傷の近くを便が通過することが何となく怖く感じることもある．

皮膚の変化
出産後数週間，にきびが出てきたり，乾燥肌に悩む女性もいる．妊娠中に黒っぽく着色した皮膚の部分は，段々と色が薄くなっていくが，日焼けをすると，この皮膚の回復が阻害される．

体重減少
出産後数日の間は，赤ちゃんの体重分の重さがなくなり，体に溜まっていた水分も尿になって排出されるため，急速に体重が減少する．この後，体重減少は緩慢となるが，意識的に運動したり健康的な食生活を続けることで，徐々に体重を減らすこともできる．

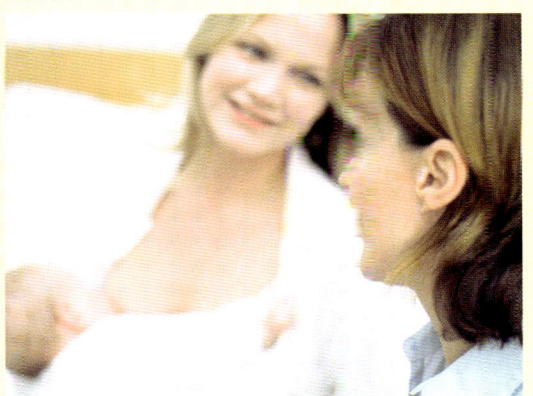

出産後の看護計画
最初の数日間は，助産師が頻回に訪問し，6週間後に，出産後の健康検査を行う．そのほかのときでも，何か問題があれば，尋ねることが重要である．

運動の再開
出産後の軽い運動は，身体的にも情緒的にも効果が認められている．出産6週目の健康診査までは，激しい運動は避けたほうがよい．

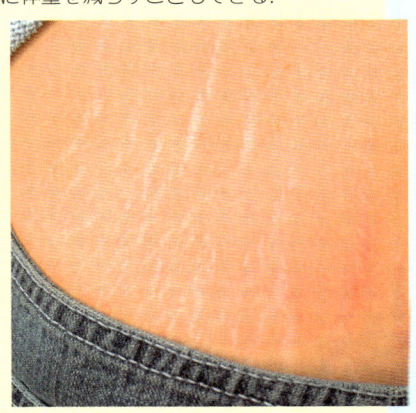

退色していく妊娠線
妊娠によるホルモンの変化や皮膚の伸展により生じた妊娠線は，消えることはないが，時間の経過とともに退色する．

用語解説

あ

アプガースコア Apgar score
分娩後，数分間の新生児の健康状態を評価するために使われるスコアリング法である．脈拍，呼吸，筋緊張（筋トーヌス），反射，皮膚色の項目からなり，それぞれの項目に対して0，1，2点と点数化し，それらを合計してアプガースコアとする．

アミノ酸 amino acid
タンパク質を構成する物質．約20種類存在する．1つのタンパク質は，100～1,000のアミノ酸から構成される．

アレル（対立遺伝子） allele
相同な遺伝子座を占める遺伝子のこと．同じ遺伝時の異なった対立遺伝子は，しばしばお互いに異なった機能をもつ．

い

移行期 transition
分娩第1期の終わりの部分．強い子宮収縮と頸管開大が十分に見られる．分娩を参照．

異所性妊娠 ectopic pregnancy
初期の胎芽が子宮外に着床した状態で，大部分は卵管に見られる．このような妊娠は，継続不可能なために医学的介入を必要とする．

一倍体 haploid
1対の染色体の片方の情報をもつ．配偶子は一倍体であり，受精時に接合した際に正常の二倍体を再生することを可能にする．
二倍体を参照．

遺伝子 gene
特別な遺伝情報を含んだDNAの分節．多くの遺伝子は，特別なタンパク分子を作成するための青写真である．一方，ほかの遺伝子を制御するための役割ももつ．人体のほとんどすべての細胞は，完全な1対の遺伝子をもつ．

陰核 clitoris
勃起性の女性性器の一部で，性交中の快感を供給する．その頭部は，小さな突起物に見えるが，腟壁の裏のほうまで及ぶ．発生学的には，ペニスの一部と同じである．

陰唇 labia
外陰部の一部を形成する，左右1対のひだ状の構造物．外側の大陰唇とより繊細な内側の小陰唇からなる．

え

栄養膜 trophoblast
胞胚を参照．

栄養膜細胞層 cytotrophoblast
絨毛の内細胞層を形成する細胞の集団で，着床の際にはたらく．
胞胚，着床，合胞体栄養細胞層を参照．

会陰 perineum
外性器と肛門の間にある皮膚と皮下組織の部分．母体の会陰は，分娩中はかなり引き延ばされる．

会陰切開 episiotomy
胎児の娩出の際に腟腔を広げるために，会陰に切開を加える外科的手技．もし切開を加えないと児頭で腟壁の組織の断裂を招くおそれがある場合に行う．

エストロゲン oestrogen
天然もしくは合成の女性ホルモン．天然のエストロゲンは，思春期以降に卵胞細胞によって産生される．エストロゲンは，乳房の発達のような女性らしい体の発達を促し，月経周期や妊孕性には不可欠である．

お

黄体 corpus luteum
排卵後の成熟卵胞の部位に形成された組織．プロゲステロンを産生し，子宮を妊娠可能な環境に保つ働きがある．受精卵が着床しないときは，数日後に退化する．
卵胞を参照．

黄体化ホルモン luteinizing hormone (LH)
下垂体から分泌されるホルモンで，卵巣や精巣に作用する．男女ともに，黄体化ホルモン値の上昇は，思春期の発来にとって不可欠である．黄体化ホルモンの刺激は，男子においては，テストステロンの分泌を，女子においては，月経周期においてさまざまなはたらきをする．

黄体の luteal
黄体に関連する．

悪露 lochia
分娩後数日間に見られる子宮から腟へ排出される液体．

か

外胚葉 ectoderm
胚盤が分化した3層の組織の最外層にあたる．皮膚や神経系の組織が発生する．
胎盤，内胚葉，中胚葉を参照．

核 nucleus
細胞内の構造物で，染色体を含んでいる．
染色体を参照．

隔壁 septa
体内の組織を分画する膜．脱落膜壁は，胎盤の子葉を分ける隔壁である．
子葉を参照．

下垂体 pituitary gland
脳底部にあるエンドウ豆くらいの大きさの組織．ときおり，体を支配する腺として表現される．黄体化ホルモンや卵胞刺激ホルモンの分泌のような生殖に直接関係する．オキシトシンも分泌する．

割球 blastomere
受精卵が分割した結果できる初期の一連の細胞．
分割を参照．

管腔 lumen
血管や腺管といった管状構造の内部空間．

幹細胞 stem cell
さまざまな特殊な型の細胞へ分化する可能性のある細胞．最初の段階の胚子の幹細胞は，体内のあらゆる細胞へ分化する可能性をもつ．一方，大人に見られるような幹細胞は，より限られた細胞へ分化する可能性をもつ．

鉗子（産科） forceps (obstetrical)
急速遂娩の際に用いられる器具で児の頭のまわりを軽く挟む．鉗子をやさしく引いて，胎児を産道から取り出す．

き

吸引器 ventouse
吸引カップ．急速遂娩の際に使用する場合がある．吸引カップを引くことで，児が産道を通過することを補助する．

け

頸管 cervix
子宮の下部．結合織からなり，狭く，粘液で満たされた管で，腟につながる．分娩時，頸管は伸展し，広がり，児が通過することが可能となる．

月経 menstruation
月経周期の一部として，子宮内膜の血液と組織の排出が起こる．月経や生理とよばれ，毎月発来する．
子宮内膜を参照．

月経周期 menstrual cycle
生殖可能な非妊娠女性の生殖器に見られる毎月の変化である．周期（約

28日）は月経の初日に始まり，卵巣内では，いくつかの卵子を含んだ卵胞が成熟を始める．この時期は卵胞期とよばれる．通常，それぞれの周期に十分に成熟する卵子の数は1個である．その卵子は，周期の中ごろで卵巣から放出される（排卵）．その後，卵子を放出した後の卵胞は黄体へ変わり，黄体期が始まる．子宮内膜は厚くなり，妊娠に備える．排卵後に妊娠が成立しなかった場合は，黄体は消退する．黄体から産生されるプロゲステロンの減少は，内膜を消退させ，月経の発来につながり，再び新たな周期が始まる．
黄体，子宮内膜，卵胞を参照．

ゲノム genome
ヒトやほかの生物の細胞にある完全な一連の染色体．

原細胞 germ cell
この用語は未熟もしくは成熟した配偶子に対して用いられる．
幹細胞を参照．

原細胞層 germ layer
配偶子の由来する肝細胞．胚盤での中にある原始的な細胞の層．
内胚葉，中胚葉，外胚葉を参照．

原始線条 primitive streak
胚盤に見られる線条の細胞配列．胚の頭部軸と尾部軸を付与する．

減数分裂 meiosis
細胞分裂の特殊なタイプ（厳密にいえば核分裂）．一倍体の性細胞が，二倍体の前駆細胞からつくられる際に言われる．正常の細胞分裂（有糸分裂）より複雑で，2つの段階で行われる．
一倍体，有糸分裂を参照．

こ

合胞体栄養細胞層 syncytiotrophoblast
栄養膜の外層の細胞層で，合胞体を形成する．着床に関与する．
胞胚，栄養膜細胞層，着床を参照．

硬膜外 epidural
硬膜外麻酔の略語．脊髄の外膜（硬膜外）への麻酔によって麻痺を起こさせる技術．陣痛や手術中でも，覚醒したままで，痛みをとることが可能である．

黒線 linea nigra
妊婦の腹部正中線にしばしば見られる色素沈着．

骨盤位 breech presentation
胎児の胎位を表すために用いられる用語．頭が下方にあるのではなく，出産間近な時期に殿部や足が子宮頸部のほうにある．骨盤位分娩は，頭位分娩よりも管理がむずかしい．

骨盤底 pelvic floor
下方から女性臓器を支える筋層群．

さ

臍帯 umbilical cord
発達中の胎児を胎盤につなぐたわみやすい帯状のもの．胎児血は，臍帯内の血管を通じて胎盤内を出入りし，栄養素等の交換を母体血との間で行う．
胎盤を参照．

し

磁気共鳴画像 magnetic resonance imaging (MRI)
体が，強い磁場にさらされると，原子が高周波を吸収したり放射したりすることを利用して体内臓器や構造物の画像を得る際に用いられる技術．超音波検査と比較して，MRIはより時間と使用上の注意を必要とする．しばしば，超音波検査で疑われた異常の精査のために使用される．とくに，中枢神経系の画像検査には有用である．
超音波を参照．

子宮 uterus
中が空洞になった筋性臓器で，妊娠中は胎児が発育する．
子宮内膜，子宮筋層，子宮外膜を参照．

子宮外膜 perimetrium
子宮を覆う最外層．
子宮内膜，子宮筋層を参照．

子宮筋層 myometrium
子宮の本体を形成する筋組織．
子宮内膜，子宮外膜を参照．

子宮収縮 contractions
陣痛の始まりに現れる子宮筋の規則的な収縮を表現する際に使用される用語．時間とともにより強く，より頻回になる．子宮の収縮は，まず頸管を伸展や開大させ，その後，子宮から児を娩出させるはたらきがある．
ブラクストン・ヒックス収縮を参照．

子宮底 fundus
子宮の頂部．妊娠後期には，妊婦の腹壁から触知可能である．通常，胎盤が付着する．

子宮内膜 endometrium
子宮内腔を覆う上皮．生理周期に合わせて肥厚するが，妊娠が成立しない場合は，消退して，月経時に血液とともに排出される．初期の胚は子宮内膜に着床し，後に胎盤がここに発達する．
着床，子宮筋層，子宮外膜を参照．

思春期 puberty
性成熟や大人の性的特徴が現れる数年間の時期で，男女の体に起こるさまざまな変化が見られる時期を総称した用語．男女ともに数年間に及ぶ．

視床下部 hypothalamus
脳底部で，下垂体の近くにあるコントロールセンター．黄体化ホルモンや卵胞刺激ホルモンを産生させるために下垂体を刺激する作用など多くの機能を有する．
卵胞刺激ホルモン，黄体化ホルモンを参照．

周産期 perinatal
出生周辺期（出生前後の数週間）の時期．

絨毛 villi
ある組織の表面を形成するひだ状の突起物．胎盤では，絨毛は枝分かれした構造であり，幹，二次，そして三次の分枝からなる．その中に，胎児血管を含み，効果的な母体循環との物質交換を行う．

絨毛間腔 intervillous space
胎盤絨毛間の腔で，母体血で満たされている．母児間のガス交換が行われる．
絨毛を参照．

絨毛採取 chorionic villus sampling (CVS)
胎盤の絨毛からサンプルを採取する技術．絨毛は胎児由来であるため，胎児染色体を調べることができる．絨毛採取は，羊水穿刺より妊娠早期に行われる．
羊水穿刺，絨毛参照．

絨毛膜 chorion
胎芽や胎児をとりまく最外層の膜．その一部は，胎盤形成に関与する．
絨毛を参照．

絨毛膜板 chorionic plate
絨毛の一部は，子宮壁に付着する．胎盤の一部となる．

出血黄体 corpus haemorrhagicum
排卵直後の成熟卵胞．黄体形成前の状態．

出生後 postnatal
出生後を表す言葉．

出生前 antenatal
出生前の期間を示す語．

小葉 lobule
臓器の区画．たとえば乳腺における区画．

245

用語解説

初経 menarche
女児の最初の月経期．性成熟期に近付いていることを示唆する．

初乳 colostrums
児の生後まもなくに産生される母乳．その後に産生される母乳とは，外観や成分が異なる．

神経管 neural tube
早期胎芽に形成されるくぼみのある上皮管．そこから脳や脊髄が発達する．

新生児の neonatal
新生児関連の，もしくは新生児の．

せ

精液 semen
男性が射精する際にペニスを通して放出される，精子を含んだ液体．精液は，前立腺を含むいくつかの腺から分泌された成分からなる．

精管 vas deferens
男性にある細い筋性の2本の管で，精巣上体と尿管をつなぐ．射精の準備状態にある精子を蓄え，運ぶ．
精巣上体，尿管を参照．

精原細胞 spermatogonia
精子細胞産生の初期段階にある細胞．精巣の幹細胞から発生し，精母細胞の起源となる．

精細管 seminiferous tubule
精巣内のコイル状の管で，その組織の中で精子が形成される．

精子 sperm
男性の性細胞．精子細胞もしくは精子とよばれる．女性の体内にある卵子の方向へ泳ぎ，受精するために，それぞれの細胞は長く運動性のある尾部をもつ．
配偶子を参照．

精子形成 spermatogenesis
精原細胞から精子を成熟させる精子形成のすべての過程

精子細胞 spermatids
精子の前駆細胞．二次精母細胞が有糸分裂を終えたとき，初期の精子細胞になる．この小さな，丸い細胞は，伸展し，形を変えて後期精子細胞になる．その形態の変化は，成熟精子になる過程の一部である．
精母細胞を参照．

精巣 testis
男性の精子形成にかかわる2個の臓器．男性の体腔外の陰嚢内にある．精巣は，ホルモン，とくにテストステロンを分泌する．
テストステロンを参照．

精巣上体 epididymis
長く屈曲した管で，精子が精巣から出た後に最初に通過する部分．精子は，精巣上体に数日間留まって成熟した後に受精能力をもつようになる．

精母細胞 spermatocytes
精子形成の中間段階にある細胞．有糸分裂の最初の段階にある精母細胞は，原始精母細胞とよばれる．これは，有糸分裂の次の段階へ進み，二次精母細胞とよばれるようになる．
有糸分裂を参照．

毳毛 lanugo
胎児の皮膚を覆う微細な毛．

脊索 notochord
初期胎芽の背中に沿って発達する索状の軸．大部分は，後に消失するが，後から発達する脊柱管（背骨）の位置に一致する．

接合体 zygote
2つの配偶子の結合によって形成された二倍体受精卵細胞．
二倍体，配偶子を参照．

染色体 chromosomes
細胞核内にある構造体の1つで，遺伝子の担体である．ヒトは23対，46個の染色体をもつ．それぞれの染色体は，さまざまなタンパクを組み合わせた単一の長鎖DNAからなる．23のうちの1つの対は性染色体で2種類あり，XとYである．女性は2つのX染色体をもち，男性は1つのX染色体と1つのY染色体をもつ．

前置胎盤 placenta praevia
子宮の下方部分に胎盤が形成された状態．頸管を覆っている場合がある．分娩方法として帝王切開が選択される．

線毛 cilia
いくつかの組織の細胞表面に存在する微細な，運動性を有する毛．たとえば卵管に存在する．

泉門 fontanelles
新生児の頭部にあるやわらかい部位．頭蓋骨がまだ癒合していないために骨が存在していない個所である．

前立腺 prostate gland
尿道のまわりを取り囲む腺で，精巣から出る精管とつながる部分にある．前立腺の分泌物は精液の一部となる．

そ

桑実胚 morula
受精卵が胎芽へ細胞分裂（分割）していく初期の過程．内部に細胞塊が見られる．この過程を経て，胞胚が形成される．
胞胚を参照．

双胎 twins
同時期に，同じ子宮内に発達する2つの個体を表現した用語．二卵性双胎は，2つの別々の受精卵が同時に子宮内に着床した際に見られる．一卵性双胎は，1つの受精卵が分割が始まった直後に2つの受精卵へ分かれたときに発生する．

た

胎位 lie (fetal)
母体の体軸と子宮内の胎児の縦軸との関係．多くの場合，胎児は，その背骨を母体の背骨とほぼ平行になるようにして存在している．

胎芽 embryo
ヒトの発達段階のもっとも初期の段階．受精後およそ8週間（時にとても早い時期は前胎芽とよばれる）．
胎児を参照．

体外受精 in vitro fertilization (IVF)
女性の卵巣から未受精卵を取り出し，人工的に精子と受精させ，胚胞の段階まで培養してから，子宮内に着床させる補助生殖医療．この医療は，卵管因子で不妊となった場合などに適応される．
胚胞，着床を参照．

胎脂 vernix
胎児の皮膚を覆い守る，脂を含んだ物質．

胎児 fetus
ヒトとしての外観を整え始めるころ，すなわち受精後およそ8週もしくは最終月経の発来から10週以降の時期の子宮内の児をさす．
胎芽を参照．

胎児後頸部浮腫検査 nuchal translucency screening
きわめて初期の胎児の後頸部の皮下に見られる液層の厚さを調べる超音波検査項目の1つ．肥厚している場合は，ダウン症候群のような染色体異常の存在を示唆する．

体節 somite
妊娠5週以降から中胚葉に形成される対になった分節性の細胞集団．体節は，脊髄や椎骨，体幹の筋肉や皮膚に分化していく．
中胚葉を参照．

胎盤 placenta
母体および初期の胎児由来で，妊娠子宮壁に形成される円盤状の臓器．胎児血流は，胎盤内で母体血流と近接する．そこで，栄養やガス交換および老廃物の排泄を行う．胎盤からは，ホルモンも産生される．
臍帯を参照．

胎盤葉 cotyledon
胎盤を形成する15～20程度の分葉で，子宮壁のほうへ突出する．

胎便 meconium
最初の腸管蠕動に伴い排泄される新生児の緑茶色の便．

脱落膜 deciduas
妊娠子宮の内膜組織．その一部は胎盤を支える．分娩後は，剥がれ落ちる．
内膜を参照．

ち

着床 implantation
初期胎芽（胚胚期）が，子宮内膜に接着し，進入して埋没する過程．
胚胞，子宮内膜を参照．

中胚葉 mesoderm
胚盤が分割した中にできる3層の組織の中央の部分．後に筋肉，骨，血管等の体組織が発生する．
外胚葉，胚盤，内胚葉を参照．

超音波 ultrasound
人間の耳には聞こえない非常に高い周波数の音波．これは，超音波検査の基礎となるもので，体の組織から跳ね返る高周波の音波を電気的に計算することで画像や映像を作り出す．ドプラ超音波とよばれる同様の技術に，動脈内の血液のような動く液体の速度を測定することを可能にした．超音波検査は，便利で非侵襲性のため，胎児の状態や外科的手技の補助としてよく使用される．

て

帝王切開 Caesarean section
腹壁と子宮壁を切開して児を取り出す外科的手技．正常分娩で合併症が存在するか，起こりうる可能性がある場合にしばしば施行される．

デオキシリボ核酸（DNA）
DNAとは deoxyribonucleic acid（デオキシリボ核酸）の略語．細胞の染色体内に存在する．小さな構成単位でつくられた長い分子からなり，生体の特徴を決定する指令を出す．
遺伝子を参照．

テストステロン testosterone
代表的な男性ホルモン．女性にも低濃度だが存在する．男性胎児においては，精巣から産生されるテストステロンが男性性器の発達を促す．一方，思春期のテストステロンの上昇は，顎ひげの増加等の男性としての身体的特徴の発現や精子産生に不可欠となる．

と

透明帯 zona pellucid
卵子を取り囲む透明の保護層．着床前は胚胞で覆われる．
胚胞，卵子を参照．

突然変異 mutation
細胞の遺伝子作製上の変異．たとえば細胞分裂前のDNAの複製の間違いによって起こる．性細胞や初期の胎芽の突然変異は，両親には見られない異常な遺伝的な様相を引き起こす可能性がある．

な

内胚葉 endoderm
胚盤が分かれてできた3層の組織の内側の層．後に消化管やそれに関連した組織が発生する．
外胚葉，胚盤，中胚葉を参照．

に

二倍体 diploid
各染色体の2つの相同体．配偶子を除いて，ほとんどの体細胞は二倍体である．
一倍体を参照．

乳管 milk duct
母乳を乳腺の乳汁産生組織から乳頭へ導く管．乳頭の表面に15～20の乳管が開口している．
乳腺を参照．

乳汁分泌 lactation
乳房によるミルク産生の過程を表した用語．

乳腺 mammary gland
哺乳類がもつ乳汁を産生する腺．女性においては，乳房の多くの内部構造が，乳腺組織からなる．

乳輪 areola
乳首を取り囲む色素沈着した円形の部分．

ニューロン neuron
神経細胞．

尿管 ureter
腎臓から出て膀胱へ向かう2本の管で，尿が通過する．

尿道 urethra
膀胱から体外へ尿を排泄するための管．男性においては，射精の際の精子排出のための管でもある．

妊娠高血圧腎症 pre-eclampsia
妊娠後期に見られる病的状態（訳注：子癇前症ともいう）．高血圧とタンパク尿を伴う．緊急的な医療介入（分娩誘発等）が必要とされ，生命危機のおそれのある子癇に発展する症例もある．

ね

粘液栓 mucus plug
妊娠中に頸管内を満たす粘稠な栓．腟からの排出（産徴）は，陣痛がまもなく始まることを示唆する．

は

配偶子 gamete
一倍体の性細胞．すなわち精子細胞もしくは未受精卵細胞．
一倍体，接合体を参照．

杯細胞 goblet cells
卵管のようないくつかの組織の表面に認められる粘液産生細胞．

肺サーファクタント surfactant
水の表面張力を減少させる物質．湿潤な組織の表面がお互いにくっつかないようにする作用がある．肺胞内の肺サーファクタントは，肺胞が膨張と虚脱を簡単に行えるように，呼吸のための重要な役目を担う．

胚盤 embryonic disc
着床後の胚胞内に現れる円盤状の構造をした組織で，胎芽に分化する．
胚胞を参照．

排卵 ovulation
卵巣から未受精卵を放出すること．

ひ

ヒト絨毛性性腺刺激ホルモン human chorionic gonadotrophin (hCG)
胎盤によって産生され，プロゲステロン産生を促すために黄体を刺激し，妊娠維持作用をもつホルモン．

ふ

腹腔鏡検査 laparoscopy
腹腔鏡を腹壁から挿入して腹腔内臓器を観察する手技．腹腔鏡は，小型

ピデオカメラと光源を備えており，外部に画像を提供する．

ブラクストン・ヒックス収縮 Braxton Hicks' contractions
妊娠中にみられる不規則な子宮収縮である．陣痛の始まりを示すものではない．
子宮収縮を参照．

プロゲステロン progesterone
卵巣の黄体から主に産生されるホルモン．子宮内膜が妊娠を維持するのにふさわしい環境になるためにはたらく．

プロスタグランジン prostaglandins
多くの組織で産生されるホルモン様の物質．プロスタグランジンは隣接する組織の活動性を変える．ある種のプロスタグランジンは子宮の収縮を起こすため，人工的に陣痛を誘導する際に使用される．

分割 cleavage
受精卵の初期段階の分裂．その際には，全体の大きさの変化はないが，いくつかの小さな細胞に分かれる．

分娩 labour
出生の過程．分娩第1期では，子宮の規則的な収縮によって頸管は伸展し，開大していく．児頭が通過できるのに十分なくらいまで開大は進む．分娩第2期では，児が出生する．分娩第3期では，胎盤やほかの付属物が娩出される．

分娩誘導 induction
さまざまな理由で陣痛を人工的に始めさせる過程．たとえば，自然陣痛が予定日を超えても始まらないような場合に行われる．

へ

閉経 menopause
月経周期がなくなった時期．通常，45～55歳の間に見られる．

ほ

胞胚 blastocyst
桑実胚となっていく胎芽発育の段階．胞胚は内部に液体を満たす腔が形成され，将来，胎芽・胎児となる内細胞塊と，これを取り囲む1層のトロホブラスト（栄養胚葉）からなる．
桑実胚を参照．

み

ミエリン myelin
多くの神経線維の軸索を被覆する層．ミエリン（髄鞘）の存在で，神経刺激がより速く伝達するようになる．

ゆ

有糸分裂 mitosis
正常の細胞分裂の過程で，染色体が分裂し，情報を共有する過程．産生された2つの細胞は，元の細胞と同じ数の染色体をもつ．
減数分裂を参照．

よ

羊水 amniotic fluid
羊膜で囲まれた内部にある液体で，胎芽や胎児のまわりにあって，保護する役目がある．

羊水穿刺 amniocentesis
羊水を採取する際に使用される技術．中が空洞となった針を，胎盤や胎児を避けながら，腹壁や子宮壁を経由して穿刺する．この手技は，妊娠15週以降から行われる

羊膜 amnion
胞胚から発達した膜で，子宮内の胎児を取り囲む．
胞胚を参照．

ら

螺旋動脈 spiral artery
子宮内膜から血液の供給を受ける小さな螺旋（らせん）状の動脈．妊娠中は，母体循環から胎盤への血液供給を受けるため太くなる．
子宮内膜を参照．

卵黄囊 yolk sac
初期の胎芽の下部にある索状になった膜でできた囊（袋）．胎芽の最初の血球産生の場である．ヒトでは栄養物としては利用されない．

卵管 fallopian tube
排卵後に卵子を卵巣から子宮へ導く管で，両側にある．

卵管采 fimbria
それぞれの卵管の先にある複数の指のような突起物で，卵巣から排出された卵子を捕らえ，子宮のほうへ導く役目をもつ．

卵子（卵）egg
ヒトでは，1つの卵黄を含んだ細胞で，精子と受精することにより，新たな個体になる可能性がある．
配偶子，卵子を参照．

卵子（卵）ovum
卵子細胞．とくに卵巣から放出される1個の卵子は，受精能をもつ．この用語は，受精卵にも同様に用いられる．
配偶子を参照．

卵巣 ovary
女性の体に1対ある臓器で，未受精卵が成熟し，周期的に放出する．卵巣はまた，エストロゲンやプロゲステロンなどの重要なホルモンを分泌する．

卵胞 follicle
細胞が並んだ小さな腔．生殖の分野では，卵胞を示す用語，特殊な細胞群に取り囲まれた卵子を含む卵巣内の構造物．小さな原始卵胞は，出生前に胎児卵巣で形成される．その後，思春期まで未分化のままの状態である．思春期後，毎月，数個の卵胞が，一次卵胞，そして二次卵胞へ成熟を始める．通常は，1周期にたった1個が，成熟した卵子を排卵する液体で満たされたグラーフ卵胞になる．
卵子を参照．

卵胞刺激ホルモン follicle stimulating hormone (FSH)
下垂体から分泌され，卵巣や精巣を刺激する．FSH値の上昇は，男女における第2次性徴の発現に必要である．女性では，月経周期中に卵胞発達を刺激する作用もある．
卵胞を参照．

卵胞発育 folliculogenesis
原始卵胞が成熟卵胞へ発育すること．
卵胞を参照．

卵母細胞 oocyte
未成熟な卵細胞．卵母細胞は，卵巣の卵胞内に存在する．
卵胞を参照．

り

流産 miscarriage
母体から胎芽もしくは胎児が自然に排出されること．その時期は，妊娠週数が早すぎて胎児は生存不可能であるが，通常は23週以前とされる（訳注：日本では22週未満）．この時期を過ぎると，早産と定義される．流産は，完全流産と不全流産（妊娠組織が子宮内に残っていて，医療介入が必要とされる状態）に分けられる．原因は多岐にわたるが，原因が特定できない場合もある．

リラキシン relaxin
卵巣，胎盤等，その他の組織で産生されるホルモン．その機能は，分娩に備えて，組織や靱帯の軟化や弛緩に関与する．

欧文

Rh因子 Rhesus factors
ほとんどの人（Rh陽性）の赤血球の表面に見られる分子．そのためRh陽性，またはRh陰性と呼ばれる．数は少ないがそれがない人をRh陰性と言う．もしRh陰性の母親がRh陽性の胎児を妊娠すると，2回目以降の妊娠で母親の免疫システムが胎児を攻撃する．

数字

（妊娠）3半期間 trimester
妊娠期間を3つに区切った期間で，それぞれ約3ヵ月である．トライメスターともいう．最初の1/3半期間は，妊娠が成立する前の月経期から含まれる．

索引

和文

あ
アクセサリー精子 58
足 18,104
アデニン 48
アドレナリン 184
アプガースコア 10,**197**
アマクリン細胞 161
アルコール 90
アレル 52

い
胃 185
いきみ 191,192
移行期 191
意識 143,163,165
異所性妊娠 218,227
Ⅰ型肺胞細胞 153
一次精母細胞 32
一次卵胞 36,44
一次卵母細胞 44
一卵性双胎 85,114
一回換気量 110
一過性頻脈 232
五つ子 175
遺伝
　——カウンセラー 55
　——形質 52
　——相談 55
　——様式 **52**
遺伝子 **48**
遺伝子の異常 236
医療介助 202
陰核 35
陰茎 **30**
　——海綿体 29,30
　——亀頭 29
陰唇 65
インスリン 184
咽頭 152
陰嚢 **29**,32
インヒビン 31,43
陰部神経 64
インプラント 69
インフルエンザ 88

う
右心室 139
右心房 139
うつ 242
腕 18
うぶ毛 170
運動 91,137,213
運動の協調性 145

え
永久歯の歯芽 145
栄養 91
栄養不良 174
栄養膜 87
栄養膜細胞層 85,102
会陰 35
　——切開 202
　——裂傷 233
エストラジオール 36,69
エストリオール 36
エストロゲン **34**,43,44,**69**,96,97,130,138,175,201
エストロゲン群 **36**

エストロン 36
エナメル質 156,162
エピジェネティックス 53
円蓋部 41
塩酸ペチジン 196
円柱上皮 41
エンテロコッカス・フェカリス菌 223
エントノックス 196

お
尾 99,104
横位 189
横隔膜 106,110
黄体 36,45,78,96
黄体化ホルモン 31,43,44,79
黄体期 **45**
黄疸 151,235
嘔吐 97,238
オーガズム 65,**66**,67,148
オーガズム期 66
オキシトシン **66**,175,201,202,207
おしるし 190
悪心 97
悪阻 230
音 144
悪露 206,243
音 165

か
外陰腟炎 220
外子宮口 41
外性器 127,135
回旋 193
開大 190
外胚葉 92,**98**
解剖学的異常 238
カウパー腺 30
顔 127,134
下顎 152
化学物質 88
過期産 175
蝸牛膜 144
核 33,45
核型 **48**
覚醒 211
家系図 55
下降 192
下垂体 116
下垂体前葉 31,43
ガス交換 **114**,201
風邪 88
肩 193
過多月経 220
割球 84
褐色脂肪 147,184
滑膜性連結 119
カーパール・トンネル 231
カフェイン 90
鎌状赤血球症 55,237
体の知覚認識 163
ガルドネレラ・バジナリス 220
感覚刺激 143
感覚神経 64
環境の認識 143
眼瞼 142,145,161,184
幹細胞 93,99
カンジダ・アルビカンス 220
間質 175
鉗子分娩 202
関節 119,122
感染 88
汗腺 126,185,241
肝臓 93,103,185

桿体 161
嵌入 189
眼杯 117
肝斑 138
顔貌 133

き
気管 104
　——原基 152
　——支 152
器官 135,152
器官形成 104
絆 171,206
基線細変動 232
基礎体温 79
奇胎妊娠 227
喫煙 88,174
基底層 40,97
気道 93
亀頭炎 223
機能層 40,97
偽分泌期 152
逆位 **54**
キャップ 68
吸引分娩 202
吸着 207
吸啜 207
　——痛 243
　——反射 165,167,**201**
橋 177
驚愕反射 210
協調性 180
協調的な運動 165
協働運動 134
峡部 37
莢膜 29
巨大児 230
虚脱 151
亀裂 242
緊急避妊法 69
筋系 **27**,184
筋腫 219,226
筋節 119
筋肉 **119**,162
緊満 206,242

く
グアニン 48
口 152
頸 126
組み換え 51
グラーフ卵胞 45
クラミジア 218
クラミジア感染症 225
クラミジア・トラコマティス 225
クリトリス 65
グルコース 156
クローン 59

け
頸管
　——開大 **191**
　——長 **148**
　——粘液 **41**,79,216
　——粘液栓 **96**
　——無力症 148,226
経口避妊薬 10,**62**,**69**
形質 53
形態異常 221
稽留流産 226
血圧 130,182,229
血液 185

血液量 130,182
血塊 241
血管 93
血球 103
月経 78
　——開始年齢 221
　——困難症 221
　——周期 **44**,64,79
　——の問題 220
結合体 114
結紮 200
欠失 **54**
欠失変異 54
血島 103
ゲノム 49
ケラチン 144
健康診査 110,160,209
肩甲難産 233
原始
　——細胞層 98
　——心管 105
　——性嚢胞 127
　——赤血球 103
　——線条 98
　——腸管 98
　——反射 150,210
　——卵胞 36,44
減数分裂 **51**
原発性無月経 221
顕微授精 11

こ
溝 145
抗D抗体 157
睾丸 161
交感神経系 64
口腔 152
後傾 40
交差 51
虹彩 161
合指症 239
甲状腺 184
　——機能 226
　——ホルモン 237
　——ホルモン欠乏 235
口唇口蓋裂 139,239
後陣痛 243
抗精子抗体 216
硬節 119
光線療法 235
後側頭泉門 180
抗体 111,207
抗体投与 230
紅潮 130
後天性免疫不全症候群 224
喉頭 31
後乳 207
項部 115
興奮 **64**
興奮期 66
合胞体栄養膜細胞 85,87
合胞体栄養膜細胞層 96
硬膜外麻酔 197
肛門括約筋 185
抗リン脂質抗体症候群 226
抗レトロウイルス薬 224
声変わり 31
股関節 239
股関節検査 11
呼吸 165,169
　——器系 **26**,**152**,**185**
　——窮迫症候群 234
　——方法 197
　——様運動 169,185

黒線 138
骨化 106,118,135
骨格 17,**118**
──筋 119
──系 **27**,**184**
骨髄 149
骨盤 9
──縁 168
──痛 168
──の形態 193
骨盤位 189,203
骨盤位分娩 196
骨盤底筋群 206,241
骨盤底筋体操 91,240
骨盤内炎症性疾患 218
骨縫合 180
言葉 213
ゴナドトロピン放出ホルモン 31,43
コミュニケーション 211,213
コルチゾール 175
コンドーム 68

さ

鰓弓 94,104,150
細菌性腟症 220
細菌性ブドウ球菌 243
最終月経 78
再生 59
臍帯 94,**114**,194,209,232
──静脈 200
──脱出 232
──動脈 200
──の切断 200
サイトメガロウイルス 88
細胞性栄養膜細胞 87
細胞性栄養膜細胞層 96
坐骨 168
坐骨神経痛 231
左心室 139
左心房 139
サプリメント 91
サルモネラ 90
3次元画像 13
産褥うつ 206,242
産褥精神病 242
産褥体操 206
三次卵胞 45
酸素欠乏 235
産徴 190
産痛緩和 196

し

痔 243
ジアセチルモルフィネ 196
肢芽 104
歯芽 135
耳介 150
歯科衛生 89
痔核 107
視覚障害 229
自我の認識 163
子癇 229
子癇前症 229
色覚 161
色素沈着 107,**138**
色素変化 134
色盲 53
子宮 35,**40**,76,133,182
──円靱帯 35
──筋腫 219
──筋層 35
──頸部 41,188
──頸管長 148

──頸部 35,**41**
──口 188,191
──弛緩 232
──収縮 168,188,190,243
──脱 240
──底 35,41
──内皮 40
──内避妊器具 68
──の奇形 221
──ポリープ 219
子宮内膜 35,40,**44**,78,**85**,97
──炎 241
──症 218
──腺 40
軸索 143
試験管ベビー 11
思考 213
仕事 89
四肢 93,**122**,135,133,81
思春期(女性) 43
思春期(男性) 31
視床 116,163
視床下部 31,43
耳小骨 117
歯髄 156,162
雌性前核 81
舌 184
自宅出産 198
歯堤 162
児頭骨盤不均衡 233
自動歩行反射 210
シトシン 48
シートベルト 89
シナプス 163
脂肪 162
脂肪便 236
指紋 149
斜位 189
社会的発達 213
射精 **67**
射精管 29
しゃっくり 142,185
縦位 189
重心 145,160
終末嚢胞 153
絨毛 102
──採取 115
絨毛性ゴナドトロピン 130
絨毛膜 114,157
絨毛膜腔 87
絨毛膜絨毛 92,93,102
就労 89
手根管症候群 231
受精 75,76,80,**81**
──のタイミング 79
──卵 84
主席卵胞 36
受胎 78
出血 227
出血性黄体 45
出産前教室 160
出生前診断 55
出生体重 174
授乳 206
シュワン細胞 143
循環血液量 164
準備期 188
常位胎盤早期剥離 228
小陰唇 189
消化器系 27,**104**,135
上顎 152
笑気ガス 196
上気道系 152
常染色体優性遺伝 235
小泉門 **180**,208

情緒 206
小腸 185
情緒的発達 213
小脳 129,176
静脈洞 40,105
静脈瘤 107,231
食事 90
女性型 193
女性用コンドーム 68
初乳 174,**207**
鋤鼻器官 63
徐脈 232
歯蕾 162
視力 211
しわ 176
心管 105,185
心球 105
心筋 119
神経
──管 92,**99**,132,176,238
──管欠損症 238
──系 **27**,**184**
──経路 163
──溝 99
──細胞 143
──細胞間の接合 143
──システム 210
──線維腫症 236
──(の)接合 145,163
──のネットワーク 176
──ひだ 99
人工呼吸器 151
人工乳 207
心室 105
腎疾患 139
心疾患 238
新生児 208
──黄疸 235
──集中治療室 151
──循環 201
──スクリーニング 237
──の異常 234
──メレナ 197
心臓 92,94,**105**
心臓血管系 **26**,**185**
腎臓 123,139,156,185,185
身長 210
陣痛 **190**
心内膜筒 105
心拍出量 130
心拍数 182
心拍数モニター 151
深部静脈血栓症 241
心房 105

す

随意筋 119
水腫 223
髄鞘 134,**143**,157,184
──化 176
──形成 134
水晶体 117
水晶体プラコード 117
膵臓 184,185,236
錐体 161
水中出産 198
水痘 88
水頭症 139
水平細胞 161
睡眠 211
頭蓋骨 139,**180**,208
スクリーニング(検査) 131,237
頭痛 229
巣作り本能 171

ストレス 89

せ

精管 29,30
性感帯 64
性器 133
正期産 175
性器出血 97,**227**
性器ヘルペス 224
精原細胞 32
性交 66,91
性行為 66
性行為感染症 224
性交渉 75
精細管 30,32
性細胞 58
精索静脈瘤 217,222
精子 28,67,217
──(異常) 33
──形成 **32**
──の受精能獲得 80
性周期 **44**
成熟卵胞 74
生殖 58
──システム(女性) 34
──システム(男性) 28
──寿命 34
──能力 79
──補助医療 **217**
生殖器 **123**
生殖器系 **26**,**28**,**185**
生殖器疣贅 225
生殖細胞 51
生殖堤 185
性腺 137
性染色体 **49**
精巣 29,**30**,**32**,106,123,185
──炎 222
──上体 29,30
──上体炎 222
──上体嚢胞 222
──鞘膜 29
──導帯 161
──捻転 223
──の下降 161
──網状組織 32
生存率 151
声帯 31
成長ホルモン 184
性的興奮 64,**66**
性的不能 217
性的欲求 **64**
成乳 174,**207**
精囊 29
性反応 **64**
性反応周期 66
性別 **49**,139
臺毛 133,170
性欲 148
世界の認識 163
脊索 99,176
脊髄 126,184
脊髄神経線維腫 236
脊椎 119,139,160
節 184
セックス 58
赤血球 130,**149**
接合 143
切断 200
切迫流産 226
セルトリ細胞 30,32
線維性囊胞症 55
遷延分娩 202,203
全開大 191

そ

双角子宮 221
双極細胞 161
象牙質 156, 162
造血幹細胞 93
早産 90, 148, **151**, 175, **232**
早産児（合併症） 234
桑実胚 84
双胎 85, **114, 169**, 203
双胎間輸血症候群 114
双胎児 164
挿入変異 54
総排泄腔 123
鼠径ヘルニア 238
ソニック・ヘッジホッグ 49

た

胎位 **189**
体位 196
胎位異常 202
第一呼吸 197
大陰唇 35
体温調整 209
胎芽 77
体外受精 217
胎脂 156, 158, **162**
胎児 106, 108
　――アルコール症候群 235
　――運動 180
　――機能不全 202, 203, 232
　――鏡 13
　――項部透亮像 115
　――循環 **201**
　――心拍数 149, 170, 191, 232
　――心拍数モニタリング 10, 191
　――赤血球 103
　――の身長 162
　――の体重 162
　――発育不全 **229**
体重 164, 210
　――減少 174
　――増加 90, 162
体節 99, 104
大泉門 **180**, 208
大腿骨長 229
大腿骨頭部 239
大腸 185
胎動 136, **138**, 142, 165
第2次性徴 43
大脳 176
　――半球 116
　――皮質 145, 163, 176

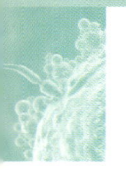

前核ほか（前欄）

前核 81
前傾 40
仙骨 168
染色体 **48**
染色体異常 115, 131, 226, 236
前陣痛 188
前側頭泉門 180
先体 33, 80
先体反応 81
前置胎盤 139, **228**
仙腸関節 168
先天奇形 88
先天性感染症 235
先天性甲状腺機能低下症 235, 237
先天性股関節形成不全 239
前乳 207
腺房 42
線毛 37, 84
前立腺 29, **30**
前立腺炎 223

（中列上）

胎盤 9, 106, 108, **114**, 169, 200, 228
　――遺残 **232**, 240
　――機能 170
　――の位置 139
　――娩出 200
胎便 135, 185
多因子遺伝 52
ダウン症候群 115, **131**, **237**
多指症 239
多胎 19
　――児の出産 197
　――妊娠 231
　――妊娠（問題） 232
脱 240
脱落 209
ターナー症候群 237
多嚢胞性卵巣症候群 219
タバコ 88
単為生殖 59
単因子遺伝 **52**
単角子宮 221
胆管 185
探索反射 210
男性型 193
単殿位 189
タンパク 229

ち

恥丘 35
乳首 42, 138
乳首の亀裂 242
恥骨 168
恥骨結合 35, 168, 192, 233
父親鑑定 48
腟 35, **41**, 133
　――カンジダ症 220
　――トリコモナス 220
　――入口部 35
　――の脱出 240
チミン 48
着床 75, 77, 78, **85**, 87
着床前診断 55
中隔子宮 221
中耳 117
中胚葉 92, **98**
超音波 **12**
　――検査 10, 115, 139
　――走査画像 13
腸管 **122**
長骨 118
腸骨 168
腸骨稜 168
調整 213
重複 **54**
聴力 **150**
聴力検査 211
直腸 35, 123, 185
直動脈 40
チョコレート嚢胞 218
チロキシン 175
鎮痛薬 196

つ

椎骨 119
椎体 184
通過性 111
爪 27, 106, 156, 185
蔓状静脈叢 29, 32
つわり 94, 97, 130, 230

て

帝王切開 **203**

（中列下～と）

胎盤 9, 106, 108, **114**, 169, 200, 228
低出生体重 90, 229
低置胎盤 139
停留精巣 161
テストステロン **28**, 31, 34
テーラーメイド医療 49
転写 50

と

島 177
頭位 189
頭囲 210
動静脈吻合（シャント） 40
頭端 98
頭殿長 115
糖尿病 90, 226, 230
頭髪 156
動脈管 201
動脈管開存症 238
透明帯 45, 84
トキソプラズマ 88
トキソプラズマ感染症 226
特殊モニタリング 180
努責 191, 192
突然変異 **54**
トロホブラスト 102

な

内耳 117
内子宮口 41
ナイセリア・ゴノーレア 225
内胚葉 92, **98**
内分泌系 **27**, 184
軟骨 118

に

肉様筋 29
Ⅱ型肺胞細胞 153
二次精母細胞 33
二次性無月経 221
二次卵胞 36, 44
二次卵母細胞 45
二倍体接合子 59
二分脊椎 10, 78, 139, 238
乳管 42, 175
乳管の詰まり 242
乳歯 162
乳汁（の）産生 **174**, 201
乳腺 243
　――炎 243
　――上皮細胞 42
　――小葉 42
乳糖耐性 59
乳房 42, 97, 134, 138, **175**
　――緊満 242
　――の発育 43
乳輪 42, 138
ニューロン 145, 176, 212
尿 126, **132**, 156, 185
　――検査 156
　――失禁 240, 241, 243
尿管 123
尿道 29, 35, 106, 185
　――海綿体 29, 30
　――球腺 66
尿路感染症 231
二卵性双胎 85
妊娠 78
　――悪阻 230
　――合併症 226
　――検査 92
　――高血圧症候群 90
　――高血圧腎症 229

ね

――性紅潮 126, **130**
――性鼻炎 111
――線 **148**, 243
――糖尿病 230
――の異常 216
――の初期症状 97
――判定検査 **96**
――暦計算表 78
ネガティブフィードバック 31, **43**
猫 88
粘液栓 96

の

脳 104, 116, 129, **132**, 145, 157, 169, **176**, 184, 212
脳回 176
脳溝 176
脳出血 234
脳性麻痺 234, 235
脳脊髄液 132
嚢胞 219
嚢胞性線維症 236, 237
膿瘍 243
のどぼとけ 31
ノンレム睡眠 211

は

歯 156, **162**, 185
把握反射 150, 210
肺 104, 110, 137, 185
　――血栓症 241
　――サーファクタント 144, 147, 152, 165, 167, 185, 234
　――疾患 234
　――障害 236
　――の原基 152
バイオフィジカル・プロファイル・スコア 180
配偶子 **58**
胚結節 86, 87
梅毒 224
灰白質 176, 177
胚盤 98
　――胞 85
　――葉 86
肺胞 151, 153
胚葉 98
排卵 43, 62, 74
　――期 **45**
　――障害 216
　――のタイミング 79
白質 176
白体 45
はしか 88
破水 190
発育曲線 210
発達 210
発達課題 204, 213
発露 192
鼻 152
　――づまり 111
　――の穴 145
ハープ 91
破膜 202
バリア法 68
バルトリン腺炎 220
半陰陽 58
半規管 117
反射 **150, 210**
伴性遺伝 53

ひ

ハンチントン病 52

光 184
鼻腔 152
鼻孔 184
飛行機 89
尾骨 168
肘 184
非線毛上皮細胞 37
ビタミンK 197
尾端 98
ヒトゲノム 49
ヒト絨毛性ゴナドトロピン 96, 97, 201
ヒト胎盤性ラクトーゲン 175
ヒトパピローマウイルス 225
ヒト免疫不全ウイルス 224
泌尿器系 26, 123, 126, 132, 185
避妊法 68
皮膚 27
尾部 33, 185
皮膚細胞 144
表現的同類交配 62
ビリルビン 151, 235
非淋菌性尿道炎 225
ピル ☞経口避妊薬
疲労 97, 168
頻尿 97
頻脈 232

ふ

ファロピウス管 35, 37
風疹 88, 226, 235
フェニルケトン尿症 236, 237
フェロモン 63
腹腔鏡 13
副交感神経 64
副腎 184
複殿位 189
浮腫 229, 231
不随意筋 119
不正子宮出血 221
双子 175
双子の出産 197
不妊症 218, 237
　──（女性）216
　──（男性）217
ブラクストン・ヒックス収縮 168, 185
フレームシフト変異 54
プロゲステロン 34, 43, 44, 96, 97, 130, 175, 201, 226
プロスタグランジン 202, 221
プローブ 12
プロポーション 142
プロラクチン 148, 174, 175, 201, 207
噴出性嘔吐 238
分泌小葉 175
分娩
　──監視装置 191, 232
　──後出血 240
　──促進 202
　──第1期 190
　──第2期 192
　──第3期 200
　──誘発 202
　──予定日 78, 174, 175
分離特性 48

へ

平滑筋 119
閉経 34
閉鎖孔 168

平坦期 66
ペッサリー 68, 202
ペニス 65
ベビーサイン 213
ベビーブルーズ 201, 206, 242
ヘモグロビン 103
ヘルニア 238
ヘルペス 224, 235
変化 182
便失禁 241
便秘 97, 206, 243
扁平骨 118, 119

ほ

保因者 53
膀胱 35, 106, 123, 126, 185
縫合 208
放射線 89
胞状奇胎 227
放線冠 45, 81
膨大部 37
胞胚 75
包皮 29
ポジショニング 207
母体循環 152
勃起 65
母乳哺育 207
ホルモンの変化
　──（出産後）201
　──（妊娠期間）97
　──（妊娠末期）139
翻訳 50

ま

マクドナルド縫合 226
麻酔 196
マタニティブルー 242
まつ毛 156
まぶた ☞眼瞼
眉毛 156
満期 175

み

ミエリン鞘 ☞髄鞘
味覚 97
未熟児網膜症 234
水かき 122
ミスセンス変異 54
三つ子 175
ミトコンドリア 33
耳 104, 117, 150
脈絡叢 116, 132
ミュラー管 123, 133
味蕾 184
魅力 62

む

むくみ 231
無月経 97, 221
無性生殖 59
無脳症 139
ムンプス 222

め

眼 93, 104, 117, 161, 184
メプタジノール 196
メラトニン 211
メラニン 138
免疫 88, 111, 185, 226
　──グロブリン 111

──系 26, 96, 185
──不全 224

も

毛細胞 117
毛髪 27, 126, 185
網膜 161, 234
毛様体 161
モーニングアフターピル 69
モロー反射 210
モントゴメリー結節 134
モントゴメリー腺 138

や

薬剤 88

ゆ

有糸分裂 50
優性 53
疣贅 225
有性生殖 59
雄性前核 81
誘発分娩 175
幽門部狭窄 238
癒着胎盤 232
指 149, 184

よ

葉酸 78, 91
用手剝離 232
羊水 103, 109
　──検査 127
　──穿刺 131
　──量の異常 228
　──量の変化 103, 228
腰椎麻酔 197
腰痛 145, 160
腰背部痛 168
羊膜 127, 157
欲求 64
四つ子 175
予定日 170
予定日超過 202
予防接種 88

ら

ライディヒ細胞 30
落屑 209
螺旋動脈 40
ラトケ嚢 116
卵円孔 201
卵円孔開存症 238
卵黄嚢 86, 87, 102
卵割 84
卵管 35, 37
　──采 35, 38
　──内配偶子移植法 217
　──の炎症 218
　──の損傷 216
　──膨大部 36, 80
卵細胞質内精子注入法 217
卵子 80, 127
卵巣 35, 36, 106, 123, 127, 185
　──靱帯 35
　──髄質 36
　──嚢腫 219
　──皮質 36
卵胞 127
　──期 44
　──刺激ホルモン 31, 43, 44, 79

卵膜剝離 202
ランヴィエ絞輪 143

り

リステリア症 90
離乳 212
リピートの増加 54
流行性耳下腺炎 222
流産 226
両性具有 58
旅行 89
リラキシン 43, 160, 165, 166, 168, 192
輪状軟骨 152
リンパ 26, 123, 185
淋病 225

れ

劣性 53
レム睡眠 211
連鎖球菌 235
レンズ 161

ろ

漏斗 116
漏斗部 37

わ

和痛法 196
腕神経叢の損傷 233

欧文

A
A群連鎖球菌 241
AIDS 224
ART 217

B
B群溶血性連鎖球菌感染 233
BPS 180

C
CF 237
CMV 88
CVS 115

D
DNA 48, 50
DNA鎖 48
DVT 241

F
FAS 235
FGR 229
FSH 31, 43, 79

G
GBS 233
GIFT 217
GnRH 31, 43

H
hCG 96, 97, 108, 130, 201

HIV 224
hPL 175
HPV 225
HSV 224

I
ICSI 11, 217
IgA 抗体 111
IgG 抗体 111
IgM 抗体 111
IUD 68
IVF 217

L
LH 31, 43, 79

M
month 1 74, 76
month 2 92, 94
month 3 106, 108
month 4 126, 128
month 5 134, 136
month 6 144, 146
month 7 156, 158
month 8 164, 166
month 9 170, 172
MRI画像 13
mRNA 50

N
NGU 225
NICU 151
NT 115

P
PCOS 219
PE 241
PID 218
PKU 237
PPH 240

R
Rh因子不適合妊娠 230
Rh陰性 157, 230
ROP 234

S
SHH遺伝子 49
SRY遺伝子 49
STI 224

W
well-being 170, 232

X
X線 89
X染色体 49

Y
Y染色体 49

数字
0 週 74
1 週 74
1/3 半期 72
2 週 75
2/3 半期 124
3 週 75
3/3 半期 154
4 週 92
5 週 92
6 週 93
7 週 93
8 週 106
9 週 106
10 週 107
11 週 107
12 週 126
13 週 126
14 週 127
15 週 127
16 週 134
17 週 134
18 週 135
19 週 135
20 週 135
21 週 144
21 トリソミー 237
21 番染色体 237
22 週 144
23 週 145
24 週 145
25 週 145
26 週 156
27 週 156
28 週 157
29 週 157
30 週 164
31 週 164
32 週 165
33 週 165
34 週 165
35 週 170
36 週 170
37 週 171
38 週 171
39 週 171

ACKNOWLEDGMENTS

Dorling Kindersley would like to thank Dr Paul Moran of the Royal Victoria Infirmary, Newcastle, for providing ultrasound scans, as well as the women who gave permission for their scans to be used – Emma Barnett, Paula Binney, Sophie Lomax, and Katie Marshall. Sarah Smithies and Jenny Baskaya carried out additional picture research, and Laura Wheadon provided editorial assistance.

Picture credits

The publisher would like to thank the following for their kind permission to reproduce their photographs:

(Key: a-above; b-below/bottom; c-centre; f-far; l-left; r-right; t-top)

4–5 Science Photo Library: Susumu Nishinaga (b). **6 Alamy Images:** Steve Bloom Images (bl). **FLPA:** Imago Arndt/Minden Pictures (bc). **naturepl.com:** Doug Perrine (br). **Science Photo Library:** Dr Yorgos Nikas (t); Edelmann (tc, tr). **7 Ardea:** John Cancalosi (bc). **Auscape** Shinji Kusano (bl). **Getty Images:** Photolibrary/Derek Bromhall (tl). **naturepl.com:** Yukihiro Fukuda (br). **Science Photo Library:** Custom Medical Stock Photo (tr); Dr Najeeb Layyous (tc). **8 Science Photo Library:** Simon Fraser (tl). **8–9 Science Photo Library:** Susumu Nishinaga (t). **9 Science Photo Library:** Miriam Maslo (cr). **10 Science Photo Library:** Ian Hooton (tl); Zephyr (tc); Aubert (tr). **11 Alamy Images:** Janine Wiedel Photolibrary (tc); David R. Gee (tr). **Getty Images:** David Joel (tl). **12 Courtesy of the British Medical Ultrasound Society Historical Collection:** (bl). **Photograph courtesy of Doncaster & Bassetlaw Hospitals NHS Foundation Trust.:** (tc). **13 Science Photo Library:** ISM (fbr); CNRI (bc); Edelmann (br); Dr Najeeb Layyous (cr). **14–15 Dept of Fetal Medicine, Royal Victoria Infirmary. 15 Science Photo Library:** Dr Najeeb Layyous (br). **16 Dept of Fetal Medicine, Royal Victoria Infirmary:** (cl, br). **Science Photo Library:** Dr Najeeb Layyous (bl); Thierry Berrod, Mona Lisa Production (tl). **17 Science Photo Library:** Tissuepix (t); Dr Najeeb Layyous (bl, br). **18 Dept of Fetal Medicine, Royal Victoria Infirmary:** (bl). **Science Photo Library:** Edelmann (t, br). **19 Science Photo Library:** Edelmann (cl); GE Medical Systems (bl); Dr Najeeb Layyous (c, br, cr, tl). **20 Dept of Fetal Medicine, Royal Victoria Infirmary:** (bc, br). **Science Photo Library. 21 Dept of Fetal Medicine, Royal Victoria Infirmary:** (b/all). **Science Photo Library. 22 Dept of Fetal Medicine, Royal Victoria Infirmary:** (c, cr, bl). **Science Photo Library:** Dr Najeeb Layyous (cl); CIMN, ISM (bc, br). **23 Dept of Fetal Medicine, Royal Victoria Infirmary:** (l). **Science Photo Library:** BSIP, Kretz Technik (cr). **24–25 Science Photo Library:** Susumu Nishinaga. **25 Science Photo Library:** Susumu Nishinaga (r). **26–45 Science Photo Library:** Susumu Nishinaga (sidebars). **28 Corbis:** Dennis Kunkel Microscopy, Inc./Visuals Unlimited (cr). **Science Photo Library:** Pasieka (bl). **30 Boston University School of Medicine.:** Deborah W. Vaughan, PhD (cl). **Corbis:** Steve Gschmeissner/Science Photo Library (bc). **31 Getty Images:** Stephen Mallon (bl). **32 Science Photo Library:** Susumu Nishinaga (bl). **34 Corbis:** Image Source (cr). **Science Photo Library:** Pasieka (bl). **36 Science Photo Library:** (tl). **37 Science Photo Library:** Professor P.M. Motta & E. Vizza (c); Steve Gschmeissner (br). **38–39 Lennart Nilsson Image Bank. 41 Alamy Images:** Biodisc/Visuals Unlimited (c). **The Beautiful Cervix Project, www.beautifulcervix.com:** (tr). **Science Photo Library:** Steve Gschmeissner (bc). **43 Fertility and Sterility, Reprinted from:** Vol 90, No 3, September 2008, (doi:10.1016/j.fertnstert.2007.12.049) Jean-Christophe Lousse, MD, and Jacques Donnez, MD, PhD, Department of Gynecology, Université Catholique de Louvain, 1200 Brussels, Belgium, Laparoscopic observation of spontaneous human ovulation; © 2008 American Society for Reproductive Medicine, Published by Elsevier Inc. with permission from Elsevier. (bl). **46–47 Science Photo Library:** Pasieka. **47 Science Photo Library:** Pasieka (c). **48 Science Photo Library:** JJP / Philippe Plailly / Eurelios (ca). **48–55 Science Photo Library:** Pasieka (sidebars). **49 Science Photo Library:** Dr Tony Brain (c). **52–53 Getty Images:** Marc Romanelli (tc); Vladimir Godnik (c); Emma Thaler (ca). **52 Alamy Images:** Custom Medical Stock Photo (clb). **Corbis:** Photosindia (c). **Getty Images:** Paul Vozdic (tr); Karen Moskowitz (cra). **53 Corbis:** Bernd Vogel (cla). **Getty Images:** JGI (cl); Steve Allen (cra); IMAGEMORE Co. Ltd. (t). **Science Photo Library:** Richard Hutchings (crb). **55 Press Association Images:** John Giles/PA Archive (br). **Science Photo Library:** BSIP, Laurent H.americain (bl). **56–57 Science Photo Library:** Susumu Nishinaga. **57 Science Photo Library:** Susumu Nishinaga (cr). **58 Getty Images:** Priscilla Gragg (cl). **Wellcome Images:** BSIP (b). **58–59 Getty Images:** DEA / G. Dagli Orti. **58–59 Science Photo Library:** Susumu Nishinaga. **59 Getty Images:** Darrell Gulin (bl). **Science Photo Library:** Ken M. Highfill (cra). **60–61 Getty Images:** Yorgos Nikas. **62 Getty Images:** Jupiterimages, Brand X Pictures (c); PHOTO 24 (c); Beth Davidow (cl). **Science Photo Library:** Professors P.M. Motta & J. Van Blerkom (bc); Gustoimages (tl). **63 Getty Images:** Image Source (bl). **© 2008 Little et al. This is an open-access article distributed under the terms of the Creative Commons Attribution License, which permits unrestricted use, distribution, and reproduction in any medium, provided the original author and source are credited (see http://creativecommons.org/licenses/by/2.5/).. :** Little AC, Jones BC, Waitt C, Tiddeman BP, Feinberg DR, et al. (2008) Symmetry Is Related to Sexual Dimorphism in Faces: Data Across Culture and Species. PLoS ONE 3(5): e2106. doi:10.1371/journal.pone.0002106 (cr). **Science Photo Library:** Steve Gschmeissner (tr). **64 Corbis:** Marco Cristofori (bc). **Science Photo Library:** Manfred Kage (cl). **66 Science Photo Library:** Zephyr (br); W. W. Schultz / British Medical Journal (cl). **67 Science Photo Library:** Professors P.M. Motta & J. Van Blerkom (c). **68 Getty Images:** Dimitri Vervitsiotis (ca). **68–69 Science Photo Library:** ISM (t). **69 Science Photo Library:** Pasieka (cra). **70–71 Science Photo Library:** Hybrid Medical Animation. **71 Science Photo Library:** Hybrid Medical Animation (r). **72–185 Science Photo Library:** Hybrid Medical Animation (sidebars). **72 Science Photo Library:** Cavallini James (tc); Science Pictures Ltd (tl); Dopamine (tr). **74 Science Photo Library:** Steve Gschmeissner (bl); Dr Isabelle Cartier, ISM (cra); Gustoimages (cla). **75 Science Photo Library:** Anatomical Travelogue (br); Dr Yorgos Nikas (bl). **78 Alamy Images:** Dick Makin (bl). **Science Photo Library:** Professor P.M. Motta & E. Vizza (br); Steve Gschmeissner (cl). **79 Wikipedia, The Free Encyclopedia:** Acaparadora (bl). **82–83 PhototakeUSA.com:** Last Refuge, Ltd.. **88 Alamy Images:** PHOTOTAKE Inc. (cb); MG photo studio (ca). **Corbis:** Jean-Pierre Lescourret (br). **Science Photo Library:** Lowell Georgia (cla). **89 Alamy Images:** Elizabeth Czitronyi (clb); Bubbles Photolibrary (tr). **Corbis:** Mango Productions (cr). **Getty Images:** Image Source (cla). **Science Photo Library:** Gustoimages (bc). **92 Science Photo Library:** Anatomical Travelogue (bl); Edelmann (br). **93 Science Photo Library:** Steve Gschmeissner (bc). **96 Getty Images. Science Photo Library:** Edelmann (bl). **97 Getty Images:** B2M Productions (cra). **98 Prof. J.E. Jirásek MD, DSc.:** (bl). **99 Rex Features:** Quirky China News (br). **Science Photo Library:** Professor Miodrag Stojkovic (cl); Anatomical Travelogue (c). **100–101 Science Photo Library:** Edelmann. **102 Science Photo Library:** Edelmann (cl). **103 Science Photo Library:** Steve Gschmeissner (crb); Edelmann (tc). **104 Ed Uthman, MD:** (cl). **106 Getty Images:** Jim Craigmyle (cla). **Science Photo Library:** Edelmann (bl). **107 Getty Images:** Katrina Wittkamp (cr); Jerome Tisne (bl). **Science Photo Library:** Dr Najeeb Layyous (cl). **110 Alamy Images:** MBI (cla). **Getty Images:** Stockbyte (bl). **111 Science Photo Library:** Dr Klaus Boller (cl); Susumu Nishinaga (bc). **112–113 Science Photo Library:** Zephyr. **114 Science Photo Library:** Edelmann (c). **115 Science Photo Library:** Dr G. Moscoso (r). **116–117 Prof. J.E. Jirásek MD, DSc.. 117 Science Photo Library:** Steve Gschmeissner (tr). **119 Virginia M. Diewert:** (tc). **120 Virginia M. Diewert. 121 Virginia M. Diewert. 122 Corbis:** Frans Lanting (tr). **124 Getty Images:** Chad Ehlers – Stock Connection (c). **Dept of Fetal Medicine, Royal Victoria Infirmary:** (cl). **Science Photo Library:** Neil Bromhall (tr). **126 Dept of Fetal Medicine, Royal Victoria Infirmary:** (cl). **Science Photo Library:** Edelmann (cr); Tissuepix (bc); Sovereign, ISM (bl). **127 Science Photo Library:** Saturn Stills (tr); Astier (cr); Susumu Nishinaga (bl); Innerspace Imaging (cl). **130 Alamy Images:** Picture Partners (tl). **131 Science Photo Library:** Mendil (tl). **132 Science Photo Library:** Sovereign, ISM (cl); Ph. Saada / Eurelios (bl). **133 Getty Images:** Steve Allen (tl). **Science Photo Library:** Edelmann (cr). **134 Science Photo Library:** Neil Bromhall (cr); BSIP, Margaux (cl); Edelmann (bl). **135 Alamy Images:** Oleksiy Maksymenko Photography (bl). **Science Photo Library:** P. Saada / Eurelios (br). **138 Alamy Images:** Science Photo Library (fcr); Chris Rout (tr); Picture Partners (bc, br). **Science Photo Library:** Gustoimages (tc); (cr). **139 Corbis:** Ian Hooton/Science Photo Library (bc). **Science Photo Library:** (cl); Living Art Enterprises, Llc (ca). **140–141 Science Photo Library:** Neil Bromhall. **142 Alamy Images:** Nic Cleave Photography (b). **Science Photo Library:** Edelmann (tl). **143 Getty Images:** Photolibrary/Derek Bromhall (tr). **Science Photo Library:** (tl); Thomas Deerinck, NCMIR (br). **144 Getty Images:** Tom Grill (bl). **Science Photo Library:** Steve Gschmeissner (cra); Edelmann (cla, br). **145 Dept of Fetal Medicine, Royal Victoria Infirmary:** (br). **Science Photo Library:** Steve Gschmeissner (bl); CIMN, ISM (cl). **148 Science Photo Library:** Dr P. Marazzi (ca); BSIP, Cavallini James (crb). **149 Science Photo Library:** Edelmann (tl); Ralph Hutchings, Visuals Unlimited (cra); Astier (crb); Anatomical Travelogue (bc). **150 Corbis:** (tr). **Science Photo Library:** Edelmann (tl); CIMN, ISM (bl). **151 Science Photo Library:** Penny Tweedie (b). **152 PhototakeUSA.com:** LookatSciences (tr). **154 Dept of Fetal Medicine, Royal Victoria Infirmary:** (tr). **Science Photo Library:** ISM (tc); Ramare (tl). **156 Getty Images:** Ian Hooton (cr). **Science Photo Library:** Simon Fraser / Royal Victoria Infirmary, Newcastle Upon Tyne (bl); Dr Najeeb Layyous (cl). **157 Alamy Images:** Glow Wellness (cr). **Getty Images:** Science Photo Library RF (bl). **Science Photo Library:** (cl); Dr Najeeb Layyous (br/correct). **160 Getty Images:** Jose Luis Pelaez Inc (cra); Science Photo Library RF (crb). **161 Science Photo Library:** Neil Bromhall (cla); Dr Najeeb Layyous (bl). **162–163 Science Photo Library:** Simon Fraser / Royal Victoria Infirmary, Newcastle Upon Tyne. **162 PhototakeUSA.com:** Medicimage (br). **Science Photo Library:** Steve Gschmeissner (cl). **164 Getty Images:** Buena Vista Images (cr). **Science Photo Library:** Simon Fraser (cl); Dr Najeeb Layyous (br); GE Medical Systems (bc). **165 PhototakeUSA.com:** LookatSciences (br). **Science Photo Library:** P. Saada / Eurelios (cr); Susumu Nishinaga (cl). **168 Getty Images:** Jose Luis Pelaez Inc (br). **169 Science Photo Library:** Thierry Berrod, Mona Lisa Production (cl); BSIP, Marigaux (br). **170 Science Photo Library:** AJ Photo (cl); Du Cane Medical Imaging Ltd (bl); Steve Gschmeissner (cr). **171 Dept of Fetal Medicine, Royal Victoria Infirmary:** (cl). **Science Photo Library:** Ian Hooton (br); Matt Meadows (cr). **174 Getty Images:** David Clerihew (bl). **Science Photo Library:** CNRI (cl). **176 Science Photo Library:** Steve Gschmeissner (tr); Sovereign, ISM (br). **178 Science Photo Library:** Sovereign, ISM. **179 Science Photo Library:** Sovereign, ISM. **180 Alamy Images:** Oleksiy Maksymenko (br). **Science Photo Library:** Dr Najeeb Layyous (cl); Steve Gschmeissner (bl). **181 Science Photo Library:** Thierry Berrod, Mona Lisa Production (b/left & right); Du Cane Medical Imaging Ltd (tr). **186–187 Science Photo Library:** Pasieka. **188–189 Science Photo Library:** Simon Fraser. **188–203 Science Photo Library:** Pasieka (sidebars). **190 Corbis:** Radius Images (tr). **191 Science Photo Library:** BSIP, Laurent (cr). **194–195 Science Photo Library:** Custom Medical Stock Photo. **196 Alamy Images:** Angela Hampton Picture Library (b). **Science Photo Library:** Eddie Lawrence (cl). **198 Alamy Images:** Peter Noyce (cl). **198–199 Corbis:** Floris Leeuwenberg/The Cover Story. **200 Corbis:** Juergen Effner/dpa (cl); Rune Hellestad (bc). **Science Photo Library:** Professor P.M. Motta & E. Vizza (br). **201 Corbis:** Jennie Woodcock; Reflections Photolibrary (bl). **202 Alamy Images:** Chloe Johnson (br). **Science Photo Library:** Pasieka (cla). **203 Getty Images:** Vince Michaels (tl). **204–205 Science Photo Library:** Innerspace Imaging. **205 Science Photo Library:** Innerspace Imaging (cr). **206–207 Corbis:** Douglas Kirkland. **206 Getty Images:** Marcy Maloy (br). **206–213 Science Photo Library:** Innerspace Imaging (sidebars). **208 Science Photo Library:** Edelmann (bc). **209 Getty Images:** Lisa Spindler Photography Inc. (tl). **Photolibrary:** Comstock (br). **210 Corbis:** Howard Sochurek (cl). **211 Getty Images:** Jose Luis Pelaez Inc (clb); National Geographic (br). **Science Photo Library:** Ian Hooton (bc). **213 Alamy Images:** Christina Kennedy (tr). **214–215 Science Photo Library:** Professors P.M. Motta & S. Makabe. **215 Science Photo Library:** Professors P.M. Motta & S. Makabe (cr). **216 Getty Images:** Mike Powell (bl). **Science Photo Library:** (ca). **217 Corbis:** MedicalRF.com (crb). **Science Photo Library:** Dr. Arthur Tucker (cl). **218 Science Photo Library:** CNRI (tr, cl); Sovereign, ISM (b). **219 Photolibrary:** Medicimage (ca). **Science Photo Library:** Gustoimages (crb); Dr Najeeb Layyous (bl/photo); John Radcliffe Hospital (br). **220 Science Photo Library:** Eye of Science (tc); Moredun Scientific Ltd (cl); Pasieka (cr). **221 Alamy Images:** Gabe Palmer (tr). **Science Photo Library:** Michael W. Davidson (br). **222 eMedicine.com:** Image reprinted with permission from eMedicine.com, 2010. Available at: http://emedicine.medscape.com/article/382288–overview (bl). **Science Photo Library:** Pasieka (tr). **223 Science Photo Library:** CNRI (cr); Dr P. Marazzi (tl). **225 Science Photo Library:** Dr Linda Stannard, UCT (cla); (cr). **227 Science Photo Library:** Zephyr (tl). **229 Courtesy of Dr John Kingdom, Placenta Clinic, Mount Sinai Hospital, University of Toronto, Canada:** (cr/doppler scans). **Science Photo Library:** BSIP DR LR (cl). **231 Science Photo Library:** Dr Najeeb Layyous (br); Dr P. Marazzi (cr); Professor P.M. Motta et al (tl). **232 Corbis:** Nicole Hill/Rubberball (cl). **233 Science Photo Library:** Eye of Science (cr). **234 Children's Memorial Hospital, Chicago:** (bl). **Jamie Lusch / Mail Tribune photo. . :** (cr). **Science Photo Library:** Penny Tweedie (cl). **235 Science Photo Library:** Astier (tl); Du Cane Medical Imaging Ltd (cr). **236 Science Photo Library:** Zephyr (tr); BSIP VEM (bc). **237 Corbis:** Leah Warkentin/Design Pics (cl). **Wellcome Images. 238 Dept of Fetal Medicine, Royal Victoria Infirmary:** (cr). **Science Photo Library:** Dr P. Marazzi (br). **239 CLAPA:** Martin & Claire Bostock (cb/before & after). **Science Photo Library:** Saturn Stills (tr); (br). **240 Science Photo Library:** Biodisc (bc); BSIP, Boucharlat (tr). **241 Science Photo Library:** (bc); BSIP VEM (cr); Sovereign, ISM (br). **242 Alamy Images:** Roger Bamber (cra). **Getty Images:** Alexandra Grablewski (tr). **243 Fotolia:** Lars Christensen (bc). **Science Photo Library:** Dr P. Marazzi (tc); Ian Hooton (bl); Severine Humbert (br)

Endpapers: **Getty Images:** Yorgos Nikas

All other images © Dorling Kindersley
For further information see: www.dkimages.com

みえる生命誕生―受胎・妊娠・出産

2013年11月15日　発行	著　者　Sarah Brewer, Shaoni Bhattacharya, Justine Davies, Sheena Meredith, Penny Preston
	監訳者　池ノ上克，前原澄子
	発行者　小立鉦彦
	発行所　株式会社 南江堂
	〒113-8410　東京都文京区本郷三丁目42番6号
	☎（出版）03-3811-7189　（営業）03-3811-7239
	ホームページ　http://www.nankodo.co.jp/
	振替口座　00120-1-149
	印刷・製本　鴻興印刷集團有限公司
	組版　真興社

The Pregnant Body Book
© Nankodo, Co., Ltd., 2013

定価はカバーに表示してあります．
落丁・乱丁の場合はお取り替えいたします．

Printed and Bound in China
ISBN978-4-524-26824-5

本書の無断複写を禁じます．

JCOPY　〈(社)出版者著作権管理機構 委託出版物〉

本書の無断複写は，著作権法上での例外を除き，禁じられています．複写される場合は，そのつど事前に，(社)出版者著作権管理機構(TEL 03-3513-6969，FAX 03-3513-6979，e-mail: info@jcopy.or.jp)の許諾を得てください．

本書をスキャン，デジタルデータ化するなどの複製を無許諾で行う行為は，著作権法上での限られた例外(「私的使用のための複製」など)を除き禁じられています．大学，病院，企業などにおいて，内部的に業務上使用する目的で上記の行為を行うことは私的使用には該当せず違法です．また私的使用のためであっても，代行業者等の第三者に依頼して上記の行為を行うことは違法です．